エキスパートのための
脊椎脊髄疾患のMRI 第3版

編集
柳下 章

著者
柳下 章
相田典子
江原 茂
勝俣康史
森 墾

三輪書店

編集

柳下 章
東京都立神経病院神経放射線科

著者

柳下 章
東京都立神経病院神経放射線科

相田典子
神奈川県立こども医療センター放射線科

江原 茂
岩手医科大学医学部放射線医学講座

勝俣康史
横浜市立市民病院放射線診断科

森 墾
東京大学大学院医学系研究科放射線医学講座

丹羽 徹
東海大学医学部専門診療学系画像診断学

名嘉山哲雄
多根総合病院放射線診断科

第3版の序

　ある真のエキスパートが以下のように述べている．私なりの解釈であるので，お名前は記しません．お許しください．

　「微妙な所見を有意と取れるようになるのには数多くの経験が必要である」．例えば，橋横走線維のわずかな変性，脊髄側索の高信号，inferior intercavernous sinus の拡張などである．日常の読影において，上記部位の正常とは何か，どの程度までアーチファクトの可能性があるかをみておくことが，いざ，異常を判断しようという時に役に立つ．

　「造影をすれば容易に診断がつく疾患でも，造影前の画像を十分に突き詰め，造影なしでも診断できるように努めることが，画像診断のレベルを上げる」．神経サルコイドーシスの頭部 MRI 所見は造影すると，気がつくことが多いが，造影前の画像を十分把握することが必要である．いつも造影ができるとは限らない．矛盾するが，造影後の画像が必須であることもわかる．少し意味が異なるが，低髄液圧症候群において，頭部 MRI をよくみて，その特徴をつかめば，造影は不要となる．むしろ，髄液漏出をみるために脊髄 MRI が必要である．

　「好発部位の近傍部にも同様な病変は起こりうる」．画像より，海綿状血管腫が強く疑われる病変が馬尾にある際に，好発部位ではないと否定するのではなく，脊髄内の海綿状血管腫があるのだから，馬尾にあってもおかしくはないと考える．そして，馬尾に海綿状血管腫が生じた症例がないか，教科書や PubMed で調べることが必要である．重要なことは，海綿状血管腫の本質的な画像所見が何かをつかむことにある．一つの疾患の画像所見および臨床症状は広いスペクトラムの上にあり，好発部位はその中心にすぎない．その両端にも同一疾患がある．症例報告を多数読み，広いスペクトラムを知ることが必要である．

　最後に，フランスの英雄，ルイ・パスツールの言葉を記す．「幸運な発見は，心の準備ができている人のみに訪れる」．画像診断も同様である．「新しい画像所見の発見は，心と頭の準備ができている人のみに訪れる」．

　本書も第3版となり，かなりの部分が改善されたと思う．著者の先生方のおかげである．また，読者に続けて購入していただいたことによる．多くの先生方から貴重な症例をお借りしました．ありがとうございます．中田安浩先生をはじめとして，東京都立神経病院にて，画像診断をしているすべての先生方に感謝します．その先生方の存在なしに，この本はありえません．

　日常の読影において，一つでも多く，正しい診断をすることが何よりも重要である，と考えている先生が増えているように思う．私はその考え方を支持する．この本を，そのような医師を含めて，多くの先生方に役に立てていただければなによりです．

　編集者である濱田亮宏氏には，たいへんお世話になりました．わかりやすく，正確な日本語で，文章を書こうと思っていますが，いまだにそれができず，多くの文章を直していただきました．感謝します．文章も，脊椎・脊髄の画像診断に関しても，「道，未だ遠し」を感じます．

2015年　重陽の候に

柳下　章

東日本大震災以来，いつものように仕事ができることを私はありがたいことと思っている．
その"いつも"を支え，励ましてくれる妻に，この本を捧げる．

第2版の序

　エキスパートとは，以前には皮肉的に「自信を持って間違ったことをいったり，したりする人」となっていたが，最近の定義では「自分には学ぶべきことが，なおたくさんあることを自覚している人」となっている．私は後者の定義が気に入っている．また，「無知の知」という言葉を最近習った．自分が知っていないことを知ることである．

　画像診断の際に自分がわかっていると思って，本を読んだり，インターネットにて検索をかけると，知らないことがたくさんあることを経験している．異常所見があった際に，そのことをどれだけ深く考えられるか，本を開いたり，インターネットでどれだけ上手に検索するか，その日々の繰り返しが画像診断のレベル向上になると思う．脊椎・脊髄の画像診断をする際に，一つの手段として，この本を開いていただければ幸いである．

　カンファレンスや講演などで以前の症例をもう一度見ると，今まで見えなかったことが見えてくることがある．初回の診断の際には「見えども見えず」であったが，結果を知ったり，その間に知識が増えたりして，はじめて所見が見えるようになる．画像診断の達人はおそらくこのようなことは少なく，最初からすべてが見えているのであろう．しかし，凡人の私は同じ症例を何回も繰り返し読影することが必要である．達人の境地に至るのは容易ではないが，いつも隅から隅まで見ること，見つけやすい一つの所見を見つけて安心しないこと，診断の結果を必ずフォローし，その結果を知ってもう一度画像を見るなどが重要なことと思う．多くの放射線科医が日常していることである．

　画像診断，特に脊椎・脊髄を含めた神経放射線の領域は進歩が著しい．ほとんど毎日のように新しい画像所見が発表されている．それに追いついていくのは容易ではないが，そこにやりがいもあり，追いついていこうと思う気持ちが進歩にもつながっている．そのような仕事をしていることに幸せを感じている．

　第1版を出版してから5年が経過した．初版での約束どおりに第2版を出すことになり，うれしく思う．著者として努力していただいた先生方の賜物である．また，多くの読者がこの本を購入していただいたおかげでもある．第1版と同様に，多くの部署にこの本が置かれればと願っている．

　末尾になりましたが，この本を執筆するにあたり，多くの先生から貴重な症例をお借りした．それらの先生方の協力なくしてこの本はありえない．ここにお名前を記し，感謝いたします．ありがとうございます．安達木綿子，安藤哲朗，飯塚有応，石亀慶一，井上佑一，内野　誠，大場　洋，大本周作，河村泰孝，管　信一，倉津純一，桑島成子，小嶋　馨，小林　茂，坂本雅彦，佐藤典子，佐藤宏朗，里見和彦，高橋昭喜，高橋綾子，田中　壽，田中淳二，佃　俊二，土屋一洋，堤　義之，寺田一志，徳丸阿耶，豊田圭子，服部高明，早川克己，原田祐子，平井俊範，藤川　章，藤澤英文，藤本　肇，堀部史子，前田正幸，松島理士，松本誠一，三木幸雄，水谷弘和，村山繁雄，望月邦三，山元龍哉（敬称は略）．また，三輪書店の濱田亮宏氏にはていねいに文章を直していただいた．感謝いたします．

　一つの本を出版することは一つの花が咲いたことであり，花が咲けば春である．わが人生も春であると先輩が述べている．私も同じ気持ちである．

2010年1月吉日

柳下　章

この本を妻に捧げる
―いつもの励ましに感謝して―

初版の序

　近年のMRI装置の著しい進歩により，多くの施設にて良好な画像を得られるようになった．それに伴い，神経疾患に関しての症例の積み重ねが行われている．また，日本では脳に関するMRIの書籍は多く出版されているが，脊椎・脊髄に関しては未だ少ない．そうしたなか，相田典子先生，井上佑一先生，森墾先生にご協力をお願いし，本書を刊行することになった．また，井上佑一先生が多忙なため，ご教室の先生方に著者として参加して頂き，最初の編集会議より，約1年を経て本書が出版されることになった．これも著者の先生方および三輪書店の担当者の努力のおかげである．

　編集に際しては必要事項をできるだけ網羅するような本にしたいと考えた結果，400頁近い本になった．また，症例はできるだけ実際の症例が入るように配慮してある．そのために，著者のみでは症例がなく，多くの先生方から貴重な症例を拝借しました．以下に先生方のお名前を記し，深く感謝いたします．

　岩手大学　江原茂先生，京都市立病院　早川克己先生，馬場記念病院　宇野淳二先生，北里大学　管信一先生，北海道大学　寺江聡先生，三重大学　前田正幸先生，帝京大学　大場洋先生，国立療養所東京病院　堀部史子先生，東邦大学　寺田一志先生，名古屋第二赤十字病院　安藤哲朗先生，慈恵医科大学　井上聖啓先生，同じく畑雄一先生，奈良県立医科大学　坂本雅彦先生，大阪市立総合医療センター　赤土みゆき先生（順不同）

　学生時代に神経内科の先生から「神経疾患に携わる医師にとって最も重要なことは，治らない疾患が多い神経疾患の中で，治るあるいは治療法がある疾患を正確に診断し，その治療をできるだけ早く施行することにある」と教わった．私にとっては忘れられない授業の一つである．脊椎・脊髄疾患の中にも，早期にみつけることがそのまま患者の予後に直接結びつく疾患がある．脊椎・脊髄のMRIを担当する医師（放射線科医，脳神経外科医，神経内科医，整形外科医）が，そのような疾患を見逃すことなく，早期に正確な診断をすることができるように，本書が役に立てば編集者として望外の喜びである．また，できれば5年に一度，改訂版を出し，進歩の早いこの領域の画像診断について行ければと思っている次第である．

　最後になりましたが，編集者として，楽しく仕事をすることができたことに，著者の先生方および三輪書店の皆様（特に編集部，青山智氏，浜田亮宏氏）に感謝いたします．

2004年3月吉日

柳下　章

目次

第1章 撮像方法および正常解剖

1. MRI撮像法 ･････････････････････････････････森 墾 2
2. 成人の正常解剖 ･････････････････････････森 墾・柳下 章 7
3. 小児期の脊椎脊髄の発達と正常像 ････････････････相田典子 18

第2章 脊椎脊髄の先天性奇形

1. 脊髄先天性奇形の分類と概念 ･･･････････････････相田典子 24
2. Chiari II型奇形 ･････････････････････････････相田典子 29
3. 開放性脊髄髄膜瘤/開放性脊髄囊瘤 ･･･････････････相田典子 33
4. 半側脊髄髄膜瘤/半側脊髄囊瘤 ･･････････････････相田典子 37
5. 脊髄脂肪腫 ･･･････････････････････････････相田典子
   (1) 脊髄脂肪腫総論―分類と臨床 ･･･････････････････ 40
   (2) 腰仙部脂肪腫―脂肪脊髄瘤/脂肪脊髄髄膜瘤 ････････ 42
   (3) 硬膜内脂肪腫 ･････････････････････････････ 46
   (4) 終糸脂肪腫（終糸線維脂肪腫） ･･････････････････ 48
6. 背側皮膚洞 ･････････････････････････相田典子・柳下 章 51
7. 類上皮腫/類皮腫 ･････････････････････････････相田典子 55
8. 終末脊髄囊胞瘤 ･･････････････････････････････相田典子 58
9. 非終末脊髄囊胞瘤 ････････････････････････････相田典子 62
10. 髄膜瘤 ････････････････････････････････････相田典子 65
11. 割髄症 ････････････････････････････････････相田典子 68
12. tight filum terminale ･･････････････････････････相田典子 73
13. 馬尾退行症候群 ･･････････････････････････････相田典子 76
14. 分節性脊椎形成異常症 ････････････････････････相田典子 79
15. 前仙骨髄膜瘤/Currarino 3徴 ･･････････････････相田典子 81
16. 仙尾部奇形腫 ･･･････････････････････････････相田典子 84
17. 尾腸囊胞 ･･････････････････････････････････森 墾 88
18. 脊椎形成・分節化の変異 ･･････････････････････森 墾
    (1) 脊椎形成異常 ･･･････････････････････････････ 91
    (2) 部分的重複脊椎 ･････････････････････････････ 94
    (3) 分節化異常 ････････････････････････････････ 95
    (4) Klippel-Feil症候群 ･･････････････････････････ 97
19. 正常解剖変異
    (1) 頭蓋頸椎移行部 ･････････････････････････森 墾 100
    (2) 隅角解離 ･････････････････････････････森 墾 101
    (3) 結合神経根 ･･･････････････････････････森 墾 102
    (4) 骨島（giant bone islandを含む） ････････････森 墾 104
    (5) 終室と終糸囊胞 ･･･････････････････････相田典子 106

20. その他の先天性発達異常
   - (1) Chiari I 型奇形 ･･････････････････････････････････････ 柳下　章　109
   - (2) 神経線維腫症 1 型 ･･････････････････････････････････ 柳下　章　115
   - (3) 神経線維腫症 2 型と神経鞘腫症 ････････････････････ 柳下　章　118
   - (4) 硬膜拡張 ････････････････････････････････ 丹羽　徹・相田典子　124
   - (5) 軟骨無形成症 ････････････････････････････ 丹羽　徹・相田典子　127
   - (6) Schmorl 結節 ･･･ 森　　墾　129
   - (7) 点状軟骨異形成症 ････････････････････････ 丹羽　徹・相田典子　133
   - (8) Scheuermann 病 ･･････････････････････････････････････ 江原　茂　135

第3章　脊椎脊髄の腫瘍および類似疾患

1. 原発性脊椎腫瘍 ･･･････････････････････････････ 江原　茂・名嘉山哲雄　138
2. 原発性良性脊椎腫瘍
   - (1) 血管腫 ･････････････････････････････････ 江原　茂・名嘉山哲雄　141
   - (2) 骨軟骨腫 ･･･････････････････････････････ 江原　茂・名嘉山哲雄　143
   - (3) 類骨骨腫 ･･･････････････････････････････ 江原　茂・名嘉山哲雄　145
   - (4) 骨芽細胞腫 ･････････････････････････････ 江原　茂・名嘉山哲雄　147
   - (5) 骨巨細胞腫 ･････････････････････････････ 江原　茂・名嘉山哲雄　150
   - (6) 良性脊索細胞腫 ････････････････････････････････ 柳下　章・森　墾　153
3. 悪性脊椎腫瘍 ･････････････････････････････････ 江原　茂・名嘉山哲雄
   - (1) 多発性骨髄腫/単発性形質細胞腫 ････････････････････････････　156
   - (2) 脊索腫 ･･　159
   - (3) 軟骨肉腫 ･･　161
   - (4) 骨肉腫 ･･　163
   - (5) Ewing 肉腫 ･･　165
   - (6) 悪性リンパ腫 ･･　167
   - (7) 白血病/腫瘤形成性白血病 ･･････････････････････････････････　169
   - (8) 転移性腫瘍 ･･　171
4. 腫瘍類似病変 ･････････････････････････････････ 江原　茂・名嘉山哲雄
   - (1) 動脈瘤様骨嚢腫 ･･　176
   - (2) Langerhans 細胞組織球症 ･･････････････････････････････････　178
   - (3) 線維性骨異形成 ･･　181
5. 脊髄髄内腫瘍
   - (1) 上衣腫 ･･ 柳下　章　184
   - (2) 上衣下腫 ･･ 柳下　章　196
   - (3) 星細胞腫 ･･ 柳下　章　203
   - (4) 神経節膠腫 ･･････････････････････････････････････ 柳下　章　213
   - (5) 血管芽腫 ･･ 柳下　章　215
   - (6) 髄内転移性腫瘍 ･･････････････････････････････････ 柳下　章　228
   - (7) 原発性髄内悪性リンパ腫 ･･････････････････････････ 柳下　章　234
   - (8) 脊髄軟膜下脂肪腫 ････････････････････････････････ 柳下　章　237
   - (9) 胚　腫 ･･ 柳下　章　240
   - (10) 髄内神経鞘腫 ････････････････････････････････････ 柳下　章　247
   - (11) 脊髄メラニン細胞腫 ････････････････････････････････ 柳下　章　249

(12) 孤立性線維性腫瘍 ··· 柳下　章　253
　　　(13) 非定型奇形腫様/ラブドイド腫瘍（AT/RT） ·············· 丹羽　徹・相田典子　258
　　　(14) 脊髄円錐の過誤腫様変化（NF1 に関連して） ································ 柳下　章　260
　6. 硬膜内髄外腫瘍 ·· 柳下　章
　　　(1) 神経鞘腫 ···　261
　　　(2) 神経線維腫 ···　273
　　　(3) 髄膜腫 ··　276
　　　(4) 粘液乳頭状上衣腫 ···　282
　　　(5) 傍神経節腫 ···　289
　　　(6) 悪性末梢神経鞘腫瘍 ···　292
　　　(7) くも膜軟膜播種 ··　294
　7. 硬膜外腫瘍
　　　(1) 血管脂肪腫 ··· 柳下　章　297
　　　(2) 硬膜外悪性リンパ腫 ··· 柳下　章　300
　　　(3) 硬膜外血管腫 ··· 柳下　章　303
　　　(4) 硬膜外脂肪腫症 ··· 柳下　章　306
　　　(5) 血管外皮腫 ··· 柳下　章　308
　　　(6) 神経芽腫/神経節芽腫/神経節腫 ·· 相田典子　311
　8. 小児の脊髄腫瘍 ·· 柳下　章
　　　(1) 脊髄髄内腫瘍 ···　315
　　　(2) 硬膜内髄外腫瘍 ··　318
　　　(3) 硬膜外腫瘍 ···　319
　9. 血管内悪性リンパ腫症 ·· 柳下　章　321
　10. 脊柱管内嚢胞 ··· 柳下　章
　　　(1) 硬膜内くも膜嚢胞と arachnoid web ···　325
　　　(2) 硬膜外くも膜嚢胞 ···　333
　　　(3) 滑膜嚢胞 ··　336
　　　(4) 椎間板嚢胞 ···　339
　　　(5) 神経根嚢胞 ···　341
　　　(6) 神経腸嚢胞 ···　344
　　　(7) 上衣嚢胞 ··　347

第4章　脊椎の変性疾患

　1. 頸椎症 ··· 森　墾・柳下　章　350
　2. 頸椎症性髄内浮腫 ··· 柳下　章　357
　3. 後縦靱帯骨化症 ·· 森　墾　365
　4. 黄色靱帯骨化症 ·· 森　墾　368
　5. 黄色靱帯石灰化症 ··· 森　墾・柳下　章　371
　6. 椎間板ヘルニア ··· 森　墾・柳下　章　375
　7. 脊柱管狭窄症 ··· 森　墾　384
　8. 脊椎分離症/脊椎すべり症 ·· 森　墾　388
　9. Baastrup 病 ··· 森　墾　391
　10. びまん性特発性骨増殖症 ·· 森　墾　393

第5章 炎症性関節疾患

1. 関節リウマチ ……………………………………………… 森　墾　396
2. 強直性脊椎炎 ……………………………………………… 森　墾　399
3. SAPHO 症候群 …………………………………………… 森　墾　402
4. 石灰化頸長筋腱炎 ………………………………………… 森　墾　404
5. 透析性脊椎関節症 ………………………………………… 森　墾　406
6. 小児椎間板石灰化症 ……………………………………… 森　墾　410
7. アルカプトン尿症 ………………………………… 森　墾・柳下　章　412
8. 色素性絨毛結節性滑膜炎 ………………………………… 柳下　章　414

第6章 脊椎の感染症 …………………………………………… 柳下　章

1. 化膿性脊椎炎 ……………………………………………………… 416
2. 硬膜外膿瘍 ………………………………………………………… 426
3. 結核性脊椎炎 ……………………………………………………… 430
4. ブルセラ脊椎炎 …………………………………………………… 436
5. 化膿性椎間関節炎 ………………………………………………… 439
6. 傍脊椎膿瘍 ………………………………………………………… 441

第7章 脊髄の炎症・脱髄・感染・変性疾患 ………………… 柳下　章

1. 視神経脊髄炎 ……………………………………………………… 446
2. 多発性硬化症 ……………………………………………………… 461
3. 急性散在性脳脊髄炎 ……………………………………………… 470
4. 横断性脊髄炎 ……………………………………………………… 476
5. 亜急性脊髄連合変性症 …………………………………………… 479
6. 銅欠乏性脊髄症 …………………………………………………… 484
7. メトトレキサート脊髄症 ………………………………………… 486
8. 神経 Behçet 病による脊髄炎 …………………………………… 487
9. Sjögren 症候群による脊髄症 …………………………………… 488
10. 全身性エリテマトーデスによる脊髄症 ………………………… 493
11. 抗リン脂質抗体症候群による脊髄症 …………………………… 496
12. 脊髄サルコイドーシス …………………………………………… 497
13. 脊髄髄内結核腫 …………………………………………………… 510
14. 梅毒性脊髄炎と脊髄癆 …………………………………………… 512
15. 脊髄髄内膿瘍 ……………………………………………………… 514
16. ヒトTリンパ球向性ウイルス脊髄症 …………………………… 517
17. ヒト免疫不全ウイルス関連脊髄症 ……………………………… 521
18. 脊髄前角炎 ………………………………………………………… 522
19. 帯状疱疹性脊髄炎 ………………………………………………… 525
20. 寄生虫性脊髄炎 …………………………………………………… 528
21. 癒着性くも膜炎 …………………………………………………… 531
22. 骨化性くも膜炎 …………………………………………………… 538
23. アトピー性脊髄炎 ………………………………………………… 540

24. 傍腫瘍性脊髄症 ... 545
25. 脊髄肥厚性硬膜炎 ... 548
26. 放射線脊髄症 ... 552
27. 副腎脊髄ニューロパチー ... 555
28. 筋萎縮性側索硬化症 ... 558
29. Hopkins症候群（急性喘息後萎縮症） ... 562
30. Waller変性 ... 563
31. Epstein-Barrウイルスによる神経感染症 ... 566
32. 多発血管炎性肉芽腫症 ... 570

第8章 頭蓋頸椎移行部疾患

1. 頭蓋底部奇形 .... 森　墾　574
2. 環軸椎奇形 .... 森　墾　577
3. Down症候群 .... 森　墾　581
4. crowned dens症候群 .... 森　墾　583
5. 環軸椎亜脱臼 .... 森　墾・柳下　章　585
6. periodontoid pseudotumor（pseudopannus） .... 森　墾　589

第9章 脊髄血管障害

1. 脊髄血管解剖 .... 柳下　章　594
2. 脊髄血管奇形 .... 柳下　章
   （1）脊髄硬膜動静脈瘻 ... 598
   （2）脊髄硬膜外動静脈瘻 ... 610
   （3）脊髄表面動静脈瘻 ... 614
   （4）脊髄髄内動静脈奇形 ... 619
   （5）脊椎骨内動静脈奇形 ... 624
3. 海綿状血管腫 .... 柳下　章
   （1）脊髄海綿状血管腫 ... 625
   （2）硬膜内髄外海綿状血管腫 ... 634
4. 毛細血管腫 .... 柳下　章　636
5. 脊柱管内出血 .... 柳下　章
   （1）脊髄髄内出血 ... 639
   （2）脊髄くも膜下出血 ... 643
   （3）脊髄硬膜外血腫 ... 647
   （4）脊髄硬膜下血腫 ... 651
   （5）黄色靱帯内血腫 ... 654
6. 脊髄梗塞 .... 柳下　章　656
7. サーファー脊髄症 .... 柳下　章　666
8. 椎骨動脈解離 .... 柳下　章　668
9. ボウハンター症候群 .... 柳下　章・森　墾　672
10. 減圧障害 .... 柳下　章　674

第10章 術後の合併症

1. 偽性髄膜瘤 .... 森 墾 678
2. 術後性促進性脊椎変性 .... 森 墾 680
3. 術後難治腰椎症候群 .... 森 墾 682
4. 後天性類上皮腫 .... 森 墾 684
5. remote cerebellar hemorrhage .... 森 墾 686
6. ガーゼ腫（タオル腫） .... 柳下 章 689
7. 止血材遺残による神経根症 .... 森 墾 690

第11章 骨髄の変化 .... 森 墾

1. 放射線治療後の椎体の変化 694
2. 骨 Paget 病 696
3. 髄外造血 699
4. 過形成骨髄 700
5. 骨髄線維症 703
6. 骨粗鬆症と圧迫骨折 705

第12章 末梢神経・神経叢

1. 腕神経叢損傷/神経根引き抜き損傷 .... 森 墾 710
2. 腕神経叢神経線維腫/神経鞘腫 .... 森 墾 713
3. 放射線性腕神経叢症 .... 森 墾 715
4. 家族性アミロイド多発ニューロパチー .... 森 墾 716
5. 神経内神経周膜腫 .... 柳下 章 718
6. Guillain-Barré 症候群 .... 柳下 章 720
7. 慢性炎症性脱髄性多発ニューロパチー .... 柳下 章 724
8. 遺伝性運動感覚性ニューロパチー .... 柳下 章 728
9. 神経リンパ腫症 .... 柳下 章 733
10. 傍腫瘍性感覚性ニューロパチー .... 柳下 章 737

第13章 外傷性疾患

1. 脊椎脊髄損傷における画像診断 .... 勝俣康史 740
2. 脊椎損傷
   A. 上位頸椎損傷（C1-2） .... 勝俣康史
   （1）環椎破裂骨折 743
   （2）環軸椎脱臼 747
   （3）軸椎歯突起骨折 750
   （4）軸椎関節突起間骨折 753
   B. 下位頸椎損傷（C3-7） .... 勝俣康史
   （1）下位頸椎損傷の分類と概念 757
   （2）過屈曲損傷 760
   （3）過伸展損傷 770

　　　　(4) 破裂骨折 ·· 776
　　C. 胸椎・腰椎損傷 ·· 勝俣康史
　　　　(1) 胸椎・腰椎損傷の分類と概念 ·· 778
　　　　(2) 圧迫骨折 ·· 779
　　　　(3) 破裂骨折 ·· 782
　　　　(4) 脱臼骨折 ·· 785
　　　　(5) Chance 骨折 ·· 788
　　D. 仙椎損傷
　　　　(1) 仙骨骨折（外傷性） ·· 勝俣康史　791
　　　　(2) 仙骨不全骨折 ·· 柳下　章　794
　3. 靱帯損傷・椎間板損傷・椎間関節損傷・血管損傷 ····························· 勝俣康史
　　　　(1) 靱帯損傷 ·· 797
　　　　(2) 椎間板損傷 ·· 802
　　　　(3) 椎間関節損傷 ·· 804
　　　　(4) 血管損傷 ·· 807
　　　　(5) 硬膜外血腫（外傷性） ·· 810
　4. 脊髄損傷 ·· 勝俣康史
　　　　(1) 脊髄浮腫（挫傷）・血腫 ·· 812
　　　　(2) 中心性脊髄（頸髄）損傷 ·· 820
　　　　(3) 非骨傷性頸髄損傷 ·· 822
　　　　(4) 外傷性脊髄空洞症 ·· 825
　5. 分娩損傷 ·· 森　墾　827
　6. Kümmell 病 ·· 江原　茂　829

第14章　duropathies ·· 柳下　章

1. 脳脊髄液漏出症（低髄液圧症候群） ·· 832
2. 脳表ヘモジデリン沈着症 ·· 854
3. 特発性脊髄ヘルニア ·· 862
4. 多髄節性筋萎縮症 ·· 866

第15章　その他の疾患 ·· 柳下　章

1. 脊髄空洞症 ·· 872
2. 前空洞状態 ·· 877
3. 脊髄鉛筆状軟化 ·· 880
4. 平山病と頸椎屈曲性脊髄症 ·· 885
5. 首下がり症候群 ·· 891

略語表 ·· 894

索　引 ·· 901

BOX
▶頸椎椎間孔の拡大をきたす疾患 ·· 柳下　章　92
▶硬膜拡張をきたす疾患 ·· 柳下　章　124

項目	著者	頁
▶ 小弾丸状の椎体をきたす疾患	柳下 章	128
▶ 脊椎の後方成分で膨隆性発育を示す病変	江原 茂・柳下 章	147
▶ 仙骨の骨破壊性病変	江原 茂・柳下 章	151
▶ 象牙椎（ivory vertebra）	江原 茂・柳下 章	167
▶ 小児白血病に関連した脊椎・脊髄病変	江原 茂・柳下 章	169
▶ 椎体の骨破壊性病変（化膿性・結核性・腫瘍性病変）の鑑別	江原 茂・柳下 章	172
▶ 椎体圧迫骨折の MRI による鑑別	江原 茂・柳下 章	172
▶ 硬化性脊椎転移の原発疾患	江原 茂・柳下 章	173
▶ 椎体内に液体貯留をきたす疾患	江原 茂・柳下 章	176
▶ 扁平椎（vertebra plana）	江原 茂・柳下 章	180
▶ 偏心性発育を示す髄内腫瘍	柳下 章	197
▶ 脊髄軟膜下腫瘍	柳下 章	197
▶ 造影効果を認めない髄内腫瘍	柳下 章	198
▶ 全脊髄に及ぶ腫瘍/腫瘤（holocord tumor/mass）	柳下 章	213
▶ 単独の結節状の造影効果と広範な浮腫を認める髄内腫瘍	柳下 章	217
▶ 髄内に 2 個以上の結節性の造影効果と脊髄の腫大を示す腫瘤	柳下 章	217
▶ 脂肪に信号強度が似た脊柱管内病変	柳下 章	237
▶ 胚腫を合併することがある疾患	柳下 章	241
▶ Klinefelter 症候群	柳下 章	241
▶ 脊柱管内の T1 短縮（高信号）を示す疾患	柳下 章	251
▶ 悪性ラブドイド腫瘍と *INI1* 遺伝子	柳下 章	259
▶ 鉄亜鈴型腫瘍（spinal dumbbell tumor）	柳下 章	264
▶ dural tail sign を示す疾患	柳下 章	278
▶ 骨異常を伴わず，T2 強調像にて脊髄と等信号を示す硬膜外腫瘤	柳下 章	278
▶ 造影後の T1 強調像にて腫瘤内に認められる曲線状の低信号	柳下 章	290
▶ MRI にてヘビ状（serpentine）の拡張した血管を伴う馬尾あるいは終糸の腫瘍	柳下 章	290
▶ 馬尾とその周囲の結節状の造影効果（髄膜病変）	柳下 章	296
▶ 硬膜外腫瘤 + 脊椎骨の骨硬化性変化	柳下 章	302
▶ 脊柱管内嚢胞の鑑別診断	柳下 章	326
▶ scalpel sign を示す疾患	柳下 章	327
▶ 硬膜内と硬膜外の両要素をもつ，非変性脊髄病変	柳下 章	341
▶ 腰部脊柱管内の空気を伴う病態	柳下 章	377
▶ 椎間板の石灰化を認める疾患	柳下 章	381
▶ 咽頭後部浮腫および液体貯留の原因	柳下 章	404
▶ 乳幼児の化膿性脊椎炎の特徴	柳下 章	418
▶ 硬膜外膿瘍に合併する感染症	柳下 章	427
▶ 硬膜外膿瘍の発生要因	柳下 章	427
▶ 脊髄炎 + 両側視神経炎	柳下 章	452
▶ 後索を侵す疾患	柳下 章	481
▶ 脊髄髄膜の造影効果をきたす非腫瘍性・非感染性の疾患	柳下 章	500
▶ 髄内にリング状の造影効果を認める腫瘤	柳下 章	514
▶ 両側皮質脊髄路に T2 強調像にて異常高信号を認める疾患	柳下 章	518
▶ 脊髄前角に T2 強調像にて高信号を認める病態	柳下 章	524
▶ 胸髄での局所的なくも膜下腔の拡張と脊髄圧排を認める疾患	柳下 章	533

- ▶造影効果のある肥厚した硬膜を認める疾患 ･････････････････････････ 柳下　章　549
- ▶T1強調像にて椎体が高信号を示す疾患 ･･････････････････････････ 柳下　章　553
- ▶椎体梗塞の危険因子 ･･ 柳下　章　659
- ▶椎骨動脈解離の危険因子 ･･ 柳下　章　669
- ▶術後難治腰椎症候群の原因 ･･････････････････････････････････････ 柳下　章　683
- ▶脊椎椎体の信号強度の上昇をきたす疾患
　（加齢を含む脂肪髄の増加をきたす疾患）･･････････････････････ 柳下　章　694
- ▶椎体の肥大を示す疾患 ･･ 柳下　章　698
- ▶T1強調像にて椎体の信号強度が椎間板より低くなる疾患 ･･････････ 柳下　章　704
- ▶脊柱管外の坐骨神経痛の原因病変 ････････････････････････････････ 柳下　章　718
- ▶神経根に造影効果を認める疾患 ･･････････････････････････････････ 柳下　章　721
- ▶肥厚性ニューロパチーをきたす疾患 ･･････････････････････････････ 柳下　章　732
- ▶仙骨不全骨折の危険因子 ･･ 柳下　章　794
- ▶先天性脊髄髄内嚢胞性病変 ･･････････････････････････････････････ 柳下　章　874

第1章

撮像方法および正常解剖

MRI 撮像法

脊椎脊髄領域の画像診断において MRI はもはや不可欠な検査である．原則として T1 強調像および T2 強調像の両方が撮像される．病変部のコントラストが不十分な場合や病変内部の性状評価のためには，脂肪抑制像や造影 MRI など，撮像法の追加が有用である．ただし，MRI はプロトン密度（水分布），T1 緩和，T2 緩和，磁化率効果，拡散運動，血流や体動などが画像のコントラストに影響を与えるため，それぞれの撮像法の利点や欠点を知っておく必要がある．

MRI の特徴

MRI は現在でも装置，撮像法，造影剤などさまざまな点で進歩しているが，基本的に以下のような特徴がある．

1．電離放射線被曝がない

CT は，多列 CT 装置の進歩により体軸方向の空間分解能は向上したが，被曝量も増大して問題となっている．これに対し，MRI はそもそも電離放射線を利用しないので繰り返し検査を行っても被曝の心配がない．ただし，高磁場・電磁波および電磁場変動が人体に与える影響については議論の余地がある．特に妊娠早期の胎児に対する検査は自重すべきである．

2．低侵襲である

MRI は，腰椎穿刺による造影剤の注入などの苦痛を伴う前処置を行わず脊髄と脊髄腔の描出が可能である．しかし，後述するように装置が大きいため閉所恐怖症患者にはストレスを与え，また乳幼児には MRI 検査自体が侵襲的となる．

3．骨によるアーチファクトが少ない

CT では骨によるアーチファクト（artifact）が画像を劣化させる．脊椎脊髄領域では狭い領域に複雑な骨構造が集約されているため，CT ではアーチファクトが生じやすい．これに対し，MRI では骨の影響は少ない．ただし，後述する MRI 特有のアーチファクトに注意が必要である．

4．任意の撮像断層面が得られる

CT では，まず横断像しか撮像ができない．ただし，得られた容積データを再構成してより診断に適した方向の断層像を得ることはできる．一方，脊椎脊髄領域の MRI では，まず矢状断像を撮像して病変高位を同定し，横断像などで左右の局在や性状などを評価するといった効率的な検査が行える．しかし，現時点では MRI も CT も動的・機能的な評価は，リアルタイム性で脊髄造影（ミエログラフィー）に劣り，発展途上である．

5．組織コントラスト分解能が高い

CT と異なり，MRI は軟部組織のコントラスト分解能が高い．そのため，直接的に腫瘍やヘルニアなどの病変や脊髄そのものの変化を描出できる．また，MRI では脊髄の灰白質と白質も描出可能である．さらに，MRI は CT と比較して経静脈性造影剤による脊柱管内での増強効果に優れている．

6．生化学的情報が得られる

MRI では，MR スペクトロスコピーや拡散強調像といった特殊な手法を用いると，形態評価のみならず生化学的な情報も得られる．しかし，脊椎脊髄領域ではその特異な形状やコイルの制約から現時点では応用が限られており，今後の発展が待たれる．

また，MRI の特徴として以下の欠点もある．

7．高磁場装置は大きい

高磁場装置はコイルや冷却装置のために大型であり，患者は狭い空間を奥深くまで入らなければならない．そのため，閉所恐怖症患者にはストレスを与える．それ以外に，患者とのアクセスや管理・看護に制約が

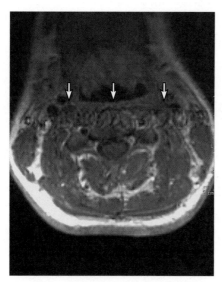
図1　動きのアーチファクト

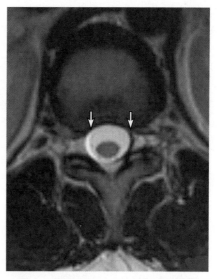
図2　化学シフトアーチファクト

あるのも問題である．乳幼児は，そのような環境に長く置くだけで侵襲的といえるので注意が必要である．

8．強磁性体は危険

MRI室では，検査が行われていない時でも常に強力な磁場が発生している．強磁性体などの金属物は，MRIの画質劣化の原因となるのみならず，持ち込んだものが故障・破損したり，人体やMRI装置に危険が生じたりする可能性がある．心臓ペースメーカ，強磁性の脳動脈瘤クリップ，強磁性の眼窩内・頭蓋内・脊柱管内異物，留置直後のステントや血管内フィルター，人工内耳，体内自動除細動器などをもつ患者には禁忌である．このほか，酸素ボンベが飛んで死亡事故が起きたこともあるので，MRI室に入る際には細心の注意が必要である．

9．検査時間が長い

MRIでは，高いコントラスト分解能や空間分解能を得るために，ある程度の検査時間が必要である．状態の悪い患者にはつらい検査であり，そもそも動きのアーチファクト（motion artifact）などにより適切な検査が行えない可能性がある．また，リアルタイム性に劣るため，脊髄造影のような動的・機能的情報が得られにくい．

10．空間分解能が低い

MRIは，コントラスト分解能は高いが，検査時間の制約もあるため，空間分解能は電離放射線を利用した単純X線，脊髄造影やCTに劣る．コイルを工夫したり時間をかけたりすれば空間分解能を上げることも可能だが，動きのアーチファクトの影響が大きくなる．

11．骨や石灰化の描出に劣る

MRIは電離放射線を利用した画像検査と比較して骨や石灰化の検出で，はるかに劣っている．したがって，骨や石灰化成分の評価などのために他の画像検査との比較が必須である．

12．特有のアーチファクトがある

アーチファクトとは，実際には存在しないが，画像をつくる際に誤ってできてしまう虚像のことである．MRIでは，呼吸，患者の動き，液体の流れ，金属（骨を削るドリルの歯こぼれでも起きる）などで生じる．例えば，拍動性血流や拍動する脳脊髄液は位相エンコード方向に動きのアーチファクトをつくる（図1）．また，脂肪と水との境界には2つの共鳴周波数の違いによる化学シフトアーチファクト（chemical shift artifact）を認める（高磁場で強くなる；図2）．このほか，矩形撮像視野（FOV：field of view）範囲外のものが折り返して偽像をつくるものを，折り返しアーチファクト（aliasing artifact）という（図3）．角の鋭い構造の周囲にフーリエ変換条件設定のため生じるものは，ギブスアーチファクト（Gibbs artifact）または打ち切りアーチファクト（truncation artifact）と呼ばれる（図4）．

13．放射線科医が主体に検査が行われる

MRIの原理や撮像法の理解および応用には時間が

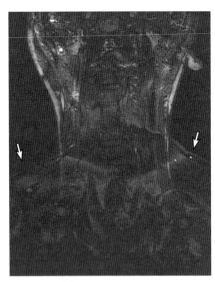
図3 折り返しアーチファクト

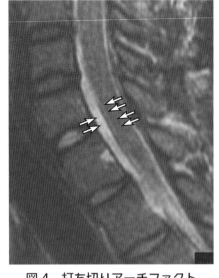
図4 打ち切りアーチファクト

かかる．そのため，適切な検査を行うには習熟した放射線科医が携わるべきである．しかし，いかなる検査においてもいえることだが，いくらその検査に習熟した放射線科医であっても，患者の病態，手術所見，経過などの情報をもたなければ適切な検査を行えるはずがない．したがって，放射線科と臨床各科との密な連携が大切である．

MRIの原理

臨床MRIは，核磁気共鳴（NMR：nuclear magnetic resonance）現象を利用し，水素原子（プロトン）の密度や物理特性（T1緩和，T2緩和など）を強調して画像化したものである．NMR現象は，特定の共鳴周波数（ラーモア周波数）の電磁波（RF pulse）を吸収して励起状態となった状態で電磁波の照射を止めると，それと同じ周波数の電磁波（自由誘導減衰；free induction decay）を放出して安定状態に戻る現象である．

T1（縦緩和時間，スピン-格子緩和時間）は，信号の回復能力を示すパラメータであり，スピン（spin）のエネルギーが周囲環境（格子）に伝わる時の伝わりやすさを示す定数である．組織のT1値は，静磁場強度によって決まる一定の分子運動（周波数）をもつ場合に最も短く，それよりどちらにずれてもT1値は延長する（図5）．臨床MRIでは，中性脂肪や粘稠な水溶液が最も短く，T1強調像で高信号になる．それより粘稠度の低い溶液（水に近い）または固体に近い組織で，T1値は延長してT1強調像で低信号になる．一般的にT1強調像で高信号を呈するものは，脂肪，出血（メト

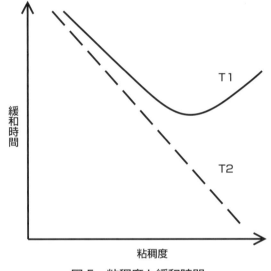
図5 粘稠度と緩和時間

ヘモグロビン），高蛋白液（粘液），適度な石灰化（表面効果），液体の流れ（流入効果；in-flow effect），常磁性体（造影剤）である．

T2（横緩和時間，スピン-スピン緩和時間）は，自由水で最も長く，T2強調像で高信号になる．T2強調像では，多くの病変で高信号になり病変部がみつけやすい．磁場を不均一にする要素が多くなればなるほどT2値は短縮し，T2強調像で低信号になる．高粘稠度（図5）や，高分子・常磁性体・強磁性体の存在で磁場は不均一となりT2値は短縮する．一般的にT2強調像で低信号を呈するものは，出血（デオキシヘモグロビン，細胞内メトヘモグロビン，ヘモジデリン），線維性変化，高蛋白液（粘液），骨化・石灰化，液体の流れ（flow void），常磁性体（造影剤）である．グラディエントエコー（GRE：gradient echo）法〔フィールドエ

コー（FE：field echo）法とも呼ばれる〕のT2*（star）強調像は，特に磁化率（susceptibility）に敏感であり，ヘモジデリンの検出に優れるが，アーチファクトも多い．T2強調の極端に強いシークエンスでは，T2の長い水信号のみが強調され，水以外の成分が信号抑制されたMRミエログラフィー/ハイドログラフィーが得られる．3D-GRE法のMRミエログラフィーでは，従来の脊髄造影よりも末梢の硬膜外神経根や後根神経節まで描出される．

GRE法は秒単位以下の撮像が可能であり，頸椎の動態機能検査や脳脊髄液の動態評価に応用可能である．

脂肪が抑制される短い反転時間（inversion time）を設定したSTIR（short tau inversion recovery）法では，信号対ノイズ比（SNR：signal-to-noise ratio）は低いが病変の検出に優れる．特に，赤色髄（造血髄）の豊富な小児や骨髄信号強度が不均一な高齢者の脊椎腫瘍検索に有用であり，また椎体周囲の炎症・浮腫や腫瘍進展の評価もできる．

標準的な撮像法と撮像の注意点（表1）

脊椎脊髄領域では，まず体軸に沿ってなるべく真っすぐな姿勢にするのが肝要である．頭尾に長い構造が対象のため，高速スピンエコー〔fast/turbo spin echo (SE)〕法のT2強調像およびSE法のT1強調像の矢状断像が基本となる．特に，椎体内病変では，骨髄脂肪の高信号によって病変部のコントラストがつく造影前T1強調像は必須である．高速SE法のT2強調像ではGRE法と比較して髄内病変の感度が高い．GRE法のT2*強調像では，多発性硬化症や梗塞などの髄内病変の診断はできない．また，椎間板の変性の評価も難しく，脊柱管狭窄を過大評価する．造影剤は炎症性病変や腫瘍を疑う場合に，できるだけ使用する．また，脊柱管外で脂肪織に近接する病変の増強効果をみる時は，脂肪抑制法の併用が有用である．

1. 頸　椎

頸椎レベルでは嚥下，脳脊髄液の拍動や血管拍動の影響が大きいので，これらの抑制が重要である．特に，脳脊髄液の流れは同一断層内では位相分散（phase dispersion），断層間では流入・流出効果（flow-related effects）によってさまざまな信号強度を呈する．さらに，硬膜嚢内はいくつかの位相のずれた区画に分かれ

表1　撮像の注意点

- 脊髄内部の評価のために，高速SE法のT2強調横断像がルーチンとして必須
- 体動や拍動によるアーチファクト軽減のために，矢状断像での位相エンコード方向をSI方向にする
- 胸椎検査では椎体高位レベル確認のために，頸椎矢状断像も必ず撮像する

ており，また狭窄があると噴流や乱流を生むため，拍動の影響を完全に除去するのは困難である．

まず入れ歯は外してもらい，嚥下をなるべくしないように指導する．矢状断像では位相エンコード方向を通常の前後（AP：anterior-posterior）方向から頭尾（SI：superior-inferior）方向に変更（swap）すると，脳脊髄液の拍動によるアーチファクトが減少する．この場合，FOVが使用できず，折り返しアーチファクト予防のためにオーバーサンプリングする必要があるので撮像時間は延長する．ほかには，swapさせずに収集マトリックスを増やしたり，またはエコートレイン数を減らしたり，FOVを拡大するだけの方法もある．また，心電同期を用いて撮像する手もある．例えば，嚥下や血流の影響には椎体腹側に，脳脊髄液の影響には頭側に，空間的な飽和パルス（saturation pulse）を印加するのも有効である．頸椎の横断像は，高速SE法のT2強調像よりも位相補正（flow compensation）法を用いたT2*強調像が好まれている．頸髄自体の評価にはT2強調像が必須である．また，術後などで金属異物がある場合には磁化率アーチファクトの大きいGRE法より高速SE法を用いる．

2. 胸　椎

胸椎レベルでは脳脊髄液の拍動，心拍動，大血管の血流，呼吸や腹部臓器の動きによる影響があるので，これらの抑制が重要である．そのため，頸椎レベルの撮像と同様に位相エンコード方向の工夫，飽和パルスや位相補正法の利用などを行う．また，胸椎レベルの撮像では，椎体の位置を同定するためにボディコイル（body coil）で頸椎もしくは腰椎を必ず撮像する．その際に，液体を入れたシリンジなど目印になるものを体表に貼り付けておくと読影が容易になる．

3. 腰仙椎

腰仙椎レベルでは大血管の血流，腹壁や腹部臓器の動きの影響があるので，これらの抑制が重要である．

横断像の撮像では，弯曲した椎体や椎間板に平行となるようにマルチアングルオブリーク（multi-angle oblique）を利用できる機種が便利である．また，両下肢の下にマットなどを入れると腰椎の前弯が軽減され，クロストークアーチファクト（cross-talk artifact）の原因となる横断像のスライス交差が防げる．

読影の注意点

脊椎と脊髄は一体なものとして捉える必要がある．なぜならば，脊髄は細い脊柱管内にあり，脊柱管を構成する骨成分や軟部組織の比較的小さな形態的変化でも，脊髄を圧迫して脊髄病変を惹起するからである．

椎体には海綿骨内に骨髄造血組織があるため，腫瘍などの病変と紛らわしいことがある．特に，幼少時では造血機能が残存するため，椎体内の赤色髄（造血髄）が筋組織と等信号を呈することや，造影剤の強い増強効果を認めることがある．20代には脂肪置換してT1強調像で高信号，T2強調像で軽度低信号を呈するようになる（黄色髄/脂肪髄）．成人でも貧血に伴う赤色髄化では，T1強調像で椎体が低信号を呈する場合がある．

頸胸椎レベルの横断像ではくも膜下腔内に拍動の強い区画がいくつかあり，flow voidにより低信号を呈し，骨棘，ヘルニアや硬膜内髄外病変との鑑別に苦慮

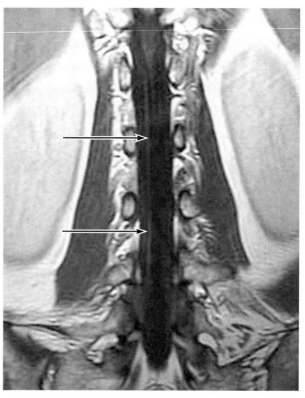

図6　神経根静脈（→）

することがある．矢状断像でも狭窄部では脳脊髄液の減少や拍動流のために信号減少が生じやすい．

また，正常神経根に沿った増強効果が認められることもあり，血液神経関門の破綻や腫瘍の浸潤との鑑別を要する．これは比較的太い神経根静脈をみている場合が多い（図6）．

文　献

1) Manelfe C（ed）：Imaging of the Spine and Spinal Cord. Raven Press, New York, 1992
2) Osborn AG：Diagnostic Neuroradiology. Mosby-Year Book, St. Louis, 1994
3) Resnick D（ed）：Bone and Joint Imaging 2nd ed. W.B.Saunders, Philadelphia, 1996

2 成人の正常解剖

　脊椎脊髄は，狭い領域に複雑な構造が集約されている．大きく，脊椎前方成分/要素（椎体，椎間板），脊椎後方成分/要素（椎弓，関節柱，横突起，棘突起），脊柱管（＝脊椎管＋軟部組織）と脊椎周囲組織に分けられる．脊椎脊髄の高位によって，これらの基本構造は特徴的な形態をとる．

基本構造

1. 脊椎前方成分/要素 (anterior component/element)

1) 椎体 (vertebra, vertebral body)

　椎体は皮質骨，海綿骨（髄質骨），終板から構成される．海綿骨の内部は骨髄造血組織で満たされている．10歳前後までは造血機能のある赤色髄が占めており，T1強調像で低信号，T2強調像で高信号である．20代にはほぼ脂肪置換されて黄色髄となり，T1強調像で高信号，T2強調像で軽度低信号を呈するようになる．成人椎体内にT1強調像で限局性の高信号を認めることもあるが，局所的な脂肪沈着（fat island）や血管腫であり，臨床的には問題にならない．

2) 椎間板 (disc)

　脊索は左右から椎板（sclerotome）によって包み込まれ，椎体部では痕跡的になるが，椎間板部では粘液変性を起こして髄核（nucleus pulposus）をつくる．成人の椎間板では，中央に脊索遺残組織であるゼラチン状のムコイド基質の髄核があり，辺縁には膠原線維の線維輪（anulus, anulus fibrosus）がある．線維輪は広い内層（collagenous zone）と狭い外層（fibrocartilaginous zone）に分けられる．最外層はSharpey線維と呼ばれ，上下椎体辺縁の輪状骨端（ring apophysis）に強く結合し，前後で前・後縦靱帯と癒合する．椎間板と椎骨との間にある軟骨終板（cartilaginous endplate）は，椎体辺縁部では欠如して輪状骨端に囲まれている．

　椎間板の厚さが厚いほど，椎骨の可動性が大きい．

　髄核と線維輪内層はT1強調像で中等度の信号強度を，T2強調像で高信号を呈する．線維輪外層はT1強調像，T2強調像ともにやや低信号となる．T2強調像での椎間板内の線状低信号域は，線維輪の髄核内への陥入で髄核内裂（intranuclear cleft）と呼ばれる．通常のMRIでは軟骨終板はほとんどみえない．

3) 前縦靱帯

　緻密な帯状の線維組織であり，椎体と椎間板の前面に沿って頭尾方向に帯状に付着している．頭蓋底から第1仙椎（S1）に及ぶ．T1強調像，T2強調像のいずれでも低信号を呈しており，靱帯が肥厚していない場合は，皮質骨との境界が不明瞭である．

2. 脊椎後方成分/要素 (posterior component/element)

1) 椎弓 (vertebral arch)

　皮質骨が主体であり，弓状の形態をとる．腹側は円柱状の椎弓根，背側は狭義の椎弓で扁平な椎弓板である．

ⅰ) 椎弓根 (pedicle of vertebral arch)

　椎体後外側と椎弓をつなぐ．頭尾方向の椎弓根と椎弓根の間に椎間孔がある．血管に富み，転移性骨腫瘍の好発部位である．比較的大きな構造のため，MRIでは骨髄信号がみやすい．

　椎弓根には正常変異の骨孔を認めることがある．環椎(C1)では環椎後頭靱帯の石灰化による弓状孔(arcuate foramen, ponticulus atlantis posterior)が形成され，骨孔内を椎骨動脈が走行する．また，腰椎レベルの椎弓根孔（pedicular foramen）には上行腰静脈が貫通する．

ⅱ) 椎弓板 (lamina of vertebral arch)

　横突起と棘突起の間には，板を曲げたような椎弓板が左右に1枚ずつある．板状のため，MRIでは皮質骨の低信号構造しかみえないこともある．

2) 関節柱 (joint column)

　椎弓根のすぐ背側で，上下の関節突起とその間に介

在する関節突起間部から構成されている．

ⅰ）上椎間関節突起（superior intervertebral joint process, superior articular facet）

椎弓根のすぐ背側で，頭側に突出する突起である．上位椎体の下関節突起と滑膜関節を構成する．関節周囲には関節包があり，腹側では黄色靱帯に連続する．したがって，関節包と黄色靱帯の連続部は椎間孔の後縁に分布する．

ⅱ）下椎間関節突起（inferior intervertebral joint process, inferior articular facet）

下位椎体の上関節突起と滑膜関節を構成する．

ⅲ）関節突起間部〔pars interarticularis；脊椎峡部（vertebral isthmus）〕

上下関節突起の移行部で，脊椎分離症の好発部位である．

3）横突起（transverse process）

椎弓根と椎弓板との境界から側方に突出する一対の突起である．横突起と棘突起は，主として多数の背筋の起着点となる．C7の横突起が前半部で遊離している場合は，頸肋という．

4）棘突起（spinous process）

棘突起は椎弓の正中線から後下方に向かう長い単一の突起である．C7の棘突起は長大で，先端が結節状に肥厚しており，皮膚の上から容易に触知できるので隆椎と呼ばれる．

5）棘間靱帯（interspinous ligament）

隣接する棘突起間を結んでいる．

6）棘上靱帯（supraspinous ligament）

正中線上に位置し，棘突起間の橋渡しをする．頸椎レベルでは項靱帯（nuchal ligament）と呼ばれる．

3．脊柱管（spinal canal）

椎孔（vertebral foramen）は，上下に連なって脊椎管をつくる．脊柱管（＝脊椎管＋軟部組織）は，頭尾方向には椎弓根の高さ（pedicle level），椎間板の高さ（disc level）とその間（intermediate level）に分ける．内外方向には，脊髄のある中心部領域（central zone）とその外側領域（lateral zone）に分ける．それぞれの部位での狭窄を中心性狭窄，外側狭窄と呼ぶ．外側領域は，外側陥凹部〔lateral recess region；外側溝部（lateral gutter region），傍関節/関節下部（subarticular region），椎弓根下部（subpedicular region）〕，椎間孔部〔foraminal region；椎間孔内部（intraforaminal region）〕と椎間孔外部〔extraforaminal region；遠位外側部（far-lateral region）〕に分ける．

1）後縦靱帯（posterior longitudinal ligament）

緻密な帯状の線維組織であり，椎体背側に沿って斜台下端からS1に至る．頭尾方向に2椎体背側をつなぐ深層と，深層の背側で3〜4椎体をつなぐ浅層がある．後縦靱帯は椎体レベルで幅が狭く，椎間板レベルで幅が広い．椎体中央部では椎体と離れており，その間に椎体後部静脈が介在する．椎間板レベルでは，深層が線維輪外層（Sharpey線維）と結合して椎間孔へ伸展する．後縦靱帯は線状の低信号であり，線維輪外層とは一体化してみえる（anular-ligament complex）．

2）硬膜外脂肪（extradural fat tissue）

硬膜と神経根を取り囲み，硬膜外静脈叢を内包している．脂肪組織はT1強調像で高信号を呈するため，解剖やベクトル診断の指標として重要である．

3）硬膜外静脈叢（extradural venous plexus）

椎体静脈（basivertebral vein）や根静脈（radicular vein）などが灌流する．脊柱管内腹側の傍矢状部では，頭尾走する一対の前内椎骨静脈叢が発達しているため目立つ．静脈内の血流速度や方向によっては，さまざまな信号強度を呈しうるが，通常は低信号〜等信号である．また，造影剤増強効果がある．

4）硬膜（dura mater）

硬膜は緻密な線維組織で，円柱状の硬膜嚢を形成している．くも膜との間にはわずかな間隙を有する．側方はくも膜，軟膜，神経根を包み，神経上膜（epineurium）へ移行する．尾側ではS2で盲端となる．くも膜の内側にくも膜下腔があり，脳脊髄液，脊髄や神経根を内包する．くも膜下腔には薄い隔膜（arachnoid trabeculation）や歯状靱帯（denticulate ligament）があり，くも膜下腔を区画する．それぞれの区画で脳脊髄液の拍動速度が異なり，信号強度に差が出る．

5）脊髄（spinal cord, medulla spinalis）

脊髄で，前根と後根が連絡する一つの単位を髄節（spinal segment）と呼び，頸髄8，胸髄12，腰髄5，仙髄5，尾髄1がある．また，上肢および下肢を支配するのは，それぞれ頸膨大（C4-Th1）および腰膨大（L2-S3）である．

脊髄表面の溝は縦溝が6つ（頸髄レベルでは8つ）ある．腹側には前正中裂（ventral/anterior median fissure），背側には後正中溝（dorsal/posterior median sulcus）がある．そのほかに，前外側溝（anterolateral

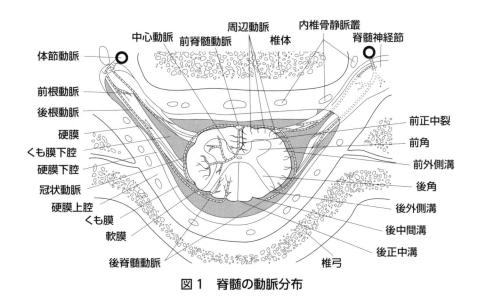

図1 脊髄の動脈分布

sulcus），後外側溝（posterolateral sulcus）もあり，これらの溝で前索（anterior funiculus），側索（lateral funiculus）および後索（posterior funiculus）に分ける．頸髄レベルでは後中間溝（posterior intermediate sulcus）もあり，後索を薄束（Goll束；gracile fasciculus）と楔状束（Burdach束；cuneate fasciculus）に分ける．内部にはH字型の灰白質があり，前角〔anterior horn；前柱（anterior column）〕，中間質（intermediate zone）および後角〔dorsal horn；後柱（posterior column）〕に分ける．胸髄から上部腰髄では中間質外側に側角〔lateral horn；側柱（lateral column）〕も認める．

前角には下位運動ニューロンや介在ニューロンがある．後角は一次求心性線維の主要な終止部位である．側角には交感神経節前ニューロン（中間外側核）が存在する．下位運動ニューロンには，太い横紋筋（錘外筋）を支配するα運動ニューロンと，運動を調節する筋紡錘の錘内筋をつかさどるγ運動ニューロンがある．前角におけるニューロン配列には体性局在があり，四肢末梢筋を支配するニューロンは外側で，体幹部に近いほど内側に位置する．また，脊髄灰白質はネコの研究をもとに，背側から腹側に向かってRexedの10層構造に病理分類されており，海綿質（Ⅰ層），膠様質（Ⅱ層），後角固有覚核（Ⅲ，Ⅳ層），後角基底部（Ⅴ，Ⅵ層），中間質（Ⅶ層），前角基底部（Ⅷ層）や中心管周囲（Ⅹ層）などに相当する．ただし，Ⅸ層は層というより運動ニューロンの集合である．

脊髄の動脈供給は，1本の太い前脊髄動脈が腹側2/3〜3/4を栄養しており，2本の細い後脊髄動脈が残りを栄養する（図1）．これらは前根動脈や後根動脈が脊髄表面で吻合を形成したものである．根動脈のうち約2/3は前根，後根や神経節に終枝し，残りの1/3が脊髄を栄養する．前根動脈の特に太いものを大前根動脈（Adamkiewicz動脈）と呼ぶ．ただし，約10%は大後根動脈である．各体節の脊髄枝は，椎骨動脈，上行頸動脈，最上肋間動脈，肋間動脈背枝，肋下動脈背枝，腰動脈，腸腰動脈腰枝や外側仙骨動脈などから分岐する．

脊髄表面には，前・後正中脊髄静脈，左右1対の前・後外側静脈があり，前根・後根静脈となって硬膜外の内椎骨静脈叢に連続する（図2）．椎間静脈を介して外椎骨静脈叢と吻合した後は，各体節レベルの脊髄静脈となり，椎骨静脈，最上肋間静脈，肋間静脈，肋下静脈，腰静脈や外側仙骨静脈などを経て，腕頭静脈，奇静脈，半奇静脈，副半奇静脈，上行腰静脈や内腸骨静脈から上・下大静脈へ流出する．

6）神経根（nerve root）

脊髄神経は，前根と後根が脊髄神経節（後根神経節）より遠位で同一の神経上膜内に合したものであり，髄節ごとに左右31対ある．内訳は，頸神経8対，胸神経12対，腰神経5対，仙骨神経5対，および尾骨神経1対である．後頭骨とC1との間の脊髄神経から第1頸神経を数えるため，頸椎レベルでは同じ番号の脊椎直上の椎間孔から，また胸椎レベル以下では同じ番号の脊椎直下の椎間孔から出ることになる．

脊髄神経前根は脊髄前角の神経細胞から起始し，後根は後角へ入る．前根と後根は歯状靱帯に隔てられ，別々に硬膜を貫通する．神経根に沿ったくも膜下腔の

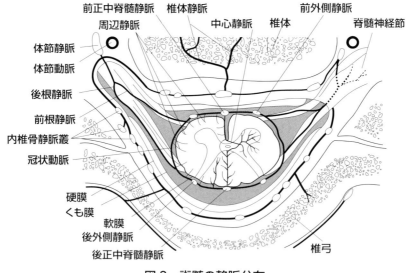

図2 脊髄の静脈分布

椎間孔への漏斗状突出は，神経根袖と呼ばれる．同部での硬膜は神経上膜へ，くも膜は神経周膜へ移行する．くも膜下腔は腰槽部で広く，神経根は終糸周囲を下向して馬尾を形成する．

頸髄神経根は腰髄神経根と異なり，ほぼ水平に走行して椎間孔の下部を通る．これに対して腰髄神経根は，垂直走行したあとで外側陥凹から椎弓根の下をなぞるように椎間孔の上部を通る．椎間孔内での短い部分が固有脊髄神経であり，椎間孔外で細い硬膜枝と交通枝を出すのに前後して，すぐに前枝と後枝（前根・後根と混同に注意）に分かれる．また，側角から起始する交感神経線維は前根を通り，交通枝を介して交感神経幹に入る．

一部の前枝は神経叢をつくって合流と分岐を繰り返しながら末梢へ向かう．この型の神経叢は4カ所あり，第1～4頸神経の前枝は頸神経叢，第5頸神経～第1胸神経の前枝は腕神経叢，第12胸神経～第4腰神経〔分岐神経（furcal nerve）〕の前枝は腰神経叢，第4腰神経～第5仙骨神経の前枝は仙骨神経叢を形成する．

7）脊髄神経節（後根神経節）

脊髄神経節には5～10万個の偽性単極性ニューロンがあり，求心性軸索を脊髄に，遠心性軸索を脊髄神経に伸ばしている．脊髄神経節ニューロンの求心性軸索は，すべてが後根を経由するのではなく，多くが内臓性求心性線維の前根を介して脊髄後角へ終止している．

後根を経由する求心性線維は，内側群と外側群に分かれる．内側群は太い神経線維から構成され，後索に入って上下行枝を出す．内側群の外側部では後角のⅡ，Ⅲ層およびⅣ層に入る．内側群の内側部では長後索線維が薄束および楔状束を形成し，延髄の薄束核や楔状束核に至る（固有覚，触圧覚，振動覚）．一方，外側群は細い線維（Aδ線維やC線維）で構成されており，後外側束（Lissauer終帯）を数髄節上下行してから後角のⅠ～Ⅴ層でシナプス連絡し，前脊髄視床路（圧覚・粗触覚），外側脊髄視床路（温痛覚），脊髄視蓋路（痛覚）や脊髄網様体路（痛覚）につながる．

8）椎間孔（intervertebral foramen）

椎間孔の上下縁は椎弓根，後縁は椎間関節と黄色靱帯，前縁上部は椎体，前縁下部は椎間板および後縦靱帯である．椎間孔は頭側が広く，尾側が狭い．内部には，神経根，神経節や動静脈が通過する．脂肪織の高信号が，これらの構造を描出する背景となる．

9）黄色靱帯（ligamentum flavum, yellow ligament）

脊柱管後方で両側対称性に上位椎弓の下縁前面から下位椎弓の上縁につき，前端は関節突起の関節包の前側に始まり，後端は正中線で棘間靱帯と結合する．緻密で低信号の前・後縦靱帯と異なり，軟部組織の信号強度を呈する．特にGRE法では高信号を示す．

4．脊椎周囲組織

1）椎周囲間隙（perivertebral space）

筋膜深葉は椎周囲間隙を覆い，横突起より腹側は椎前間隙（prevertebral space），背側は傍椎間隙（paravertebral space）と呼ぶ．なお，脊柱起立筋とは胸最長筋，胸棘筋，胸腸肋筋，腰腸肋筋などを総称した呼称である．

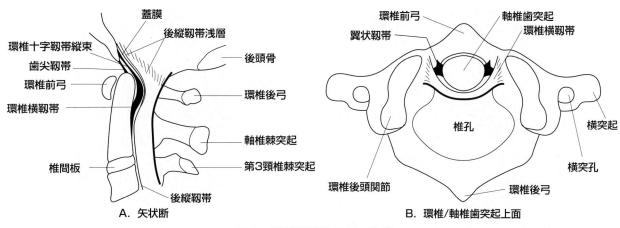

図3　頭蓋頸椎移行部の靱帯

高位別正常解剖

1. 環椎

頸椎は7個の椎体からなる．ホメオボックス（Hox）遺伝子によって骨格発生と細胞増殖・分化制御は，密接に関わっており，頸椎の発生異常があると胎児・小児で癌の発生頻度が高い．環椎（C1）および軸椎（C2）は他の頸椎と異なった特異な形態をしている．環椎は椎体をもたず，前弓，外側塊および後弓からなる輪状構造をしている．外側塊は後頭顆（occipital condyle）と環椎後頭関節（atlanto-occipital joint）および軸椎と外側環軸椎関節（lateral atlantoaxial joint）を形成している．このため，前・後屈や回旋の可動域が広い．

正常変異として石灰化した環椎後頭靱帯は，椎弓根に弓状孔を形成し，貫通する椎骨動脈を取り巻いている．

2. 軸椎

軸椎は歯突起が体部から頭側へ突出し，環椎前弓と関節〔正中環軸関節（median atlantoaxial joint）〕を形成する．歯突起基部には，歯突起下軟骨結合遺残が横走する低信号帯として認められ，骨折と間違えやすい．回旋筋の多くが付着する大きな軸椎棘突起は，体表解剖の指標となる．

頭蓋頸椎移行部の靱帯として特徴的なものは，歯突起先端に付着する歯尖靱帯（apical ligament of dens），翼状靱帯（alar ligament）や，歯突起を背側から覆う十字靱帯〔縦走線維（longitudinally running fiber）；縦束（longitudinal fasciculus），環椎横靱帯（transverse ligament of atlas）〕がある．蓋膜（membrana tectoria）は，環椎十字靱帯（cruciform ligament of atlas）を後方から幅広く覆い，頭側は斜台で硬膜に，尾側は後縦靱帯に連続する（図3）．

3. 下位頸椎（図4）

C3-7椎体の両側にある鉤状突起（uncinate process）は，頭側へ突出して上部椎体および椎間板の後外側と鉤椎関節（Luschka関節；uncovertebral joint）を形成する．椎間関節の関節面は，前上方から後下方に傾いている．頸部脊柱管は，三角形に近い横断形態をとり，硬膜外脂肪層が他部位に比して薄い．横突起には横突孔があり，椎骨動脈と椎骨静脈が通過する．頸椎レベルの脊柱管は，横断面で「おむすび形」をしている．棘突起はC7で最も長いため触知しやすい．頸椎レベルの椎間板は，椎間円板の前縁が後縁よりやや厚い．

咽頭・食道と頸椎の間には4つの間隙がある．腹側から臓側間隙，真の咽頭後間隙，危険間隙（danger space），椎前間隙があり，それぞれの境界は深頸筋膜中葉，翼状筋膜（alar fascia），深頸筋膜深葉である．咽頭後間隙はTh3の後縦隔に，danger spaceは横隔膜まで達しているので炎症の波及経路として重要である．深頸筋膜深葉は椎周囲間隙を覆い，横突起より腹側は椎前間隙，背側は傍椎間隙と呼ばれる．深頸筋膜は強靱な靱帯であり，一般に椎周囲間隙病変はこれを越えた進展はしない．ただし，腕神経叢に沿った腋窩への進展はある．

4. 胸椎（図5）

胸椎は12個の椎体からなり，胸郭を形成する肋骨と連結しているため可動性に乏しい．椎間板レベルに肋骨頭と肋椎関節が位置する．椎間関節の関節面は，ほぼ前額断に近い．椎間板は胸椎の中位レベルで最も薄

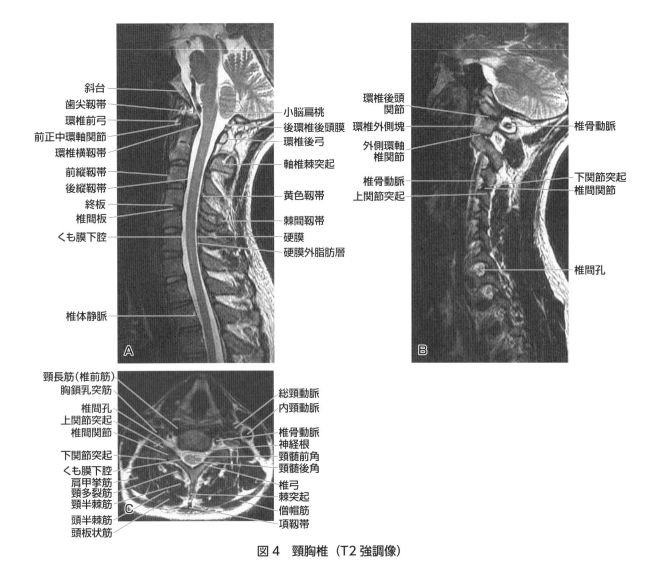

図4 頸胸椎（T2強調像）

い．胸部脊柱管は卵円形の横断形態であり，頸椎より背側の硬膜外脂肪層が厚い．

胸腰椎部は，特徴的なヘアピン状の上行・下行前脊髄動脈からなるAdamkiewicz動脈によって主に血液供給されている．Th8-L2の左側から分岐することが多い．

5. 腰椎

腰椎は5個の椎体からなる．両側の腸骨稜を結んだJacoby線は，通常L4-5の高位に相当する．椎間関節の関節面は，ほぼ矢状断に近いが腹側部は前額断に沿うように内側へ弯曲する．腰部脊柱管は，卵円形の横断形態であり，上部腰椎レベルまでは硬膜外脂肪層が背側で目立つのに対し，下部腰椎では腹側に位置している．腰椎レベルの椎間板は，椎間円板の前縁が後縁よりやや厚い．

腰椎椎弓根には，正常変異の椎弓根孔を認めること

がある（図6）．内部には上行腰静脈が走行するため，椎体形成術など椎弓根を貫通する手技を行う際には，損傷しないように事前に認識しておく必要がある．

6. 仙骨，尾骨

仙椎は5個の椎体と4個の尾骨が癒合して形成される．仙骨尖と第1尾椎とは椎間板を介する軟骨性の結合をなすが，しばしば骨化して骨結合になる．仙尾連結部にある靱帯は萎縮し，骨化して仙骨の一部となっているものもある．

7. 脊髄の肉眼解剖

脊髄の表面にはいくつかの縦に走る溝がある（図7A）．前面には，前正中裂を認める．その深さは約3mmであり，内部には前脊髄動脈および同静脈の枝がある．脊髄後面には正中に後正中溝があり，灰白質近くまで伸びている．頸髄および上部胸髄では，後正中

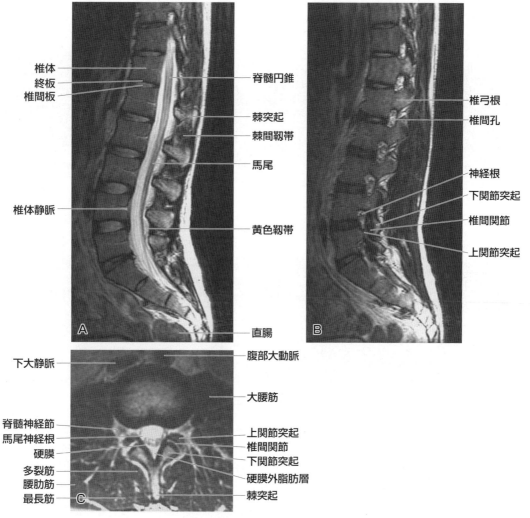

図5 胸腰仙椎（T2強調像）

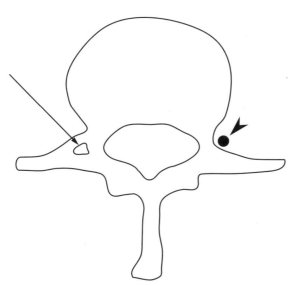

図6 椎弓根孔（模式図）
腰椎右椎弓根に骨孔があり，内部を上行腰静脈が貫通する（→）．正常の左上行腰静脈は左椎弓根と大腰筋との間を走行する（▶）．

溝の外側に後中間溝を認める．その外側には後根神経が脊髄に入る後根進入部（DREZ：dorsal root entry zone）があり，脊髄側の溝が後外側溝である．

横断面では中央に蝶型の灰白質があり，その外側に白質が広がっている（図7A, B）．灰白質のうち，後外側に後根進入部近くまで伸びているのが後角である．逆に前方に伸びるのが前角である．胸髄には前角底部に側角を認める．中心管の周囲にあり，両側の灰白質をつなげるのが灰白交連（gray commissure）である．さらにその前部にあり，横走線維からなる白質が前白交連（anterior white commissure）で，両側の神経細胞から出る線維からなっている．

脊髄の白質には，両側にそれぞれ3つの神経束を認める（図7A, B）．後索は，後角と後正中溝との間にある．頸髄および上部胸髄では，後中間溝により後索は2つに分かれ，内側の薄束と外側の楔状束とに分かれる．側索は，後根進入部と前角からの神経線維（前根）が脊髄から出ていく部位との間にある．また前索

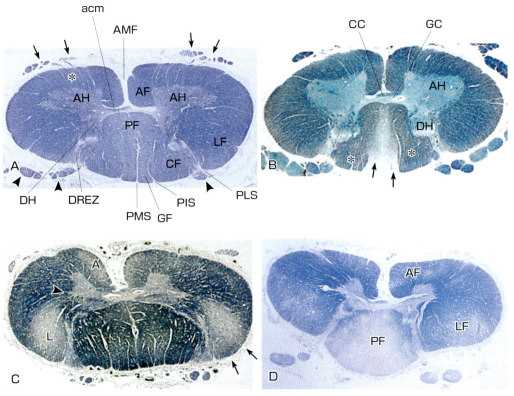

図7 脊髄の肉眼解剖

A：正常頸髄（Klüver-Barrera染色）．3つの縦に走る溝を認める．前正中裂（AMF），後正中溝（PMS），後中間溝（PIS）である．後中間溝の外側に後外側溝（PLS）と後根進入部（DREZ）がある．後索（PF）は内側の薄束（GF）と楔状束（CF）に分かれる．側索（LF），前索（AF）を認める．前角（AH）とわずかに後角（DH）があり，前交連（acm）を認める．前角から出る神経線維（前根）が脊髄内を走っている（＊）．脊髄周囲には前根（→）および後根（▶）が認められる．

B：腰髄病変による頸髄薄束の二次変性（Klüver-Barrera染色）．両側の薄束に変性があり，髄鞘の脱落を認める（→）．楔状束は保たれている（＊）．前角（AH），中心管（CC），灰白交連（GC），後角（DH）．

C：筋萎縮性側索硬化症の胸髄病変（Klüver-Barrera染色）．両側の錐体側索路（L）および錐体前索路（A）に病変を認め，髄鞘が脱落している．ともに筋萎縮性側索硬化症による病変を示す．錐体側索路の後外側に髄鞘が残存する部位が後脊髄小脳路（posterior spinocerebellar tract）である（→）．側角（▶）．

D：亜急性脊髄連合変性症の胸髄，急性期の病変（Klüver-Barrera染色）．両側後索（PF）に強い病変を認め，髄鞘の脱落があり，急性期のため腫大している．前索（AF），側索（LF）にも空胞変性を認める．

（画像Dは東京都健康長寿医療センター研究所　村山繁雄先生のご厚意により，文献2）より引用）

は，前正中裂と前角から出ていく神経線維との間にある．後索の径が最大であり，脊髄神経節の神経細胞から出る上行線維と下行線維で構成されている．

頸髄は卵円形を示し，横が縦よりも常に大きい．また，比較的大きく，白質の量も多い．胸髄は部位により形が異なる．上部胸髄（Th1-6）では，後索には薄束と楔状束がある．それより下部では後索は薄束のみになる．前角と後角は小さく，側角が胸髄に存在する．腰髄は円形を示し，前角と後角が大きく，白質は小さい．仙髄は小さく，前角と後角が比較的大きく，白質は小さい．

後根からの神経線維は後索に入り，上行または下行する（図7A，B）．より下位レベルの神経線維は，内側および後方へと偏位する．それゆえに，後索での上行線維は長い腰仙部からの線維が内側に位置し，短い頸部からの線維はより外側に位置するため，胸部からの線維が中間の位置になる．腰髄後索の病変による二次変性は，頸髄では内側の薄束に現れる（図7B）[3]．

皮質脊髄路は大脳皮質に発し，延髄錐体を通り，脊髄に伸びる神経線維の集まりである．延髄と脊髄との移行部で，皮質脊髄路は以下の3つの神経線維路に分かれる．①最大で交差した線維にて構成される錐体側

索路〔外側皮質脊髄路（lateral corticospinal tract）〕であり，側索にある．②非交差の線維で構成される錐体前索路〔前皮質脊髄路（anterior corticospinal tract）〕であり，前索に位置する．③非交差の少ない線維で構成される小さな前外側皮質脊髄路（anterolateral corticospinal tract）であり，側索にある．筋萎縮性側索硬化症では，これらに変性を認める（図7C）．

側索の皮質脊髄路は外側には下肢に行く線維が走行しており，内側には上肢への線維が走行している[3]．

前索には錐体前索路のほかに前脊髄視床路，前庭脊髄路がある．側索には前および後脊髄小脳路，外側脊髄視床路などがある．後脊髄小脳路は錐体側索路の外後方に広がり，その前部外側に前脊髄小脳路，さらにその内側で前角の外側に外側脊髄視床路が展開している（図7C）．

外側脊髄視床路も外側に下肢からの線維が走行し，内側には上肢からの線維が走行している[3]．

後索と側索が侵される疾患の代表は，亜急性脊髄連合変性症である（図7D）．しかし，症例により前索にも空胞変性が認められる例がある．

8. 脊髄および馬尾（cauda equina）

脊髄は円柱状の構造をしており，脊柱管内で硬膜嚢（硬膜管）の上半分を占める．頭側は延髄，尾側は終糸に連続する．硬膜嚢は大後頭孔縁からS2椎体高位レベルにあり，腹側で後縦靱帯と付着している．硬膜はくも膜に裏打ちされ，脊髄表面は軟膜で覆われている．軟膜は，外側で鋸歯状の歯状靱帯となって一定間隔おきに硬膜と結合し，脊髄を固定している．また，軟膜は脊髄円錐下端で癒着し，索状構造の終糸となる．硬膜嚢内の部分は内終糸，硬膜に取り囲まれた部分は外終糸と呼ばれ，仙骨靱帯に移行して尾骨後面に付着する．なお，硬膜嚢下端の脊髄を含まない部分は腰槽である．

感覚受容器からの情報は，特定の伝導路にある一次求心性ニューロンの軸索を上行し，視床を経由して特定の脳皮質領域に到達する．感覚には意識に上る感覚と，意識に上らない感覚がある．意識に上る感覚には外部感覚と固有覚がある．外部感覚には体表からの触覚，圧覚，温覚や痛覚などの体性感覚，視覚および聴覚のように遠隔受容器を介するものがある．また意識に上る固有覚には，静止時の位置感覚や体動時の運動感覚がある．これに対し，意識に上らない感覚には協調運動に必要な固有覚や内臓反射に関わる内臓感覚がある．体性感覚の伝導路は主に2つあり，脊髄視床路と後索-内側毛帯路が関与する．

脊髄視床路の通過経路の一つとして，後角のⅠ，Ⅲ，Ⅳ層とⅤ層から対側の視床に投射する二次感覚ニューロンのつくる伝導路がある．これらのニューロンは膠様質（Ⅱ層）のニューロンから興奮性および抑制性のシナプスを受け，ゲートコントロール（関門制御）されている．二次感覚ニューロンの軸索は，前白交連で正中を越えて対側の前脊髄視床路（圧覚・粗触覚）と外側脊髄視床路（温痛覚）に至る．三次感覚ニューロンは視床から起始し，大脳皮質の体性感覚野に投射する．脊髄レベルの脊髄視床路内には体性局在があり，尾側高位の髄節由来の神経線維ほど脊髄横断面内の腹側を走行している．これらの脊髄視床路は中心管前方の前白交連を経るため，脊髄空洞症では温痛覚が失われる．その一方で，後述する後索-内側毛帯路の触覚や深部覚は保たれるため，典型的には皮節に沿った解離性感覚障害の臨床像を呈する．

後索-内側毛帯路（固有覚，識別性触覚，振動覚）は脊髄神経節のうち大きなニューロンからの軸索を受ける．仙髄や腰髄レベルで脊髄に入った神経線維は，同側の後索内側寄りを上行して薄束を形成し，胸髄や頸髄レベルで脊髄に入った神経線維は同側の後索外側寄りを上行して楔状束となる（図7）．それぞれ延髄で二次感覚ニューロンである薄束核および楔状束核にシナプス連絡する．その後，延髄で対側へ交叉して内側毛帯となり，視床の三次感覚ニューロンを介して大脳皮質の体性感覚野に投射する．多発性硬化症，亜急性脊髄連合変性症や脊髄癆（梅毒）などによる後索機能障害では，「踏みつけ歩行」を特徴とする感覚性運動失調を示す．感覚検査では，両足をそろえて閉眼させると，激しく揺れ動くRomberg徴候を認める．また，閉眼では継ぎ足姿勢を保持できない継ぎ足Romberg徴候もわかりやすい．

意識に上らない固有覚は，円滑な協調運動に必要であり，脊髄小脳路（後脊髄小脳路，楔状束核小脳路）を経由して非交叉性に小脳へ連絡する．脊髄反射弓からの情報も脊髄小脳路（前脊髄小脳路，吻側脊髄小脳路）で小脳に伝わる．Friedreich失調症は遺伝性変性疾患であり，脊髄小脳路が侵される．このため，上肢の高度な協調運動障害，企図振戦や両足を広げた「よろめき」失調性歩行を認める．

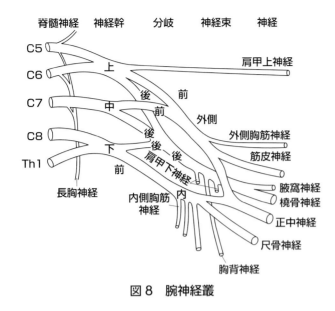

図8　腕神経叢

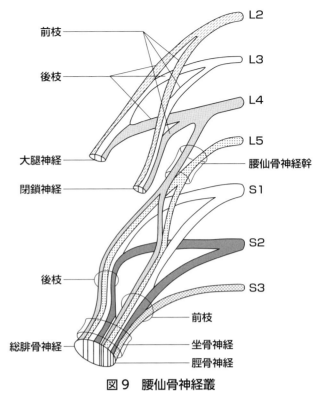

図9　腰仙骨神経叢

　その他の上行性伝導路として，脊髄視蓋路（痛覚）や脊髄網様体路（痛覚）がある．ただし，脊髄網様体路には上行性および下行性の両側性線維連絡を認める．

　脊髄下行性伝導路には，皮質脊髄路，網様体脊髄路（橋・延髄網様体核からの下行路：体幹筋や近位四肢筋の運動），前庭脊髄路（前庭神経核からの下行路：四肢筋の運動），視蓋脊髄路（中脳上丘からの下行路：感覚刺激に対する体位の指向運動），縫線核脊髄路や中枢自律神経路がある．

　皮質脊髄路は随意運動伝導路であり，60〜80％は中心前回の一次運動野由来である．残りは補足運動野，運動前野，体性感覚野や上頭頂小葉から起始する．そして，放線冠，内包，大脳脚，橋底部を経て，延髄で錐体を形成する．約90％は錐体交叉で対側の外側皮質脊髄路へ向かうが，約8％は交叉せず同側の前皮質脊髄路を下行し，約2％は同側の外側皮質脊髄路に入る．外側皮質脊髄路からは，前角の下位運動ニューロンに連絡しており，前皮質脊髄路も交叉もしくは非交叉性にて前角に入る．なお，前皮質脊髄路は胸髄でほぼ消失する．また，外側皮質脊髄路内では体性局在があり，下位の髄節へ分布する神経線維ほど外側に位置している．皮質脊髄路の一側性損傷では，同側の片麻痺となる．また，経過とともに上位運動ニューロン障害として反射亢進，痙縮，表在性壁反射の消失やBabinski徴候が出現する．

　脊髄髄節とは脊髄神経根（前根・後根）と，その高位の神経分節単位のことを呼ぶ．ただし，脊髄自体には髄節構造はなく，脊髄横断像で灰白質に認める細胞集簇は立体的には細胞柱となって数髄節に及んでいる．また，脊髄には膨大部が2カ所あり，C4-Th1でC5-6椎体高位レベルを中心に頸膨大，L2-S3でTh12椎体高位レベルを中心に腰膨大を形成する．頸膨大は上肢を，腰膨大には下肢を支配する神経細胞が集簇している．脊髄円錐（conus medullaris）はS1-2椎体高位レベルまでであり，それより尾側では馬尾が続く．

　個体が成長するに従って脊髄に比して脊椎が大きくなるため，脊椎分節と脊髄髄節には高位落差が生じる．上位胸椎レベルでは，椎体高位と脊髄髄節は約1.5椎体ずれており，下部胸椎レベルでは約2椎体のずれとなる．特に臨床的に重要な注意点は，頸椎レベルでもすでに高位がずれていることである．例えば，上腕二頭筋を支配するC6髄節はC4/5椎間高位レベルにある．

9. 腕神経叢（brachial plexus）

　第1頸神経は後頭骨と環椎の間，第8頸神経はC7椎体とTh1椎体の間から出ている．頸髄の神経根は腰髄神経根と異なり，ほぼ水平に走行して椎間孔の下部を通る．第1頸神経〜第4頸神経前枝は頸神経叢を，第5頸神経〜第1胸神経前枝は鎖骨上窩から上腕骨頭付近にかけて腕神経叢を形成する．前斜角筋の背側を走行した第5頸神経と第6頸神経は上神経幹，第7頸神経は中神経幹，第8頸神経と第1胸神経は下神経幹

を形成し，上および中神経幹前枝は外側神経束，下神経幹前枝は内側神経束となって腋窩動脈の腹側でM字型に交叉して外側から筋皮神経，正中神経および尺骨神経へと分岐する．また，上，中および下神経幹後枝は後神経束となって，腋窩動脈の背側で肩甲下神経，胸背神経，腋窩神経および橈骨神経に分岐する（図8）．

10. 腰神経叢（lumbar plexus）

腰髄の神経根は，垂直走行したあと外側陥凹から椎弓根の下をなぞるように椎間孔の上部を通る．第12胸神経～第4腰神経の前枝は，腰神経叢を形成しながら大腰筋の中を走行し，腸骨下腹神経，腸骨鼠径神経，陰部大腿神経，外側大腿皮神経，大腿神経や閉鎖神経へと分岐する（図9）．

11. 仙骨神経叢（sacral plexus）と坐骨神経（sciatic nerve）

第4腰神経～第5仙骨神経の前枝は，仙骨神経叢を形成しながら骨盤後壁を大坐骨孔へ向かって走行し，上・下殿神経や坐骨神経となる（図9）．また，坐骨神経は膝窩近位部で総腓骨神経と脛骨神経に分岐する．

文献

1) Carpenter MB, et al：Human Neuroanatomy 8th ed. Williams & Wilkins, Baltimore, 1983, pp232-236
2) 村山繁雄，他：ミエロパチーの臨床と病理—亜急性連合性脊髄変性症．脊椎脊髄 **17**：1099-1102, 2004
3) Naidich TP, et al：The normal spial cord and meninges. Naidich TP, et al（eds）：Imaging of the Spine. Saunders, Philadelphia, 2011, pp109-144

3 小児期の脊椎脊髄の発達と正常像

脊　髄[1,2)]

　大脳と同様に脊髄でも髄鞘化は起こっている．しかし，現在のMRIでそれを観察することは事実上できない．

　発生段階の最初では，神経管と脊柱管は同じ長さであるが，胎生4カ月ごろより相対的に脊髄が短くなり，神経根は脊柱管内を下方に走行して対応するレベルの神経孔を通る．脊柱管内での脊髄のこの相対的な上昇は5歳まで続くとされている．しかし，MRIによる脊髄円錐下端の位置の検討では，新生児期から統計学的有意差はなく平均L1-2にあり，L2椎体下縁までは正常と判断する．L2-3またはそれより下位にあった場合は異常低位と判断し，低位の原因となる異常を注意深く探す努力をする．

MRIにおける脊椎の発達（図1)[3)]

　新生児期（stageⅠ；症例1）では，椎体中央部（骨性部）はT1強調像，T2強調像で周囲筋に比べて低信号を示す．終板軟骨（骨性部の約1/2の幅）は，T2強調像で周囲筋に比べ軽度の高信号，骨性椎体に比べ明らかな高信号を示す．T1強調像では，椎体の中央を横に走る線状の高信号を認めることがあり，basivertebral venous plexusという血管に相当するといわれている．造影を行うと，この時期には終板軟骨，骨性椎体ともに軽度から高度の増強効果を示すのが普通である．椎間板は，T1強調像で低信号，T2強調像で高信号を示し，増強効果はみられない．

　生後1～6カ月（stageⅡ；症例2）では，椎体の上下に始まるT1強調像での低信号化がみられ，最終的には全体が低信号化する．T2強調像では，やはり椎体上下から始まる信号強度の上昇がみられ，生後3カ月には終板と等信号化する．終板軟骨と骨性椎体の増強効果はstageⅠと同様である．椎間板はT1強調像で低信号，T2強調像で高信号である．髄核，線維輪の区別は新生児期，乳児期には困難である．stageⅠ，Ⅱの

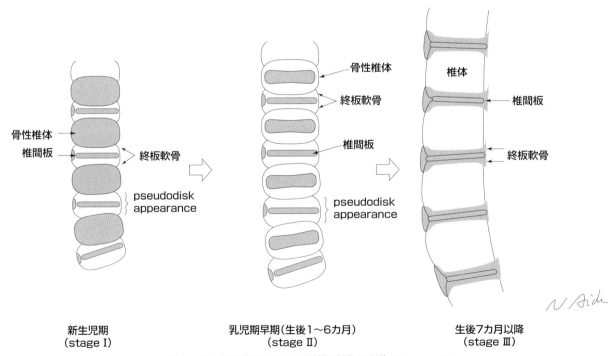

図1　T1強調像における腰椎形態の変化のシェーマ

T1強調像では，椎間板，骨性椎体，終板軟骨が比較的近い信号強度を示す．このため椎間板と上下の終板軟骨が合わさってpseudodisk appearanceといわれる広い帯状構造をとる（**症例1A，2A**）．実際の椎間板はT2強調像で高信号の狭い帯として認められる（**症例1B，2B**）．

生後7カ月以降（stage Ⅲ；**症例3**）では，T1強調像で椎体は軟骨性の終板に比べて高信号を示し，終板は徐々に骨化して椎体全体が高信号となり，2歳ぐらいですべてが高信号化した長方形の椎体となる．T2強調像では，同様に椎体がやや高信号化し，終板と同様の信号強度で周囲筋よりやや高信号となる．椎体と終板のさまざまな程度の均一な正常増強効果は9～10歳まで認められる．椎間板はT1強調像で等信号，T2強調像で高信号を示す．

【脊髄の正常超音波所見】[4)]

新生児期から乳児期早期（個人差はあるが，よくみえるのは2カ月くらいまでで6カ月以降では難しい）では，脊柱管内構造は超音波で簡便に観察することができる．通常はリニア型の高周波探触子（7～15 MHzが望ましいが，腹部用の5 MHzでも大まかな形は観察可能である）を用い，患児を腹臥位または側臥位とし，直接探触子を脊椎部に当てて走査する．枕などを胸部の下に当て，脊椎が後弯気味の姿勢とすると椎間が広くなり視野がとりやすい．

縦走査（脊椎の矢状断方向）では，脊髄は線状の高輝度域に囲まれた低輝度の筒状領域として描出される（**症例4A**）．中央にはcentral echogenic complexと呼ばれる線状の高輝度域が認められる．これは前正中裂の深部と白交連の境界部（つまり中心管より，わずかに腹側部）を表しているとされている．脊髄は徐々に細くなって脊髄円錐を形成し，高輝度の線状構造の集簇である終糸と馬尾に連続する（**症例4A，B**）．横走査では，脊髄は線状の高輝度域に囲まれた円形から楕円形の低輝度域として描出される（**症例4C**）．central echogenic complexは点状に認められ，周囲の神経根は高輝度域として描出される．正常な腰仙椎であれば岬角の位置から椎体の番号を推定することができる．脊髄円錐下端はL2-3より上方にあるのが正常である．

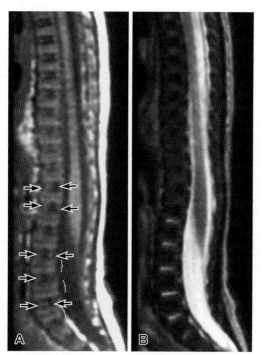

症例1　新生児期の正常脊椎脊髄所見．
A：T1強調矢状断像　B：T2強調矢状断像
T1強調像では，椎体中央部は低信号を示す．椎体の中央を横に走る線状の高信号（basivertebral venous plexus；→）を認める．相対的高信号を示す終板軟骨と椎間板は，合わせてpseudodisk appearance（｜）と呼ばれる．T2強調像で骨性椎体は低信号，終板軟骨は相対的にやや高信号であり，全体には低信号を示す．

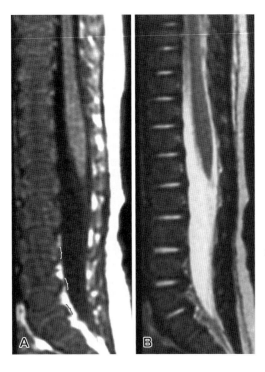

症例2 生後3カ月の正常脊椎脊髄所見.
A：T1強調矢状断像　B：T2強調矢状断像
　T1強調像では椎体上下の低信号化が始まったため，椎体は黒く縁どられた楕円形の所見を示す．この部分がpseudovertebral bodyといわれる．その上下の終板軟骨と椎間板が合わさったpseudodisk appearance（↑）は，この時期にもみられる．T2強調像では椎体全体の淡い高信号化を示している．

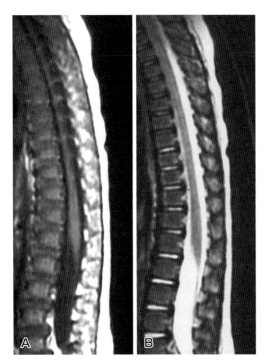

症例3 生後24カ月の正常脊椎脊髄所見.
A：T1強調矢状断像　B：T2強調矢状断像
　T1強調像で椎体のほぼ全体が高信号化している．T2強調像での椎体は，ほぼ均一な軽度の高信号を示す．

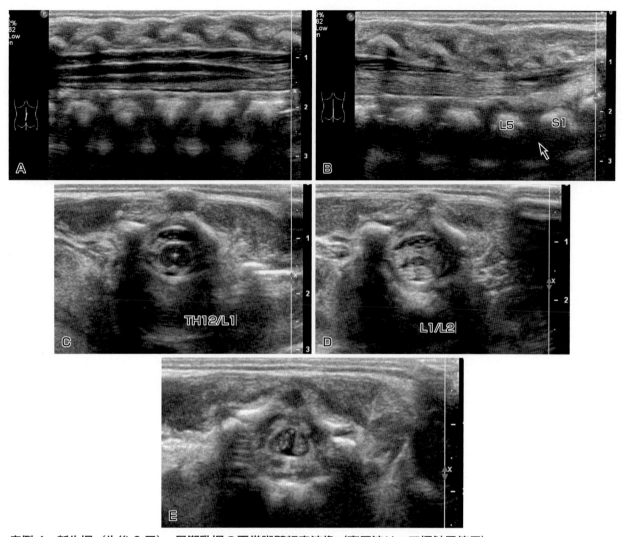

症例4　新生児（生後2日），早期乳児の正常脊髄超音波像（高周波リニア探触子使用）．
A：脊髄矢状断像　**B**：終糸と馬尾の矢状断像　**C**：腰髄レベルの横断像　**D**：脊髄円錐下端レベルの横断像　**E**：馬尾レベルの横断像

　脊髄は，均一な低輝度の構造として描出され，中央に線状で高輝度のcentral echogenic complexが認められる（画像A）．神経根と馬尾は，脊髄周囲から尾側に相対的高輝度の構造として描出され，リアルタイムで観察すると脊髄は馬尾とともに心拍動に伴ってダイナミックに動く．岬角の位置（→）から椎体の番号を推定することができる（画像B）．腰髄レベルの横断像（画像C）では，中央に点状から線状の高輝度域（central echogenic complex）を含む円形の脊髄横断像が描出される．脊髄円錐下端レベルの横断像（画像D）では，径が細くなった円錐の横断像と周囲の神経根が認められ，脊髄下端の確認ができる．

文　献

1) Barkovich AJ, et al：Normal development of the neonatal and infant brain, skull and spine. Barkovich AJ, et al(eds)：Pediatric Neuroimaging 5th ed. Lippincott-Williams & Wilkins, Philadelphia, 2012, pp52-56
2) Schwartz ES, et al：Congenital anomalies of the spine. Barkovich AJ, et al (eds)：Pediatric Neuroimaging 5th ed. Lippincott-Williams & Wilkins, Philadelphia, 2012, p883
3) Sze G, et al：Evolution of the infant spinal column：evaluation with MR imaging. *Radiology* **181**：819-827, 1991
4) Coley BD, et al：Spinal ultrasonography. Siegel MJ(ed)：Pediatric Sonography 4th ed. Lippincott-Williams & Wilkins, Philadelphia, 2011, pp647-674

第2章

脊椎脊髄の先天性奇形

1 脊髄先天性奇形の分類と概念

　奇形の分類を理解し，その概念を把握することは，誰にとっても容易ではない．脊髄先天性奇形の分類も発生学との絡みから難解であり，新しい知見が発見されると分類法は見直されていく．脊椎（脊髄）癒合不全症は発生学・病理学・外科解剖学的，あるいは神経学的に，また画像診断学的に分類されてきたが，継続して起こる発生の過程で生じるため，病型や所見の重複・連続性があり，これを包括するように分類することは難しい．さらに，疾患名もたくさんあるうえに似たようなものがあるため，英語と日本語の表記の対応と相まってより混乱を招きがちである．そこで，疾患別解説に先立ち，まずは発生を含めた用語の定義について触れ，続いて脊髄先天性奇形の分類と概念を簡単に解説する．

　分類としては，発生段階によって分類したNaidich, McLoneの古典的分類[1]が基礎にあり，現代の小児神経放射線科医の中でもこの分野に造詣の深いTortori-Donatiらが2000年に発生学的分類と臨床神経放射線学的分類の2種類を提案した[2,3]．このうちの後者を一部改変しわかりやすくした分類がRossiらによって2006年に発表されている[4]．Tortori-Donatiの発生学的分類とRossi/Tortori-Donatiの臨床神経放射線学的分類を表に示す（**表1，2**）．本書の前版ではBarkovichの教科書（第4版）の目次に書かれた分類も提示した

表1　Tortori-Donatiの発生学的分類[2,3]

Embryological classification of spinal dysraphism
Anomalies of gastrulation
Disorders of notochord formation
Caudal regression syndrome
Segmental spinal dysgenesis
Disorders of notochordal integration
Dorsal enteric fistula
Neurenteric cysts
Split cord malformations（diastematomyelia）
Dermal sinus
Anomalies of primary neurulation
Myelomeningocele
Myelocele
Lipoma with dural defect
Lipomyelomeningocele
Lipomyeloschisis
Intradural lipoma
Combined anomalies of gastrulation and primary neurulation
Hemimyelocele
Hemimyelomeningocele
Anomalies of secondary neurulation and retrogressive differentiation
Lipoma of filum terminale
Tight filum terminale
Abnormally long spinal cord
Persisting terminal ventricle
Terminal myelocystocele
Anomalies of unknown origin
Cervical myelocystocele
Meningocele

表2　Rossi/Tortori-Donati の臨床神経放射線学的分類[4]

Cliniconeuroradiological classification of spinal dysraphism

Open spinal dysraphisms
 ・Myelomeningocele
 ・Myelocele
 ・Hemimyelomeningocele
 ・Hemimyelocele
Closed spinal dysraphisms
 With a subcutaneous mass
  Lumbosacral
   ・Lipoma with dural defect
    Lipomyelomeningocele
    Lipomyelocele
   ・Terminal myelocystocele
   ・Meningocele
  Cervicothoratic
   ・Nonterminal myelomeningocele
   ・Meningocele
 Without a subcutaneous mass
  Simple dysraphic states
   ・Intradural lipoma
   ・Filar lipoma
   ・Tight filum terminale
   ・Persistent terminal ventricle
   ・Dermal sinus
  Complex dysraphic states
   1．Disorders of midline notochodal integration
    a．Dorsal enteric fistula
    b．Neurenteric cysts
    c．Diastematomyelia
   2．Disorders of notochordal formation
    a．Caudal agenesis（caudal regression syndrome）
    b．Segmental spinal dysgenesis

が，同教科書の最新版（第5版）[5]では Tortori-Donati の臨床神経放射線学的分類も少し改変して掲載されている．この2つの権威ある小児神経画像診断の教科書では，硬膜内脂肪腫（intradural lipoma），terminal lipoma の定義が異なっているなどに代表されるように，特に脊髄脂肪腫の分類や疾患名記載はさまざまで，これについては他の神経放射線診断学の教科書でも少しずつ異なった分類法が記載されている．初学者が混乱し脊髄先天性奇形の診断が難しいと考えるのも当然で，筆者も各分類の相互関連に頭を悩ませているし，どうしたら本書の読者に最もわかりやすい記述になるかを模索している．神経外科からは外科的治療方法や予後に視点をおいた，脊髄脂肪腫（最近では congenital spinal lipomatous malformations と総称されることも多い）がより細分化された分類が提案される傾向にあり，おのおの微妙に異なっているので一部を後述する[6,7]．しかしながら，Tortori-Donati と Rossi の臨床神経放射線学的分類が，現在の画像を主体とする脊椎（脊髄）癒合不全症全般の診断学における一つの基礎となっていることは間違いないと考える．

発生と発生学用語

1．神経管の形成（neurulation）

神経系は神経板（neural plate）から発生する．神経板からは神経ひだ（neural fold），神経管（neural tube），神経堤（neural crest）が形成される．このうちの神経管から脳脊髄が形成され，尾側1/3が脊髄となる．神経管の形成のことを neurulation と呼ぶ．この形成段階でさまざまな脊椎脊髄奇形が起こる．本章で記載する疾患のうち，開放性脊髄髄膜瘤（open myelomeningocele）/開放性脊髄嚢瘤（open myelocele），半側脊髄髄膜瘤（hemimyelomeningocele）/半側脊髄嚢瘤（hemimyelocele），背側皮膚洞（dorsal dermal sinus），脊髄脂肪腫（spinal lipoma）に含まれる脂肪脊髄瘤（lipomyelocele）/脂肪脊髄髄膜瘤（lipomyelomeningocele）と硬膜内脂肪腫が neurulation に関連している．

neurulation は胎生第4週早期（22～23日）に始まり，平らな神経板の中央部が隆起して肥厚し，筒状に背側で閉鎖していく過程のことであり，中央部の管腔は脊髄では中心管となる．神経管閉鎖の過程における閉鎖開始部位は，ヒトでは4～5カ所あるといわれている．

2. canalization and retrogressive differentiation

神経管は胎生25日ごろに閉鎖するが，さらに尾側に伸びて脊髄円錐下部と終糸が形成される．その過程は neurulation と異なり canalization and retrogressive differentiation と呼ばれており，尾側部は caudal cell mass より発生する．caudal cell mass から発生した尾側の神経管は，前述の neurulation で形成された神経管に癒合して仙髄下部と終糸が形成される．発生30日には，caudal cell mass 内には小囊胞が多数存在し，癒合して上衣細胞に覆われた管腔を形成（canalization）し，頭側に位置する神経管尾側端と癒合する．このため，残存した小囊胞が脊髄円錐部から終糸内に遺残することがある．脊髄遠位端は胎生38日前後に完成し，caudal cell mass と尾側神経管は細胞死（apoptosis）によって退縮（retrogressive differentiation）する．

本章記載の疾患のうち，終糸脂肪腫，tight filum terminale，馬尾退行症候群，前仙骨髄膜瘤と仙尾部奇形腫が，この発生過程と密に関連して起こる．caudal cell mass のすぐ腹側には排泄腔（cloaca；これより直腸，肛門，下部泌尿生殖器が発生する）が存在するため，これらの疾患では直腸肛門奇形や泌尿生殖器異常を伴うことがあり，臨床的に重要である．

脊椎脊髄奇形関連の用語とその定義について

1. 脊椎(脊髄)癒合不全症(spinal dysraphism；脊椎閉鎖不全)

間葉系，骨性または神経組織に正中での癒合不全がある，すべての疾患を指す．

2. 二分脊椎（spina bifida）

脊椎の後方骨性成分（椎弓および棘突起）の癒合不全を指す．

以上の2つの用語は臨床上ほぼ同義語として使われているが，定義的に二分脊椎は脊椎という骨構造の癒合不全を指す言葉である．神経管癒合不全（dysraphism）は，本来の意味からは primary neurulation の異常のみを指すが，広く脊髄先天性奇形を指して用いられ，caudal spinal anomalies も含む[3]．

脊椎（脊髄）癒合不全は，Naidich，McLone の分類では spina bifida と spinal dysraphism という用語が同義のように混ぜて使われ spina bifida aperta（開放性あるいは顕在性二分脊椎），occult spinal dysraphism（潜在性癒合不全），caudal spinal anomalies に分けられている．一方，一般的に二分脊椎は囊胞性と潜在性に分けられることが多い．これら用語の相互関連にも混乱があり，潜在性二分脊椎は単に椎弓か棘突起の癒合不全を指し（normal variation を含む），脊椎（脊髄）癒合不全のほとんどは囊胞性二分脊椎に対応するように書いてある教科書もある．現在の大勢としては，開放性脊椎（脊髄）癒合不全症（open spinal dysraphism）が囊胞性二分脊椎と同義語で，潜在性脊椎（脊髄）癒合不全症が潜在性二分脊椎と同義語と考えてよい．英文文献には，主に骨性の異常をいう用語である二分脊椎は使用しない傾向になってきているとも書かれているが，わが国では二分脊椎はまだ頻繁に聞く用語である．caudal spinal anomalies に含まれる疾患もおおむね潜在性脊椎（脊髄）癒合不全症に分類される．

しかしながら，Tortori-Donati は潜在性という用語に対し，実際の症例では皮膚に覆われていてもなんらかの表在所見〔皮下腫瘤，皮膚陥凹（dimple），血管腫，毛髪など〕が約半数近くの症例でみられるため不適切であるという見解を示し，潜在性の代わりに閉鎖性という用語を用いるべきと述べている．筆者もこれを適切と考えるため，本章では潜在性ではなく閉鎖性脊椎（脊髄）癒合不全症（closed spinal dysraphism）で統一して記載する．

3. (neural) placode

適切な日本語訳はない．閉鎖していない神経管（脊髄）のことを指す．胎生期の神経板の状態で止まってしまったものである．

4. 係留脊髄症候群 (tethered cord syndrome)

臨床的に脊髄が係留されている状態を指す．したがって脊髄髄膜瘤の閉鎖後でも脊髄脂肪腫によるものでも，脊髄が引っ張られた状態であればこれに該当する．往々にして tight filum terminale（本章の「12. tight filum terminale」を参照）と混同して用いられてきた＊．

＊本書の初版では「Tight filum terminale syndrome/Thickened filum terminale syndrome」の項で，tethered cord syndrome と混同した記載があるので訂正する．

Naidich, McLone の分類

1. spina bifida aperta

神経組織（placode）が外表に露出し，直視できる状態の奇形である．神経管の局所的な癒合不全に起因する．placode は皮膚や皮下脂肪に覆われていない．分娩時，外力などで二次的に表面の皮膚組織が破れた状態はこれに含まれない．疾患は脊髄嚢瘤〔myelocele；脊髄破裂（myeloschisis）〕，脊髄髄膜瘤（myelomeningocele）でほとんどを占めるが，まれに半側脊髄髄膜瘤/半側脊髄嚢瘤という割髄症（diastematomyelia）に合併する病型がある．神経組織の脱出のない髄膜瘤も理論的にはありうる．臨床的には，ほぼ全例（Naidich の記載では nearly always）に Chiari II 型奇形を合併すると考えてよい．同義語（人によって定義の微妙なずれはあるが）としては，開放性脊椎（脊髄）癒合不全症がある．

2. occult spinal dysraphism〔本章では閉鎖性脊椎（脊髄）癒合不全症〕

皮膚に覆われている奇形で，多彩な疾患が含まれる．具体的には，脊髄脂肪腫（脂肪脊髄瘤/脂肪脊髄髄膜瘤）と硬膜内脂肪腫，背側皮膚洞，tight filum terminale，神経腸管嚢胞（neurenteric cyst），割髄症が含まれる．

3. caudal spinal anomalies

脊髄，脊椎，髄膜尾側端の奇形である．神経管の尾側末端部は頭側と異なり，caudal cell mass という細胞塊より発生する．これが neurulation でできた頭側神経管に癒合して仙髄下部と終糸になる．caudal cell mass は三胚葉性で，骨盤臓器原器（cloaca）もこれに由来するため，泌尿生殖器系奇形の合併が多い．疾患は仙骨欠損（sacral agenesis），終末脊髄嚢胞瘤（terminal myelocystocele），前仙骨髄膜瘤，馬尾退行症候群などがあり，脊髄脂肪腫のうち終糸線維脂肪腫もここに含まれる．

表3 Muthukumar による congenital spinal lipomatous malformations の分類[6]

Lipoma without a dural defect
　・Filum lipoma
　・Caudal lipoma without a dural defect
　・Intramedullary lipoma
Lipoma with a dural defect
　・Dorsal lipoma
　・Caudal lipoma with a dural defect
　・Transitional lipoma
　・Lipomyelocele
　・Lipomyelomeningocele

Tortori-Donati および Rossi の分類[2~4]

Tortori-Donati は発生学的分類（表1）と臨床神経放射線学的分類（Rossi により改変；表2）を提案した．日常診療の中で適切な診断をするために（つまりそれは臨床的，神経放射線学的と述べている），診断学的アプローチの明確な後者を用いることを提唱している．現代の先天性脊髄・脊椎奇形分類の礎となっている．

Muthukumar による脊髄脂肪腫の（神経外科的）分類[6]

Muthukumar は，脊髄脂肪腫（congenital spinal lipomatous malformations）の神経外科的視点からの分類を提案している．硬膜欠損の有無でまず分類しているのは Tortori-Donati および Rossi と同様であるが，前述の分類では脂肪脊髄瘤/脂肪脊髄髄膜瘤に含まれていた病型を細分類して，脂肪脊髄瘤/脂肪脊髄髄膜瘤は脊髄（placode）が脊椎後方成分より突出している病型のみとし，他を脂肪腫の位置によりさらに再分類している（表3）．

文 献

1) Naidich TP, et al : Congenital anomalies of the spine and spinal cord. Atlas SW (ed) : Magnetic Resonance Imaging of the Brain and Spine 2nd ed. Lippincott-Raven, Philadelphia, 1996, pp1265-1337
2) Tortori-Donati P, et al : Spinal dysraphism : a review of neuroradiological features with embryological correlations and proposal for a new classification. *Neuroradiology* **42** : 471-491, 2000
3) Tortori-Donati P, et al : Congenital malformation of the spine and spinal cord. Tortori-Donati P (ed) : Pediatric Neuroradiology. Springer, Heidelberg, 2005, pp1551-1608
4) Rossi A, et al : Current classification and imaging of congenital spinal abnormalities. *Semin Roentgenol* **41** : 250-273, 2006
5) Schwartz ES, et al : Congenital anomalies of the spine. Barkovich AJ, et al (eds) : Pediatric Neuroimaging 5th ed. Lippincott-Williams & Wilkins, Philadelphia, 2012, pp857-922
6) Muthukumar N : Congenital spinal lipomatous malformations part I — Classification. *Acta Neurochir (Wien)* **151** : 179-188, 2009
7) Arai H, et al : Surgical experience of 120 patients with lumbosacral lipomas. *Acta Neurochir (Wien)* **143** : 857-864, 2001

2 Chiari II 型奇形

概念と臨床[1~3]

　Chiari II 型奇形（Chiari II malformation）は，後脳〔hindbrain；菱脳（rhombencephalon）〕，脊椎脊髄，および頭蓋底の間葉にわたる異常を呈する複雑な先天性奇形である．合併する異常を含めると，病変の範囲は脳全体，頭蓋骨，硬膜，脊椎脊髄に及ぶ．臨床的にはほぼ全例に開放性脊髄髄膜瘤，開放性脊髄嚢瘤を合併する．ごく少数，開放性でなく閉鎖性の脊椎脊髄奇形（非終末脊髄嚢胞瘤に限られる）をもつ例が存在する．逆に開放性の脊椎脊髄奇形〔開放性脊椎（脊髄）癒合不全症〕をもつ患者は，画像診断が難しいにせよ所見が軽いにせよ（症例4を参照），全例で Chiari II 型奇形を合併し，両者は連動して発生する奇形である．

　奇形の本質は後頭蓋窩が非常に小さいことに起因する．症状として，小脳・脳幹機能障害により呼吸や嚥下の障害を起こすことがある．水頭症は，80%以上に合併する．

　病因としては，McLoneらの唱えた"unified theory"が現在の定説である[4]．すなわち，神経管閉鎖に必要な表面分子（surface molecules）の発現欠損により神経管閉鎖障害と付着障害（脊椎破裂）が起こり，そこから髄液の過剰流出が起こって原始脳室系の適切な拡張が障害される．このため菱脳の拡張不良が起こり，これに誘導される周囲間葉の成長と軟骨骨化がうまく行われずに容積の小さい後頭蓋窩をきたす．小脳・脳幹は発育とともにこの後頭蓋窩には収まりきれなくなり，上方ではテント切痕を越えて偏位し，拡大したテント切痕とテントそのものの形成不全を引き起こす．下方では大後頭孔を拡大させて頸椎脊柱管内へ脱出するほか，画像所見で後述するさまざまな病態を呈する．以上のように，奇形発生段階から Chiari II 型奇形と開放性脊椎（脊髄）癒合不全症は密接に関連している．

画像所見[1~3]

1. MRI

1) 小脳・脳幹と後頭蓋窩

　小脳と延髄は，さまざまな程度に頸椎脊柱管内に下垂して入り込む．小脳の下垂には虫部も含まれる．延髄は約70%の症例で kinking といわれる折れ曲がりを形成し（症例1F, 2D），これがあれば本奇形と診断できる．小脳半球はテント切痕を越え上方偏位を示す（これは水頭症シャント手術後に，より著明となることが多い）とともに，内前方に偏位して脳幹を巻き込んだ状態を呈する（症例2E）．中脳蓋は，しばしば beaking と呼ばれる嘴状の引き伸ばされた形態をとる（症例2D, F）．これは上方偏位した小脳による圧迫のためとされている．第4脳室は下方に偏位し，前後につぶれた形態をとる（症例2D）．

　テントは低位付着し，横静脈洞，静脈洞交会も低位である．また内圧亢進のため，錐体骨と斜台は前方にくびれたような形をとることがある（症例2D, 3B）．

2) 大脳とテント上

　脳梁形成不全（水頭症などによる二次的変化が多数を占める），大きな視床間橋がしばしばみられる．後頭葉の内側面では多数の小さい脳回の形成がみられることがあり，stenogyria〔多脳回（polygyria）〕と呼ばれている．皮質構造に異常はなく，小多脳回とは異なる病態である．小多脳回や異所性灰白質などの皮質脳回形成異常の合併も，ときには認められるとされているが，画像診断で遭遇するのは上衣下異所性灰白質にほぼ限られる[5]．80%以上の症例で水頭症が認められる．

3) 脊髄，脊椎

　開放性脊髄髄膜瘤または開放性脊髄嚢瘤は，ほぼ全例に認められる．脊髄空洞症は，かなり高頻度（～50%）にみられる．

2. 単純X線およびCT

　新生児期には頭蓋骨単純X線で泡状頭蓋（lacunar

skull）といわれる所見がみられる（症例2A〜C）．これは頭蓋骨の部分的菲薄化で，膜様骨化の障害による所見といわれている．

CTでは，内板・外板の厚さの不均一としてみられる（症例2B，C）．生後6カ月ぐらいで消失する．頭蓋内圧亢進による指圧痕とは異なる病態である．また，MRIと同様に錐体骨の前方へのくびれや，静脈洞交会，テント付着の低位がみられる．なお，大後頭孔は拡大する．

診断のキー

Chiari II型奇形の画像診断は，開放性脊髄髄膜瘤，開放性脊髄嚢瘤の診断と連動して行われる．奇形は定義診断である．小脳扁桃下垂の程度の重いChiari I型奇形をII型と混同しないように，後頭蓋窩の所見をきちんと確認する習慣をつける．下垂した小脳・脳幹は，時間経過とともに萎縮し，Chiari II型奇形に特徴的な所見がわかりにくくなることがあるので，年長児では診断時に注意が必要である．

胎児診断の頻度，重要度は今後さらに増すと考えられる．所見は出生後とまったく同じであるが，診断のポイントとなる後頭蓋窩から頭蓋頸椎移行部を適切な撮像断面で描出することが肝要である（症例1，3）．また，胎児期から新生児期にかけて大槽は大きく認められるのが普通であるので，大槽が確認できないことは診断のきっかけとなる．

鑑別診断

1. Chiari I型奇形

小脳扁桃の下垂のみを示す病態である．したがって他の後頭蓋窩内容には異常を認めない．同じくChiari奇形という病名がついているので混乱を招きがちだが，奇形というより単に小脳扁桃下垂と表現したほうが病態を正確に表している．Chiari II型奇形が軽い場合には鑑別に迷うことがあるかもしれないが，I型では第4脳室や脳幹の変形・偏位は起こらない．またテント上の所見があること，臨床的に開放性脊髄髄膜瘤が合併していることは，Chiari II型を示唆する．

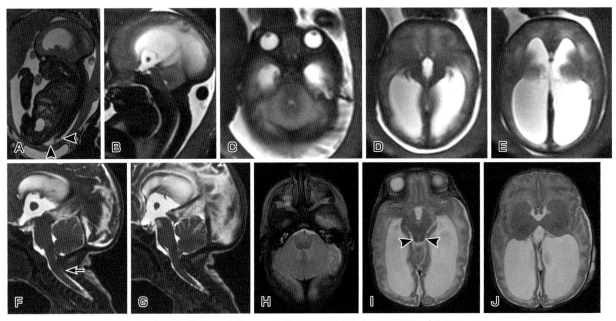

症例1 Chiari II型奇形，新生児女児．生後すぐ開放性脊髄髄膜瘤の閉鎖術が施行された．
　A〜E：妊娠35週の胎児MRI T2強調像（画像A：全身像，画像B：頭頸部矢状断像，画像C〜E：頭部横断像）
　F〜J：生後11日のMRI T2強調像（画像F，G：頭頸部矢状断像，画像H〜J：頭部横断像）．
　　胎児MRI（画像A〜E）では後頭蓋窩の脳槽はほとんどみえず，第4脳室が低い位置にあり，水頭症を伴っていることがわかる．腰仙部には神経構造の脱出を伴った髄膜瘤が確認できる（画像A：▶）．生後のMRIでもほぼ同様の所見が確認できる．矢状断像ではkinking（画像F：→）が確認できる．第4脳室の位置は橋底部の下半分のレベルにあり，下垂している（画像F，G）．横断像では小脳半球が延髄を取り囲む所見（画像H），中脳蓋のbeaking（画像I：▶），水頭症の所見（画像I，J）を認める．

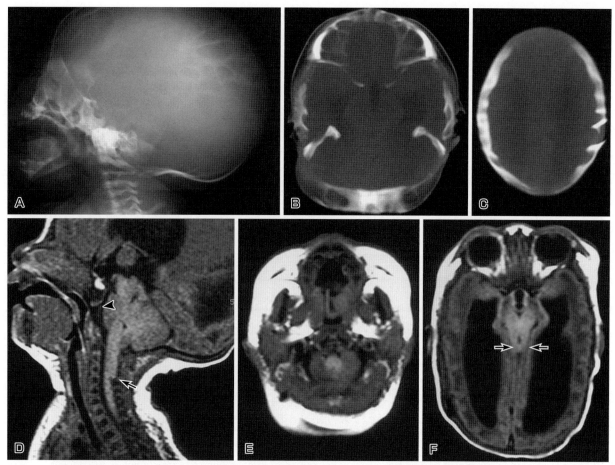

症例2　Chiari II 型奇形，生後4日，女児．生直後に腰仙部の開放性脊髄髄膜瘤の閉鎖術を受けた．

- **A**：頭部単純X線側面像．前頭骨と頭頂骨を中心に境界明瞭な骨透亮像が認められる．典型的な lacunar skull の所見である．
- **B, C**：頭部単純CT骨条件像．両側の錐体骨は前方にくびれた形態を示す．特に頭蓋冠には頭頂部に骨の厚さの不均一（lacunar skull の所見）がみられる．
- **D**：頭頸部T1強調矢状断像．後頭蓋窩は小さく，第4脳室は低位でつぶれている．内圧のため斜台は前方に凹型を示す（▶）．下垂した延髄の折れ曲がり（kinking：→）がみられる．
- **E, F**：頭部T1強調横断像．小脳半球は延髄を取り囲んでいる（画像E）．中脳蓋の beaking（画像F：→）がみられる．水頭症が明らかである．

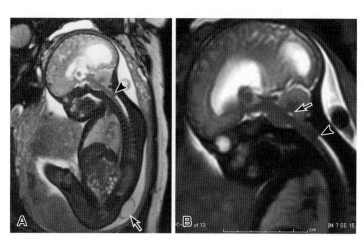

症例3　Chiari II 型奇形，妊娠33週胎児．胎児超音波検査にて脊髄髄膜瘤を指摘される．

- **A**：全身の heavy T2 強調矢状断像．後頭蓋窩内容の下垂（▶）と腰仙部の囊瘤（→）が認められる．
- **B**：頭部から頭蓋頸椎移行部の拡大像．後頭蓋窩は小さく，第4脳室は低位（→）で，中位頸椎レベルまでの後頭蓋窩内容の下垂（▶）が明瞭である．

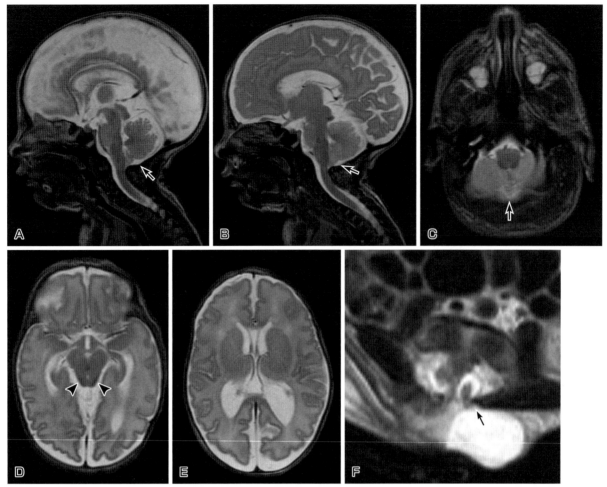

症例4 軽症 Chiari II 型奇形，新生児女児．胎児 MRI にて割髄症と半側脊髄嚢瘤（hemimyelocele）が疑われていた．腰仙部の MRI 評価の後，日齢 2 で閉鎖術を施行された．

- **A〜E**：修正 35 週に施行された術後の頭部 T2 強調像（画像 A, B：矢状断像，画像 C〜E：横断像）．正常と比べて大槽は明らかに狭く，第 4 脳室の位置はわずかに低いが変形はない．虫部を含む小脳構造の下垂を認めるが，大後頭孔レベルでとどまっている（画像 A〜C：→）．kinking は認められない．中脳蓋の軽度の beaking が認められる（画像 D：▶）．脳室拡大は軽度である．
- **F**：術前の腰仙部 T2 強調横断像．割髄症と半脊髄（hemicord）の脱出（→）を伴う開放性脊髄髄膜瘤（hemimyelomeningocele）の所見が確認できる．

文献

1) Barkovich AJ, et al：Congenital malformation of the brain and skull. Barkovich AJ, et al (eds)：Pediatric Neuroimaging 5th ed. Lippincott-Williams & Wilkins, Philadelphia, 2012, pp491-501
2) Osborn AG：Diagnostic Neuroradiology. Mosby, St. Louis, 1994, pp15-36
3) Tortori-Donati P, et al：Brain malformation. Tortori-Donati P (ed)：Pediatric Neuroradiology. Springer, Heidelberg, 2005, pp178-184
4) McLone DG, et al：The cause of Chiari II malformation：a unified theory. *Pediatr Neurosci* **15**：1-12, 1989
5) Hino-Shishikura A, et al：Periventricular nodular heterotopia is related to severity of the hindbrain deformity in Chiari II malformation. *Pediatr Radiol* **42**：1212-1217, 2012

3 開放性脊髄髄膜瘤/開放性脊髄嚢瘤

定義と臨床[1~4]

　開放性脊髄髄膜瘤（open myelomeningocele），開放性脊髄嚢瘤（open myelocele）は，神経組織が皮膚や間葉組織に覆われずに体表に突出してみられる状態の奇形である．神経管形成により本来は管状になる脊髄は背側で開いた板状を呈し，この開いた状態の脊髄をplacodeと呼ぶ．露出した神経組織部に軟膜は存在するが，硬膜は欠損する．くも膜下腔が広く形態的に外方に突出するものを開放性脊髄髄膜瘤，平坦なものを開放性脊髄嚢瘤という．前者が圧倒的に多く98.8％を占めるとされる．また，placodeまたはくも膜が直接外側の皮膚に連続するので，脊髄は係留された状態にある．Naidich，McLoneの分類の開放性二分脊椎（spina bifida aperta）にあたり，同義語として開放性脊椎（脊髄）癒合不全症（open spinal dysraphism）がある．

　生下時に視診で診断できる．最近では，胎児期に超音波検査，MRIで診断される例が増加している．胎児診断できた場合には，帝王切開で出生させたほうが麻痺が軽くなる可能性がある．病変の高さにより，膀胱直腸障害，下肢感覚・運動障害をきたし，ときに後弯に代表される脊椎変形を伴う．診断は視診で確定するので，中枢神経系感染症予防のために生後すぐの緊急閉鎖術が行われる．術前のMRIは原則として必要でないが，半側脊髄嚢瘤（hemimyelocele）などの特殊型の評価にはできれば術前MRIを施行したほうがよいという意見があり，筆者も同意する．緊急手術前に生後すぐの児のMRIを行うためには，検査室側の協力が不可欠である．

　臨床的には，全例にChiari II型奇形が合併する．これによる脳幹・小脳機能異常が臨床的に現れる場合もある．閉鎖術後には高率に水頭症をきたすので，その治療が必要となる．

　胎児期早期（26週以前）に開放性脊髄髄膜瘤の閉鎖術を行うことにより，Chiari II型奇形の後頭蓋窩内容下垂の程度や神経学的所見が改善すると報告されてきており[5]，多施設による無作為の前方視的な検討の結果もそれを裏づけて，脳室シャント処置率の低下や運動面・発達面でも有意差があったとしている[6]．しかし早産率の増加などの問題もある．わが国での臨床応用は始まっていない．

画像所見[1~4]

1. MRI

　前述のように，通常，術前のMRIは撮像されない．撮像された場合には**症例1**に示すように，脊椎後弓欠損部に皮下脂肪に覆われない（背側へ突出する）嚢胞状病変があり，脊髄が嚢胞中央部に突出しplacodeとなって体表に露出している所見がみられる．冠状断像では病変部で脊柱管の拡大している所見が得られる．

　むしろ現代の医療現場では，胎児期に開放性脊髄髄膜瘤の診断をする機会が多いと考えられる．胎児症例を**症例2，3**に提示する．基本的に診断は同様であり，脊椎後方成分部の欠損（**症例2B，C**）と，皮下脂肪に覆われず露出する硬膜嚢と連続した嚢胞構造（**症例2B，C**），さらに脊髄と連続した神経構造が得られれば確定診断できる．

　閉鎖術後の画像では，閉鎖部に連続して終わる脊髄が観察できる．なお，脊髄空洞症（中心管拡張）は頻度の高い合併症である．

2. 単純X線およびCT

　脊椎単純X線では，病変のレベルに広く開いた脊椎破裂（二分脊椎）と椎弓根間距離の開大がみられる．CTでも同様の骨所見が得られる．

　頭蓋骨単純X線では泡状頭蓋（lacunar skull）が高頻度にみられる．

診断のキー

開放性脊髄髄膜瘤，開放性脊髄嚢瘤の初期画像診断で臨床的に重要なのは，合併する Chiari II 型奇形や水頭症の診断である．根治術後には，脊髄空洞症など合併症の出現が臨床的に重要である．今後は治療の可能性を考えて，特に早期の胎児診断の重要性がより増してくるものと考えられる．

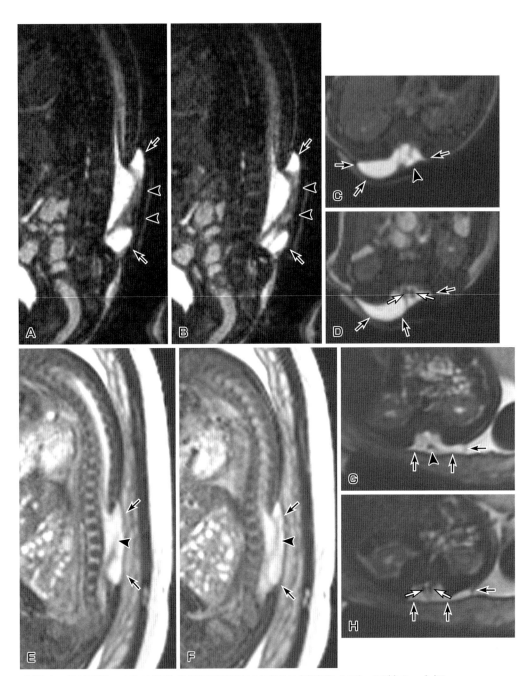

症例 1　胸腰椎レベルの開放性脊髄髄膜瘤＋尾側の割髄症 1 型，日齢 0，女児．

A，B：T2 強調 TrueFISP 法矢状断像
C，D：T2 強調 TrueFISP 法横断像
E，F：妊娠 31 週の胎児 MRI T2 強調 TrueFISP 法矢状断像
G，H：妊娠 31 週の胎児 MRI T2 強調 TrueFISP 法横断像

生後の MRI，胎児 MRI ともに，下部胸椎から腰椎のレベルに大きな開放性脊髄髄膜瘤（→）を認め，placode が確認できる（▶）．横断像で開放性脊髄髄膜瘤より尾側の脊髄は hemicord に分かれていることが確認できる（画像 D，H：⇒）．

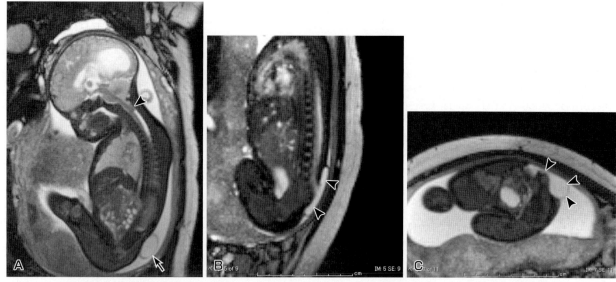

症例 2　開放性脊髄髄膜瘤，妊娠 33 週胎児．胎児超音波検査にて髄膜瘤を指摘されている（本章の「2. Chiari Ⅱ型奇形」の症例 3 と同一症例）．
A：全身の heavy T2 強調矢状断像．腰仙部に囊胞状突出（→），頭蓋頸椎移行部に後頭蓋窩内容の下垂（▶）を認める．
B：腰仙部の heavy T2 強調矢状断像．腰仙椎後方成分の欠損と脊柱管から連続する囊胞構造（▷）を認める．
C：腰仙部の heavy T2 強調横断像では囊胞（▷）と硬膜管の連続と，同部での皮下脂肪織の欠損が示唆される．

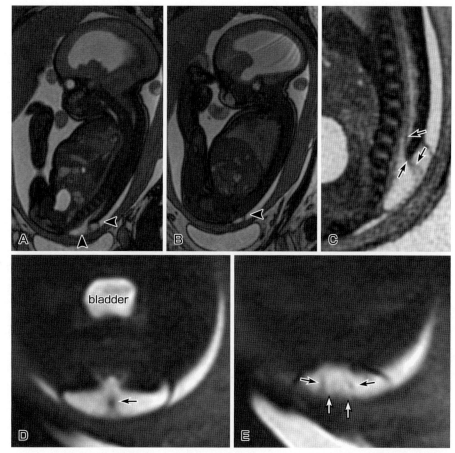

症例 3　開放性脊髄髄膜瘤，妊娠 35 週胎児．胎児超音波検査にて髄膜瘤を指摘された（本章の「2. Chiari Ⅱ型奇形」の症例 1 と同一症例）．生後すぐに閉鎖術が施行された．
A，B：全身の T2 強調 TrueFISP 法矢状断像．タイトな後頭蓋窩所見が認められ，腰仙部に髄膜瘤（▶）が存在することがわかる．下肢は膝関節が伸展位で足関節は屈曲しており，麻痺の存在が示唆される（画像 B）．
C：腰仙部の T2 強調 TrueFISP 法矢状断像．髄膜瘤部には脊髄から連続した構造が入っている（→）．
D，E：腰仙部の T2 強調 HASTE 法横断像．脊髄から連続した構造（→）が髄膜瘤部に入り placode を形成していることがわかる（画像 E：⇨）．

文　献

1) Naidich TP, et al：Congenital anomalies of the spine and spinal cord. Atlas SW（ed）：Magnetic Resonance Imaging of the Brain and Spine 2nd ed. Lippincott-Raven, Philadelphia, 1996, pp1265-1337
2) Schwartz ES, et al：Congenital anomalies of the spine. Barkovich AJ, et al（eds）：Pediatric Neuroimaging 5th ed. Lippincott-Williams & Wilkins, Philadelphia, 2012, pp857-922
3) Tortori-Donati P, et al：Spinal dysraphism：a review of neuroradiological features with embryological correlations and proposal for a new classification. *Neuroradiology* **42**：471-491, 2000
4) Tortori-Donati P, et al：Congenital malformation of the spine and spinal cord. Tortori-Donati P（ed）：Pediatric Neuroradiology. Springer, Heidelberg, 2005, pp1551-1608
5) Farmer DL, et al：In utero repair of myelomeningocele：experimental pathophysiology, initial clinical experience, and outcomes. *Arch Surg* **138**：872-878, 2003
6) Adzick NS, et al：A randomized trial of prenatal versus postnatal repair of myelomeningocele. *N Engl J Med* **364**：993-1004, 2011

4 半側脊髄髄膜瘤／半側脊髄嚢瘤

概念と臨床[1～4]

半側脊髄髄膜瘤（hemimyelomeningocele），半側脊髄嚢瘤（hemimyelocele）は，開放性脊髄髄膜瘤の特殊型で，割髄症の片側のhemicordが開放性脊髄髄膜瘤あるいは開放性脊髄嚢瘤となったものである．髄膜が膨隆・突出している場合に半側脊髄髄膜瘤，平坦な場合は半側脊髄嚢瘤と呼ぶのは通常の（片側でない）場合と同様であり，圧倒的に前者が多い．割髄症のうち9～45％に開放性脊髄髄膜瘤が合併するという報告があるが，hemicordでない部分の開放性脊髄髄膜瘤は半側脊髄髄膜瘤／半側脊髄嚢瘤のいずれでもない(本章の「3. 開放性脊髄髄膜瘤／開放性脊髄嚢瘤」の症例1を参照)．Barkovichの教科書には脊髄髄膜瘤のうちの約10％を占めると記載されているが，Tortori-Donatiは非常にまれと記載している．筆者も以前は非常に珍しいと考えていたが，疾患概念の広まりとMRI装置性能の進歩のためか，本書第2版出版以降にはたびたび診断する機会を得ている．対側のhemicordは正常な場合と，tight filum terminaleや脂肪腫を合併する場合がある．

生下時には，片側に片寄った小さな開放性脊髄髄膜瘤として診断される．神経症状は患側で強く認められる．通常の開放性脊髄髄膜瘤，開放性脊髄嚢瘤と同様に，生後すぐに閉鎖術が行われる．

撮像法

通常の開放性脊髄髄膜瘤と同様，術前のMRIは必須とまではいえないが，通常の脊髄髄膜瘤より解剖学的に複雑であるので術前情報としては重要であり，可能であればMRIの施行が望まれる．本症を念頭においた場合には，横断像および冠状断像でhemicordの有無を確認する．

画像所見

1. MRI

開放性脊髄髄膜瘤閉鎖前あるいは後の検査で，割髄症の所見（本章の「11. 割髄症」を参照）が得られる．開放性脊髄髄膜瘤となった側のhemicordは，開放性脊髄髄膜瘤閉鎖部で背側に癒着し係留された状態で認められる（**症例1D～F**）．反対側のhemicordは，正常の場合および脂肪腫などで係留脊髄症候群を示す場合，さらに下位レベルに小さな開放性脊髄髄膜瘤をつくる場合があるとされているので，その評価もきちんと行う必要がある．

2. CT

CT所見は割髄症と同様である（本章の「11. 割髄症」を参照）．

診断のキー

本来は違った発生段階で起こる割髄症と開放性脊髄髄膜瘤であるが，その2つが合併することもあると知っておくことが重要である．

正中より偏位した開放性脊髄髄膜瘤の場合には，本症を念頭において術後の脊髄MRIを施行したほうがよい．その理由は，頻度が少ないうえに診断が難しく，疾患概念が知られていなかったために診断に至らない症例があると考えられるからである．また，対側のhemicordの状態もきちんと検査する．

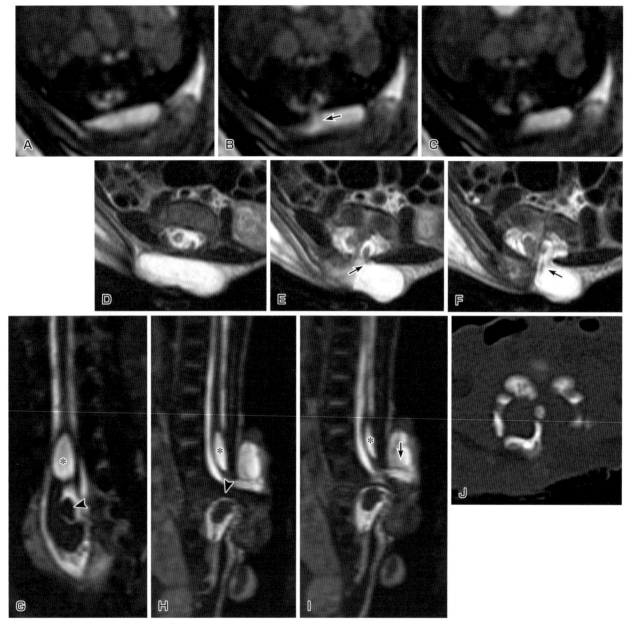

症例1　半側脊髄髄膜瘤，生後1日，女児．胎児MRI（妊娠32週時）で半側脊髄髄膜瘤の診断．翌日，閉鎖術が施行された．

A〜C：胎児MRI T2強調TrueFISP法横断像（腰仙部）．脊髄が左右に分かれており，背側の嚢胞状構造と左の脊柱管が連続．左のhemicordが嚢胞状構造へ連続している（→）．

D〜F：生後1日のMRI T2強調横断像．胎児MRIとほぼ同じスライスで，脊髄が左右に分かれ，左側が背側の髄膜瘤内に入っていく所見が認められる（→）．

G〜I：CISS法（画像G：冠状断像，画像H，I：矢状断像）では，中心管拡張（＊）のすぐ尾側で左右のhemicordに分かれ，左側が脱出している（→）．同レベルには左右脊柱管を分ける骨棘（▶）が認められる．

J：CT骨条件横断像（画像E，Fのレベルに相当）．骨構造により脊柱管は左右に分かれており，左では後方成分が欠損している．

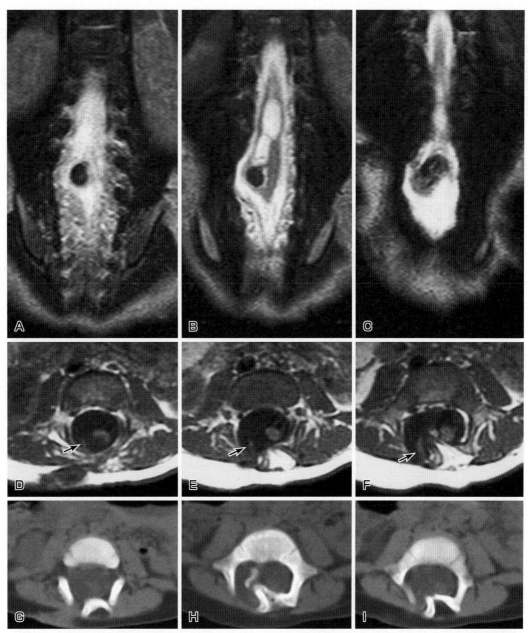

症例 2 半側脊髄髄膜瘤，生後 10 日，女児．生下時に腰部正中よりやや右に開放性脊髄髄膜瘤を認め，閉鎖術が施行された．なお，本症例では ChiariⅡ型奇形の合併は明らかでなかった．

A～C：閉鎖術 10 日後の T2 強調冠状断像．腰椎レベルで脊柱管の拡大があり，同部で脊髄は空洞症を伴う太い左の hemicord と細い右の hemicord に分かれている．中央部の低信号を示す構造は，左右脊柱管を分ける骨棘である．割髄症の診断が可能である．

D～F：1 歳 6 カ月時の腰椎レベル T1 強調横断像．右の hemicord は細く背側の開放性脊髄髄膜瘤閉鎖部に係留されている（→）．

G～I：画像 D～F とほぼ同レベルの CT 骨条件像．CT では脊柱管を 2 つに分ける骨棘が認められる．

文　献

1) Naidich TP, et al：Congenital anomalies of the spine and spinal cord. Atlas SW（ed）：Magnetic Resonance Imaging of the Brain and Spine 2nd ed. Lippincott-Raven, Philadelphia, 1996, pp1265-1337
2) Tortori-Donati P, et al：Spinal dysraphism：a review of neuroradiological features with embryological correlations and proposal for a new classification. *Neuroradiology* **42**：471-491, 2000
3) Tortori-Donati P, et al：Congenital malformation of the spine and spinal cord. Tortori-Donati P（ed）：Pediatric Neuroradiology. Springer, Heidelberg, 2005, pp1551-1608
4) Schwartz ES, et al：Congenital anomalies of the spine. Barkovich AJ, et al（eds）：Pediatric Neuroimaging 5th ed. Lippincott-Williams & Wilkins, Philadelphia, 2012, pp857-922

5 脊髄脂肪腫

(1) 脊髄脂肪腫総論 — 分類と臨床

脊髄脂肪腫の分類[1〜4]

脊髄脂肪腫（spinal lipoma）は脊椎（脊髄）癒合不全症の中で，脂肪が奇形の主体を占めるものの総称であるが，脊髄脂肪腫の分類は文献や教科書によってかなり，あるいは微妙に異なっているため，非常にわかりにくい．それぞれ権威ある放射線科医や神経外科医が分類しているものであるが，読者の理解に役立てるため筆者ができるだけかみくだいてその違いを解説する．

まず，大きな方向として，Rossi/Tortori-Donati が臨床神経放射線学的分類で採用したように，①硬膜欠損のある脂肪腫と②硬膜欠損のない脂肪腫に分ける潮流がある．

硬膜欠損を伴う①は，おおむね脂肪脊髄瘤（lipomyelocele）/脂肪脊髄髄膜瘤（lipomyelomeningocele）と同義とする分類が古典的で，筆者もその考えを読影に際し採用している（**症例1**）．一方，本章の「1. 脊髄先天性奇形の分類と概念」で示したように，Muthukumar や Arai らに代表されるような神経外科医の分類では，脂肪脊髄瘤/脂肪脊髄髄膜瘤は脊髄（placode）が脊椎後方成分より突出している病型のみとし，突出のない群を脂肪腫の位置により dorsal lipoma, caudal lipoma（with a dural defect）（**症例1**），transitional lipoma に分けている．外科的な観点からはこの細分類が実用的であることが理解できる．

硬膜欠損のない②には，硬膜内脂肪腫（実際は軟膜下に存在），caudal（あるいは terminal）lipoma without a dural defect（**症例2**），終糸脂肪腫（終糸線維脂肪腫）の3病型が含まれる．このうちの前二者をまとめて硬膜内脂肪腫とする分類（解剖学的に整合性がある；Rossi/Tortori-Donati らが採用）と，後二者は caudal cell mass からの発生であるのでまとめて分類し，脊髄円錐部から終糸に存在する caudal/terminal lipoma は硬膜内脂肪腫に含めない分類（発生学的に正しい；Barkovich の教科書で採用）が存在している．

当然のことながら分類法により病型別頻度も病型内の部位別頻度も変わってくる．

Barkovich の最新版教科書（第5版）ではこれら①②の組み合わせで，1)（狭義の）硬膜内脂肪腫（caudal cell anomaly である terminal lipoma を含まない），2)硬膜欠損を伴う脂肪腫（dorsal, caudal, combined lipomyelocele/lipomyelomeningocele に細分類，つまり硬膜欠損を伴う脂肪腫は脂肪脊髄瘤/脂肪脊髄髄膜瘤と同義として分類しており，Muthukumar の分類とは異なる），3) caudal cell anomaly に含まれる脂肪腫（terminal lipoma と fibrolipoma of the filum terminale）の3つに分けてあり，おのおのの頻度は3〜5%，75〜85%，10〜15%と記載している．しかし，本文中には3)群の terminal lipoma は2)群の caudal lipomyelocele と同じであろう（実際には probably という副詞が使われている）との記載があり，分類の難しさがここにもにじみ出ている（**症例1**を参照）．

以上のように，発生学的，解剖学的，臨床的あるいは外科的アプローチのすべてに整合性をもつ分類を行うことは事実上不可能であり，病型の定義・名称を統一することも容易ではないのである．神経画像診断を専門とする方は，ここに記述したような背景があることを知ることが，神経外科医をはじめとする臨床医との discussion を円滑に行うために役立つということが理解できるであろう．

分類や病名の定義づけは複雑ではあるが，読者にできるだけ簡潔に臨床的な脊髄脂肪腫の画像診断を理解していただくため，本章における脊髄脂肪腫の各論では，次の3病型に分けて記載・解説することとした．病型1が圧倒的に多く，臨床上はほぼ全例で神経症状（未来の発症も含む）を呈し早期の治療適応となる．

・病型1 — 腰仙部脂肪腫：そのほとんどが脂肪脊髄瘤（**症例1**）/脂肪脊髄髄膜瘤である．硬膜内の caudal/terminal lipoma（caudal cell mass からの発生；**症例2**）を含み，終糸線維脂肪腫を除く腰仙部脂肪腫のすべて，原則として脊髄係留を伴う．

・病型2—硬膜内脂肪腫：一次神経管形成（primary neurulation）の異常に起因し，脊髄レベルで硬膜内軟膜下に存在し，原則として脊髄係留を伴わない．caudal cell massからの発生を含めない（本章の「5-(3) 硬膜内脂肪腫」の症例1を参照）．

・病型3—終糸脂肪腫（終糸線維脂肪腫）．

脊髄脂肪腫の組織と臨床的注意点

脊髄脂肪腫は増殖性をもつ腫瘍でなく発生学的な過誤腫であり，組織学的には，含まれる脂肪は正常の脂肪となんら変わりない．したがって患者が太れば脂肪腫も大きくなりうるので，脊髄レベルに存在する脂肪腫では後天的に脊髄圧迫による神経症状が，ときには急に出現することもある．そのような圧排効果（mass effect）の減圧目的の事例を除いては，脊髄脂肪腫の大部分が腰仙部に発生し脊髄を係留することで神経症状を生じるので，手術目的は主に脊髄の係留解除であり，脂肪腫を取り除くことではない（**症例1**）．読影報告書で残存腫瘍があるというような記載をするのは多くの場合には的外れであることを知っておく必要がある．

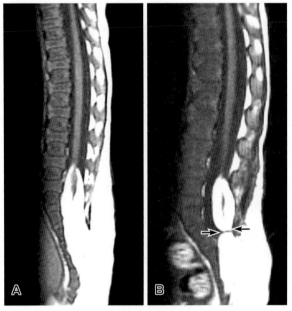

症例1　caudal typeの脂肪脊髄瘤（lipomyelocele），2カ月，男児．
- **A**：術前のT1強調矢状断像では，下部腰椎レベルから仙骨の脊柱管内で，脊髄円錐部から終糸にかけて大きな脂肪腫があり，皮下脂肪織へ連続している．脊髄は係留されている．caudal typeの脂肪脊髄瘤の所見である．Muthukumarによるcongenital spinal lipomatous malformationsの分類ではplacodeの突出がないのでcaudal lipoma with a dural defectという診断名になる．
- **B**：係留解除術後9カ月時のT1強調矢状断像では脂肪腫の尾側で係留解除（untethering）が行われていることがわかる（→）．脂肪腫はほとんど減量されていない．

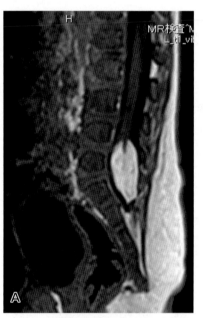

症例2　硬膜内の腰仙部脂肪腫（硬膜内のcaudal/terminal lipoma），10カ月，男児．
- **A**：T1強調矢状断像では脊髄円錐部から終糸にかけての大きな脂肪腫が認められ，脊髄円錐は低位であり係留されている．連続スライスで確認しても皮下脂肪との連続性はなく，硬膜内に存在すると考えられる．

文献

1) Rossi A, et al：Current classification and imaging of congenital spinal abnormalities. *Semin Roentgenol* **41**：250-273, 2006
2) Schwartz ES, et al：Congenital anomalies of the spine. Barkovich AJ, et al（eds）：Pediatric Neuroimaging 5th ed. Lippincott-Williams & Wilkins, Philadelphia, 2012, pp857-922
3) Muthukumar N：Congenital spinal lipomatous malformations part I— Classification. *Acta Neurochir（Wien）* **151**：179-188, 2009
4) Arai H, et al：Surgical experience of 120 patients with lumbosacral lipomas. *Acta Neurochir（Wien）* **143**：857-864, 2001

5 脊髄脂肪腫
(2) 腰仙部脂肪腫
―脂肪脊髄瘤/脂肪脊髄髄膜瘤

概念と臨床

本章の「5-(1) 脊髄脂肪腫総論―分類と臨床」で述べた病型1の，脂肪脊髄瘤（lipomyelocele），脂肪脊髄髄膜瘤（lipomyelomeningocele）に代表される腰仙部脂肪腫をまとめて取り上げるが，基本的には脂肪脊髄瘤/脂肪脊髄髄膜瘤について解説する．硬膜に欠損があり，その欠損部を介して脂肪組織が脊柱管内と皮下とで連続する形の脊髄脂肪腫である．皮膚に覆われており，閉鎖性脊椎（脊髄）癒合不全症に分類され，その中で最も頻度が高い．また，高率に皮下脂肪腫を伴う．形態的には，開放性脊髄髄膜瘤/開放性脊髄嚢瘤が皮下脂肪を伴った皮膚で覆われた形であり，髄液を含んだくも膜下腔の脊柱管外への突出を伴わないものが脂肪脊髄瘤，突出を伴うものが脂肪脊髄髄膜瘤である．いずれも一次神経管形成の過程で，神経外胚葉と体表の外胚葉が早期に癒合してしまうことに起因するといわれている[1~5]．

ほぼ全例で脊髄係留がみられる．女性にやや多く，1.5～2:1の割合といわれている．直腸肛門奇形，泌尿生殖器奇形を5～10%で合併する．

脊髄脂肪腫の中で，脂肪腫が脊髄円錐の尾側部に付着し，脊柱管の最尾側近くで皮下脂肪に連続する，あるいは硬膜嚢の欠損のない病型（**症例3**および本章の「5-(1) 脊髄脂肪腫総論―分類と臨床」の症例2）をterminal lipoma〔尾側型（caudal type）の脂肪腫といういい方もある〕と呼ぶ分類法[6]があり，Barkovichの教科書でも採用している．成因はcaudal cell massの異常としながらも，画像は脂肪脊髄瘤と共通性が多いとして脂肪脊髄瘤，脂肪脊髄髄膜瘤と同じ項目で記述している[5]．Tortori-Donatiは，この病型を脂肪脊髄瘤に含め，細分類していない．頻度の少ない皮下脂肪との連続性のない例は硬膜内脂肪腫と診断し，その範疇に含めている[2~5]．本項ではこのような硬膜内脂肪腫も含め，終糸線維脂肪腫を除くすべての脊髄係留を示す腰仙部脂肪腫（ほとんどが脂肪脊髄瘤/脂肪脊髄髄膜瘤）をまとめてsubgroupとした．

撮像法

矢状断のT1強調像，T2強調像を撮像し，病変部と上方の脊髄を十分に含めたT1強調横断像を撮像して，脂肪腫と脊髄，髄膜腔の関係を描出する．また，中心管拡張などの脊髄内病変の検索のためにはT2強調横断像が必要である．術前情報として神経根を描出するためには，CISS（constructive interference in steady state）法などの薄いスライス厚のheavy T2強調像を追加する．

画像所見

1. MRI

脊髄尾側のplacode（脊髄が胎生期の状態のまま閉鎖しておらず背側が開いた状態）の背側に付着する脂肪腫があり，この脂肪腫は硬膜欠損部を通して皮下脂肪と連続する．皮下でも脂肪腫を形成することが多い．脊柱管内外の脂肪の連続に伴って，髄液を含んだくも膜下腔が脊柱管背側へ突出する場合が脂肪脊髄髄膜瘤（**図1B，症例2**），脂肪のみの連続の場合が脂肪脊髄瘤（**図1A，症例1，3**）である．前者ではplacode，脂肪腫ともに斜めから縦方向に回転する．脊髄空洞症（中心管拡張）は約25%に認められる．

脊髄脂肪腫は正常の脂肪細胞からなり，新生物ではない．したがって，患児が太ると脂肪腫も大きくなり，逆も起こる．

2. その他の画像所見

脂肪脊髄瘤/脂肪脊髄髄膜瘤は骨性の二分脊椎を伴う．また，脂肪腫の存在するレベルで脊柱管の拡大がみられることがある．椎体の分節異常もよくみられ，下位仙骨，尾骨の欠損を伴うことがある（**症例1**）．

新生児期から乳児期早期では，超音波検査で脂肪腫

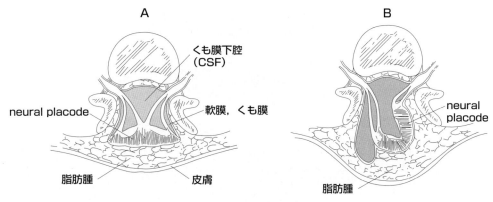

図 1　脂肪脊髄瘤（A）と脂肪脊髄髄膜瘤（B）のシェーマ
CSF：cerebrospinal fluid（脳脊髄液）

および係留された脊髄を描出できる．スクリーニング検査として非常に有用である（**症例 4**）．

診断のキー

1. 硬膜欠損部が小さい場合

脊柱管内外の脂肪の連続性がわかりにくく，caudal/terminal type の脂肪脊髄瘤と硬膜内脂肪腫との鑑別が難しいことがある（**症例 3, 4**）．脂肪の連続性の有無を十分に薄いスライス厚で観察することが厳密には病型鑑別のポイントであるが，臨床的には治療に関わる脊髄係留の有無が最も重要であるので，どちらの病型であるかは臨床的には大きな問題ではなく本項でも同じ群に細分類した．

2. 脂肪脊髄髄膜瘤で placode と脂肪腫が左右非対称に斜め，または縦方向に回転してみられる場合

placode から出る神経根が脊髄髄膜瘤の辺縁の正中寄りを走行することがある．術前情報として重要であり，CISS 法などの heavy T2 強調像または MR ミエログラフィーを撮像して神経根の走行も描出できると臨床上で役立つ．

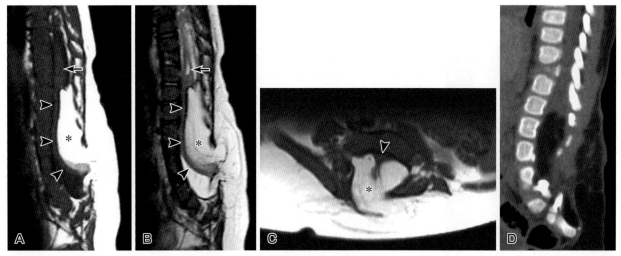

症例 1　脂肪脊髄瘤，3 カ月，男児．生下時より腰背部皮下腫瘤がある．
A, B：T1 強調矢状断像　**C**：T1 強調横断像　**D**：単純 CT 再構成矢状断像
腰椎レベルで脊髄（▶）背側に広く接し，皮下の脂肪腫に連続する脊柱管内の大きな脂肪腫（＊）を認める（画像 A〜C）．頭側脊髄に空洞症を認める（画像 A, B：→）．腰仙椎の変形が強く，下位仙骨は欠損しており，馬尾退行症候群 2 型（本章の「13. 馬尾退行症候群」を参照）の範疇にも入る（画像 D）．

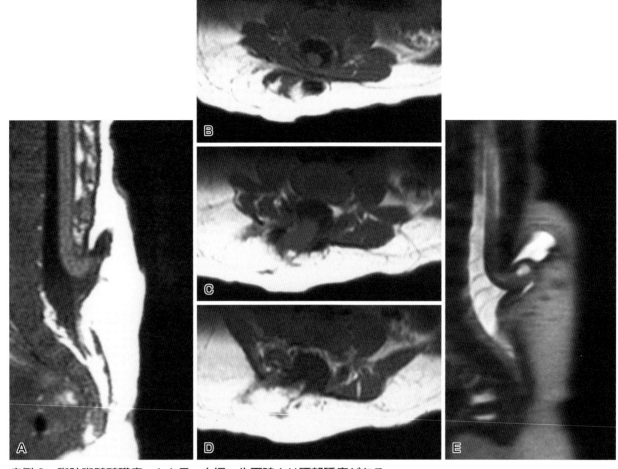

症例 2　脂肪脊髄髄膜瘤，1 カ月，女児．生下時より腰部腫瘤がある．
A：T1 強調矢状断像　B～D：頭側から連続する T1 強調横断像　E：MR ミエログラフィー矢状断像
　脊髄背側に脂肪腫が付着し，くも膜下腔とともに背側に突出している．皮下脂肪も厚く，脂肪腫を形成している．広範な脊椎後弓の欠損を伴っている（画像 A～D）．MR ミエログラフィー（画像 E）では脊髄下部より前方に走る神経根が描出されている．

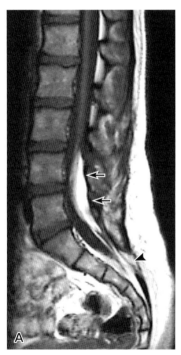

症例 3　脂肪脊髄瘤 (caudal/terminal lipomyelocele) 術後，15 歳，女子．
A：T1 強調矢状断像．脊髄円錐に付着する脂肪腫（→）は硬膜嚢下端に至り，皮下脂肪に連続する（▶）．皮下の脂肪腫は明らかでない．この症例では皮下脂肪との連続性を断定することが画像的に難しく，硬膜内の caudal/terminal lipoma との鑑別は困難であるが，治療方針に大きな影響はない．

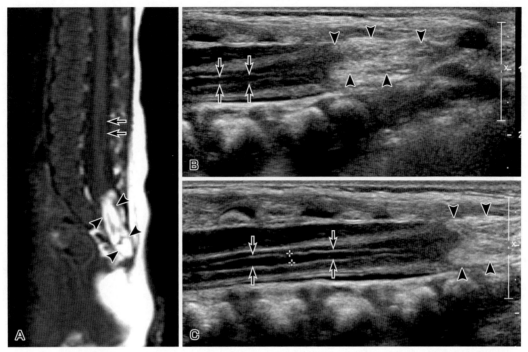

症例 4　脂肪脊髄瘤（caudal/terminal lipomyelocele），2 カ月，男児．殿裂偏倚が主訴．
- **A**：T1 強調矢状断像．仙椎レベルに脂肪腫（▶）を認め，脊髄を係留している．中心管拡張が認められる（→）．脂肪腫と皮下脂肪織の連続は MRI 上明らかでない．手術時には小さな硬膜欠損がみられた．
- **B，C**：1 カ月時の脊髄超音波矢状断像．スクリーニング超音波検査にて，仙骨下部脊柱管内の脂肪腫（▶）とそこに連続して係留されている脊髄，および中心管拡張（→）が明瞭に描出されている．

文　献

1) Naidich TP, et al：Congenital anomalies of the spine and spinal cord. Atlas SW（ed）：Magnetic Resonance Imaging of the Brain and Spine 2nd ed. Lippincott-Raven, Philadelphia, 1996, pp1265-1337
2) Tortori-Donati P, et al：Spinal dysraphism：a review of neuroradiological features with embryological correlations and proposal for a new classification. *Neuroradiology* **42**：471-491, 2000
3) Tortori-Donati P, et al：Congenital malformation of the spine and spinal cord. Tortori-Donati P（ed）：Pediatric Neuroradiology. Springer, Heidelberg, 2005, pp1551-1608
4) Rossi A, et al：Current classification and imaging of congenital spinal abnormalities. *Semin Roentgenol* **41**：250-273, 2006
5) Schwartz ES, et al：Congenital anomalies of the spine. Barkovich AJ, et al（eds）：Pediatric Neuroimaging 5th ed. Lippincott-Williams & Wilkins, Philadelphia, 2012, pp857-922
6) Muthukumar N：Congenital spinal lipomatous malformations part I―Classification. *Acta Neurochir（Wien）* **151**：179-188, 2009

5 脊髄脂肪腫

(3) 硬膜内脂肪腫

概念と臨床[1~4]

硬膜内脂肪腫（intradural lipoma）は，硬膜内で軟膜下に，ときには髄内に存在する脊髄脂肪腫である．脂肪脊髄瘤/脂肪脊髄髄膜瘤と同様に一次神経管形成の過程で，神経外胚葉と体表の外胚葉が早期に癒合してしまうことに起因するといわれているが，硬膜に欠損はない．本章の「5-(1) 脊髄脂肪腫総論—分類と臨床」で記したように，本項には caudal cell mass から発生する終糸部の硬膜内脂肪腫は含めない．脊髄脂肪腫の中での頻度は最も少ない．脊髄は背側に亀裂がみられ placode の状態であり，そこに脂肪腫が入り込む．脊髄と脂肪腫は一緒に軟膜で覆われており，脂肪腫が小さく placode が閉じた形態をとると髄内脂肪腫となる（髄内脂肪腫については第3章の「5-(8) 脊髄軟膜下脂肪腫」も参照）．これは非常にまれである．女性にやや多く，どの部位にも起こりうる．頚胸髄が多いとされているが，Tortori-Donati は腰仙髄に多いと記載している．これは前項で述べた caudal/terminal type の脂肪腫で，皮下脂肪と連続性のないものを硬膜内脂肪腫と分類しているためである．症状は部位によるが，無症状から徐々に進行する運動麻痺，感覚障害などがある．

他の脊髄脂肪腫と同様，脂肪細胞が患児の脂肪組織に並行して増大するので，新生児期から乳児期の急な発育に伴って，まれではあるが急に神経症状をきたすことがありうる．

撮像法

T1強調像，T2強調像の矢状断像と横断像を基本とする．

画像所見

1. MRI

境界明瞭な円形・楕円形から分葉状の脂肪腫が脊髄背側に付着してみられる．脊髄は扁平化することもある．脂肪腫が大きい場合は，脊柱管の拡大を伴う．

2. 単純X線およびCT

前述のように脊柱管の拡大を伴う場合がある．必ずしも骨の異常は伴わない．CTでは脊柱管内背側に脂肪吸収値の腫瘤として認められる．

診断のキー

硬膜内脂肪腫という名称であるが，脂肪腫は実際に

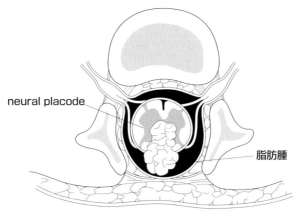

図1　硬膜内脂肪腫のシェーマ

は軟膜下にある．したがって，髄内脂肪腫の形もとりうる．

脊髄脂肪腫には，脂肪脊髄瘤/脂肪脊髄髄膜瘤，硬膜内脂肪腫，終糸脂肪腫/終糸線維脂肪腫が含まれる．このうち，脂肪脊髄瘤/脂肪脊髄髄膜瘤が最も多く，また終糸脂肪腫/終糸線維脂肪腫についてはMRIの導入により発見される率が高くなっている．硬膜内脂肪腫は，非常にまれである．

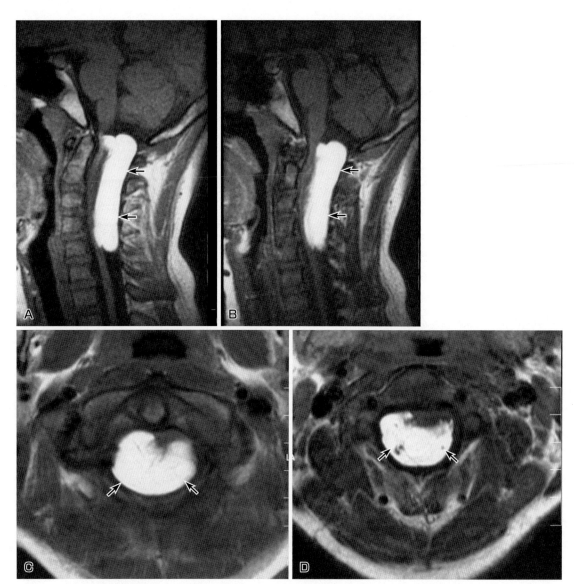

症例1　頸髄硬膜内脂肪腫，12歳，女子．5歳時に頭部MRI施行の際，偶然発見された．
A，B：T1強調矢状断像．大後頭孔レベルからC6までの脊髄背側に脂肪腫を認める（→）．
C，D：T1強調横断像．脊髄は薄く左右に開いた形態となっている．頸椎脊柱管は拡大している（→）．

文献

1) Naidich TP, et al：Congenital anomalies of the spine and spinal cord. Atlas SW（ed）：Magnetic Resonance Imaging of the Brain and Spine 2nd ed. Lippincott-Raven, Philadelphia, 1996 pp1265-1337
2) Schwartz ES, et al：Congenital anomalies of the spine. Barkovich AJ, et al（eds）：Pediatric Neuroimaging 5th ed. Lippincott-Williams & Wilkins, Philadelphia, 2012, pp857-922
3) Tortori-Donati P, et al：Spinal dysraphism：a review of neuroradiological features with embryological correlations and proposal for a new classification. *Neuroradiology* 42：471-491, 2000
4) Tortori-Donati P, et al：Congenital malformation of the spine and spinal cord. Tortori-Donati P（ed）：Pediatric Neuroradiology. Springer, Heidelberg, 2005, pp1551-1608

5 脊髄脂肪腫
(4) 終糸脂肪腫（終糸線維脂肪腫）

概念と臨床

　終糸脂肪腫（filar lipoma），終糸線維脂肪腫（fibrolipoma of the filum terminale）は，脂肪脊髄瘤/脂肪脊髄髄膜瘤，硬膜内脂肪腫とともに脊髄脂肪腫に含まれるが，後二者が一次神経管形成（neurulation）の異常で，体表外胚葉と神経外胚葉が局所的に早期癒合することで起こるとされるのに対し，終糸脂肪腫（終糸線維脂肪腫）は後述のcaudal cell massの発生異常によると考えられている．最近の画像機器の高性能化により腹部のCTやMRIの際に偶然発見されることもあり，発見率はMRIで1.5～5％とも報告されているが，正確な頻度は不明である．ほとんどは偶発的な所見で無症状なことが多く，その場合には正常変異と記載している教科書・文献もあるが，脂肪腫により脊髄や終糸の動きが制限されたり脊髄が係留されたりする場合に治療が必要となり，その場合には正常変異とはいえないため，画像的には一つの疾患として診断する．ただし，終糸に脂肪が存在しても，その太さが2 mm未満（L5-S1レベル）であればほぼ無症状といわれている（MRI装置の進歩により空間分解能は上がっているため，最近では正常値1 mm以下ともいわれている）．逆に2 mm以上で脊髄円錐下端がL2椎体より低い場合には，病的なものである可能性が高い．tight filum terminaleの太く短い終糸に脂肪信号が存在する場合には，病的状態の終糸脂肪腫（終糸線維脂肪腫）と定義上の重なりがあると考える（本章の「12. tight filum terminale」を参照）．

【canalization and retrogressive differentiation】

　脊髄円錐下部と終糸はcanalization and retrogressive differentiationと呼ばれる過程でcaudal cell massより発生する．caudal cell massから発生した尾側の神経管は，neurulationで形成された神経管に癒合して仙髄下部と終糸が形成される．発生30日には，caudal cell mass内には小囊胞が多数存在し，癒合して上衣細胞に覆われた管腔を形成（canalization）する．その後，頭側に位置する神経管尾側端と癒合する．このため，残存した小囊胞が脊髄円錐部から終糸内に遺残することがある．脊髄遠位端は胎生38日前後に完成し，caudal cell massと尾側神経管は細胞死（apoptosis）によって退縮（retrogressive differentiation）する．

撮像法

　矢状断像だけでは脂肪の信号を検出できない場合があり，T1強調横断像が小さな終糸脂肪腫（終糸線維脂肪腫）を診断するのに必須である．また，横断像と矢状断像を併せて脊髄円錐の位置を確認することが臨床的に重要である．

画像所見

1．MRI

　終糸に一致して脂肪の信号を示す構造が認められる．脂肪脊髄瘤/脂肪脊髄髄膜瘤，硬膜内脂肪腫に比べると脂肪腫はかなり小さく，線状・点状のこともある．非常に小さい場合は，矢状断像だけでは診断できないことがあり，T1強調横断像が必要である．さらに小さい場合には，T1強調像での高信号がわかりにくく，T2強調像での化学シフトアーチファクト（chemical shift artifact）で脂肪の存在がわかることがある．

2．CT

　骨性の二分脊椎は合併する場合もあるが，CT施行は必須ではなく，術前などどうしても必要な時に施行する．最近の高性能のCT装置では，脊柱管内の小脂肪吸収値領域として描出される．

3．その他の画像所見

　新生児，早期乳児の脊髄超音波検査では，高輝度で

太めの終糸として描出されるが，小さい場合には診断が難しい．脊髄係留のある時には終糸および脊髄円錐の心拍・髄液流による動きが制限されるが，その判断にはある程度の熟練が必要である．

診断のキー

前述したように，無症状のことも多いが正常変異ではない．小さい脂肪腫の診断には，MRIのT1強調横断像が必須である．

新生児期から乳児期早期のスクリーニングには超音波検査が有用であるが，正常終糸もある程度高輝度を示すので，終糸脂肪腫（終糸線維脂肪腫）の診断には熟練が必要である．脊髄円錐下端が異常境界域（L2椎体下縁）以下の場合には，MRIを撮像したほうが安全である．

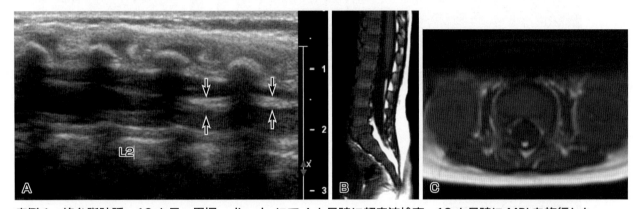

症例1　終糸脂肪腫，13カ月，男児． dimpleにて4カ月時に超音波検査，13カ月時にMRIを施行した．
A：4カ月時の超音波矢状断像．太く輝度の高い終糸が認められるが（→），ストレッチされているような所見はない．脊髄円錐下端はL2椎体下縁あたりにみえる．
B，C：13カ月時のMRI T1強調像（画像B：矢状断像，画像C：横断像）．終糸に一致した脂肪腫が明瞭に描出されている．脊髄円錐下端はL2椎体レベルで，低位とはいえない．

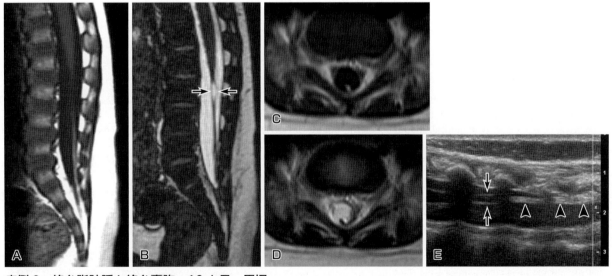

症例2　終糸脂肪腫と終糸嚢胞，10カ月，男児．
A：T1強調矢状断像　B：CISS法矢状断像　C：T1強調横断像　D：T2強調横断像　E：4カ月時の超音波矢状断像
脊髄円錐のすぐ尾側に小嚢胞状病変を認め（画像B：→），その尾側の終糸に脂肪腫が認められる（画像A，C）．脊髄円錐下端はL2-3間で，低位が疑われる．「概念と臨床」で述べたが，終糸脂肪腫（終糸線維脂肪腫）ではこのような先天性嚢胞を合併する例がときどきみられる．T2強調横断像では化学シフトアーチファクトが明瞭に観察される（画像D）．超音波検査は4カ月時のため椎体骨化でL2-3レベルの円錐下端が描出できないが，脂肪腫にあたる終糸は太く高輝度に描出され（画像E：▶），その頭側の小嚢胞は内部が低輝度の構造として認められる（画像E：→）．

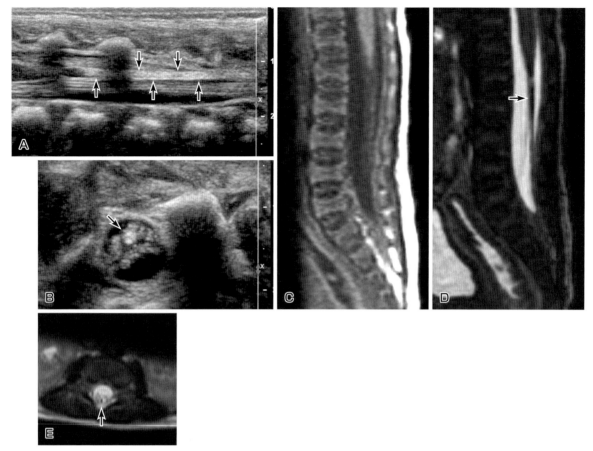

症例3　新生児例の非常に細い終糸脂肪腫，男児．

A，B：生後5日の超音波像（画像A：矢状断像，画像B：横断像）．終糸は矢状断像で引っ張られたようにピンと張った形態を示し，横断像とともに高輝度である（→）．

C〜E：生後8日のMRI（画像C：T1強調矢状断像，画像D：CISS法矢状断像，画像E：T2強調横断像）．新生児期のMRIは対象が小さいため良好な画像を得られにくい場合があるが，CISS法矢状断像で終糸が太いことが確認でき（画像D：→），T2強調横断像で化学シフトアーチファクトの存在から脂肪の存在が確認できる（画像E：→）．脊髄円錐下端はL2椎体レベルで，明らかな低位とはいえないが，ストレッチされた終糸の超音波所見から経過観察が必要である．

文　献

1) Naidich TP, et al：Congenital anomalies of the spine and spinal cord. Atlas SW（ed）：Magnetic Resonance Imaging of the Brain and Spine 2nd ed. Lippincott-Raven, Philadelphia, 1996 pp1265-1337
2) Schwartz ES, et al：Congenital anomalies of the spine. Barkovich AJ, et al（eds）：Pediatric Neuroimaging 5th ed. Lippincott-Williams & Wilkins, Philadelphia, 2012, pp857-922
3) Tortori-Donati P, et al：Spinal dysraphism：a review of neuroradiological features with embryological correlations and proposal for a new classification. *Neuroradiology* **42**：471-491, 2000
4) Tortori-Donati P, et al：Congenital malformation of the spine and spinal cord. Tortori-Donati P（ed）：Pediatric Neuroradiology. Springer, Heidelberg, 2005, pp1551-1608
5) Coley BD, et al：Spinal ultrasonography. Siegel MJ（ed）：Pediatric Sonography 4th ed. Lippincott-Williams & Wilkins, Philadelphia, 2011, pp647-674
6) Raghavan N, et al：MR imaging in the tethered spinal cord syndrome. *AJR Am J Roentgenol* **152**：843-852, 1989
7) Rufener SL, et al：Congenital spine and spinal cord malformations — pictorial review. *AJR Am J Roentgenol* **194**：S26-37, 2010

6 背側皮膚洞

概念と臨床[1~3]

背側皮膚洞（dorsal dermal sinus）は，上皮で覆われた管腔構造が皮膚から深部にさまざまな深さで入り込むもので，神経管形成（neurulation）の段階で体表外胚葉が神経外胚葉と1点のみで分離できずに起こると考えられている．背側皮膚洞の到達する深さはさまざまであるが，50～70%が脊柱管内に達するといわれている．脊柱管内と交通のある場合には，髄膜炎や膿瘍といった感染症で発症することがある．また，脊柱管内に到達した皮膚洞のうち約半数，全体の20～30%で類上皮腫/類皮腫（多発の場合もある）を合併すると報告されており（別の文献では11.3%[3]），腫瘤による圧迫症状，まれには腫瘤破裂による化学性髄膜炎で発症することがある．図1にシェーマを示す．

発生部位は，正中背側部で頭部から仙尾部までありうる．好発は腰仙部で，続いて後頭部，胸部の順である．神経管が後に閉鎖する部位での頻度が高い．腰仙部の背側皮膚洞は8割で脊髄係留（cord tethering）を伴う．皮膚にはdimpleや小孔，ときに母斑や毛髪がみられる．これらは生下時に認められるが，児によっては局所あるいは中枢神経系の感染などの合併症を生じさせ，初めて来院する場合がある（本章の「7. 類上皮腫/類皮腫」の症例1を参照）．なお，閉鎖性脊椎（脊髄）癒合不全症の中では比較的多い病態（23.7%）とされる[3]．

まれではあるが，頸椎および胸椎レベルに背側皮膚洞を認めることがある（症例3，4）．頸椎レベルが5例，胸椎レベルが4例の背側皮膚洞に関する報告[4]によれば，1歳未満の例には皮膚症状があり，神経症状はない．逆に，1歳以上では全例に神経症状を認めている．9例中8例に皮膚症状があり，7例には二分脊椎を認めている．手術所見では6例に皮膚洞に引き込まれ係留された脊髄（buckled tethered cords）を認め，くも膜の白濁あるいはくも膜炎を4例に，髄液漏を2例に，割髄症を2例に，硬膜内腫瘤を2例に認めている．そのほかに，脊髄空洞症を伴う例の報告もある[5]．

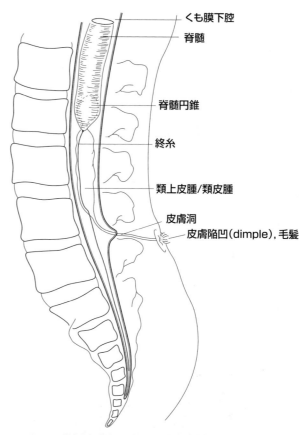

図1 背側皮膚洞と類上皮腫/類皮腫のシェーマ

撮像法

薄いスライス厚のT1強調およびT2強調矢状断像が基本となる．T1強調像ではwindowを広めにとらないと皮下を走行する索状構造を描出できないことがある．また，MRIの空間分解能では索状構造が上皮で裏打ちされた皮膚洞なのかただの索状物なのかの判断はできないが，脂肪抑制T2強調像で内腔に液体を描出できれば確定することができるので，筆者は脂肪抑制T2強調像の追加をお勧めする．疑いがあれば横断像，冠状断像を追加し，また合併病変の検索のために拡散強調像を撮像する．

画像所見

1. MRI

皮膚表面部から皮下脂肪内を走行し脊椎に至る，線状あるいは細い帯状の構造が認められる（症例1〜3）．腰仙部では皮膚表面から斜め下方に走行することが多い（症例1）．また，脊柱管内に索状構造が続く場合でも細いことが多く，必ずしも描出可能ではないが，薄いスライス厚のT2強調像が最も描出に優れる．索状構造は脊髄円錐，終糸，神経根や合併する類上皮腫/類皮腫に終わる．背側皮膚洞の位置は正中または傍正中にみられる．

合併する類上皮腫/類皮腫は脂肪を含まないかぎり髄液と等信号であることが多く，輪郭が同定できることもあるが（症例2），難しいことが多い．同様に破裂・播種した類上皮腫/類皮腫の描出も難しい．ある程度の大きさがあれば拡散強調像が有用であり，拡散制限を示す．背側皮膚洞に合併した膿瘍の診断には造影検査が有用である．

2. その他の画像所見

二分脊椎を伴う場合も伴わない場合もある．

新生児，早期乳児では超音波検査が有用であり，索状構造が脊髄に至る所見が描出される（症例3A, B）．

診断のキー

皮下脂肪内を走る背側皮膚洞は，薄いスライス厚の画像で濃度調整を適切に行わないと連続性を描出できないことがあるので，dimpleのある患者では留意して診断にあたる．疑いをもった場合には，できるだけ薄いスライス厚で多方向を撮像する．内腔そのものや腔内液体の存在を描出しないかぎり，皮下構造が皮膚洞なのかただの索状物なのかの判断は難しい．脊柱管内を走行する索状構造への連続が証明された場合には疑いが強くなる．

鑑別診断

脊髄脂肪腫に伴って皮下に結合織による線状構造がみられることがあり，前述したようにMRI上は背側皮膚洞との鑑別が困難なことがある．

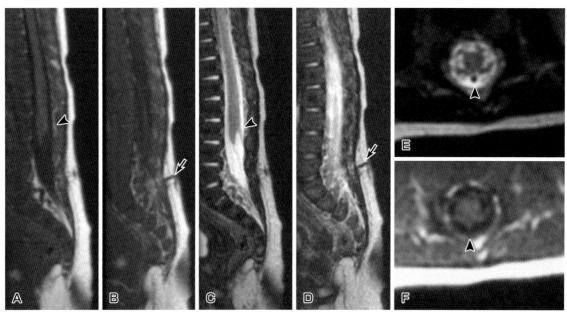

症例1　腰仙部背側皮膚洞，1カ月，女児．主訴は腰仙部正中皮膚dimpleである．
A, B：T1強調矢状断像　C, D：T2強調矢状断像　E：T2強調横断像　F：T1強調横断像
皮膚に小さなdimpleがあり，そこから前下方へ走行する低信号の線状病変が認められる（画像B, D：→）．脊柱管内ではこれに連続する索状構造が上行し脊髄円錐の背側に至る（画像A, C：▶）．索状構造は横断像でも確認できる（画像E, F：▶）．脊髄円錐は低位で下端はL3-4にある．本症例では類上皮腫/類皮腫の合併はなかった．

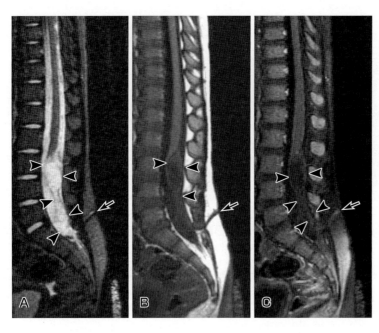

症例2　腰仙部背側皮膚洞＋類上皮腫，1歳10カ月，女児．深い dimple．
A：脂肪抑制 T2 強調矢状断像　B：T1 強調矢状断像　C：造影後脂肪抑制 T1 強調矢状断像

　腰仙部皮下を斜めに尾側に向かって走行する索状構造を認め，内腔の液体の存在が示唆され皮膚洞と診断できる（→）．脊髄円錐は低位であり円錐部から硬膜嚢下端にかけて不整型の嚢胞様構造の壁が確認でき（▶），皮膚洞とともに淡い増強効果を示し，感染の合併が示唆される（画像C）．

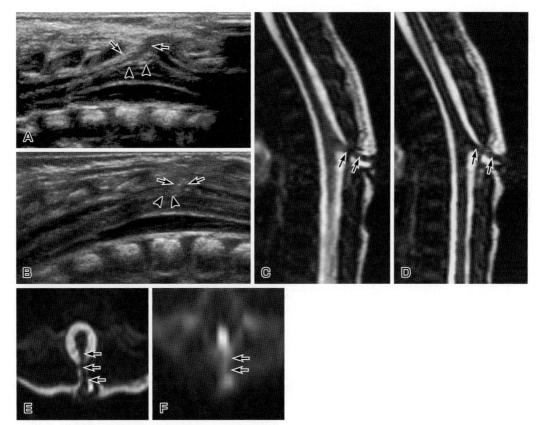

症例3　胸椎レベルの背側皮膚洞，新生児女児．入院中の低出生体重児で，背部正中に蚊に刺されたような赤い点状膨隆があり超音波検査を施行した．
A，B：高周波表在用リニア型探触子使用の超音波矢状断像　C：T2 強調矢状断像　D：CISS 法矢状断像　E：CISS 法横断像　F：拡散強調横断像

　超音波にて，皮下から連続するやや高輝度の索状構造（画像 A, B：→）が胸髄にまで達し，一部は小腫瘤を形成して胸髄に食い込んでいるようにもみえる（▶）．胸髄は背側に引っ張られている．同日緊急に施行した MRI では，皮下から連続する太い索状物（画像 C～F：→）が胸髄に連続していることがわかる．スライス厚 1mm の CISS 像（画像 D, E）ではより明瞭に描出されている．索状物は拡散強調横断像で高信号（画像 F：→）を呈した．いったん退院し，背側皮膚洞の診断で消毒を行っていたが，髄膜炎を起こして再入院した．手術では背側皮膚洞とともに，胸髄内に食い込んだ小類皮腫が確認された．

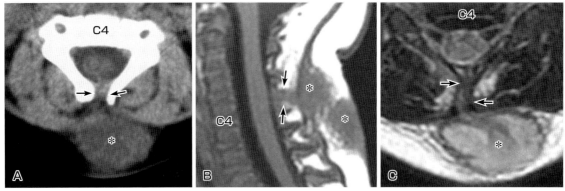

症例4 背側皮膚洞（頸部）＋類上皮腫，15カ月，男児．出生時より頸部に小さなくぼみ（dimple）を認めた．10日前に発熱に伴うけいれんを認め，さらに4日前に他院にて後頭部腫瘤と発赤を指摘された．

- A：CTにてC4に二分脊椎を認める（→）．同部位皮下には腫瘤があり（＊），低吸収値を示す．
- B：T1強調矢状断像にて頸部皮下には筋肉とほぼ等信号を示す腫瘤を認める（＊）．C4にてその腫瘤から連続する構造があり（→），硬膜嚢に連続するように認められる．脊髄内には空洞はない．
- C：T2強調横断像（C4）にて皮下腫瘤は筋肉より高信号を示し（＊），二分脊椎を通り，硬膜管へと連続する軟部組織につながっている（→）．

補足：皮下腫瘤は破裂した類上皮腫であり，それに感染が加わっていた．さらに内部に瘻孔構造（背側皮膚洞）があった．硬膜には触れず，項靱帯までの腫瘤を摘出した．術後，術前にはなかった髄液漏が発生した．背側皮膚洞が硬膜内まで連続していて，髄液漏が腫瘤摘出によって発生した可能性がある．

文献

1) Rossi A, et al：Current classification and imaging of congenital spinal abnormalities. *Semin Roentgenol* **41**：250-273, 2006
2) Schwartz ES, et al：Congenital anomalies of the spine. Barkovich AJ, et al（eds）：Pediatric Neuroimaging 5th ed. Lippincott-Williams & Wilkins, Philadelphia, 2012, pp857-922
3) Tortori-Donati P, et al：Spinal dysraphism：a review of neuroradiological features with embryological correlations and proposal for a new classification. *Neuroradiology* **42**：471-491, 2000
4) Ackerman LL, et al：Cervical and thoracic dermal sinus tracts. A case series and review of the literature. *Pediatr Neurosurg* **37**：137-147, 2002
5) Dogulu F, et al：Cervical dermal sinus with tethered cord and syringomyelia. Case illustration. *J Neurosurg* **98**（3 Suppl）：297, 2003

7 類上皮腫/類皮腫

臨床[1~4]

類上皮腫（類表皮腫；epidermoid）または類表皮嚢胞（epidermoid cyst）は，上皮細胞が嚢胞壁を形成する嚢胞で，類皮腫（dermoid）または皮様嚢胞（dermoid cyst）は，皮膚を構成する他の要素（汗腺，皮脂腺，毛根など）を含んだ嚢胞である．神経管形成（neurulation）の途中で生じた遺残物として先天的に認められる場合と，脊椎（脊髄）癒合不全症の手術時あるいは腰椎穿刺時に医原性に上皮と付属物が埋め込まれて形成される場合が知られている．おおよそ1/4の症例で背側皮膚洞の合併がみられる．頻度は頭蓋内類上皮腫/類皮腫の約1/6で，小児期の脊髄腫瘍の約1~2%を占めるとされる．約40%が髄内発生，約60%が髄外硬膜内発生といわれている[2]．症状は腫瘍のmass effectによる神経症状や痛みと，腫瘍による脊髄係留症状がある．無症状の場合も多いと考えられる．

開放性脊髄髄膜瘤の胎児手術例では，神経症状を起こすような医原性類上皮腫/類皮腫が早期（報告例の平均は生後10カ月）にかつ高頻度に起こる可能性が報告されたが[7]，最近の無作為前方視的検討の結果では，出生後の手術との有意差は認めないと報告された[8]．

撮像法

通常の撮像に加え，拡散強調像が嚢胞状病変と類上皮腫との鑑別に有用である．CISS法などの薄いスライス厚のT2強調像も嚢胞の存在診断・性状診断に役立つ．FLAIR（fluid-attenuated inversion recovery）法の有用性も報告されている．

画像所見

1．MRI

類上皮腫は通常髄液と等信号（わずかに高信号の場合もある）を示すため，正常構造の圧排偏位の所見しか得られず，診断は困難である．髄内病変では範囲は容易に指摘できるが，脊髄空洞症などの他の嚢胞状病変との鑑別は難しい．類皮腫は，脂肪成分を含めば脂肪の信号が確認できるが（症例2），含まなければ類上皮腫と同様である．感染を起こした類上皮腫/類皮腫は不整な増強効果を示す（症例1）．つまり，通常のMRIで必ずしも確定診断できる疾患ではない．しかし，最近はMRI装置の性能の向上により，ある程度以上の大きさがあれば拡散強調像で容易に診断できるようになった（症例1）．FLAIR法では類上皮腫が周囲の髄液よりやや高信号として描出できることがある．

2．その他の画像所見

髄外病変では，脊髄造影（ミエログラフィー）にて腫瘤の存在が造影欠損として認められる．脊髄造影検査の施行は，MRIで腫瘤の存在が確定できず，かつ臨床症状が強く，緊急に腫瘤の存在を証明または否定する必要のある時のみに限るべきである．

診断のキー

背側皮膚洞に合併する類上皮腫/類皮腫は手術時に明らかとなるが，単独の先天性病変で脂肪などの髄液と異なる信号を含まないものは，他の先天性嚢胞との画像的な鑑別は困難なことがある．嚢胞状病変が存在する時には拡散強調像を追加することが望ましく，日ごろから小児の小さな脊椎脊髄領域でも良好な拡散強調像が撮像できるように準備をしておくことが役に立つ．

背側皮膚洞との関係を熟知しておくと合併時の診断に有用である．

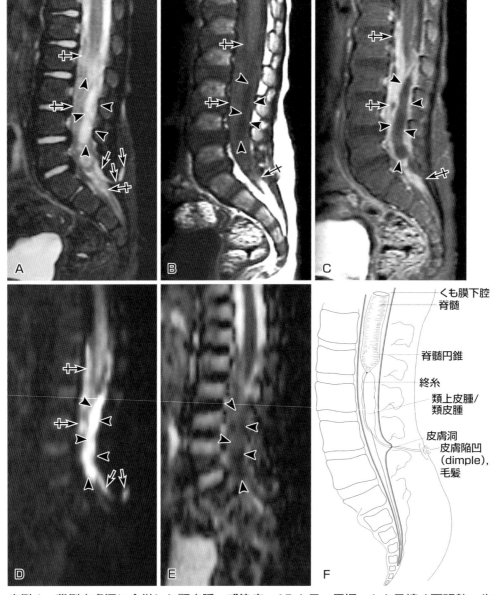

症例 1　背側皮膚洞に合併した類皮腫．感染症，15 カ月，男児．1 カ月続く不明熱，生下時より腰仙部正中皮膚に小血管腫がある．

A：脂肪抑制 T2 強調矢状断像　B：T1 強調矢状断像　C：造影後脂肪抑制 T1 強調矢状断像
D：拡散強調矢状断像　E：ADC map 矢状断像　F：背側皮膚洞と類上皮腫／類皮腫のシェーマ

　仙骨レベル背側より脊柱管内に連続する背側皮膚洞（画像 A, D：→）と，T1 強調像で髄液と等信号を，T2 強調像で不整な高信号を示す縦長の構造（画像 A〜E：▶）が，脊髄円錐下端と背側皮膚洞の間に存在する．同病変は拡散強調像で著明な高信号（画像 D：▶）を示し，ADC（apparent diffusion coefficient；見かけの拡散係数）map 矢状断像では信号強度が不均一に低下している（画像 E：▶）．造影後には辺縁の不整な増強効果を示す（画像 C：▶）．この構造の周囲や脊髄円錐腹側には一部に拡散制限を伴う不整な，脊髄とほぼ等信号の領域を認め，著明な増強効果を伴っている（画像 A〜D：↠）．

　手術にて脊髄円錐尾側の縦長の構造（画像 A〜E：▶）には，一部に毛髪を含む白色光沢状で多数のケラチンからなる類皮腫が認められた．また，一部では破裂し周囲に著しい炎症を伴った著明な癒着を認めた．内部にもわずかに膿瘍形成があったが大部分はケラチン様構造であった．

　以上の背側皮膚洞，類皮腫と脊髄の関係はシェーマ（図 F）と相同である．

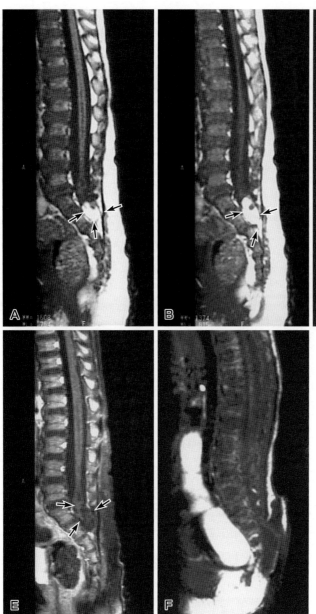
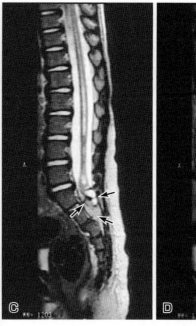
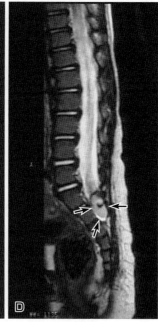

症例2 開放性脊髄髄膜瘤閉鎖術後に生じた医原性類皮腫，1歳2カ月，男児．生下時に開放性脊髄髄膜瘤を認め，他院にて閉鎖術を施行．1年後のMRIで異常が発見され，精査目的で当院を紹介．
A，B：T1強調矢状断像　**C，D**：T2強調矢状断像　**E**：造影後脂肪抑制T1強調矢状断像　**F**：術前のT1強調矢状断像

　開放性脊髄髄膜瘤閉鎖部直下に主に脂肪の信号を示す腫瘤が認められ，頭側には囊胞状部分が認められる（画像A～E：→）．腫瘤摘出および係留解除術が行われ，病理診断が確定した（画像A～E）．出生時のMRIでは典型的な開放性脊髄髄膜瘤の所見であり，1年の間に類皮腫が出現したことがわかる（画像F）．

文　献

1) Naidich TP, et al：Congenital anomalies of the spine and spinal cord. Atlas SW (ed)：Magnetic Resonance Imaging of the Brain and Spine 2nd ed. Lippincott-Raven, Philadelphia, 1996, pp1265-1337
2) Schwartz ES, et al：Congenital anomalies of the spine. Barkovich AJ, et al (eds)：Pediatric Neuroimaging 5th ed. Lippincott-Williams & Wilkins, Philadelphia, 2012, pp857-922
3) Tortori-Donati P, et al：Congenital malformation of the spine and spinal cord. Tortori-Donati P (ed)：Pediatric Neuroradiology. Springer, Heidelberg, 2005, pp1551-1608
4) Tortori-Donati P, et al：Tumors of the spine and spinal cord. Tortori-Donati P (ed)：Pediatric Neuroradiology. Springer, Heidelberg, 2005, pp1609-1651
5) Lunardi P, et al：Long-term results of the surgical treatment of spinal dermoid and epidermoid tumors. *Neurosurgery* **25**：860-864, 1989
6) Teksam M, et al：Intraspinal epidermoid cyst：diffusion-weighted MRI. *Neuroradiology* **43**：572-574, 2001
7) Mazzola CA, et al：Dermoid inclusion cysts and early spinal cord tethering after fetal surgery for myelomeningocele. *N Engl J Med* **347**：256-259, 2002
8) Adzick NS, et al：A randomized trial of prenatal versus postnatal repair of myelomeningocele. *N Engl J Med* **364**：993-1004, 2011

8 終末脊髄嚢胞瘤

概念と臨床 [1~5]

終末脊髄嚢胞瘤（terminal myelocystocele）は，（骨性の）二分脊椎において，脊髄中心管の遠位端〔終室（terminal ventricle）の部位〕が嚢胞状拡張を起こし，脊髄係留を伴って二分脊椎部から中心管の拡張した嚢胞瘤（syringocele とも呼ばれる）が突出する病態である．当然，嚢胞瘤の内腔は上衣細胞で覆われている．病変は皮膚に覆われ，閉鎖性脊椎（脊髄）癒合不全症に分類される．また，脊髄嚢胞瘤（myelocystocele）が脊柱管外に突出するために，くも膜下腔の脱出も引き起こして髄膜瘤が形成され，必ず合併する．

中心管は拡張し，大きな嚢胞瘤（syringocele）を形成して髄膜瘤の尾側に突出する．2つの嚢胞には通常，交通はない．2つの嚢胞は硬膜に覆われる．上衣細胞で裏打ちされた嚢胞瘤は随伴して脱出した髄膜瘤より大きいことが多く，典型的には背側・尾側に位置するが，吻側外方に偏位して存在することもありうる．皮下脂肪腫を伴う場合には脂肪脊髄嚢胞瘤（lipomyelocystocele）という名称のほうがよいともいわれている．

まれな閉鎖性脊椎（脊髄）癒合不全症で，腰仙部の皮膚に覆われた腫瘤形成の1~5%と報告されている．発生学的な機序は解明されていないが，二次神経管形成の異常に関連すると推察されており，神経管の中の髄液が外に出ることができずに終室が異常に拡張して表面の中胚葉を壊して突出したという仮説がある．

典型的にはOEIS連合〔臍帯ヘルニア（omphalocele），膀胱外反（exstrophy of the bladder），鎖肛（imperforate anus），脊髄奇形（spinal defects）〕，総排泄腔外反，馬尾退行症候群や，下部消化管と泌尿生殖器系における他の重度の異常に伴って認められる．Chiari I 型奇形の合併が比較的多く報告されており（症例2），このほかでは脊髄空洞症，Chiari II 型奇形，水頭症の報告がある．染色体は正常である．神経予後を含めた予後は，主に合併奇形の状態による．

最近では胎児MRIで診断されることも多い．胎児脊椎の最下端に複数の，あるいは隔壁を伴った嚢胞構造を認め，開放性脊髄髄膜瘤とは異なりChiari II 型奇形を伴わない（症例2, 3）．前述のOEIS連合合併による，腹部臓器の腹壁からの脱出も観察されることがある（症例2）．

撮像法

矢状断のT1強調像，T2強調像を基本とする．突出した嚢胞の形態に合わせて斜位の横断像や冠状断像を追加し，脊髄と嚢胞構造との関係を描出する．

CISS法などの薄いスライス厚のT2強調像が，脊髄と嚢胞の関係，神経根のより細かい描出に優れる．

胎児MRIにおいては病変部の脊柱管，脊髄と嚢胞の関係を描出するために，できるだけ薄いスライス厚のT2強調像を撮像する．開放性脊髄髄膜瘤との鑑別のためには脳の評価をすることが有用であり，腹部臓器脱出の有無も同時に評価することが望ましい．

画像所見 [1~5]

1. MRI

腰仙部に髄液を含んだ嚢胞構造の突出を認める．嚢胞は一つでなく（あるいは内部に隔壁があるようにみえることもある），矢状断像で頭側に髄膜瘤，尾側に別の薄い膜で覆われた嚢胞瘤（syringocele）が認められるのが原則である（症例3）．嚢胞瘤のさらに尾側に，髄膜瘤や突出のないくも膜下腔の拡張を認めることもある（症例1, 2）．髄膜瘤と嚢胞瘤は，髄液の流れの影響でわずかに異なる信号強度を呈することがよくある（症例1, 3）．後者と脊髄の関連（嚢胞瘤と中心管との連続）が描出できれば容易に診断できるが，頭側の髄膜瘤のmass effectのため，必ずしも容易でないことが多い（症例3）．しかし，この解剖学的位置関係を知っていれば診断を強く示唆することができる．

2. 単純X線およびCT

単純X線およびCTで，骨性の二分脊椎を認める．破裂部は大きいことが多い．合併奇形により仙骨欠損などの異常も認められる．

3. その他の画像所見

脊髄造影を行うと髄膜瘤のみが造影され，囊胞瘤（syringocele）は造影されず，直接の交通のないことが証明でき診断の助けとなる．ただし，MRIで解剖学的位置関係をきちんと描出すれば診断には十分であり，侵襲的な脊髄造影検査を行う必要はない．

診断のキー

矢状断像で頭側に髄膜瘤が必ず認められ，尾側に別の膜で覆われた囊胞瘤（syringocele）が認められる．これが原則的なルールである．髄膜瘤の拡張のために脊髄下端が圧排され，囊胞瘤と脊髄中心管の連続を証明できないことも多い．しかし，本奇形の解剖学的構造をよく知っていれば術前診断は可能である．他の合併奇形の状況も診断の参考になる．

胎児診断においても基本的に同様である．

鑑別診断

背側髄膜瘤（dorsal meningocele），脂肪脊髄髄膜瘤（lipomyelomeningocele）のいずれもこのような形態はとらないので，事実上の鑑別疾患はない．仙尾部奇形腫とも，充実成分の有無および仙骨との関係（終末脊髄囊胞瘤は仙骨前に位置しない）で鑑別できる．

開放性かどうかの判断の難しい胎児期には，後頭蓋窩所見が重要な情報となる．

脂肪脊髄髄膜瘤では，脂肪腫がplacodeに付着しており皮下の脂肪織に連続する．また，突出する囊胞構造（髄膜瘤）は二次的な癒着などの変化を伴わないかぎり一つの腔である．

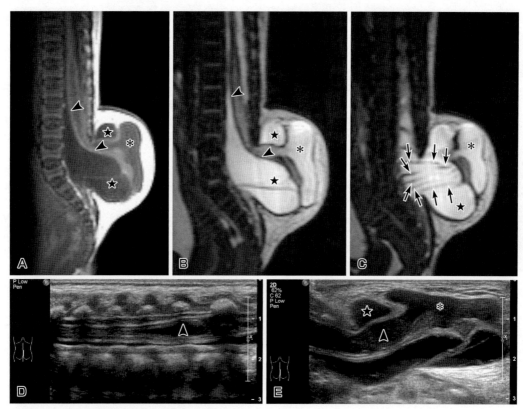

症例1 終末脊髄囊胞瘤，新生児女児．
A：T1強調矢状断像　B，C：heavy T2強調矢状断像（CISS法，スライス厚1mm）　D，E：超音波矢状断像（高周波リニア型探触子使用）

MRI正中矢状断像（画像A，B）で中心管拡張（▶）から連続する囊胞構造〔囊胞瘤（syringocele）；＊〕とその上下の拡張したくも膜下腔（髄膜瘤；★）を認める．T1強調像（画像A）では囊胞瘤の信号強度が髄膜瘤よりやや高い．傍正中矢状断像（画像C）では拡張したくも膜下腔内を走行する神経根（→）が描出されている．

腰仙部超音波矢状断像（画像E）では，中心管拡張（▶）から連続する囊胞腔（囊胞瘤；＊）とくも膜下腔の拡張（髄膜瘤；★）が明瞭に描出されている．やや頭側の矢状断像（画像D）では中心管拡張（▶）が認められる．解剖学的な位置関係はMRIとまったく同様である．

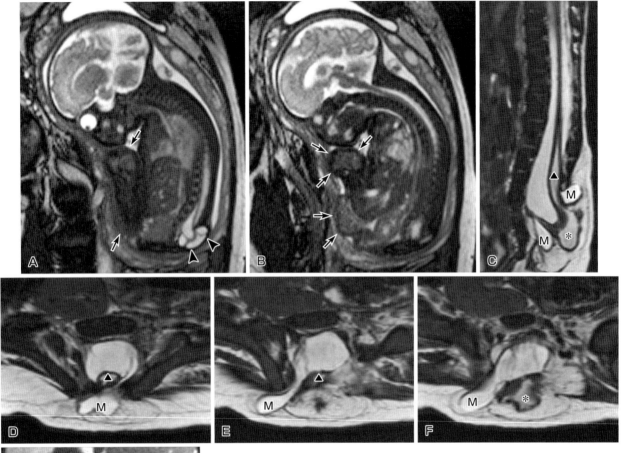
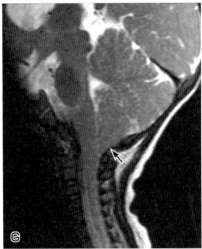

症例2　終末脊髄嚢胞瘤＋OEIS連合，10カ月，女児．総排泄腔外反などの手術を終え，終末脊髄嚢胞瘤術前のMRIを施行した．

A, B：妊娠32週の胎児MRI T2強調TrueFISP法矢状断像　**C～F**：仙尾部T2強調像（画像C：矢状断像，画像D～F：横断像）　**G**：頭蓋頸椎移行部T2強調矢状断像

胎児MRIでは，仙尾部にて脊髄に連続する複数の囊胞構造の後方脱出が認められる（画像A：▶）．後頭蓋窩構造は正常である（画像B）．腹部臓器の腹壁からの脱出が認められる（画像A, B：→）．10カ月時のMRIでは，中心管拡張（▲）から連続する囊胞瘤（syringocele：＊）と上下の髄膜瘤（M）が確認できる（画像C～F）．胎児期にはみられなかった小脳扁桃下垂（Chiari I 型奇形）が出現している（画像G：→）．なお，この後に修復術が行われ，3歳時にはChiari I 型奇形は消失していた．

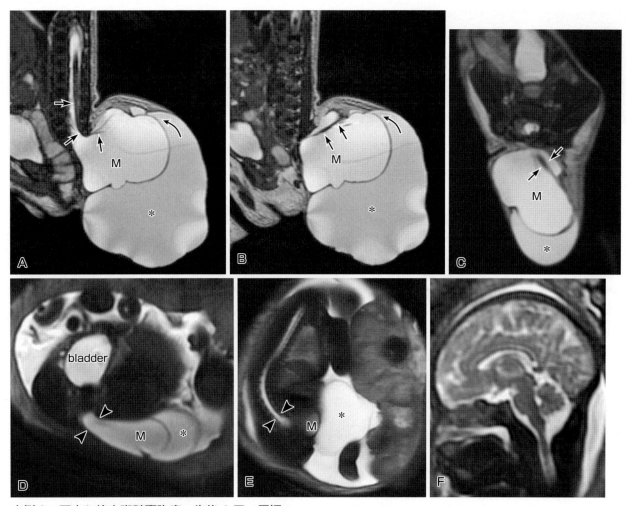

症例3 巨大な終末脊髄囊胞瘤，生後1日，男児．
A，B：CISS法矢状断像　C：CISS法再構成横断像　D〜F：妊娠34週の胎児MRI T2強調像（画像D：横断像，画像E：冠状断像，画像F：頭部矢状断像）
　脊柱管最尾側に連続する内部信号の異なる大きな2つの囊胞腔を認め，脊髄は係留されて囊胞内上部を走行している（→）．内側が髄膜瘤（M）で尾側の大きな囊胞が囊胞瘤（syringocele；＊）であり，曲がり矢印の部分で中心管と交通していた（画像A〜C）．胎児期には胎児が曲がった胎位であったため矢状断像が得られていないが，脊柱管（▶）と連続する髄膜瘤（M）とその尾側の囊胞瘤（＊）の形態から診断は可能である（画像D，E）．胎児頭部（画像F）にChiari奇形等の異常はみられない．

文　献

1) Naidich TP, et al：Congenital anomalies of the spine and spinal cord. Atlas SW（ed）：Magnetic Resonance Imaging of the Brain and Spine 2nd ed. Lippincott-Raven, Philadelphia, 1996, pp1265-1337
2) Schwartz ES, et al：Congenital anomalies of the spine. Barkovich AJ, et al（eds）：Pediatric Neuroimaging 5th ed. Lippincott-Williams & Wilkins, Philadelphia, 2012, pp857-922
3) Tortori-Donati P, et al：Congenital malformation of the spine and spinal cord. Tortori-Donati P（ed）：Pediatric Neuroradiology. Springer, Heidelberg, 2005, pp1551-1608
4) Tortori-Donati P, et al：Spinal dysraphism：a review of neuroradiological features with embryological correlations and proposal for a new classification. *Neuroradiology*　**42**：471-491, 2000
5) Byrd SE, et al：MR of terminal myelocystoceles. *Eur J Radiol*　**20**：215-220, 1995

非終末脊髄嚢胞瘤

概念と臨床[1~3]

　脊髄中心管から連続する嚢胞瘤（syringocele）の後方突出による皮下嚢胞瘤形成は頸椎・胸椎レベルでも認められるが、きわめてまれであり、非終末脊髄嚢胞瘤（non-terminal myelocystocele）と呼ばれる。腰椎・仙椎レベルに起こる終末脊髄嚢胞瘤（terminal myelocystocele）とはまったく異なった病態である。

　非終末脊髄嚢胞瘤は一見、背側髄膜瘤様であるが、皮膚に覆われた皮下の嚢胞構造から連続する細い茎が骨性の二分脊椎を通って頸胸髄に達する。嚢胞構造はこの茎を通して膨らんだ脊髄中心管である（図1A）。茎が細いと両者の連続性の証明は難しい。また、中心管の拡張を伴わず茎がただの線維性構造となった場合は、不全型の非終末脊髄嚢胞瘤（図1B）であるという考え方で、myelocystocele manqué とも呼ばれている[1]。発生学的には、一次神経管形成の非常に軽微な障害による、開放性脊髄髄膜瘤の最も軽い表現型とも考えられている。最小限の障害のため、最終的にはplacodeの露出はなく一部異形成の皮膚に覆われるが、細い線維性・神経性の茎（実際には神経細胞、グリア細胞、末梢神経組織を含む）を通じて髄液の拍動が伝わり、皮下に嚢胞瘤を形成すると考えられている。したがって、やや頭側に中心管拡張を伴う。中心管拡張はmyelocystocele manqué では原則として認められない。

　臨床的にはChiari II 型奇形の合併が高率にみられ、約40%ともいわれている。これも前述の発生学的仮説に合致する。

撮像法

　T1強調およびT2強調の矢状断像が基本である。皮下の嚢胞瘤から脊柱管内に連続する茎の構造を描出するためには、薄いスライス厚を用いた多方向での撮像が必要である。

画像所見[1~3]

1. MRI

　典型的な非終末脊髄嚢胞瘤では、拡張した脊髄中心管から細い茎で連続する嚢胞構造が皮下に突出して認められる。脊髄の腹側に不整はなく、終末脊髄嚢胞瘤と異なり腹側くも膜下腔の皮下への突出はない。皮下嚢胞瘤と脊髄を結ぶ茎が細いと中心管との連続の描出は難しいが、中心管拡張は皮下嚢胞瘤の頭側に認められ、茎は皮下から斜め上方に走行する（図1、症例1A）。なお、中心管の拡張を伴わず脊髄と細い線維性の構造で連続する皮下嚢胞瘤が、myelocystocele manquéである。

　発生学的に開放性脊髄髄膜瘤の最軽症型であるという考え方からわかるように、胎生期の髄液流出によるChiari II 型奇形の合併が多く（**症例1**）、頭部を検索する必要がある（本章の「2. Chiari II 型奇形」を参照）。

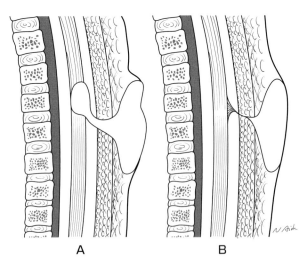

図1　非終末脊髄嚢胞瘤（A）とmyelocystocele manqué（B）のシェーマ（矢状断像）
　A：非終末脊髄嚢胞瘤。やや上位に位置する中心管拡張と連続する嚢胞構造の皮下への突出を認める。
　B：myelocystocele manqué。中心管拡張は明らかでなく、皮下の嚢胞構造は索状構造で脊髄と連続する。

2. CT

CTでは程度の重くない骨性の二分脊椎を認める．

3. その他の画像所見

背部の皮下突出が主訴のため，生後早期に発見される．そのため同部の超音波検査が有用で，皮下嚢胞瘤から脊髄に連続する索状構造を描出することができる．また，脊髄中心管の拡張も描出できる（症例1A）．

診断のキー

頸部から背部の皮下に存在する嚢胞が脊髄まで細い茎で連続する場合，非終末脊髄嚢胞瘤を疑う最も重要な所見である．やや頭側に中心管拡張の所見が認められれば，さらに診断の可能性が高くなる．皮下嚢胞瘤が索状構造で硬膜内，さらに脊髄と連続していればmyelocystocele manquéの可能性がある．

ChiariⅡ型奇形の合併は，非終末脊髄嚢胞瘤あるいはmyelocystocele manquéの診断の傍証となる．

鑑別診断

1. 背側髄膜瘤

背側髄膜瘤（dorsal meningocele）では，索状物などでの硬膜内との連絡はない．

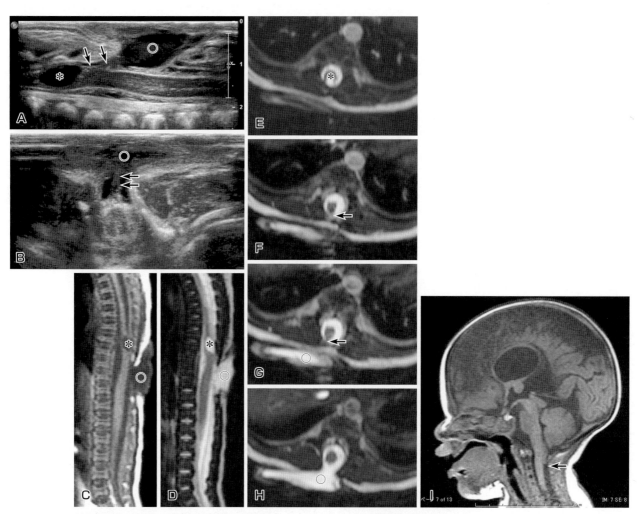

症例1　非終末脊髄嚢胞瘤，新生児男児．背部正中に軟らかい皮下腫瘤を認める．
　A：超音波矢状断像　B：超音波冠状断像（高周波リニア型探触子使用）　C：T1強調矢状断像　D：T2強調矢状断像
　E〜H：薄いスライス厚の連続するT2強調横断像　I：頭部T1強調矢状断像
　超音波検査で皮下の嚢胞（○はMRIと共通）は，上方斜めに走行する細い索状構造（→）で脊柱管内に連続し，さらに上位に認められる胸髄内の嚢胞構造（中心管拡張と考えられる．＊はMRIと共通）が近くに連続している（画像A, B）．この超音波検査のみで非終末脊髄嚢胞瘤を強く示唆できる所見である．
　MRIでは，索状構造の描出は容易ではない．薄いスライス厚の連続する横断像（画像E〜H）にて，拡張した中心管の尾側の胸髄が背側に引っ張られて皮下の嚢胞構造に移行している像（→）が描出されている．
　頭部MRI（画像I）にて，第4脳室の軽度尾側偏位と小脳構造の下垂（→）を伴う軽症のChiariⅡ型奇形の所見を認める．

文　献

1) Tortori-Donati P, et al：Congenital malformation of the spine and spinal cord. Tortori-Donati P (ed)：Pediatric Neuroradiology. Springer, Heidelberg, 2005, pp1551-1608
2) Pang D, et al：Cervical myelomeningoceles. *Neurosurgery* **33**：363-372, 1993
3) Rossi A, et al：Current classification and imaging of congenital spinal abnormalities. *Semin Roentgenol* **41**：250-273, 2006

10 髄膜瘤

概念と臨床

髄膜瘤（meningocele）は脊椎欠損部を通って，内部に髄液を含み囊胞構造を呈する硬膜とくも膜が脊柱管外部に突出する病態である．定義的には脊髄および神経根などの神経組織を含まない．さまざまな原因により起こり，必ずしも発生学的な先天性奇形ではない．神経組織の逸脱がないので通常は神経症状を認めない．

背側髄膜瘤（dorsal meningocele）は，髄膜瘤が二分脊椎部を通って背側に出るもので，皮膚に覆われており，分類としては閉鎖性脊椎（脊髄）癒合不全症に含まれる，まれな疾患である．腰仙椎に多いが，頸胸椎にもみられる．神経管閉鎖の過程で起こる場合もあるが，原因不明の場合もある．なお，羊膜索症候群も原因の一つである．

前方髄膜瘤（anterior meningocele）は，ほとんど全例で仙骨前方にみられ，仙骨低形成および仙骨無形成を伴う．また，Currarino 3徴（本章の「15．前仙骨髄膜瘤/Currarino 3徴」を参照）に伴う頻度も高い．

仙骨内髄膜瘤（intrasacral meningocele）は，硬膜嚢尾側の仙骨レベルでの硬膜外脂肪層に硬膜の欠損部から髄膜腔が脱出するもので，無症状のことが多い．

側方髄膜瘤（lateral meningocele）は，その形態から髄膜瘤と呼ばれるものの，先天的な髄膜瘤とは異なり硬膜の脆弱性のため神経孔部から硬膜とくも膜が胸膜外腔あるいは後腹膜腔に囊状突出するものである．ただし，硬膜拡張の極型として硬膜憩室と呼ぶほうが正確であり，先天性奇形ではない．筋肉によるバリアーのない胸椎が好発部位でMarfan症候群や神経線維腫症1型で認められる（本章の「20-(4)硬膜拡張」を参照）．

撮像法

突出する髄膜瘤と脊柱管および脊柱管内構造との関係を描出する．基本は矢状断像であるが，できれば横断像を追加する．側方髄膜瘤では冠状断像が有効であ る．また，冠状断像は仙骨内髄膜瘤と神経根嚢胞〔perineural cyst（Tarlov cyst）〕との鑑別に役立つ．

画像所見

1．MRI

背側髄膜瘤は髄液で満たされ，内部に他の構造を含まない囊胞構造の脊柱管から背側皮下への突出として認められる．通常は脊髄円錐の位置も正常であり，他の奇形を伴わない．前方髄膜瘤は，仙骨欠損部から前方に突出する髄液濃度の囊胞構造として認められる．側方髄膜瘤は，神経孔から突出する一つまたは複数の髄液腔の拡張として認められる．

2．その他の画像所見

背側髄膜瘤では，髄膜瘤部に骨性の二分脊椎を認める．前方髄膜瘤では，脱出部仙骨の欠損を認める．側方髄膜瘤では，瘤の形成部で神経孔の拡大を認める．仙骨内髄膜瘤では，仙骨脊柱管の拡大を伴うことがあるが，他の骨性の異常はない．

診断のキー

いずれの病態でも，神経組織の逸脱のない髄膜拡張，囊状突出が診断のポイントである．

鑑別診断

背側髄膜瘤は，頸胸椎レベルに起こった場合で非終末脊髄囊胞瘤（non-terminal myelocystocele）との鑑別が問題となり，特にmyelocystocele manquéとの鑑別が難しい．背側髄膜瘤では髄膜瘤部の神経組織の逸脱を認めないことが鑑別のポイントとなる（本章の「9．非終末脊髄囊胞瘤」を参照）．

仙骨内髄膜瘤では，神経孔に及ばないことが神経根囊胞との鑑別点で注意を要し，冠状断像が有用である．

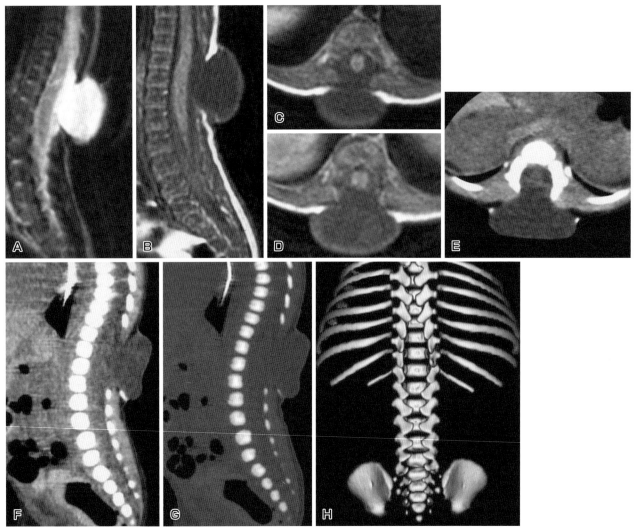

症例 1 単純背側髄膜瘤，生後 1 日，男児．出生時に背部正中に腫瘤が認められた．
A：T2 強調矢状断像　B：T1 強調矢状断像　C, D：T1 強調横断像　E：単純 CT　F, G：MPR 矢状断像　H：脊椎 3 D-CT 背面像

Th11-L1 で背側に突出する髄膜瘤を認める．内部に神経構造の逸脱はない．脊髄円錐に明らかな低位はない（画像 A〜D）．CT でも髄膜瘤の状態と脊髄との関係がほぼ診断できる（画像 E）．再構成画像や 3 D-CT 画像では，Th11-L1 で二分脊椎の状態が明瞭に描出されている（画像 F〜H）．

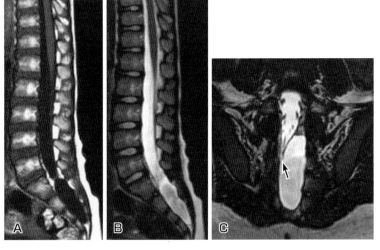

症例 2 仙骨内髄膜瘤，7 歳，女児．仙骨部 dimple で検査し，仙骨内髄膜瘤を指摘されて経過観察中である．無症状．
A：T1 強調矢状断像　B：T2 強調矢状断像
C：CISS 法冠状断像

仙骨脊柱管内に髄液と等信号の嚢状の腔を認める（画像 A, B）．硬膜嚢の尾側右側で硬膜嚢との連続がみられる（画像 C：→）．脊柱管内に他の異常はみられない．

文　献

1) Naidich TP, et al：Congenital anomalies of the spine and spinal cord. Atlas SW (ed)：Magnetic Resonance Imaging of the Brain and Spine 2nd ed. Lippincott-Raven, Philadelphia, 1996, pp1265-1337
2) Tortori-Donati P, et al：Spinal dysraphism：a review of neuroradiological features with embryological correlations and proposal for a new classification. *Neuroradiology* **42**：471-491, 2000
3) Schwartz ES, et al：Congenital anomalies of the spine. Barkovich AJ, et al (eds)：Pediatric Neuroimaging 5th ed. Lippincott-Williams & Wilkins, Philadelphia, 2012, pp857-922
4) Tortori-Donati P, et al：Congenital malformation of the spine and spinal cord. Tortori-Donati P (ed)：Pediatric Neuroradiology. Springer, Heidelberg, 2005, pp1551-1608
5) Rossi A, et al：Current classification and imaging of congenital spinal abnormalities. *Semin Roentgenol* **41**：250-273, 2006

11 割髄症

概念と臨床[1~7]

割髄症（diastematomyelia）は，split cord malformationの一型で，脊髄のあるレベルが左右に分離し半脊髄（hemicord）を形成するものをいう．左右のhemicordは，対称の場合とそうでない場合がある．それぞれが中心管と一つずつの前核・後核をもち，片側の前根・後根を出すのが原則であるが，片側から3つの神経根が出る場合もある．脊髄は分離した後，再び癒合することが多い．発生部位は複数箇所に及ぶことも多いが，腰髄が多いと報告されている．頸髄や胸髄では，割髄症があっても係留症状が軽度で診断されていない可能性もある．硬膜囊はそれぞれに一つずつある場合と共有する場合がある．

同義語として重複脊髄（diplomyelia）があるが，これは本来の狭い意味からすると，おのおのの脊髄から左右の前根・後根が出る分離ではなく本当の重複である（注：後述するように文献によってさまざまな病態で使われており，本書第2版でも異なった定義を記載しているが，改定にあたりこの定義が最もふさわしいと判断した）．画像では厳密には鑑別困難なこともあり，さまざまな病態を定義して使われており混乱を招きがちなことから，Pangらはsplit cord malformationという名称を使うことを提唱しているが，Tortori-Donati，Rossiは古典的なdiastematomyeliaという名称を好むとしている．

それぞれのhemicordに独立した硬膜囊をもつものは1型と呼ばれ，全体の40~70%とする教科書[5]も，全体の25%しかないとしているもの[4]もある．通常，hemicordの範囲は分離した硬膜囊の範囲より広く，ほぼ全例で2つの硬膜囊の間に骨棘が形成され脊髄係留状態となる．

硬膜囊を共有する割髄症は2型とも呼ばれ，残りの30~60%あるいは約75%を占める．hemicordの間に硬膜はないが，線維性の隔壁様構造を認める場合がある（**症例3**）．1型のように必発ではないが，2型は脊髄係留を示すことがないというのは間違いである．また2型の最軽症型として，脊髄の一部のみが分離した部分分離（partial cord splitting）があげられている．

他の脊椎脊髄奇形との合併率は非常に高く，約85%と報告されている．椎体奇形はほぼ全例にみられ，脊髄円錐の低位，終糸肥厚は頻度の高い（75%以上）合併奇形で，脊髄空洞症（中心管拡張）は約半数にみられる．開放性脊髄髄膜瘤の合併〔半側脊髄囊瘤（hemimyelocele）でなく，左右分離していない部位の開放性脊髄髄膜瘤〕の頻度も高い（15~20%）とされる．半側脊髄囊瘤の合併は，やはり15~20%と報告されているが，違う文献ではきわめてまれとしている．脊髄脂肪腫，類皮腫や脊髄係留の報告も多いが，約20%弱の頻度と考えられる．また，側弯症は約50%にみられ，下肢変形も高頻度にみられる．

【分割脊索症候群】

割髄症は分割脊索症候群（split notochord syndrome）に分類されている．脊椎脊髄と周辺組織は，外胚葉（背側），中胚葉，内胚葉（腹側）から発生する．脊索は脊椎と髄膜を誘導する．外胚葉と内胚葉が異常な瘻孔形成により接触を保ち続けると脊索に分割などの異常が起こり，内胚葉，中胚葉，外胚葉から誘導される器官が別の部位に遺残したり，椎体奇形や分割脊髄などを起こしたりする．これらは分割脊索症候群と総称されている．他の代表的疾患としては神経腸管囊胞（neurenteric cyst）がある（第3章の「10-(6)神経腸囊胞」を参照）．

撮像法

本症を疑う場合には，広い範囲で横断像を撮像する．冠状断像は全体像の描出に優れるが，本症では脊柱変形や側弯症を伴う場合が多いので，少ない断面と単一の角度で全体像を描出することは必ずしも容易ではない．矢状断像では割髄症の評価は難しい．薄いス

ライス厚の3D撮像が可能であれば，後処理で任意断面の再構成を行うことによって全体像の把握が容易となる．ただし脊椎変形のある患者では長い撮像時間静止できない場合もあるので，状況に合わせての判断が必要である．長い撮像時間が難しい場合には，横断像で全体を把握した後，hemicordを形成する部分や他の合併奇形が疑われる部位に対し，それぞれに合わせた撮像断面を追加する．

画像所見

1. MRI

左右2つに分かれた脊髄が認められるが，矢状断像だけでは診断が難しい．特に2型の場合，矢状断像だけではhemicordの部位が他の脊髄よりやや細くみられる所見のみ（only telltale signといわれる．telltaleは密告者，秘密の証拠などという意味をもつ）しかなく，容易に見落とされる可能性がある．また，側弯症のためMRIでの検索が容易でない場合があるが，hemicordの存在の証明には弯曲した脊椎に合わせた横断像が有用である．hemicordの再癒合部，脊髄円錐のレベルと脊髄係留の有無が描出できるように検査を施行する．時間・空間分解能が十分であれば薄いスライス厚の3D撮像を広範囲に撮像し，後処理の再構成で細部を評価することができる．

骨化前の骨棘や線維性隔壁の描出は容易でないことも多いが，T2*強調像の使用も考慮する．

最近では胎児MRIでも割髄症の診断は可能である．

分解能のよい脊髄のT2強調横断像を撮像する（本章の「3. 開放性脊髄髄膜瘤/開放性脊髄嚢瘤」の症例1を参照）．

2. 単純X線およびCT

CTでは脊柱管に突出する骨棘の状態が描出でき，他のさまざまな脊椎異常も認められる．多断面再構成（MPR：multi planar reconstruction）画像にて任意断面の骨構造を描出することにより詳細が評価できる．臨床医には3D-CT画像が喜ばれる．単純X線では椎体奇形・変形，側弯の全体像が評価できる．

診断のキー

先天性脊椎脊髄異常を疑って検査をする場合に，横断像をきちんと撮像することは非常に重要である．本症でもきちんと横断像を撮っていれば診断に結びつけることができる．

割髄症がわかっている場合，または診断ができた場合には，他の脊椎脊髄奇形の合併率が非常に高いので，そのつもりでMRI検査を行う．十分に時間をかけて丹念に診断にあたる必要がある．

鑑別診断

2つに分かれた脊髄が描出できれば，本症そのものに鑑別疾患はない．合併病変の診断と，その鑑別診断のほうが難しい．

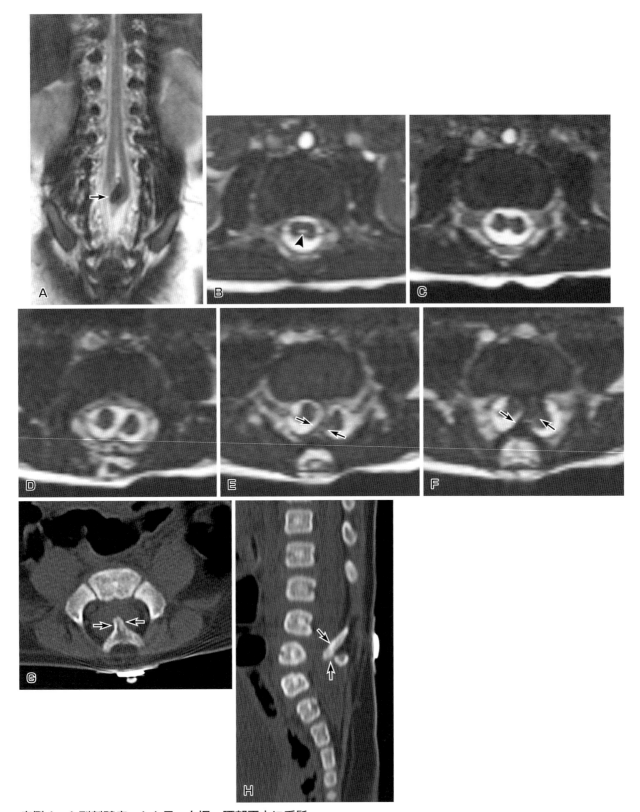

症例1　1型割髄症，1ヵ月，女児．腰部正中に毛髪．
　A：T2強調冠状断像　B〜F：頭側から連続するCISS法横断像（腰椎レベル）　G, H：3ヵ月時のCT骨条件像（画像G：横断像，画像H：矢状断像）
　腰椎レベルで左右に分かれたhemicordを認め，頭側では中心管拡張（画像B：▶），L4-5レベルでは骨棘（→）がみられる．

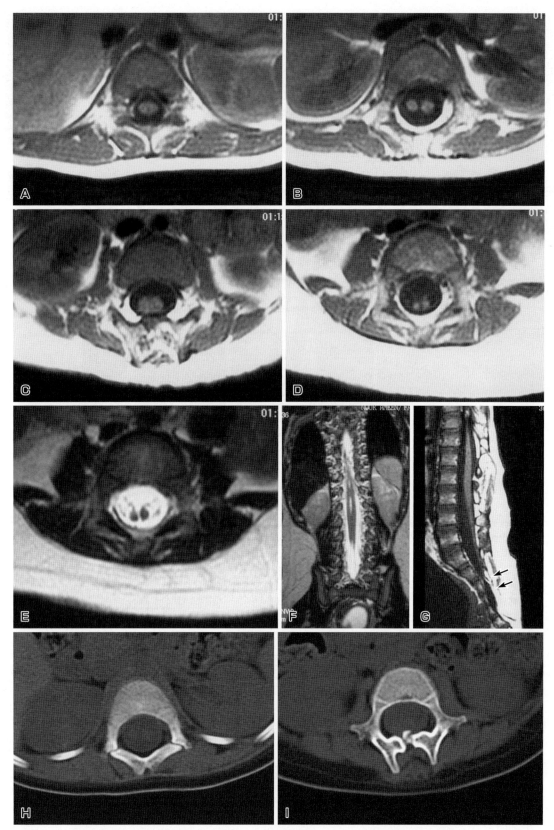

症例2　2型割髄症＋脂肪脊髄瘤，3歳，女児．背部 dimple，下肢変形にて精査．
A〜D：頭側から連続する T1 強調横断像　E：画像 D と同レベルの T2 強調横断像　F：T2 強調冠状断像　G：T1 強調矢状断像　H, I：腰椎レベル CT 骨条件像

脊髄はいったん左右に分離し（画像 B），その後に円錐部で合流（画像 C）するが，円錐下端（画像 D, E）では再び分離し，左右の前根・後根はおのおのの hemicord から出る．T2 強調冠状断像（画像 F）では分離と癒合の様子が描出されているが，これだけでは脊髄空洞症と区別できない．本症例では硬膜嚢は一つで，共有していると考えられる．T1 強調矢状断像（画像 G）で脂肪脊髄瘤（→）と脊髄係留が描出されている．CT 骨条件像では，脊髄が一つのレベルでほぼ正常の骨構造（画像 H），分離している部分では後方構造が 2 つあるような異常が認められる（画像 I）．脊柱管を二分する骨棘形成はみられない．

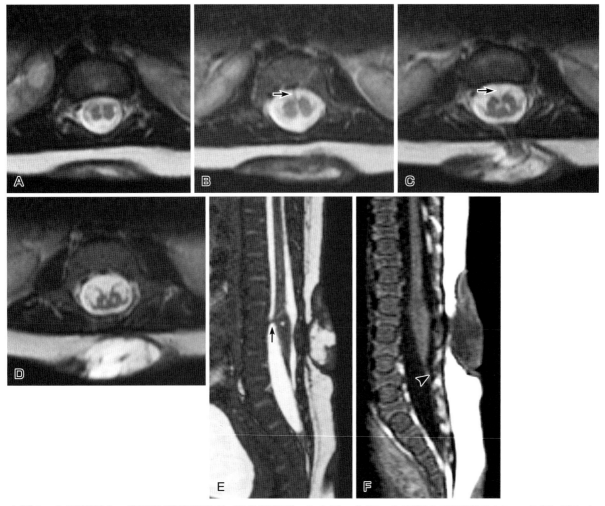

症例3　2型割髄症＋閉鎖性背側髄膜瘤・終糸脂肪腫，2カ月，女児．生下時より腰部正中に，皮膚に覆われた軟らかい腫瘤を認めた．
A～D：頭側から連続するT2強調横断像　E：CISS法矢状断像　F：T1強調矢状断像
　横断像では，左右に分離するhemicordが脊髄円錐部で再び癒合し，部分分離（partial cord splitting）となっている（画像A～D）．脊髄円錐部では両側の中心管拡張を伴っている（画像C，D）．細く淡い低信号を示す索状物（→）を正中部に確認できる．術中に軟らかい索状物が確認されている．皮下に突出していたのは異常骨構造と結合織を伴う閉鎖性背側髄膜瘤であった．脊髄円錐は低位で小さな終糸脂肪腫（画像F：▶）を伴っていた．

文　献

1) Naidich TP, et al：Congenital anomalies of the spine and spinal cord. Atlas SW（ed）：Magnetic Resonance Imaging of the Brain and Spine 2nd ed. Lippincott-Raven, Philadelphia, 1996, pp1265-1337
2) Pang D, et al：Split cord malformation：Part Ⅰ：A unified theory of embryogenesis for double spinal cord malformations. *Neurosurgery* **31**：451-480, 1992
3) Pang D：Split cord malformation：Part Ⅱ：Clinical syndrome. *Neurosurgery* **31**：481-500, 1992
4) Tortori-Donati P, et al：Spinal dysraphism：a review of neuroradiological features with embryological correlations and proposal for a new classification. *Neuroradiology* **42**：471-491, 2000
5) Schwartz ES, et al：Congenital anomalies of the spine. Barkovich AJ, et al（eds）：Pediatric Neuroimaging 5th ed. Lippincott-Williams & Wilkins, Philadelphia, 2012, pp857-922
6) Tortori-Donati P, et al：Congenital malformation of the spine and spinal cord. Tortori-Donati P（ed）：Pediatric Neuroradiology. Springer, Heidelberg, 2005, pp1551-1608
7) Rossi A, et al：Current classification and imaging of congenital spinal abnormalities. *Semin Roentgenol* **41**：250-273, 2006

12 tight filum terminale

概念と臨床

係留脊髄症候群（tethered cord syndrome）が，術後や炎症後などでの二次的変化も含めて脊髄が係留されるすべての状態を指す臨床的な診断名なのに対し，tight filum terminale は二次神経管形成の過程での retrogressive differentiation の異常に関連するまれな先天性異常であり，診断名は終糸が太く短いという特徴によるものである．その結果，発生途上で脊髄円錐の上昇が妨げられ，脊髄係留状態が引き起こされる．定義としては他の奇形を伴わないが，皮膚洞や割髄症などに伴うことが多いとされる．脊髄円錐低位の所見は必ずみられるわけではないが，86%以上で脊髄円錐下端はL2椎体以下であるとされる[1,2]．Tortori-Donati や Rossi の分類でのオリジナルの記載では脂肪（腫）の合併については書かれていないが，最近の教科書や文献では終糸線維脂肪腫とオーバーラップさせて記載しているものや，脂肪成分の存在や終糸嚢胞の合併を記載しているものが多いので[3,4]，終糸脂肪腫と概念および診断名で重複する部分がある．

撮像法

他の脊髄先天性奇形と同様である．T1強調および T2強調の矢状断像とともに終糸の横断像で太さを確認する．終糸の太さの評価には，矢状断像，横断像ともに薄いスライス厚で撮像することが望ましいが，MRIでの終糸の太さの評価は必ずしも容易ではない．

画像所見

1. MRI

正常の終糸は，MRIでの計測は難しい面があるが，L5-S1で太さは2mm以下とされている[5]．tight filum terminale では，終糸は太く短く，その結果として脊髄係留状態となり，脊髄円錐は低位を示す（**症例1, 2**）．脊髄係留の状態では，脊髄円錐は引き伸ばされて丸みを失い，先細りの形態を呈する（特に**症例1**）．

2. 単純X線およびCT

二分脊椎（後方骨性成分の癒合不全），側弯・後弯変形の合併が高頻度にみられる．

3. 超音波検査

引き伸ばされた低位脊髄円錐と太い終糸を認める．太い終糸はやや高輝度にみえることが多いので，脂肪腫との鑑別は必ずしも容易ではない（**症例2**）．

診断のキー

診断のキーは，太く短い終糸を描出することである．終糸は必ずしも脊柱管内の正中に存在するとは限らないので，横断像を含めた2方向での撮像は必須である．できれば通常のT1強調像，T2強調像に，スライス厚1mm程度の3DのMRI撮像などを追加して太さの評価を行う．

鑑別診断

1. 終糸線維脂肪腫

明らかな脂肪腫でない場合には，どちらに分類するのか難しい場合がある．発生学的にも同じ retrogressive differentiation の異常である．しかし，いずれでも終糸が短く脊髄係留の程度が強い場合には係留解除（untethering）の適応である．

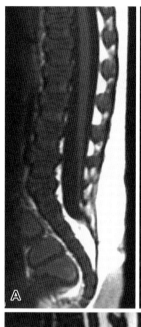
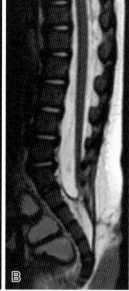
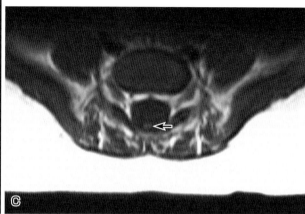
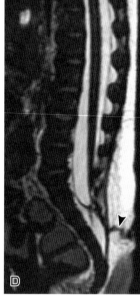

症例1　tight filum terminale，4カ月，男児．仙骨部正中に皮膚陥凹 (dimple)．

A：T1強調矢状断像　B：T2強調矢状断像　C：T1強調横断像　D：CISS法矢状断像（スライス厚1 mm）

T1強調矢状断像（画像A），T2強調矢状断像（画像B）で，終糸は短く，脊髄円錐は係留されて低位を示す．T1強調横断像（画像C）で，終糸は2 mm以上に肥厚して認められ（→），脊髄と等信号である．スライス厚1 mmのCISS法矢状断像（画像D）でも終糸の肥厚が確認できるとともに，皮下脂肪内から硬膜外脂肪層を横走する索状構造が認められる（▶）．手術では，皮膚陥凹部より連続する索状物が，硬膜外脂肪層を通り係留された終糸まで連続しているのが確認された．

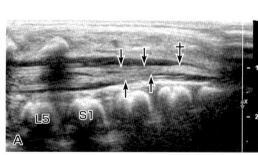
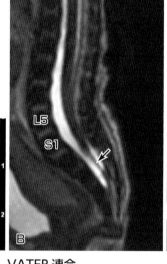
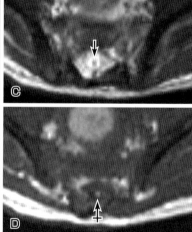

症例2　tight filum terminale，新生児男児．VATER連合．

A：超音波矢状断像　B：CISS法矢状断像　C：T2強調横断像　D：T1強調横断像

脊髄円錐は著しく低位でL5-S1レベルであり，終糸は著しく短い（画像A，B：→）．S1レベルの終糸は太く，計測上2 mmを超える（画像C：→）．化学シフトアーチファクトはみられず，このレベルでは脂肪は明らかでない．硬膜嚢最下端近くではわずかな脂肪信号が確認され（画像D：↔），同部は超音波検査で高輝度を示す（画像A：↔）．

文 献

1) Tortori-Donati P, et al : Spinal dysraphism : a review of neuroradiological features with embryological correlations and proposal for a new classification. *Neuroradiology* **42** : 471-491, 2000
2) Rossi A, et al : Current classification and imaging of congenital spinal abnormalities. *Semin Roentgenol* **41** : 250-273, 2006
3) Schwartz ES, et al : Congenital anomalies of the spine. Barkovich AJ, et al (eds) : Pediatric Neuroimaging 5th ed. Lippincott-Williams & Wilkins, Philadelphia, 2012, pp857-922
4) Unsinn KM, et al : US of the spinal cord in newborns : spectrum of normal findings, variants, congenital anomalies, and acquired diseases. *Radiographics* **20** : 923-938, 2000
5) Yundt KD, et al : Normal diameter of filum terminale in children : in vivo measurement. *Pediatr Neurosurg* **27** : 257-259, 1997

13 馬尾退行症候群

概念と臨床[1~6]

馬尾退行症候群（caudal regression syndrome）という名称に関しては，Tortori-Donatiは「尾のない人間においては退行という言葉はふさわしくないので，caudal agenesisという名称を使うべき」と提唱している[5,6]．躯幹尾側端の奇形で，この概念に含まれる病態の幅は広い．脊椎脊髄形成不全（仙椎から胸椎レベルまである）のほか，肛門・泌尿生殖器奇形，ひいては肺低形成を伴い，最重症型は両下肢の癒合した人魚体を呈する．代表的な病型である仙骨欠損の頻度は，およそ7,500出生に1例といわれている．男女差はなく，一卵性双生児の一人のみにもみられるなど遺伝性の要因は少ないが，少数の遺伝的背景が近年は報告されており，糖尿病の母親からの出生で頻度が高いといわれている．なお，仙骨欠損患児のうち16～20％が糖尿病の母親から出生していると報告されている[4]．

仙骨欠損患児では殿部，殿裂の発育が不良で，約20％に閉鎖性脊椎（脊髄）癒合不全症による皮下腫瘤を伴う．発生からも容易に想像できるように合併奇形は多岐にわたるが，消化管遠位および泌尿生殖器系の異常を伴う割合が高く，特に鎖肛の患者で顕著である（Currarino 3徴でも同様の機序が関連する）．また，鎖肛のレベルが高いほど腰仙椎奇形も重症の傾向がある．さらに，泌尿生殖器奇形のほか下肢変形，股関節脱臼などの整形外科的異常，心奇形もみられる．腰仙椎低形成の患者のうち約10％がOEIS連合〔臍帯ヘルニア（omphalocele），膀胱外反（exstrophy of the bladder），鎖肛（imperforate anus），脊髄奇形（spinal defects）〕，同じく約10％がVACTERL症候群（vertebral anomalies, anorectal malformations, cardiac malformations, tracheoesophageal fistulae, renal anomalies, and limb anomalies）を合併するといわれている．

馬尾退行症候群は2型に分けられ，1型は脊髄がL1椎体より頭側で終わるもので，通常は脊髄円錐下端の先細りが欠損したような変形を伴い，椎体欠損は胸腰椎レベルにまで及ぶことがある．2型は脂肪脊髄腫や脂肪脊髄髄膜瘤，脊髄嚢胞瘤などに伴って脊髄が係留される群で，仙骨欠損の程度は軽く，下位仙骨以下の欠損のみである．両型では臨床所見が異なり，本疾患の典型は1型である．

撮像法

T1強調矢状断像，T2強調矢状断像を基本とする．2型で閉鎖性脊椎（脊髄）癒合不全症を伴う場合は，それに適した撮像を追加する．仙骨前面や骨盤部の異常の頻度が高いので，初回検査では同部をアーチファクト防止の飽和パルス（saturation pulse）で消さないようにする．

画像所見[2,4,6]

1. MRI

脊髄尾側の低形成が重要な所見である．1型では，脊髄腹側でその所見が強いため楔状・棍棒状の形態を示すことが多く，下端はL1椎体より頭側に存在し，硬膜嚢は異常高位で終わる（**症例1**）．2型では，腰仙部脂肪腫，肥厚した終糸，終末脊髄嚢胞瘤などに伴って脊髄係留を呈する（**症例2**）．

2. 単純X線およびCT

単純X線およびCTで，さまざまなレベル以下の脊椎あるいは仙骨欠損を示す．最も尾側の2～3椎体は癒合するなどの異形成を呈することが多い．正常形態を示す最尾側の椎体のすぐ頭側で，骨性の脊柱管は狭窄を示すことがある．下肢変形など整形外科的合併症の所見が併せて認められる．

診断のキー

脊椎または仙骨欠損が診断の契機となる．MRIにて

脊髄および脊柱管の状態を評価する．仙骨前面や骨盤内の病変の合併頻度が高いので，同部の情報もスクリーニングするほうがよい．逆に下部消化管奇形，泌尿生殖器奇形の患者では，注意深く腰仙椎異常の有無を検索する必要がある．

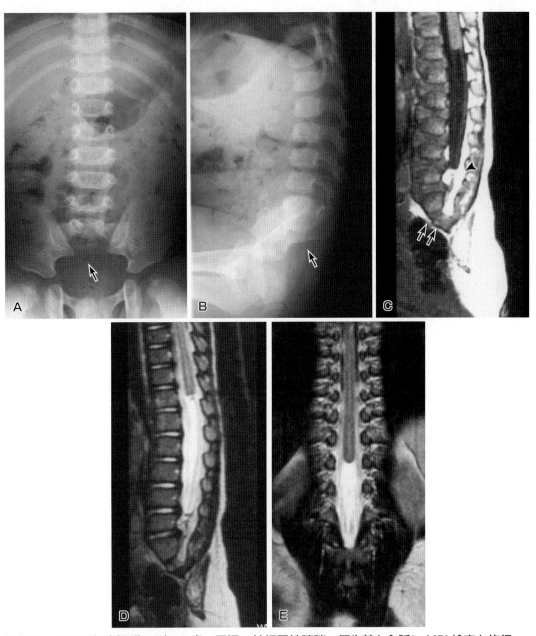

症例 1　馬尾退行症候群 1 型，1 歳，男児．神経因性膀胱，便失禁を主訴に MRI 検査を施行．
A：単純 X 線正面像　B：単純 X 線側面像　C：T1 強調矢状断像　D：T2 強調矢状断像　E：T2 強調冠状断像

　S2 以下の完全欠損と，両側腸骨が尾側で内側に偏位する骨盤変形を認める（画像 A，B：→）．MRIでは S2 以下の欠損と S1 での変形を認め（→），脊柱管と硬膜嚢はそれより頭側で先細りの形態（▶）を示す．脊髄下端は Th12 椎体で，下端は円錐下端の先細りを欠いた，あたかも切断されたような変形を示す（画像 C）．

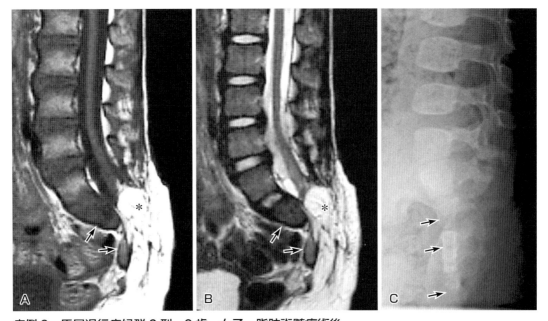

症例2 馬尾退行症候群2型,9歳,女子.脂肪脊髄瘤術後.
A:T1強調矢状断像 B:T2強調矢状断像 C:1歳時の腰仙椎単純X線側面像
硬膜嚢の最尾側で皮下脂肪に連続する脂肪腫(＊)を認め,脊髄は係留されている.terminal lipoma
とも呼ばれる脂肪脊髄瘤の所見である(画像A,B).S2以下は変形・欠損している(画像A〜C:→).

文 献

1) Naidich TP, et al:Congenital anomalies of the spine and spinal cord. Atlas SW (ed):Magnetic Resonance Imaging of the Brain and Spine 2nd ed. Lippincott-Raven, Philadelphia, 1996, pp1265-1337
2) Pang D:Sacral agenesis and caudal spinal cord malformations. *Neurosurgery* **32**:755-778, 1993
3) Diel J, et al:The sacrum:pathologic spectrum, multimodality imaging, and subspecialty approach. *Radiographics* **21**:83-104, 2001
4) Schwartz ES, et al:Congenital anomalies of the spine. Barkovich AJ, et al (eds):Pediatric Neuroimaging 5th ed. Lippincott-Williams & Wilkins, Philadelphia, 2012, pp857-922
5) Tortori-Donati P, et al:Spinal dysraphism:a review of neuroradiological features with embryological correlations and proposal for a new classification. *Neuroradiology* **42**:471-491, 2000
6) Tortori-Donati P, et al:Congenital malformation of the spine and spinal cord. Tortori-Donati P (ed):Pediatric Neuroradiology. Springer, Heidelberg, 2005, pp1551-1608

14 分節性脊椎形成異常症

概念と臨床[1〜5]

分節性脊椎形成異常症（segmental spinal dysgenesis）は，きわめてまれな病態で，臨床的定義は次の4つである．①腰椎または胸腰椎の分節状の無形成・異形成，②同レベルの脊髄と神経根の分節状の異常，③先天性の対麻痺，そして④先天性下肢変形である．胎生期発達中の脊椎脊髄の分節状奇形，または部分的な外傷によると推察されている．好発部位は胸腰椎移行部で，腰椎・腰仙椎レベルにも起こりうる．脊髄は，脊椎異常のレベルで低形成または完全に欠損している．脊椎異常の尾側では太く低位を示す脊髄を認める．

特徴的画像および臨床像を呈する独立した疾患であるが，発生学的側面では脊椎と脊髄の分節状異常という点で，馬尾退行症候群（caudal regression syndrome, caudal agenesis）と原因を同じくするものとTortori-Donatiは推測している．ただし，馬尾退行症候群に比べて分節性脊椎形成異常症がきわめてまれ（約1/10以下）なのは，この奇形の発生する胎生期の胎芽では尾側の脊索（notochord）や下肢のほうが損傷をはるかに受けやすいからであると考えられている[1]．

撮像法

脊椎変形が強いので，一断面での撮像が難しい場合が多い．狭窄・変形した脊柱管の情報を得るためには薄いスライス厚の連続画像が必要になる．

画像所見

1. MRI

頭側から分節状脊椎奇形の脊柱管狭窄部に向かって，さまざまな程度の脊髄の先細り，または完全欠損を認める（症例1G〜I）．脊柱管狭窄部の尾側では，再び硬膜嚢や脊髄構造が確認されるが，脊髄はしばしば太く低位である（症例1G〜I：＊）．重症例では，脊髄は完全に上下で分かれており，頭側断端は馬尾退行症候群1型のように途切れたような形態を呈することがある．軽症・中等症では，狭窄部での脊髄は細いか，または索状である（症例1G〜I）．高頻度に他の閉鎖性脊椎（脊髄）癒合不全症（報告では背側皮膚洞，硬膜内脂肪腫，tight filum terminale など）を合併する．

2. 単純X線およびCT

単純X線で脊椎後弯変形を認め，一つまたは複数の椎体の低形成や欠損を認める（症例1A）．後方成分にも低形成・異形成を認め，病変レベルでの骨性の脊柱管は著しく狭い．椎体の奇形・変形，脊柱管狭窄などの骨奇形の全貌を明らかにするには再構成画像のCT-MPR，3D-CTが役立つ（症例1B〜F）．

診断のキー

脊椎の分節的な低形成・欠損が，椎体と後方成分の両方にみられることが特徴である．先天性の脊椎奇形，後側弯に伴う脊柱管狭窄と，同レベルでの脊髄の欠損または低形成という，この病態定義を知ることが診断のキーである．

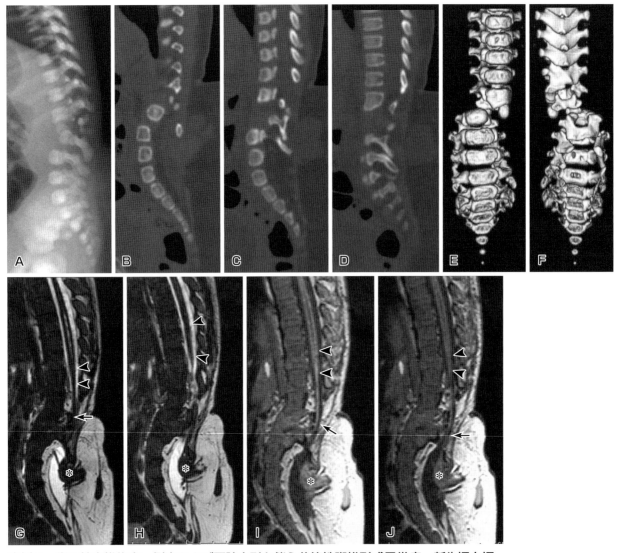

症例1　先天性脊椎後弯・側弯および下肢変形を伴う分節性脊椎形成異常症，新生児女児.
　A：胸腰椎単純X線側面像　B〜D：CT-MPR矢状断像　E：3D-CT正面像　F：3D-CT後面像　G，H：3歳時のMRI 薄いスライス厚のheavy T2強調像（CISS法）　I，J：3歳時のMRI 薄いスライス厚のT1強調像（FLASH法）
　胸腰椎移行部に変形を伴う複数の椎体低形成・無形成を認め，後弯変形をきたしている（画像A〜D）．3D-CT画像で明らかなように側方への変形も著しい（画像E，F）．
　MRIでは同レベルでの脊柱管の狭窄は著しく，頭側の脊髄は先細り変形を呈し（▶），狭窄部では著しく細く認められる（→）．狭窄部の尾側では脊髄は太く低位で（＊），脂肪脊髄瘤を形成している（画像G〜J）．頭側の脊髄内には中心管拡張を認める.

文　献

1) Tortori-Donati P, et al：Segmental spinal dysgenesis：neuroradiologic findings with clinical and embryologic correlation. *AJNR Am J Neuroradiol* **20**：445-456, 1999
2) Schwartz ES, et al：Congenital anomalies of the spine. Barkovich AJ, et al（eds）：Pediatric Neuroimaging 5th ed. Lippincott-Williams & Wilkins, Philadelphia, 2012, pp857-922
3) Tortori-Donati P, et al：Spinal dysraphism：a review of neuroradiological features with embryological correlations and proposal for a new classification. *Neuroradiology* **42**：471-491, 2000
4) Tortori-Donati P, et al：Congenital malformation of the spine and spinal cord. Tortori-Donati P（ed）：Pediatric Neuroradiology. Springer, Heidelberg, 2005, pp1551-1608
5) Rossi A, et al：Current classification and imaging of congenital spinal abnormalities. *Semin Roentgenol* **41**：250-273, 2006

15 前仙骨髄膜瘤/Currarino 3 徴

概念と臨床[1~5]

　前仙骨髄膜瘤（anterior sacral meningocele）は，仙骨腹側部の局所的形成不全あるいは欠損のため，髄液に満たされた囊胞が仙骨前面に突出する病態である．通常は硬膜とくも膜を囊胞壁にもち，硬膜管との交通がある．直腸背側の腫瘤の約5％を占めるとされる．直腸肛門奇形を合併する頻度が高く，その場合はCurrarino 3 徴（Currarino triad；3 徴の定義は仙骨部分欠損，直腸肛門異常，仙骨前面腫瘤で，必ずしも髄膜瘤である必要はなく，奇形腫などでもよい）と呼ばれる病態を呈する．Currarino 3 徴のうち約半数は遺伝性（常染色体優性）であるとされ，仙骨前面腫瘤の中の約半数が髄膜瘤，4 割弱が奇形腫と報告されている．単独の髄膜瘤は，神経線維腫症やMarfan 症候群など，硬膜の脆弱性をもつ疾患でみられる．先天性の病変であるが，脊髄係留のない単純な髄膜瘤の場合には10代以降成人期まで診断されないこともある．症状としては，髄膜瘤の圧迫症状と関連する可能性のある便秘，頻尿，下腹部痛，腰痛などがある．また，他の髄膜瘤と同様に体位変換に伴う髄液動態の変化から頭痛を起こすことがある．重複子宮などの婦人科系の奇形との合併も高頻度である．

　常染色体優性遺伝を示す割合が高いため，症状が希薄でも家族の検索をすることが推奨されている．

撮像法

　T1 強調およびT2 強調の矢状断像，横断像が基本である．仙骨前面腫瘤の性状確認のため，髄膜瘤の診断には水を強調した脂肪抑制画像を用いる．脊柱管内と腫瘤の詳細な関係を描出するためには薄いスライス厚のCISS 像などを用いる．

画像所見

1. MRI

　前仙骨髄膜瘤では，仙骨前部の欠損部を通って脊柱管内硬膜囊から連続した髄液信号の囊胞状病変が認められる．脊柱管内の病変の有無とともに，脊髄，終糸と髄膜瘤の関連を明らかにすることが手術前情報として重要である．また，骨盤内の合併奇形の有無も同時に評価する必要がある．

2. 単純X線およびCT

　単純X 線にて仙骨の部分欠損（典型的には弧状の欠損；scimitar sacrum）がみられる．CT，3D-CT でも仙骨の欠損が描出できる．**症例1** は古い症例で，わかりやすさを目的として脊髄造影（ミエログラフィー）を提示したが，現在ではMR ミエログラフィーまたはHeavy T2 強調像を撮像すれば，侵襲的検査をする必要はない．

診断のキー

　鎖肛に合併する場合があるので，鎖肛の患児では必ず仙骨の形態をきちんと確認し，疑いのある場合には，超音波検査，CT，MRI のいずれかで評価を行う．仙骨前部に髄膜瘤や腫瘤があることを知らずに直腸肛門形成の根治術を行うと，髄膜瘤を傷つけたり，腫瘤内に入り込んだりすることで，大きな合併症を引き起こす可能性がある．筆者も，他院で人工肛門を設置された患児がバリウムの写った単純X 線のみを撮影され仙骨異常に気づかれないまま根治術のために転院してきた後，根治術前日のCT で仙骨前面腫瘤を指摘し，脳神経外科との共同手術のために手術延期とさせた経験がある．

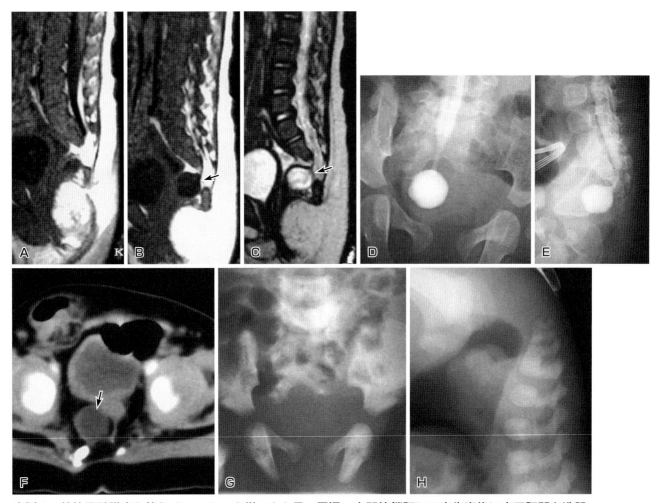

症例 1 前仙骨髄膜瘤を伴う Currarino 3 徴，6 カ月，男児．中間位鎖肛にて出生直後に人工肛門を造設．
　A，B：T1 強調矢状断像　**C**：T2 強調矢状断像　**D**：ミエログラフィー正面像　**E**：ミエログラフィー側面像　**F**：単純 CT
　G：胸腹部単純 X 線正面像（骨盤部のみ提示）　**H**：生下時の倒立位単純 X 線側面像（invertogram）

　MRI 矢状断像では，仙骨の低形成と仙骨前面の小囊胞（→）を認め，脊柱管内には終糸脂肪腫と脊髄円錐の低位がみられる（画像 A〜C）．囊胞が硬膜囊と連続しているかどうかの証明は困難であったが，ミエログラフィー（画像 D，E）にて前仙骨髄膜瘤であることが証明された．単純 CT では，仙骨低形成とそこに接する囊胞（→）が認められる（画像 F）．胸腹部単純 X 線正面像では仙骨下部の欠損が認められる（画像 G）．

　生下時に鎖肛の高さを確認するために行われた invertogram（画像 H）では仙骨下端の欠損が明らかである．したがって，この時点から Currarino 3 徴の可能性も念頭において検査を進める必要がある．なお，MRI で脊柱管と髄膜瘤の関係が評価できる場合には，脊髄造影検査は不要である．

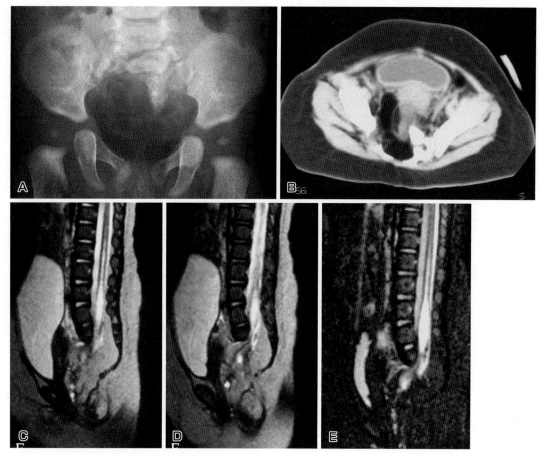

症例2　Currarino 3徴，4カ月，女児．
A：骨盤単純X線正面像　B：単純CT　C, D：T2強調矢状断像　E：STIR像
　骨盤単純X線正面像（画像A）では典型的な弧状の仙骨欠損（scimitar sacrum）がみられる．単純CTでは仙骨欠損部に接して，脊柱管内と連続する脂肪と髄液吸収値の腫瘤が仙骨前面に進展する様子が描出されている（画像B）．MRIでは仙骨欠損部から脊髄係留を伴って脂肪と囊胞状病変が仙骨前面に突出している．脊髄には脊髄空洞症（あるいは terminal syringohydromyelia と呼ぶべきであろうか）が認められる（画像C, D）．STIR像にて囊胞状成分と硬膜囊の連続性が描出されている（画像E）．この仙骨前面腫瘤は脂肪脊髄髄膜瘤（lipomyelomeningocele）の形態と診断できる．

文　献

1) Currarino G, et al：Triad of anorectal, sacral and presacral anomalies. *AJR Am J Roentgenol* **137**：395-398, 1981
2) Pfluger T, et al：MRI and radiographic findings in Currarino's triad. *Pediatr Radiol* **26**：524-527, 1996
3) Naidich TP, et al：Congenital anomalies of the spine and spinal cord. Atlas SW（ed）：Magnetic Resonance Imaging of the Brain and Spine 2nd ed. Lippincott-Raven, Philadelphia, 1996, pp1265-1337
4) Schwartz ES, et al：Congenital anomalies of the spine. Barkovich AJ, et al（eds）：Pediatric Neuroimaging 5th ed. Lippincott-Williams & Wilkins, Philadelphia, 2012, pp857-922
5) Tortori-Donati P, et al：Congenital malformation of the spine and spinal cord. Tortori-Donati P（ed）：Pediatric Neuroradiology. Springer, Heidelberg, 2005, pp1551-1608

16 仙尾部奇形腫

臨床[1,2)]

仙尾部奇形腫（sacrococcygeal teratoma）は，仙骨前面のみのもの，尾骨部より外下方に懸垂するもの，その両方向に発育するものがあり，後二者の割合が高いため，多くは出生時に殿裂より下方に突出する腫瘤として発見される．脊椎（脊髄）癒合不全症に伴う腫瘤は，通常は殿裂より上方にみられるので，臨床的な鑑別点となる．骨盤内に主座をおく腫瘤では便秘を主訴に発見されることがあり，直腸診で直腸背側の腫瘤として触知できる．80％が女児に発生するといわれている．最近では胎児診断される例が増加している（**症例 3**）．

発生部位により4型に分類されている（Altmanの分類）．すなわち1型は，ほとんどが仙尾部下方に外方発育するもの（47％），2型は骨盤内と外方発育の両方を示すもの（35％），3型は外方発育も認めるが主に骨盤内・腹部に主座をおくもの（8％），4型は仙骨前面に限局するもの（10％）である[3)]．

新生児期から生後1ヵ月時までに発見されるものはほとんどが良性で，発見時期が遅れるにつれ未熟成分や悪性（悪性奇形腫や卵黄嚢癌）の頻度が増し，生後2ヵ月を過ぎると50～90％が悪性となる．

奇形腫群の中には，初診時に良性と診断されてもその後に悪性として再発するものがあり，注意深い経過観察が必要である．再発を避けるためには切除時に尾骨を合併切除することが必要である．

仙尾部奇形腫では，鎖肛や仙骨奇形などの合併奇形の頻度が高い（約18％）ので，その評価にもMRIは重要である．

予後に関して最も影響するのは，胎児期・新生児期には腫瘍内シャントによる心不全で，次に合併する内臓奇形の問題である．その後の時期では腫瘍そのものの悪性度による．

撮像法

T1強調およびT2強調の矢状断像が必須である．仙尾骨および脊柱管内への進展をみるためには，脂肪抑制のT2強調像，脂肪抑制の造影T1強調像が有用である．

画像所見

1. MRI

仙骨前面から骨盤内・腹部や，尾骨部から外方に発育する嚢胞状成分を含む腫瘤として認められる．直腸を含めた骨盤内臓器は腹側（かつ頭側）に偏位する．特徴的部位と腫瘤性状から比較的容易に診断できる．鑑別疾患としては，閉鎖性脊椎（脊髄）癒合不全症に伴う仙骨前面の腫瘤（前方髄膜瘤や脂肪脊髄髄膜瘤など）があるが，脊椎と脊柱管内構造との関係を観察すれば，通常，鑑別は容易である．MRI診断のポイントは，骨盤内臓器との関係（圧排・進展状況）と，仙骨・尾骨浸潤および脊柱管内進展の有無をみることにある．腫瘤による骨盤内臓器の圧排のため，尿閉，水腎水尿管症や子宮膣嚢腫をきたすことがあり（**症例1**），その有無と状態もMRIで確認できる．

2. 単純X線およびCT

CTでは，嚢胞状成分と軟部組織成分を含む仙骨前面の腫瘤として描出される（**症例2**）．脂肪や石灰化の吸収値が容易に確認できるのも利点である．ただし，石灰化や脂肪がなくても成熟奇形腫の否定にはつながらない．多血腫瘤であることが多いので，流入動脈や導出静脈を確認するためにはCTアンギオグラフィー（CTA）を含めた造影CTが術前情報として有用である．

単純X線では軟部腫瘤として認められ，ときに脂肪成分を示す骨透亮像や石灰化・骨化成分が確認できる．尾側に張り出した症例では，尾骨と恥骨の解離を認めることがある（**症例1**）．

診断のキー

腫瘍の存在部位が直腸背側，仙骨前面であることをきちんと描出する．

外方発育が主たる症例では悪性の頻度が8%にすぎないのに対し，骨盤から腹部に進展する内方発育型や，仙骨前面に限局する症例では，悪性頻度が34〜38%と高いといわれている．そのため，MRIにて腫瘍の進展範囲を正確に診断することが臨床的に重要である．

 鑑別診断

1. 前方髄膜瘤

仙骨前面に存在する他の腫瘍性病変には，前方髄膜瘤がある．この場合には，骨構造の欠損とともに脊柱管内構造との連続性がみられる．ただし，前方髄膜瘤と奇形腫の合併もありうる．

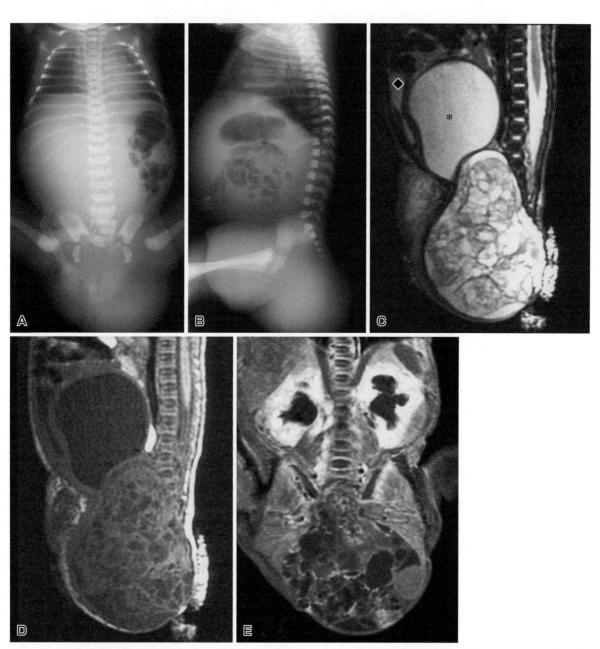

症例1 仙尾部奇形腫，新生児女児．胎児超音波検査，MRIにて仙尾部奇形腫と診断されていた．帝王切開出生時に仙尾部・会陰部より下方に大きく突出する腫瘤が確認され，生後2時間でMRIを施行．同日切除術を施行し，成熟奇形腫と診断された．

A：胸腹部単純X線正面像　B：胸腹部単純X線側面像　C：T2強調矢状断像　D：T1強調矢状断像　E：造影後脂肪抑制T1強調冠状断像

仙尾部から下方へ大きく突出する腫瘤を認める．坐骨結節の解離を伴っている．仙骨前面から大きく下方に突出する，内部に多数の囊胞を伴った腫瘤であり，仙尾骨および脊柱管内への浸潤を示唆する所見を認めない．膀胱（◆）と腫瘤の間の緊満した巨大囊胞構造（＊）は腟囊腫である．両側腎盂・腎杯の拡張が認められる．

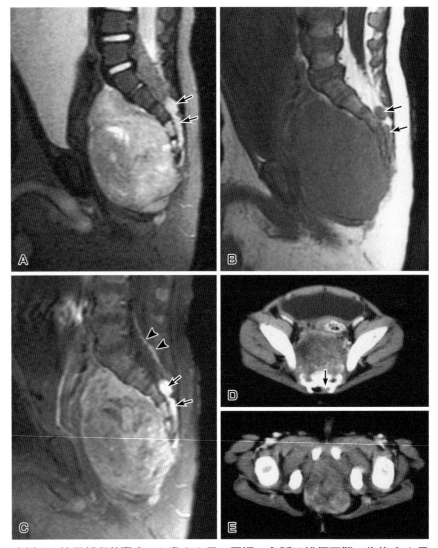

症例2 仙尾部卵黄嚢癌，1歳2カ月，男児．主訴は排便困難．生後3カ月ごろより便秘気味であり，1歳1カ月からは排便時にうなるようになった．近医にて直腸診で腫瘍を触知され精査入院する．

A：T2強調矢状断像　B：T1強調矢状断像　C：造影後脂肪抑制T1強調矢状断像　D，E：造影CT

　MRIでは，仙骨前面にT2強調矢状断像で不均一な高信号（画像A），T1強調矢状断像で筋と等信号（画像B）で，造影後には不均一な強い増強効果を呈する巨大な腫瘍を認め，直腸は腹側に，膀胱は腹側・頭側に偏位している．S4-5椎体では腫瘍浸潤のため信号異常と増強効果を伴い，その背側の硬膜外脂肪織内に進展している（画像A〜C：→）．また，L5以下の硬膜管腹側に線状の増強効果（画像C：▶）が認められ，硬膜管内進展も疑われる．腫瘍は下方への外方進展も示すが，主体は仙骨前面骨盤内にある．

　造影CTでは，仙骨前面から恥骨結合レベルの会陰部にかけて，不均一な増強効果を示す軟部腫瘤を認め，脊柱管内進展が認められる（画像D：→）．腸管，膀胱は腹側に圧排偏位している．

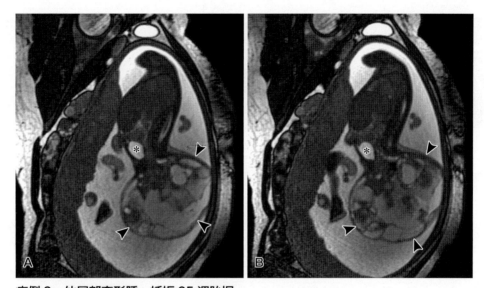

症例 3　仙尾部奇形腫, 妊娠 25 週胎児.
　A, B：胎児の腰仙椎に合わせた T2 強調 TrueFISP 法矢状断像.
　　仙骨前面に, 膀胱（＊）との間から尾側に大きく突出する巨大な腫瘍（▶）を認め,
　内部に充実性成分と複数の囊胞状成分を認める.

文　献

1) Cohen MD：Imaging of Children with Cancer. Mosby-Year Book, St. Louis, 1992, pp308-369
2) Moore KR：Congenital abnormalities of the spine. Coley BD（ed）：Caffey's Pediatric Diagnostic Imaging 12th ed. Saunders, Philadelphia, 2013, pp449-481
3) Altman RP, et al：Sacrococcygeal teratoma：American Academy of Pediatrics Surgical Section Survey-1973. *J Pediatr Surg* **9**：389-398, 1974

17 尾腸囊胞

臨床

尾腸囊胞(tailgut cyst；直腸後部囊胞性過誤腫)は，胎生期の尾腸(postanal gut)が遺残し囊胞化したものである．尾腸は胎生第4週に尿直腸中隔形成前の総排泄腔の下端部に発生し，第6週はじめに最大となってから，本来は第7週で消退する．一方，胎生第4週後期〜第5週早期(胎生27〜29日)に神経管下端の後神経孔が閉鎖し〔一次神経管形成(primary neurulation)〕，第6週には脊髄遠位端が形成される〔二次神経管形成(canalization)〕．このため，発生過程で尾腸が脊柱管内や硬膜囊内に迷入することもある．

約1人/4万人とまれな疾患ではあるが，中年女性に好発し(男女比=1：3)，約半数は無症状で偶然発見される．症状がある場合は，圧迫感，頻尿，排便障害や局所疼痛を訴える．

合併症としては易感染性(30〜50％)が多く，易出血性である．腺癌などへ悪性転化する危険性も高い(約10％)．ただし，正常上皮組織も糖鎖抗原であるCA19-9 (carbohydrate antigen 19-9)を産生しているため，循環しない閉鎖腔に炎症を重畳すると腺癌がなくても血中CA19-9高値となり，腫瘍マーカーの評価には注意を要する．また，女性ホルモンの影響で，女性に神経内分泌腫瘍(カルチノイド)を合併しやすいとの報告もある．

発生部位は直腸と仙骨部との間にあり，頭側は腹膜翻転部，尾側は肛門挙筋に境界される．ただし，異所性に腎周囲腔，直腸肛門前方，仙骨後方，場合によっては前述のように硬膜囊内に認めることもある．なお，発生部位によって悪性腫瘍合併の頻度が異なるわけではない．一般的に，前仙骨部の発達性囊胞として類上皮腫，類皮腫，粘液産生囊胞(腸管囊胞，神経腸管囊胞)および成熟囊胞性奇形腫がある．このうち尾腸囊胞は，直腸重複腸管とともに腸管囊胞に分類される．

病理では，尾腸囊胞は2〜4層の円柱上皮で覆われた管腔構造をもち，内部には落屑した上皮や粘液が充満している．筋層や漿膜をもたない．これに対し，類皮囊腫では扁平上皮，類皮腫では扁平上皮および皮膚付属器成分，重複腸管では漿膜・筋層や筋間神経叢，奇形腫では三胚葉由来成分や石灰化を認める．尾腸囊胞を他の前仙骨部囊胞性病変と鑑別する意義は，他病変に比べて悪性腫瘍を合併する危険性が高いことにある．

画像所見

1．MRI

典型的には前仙骨部に分葉状多房性病変もしくは，大きな囊胞状構造の周囲に小さな囊胞を伴う病変として描出される．単房性のこともあるが，多房性では隔壁が薄い．内部には漿液性の信号強度を認める．ただし，内容液の蛋白濃度の高さによってはT1強調像で高信号を示したり，T2強調像で低信号を示したりすることもある(症例1A〜C)．通常は造影剤増強効果を伴わない．しかし，感染があれば，壁の肥厚や，周囲軟部組織の炎症波及像を認める．

2．CT

CTでも内容液によっては，漿液性でない吸収値を示すこともある(症例1D)．病変が大きくても，近接する仙尾骨の骨破壊を伴わないのが特徴である．卵殻状の石灰化を伴うこともある．

診断のキー

中年女性の前仙骨部に，仙尾骨の骨破壊を伴わない分葉状多房性病変をみた場合に疑う．ただし，CA19-9は悪性指標にならない．

鑑別診断

前仙骨部囊胞性病変の鑑別(尾腸囊胞は除く)は以下の通りである

1. 発達異常
   a．類上皮腫：画像的な区別は難しい．
   b．類皮腫：不均一な内容物を含む．
   c．直腸重複腸管：直腸壁との連続性を認めることがある．
   d．神経腸管嚢胞：画像的な区別は難しい．
   e．嚢胞性仙尾骨奇形腫：石灰化/骨化や仙尾骨の骨破壊を伴う．

2. 脊椎関連
   a．前仙骨髄膜瘤：硬膜嚢から連続している．
   b．傍神経根嚢胞：神経根との連続性を認める．
   c．嚢胞性神経鞘腫/中皮腫．
   d．壊死性仙骨脊索腫：骨破壊がある．

3. 直腸肛門関連
   a．外陰部・肛門管/バルトリン腺嚢胞：典型的な発生部位と異なる．
   b．痔瘻/肛門周囲膿瘍：直腸との連続性を認める．
   c．壊死性直腸平滑筋肉腫：直腸壁由来である．
   d．腹膜外偽粘液腫：画像的な区別は難しい．

4. 腹膜関連
   a．膀胱直腸窩播種：腹膜もしくは腹腔内の病変である．
   b．後腹膜仮性嚢胞/封入嚢胞（術後性/感染性/外傷性）：画像的な区別は難しい．
   c．傍卵巣嚢胞：画像的な区別は難しい．
   d．傍尿管尿瘤：尿管周囲に認める．
   e．膿瘍：画像的な区別は難しい．

5. その他
   a．リンパ嚢腫：開腹術の既往がある．
   b．嚢胞性リンパ管腫：分葉状多房性であり，画像的な区別は難しい．
   c．静脈性血管腫/血管奇形：内部に造影剤増強効果を認める．
   d．血腫：外傷歴や服薬歴がある．

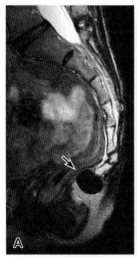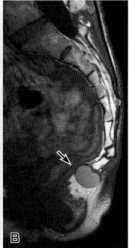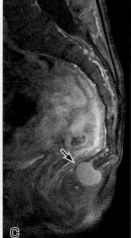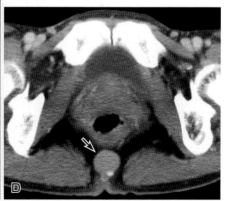

症例1 尾腸嚢胞，50代，女性．難治性高血圧の原因として原発性アルドステロン症（右副腎皮質腺腫）の術前検査で骨盤部腫瘤を指摘された．これに関する臨床症状はない．

A：T2強調矢状断像では，直腸後部で仙骨下端に接する境界明瞭な嚢胞構造があり，内部は低信号（→）を示している．病変は尾骨により圧排変形しているようにみえる．脊柱管や神経根との連続性は認めない．硬膜嚢内の占拠性病変や脊髄係留も伴っていない．
B：T1強調矢状断像では，同部は被膜に囲まれた淡い高信号を示しており（→），高蛋白成分の内包を疑う．不整な隔壁や壁在結節は付随していない．
C：造影後脂肪抑制T1強調矢状断像では，辺縁部を含めて増強効果を認めない（→）．
D：造影CT（尾骨下端レベル）では，病変は筋とほぼ等吸収値か，やや高吸収値を示す（→）．尾骨の骨破壊は認めず，粗大な石灰化巣や脂肪成分を伴っていない．

文献

1) Niazi TN, et al : Isolated intradural lumbosacral tailgut cyst with carcinoid features. *J Neurosurg Spine* **14** : 382-387, 2011
2) Mathis KL, et al : Malignant risk and surgical outcomes of presacral tailgut cysts. *Br J Surg* **97** : 575-579, 2010
3) Aflalo-Hazan V, et al : Tailgut cysts : MRI findings. *Eur Radiol* **18** : 2586-2593, 2008

18 脊椎形成・分節化の変異

(1) 脊椎形成異常

臨床

　脊椎形成異常（vertebral anomaly）は，①脊柱原基の形成異常である楔状椎（wedge vertebra），半椎（hemivertebra），蝶形椎（butterfly vertebra）や椎弓癒合不全・欠損，②硬節〔椎板（sclerotome）〕の分節化障害である移行椎（transitional vertebra）や癒合椎〔assimilation vertebra；塊状椎（block vertebra）〕，および，③これらの合併した奇形に分けられる．脊椎形成異常は，先天性脊柱側弯の原因となるほか，脊髄髄膜瘤や二分脊髄（割髄症）を合併することがある．また，VATER連合〔椎骨欠損（vertebral defects），肛門閉鎖（anal atresia），気管食道瘻（tracheoesophageal fistula），橈骨および腎臓奇形（radial and renal anomalies）〕など多臓器異常の一部として認められることもある．

　胎生第4週に体節（somite）から分化した硬節が脊髄や脊索を取り囲み，第7週には各硬節の下半分は下位硬節の上半分と癒合して前軟骨性椎体を形成する．椎体は発生前期には左右一対の軟骨中心から，発生後期には脊索の遺残物により前後に一時的に分かれた一つの骨化点から発生する．脊椎の骨化中心が完全に骨化し，完成するのは25歳以上である．左右の椎弓の骨化中心は，環椎に胎生2カ月末から出現し，しだいに尾側に骨化が進んで胎生4カ月にはすべての椎弓に骨化が起こる．棘突起は一次性の骨化中心をもたず，生後1年で椎弓から後方に伸展し始める．椎体と椎弓が椎体軟骨結合（neurocentral synchondrosis）部で癒合するのは3～8歳である（**症例1**）．

　楔状椎は椎体の部分的低形成であり，椎弓は保たれるが，半椎は脊椎片方が完全に欠損している．半椎は前軟骨期（precartilaginous stage）に軟骨中心の片方が欠損すれば側方の半椎となり，骨化期に異常が起これば前後方向の半椎となる．胸椎の半椎には椎弓のみならず肋骨の形成異常を伴い，先天性心疾患の合併も多い．また，椎体の左右の軟骨中心が癒合せず中央部に脊索が異残すると蝶形椎になる．

　椎弓癒合不全・欠損は5型に分けられる（**図1**）．腹側から背側へ順に，①椎体軟骨結合遺残（persistent neurocentral synchondrosis），②脊椎体後部裂〔retrosomatic cleft；椎弓根裂（pedicular cleft, pediculolysis）〕，③脊椎分離症〔spondylolysis；関節突起間裂（pars interarticularis cleft）〕，④脊椎峡後部裂（retroisthmic cleft, laminolysis），⑤二分脊椎（spina bifida）である．この中では，脊椎分離症の頻度が最も多く，脊椎峡後部裂が最も少ない．

　椎体軟骨結合遺残は，左右の椎弓の骨化中心と椎体の骨化中心との癒合不全であり，椎体後外側部に認め

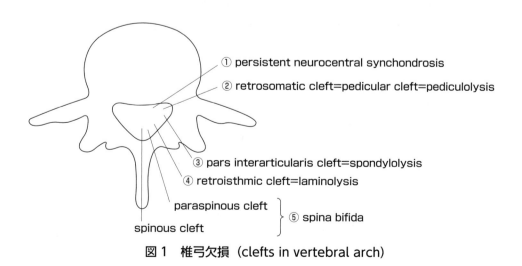

図1　椎弓欠損（clefts in vertebral arch）

られる．

　脊椎体後部裂は，30歳以上の女性に好発するまれな病態である．横突起より腹側の椎弓根に通常は一側性の骨欠損がある．骨欠損は冠状断面に水平である．骨欠損部に軟骨の介在が認められることがあり，外傷性よりも骨化中心の異常による先天性疾患と考えられてきた．しかし，同一椎体の対側に脊椎分離症を合併することが多く，この脊椎分離症による対側の疲労骨折と考える向きもある（pediculolysis）．なお，先天性椎弓根欠損（congenital absence of the pedicle）は，胎生期に起きた大きな脊椎体後部（椎弓根）裂の結果生じると考えられている．腰椎＞頸椎＞胸椎の順に好発するまれな病態であり，神経線維腫症や他の泌尿生殖器などの奇形と合併する．ただし，通常は関連する症状を起こさないため偶然に発見される．患側の椎間関節は背側に偏位して椎間孔が拡大している．拡大した椎間孔には脂肪，神経根および血管が認められる．

　脊椎分離症は，関節突起間部（pars interarticularis）の骨欠損として認められる．発生頻度は4〜7％で男性に多い．10〜20歳で発症し，5歳以下はまれである．L5の発生が80％以上であり，次いでL4に多い．約10％は片側性である．慢性的負荷による疲労骨折が偽関節となった病態と考えられている．しかし，血族内の発症が多いことや人種間格差が大きいことから，先天的要因も発症に影響しているとされる．

　脊椎峡後部裂は，L4もしくはL5の脊椎で認められるまれな病態である．骨欠損は椎弓板にあり，関節突起間部（脊椎峡部）の背側に位置する（**症例2**）．なお，脊椎体後部裂と同様に，同一椎体の対側に脊椎分離症を合併することが多く，疲労骨折を本態とする考えもある．

　二分脊椎は，脊椎（脊髄）癒合不全症（spinal dysraphism；脊椎閉鎖不全）と同義語として使われることが多く，神経管の閉鎖不全によって左右の椎弓骨化中心の癒合不全をきたす．脊椎のみならず脊髄神経や皮膚など，背柱管内外の病変を付随することが多い（本章の「1．脊髄先天性奇形の分類と概念」を参照）．

画像所見

1．MRI

　いずれも骨欠損・癒合不全部は，T1強調像およびT2強調像ともに低信号の線状域として認められる．蝶形椎，椎体軟骨結合遺残や二分脊椎の癒合不全部分は，辺縁平滑である（**症例2**）．脊椎体後部裂，脊椎分離症および脊椎峡後部裂の骨欠損部はやや不整であるが，経過が進むに従って境界明瞭で辺縁整となる．局所で骨棘などの骨増殖性変化があり，近接領域の骨硬化像や骨肥厚像を伴っている．

　楔状椎，半椎や蝶形椎では，上下の関節面は正常に保たれており，椎間板隙にも異常は認められない．これは，脊椎炎などによる椎体変形との鑑別点となる．

2．その他の画像所見

　脊椎形成異常は変形性変化および関節症を付随することが多く，微妙な骨棘形成は骨単純X線やCTのほうが評価しやすい．

診断のキー

　二分脊椎をみたら脊髄髄膜瘤，脊髄脂肪腫，係留脊髄症候群，皮膚欠損や背側皮膚洞など，背柱管内外に病変がないか探す．

鑑別診断

1．椎弓骨折

　骨単純X線では，癒合不全部の骨透亮像と近接する骨硬化像が骨折であるとする決め手となるが，わずかな所見のこともあり，骨髄の変化として捉えられるMRIは骨折の鑑別に役立つ．

BOX

■頸椎椎間孔の拡大をきたす疾患
（文献3）より引用）
1．神経鞘腫瘍
2．動脈瘤様骨嚢腫
3．髄膜瘤
4．骨折
5．椎骨動脈蛇行・動脈瘤
6．先天性推弓欠損

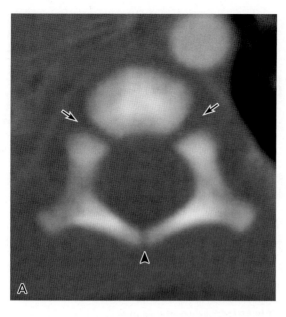

症例1　軟骨結合癒合以前の乳児胸椎，在胎40週，日齢2日，女児．
A：心大血管奇形の評価のためCT施行．椎体軟骨結合（→）および椎弓間軟骨結合（▶）はともに癒合していない．

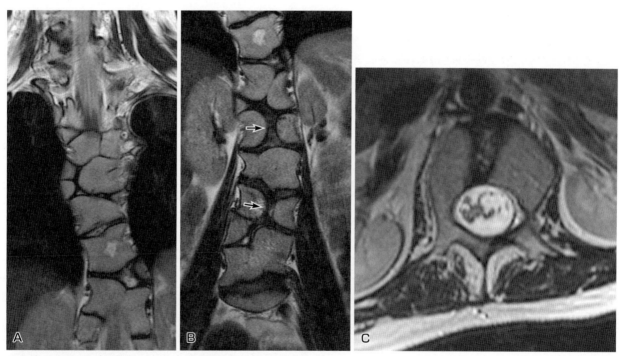

症例2　脊椎形成異常および分節化障害，14歳，女子．
A：胸椎のT2強調冠状断像にて楔状椎，半椎，癒合椎を認める．それぞれの境界部分は辺縁平滑である．
B：腰椎のT2強調冠状断像では蝶形椎もある．椎体の中央部には上下に連なる椎間板が介在している（→）．
C：腰椎のT2強調横断像（L2）では蝶形椎の椎体は左右に二分している．椎弓根には異常を認めない．

文　献

1) Wick LF, et al：Retroisthmic cleft：a stress fracture of the lamina. *Skeletal Radiol* **29**：162-164, 2000
2) Osborn RE, et al：Retrosomatic cleft：a radiographic study. *Spine (Phila Pa 1976)* **12**：950-952, 1987
3) Bowen BC, et al：Spine Imaging — Case Review 2nd ed. Mosby, Philadelphia, 2008, pp356-357

18 脊椎形成・分節化の変異
(2) 部分的重複脊椎

臨床

split cord malformation の一型である割髄症（diastematomyelia）には，骨軟骨性隔壁によって分割された重複硬膜嚢をもつ Pang の重複脊髄（diplomyelia）1 型と，線維性索状構造はあるが硬膜嚢は共有する 2 型があり，部分的重複脊椎（partial duplication of spine）は前者の極型にあたる（割髄症については本章の「11. 割髄症」を参照）．

広義の分割脊索症候群（split notochord syndrome）に包含されるため，脊髄髄膜瘤や神経腸管奇形などの重度な中枢神経系合併症を伴う頻度は高いが，無症状の場合もある．無症状でも成長に従って神経症状が出る前に外科的治療を行うべきという考え方と，本当に症状が出るかどうかはわからないので様子をみるべきという考え方がある．

画像所見

1. MRI
脊椎は限局性に重複しており，骨軟骨性隔壁によって背柱管は二分割されている．硬膜嚢も 2 つあり，内部に脊髄が並行して走行している．脊髄髄膜瘤や係留脊髄症候群の合併をみることがある．

2. CT
隔壁が骨軟骨性か線維性かの鑑別に役立つ．

3. 単純 X 線
脊椎が数椎体にわたって開窓状に重複してみえる．

診断のキー
硬膜嚢も重複しているのか，単一の嚢なのかは隔壁が骨軟骨性か線維性かで鑑別する．

文献

1) Incesu L, et al：Neurologically normal complete asymmetric lumbar spine duplication. *AJNR Am J Neuroradiol* **25**：895-896, 2004
2) Ahmed S, et al：Thoraco-lumbar duplication of the spine. Case report and embryology review. *Childs Nerv Syst* **16**：603-606, 2000
3) Pang D, et al：Split cord malformation：Part Ⅰ：A unified theory of embryogenesis for double spinal cord malformations. *Neurosurgery* **31**：451-480, 1992
4) Pang D：Split cord malformation：Part Ⅱ：Clinical syndrome. *Neurosurgery* **31**：481-500, 1992

18 脊椎形成・分節化の変異
(3) 分節化異常

臨床

硬節（椎板）の分節化障害（segmental anomaly of the spine）には，移行椎や癒合椎がある．

移行椎は脊椎分節数の異常である．特に腰仙椎移行部でCastellvi type II の不完全な腰椎化（lumbarization）および仙椎化（sacralization）があると，変形性変化によってfar-out 症候群や馬尾症候群などの脊髄神経症状を引き起こしやすい（**症例 1**）．

癒合椎は，上下の脊椎が癒合したものであり，完全な塊状椎と，椎体・椎弓や棘突起などが一部癒合した部分的癒合椎に分けられる．癒合により神経孔が狭小化している場合は，加齢や運動による変形性変化が加わると神経症状を引き起こすこともある．塊状椎は，仙尾骨では生理的に認められる．

発生では胎生第4週に体節から分化した硬節が脊髄や脊索を取り囲み，第7週には各硬節の下半分は下位硬節の上半分と癒合して前軟骨性椎体を形成する．脊椎の骨化中心が完全に骨化し，完成するのは25歳以上である．

画像所見

1. MRI

癒合椎では本来の椎間板隙に相当する部位に，スズメバチの腰（wasp-waist）と呼ばれる特徴的な前後径の短縮がある．これは椎間板炎，外傷，術後性変化などによる後天性癒合椎との鑑別点となる．癒合椎の近傍では術後性促進性脊椎変性（postsurgical accelerated degeneration）と同様な機序によると考えられる脊椎症や椎間板ヘルニアなどの変形性変化を伴うことが多い（**症例 1**）．

2. その他の画像所見

癒合椎では変形性変化および関節症を伴うことが多く，微妙な骨棘形成は骨単純 X 線や CT のほうが評価しやすい．

診断のキー

癒合椎の矢状断像では，癒合部に椎間板の遺残組織が存在すると異常がないようにみえる．断層像を丹念に追っていくと異常に気づくが，冠状断像も追加撮像してあると全体像を捉えやすい．

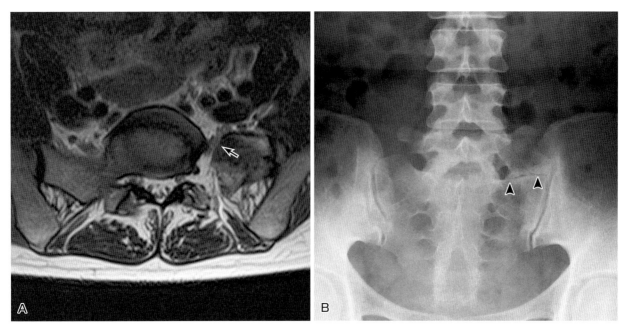

症例1　腰椎の不全型仙椎化，50代，女性．主訴は左下肢痛．Lasègue 徴候は陰性である．
 A：T2強調横断像にて，L5左横突起が肥大して左椎間孔を狭窄させている（→）．
 B：腹部単純X線正面像では，L5左横突起と左仙骨翼との偽関節に骨棘形成を認める（▶）．

文　献

1) Castellvi AE, et al：Lumbosacral transitional vertebrae and their relationship with lumbar extradural defects. *Spine (Phila Pa 1976)* **9**：493-495, 1984

18 脊椎形成・分節化の変異

(4) Klippel-Feil症候群

臨床

Klippel-Feil症候群（Klippel-Feil syndrome）の原義は，①短頸，②後頭部毛髪線の低位，③頸部運動制限の3徴を示す先天性頸椎癒合症である．最近では，一般に先天的な頸椎癒合椎があれば本症候群に含める．約60%は側弯症を合併し，胎生期の肩甲骨下降障害と考えられる片側の肩甲骨挙上（Sprengel変形）の合併率も高い（約30%）．2カ所以上で癒合椎がある場合や，環椎後頭骨癒合（occipitalization of the atlas），頭蓋底陥入などの頭蓋頸椎移行部異常を伴うものは，高率に神経症状を引き起こす．

Klippelら[4]は，以下の3型に分類している．

type Ⅰ：頸椎から上部胸椎にかけての多椎間の癒合．
type Ⅱ：1あるいは2椎間の癒合．
type Ⅲ：頸椎の癒合に加え，下位胸椎あるいは腰椎の癒合があるもの．

画像所見

1．MRI

癒合椎では本来の椎間板隙に相当する部位に，スズメバチの腰（wasp-waist）と呼ばれる特徴的な前後径の短縮がある（**症例1**）．これは椎間板炎，外傷，術後性変化などによる後天性癒合椎との鑑別点となる．癒合椎の近傍では術後性促進性脊椎変性（postsurgical accelerated degeneration）と同様な機序によると考えられる頸椎症や椎間板ヘルニアなどの変形性変化を伴うことが多い．

2．その他の画像所見

MRIでは合併する奇形の全体像の把握が難しく，単純X線やCTのほうが構造を理解しやすい（**症例2，3**）．

診断のキー

古典的な3徴候がなくても頸椎に癒合椎を認める場合は，頭蓋頸椎移行部奇形，中枢神経系異常，骨格異常や内臓異常の有無を検索する．

鑑別診断

1．後天性癒合椎

椎間板炎，外傷や脊椎手術などによる後天性癒合椎では，スズメバチの腰の形態は示さない．

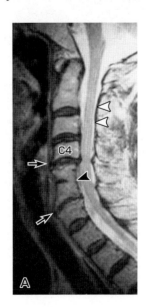

症例1　Klippel-Feil症候群，60代，女性．6年前より歩行障害が出現し，3年前から車いす生活をしている．

A：T2強調矢状断像では，癒合部がスズメバチの腰のように凹状にくぼんだC5-6癒合椎がみられる（▶）．C4/5，C6/7では負荷がかかるため，椎間板の変性が強く，椎間板隙の狭小化に伴って線維輪膨隆と骨棘形成をきたしている（→）．頸髄内部には縦走する高信号線状域が数条あるようにみえているが，打ち切りアーチファクトである（▷）．

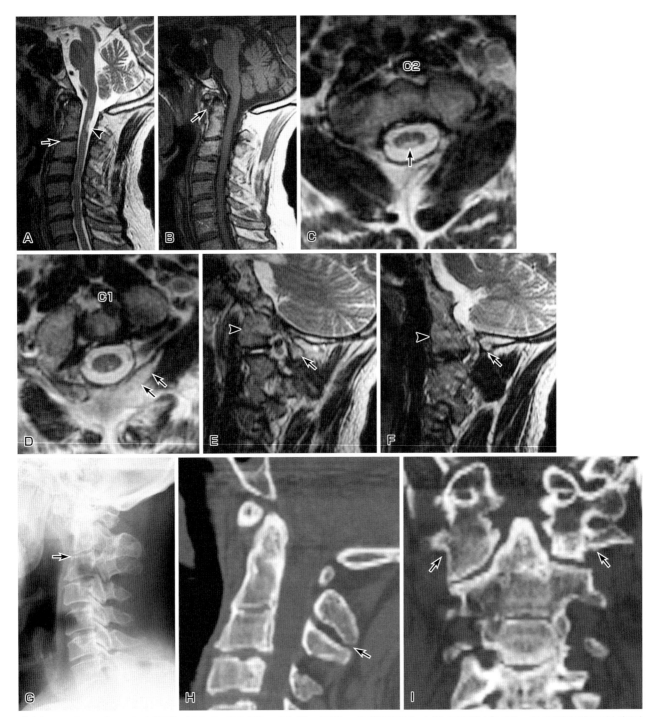

症例 2　Klippel-Feil 症候群（C2-3 癒合椎），60 代，男性．歩行障害と上肢の麻痺があり，他病院で先天性奇形があると診断された．

A：T2 強調矢状断像では，軸椎（C2）体部低形成があり，C2-3 脊椎は後方成分を含めて癒合している（→）．C2 の頸髄内背側には萎縮を伴った高信号がある（▶）．これは脊柱管後面を支持する環椎後弓の部分欠損による機能的な環軸椎亜脱臼に際して，大後頭孔後縁が頸髄を圧迫するためと考える．C4/5 の脊柱管狭窄も目立ち，頸髄内部に脊髄軟化がある．

B：T1 強調矢状断像では，中間位なので環軸椎亜脱臼は明らかではないが，歯突起周囲にパンヌス様構造を認める（→）．

C：T2 強調横断像（C2）では頸髄は前後径が短縮し，後索優位の高信号がある（→）．

D：T1 強調横断像（C1）では環椎左後弓が後頭骨化している（→）．

E：T2 強調矢状断像（正中より右）では後頭骨化した C1 右外側塊（▶）から後弓が突出している（→）．

F：T2 強調矢状断像（正中より左）では C1 左外側塊（▶）および後弓（→）は後頭骨化している．

G：頸椎単純 X 線側面像では，C2 および C3 脊椎には棘突起を含めた癒合がある（→）．

H：CT 再構成矢状断像では単純 X 線像と異なり，C2-3 癒合椎の棘突起は比較的分離しているようにみえる（→）．

I：CT 再構成冠状断像では C1 外側塊の後頭骨化が明瞭である（→）．

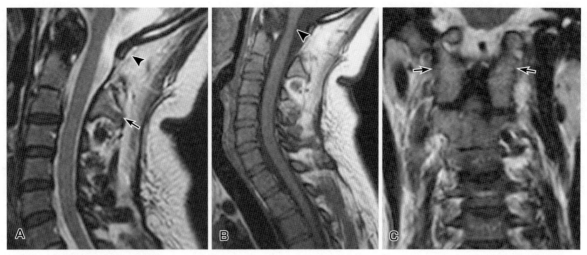

症例3 Klippel-Feil 症候群（C2-3 癒合椎），30代，女性．4日前から左上肢のしびれと痛みがあり，頸椎椎間板ヘルニアが疑われた．

- **A**：T2強調矢状断像では，棘突起を含めてC2およびC3脊椎は完全に癒合している（→）．歯突起は低形成でほとんど認められない．環椎の後頭骨化もあり，環椎前弓は瘢痕状である（▶）．このようにC1後頭骨化とC2-3癒合椎は高率に合併する．
- **B**：T1強調矢状断像ではC1で延髄頸髄移行部の前後径に狭小化がある（▶）．
- **C**：T2強調冠状断像ではC1外側塊の後頭骨化が明瞭である（→）．

文献

1) Nagib MG, et al：Identification and management of high-risk patients with Klippel-Feil syndrome. *J Neurosurg* **61**：523-530, 1984
2) Nguyen VD, et al：Klippel-Feil syndrome：patterns of bony fusion and wasp-waist sign. *Skeletal Radiol* **22**：519-523, 1993
3) Ulmer JL, et al：Klippel-Feil syndrome：CT and MR of acquired and congenital abnormalities of cervical spine and cord. *J Comput Assist Tomogr* **17**：215-224, 1993
4) Klippel M, et al：Anomalie de la colonne vertébrale par l'absence des vertèbres cervicales：cage thoracique remontant jusqu'à la base du crâne. *Bull Hem Soc Anat Paris* **87**：185-188, 1912

19 正常解剖変異

(1) 頭蓋頸椎移行部

臨床

頭蓋頸椎移行部の正常解剖変異は，小児で認めることが多い．環椎前弓上下（下副小骨；inferior accessory ossicle）や脊椎棘突起先端の過剰小骨・骨端核，環椎前弓高位，環軸椎棘突起間距離開大，環椎歯突起間距離開大，C2-3後弯，生理的前方偏位（すべり），輪状骨端（ring epiphysis）の癒合不全，偽性環軸椎側方亜脱臼（pseudo-offsetting lateral mass of C1），骨栄養孔開大，環椎後頭靱帯の石灰化による弓状孔（posticus ponticus, arcuate foramina），横突起骨端遺残，椎体軟骨結合遺残などがある．いずれも臨床症状は伴わない．

画像所見

1. MRI

正常解剖変異の多くは，微細な骨所見や石灰化病変を示すのみであるため，MRI では見逃されることが多い（症例1）．

診断のキー

MRIで脊椎脊髄を読影する場合は，必ず単純X線やCTなどのほかのモダリティを参照する．

鑑別診断

1. 石灰化頸長筋腱炎

環椎前弓下副小骨との鑑別を要するが，下副小骨は無症状である．

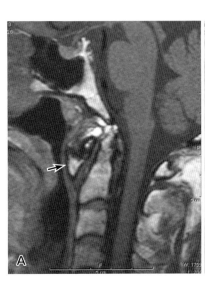 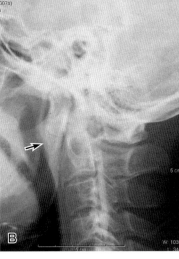

症例1 環椎前弓下副小骨，40代，男性．1カ月前より舌の違和感があり精査．後縦靱帯骨化症あり．
A：T1強調矢状断像にて環椎前弓下部に骨皮質および骨髄を伴う骨構造がある（→）．
B：頸椎単純X線側面像でも同部に過剰骨を認める（→）．

文献

1) Swischuk LE：Chapter 2—Normal variations. Swischuk LE：Imaging of the Cervical Spine in Children. Springer, New York, 2002, pp13-38

19 正常解剖変異 (2) 隅角解離

臨床

　隅角解離（limbus vertebra）は，椎体縁の輪状骨端（ring epiphysis）の部分解離であり，中位腰椎レベルの椎体前上縁に認めることが多い．椎体前下縁や後縁の頻度は少ない．通常は無症状であるが，後縁の病変では疼痛の原因となることもある．

　成因については，①椎間板ヘルニア説，②二次骨化中心癒合不全説，③成長軟骨剥離骨折説がある．①椎間板ヘルニア説では，Schmorl結節のような椎間板ヘルニアが終板中央部ではなく，辺縁部で輪状骨端にもぐり込むようにして形成されたとする考えである．②二次骨化中心癒合不全説では，輪状骨端の骨化中心が椎体に癒合しないまま残ったとする考えである．また，③成長軟骨剥離骨折説は，小児期では成長軟骨よりも線維輪のほうが強固なため，外力により椎間板の線維輪が破綻する代わりに成長軟骨の剥離骨折をきたしたとする考えである．限局性後方終板障害とも呼ばれ，スポーツ選手に多い．

画像所見

1. MRI

　通常は，腰椎レベルで椎体前上縁部が三角形に分離した所見を認める．また，これと接する椎間板隙の狭小化や椎間板変性があり，解離部へ突出する椎間板ヘルニアを認めることもある．解離面には骨硬化像も伴う．

2. 椎間板造影CT

　解離部へ突出する椎間板ヘルニアを確認できることがある．

診断のキー

　腰椎前上縁の解離をみても，無症状であればそれ以上の精査は行わない．

鑑別診断

1. 椎体骨折

　急性期には解離した輪状骨端に骨硬化縁を認めない．外傷歴がある．

文献

1) Henales V, et al：Intervertebral disc herniations (limbus vertebrae) in pediatric patients：report of 15 cases. *Pediatr Radiol* **23**：608-610, 1993
2) Ghelman B, et al：The limbus vertebra：an anterior disc herniation demonstrated by discography. *AJR Am J Roentgenol* **127**：854-855, 1976

19 正常解剖変異

(3) 結合神経根

臨床

　結合神経根（conjoined nerve root）は，最も多い神経根奇形であり，正しくは複合神経根袖（composite root sleeve）と呼ぶべきである．神経根奇形は McCulloch 分類がわかりやすい（図1）[1]．Type 1 が結合神経根であり，共通の神経根袖から2本の神経根が別々の椎間孔を通過して出る場合（図2）と同じ椎間孔を通過して出る場合がある．Type 3 の吻合神経根では，吻合が硬膜内外のいずれでも起こる．結合神経根はL4-S1に多く，特にL5/S1での頻度が高い．脊椎手術では2％，脊髄造影では4％，剖検では14％に認める．両側性のこともある．

　結合神経根では，互いに牽引しあったり，肥厚した複数の太い神経根が椎間孔内を占めていたりするため，単一神経根より可動性が少ない．このため軽微な外傷，小さな椎間板ヘルニアや軽度の変形性変化でも症状を惹起することがある．また，神経根奇形のみでも臨床症状を呈しうる．複数の神経根が関与するため，臨床症状は複雑となる．症状は20歳以上で出現

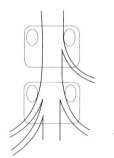
Type 1：結合神経根
〔conjoined nerve root（single/double foramen）〕

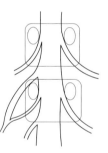
Type 2：分割神経根
（split nerve root）

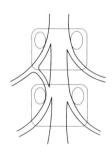
Type 3：吻合神経根
〔anastomotic nerve root（extradural/intradural）〕

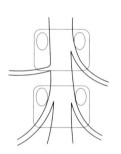
Type 4：横走神経根
（transverse nerve root）

図1　神経根奇形のMcCulloch分類（文献1）より改変引用）

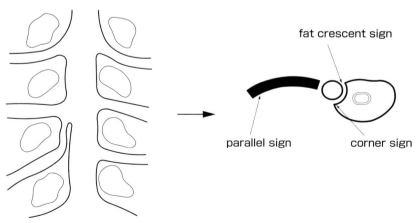

図2　T1強調横断像での結合神経根の模式図

し，若年成人では神経根痛，高齢者では坐骨神経痛を訴えることが多い．結合神経根の存在を知らずに椎間板ヘルニアの手術を行うと術後難治腰椎症候群（failed back surgery syndrome）の原因となる．

撮像法

T2強調冠状断像やMRミエログラフィーを撮像すると全体像がつかみやすい．また，FIESTA（fast imaging employing steady state acquisition）法〔あるいはCISS（constructive interference in steady state）法〕は高分解能で神経根を追跡できるため，追加すべき撮像法である．脊髄造影（ミエロ）後CTも有用である．

画像所見

1．MRI

ルーチンMRI横断像ではcorner sign，fat crescent signおよびparallel signが指標となる（図2）[2]．corner signは，外側陥凹部の硬膜が背柱管内へ凸状に突出する所見である．fat crescent signは，凸状に突出した硬膜と結合神経根との間に介在する弧状の硬膜外脂肪組織である．また，parallel signは，横断面と平行に横走する神経根に相当する．corner signは，脂肪と水の境界がわかりやすいT1強調像での感度が高いため，ルーチンMRIでもT1強調横断像を撮像すべきである．また，結合神経根起始部は椎弓根高位レベルに位置しているため，横断像は椎間板レベルだけではなく頭尾方向に連続して撮像すべきである．ただし，corner signは非特異的であり，硬膜外脂肪腫症や脊柱管狭窄症でも類似する．ルーチン撮像で結合神経根を疑わせる所見を認めた場合には，冠状断像やMRミエログラフィーを直ちに追加しておくと悩まずにすむ．

2．脊髄造影（ミエロ）後CT

脊柱管の変形や横走神経根（transverse nerve root）に沿った涙滴状の神経根袖を認める．

診断のキー

臨床症状と画像所見の不一致がある場合は，神経根奇形を疑い積極的に検査を進める必要がある．

鑑別診断

1．椎間板ヘルニア

横走する神経根と鑑別を要するが，椎間板ヘルニアは椎間板と連続している．

2．後根神経節

通常は結合神経根よりも遠位で認める．

文献

1) McCulloch JA：Principles of Microsurgery for Lumbar Disc Diseases. Raven Press, New York, 1989
2) Song SJ, et al：Imaging features suggestive of a conjoined nerve root on routine axial MRI. *Skeletal Radiol* **37**：133-138, 2008
3) Böttcher J, et al：Conjoined lumbosacral nerve roots：current aspects of diagnosis. *Eur Spine J* **13**：147-151, 2004
4) Helms CA, et al：The CT appearance of conjoined nerve roots and differentiation from a herniated nucleus pulposus. *Radiology* **144**：803-807, 1982

19 正常解剖変異
(4) 骨島（giant bone island を含む）

臨床

骨島（bone island）は，脊椎椎体などの海綿状骨の髄内に生じる髄内骨腫〔medullary osteoma；内骨腫（enostoma, enostosis）〕であり，成熟した緻密骨からなる成長の遅い良性の骨形成過誤腫である．骨腫には髄内骨腫以外にも，頭蓋骨の外板にできる通常の骨腫（conventional osteoma）や，長管骨あるいは扁平骨の表面に発生する傍骨性骨腫（parosteal osteoma）がある．

画像所見

1. MRI

脊椎椎体の骨髄内に，皮質骨と同様な低信号を示す径数 mm～2 cm 大の円形，もしくは楕円形の骨病変として認める（症例1A～C）．椎体の形態は保たれており，近傍の骨髄にも異常信号は付随しない．

2. 単純X線およびCT

病変の辺縁部に棘状の構造（thorny radiation, brush-like border）を伴う（症例1D）．しかし，周囲の骨梁構造に異常はなく，近接する骨皮質の形態も保たれる．

3. 核医学検査

骨シンチグラフィーでは，通常は標識核種の集積を認めないが，陽性所見を呈して骨転移との鑑別を要することもある．

診断のキー

無症状の骨髄造骨性病変を認めたら，過去の画像と比較して変化がないことを確認する．

鑑別診断

1. 造骨性骨転移

造骨成分のみならず，増殖性の軟部組織成分も認める．悪性腫瘍の既往，骨症状などの臨床情報も重要である．

2. 骨Paget病

骨髄のみならず骨皮質の異常も認め，骨膜反応もある．造影後は，まだらな異常増強効果を示す．

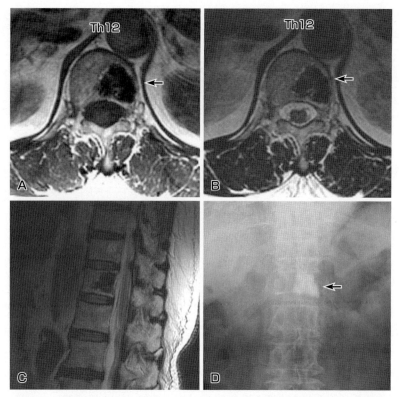

症例1　骨島，70代，女性．スクリーニングの腹部単純X線像でTh12椎体の造骨性病変を指摘される．
- **A**：T1強調横断像（Th12）にて，椎体内の左側に境界明瞭だが辺縁不整な低信号を認める（→）．椎体の形態は保たれており，骨外に浸潤する成分はない．
- **B**：T2強調横断像（Th12）でも骨髄病変は低信号を示す（→）．
- **C**：T2強調矢状断像では病変部に近接する骨皮質に異常を認めない．
- **D**：腹部単純X線正面像ではTh12椎体左側に刷毛状縁（brush-like border）をもつ類円形の造骨像を認める（→）．

文　献

1) Greenspan A：Bone island（enostosis）：current concept-a review. *Skeletal Radiol* **24**：111-115, 1995
2) Rodallec MH, et al：Diagnostic imaging of solitary tumors of the spine：what to do and say. *Radiographics* **28**：1019-1041, 2008

19 正常解剖変異

(5) 終室と終糸嚢胞

概念と臨床

終室(terminal ventricle)は第5脳室とも呼ばれ, 脊髄円錐部またはその近くの中心管が拡張した状態であり, 内腔は上衣細胞に覆われている. 通常, 正常変異と考えられており, 新生児期や幼少期に認められても時間経過で消退するとされる[1]. ほぼ同じ超音波検査所見を, 新生児期に腰髄から円錐部の中心管がやや拡張している (ときにMRIでも), 一過性中心管拡張 (**症例1**) として記載している教科書[2]もある.

一方, 背部痛や脊髄実質の圧排などの症状を起こしうることから正常変異か病的変化かは不明との記載も同じ教科書の別の章にあり[3], 閉鎖性脊椎(脊髄)癒合不全症の一つとする考え方もある[4]. 本稿執筆のために調べた複数の教科書の記載では, 正常変異という考え方が優勢のようである[1,4~6]. 消退のない場合でも, 嚢胞サイズの増大は認めない.

終糸嚢胞(filar cyst)は, 発生の過程で終糸部に嚢胞構造が残った状態である. 通常は正常変異と考えられており, MRIを中心として構成された神経放射線診断学の教科書には記載されていないことも多い. 事実, MRIより空間分解能のよい超音波検査によって描出されることが多い (**症例3**)[6]. 嚢胞壁が非常に薄く, 髄液流によって常に動いていることから, MRIでの描出が必ずしも容易ではなかったためと考えられる. しかし, 近年のMRI装置の進歩により, 終糸嚢胞の描出率は確実に上がっていると考えられる (**症例2, 4**). 超音波検査でちょうど脊髄円錐部に存在する嚢胞構造を, 終糸嚢胞(**症例2**)と記載している教科書[1]も終室としている教科書[2]もあり, 終糸嚢胞の概念にも終室の概念との重複がある[6]. 以上の3つの状態, (新生児期の)一過性中心管拡張, 終室, 終糸嚢胞は一つのスペクトラム上にあることを理解して文献を読むことをお勧めする. 一部の病的状態を除いて (その場合には診断名も異なってくるのが順当とも考えられるが) 三者ともに正常変異と考えて差し支えなく, 偶発所見で消退傾向を示すことが多い.

一部の終糸嚢胞は終糸脂肪腫に伴って存在することがあり (本章の「5-(4) 終糸脂肪腫(終糸線維脂肪腫)」を参照), その場合は消退傾向を示さないこともある.

画像所見

1. MRI撮像法と所見

できるだけ薄いスライス厚のT2強調像を撮像する. 3D撮像であれば再構成画像も得られるが, 撮像時間との兼ね合いで判断する. 終室の所見は, 脊髄円錐部から終糸への移行部の中心管が拡張した状態で, 内部は拡散強調像を含めて髄液の信号と同様である (**症例5**). 終糸嚢胞は終糸に接する嚢胞構造であり, 壁は薄く均一である.

2. 超音波検査

終室は脊髄円錐部から終糸への移行部にて中心管が拡張した状態として認められる. 壁は均一で薄く, 内部は無エコーである. 終糸嚢胞は終糸に一致または終糸に接する, 壁が薄くて均一な嚢胞構造である. 終糸とともに髄液流で動くことが多い.

診断のキー

脊髄円錐部あるいは終糸近傍という存在部位と, 内部が完全な嚢胞構造であることがポイントである. 消退傾向を示さなくても, 増大はない.

鑑別診断

腫瘍の合併および類上皮腫/類皮腫との鑑別は重要であり, 拡散強調像を必ず撮像する. 微小腫瘍による中心管拡張を否定できない場合は造影を追加するとともに, 必ず経過観察のMRIを行う. 嚢胞であることが確認でき増大傾向がなければ, 必要以上の検査は不要と考えられる.

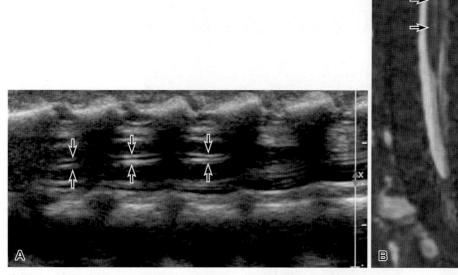
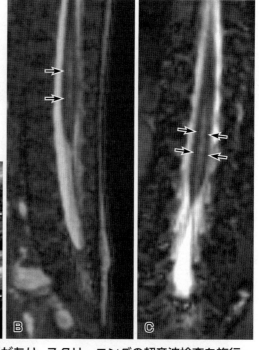

症例1　終室（または一過性中心管拡張），新生児女児．仙骨奇形があり，スクリーニングの超音波検査を施行．
　A：生後15日の超音波矢状断像．腰髄から脊髄円錐部の中心管拡張を認める（→）．本文に記載したように，このような状態を終室と記載している教科書と一過性中心管拡張と記載している教科書がある．
　B，C：TrueFISP法（画像B：矢状断像，画像C：冠状断像）．超音波検査に合致する中心管拡張を認め（→），終室の定義にも合致する．低位円錐は認められない．

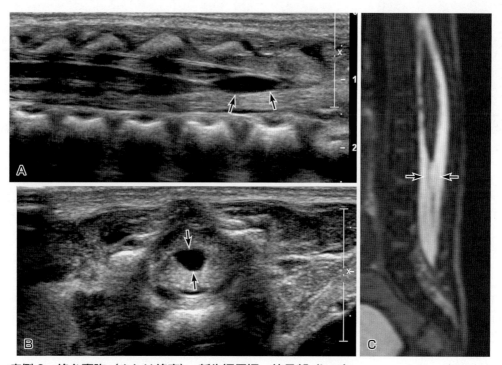

症例2　終糸囊胞（または終室），新生児男児．仙骨部 dimple．
　A，B：生後2日の超音波像（画像A：矢状断像，画像B：横断像）．脊髄円錐部から終糸にかけての囊胞状拡張を認める．大きさは約8×3 mmであった（→）．症例1のような超音波検査所見を一過性中心管拡張と記載している教科書・文献では本症例の所見を終室としている．
　C：CISS法矢状断像．脊髄円錐下端はL2椎体レベルであり，囊胞構造（→）に連続する．

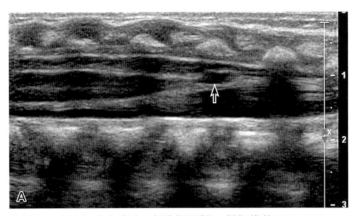

症例3　小さな終糸嚢胞，新生児男児．鎖肛術後のスクリーニング検査．
A：超音波矢状断像．終糸背側に小さな嚢胞（→）を認める．

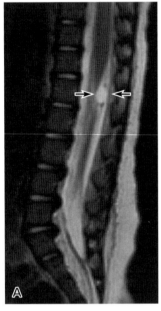

症例4　終糸嚢胞，5カ月，女児．dimple．
A：T2強調矢状断像．脊髄円錐下部背側に上下径約7mmの嚢胞を認める（→）．円錐下端はL1椎体レベルで正常である．

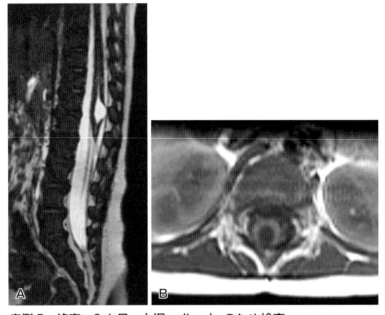

症例5　終室，8カ月，女児．dimpleのため検査．
A：3D T2強調矢状断像（CISS法）　B：T1強調横断像
脊髄円錐部に中心管の局所的な拡張が認められる．脊髄円錐の位置は正常である．終室と考えられる．

文献

1) Coley BD, et al：Spinal ultrasonography. Siegel MJ(ed)：Pediatric Sonography 4th ed. Lippincott-Williams & Wilkins, Philadelphia, 2010, pp647-674
2) Tomà P：Spine and spinal cord sonography. Tortori-Donati P (ed)：Pediatric Neuroradiology. Springer, Heidelberg, 2005, pp1715-1723
3) Tortori-Donati P, et al：Congenital malformation of the spine and spinal cord. Tortori-Donati P (ed)：Pediatric Neuroradiology. Springer, Heidelberg, 2005, pp1551-1608
4) Rossi A, et al：Current classification and imaging of congenital spinal abnormalities. *Semin Roentgenol* **41**：250-273, 2006
5) Schwartz ES, et al：Congenital anomalies of the spine. Barkovich AJ, et al (eds)：Pediatric Neuroimaging 5th ed. Lippincott-Williams & Wilkins, Philadelphia, 2012, pp857-922
6) Irani N, et al：Isolated filar cyst on lumbar spine sonography in infants：a case-control study. *Pediatr Radiol* **36**：1283-1288, 2006

20 その他の先天性発達異常

（1）Chiari I 型奇形

臨床

1. 定義

Chiari I 型奇形（CM-I：Chiari I malformation）は小脳扁桃が脊柱管内に下垂している状態である。Chiari II 型奇形とは異なり，第4脳室は正常の位置にある。

2. 小脳扁桃下垂の程度

小脳扁桃の下部がとがっていたり，大後頭孔とC1での髄液腔が圧排されていたりしないかぎりは，小脳扁桃下垂は病的ではないとされる。成人のMRI矢状断像正中面において，大後頭孔の前縁と後縁を結んだ線より下方に5mm以内で，延髄頸髄移行部に圧排がなく，くも膜下腔に圧排がないような軽度の小脳扁桃下垂は多くの症例において臨床的に意味がない[1]。

症状を有するCM-Iの91%において，小脳扁桃は5mm以上の下垂がある[2]。無症状の小脳扁桃下垂の診断は年齢に依存しており，小児（5～15歳）では生理的に小脳扁桃下垂の程度が他の年齢よりも大きく，6mmあっても，無症状の際には病的ととってはならない[1]。12mm以上の扁桃下垂はほとんどすべてが有症状とされる[3]。

3. 症状

後頭部痛，後頸部痛があり，小児では力を入れた時や咳の際に出やすい。そのほかに，下位脳神経症状，神経耳科的異常（不安定，耳鳴り，めまい），脊髄空洞症がある時には解離性の四肢の感覚障害などがみられる。

3歳以下の小児では口咽頭機能異常が多い。幼児と言語を話さない時期の小児では，頭痛は過敏性あるいは泣くことで示され，首を後屈させた時に起こる。

より年齢の高い小児では頭痛と神経症状を示すことが多く，眼振，特に下向き眼振（down beat nystagmus）は大後頭孔の病変，主にCM-Iに強く関係している[1]。

発症年齢は10カ月～65歳と幅が広い[3]。先天性頭蓋頸椎移行部奇形と脊髄空洞症の存在が発症を促す。空洞症のあるCM-Iは，ほとんどすべてが有症状である[3]。

4. 病因

CM-Iの原因は一様ではなく，数種の異なる病因の結果として起こっていると考えられる。後天性のものを含めて以下に述べる。

1）小さな後頭蓋窩

CM-Iの最も多い病型は後頭蓋窩が小さいことによる。斜台が短く，水平に近い走行を示すとともに，直静脈洞が正常よりも垂直に近く走行し，後頭蓋窩の容積と小脳扁桃下垂の程度が比例している。頭蓋頸椎移行部奇形の合併が多い。頭蓋底陥入症（basilar invagination）と，C1-2癒合（assimilation）も多い[1]。

2）"上方からの押し下げ"

幼時期水頭症に対しての脳室腹腔（VP）シャントにより，小脳扁桃下垂が起こることがある[1,3]。シャントにより脳脊髄液が減り，脳容積の減少が，縫合を開いておく作用を妨げ，それにより縫合の早期閉鎖が起こる。脳が成長すると，頭蓋の成長が追いつかずに脳が下方に成長し，小脳扁桃下垂が起こる。くも膜の癒着も関係する[3]。

頭蓋内腫瘍では，頭蓋内圧が上昇することで，小脳扁桃が下垂することがある[3]。

3）骨の形成不全

骨形成不全症，骨Paget病，頭蓋骨癒合症，くる病，軟骨無形成症，末端肥大症などの疾患では，後天性頭蓋底陥入症が起こり，小さな後頭蓋窩となり，CM-Iを伴うことがある[3]。

4）長期の代償性水頭症と偽脳腫瘍

長期の代償性（compensated）水頭症と偽脳腫瘍（pseudotumor cerebri）では，慢性の小脳扁桃下垂がある。長期の偽脳腫瘍には12%において，小脳扁桃下垂が起こるとされる[1]。慢性的な水頭症では，第3脳室前陥凹と側脳室下角の拡大があり，Sylvius裂の拡大がないなどの水頭症の徴候を認める。

5）低髄液圧症候群

低髄液圧症候群ではbrain sagging（脳の下方陥入）が起こり，小脳扁桃が下垂することがある[1]．そのほかに硬膜下血腫，脚間窩の狭小化，硬膜静脈洞の拡大，硬膜肥厚などの画像所見を伴っている．それゆえに，小脳扁桃下垂のみが単独に認められる時には，低髄液圧症候群の診断は慎重にする必要がある〔第14章の「1．脳脊髄液漏出症（低髄液圧症候群）」を参照〕．

なお，"acquired CM-Ⅰ"は誤った名称であり，"acquired tonsillar herniation"とすべきとする意見もある[4]．

5．急速悪化

CM-Ⅰの患者の中には急速に悪化する例もあり，116例中3例に認めたという報告がある[5]．急速な，しばしば重篤な呼吸不全がその特徴的な症状であり，3例のうち2例に認められた．他の1例は急性の片麻痺とHorner症候群を示した．軽い外傷あるいは頸椎損傷が引き金となり，脳幹あるいは上部頸髄に圧迫が起きて発生することが多い．さらに，突然の慢性的な水頭症の悪化が小脳扁桃の下垂を増加させ，症状（呼吸不全）を引き起こすこともある．症例4は急速に悪化した例であるが，原因は不明である．

撮像法

全脳に対する後頭蓋窩の大きさは頭部MRI，FIESTA法矢状断像がわかりやすい．この方法は薄いスライス厚にて撮像でき，頸椎MRIよりも解像度がよいので，延髄頸髄移行部の詳細な解剖もわかりやすい．

脊髄空洞症の有無は予後にも関係するので，全脊髄の画像が必須である．

画像所見

1．MRI

1）小脳扁桃下垂

小脳扁桃下垂を認める．有症状CM-Ⅰは5 mm以上の下垂を示す例，小脳扁桃の下部がとがっている例に多い（症例1～4）．第4脳室は上下に長いこともあるが，正常位置にある[1,3]．第4脳室が拡大することもある（症例2）．延髄が脊柱管内に下垂することもある（症例2～4）[4]．

大後頭孔では脊髄と下垂した小脳扁桃によって，くも膜下腔がほとんど認められなくなる（tight foramen magnumを示す）．

2）延髄頸髄移行部のこぶ（cervicomedullary kink）

Tortori-DonatiらはChiariⅡ型奇形に認められるような，延髄頸髄移行部にこぶを認める例を延髄型（bulbar typeあるいはmyelencephalic type）とし，認められない例を古典型（classic type）とした．さらに，延髄型は後頭蓋窩が古典型より小さく，大後頭孔にて隙間が少なく，延髄も下垂することが多いとした．

また，延髄型は古典型に比べて，扁平頭蓋底や頭蓋底陥入症などの骨異常を認める例が多く，症状を有する例がより多いとしている[4]．

この用語自体は一般的ではないが，自験例においてもcervicomedullary kinkが認められ（症例3），延髄が脊柱管内に下垂している例では有症状であった．ただし，cervicomedullary kinkがなくても，延髄の大部分が脊柱管内に下垂している例はある（症例2，4）．

3）脊髄空洞症と水頭症

脊髄空洞症を合併することがある（14～75％；症例1，4）．空洞症の最も多い部位はC4-6である[3]．CM-Ⅰがある時には，空洞症の有無を精査するために全脊髄のMRIが必要であり，逆に空洞症があればCM-Ⅰを検索する必要がある．

頸髄には空洞症がなく胸髄のみに空洞症がある例は，CM-Ⅰではまれである．

水頭症は11％にあるとされる．

4）骨変化

骨変化を合併することがある．斜台が短く，頭蓋頸椎移行部での分離・癒合異常，小さな後頭蓋窩を示す．そのほかに，以下の変化を認める[3]．

①歯突起が後屈する（retroflexed odontoid process；症例4）：26％
②扁平頭蓋底（platybasia；症例2），頭蓋底陥入症：20～50％
③Klippel-Feil症候群：5～10％
④不完全な環椎リング骨化：5％
⑤環椎後頭骨癒合：1～5％

5）acquired tonsillar herniation（後天性小脳扁桃下垂）

軽い水頭症の進行を示すとともに，初回のMRIでは認められなかった小脳扁桃下垂が後に出現した例があった（症例5）．

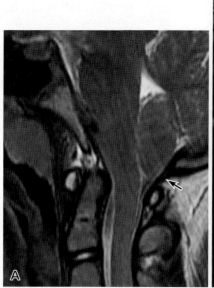
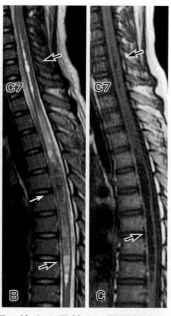

症例1 Chiari I 型奇形，10歳，女子．約3カ月前より肩甲部痛を自覚し，くしゃみをしたりジャンプをしたりすると増悪した．

A：T2強調矢状断像（延髄頸髄移行部）にて，小脳扁桃の下垂を認める（→）．歯突起が軽度に後屈している．

B：T2強調矢状断像（頸胸髄）にて，C3-Th10に連続する高信号を認める（→）．脊髄空洞症が疑われる．脊髄腫大のある胸髄では，内部の信号強度は不均一で，流れによるアーチファクトがある（⇒）．

C：T1強調矢状断像（頸胸髄）にて，画像Bの病変はT1強調像でも髄液と同様な低信号を示すので（→），脊髄空洞症と考えられる．Th1-3の淡い低信号は横断像にて空洞であることが確認されている（非掲載）．

補足：CM-Iでは，空洞はほとんど必ず頸髄にある．ただし，胸髄まで広がる例や，この症例のように，胸髄の空洞がより大きいことはある．

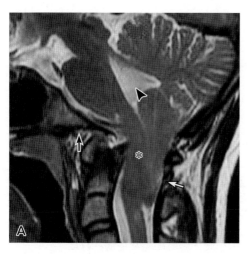

症例2 Chiari I 型奇形，12歳，女子．約1カ月前に頭痛を主訴に，他院を経て，当院に入院した．神経耳科学的検査にて，上方注視眼振と平衡障害を認めた．

A：T2強調矢状断像（延髄頸髄移行部）にて，小脳扁桃の下垂がある（→）．延髄も大部分が脊柱管内に下垂している（＊）．扁平頭蓋底を認める（⇒）．斜台が短い．第4脳室の拡大を認める（▶）．C2レベルの髄内の高信号は恒常的な所見ではない．脊髄空洞症はない．なお，術後に第4脳室の拡大は消失した（非掲載）．

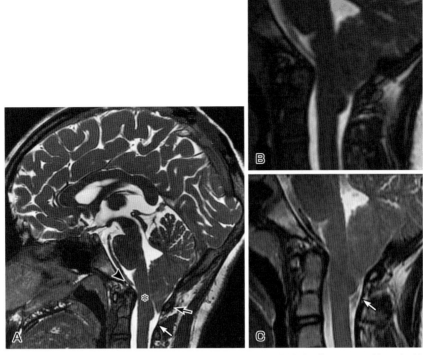

症例3 Chiari I 型奇形，13歳，女子．広汎性発達障害があった．約1年前よりくしゃみの際に後頸部痛があり，半年で症状が悪化した．

A：FIESTA 法矢状断像（頭部）にて，全脳に占める後頭蓋窩の大きさが小さい．小脳扁桃下垂を認める（→）．小脳扁桃と延髄との境界が明瞭に認められる．cervicomedullary kink を認める（⇒）．延髄の多くが脊柱管内に下垂している（＊）．Tortori-Donati らの延髄型になる．歯突起の軽い後屈がある（▶）．

B：FIESTA 法矢状断像（延髄頸髄移行部）にて，画像 A と同様な所見を認めるが，延髄と小脳扁桃との境界が不明瞭である．

C：T2強調矢状断像（延髄頸髄移行部）にて，画像 A と同様な所見がある．cervicomedullary kink を認める（⇒）．画像 A が最も明瞭である．なお，脊髄空洞症の合併はない（非掲載）．

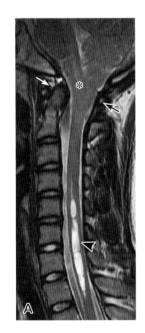

症例4 Chiari I 型奇形，12歳，女子．4年前に両手足のしびれ，巧緻運動障害にて他院受診し，CM-1 と診断されたが，症状が軽快し，以後まったく症状がなかった．しかし，1週間前に後頭部痛を認め，その後，嘔気，めまい，足のしびれと両下肢の脱力が出現し，当院に入院した．両下肢のしびれがあり，継ぎ足歩行が拙劣で，神経耳科的検査にて小脳優位の小脳・脳幹障害を指摘された．

A：T2強調矢状断像にて，小脳扁桃の下垂があり（→），延髄にも下垂がある（＊）．歯突起の後屈が明瞭である（⇒）．脊髄空洞症を認める（▶）．

補足：急激な症状悪化の原因が不明である．他院の MRI が頭部のみで，脊髄空洞症については大きさの変化が不明である．なお，水頭症はない．

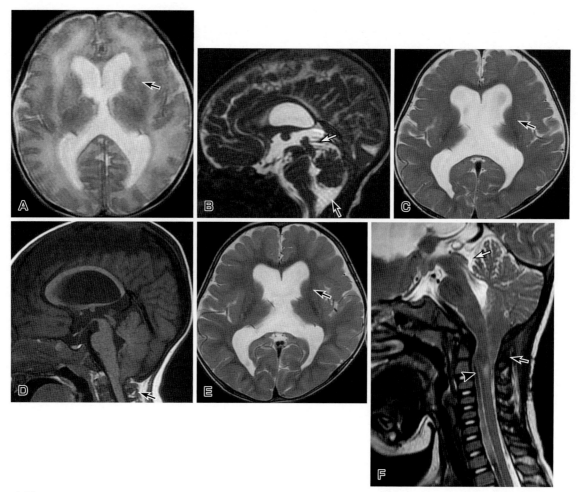

症例5 acquired tonsillar herniation（後天性小脳扁桃下垂），1歳11カ月，女児．妊娠7カ月の胎児超音波検査にて側脳室拡大を指摘され，出生後，当院に検査入院となり，頭部MRIを撮像した（画像A，B）．

A：T2強調横断像にて，軽い側脳室の拡大がある（→）．
B：FIESTA法矢状断像にて，小脳扁桃下垂はない（→）．中脳水道は狭いが，閉塞に関してはわからない（⇒）．

　全身状態が良好なため，経過観察となった．その後，運動発達は良好で，言語了解はよいが，発語を認めず，言語発達の遅延があった．
　1歳1カ月にて頭部MRIの再検をした（画像C，D）．

C：T2強調横断像にて，側脳室の拡大があり，前回よりも拡大が強い（→）．
D：T1強調矢状断像にて，小脳扁桃下垂が出現している（→）．中脳水道は開いている．

　臨床症状には変化がなく，脳幹の圧迫症状もなかった．1歳11カ月にて再びMRIを施行した（画像E，F）．

E：T2強調横断像（頭部）にて，側脳室拡大がある（→）．
F：T2強調矢状断像（延髄頸髄移行部）にて，画像Dよりも小脳扁桃下垂が進行している（→）．中脳水道には髄液の流れによる低信号（アーチファクト）があり，中脳水道は開いている（⇒）．C2にて脊髄内に高信号を認める（▶）．T1強調像では同部位は髄液よりも信号強度が高く（非掲載），髄液ではないため，脊髄空洞症ではない．その前の浮腫あるいはグリオーシスなどの状態（presyrinx state）と考えた．

補足：水頭症があり，それに伴って頭蓋内圧亢進があり，後天性に小脳扁桃下垂が出現したacquired tonsillar herniationと考えている．

文 献

1) Barkovich AJ, et al : Congenital malformations of the brain and skull. Barkovich AJ, et al (eds) : Pediatric Neuroimaging 5th ed. Lippincott-Williams & Wilkins, Philadelphia, 2012, pp491-501
2) Milhorat TH, et al : Chiari I malformation redefined : clinical and radiographic findings for 364 symptomatic patients. *Neurosurgery* **44** : 1005-1017, 1999
3) Moore KR : Chiari I. Ross JS, et al (eds) : Diagnostic Imaging—Spine 2nd ed. Amirsys, Salt Lake City, 2010, pp1-1-144-147
4) Tortori-Donati P, et al : Pediatric Neuroradiology : Brain. Head, Neck and Spine. Springer, Berlin, 2005, pp172-177
5) Massimi L, et al : Sudden onset of Chiari malformation Type I in previously asymptomatic patients. *J Neurosurg Pediatr* **8** : 438-442, 2011

20 その他の先天性発達異常
(2) 神経線維腫症1型

臨床

1. 定義
神経線維腫症1型（NF1：neurofibromatosis type 1）はvon Recklinghausen病とも呼ばれる．常染色体優性遺伝を示す，中胚葉の形成異常であり，特徴的な神経根の蔓（叢）状神経線維腫，脊椎変形，腫瘍性および非腫瘍性の脳病変を認める[1]．

2. 原因と遺伝子
NF1腫瘍抑制遺伝子のスイッチが切れることによるとされている．

第17染色体（*17q11.2*）上に原因遺伝子があり，腫瘍抑制蛋白であるneurofibrominに関連している．浸透率は100%である．しかし，症例の約半数は突然変異によるとされる[1]．

3. NF1は発症が早い
他の神経線維腫症である神経線維腫症2型（NF2：neurofibromatosis type 2）あるいは神経鞘腫症（schwannomatosis）より，NF1の発症は早く，約50%の症例は1歳までに後述の診断基準を満たし，8歳までには97%が診断基準を満たす[2]．

4. 脊椎・脊髄に関連する異常所見
①蔓状神経線維腫はNF1の最も特徴的な所見である．
②NF1に伴う蔓状神経線維腫のうち，3～5%に悪性変化が起こる[3]．
③NF1患者には約10%に悪性末梢神経鞘腫瘍が発生するともされる[2]．また，悪性末梢神経鞘腫瘍のうち50～60%がNF1を伴っている[3]．
④NF1に伴う髄内腫瘍は星細胞腫が多い[4]．
⑤髄内病変としては過誤腫（hamartoma）がある[5,6]．
⑥脊柱後側弯症はNF1に伴う最も多い骨異常である．
⑦硬膜拡張（dural ectasia）を認める．
⑧脊髄硬膜外動静脈瘻（特に，頸椎）を合併することがある．

5. 診断基準
以下の項目を2項目以上満たすものとする[1]．
①6個以上のカフェオレ斑（café au lait spot）を認める．成人では15 mm以上，小児では5 mm以上の大きさが必要である．
②2個以上の神経線維腫，あるいは1個以上の蔓状神経線維腫の存在．
③腋窩あるいは鼠径部の斑点．
④視神経膠腫．
⑤2個以上のLisch結節（虹彩に認められる結節）．
⑥特徴的な骨異常所見（蝶形骨形成異常，長管骨の菲薄化，偽関節）．
⑦1親等にNF1患者の存在．

画像所見

1. MRI
神経根から神経叢に及ぶ多発性・両側性の神経線維腫を認める（**症例1，2**；神経線維腫については第3章の「6-(2) 神経線維腫」を参照）．

皮膚にも神経線維腫があり，骨には変形，脊椎には後側弯を認める（**症例2**）．

脊髄髄内腫瘍としては星細胞腫と過誤腫を認めることがある（第3章の「5-(14) 脊髄円錐の過誤腫様変化（NF1に関連して）」を参照）．

2. CT
神経線維腫により椎間孔の拡大，椎弓の侵食像（erosion）を認め，さらに，NF1に伴って脊椎の後側弯，椎体後部のscallopingを認める．

診断のキー

蔓状神経線維腫はNF1に特異的な所見である.

多数の神経根の腫大,脊柱後側弯症の存在はNF1を示唆する.

 ## 鑑別診断

第3章の「6-(2) 神経線維腫」を参照.

カフェオレ斑があり,馬尾に多発性腫瘍を認め,胚腫によるくも膜軟膜播種であった症例(第3章の「6-(7) くも膜軟膜播種」の症例1を参照)がある.

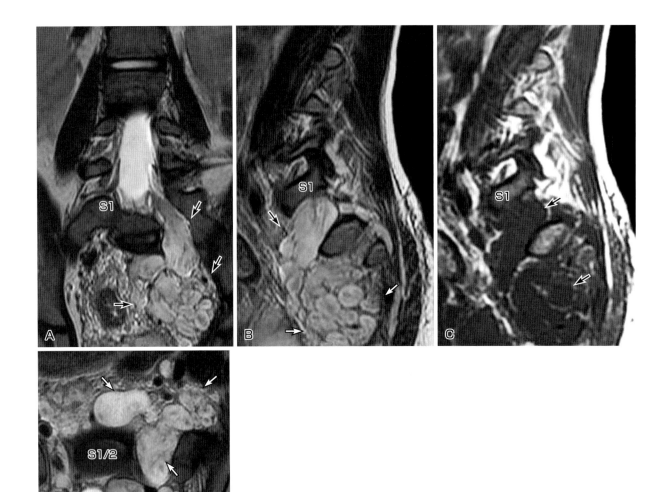

症例1 神経線維腫症1型,6歳,男児.生下時より5 mm以上の大きさのカフェオレ斑が6個以上あり,Lisch結節もあり,NF1と診断されている.腰仙椎MRIにて異常を指摘され,当院に入院した.

- **A**:T2強調冠状断像にて,左S1神経を含んだ仙骨神経叢に多数の腫瘍があり(→),蔓状神経線維腫と考えられる.髄液よりは低いが高信号を示し,中心部はより低い信号強度を示す.
- **B**:T2強調矢状断像(正中より左)にて,S1/2椎間孔から出る腫瘍を認める(→).そのほかにも,仙骨神経叢に多数の腫瘍がある(⇒).
- **C**:T1強調矢状断像(正中より左)にて,腫瘍は筋肉と等信号〜軽度低信号を示す(→).
- **D**:T2強調横断像(S1/2)にて,硬膜嚢(▶)を右に圧排する腫瘍が脊柱管内にあり(→),さらに椎間孔から骨盤内に広がる腫瘍を認める(⇒).

補足:NF1に伴う多発性の蔓状神経線維腫と考えられる.これらの腫瘍による症状はほとんどないと判断され,経過観察している.

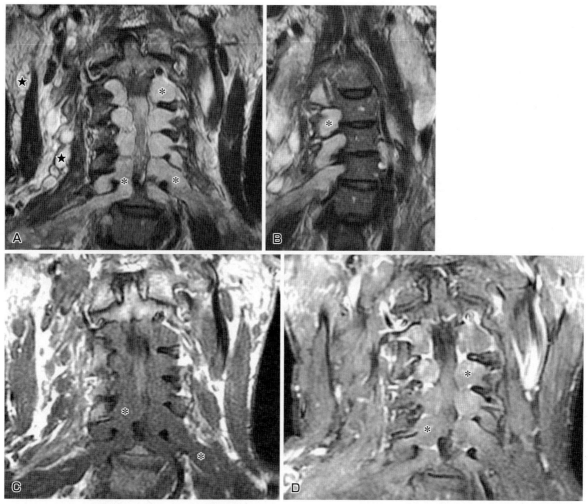

症例2 神経線維腫症1型＋蔓状神経線維腫，33歳，男性．10年前より歩行障害があり，多発性の腫瘍，カフェオレ斑などよりNF1と診断されている．2年前よりさらに症状が進行した．
- **A**：T2強調冠状断像にて，両側多発性に神経根から腕神経叢にかけて高信号を示す蔓状神経線維腫を認める（＊）．皮膚にも高信号を示す神経線維腫がある（★）．
- **B**：T2強調冠状断像にて頸椎に側弯を認める．＊は神経線維腫．
- **C**：T1強調冠状断像にて神経線維腫は低信号を示す（＊）．
- **D**：造影後T1強調冠状断像にて腫瘍には軽〜中等度の造影効果を認める（＊）．

補足：脊椎の側弯，皮膚の神経線維腫の存在が慢性炎症性脱髄性多発ニューロパチーや遺伝性肥厚性多発神経根ニューロパチーとの鑑別点になる．

文献

1) Moore KR：Neurofibromatosis type 1. Ross JS, et al（eds）：Diagnostic Imaging—Spine 2nd ed. Amirsys, Salt Lake City, 2010, pp1-1-160-163
2) Koontz NA, et al：Schwannomatosis：the overlooked neurofibromatosis? *AJR Am J Roentgenol* **200**：W646-653, 2013
3) Kollias SS, et al：Nerve sheath tumors—schwannoma and neurofibroma. Naidich TP, et al（eds）：Imaging of the Spine. Saunders, Philadelphia, 2011, pp321-326
4) Yagi T, et al：Intramedullary spinal cord tumour associated with neurofibromatosis type 1. *Acta Neurochir（Wien）* **139**：1055-1060, 1997
5) Brownlee RD, et al：Symptomatic hamartoma of the spinal cord associated with neurofibromatosis type 1. Case report. *J Neurosurg* **88**：1099-1103, 1998
6) Katz BH, et al：Hamartomatous spinal cord lesion in neurofibromatosis. *AJNR Am J Neuroradiol* **10**（5 Suppl）：S101, 1989

20 その他の先天性発達異常
(3) 神経線維腫症2型と神経鞘腫症

■神経線維腫症2型

臨床

1. 遺伝性

神経線維腫症2型（NF2：neurofibromatosis type 2）は，常染色体優性遺伝を示すまれな疾患であり，第22染色体の欠失（deletion）により merlin 蛋白の機能不全が起き，Schwann 細胞と髄膜由来の腫瘍が発生する．

2. NF2の診断基準

1) 確定診断基準

以下の①と②のどちらかを満たすものとする．
①両側性の聴神経鞘腫．
②1親等にNF2患者が存在し，30歳未満で一側の聴神経鞘腫を認めるあるいは以下の項目のうち2項目を満たす．
・髄膜腫
・神経膠腫
・神経鞘腫
・若年性白内障

2) 推定診断基準

以下の①と②のどちらかを満たすものとする．
①30歳未満で一側の聴神経鞘腫を認め，以下の項目のうち1項目がある．
・髄膜腫
・神経膠腫
・神経鞘腫
・若年性白内障
②2個以上の多発性髄膜腫があり，一側性聴神経鞘腫があるあるいは以下の項目のうち1項目がある．
・神経膠腫
・神経鞘腫
・若年性白内障

3. 症状

約半数は難聴を示す．髄外腫瘍を有する患者の45％に脊髄圧迫を認める．遺伝子診断での異常はNF2患者の65％以下である．若年性白内障はしばしば認められる．網膜あるいは脈絡膜の過誤腫は10〜20％にある．カフェオレ斑は50％未満である．皮膚の神経線維腫はまれであるが，皮膚の神経鞘腫は2/3にある[1]．

4. 腫瘍の性質

NF2に伴う髄内腫瘍の特徴は，①中心性，②強い造影効果，③多発性である．特徴②と③は血管芽腫あるいは転移性髄内腫瘍を示唆するが，これらの腫瘍は軟膜・くも膜付近から発生することが多いので，中心性は示さない．

NF2に伴う髄内腫瘍は，長期間にわたって腫瘍の大きさに変化がない点が特徴とされる．手術に関しては慎重にしないといけないと報告されている[2]．

この報告では49例のNF2患者のうち，31例が脊髄腫瘍を有している．26例（53％）には髄内腫瘍があり，27例（55％）には髄外腫瘍があった．髄内腫瘍で組織が判明したものは星細胞腫3個，上衣腫4個，神経鞘腫1個である．一方，髄外腫瘍では神経鞘腫26個，髄膜腫17個，神経線維腫6個である．NF2に伴う髄膜腫は手術になる例が多く，より侵襲性が強い[2]．NF2に伴う腫瘍は上衣腫が多いとされるのが通説ではある[1]．

5. 生命予後に関する因子

神経線維腫症1型（NF1：neurofibromatosis type 1）とは異なり，NF2における神経線維腫の悪性変化は大変まれとされている[3]．

しかし，NF2では上衣腫の発生率が高く，さらに頭蓋内の髄膜腫を有する例では，有しない例に比べて2.5倍の死亡率であるとされている[3]．

6. NF2における上衣腫

NF2に伴った上衣腫55例に関する報告がある[4]．NF2の診断は中位年齢で21歳時になされ，上衣腫の診断は中位値で，その5年後になされている．多発性の上衣腫は58％の患者に認められ，最も多い部位は頸髄と延髄頸髄移行部であり，86％を占める．42例（76％）の患者は上衣腫があっても無症状である．中位値で50カ月の経過観察の後に，手術は11例（20％）に施行されている．NF2に伴う上衣腫はゆっくりとした発育を示すので，囊胞があり，脊髄の腫大があっても，無症状の例では経過観察が妥当であるとしている[4]．

画像所見

脊髄腫瘍については第3章のそれぞれの項を参照．

1．MRI

1）聴神経腫瘍

内耳道の拡大を認め，T2強調像では高信号を示す．造影効果のある腫瘤を認める（**症例1，2**）．

2）脊髄髄内腫瘍

ⅰ）上衣腫

脊髄の中心部に存在し，T2強調像では高信号を示す．造影効果を認める．

ⅱ）星細胞腫

境界不明瞭な高信号をT2強調像にて示す際には星細胞腫も考慮する．

ⅲ）髄内神経鞘腫

強い造影効果を認める．神経根との連続性を有することもある．

3）硬膜内髄外腫瘍

ⅰ）神経鞘腫

境界明瞭な高信号をT2強調像にて示す．囊胞あるいは髄内出血もしばしば認められる（**症例1，2**）．

ⅱ）髄膜腫

均一なより強い造影効果．dural tail signを認めることもある．

ⅲ）神経線維腫

神経鞘腫と同様である．

診断のキー

多発性，病理組織が異なる脊髄腫瘍の混在はNF2を示唆する．

30歳未満の聴神経鞘腫は一側性でもNF2を考え，脊髄のMRIを撮像する．

■神経鞘腫症

臨床

神経鞘腫症（schwannomatosis）はNF2とは異なる神経線維腫症の一つであり，診断基準が提唱されている[5]．手術を必要とする神経鞘腫を有する患者の2.4～5％は神経鞘腫症であるとされる[6]．NF1とは異なり，カフェオレ斑はなく，点状色素斑もない．NF1やNF2に比べて発症がより遅く，発症のピークは30～60歳の間である[3]．

1．神経鞘腫症の診断基準

神経鞘腫症の確定あるいは推定診断基準においては，NF2の診断基準に合致しないこと，高精度のMRI（FIESTA法あるいはCISS法の横断像）にて聴神経腫がないこと，1親等にNF2患者がいないことが前提となる[5]．

1）確定診断基準

A：30歳以上で2個以上の皮膚以外の神経鞘腫を有し，少なくとも1個に関しては病理学的に確認されている．

B：1個以上の病理学的に確定した神経鞘腫を有し，1親等にAの診断基準を満たす患者がいる．

2）推定診断基準

A：30歳未満で2個以上の皮膚以外の神経鞘腫を有し，少なくとも1個に関しては病理学的に確認されている．

B：45歳以上であり，2個以上の皮膚以外の神経鞘腫を有し，少なくとも1個に関しては病理学的に確認されている．

C：画像上，神経鞘腫があり，1親等に確定診断基準を満たす患者がいる[5]．

2. 年齢と症状

Merkerらは1995〜2011年の神経鞘腫症87例について報告している[7]．46例が女性である．発症時の中位年齢は30歳（8〜59歳），診断時の中位年齢は40歳である．家族歴は11例（13%）にあった．50例（57%）が痛みにて発症している．そのうち，腫瘤には無関係な痛みが40例，腫瘍と関係のある痛みが10例である．

3. 腫瘍の種類

前述の報告で，87例中77例（89%）には末梢の神経鞘腫があった．脊髄の画像診断を施行した66例中49例（74%）に脊髄神経鞘腫を認めている．腰椎部に最も多く，66例中35例（53%）にあった．胸椎は23例，頸椎は15例である．

頭部画像診断を施行した77例中7例（9%）に，聴神経鞘腫ではない脳神経由来の神経鞘腫を認め，さらに頭蓋内髄膜腫が4例（5%）に5個あった．悪性末梢神経鞘腫瘍はない[7]．

MacCollinらの報告でも悪性末梢神経鞘腫瘍は1例もなく，NF2とは異なり，神経鞘腫症では生命予後はよいとされている[6]．

4. 病理学的特徴

腫瘍のある神経において，腫瘍周囲の浮腫が強い，腫瘍内の粘液変性が目立つ，神経内での腫瘍の拡大が強いなどの特徴があるとされる[6]．

5. 遺 伝

神経鞘腫症の大多数は孤発性であるが，少数は常染色体優性遺伝を示し，*SMARCB1*遺伝子異常がみつかっている．神経鞘腫症を確実に診断する遺伝学的検査はない[3]．

画像所見

1. MRI

神経鞘腫症に特徴的な所見は多発性のみであり（**症例3**），個々の神経鞘腫には神経鞘腫症に固有の特徴はない[6]．多発性の，境界明瞭な，円形あるいは卵円形の腫瘍である．NF1に認められる蔓状神経線維腫を認めない．

聴神経鞘腫以外の脳神経由来の神経鞘腫（**症例3**），頭蓋内の髄膜腫はありうる．

診断のキー

多発性の神経鞘腫を認める際には本症を考える．NF2の除外のために，聴神経鞘腫に対するMRIが必要である．30歳未満で，少なくとも一側の聴神経鞘腫があれば，NF2を考慮する．30歳以上になって，多発性神経鞘腫がある患者に，一側の聴神経鞘腫がみつかっても，神経鞘腫症を否定する根拠にはならない．

全身の画像検索の必要性に関しては議論が定まっていない．

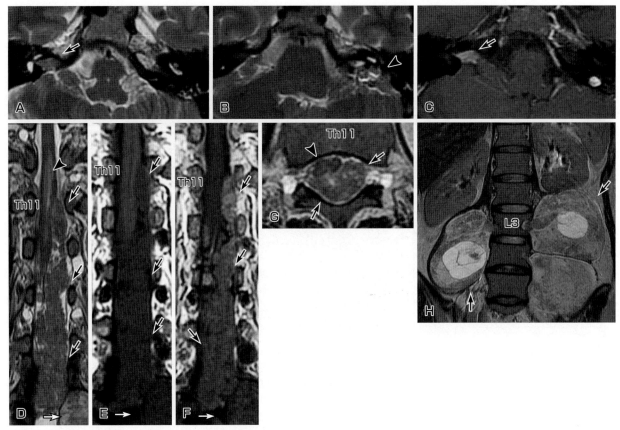

症例1 神経線維腫症2型（確定診断基準を満たす），33歳，女性．9歳時から左聴力低下を認め，MRIにて左聴神経鞘腫を指摘された．15歳時に腫瘍摘出術を受けた．20歳時に右聴神経鞘腫が認められ，23歳時に腫瘍摘出術を受け，NF2と診断された．さらに，腰痛があり，腰部に複数の腫瘍を指摘された．今回，腰痛と左L3-4領域の触覚・痛覚の低下を認めた．

A，B：T2強調横断像にて，右内耳道に明らかな腫瘍の再発を認める（→）．左内耳道は拡大し，術後の状態である（▶）．

C：造影後脂肪抑制T1強調横断像にて，右内耳道の腫瘍には造影効果を認め，再発が明らかである（→）．

D：T2強調冠状断像にて，Th11以下，硬膜内髄外で，脊髄の左を中心に多発性の腫瘍があり，脊髄より軽度高信号を示す（→）．脊髄は右に偏位し，髄内には圧迫による浮腫を認める（▶）．さらに，L3左には硬膜外に大きな腫瘍がある（⇒）．

E：T1強調冠状断像にて，硬膜内髄外の腫瘍は低信号を示す（→）．L3の硬膜外腫瘍も低信号を示す（⇒）．

F：造影後T1強調冠状断像にて，腫瘍には造影効果を認める（→）．硬膜外腫瘍にも造影効果がある（⇒）．

G：T2強調横断像（Th11）にて，腫瘍（→）は脊髄（▶）の左から後方にかけて存在し，脊髄よりも高信号を示す．硬膜内髄外の腫瘍は摘出し，神経鞘腫であった．

H：T2強調冠状断像にて，下部腰椎の脊柱管外に，大きな腫瘍を両側に認める（→）．

補足：9歳時に左聴力低下で発症したNF2である．最初は一側性の聴神経鞘腫であったが，反対側にも腫瘍が発生し，その後，脊髄周囲にも多発性の神経鞘腫が認められた．30歳未満の聴神経鞘腫ではNF2を考える．

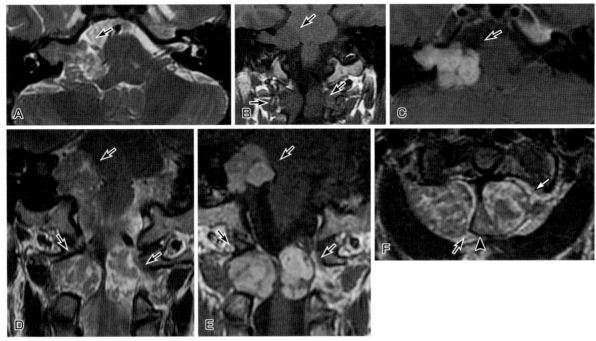

症例 2 神経線維腫症 2 型(推定診断基準を満たす),21 歳,女性.10 歳時,右上肢のけいれん発作が始まった.18 歳時に回転性めまいがあった.てんかんの疑いにて MRI を撮像し,当院を受診した.耳鼻科的検査にて,聴力低下はないが,眼球運動異常があり,脳幹圧迫の症状と考えられた.

- **A**:T2 強調横断像にて,右内耳道を拡大し,内耳道から小脳橋角槽にかけて皮質よりも高信号を示す腫瘤があり(→),脳幹を圧迫している.
- **B**:T1 強調冠状断像にて,内耳道から小脳橋角槽に進展する腫瘤は低信号を示す(→).両側 C1-2 に髄外腫瘍を認める.
- **C**:造影後 T1 強調横断像にて,右内耳道から小脳橋角槽にかけての腫瘤には全体に造影効果を認める(→).
- **D**:T2 強調冠状断像にて,右小脳橋角槽の腫瘤,両側 C1-2 の髄外腫瘍はいずれも類似した信号強度,不均一な高信号を示す(→).
- **E**:造影後 T1 強調冠状断像にて,画像 D の 3 個の腫瘤にはほぼ全体に及ぶ造影効果を認める(→).
- **F**:T2 強調横断像(C1)にて,脊髄(▶)を両側から圧迫する髄外性の腫瘍があり,右の腫瘍は脊髄との間に硬膜を認めるので(→),硬膜外にあり,左の腫瘍はその外側に硬膜を認め(⇢),硬膜内である.手術にて確認されている.3 個の腫瘍とも神経鞘腫であった.

補足:21 歳にて,一側性の聴神経鞘腫がみつかり,さらに C1-2 に神経鞘腫,腰椎にも神経鞘腫があった.NF2 である.

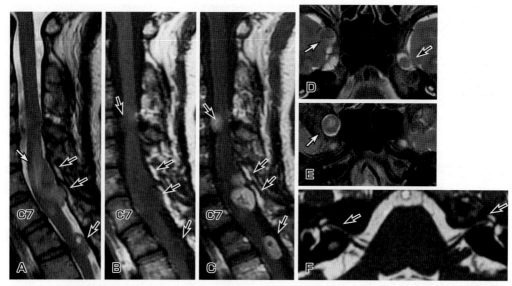

症例3 神経鞘腫症，36歳，女性．23歳にて，左腋窩の神経鞘腫を摘出した．その後，25歳の腰椎硬膜内髄外神経鞘腫に始まり，ほぼ毎年，脊髄硬膜内髄外の神経鞘腫の摘出を行っている．痛みが主訴のことが多い．左三叉神経鞘腫もあり，摘出術を受けた．皮膚にカフェオレ斑はない．

- **A**：T2強調矢状断像にて，頸椎から上部胸椎に多発する腫瘤があり，脊髄よりも高信号を示す（→）．脊髄にも圧迫による高信号を認める（⇢）．
- **B**：T1強調矢状断像にて，腫瘍は脊髄よりも低信号を示す（→）．
- **C**：造影後T1強調矢状断像にて，腫瘍には造影効果を認める（→）．腫瘍は摘出され，神経鞘腫であった．
- **D, E**：T2強調横断像にて，左Meckel腔内に腫瘍を認める（→）．右側頭葉内側，卵円孔付近にも腫瘍がある（⇢）．神経鞘腫の可能性が高い．
- **F**：FIESTA法横断像にて，両側とも聴神経鞘腫はない．
- **補足**：左腋窩の末梢性神経鞘腫に始まり，脊髄硬膜内髄外の神経鞘腫が多発・増大する患者である．36歳にて聴神経鞘腫がないため，NF2ではない．神経鞘腫症である．NF1を示す所見はない．

文献

1) Moore KR：Neurofibromatosis type 2. Ross JS, et al（eds）：Diagnostic Imaging—Spine 2nd ed. Amirsys, Salt Lake City, 2010, pp1-1-164-169
2) Patronas NJ, et al：Intramedullary and spinal canal tumors in patients with neurofibromatosis 2：MR imaging findings and correlation with genotype. *Radiology* **218**：434-442, 2001
3) Koontz NA, et al：Schwannomatosis：the overlooked neurofibromatosis? *AJR Am J Roentgenol* **200**：W646-653, 2013
4) Plotkin SR, et al：Spinal ependymomas in neurofibromatosis Type 2：a retrospective analysis of 55 patients. *J Neurosurg Spine* **14**：543-547, 2011
5) Baser ME, et al：Increasing the specificity of diagnostic criteria for schwannomatosis. *Neurology* **66**：730-732, 2006
6) MacCollin M, et al：Diagnostic criteria for schwannomatosis. *Neurology* **64**：1838-1845, 2005
7) Merker VL, et al：Clinical features of schwannomatosis：a retrospective analysis of 87 patients. *Oncologist* **17**：1317-1322, 2012

20 その他の先天性発達異常

(4) 硬膜拡張

臨床

硬膜拡張（dural ectasia）は，硬膜嚢が拡張した状態であり，特定の疾患名ではない．成因は主に硬膜嚢の異形成によるもので，硬膜が脆弱なため髄液の拍動や圧により引き伸ばされ拡張すると考えられている．dural dysplasia と呼ばれることもある．腰仙部領域に生じやすく，重力の影響が考えられる．硬膜拡張により椎体後縁は圧排され陥凹する（posterior scalloping）．椎間孔から側方に硬膜嚢が拡張した場合は，側方髄膜瘤（lateral meningocele）と呼ばれる．仙骨欠損部もしくは拡大した仙骨孔を介した仙骨前方への硬膜嚢拡張〔前仙骨髄膜瘤（anterior sacral meningocele）〕を伴うこともある．

主な症状としては背部痛や神経根症状があげられ，このほかに頭痛や失禁を伴うこともある．

Marfan 症候群，神経線維腫症 1 型（NF1：neurofibromatosis type 1），Loeys-Dietz 症候群[1]，Ehlers-Danlos 症候群，ホモシスチン尿症，強直性脊椎炎[2]，Hajdu-Cheney 症候群[3]などに硬膜拡張を伴うことがある．原疾患に伴う間葉系異常，結合織異常，コラーゲンの合成異常などに起因する．Marfan 症候群では高頻度に硬膜拡張が認められる[4]．

撮像法

矢状断の T1 強調像および T2 強調像が基本である．病変部は横断像，冠状断像も併せて評価する．

画像所見

1．MRI

脊柱管の拡大，硬膜嚢の拡張，椎体後縁の陥凹（posterior scalloping），椎弓根間距離の拡大がみられる（症例1～3）．側方髄膜瘤（症例1，3），後弯や側弯（症例2）を伴うこともある．

硬膜拡張の程度の評価方法として，矢状断像における椎体・硬膜の前後径やその比が用いられる．Marfan 症候群では主に S1 レベルにて硬膜嚢が拡張することが特徴的とされる[4,5]．成長に伴い変化する正常計測値も報告されている[6]．

硬膜拡張では，脊髄および馬尾に圧排所見を認めない．

診断のキー

硬膜拡張がみられた場合，他の所見に注意する必要がある．例えば，Marfan 症候群や Ehlers-Danlos 症候群では動脈瘤や動脈解離，NF1 では蔓状神経線維腫，側弯などを伴う．

鑑別診断

1．軟骨無形成症，骨形成不全症などの骨系統疾患

臨床所見，他の全身骨の所見より鑑別される．

2．神経鞘腫

神経鞘腫は T2 強調像にて高信号を呈するが，髄液とは信号強度が異なる．

BOX

■硬膜拡張をきたす疾患
1. Marfan 症候群
2. 神経線維腫症 1 型
3. Loeys-Dietz 症候群
4. Ehlers-Danlos 症候群
5. ホモシスチン尿症
6. 強直性脊椎炎
7. Hajdu-Cheney 症候群

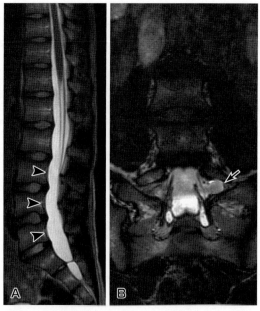

症例1 硬膜拡張（Marfan症候群），14歳，男子．

A：T2強調矢状断像では，下位胸椎〜腰仙椎レベルでの硬膜嚢拡張が認められる．また，椎体後縁の陥凹（posterior scalloping）がみられる（▶）．

B：CISS法冠状断像では，L5/S1レベルにて硬膜嚢が椎間孔から側方に突出した側方髄膜瘤が認められる（→）．

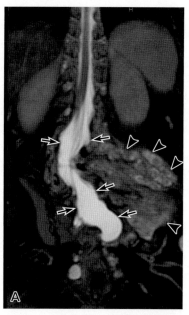

症例2 硬膜拡張（神経線維腫症1型），24歳，女性．

A：T2強調冠状断像では，腰仙椎レベルにて硬膜嚢の拡張が認められる（→）．本症例では側弯および蔓状神経線維腫（▶）も認められる．

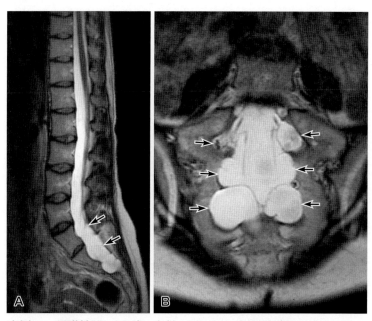

症例3 硬膜拡張，32歳，女性，Marfan症候群が疑われている．

A：T2強調矢状断像では，腰仙椎レベルの硬膜嚢拡張が認められる（→）．

B：T2強調冠状断像では，硬膜嚢の側方への比較的大きな拡張（側方髄膜瘤）が認められる（→）．

文 献

1) Kono AK, et al : Prevalence of dural ectasia in Loeys-Dietz syndrome : comparison with Marfan syndrome and normal controls. *PLoS One* **8** : e75264, 2013
2) Liu CC, et al : Cauda equina syndrome and dural ectasia : rare manifestations in chronic ankylosing spondylitis. *Br J Radiol* **84** : e123-125, 2011
3) Avela K, et al : Hajdu-Cheney syndrome with severe dural ectasia. *Am J Med Genet A* **155A** : 595-598, 2011
4) Lundby R, et al : Dural ectasia in Marfan syndrome : a case control study. *AJNR Am J Neuroradiol* **30** : 1534-1540, 2009
5) Habermann CR, et al : MR evaluation of dural ectasia in Marfan syndrome : reassessment of the established criteria in children, adolescents, and young adults. *Radiology* **234** : 535-541, 2005
6) Knirsch W, et al : Normal values of the sagittal diameter of the lumbar spine (vertebral body and dural sac) in children measured by MRI. *Pediatr Radiol* **35** : 419-424, 2005

20 その他の先天性発達異常

(5) 軟骨無形成症

臨床

軟骨無形成症（achondroplasia）は，比較的頻度の高い骨異形成症（1万〜3万人に1人）で，四肢短縮型小人症の代表的な疾患である[1]．常染色体優性遺伝であるが，約80〜90％は孤発性といわれており，fibroblast growth factor receptor 3（FGFR3）遺伝子（4p16.3）の突然変異により発症する[2]．頭蓋底低形成，顔面骨低形成のため相対的に頭部が大きく，鼻が低く前頭部が大きいという特徴的な顔貌を呈する．通常，罹患乳児は運動発達遅滞を示す．知能は正常である．

軟骨内骨化が選択的に侵されるため，軟骨内骨化によって成長する頭蓋底，脊椎，長管骨は低形成となる．それに対して，膜性骨化によって成長する頭蓋冠，下顎骨は侵されない．軟骨内骨化による長管骨の長軸成長は著しく侵され，四肢は短縮する．膜性骨化が正常であるため，短軸径は正常である．脊椎では椎弓の形成不全や腰椎椎弓根間距離の短縮をきたし，脊柱管狭窄となる．中年以降では脊柱管の狭窄や椎間孔の狭小化が，特に下位胸椎レベルもしくは腰椎レベルにて高頻度にみられるようになり，神経症状が増悪する．

頭蓋底低形成のため，大後頭孔レベルでの狭窄が高頻度に認められ，これにより四肢の腱反射亢進，麻痺や無呼吸をきたすことがある．また，頭蓋底低形成のため，頸静脈孔が狭く，静脈圧上昇による水頭症を合併することが知られる[2]．

撮像法

脊柱管，脊髄の評価のため，矢状断，横断のT1強調像・T2強調像が中心となる．細かな形態評価にはCISS法などの3次元高分解能シークエンスも有用である．

画像所見

1. MRI

椎弓の短縮のため脊柱管は狭窄を呈する．脊柱管狭窄のため，複数の椎体にて後縁は陥凹し，これはposterior scallopingといわれる（**症例1**）．椎体終板の軟骨内骨化遅延のために，椎体辺縁は丸みを帯びており，posterior scallopingと合わせ小弾丸状（bullet-shaped）にみえる．幼少時には胸腰椎移行部で後弯がみられるが，加齢により軽減し，腰仙椎の前弯が目立つようになる[3]．

頭蓋底は軟骨内骨化の障害により低形成で，大後頭孔は小さく，延髄〜上部頸髄圧迫の原因となる（**症例2**）．頸髄内には約1/3の例でT2強調像での高信号がみられるが，脊髄圧排の程度や臨床症状とは関連しないとされる[4]．

中年以降では特に下位胸椎レベルもしくは腰椎レベルにて後弯，骨棘形成，椎間板ヘルニア，圧迫骨折などによる脊柱管狭窄や椎間孔の狭小化が高頻度に認められる[5]．

診断のキー

脊髄のMRI検査では大後頭孔のレベルを含め，狭窄の程度を評価する必要がある．

鑑別診断

軟骨低形成症（hypochondroplasia），偽性軟骨無形成症（pseudoachondroplasia）等が鑑別疾患になるが，全身の単純X線や臨床所見などから鑑別される．

> **BOX**
>
> ■小弾丸状の椎体をきたす疾患
>
> mnemonic：HAM
> - **H**ypothyroidism（甲状腺機能低下症）
> - **A**chondroplasia（軟骨無形成症）
> - **M**orquio syndrome（Morquio症候群）

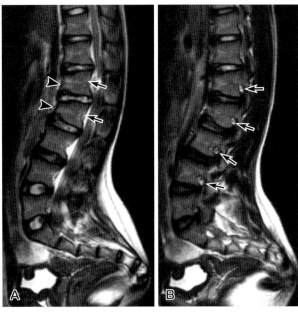

症例1 軟骨無形成症，12歳，男子．腰痛，脊柱管狭窄にて経過観察中．
- **A**：腰椎のT2強調矢状断像では，脊柱管の狭小化を認める．椎体後縁にはposterior scallopingが認められる（→）．椎体は小弾丸状を呈する（▶）．胸腰椎移行部では椎体の後弯が，腰仙部では前弯がみられる．
- **B**：腰椎傍正中のT2強調矢状断像では，椎間孔の狭小化が認められる（→）．

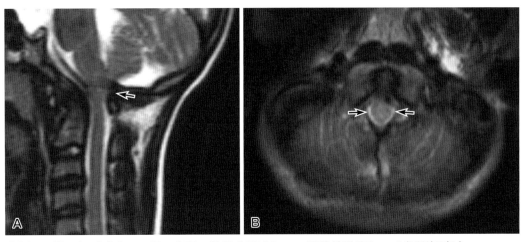

症例2 軟骨無形成症，7歳，女子．神経症状はない．脊柱管狭窄につき経過観察中．
- **A，B**：T2強調像（画像A：矢状断像，画像B：横断像）．脊柱管は全体的に狭小化している．頭蓋底は低形成であり，大後頭孔の狭小化が目立つ（→）．

文献

1) Wright MJ, et al：Clinical management of achondroplasia. *Arch Dis Child* **97**：129-134, 2012
2) Horton WA, et al：Achondroplasia. *Lancet* **370**：162-172, 2007
3) Spranger JW, et al：Acgibdroplasia. Spranger JW, et al（eds）：Bone Dysplasias：An Atlas of Genetic Disorders of Skeletal Development, 3rd ed. Oxford University Press, New York, 2012, pp6-10
4) Brouwer PA, et al：Cervical high-intensity intramedullary lesions in achondroplasia：aetiology, prevalence and clinical relevance. *Eur Radiol* **22**：2264-2272, 2012
5) Ireland PJ, et al：Optimal management of complications associated with achondroplasia. *Appl Clin Genet* **7**：117-125, 2014

20 その他の先天性発達異常

(6) Schmorl 結節

臨床

Schmorl 結節（Schmorl's node）は，椎体への椎間板ヘルニアであり，椎体終板を貫通して椎間板が椎体内へ突出した病態である．胸腰椎移行部近傍の椎体下部に認めることが多い．通常は無症状だが，急速に出現した場合は疼痛を伴うこともある．脊椎の動きが疼痛に関与しているという考えもある．

成因は椎体終板の破綻によると考えられている．退行性変化のみならず，終板や椎体の脆弱化をきたす他の疾患（Scheuermann 病，外傷，感染，骨粗鬆症，副甲状腺機能亢進症，骨 Paget 病，腫瘍性病変など）でも認める．特に，若年者では線維輪の破綻がないため，外傷によって垂直方向に椎間板ヘルニアを起こしやすい．終板中央部の破綻（症例 1）のみならず辺縁部にも出現する（症例 2）．椎体内へ脱出した髄核に栄養血管が侵入して石灰化や骨化をきたすこともある．Schmorl 結節周囲には，さまざまな程度の骨硬化性変化を伴う．

画像所見

1. MRI

破綻した椎体終板を貫通する脱出髄核を認める（症例 1，2）．隣接する椎間板自体は厚さを減じていることが多い．急性期では周囲の骨硬化性変化に乏しいため，CT よりも MRI のほうが感度は高い．また，急性期には炎症や浮腫を反映して Schmorl 結節周囲に T1 強調像で低信号，T2 強調像で高信号を示す領域を認めるが，数カ月の経過で経時的に目立たなくなる．代わりに内外の骨硬化性変化（症例 1C）が顕在化してくる．

2. 椎間板造影 CT

椎体内へ突出した成分と椎間板の連続性を確認できる．

診断のキー

椎間板と連続した成分が椎体内へ突出している．脊椎の変形性変化以外に，終板や椎体の脆弱化を伴う．その他の疾患でも認める．

鑑別診断

1. 蝶形椎（症例 3）

椎体内の遺残脊索構造は椎間板と連続しているが（症例 3A，B），上下の終板ともに裂隙があり，冠状断像もしくは正面像で当該椎体は蝶形状である（症例 3D）．

2. 骨転移（症例 4）

造影にて結節全体に異常増強効果を認める（症例 4B）．

3. 良性脊索細胞腫（症例 5）

T2 強調像で著しい高信号を示す（症例 5B）．CT ではすりガラス状の吸収値となる（症例 5C）．

4. 脊椎血管腫（症例 6）

脂肪成分を反映し，T1 強調像で高信号となる（症例 6A）．また，粗な骨梁を反映して単純 X 線や CT で corduroy 様もしくは polka dot 所見を認める．

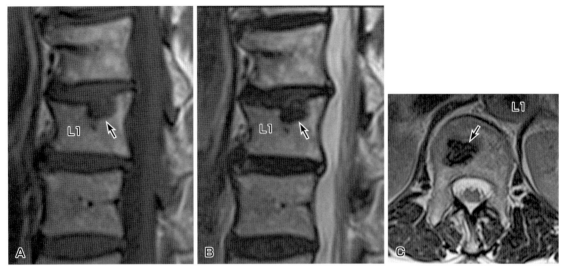

症例1　Schmorl結節，70代，女性．腰部痛．
A：T1強調矢状断像にてL1椎体上部終板を貫通するSchmorl結節を認める（→）．椎間板と等信号である．
B：T2強調矢状断像でも椎間板と等信号を示す（→）．
C：T2強調横断像（L1）では辺縁部は分葉状であり骨硬化縁を伴っている（→）．

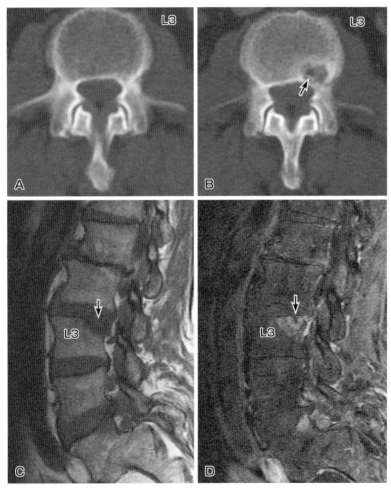

症例2　Schmorl結節，60代，男性．胃癌術後16年目，骨転移の疑い．
A：1年前のCT横断像（L3）では骨病変は認められない．
B：今回のCT横断像（L3）では椎体左後方に骨硬化縁を伴った溶骨像が出現している．内部はすりガラス状であり，一部にはさらに低吸収値を示す成分を認める（→）．
C：T1強調矢状断像にて同部は椎間板と等信号を示す骨欠損像として描出されている（→）．
D：造影後脂肪抑制T1強調矢状断像では，脱出した椎間板ヘルニアの大部分に異常増強効果を認めるが，中央部に芯のような染まらない成分もある（→）．

鑑別診断の症例

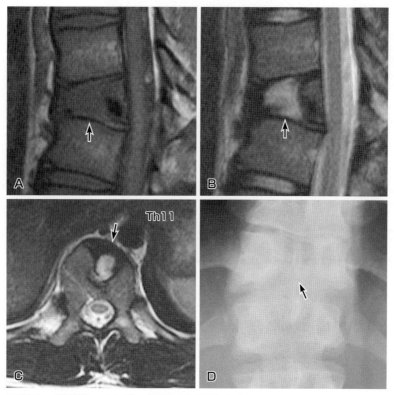

症例3　蝶形椎，10代，男子．左下肢麻痺．

- A：T1強調矢状断像にてTh11椎体内を上下に貫通する構造があり，上下終板の裂隙を介して椎間板と連続している（→）．信号強度は椎間板と等信号である．
- B：T2強調矢状断像でもTh11椎体内の遺残脊索構造は連続する椎間板と等信号である（→）．
- C：T2強調横断像（Th11）にて椎体の前後を貫通する蝶形椎（sagittal cleft）であることがわかる（→）．遺残脊索辺縁部は正常な骨皮質に取り囲まれている．
- D：胸椎単純X線正面像ではTh11椎体は蝶形状である（→）．

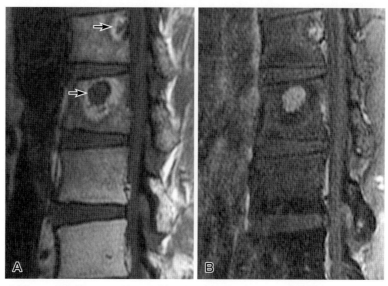

症例4　骨転移，30代，男性．右側頭骨 glomus 腫瘍術後．

- A：T1強調矢状断像にてTh12およびL1椎体に低信号を示す結節を認める（→）．
- B：造影後脂肪抑制T1強調矢状断像では同部に強い増強効果がある．なお，下部腰椎では放射線照射後の脂肪髄化が目立つ．

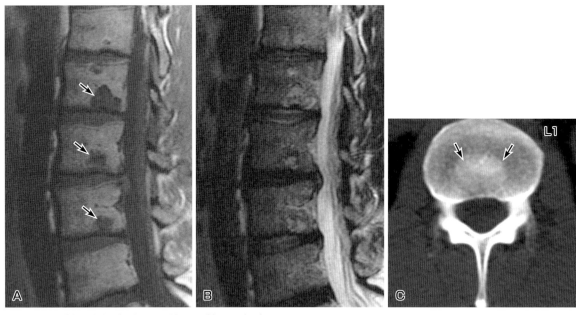

症例 5　良性脊索細胞腫，50 代，男性．腰部痛．
　A：T1 強調矢状断像にて L1，L2 および L3 椎体の下部終板から連続するような不整形結節を認める．椎間板よりは低信号である（→）．
　B：T2 強調矢状断像では同部は不均一ながら高信号を示している．
　C：CT 横断像（L1）では椎体内の結節は淡いすりガラス状の吸収値を呈している（→）．

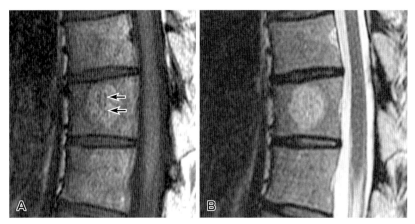

症例 6　脊椎血管腫，40 代，女性．無症状．
　A：T1 強調矢状断像にて Th12 椎体内に高信号を呈する結節がある．結節内部には粗な骨梁に相当する corduroy 様所見を認める（→）．
　B：T2 強調矢状断像でも結節内部は高信号を示している．

文　献

1) Resnick D, et al：Intravertebral disk herniations：cartilaginous（Schmorl's）nodes. *Radiology* **126**：57-65, 1978
2) Hamanishi C, et al：Schmorl's nodes on magnetic resonance imaging. Their incidence and clinical relevance. *Spine (Phila Pa 1976)* **19**：450-453, 1994

20 その他の先天性発達異常
(7) 点状軟骨異形成症

臨床

　点状軟骨異形成症(chondrodysplasia punctata)は，比較的まれな骨系統疾患で，骨端核あるいは骨端核周囲の軟部組織の点状石灰化を特徴とする多相な疾患群である．主な病型としては，rhizomelic型（常染色体劣性遺伝），Conradi-Hünermann型（伴性優性遺伝），brachytelephalangic型（末節骨短縮型；伴性劣性遺伝），tibia-metacarpal型（脛骨・中手骨型；常染色体優性遺伝）があり，このほかに，遺伝子に変異がなくても妊娠中のワルファリン内服，フェニトイン内服，著しいビタミンK欠乏，Sjögren症候群などにより同様の異常が起きることが知られている[1,2]．点状石灰化は生後約1年で消失し，骨端核の変形と不整像を残す．臨床症状は病型により異なるが，顔面中央の低形成，成長障害，四肢短縮，白内障，軽度の精神発達遅滞などである．重度の臨床症状を伴うものから比較的軽度のものまである．

　brachytelephalangic型やConradi-Hünermann型では，脊椎の異常により脊柱管狭窄をきたすことがある．これは現病に伴う強い骨化不全および多様な骨変形による．報告例は少ないが，主に大後頭孔〜頸椎レベルでの脊柱管狭窄の頻度が高い．程度はさまざまであり，重度の脊柱管狭窄を呈する例もある[3〜5]．狭窄の程度や部位により異なるが，脊柱管狭窄，脊髄圧排により呼吸障害，低緊張，四肢麻痺などを呈する．

撮像法

　脊柱管狭窄の細かい形態評価には，CISS法などの3次元高分解能シークエンスが有用である．また，疾患の性状からはCTにて骨の状態も併せて評価する必要がある．CTでは，3D-CT画像や多断面再構成（MPR：multi planar reconstruction）画像にて多方向・多断面から骨と脊髄の状態を直接評価する．

画像所見

1．MRI

　MRIでは脊柱管狭窄部の硬膜嚢圧排がみられる（症例1，2）．圧排の程度が強い場合には，脊髄自体の圧排や萎縮，T2強調像での髄内高信号が認められることがある[6]．

診断のキー

　疾患自体の発生頻度が低く，脊柱管狭窄の発生頻度は不明である．病型によっては四肢の短縮，関節可動域制限，痙性を伴い，脊柱管狭窄による症状がわかりにくいことがある．点状軟骨異形成症の脊柱管狭窄により重大な神経症状を惹起する可能性があることを考慮すると，できるだけ早期に頸椎レベルの画像的検索を行うことが，患児の生命予後・神経学的予後に寄与するものと考えられる．

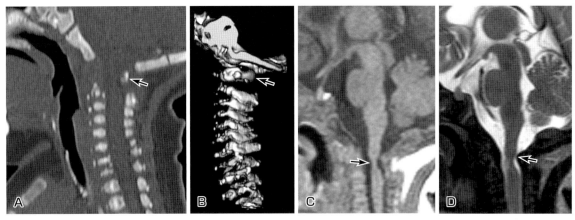

症例1　点状軟骨異形成症（brachytelephalangic 型），2 カ月，男児．生後より呼吸障害がある．
- **A**：CT 再構成矢状断像（骨条件）では，環椎椎弓の前後径は小さく，脊柱管の狭小化が認められる（→）．
- **B**：3D-CT 側面像では椎弓の狭小化が立体的に確認できる（→）．椎体周囲には現病に伴う点状石灰化が認められる．
- **C，D**：MRI（画像 C：T1 強調矢状断像，画像 D：T2 強調矢状断像）では CT にてみられた脊柱管の狭小化部位に一致して，硬膜嚢の圧排および脊髄の萎縮がみられる（→）．

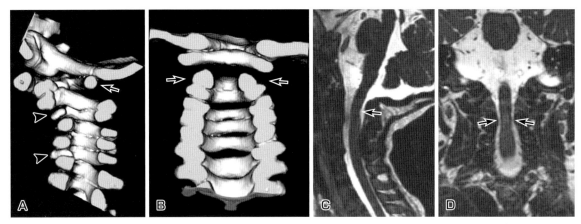

症例2　点状軟骨異形成症（brachytelephalangic 型），2 歳，男児．呼吸障害，発達遅滞を認める．
- **A**：3D-CT 矢状断割面像では環椎の前方偏位がみられる（→）．他の椎体・椎弓の異形成もみられる（▶）．
- **B**：3D-CT 冠状断割面像では C2-3 脊柱管の側方狭窄がみられる（→）．
- **C**：CISS 法矢状断像では環椎の前方偏位のレベルにて脊髄の軽度萎縮がみられる（→）．
- **D**：CISS 法冠状断像では C2-3 レベルの脊柱管側方狭窄部にて硬膜嚢の圧排がみられる（→）．

文 献

1) Herman TE, et al：Warfarin-induced brachytelephalangic chondrodysplasia punctata. *J Perinatol* **30**：437-438, 2010
2) Huarte NM, et al：Chondrodysplasia punctata associated with maternal Sjögren syndrome. *Am J Med Genet A* **164A**：1606-1610, 2014
3) Garnier A, et al：Brachytelephalangic chondrodysplasia punctata with severe spinal cord compression：report of four new cases. *Eur J Pediatr* **166**：327-331, 2007
4) Goodman P, et al：Cervicothoracic myelopathy in Conradi-Hunermann disease：MRI diagnosis. *Magn Reson Imaging* **8**：647-650, 1990
5) Herman TE, et al：Brachytelephalangic chondrodysplasia punctata with marked cervical stenosis and cord compression：report of two cases. *Pediatr Radiol* **32**：452-456, 2002
6) Yang BP, et al：Cervical spinal cord compression in chondrodysplasia punctata. Case illustration. *J Neurosurg* **104**（3 Suppl）：212, 2006

20 その他の先天性発達異常

(8) Scheuermann 病

臨床

Scheuermann 病（Scheuermann disease）は若年者にみられる，外傷による椎体終板の障害であり，それにより脊柱に後弯変形をきたしたり腰背部痛の原因になったりする．骨化がある程度成熟する 12 歳以降に好発する．椎体終板の障害は髄核の骨内へのヘルニアをきたすが，椎体終板中心部に起こると Schmorl 結節となり，辺縁部に起こると輪状骨端（ring apophysis）の骨端線に伸びて隅角解離となる．ときに軟骨終板が裂離骨折を起こして偏位することがあり，椎間板ヘルニアと同様に，頑固な坐骨神経痛の原因となる．通常型は胸椎に好発し，3 つ以上の連続する椎体の前部に 1 椎体あたり 5° 以上の楔状変形が生じることにより，脊柱後弯をきたす．非典型例は腰椎の複数レベルの変形や Schmorl 結節などをきたし，比較的予後のよい腰痛症の原因となる（lumbar Scheuermann 病；症例 1）[1]．

画像所見

1. 単純 X 線

椎体の楔状変形，終板の不整，Schmorl 結節や隅角解離の多発を認める．椎間板変性も伴っている．

2. MRI

椎間板変性や，Schmorl 結節および隅角解離での髄核の進展を評価するのに適している[2]．また，終板が裂離骨折で偏位を起こした場合などの評価に優れている（症例 2）．Schmorl 結節の形成早期には骨髄浮腫が認められ，症状との相関が確認できる．

診断のキー

今日では腰椎発生の非典型例が多く，Schmorl 結節，椎体変形，椎間板変性をみたら本症を疑う．

鑑別診断

1. 通常の圧迫骨折

Schmorl 結節などの終板の異常の合併に注意する．

2. 蝶形椎（butterfly vertebra）

椎体中心部に矢状方向の亀裂があり，その間隙を椎間板が充填している．

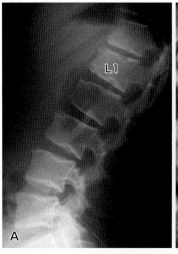
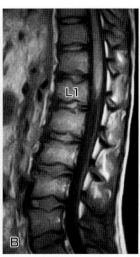
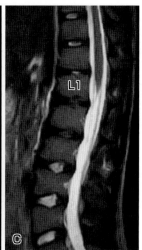

症例 1 lumbar Scheuermann 病，12 歳，女子．慢性的な腰痛症．
A：腰椎単純 X 線側面像．L1-3 椎体の楔状変形と Schmorl 結節，ring apophysis を認める．
B：T1 強調矢状断像．ほぼ腰椎全体に終板の不整がみられる．
C：T2 強調矢状断像．さらに椎間板の濃度低下が認められる．

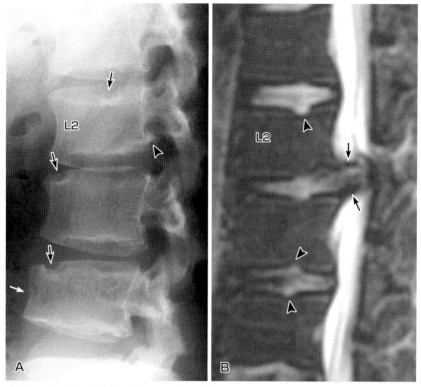

症例 2　終板の裂離骨折，24 歳，男性．かなりの運動歴のあった患者で，根症状を伴う頑固な腰痛を訴える．

A：腰椎単純 X 線側面像にて多発性の Schmorl 結節を認め（→）．L4 椎体には楔状変形がある（⇒）．L2-4 にかけて椎間板の狭小化を認める．L2 椎体後下縁に骨片を認める（▶）．

B：T2 強調矢状断像にて L2/3 の終板の不整があり，後方に偏位した終板が低信号を示す線状の構造（→）として認められる．同部位の椎間板は突出している．多発性の Schmorl 結節を認める（▶）．L3/4 の椎間板も狭小化している．

補足：手術にて軟骨終板は，突出した椎間板とともに切除された．

文　献

1) Blumenthal SL, et al：Lumbar Scheuermann's. A clinical series and classification. *Spine（Phila Pa 1976）* **12**：929-932, 1987
2) Paalanen H, et al：Disc degeneration in Scheuermann disease. *Skeletal Radiol* **18**：523-526, 1989

# 第3章

脊椎脊髄の腫瘍および類似疾患

1 原発性脊椎腫瘍

臨床

脊椎病変全体の中では，原発性脊椎腫瘍は発生頻度の高い疾患であるが，脊椎腫瘍の大部分は転移性腫瘍や骨髄腫など少ない種類に限定される．特に，転移性腫瘍の発生頻度は年齢にかかわらず他をはるかにしのいでいる．骨腫瘍は骨・軟骨より発生する間葉系腫瘍，骨髄の造血組織由来の腫瘍，そして大多数が癌腫である転移性腫瘍からなり，その中では間葉系腫瘍の頻度が最も低い．

脊椎における腫瘍を発生部位で分類すると，造血組織と間葉系組織としての骨・軟骨の両者が含まれる椎体，そして間葉系組織が主体である椎弓根より後方の成分の2つに分けられる．椎体では造血組織由来の腫瘍が多いのに対して，後方成分では骨・軟骨などの間葉系組織由来の腫瘍が主体となる．転移性腫瘍の発生は血流分布に従っており，椎体に多いが後方成分にもみられる（図1）．

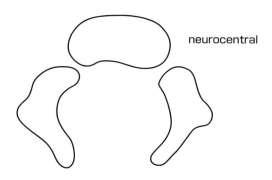

図1　脊椎発生
脊椎は椎体と左右の椎弓の3つの主要な骨化中心から形成される．これらを結ぶ軟骨結合には，椎体と椎弓との間のneurocentral synchondrosisと両側の椎弓の間のposterior synchondrosisがある．骨や軟骨に由来する間葉系腫瘍は，長管骨の骨幹端に相当する軟骨結合近傍で起こることが予想されるが，脊椎ではそれがほぼ全域にわたる．

画像所見

骨腫瘍の鑑別は単純X線とその補助手段としてのCTに依存しており，MRIの意義は限定的である．MRIの主な役割は病変の検出と広がりの評価にある．脊椎の検査頻度は高く，多くの施設でT1強調・T2強調の矢状断像と横断像の撮像がルーチンに行われている．スピンエコーないし高速スピンエコー系の撮像を行うかぎり，骨髄の信号異常を見逃す可能性は低いが，グラディエントエコー（GRE：gradient echo）系の撮像では骨梁の影響により病変の信号が捉えにくくなるので，注意が必要である．側方から上下に進展する病変では冠状断像が有用である．造影は病変の広がりの評価の補助に用いられる．

1. MRI

骨髄の造血組織と腫瘍組織のMRI信号の相違は小さいため，脊椎では四肢と異なる注意が必要である．脊椎の骨髄脂肪は中年以降に明らかとなるが，その分布は多様である．全般的な信号上昇に加えて，分布が不均一であると，T1強調像では脂肪が腫瘍様に局在する高信号としてみられる（症例1）．腫瘍組織は概して増殖密度が高いため脂肪含量は少なく，T1強調像で均一な低信号を形成する．またT2強調像の感度は浸潤性病変では低い．STIR（short tau inversion recovery）像は脂肪信号の低下を伴うためT2強調像よりも異常組織を捉えやすく鋭敏であるが，解像度が劣る点や撮像時間が長い点が問題である．また腫瘍組織は通常の骨髄よりも血流が多く，造影剤の使用は骨髄での造血組織と腫瘍浸潤との鑑別に役立つ．拡散強調像が腫瘍による病的骨折と骨粗鬆症による脆弱性骨折との鑑別に役立つとの報告があるが，その信頼性には議論の余地がある（症例2）[1]．

2. 単純X線

単純X線は腫瘍に限らず脊椎の画像診断の第一歩

であり，鑑別診断は発生部位や軟部腫瘤の有無からなされる．ただし，重なり合う部分の大きな脊椎では単純X線の感度が低いため，CTを用いなければ検出できないこともまれではない．骨破壊像の解析については長管骨と同様に，地図状，蚕食状，浸潤性などの分類が可能であるが，脊椎では，CTを用いない単純X線による評価には限界がある．

3. CT

単純X線では重なり合う部分が大きいため，脊椎そしてその周囲の病変を最も捉えやすいのはCTである．骨破壊の程度や骨吸収・骨硬化といった反応性変化を含めて，病変の性状を正確に捉えるにはCTが最も適している．特に多断面再構成（MPR：multi planar reconstruction）画像が，病変の形状・広がりの評価に優れている．現在では多列CTにより，全脊椎を広範囲に高解像度でカバーすることが可能である．

4. 核医学検査

骨シンチグラフィーは，脊椎病変の検出感度で単純X線よりは優れるものの，SPECT（single photon emission computed tomography）を用いても検出感度はCTやMRIに比べて高くない．^{18}F-FDG-PET（^{18}F-fluorodeoxyglucose-positron emission tomography）はCTと融合させることにより，病変の活性を推定できる．転移性腫瘍の検出においては，溶骨性病変では^{18}F-FDG-PETが優れているが，骨硬化性病変では骨シンチグラフィーが優れていると報告されている[2]．

鑑別診断

1. 発生頻度からの鑑別

転移性腫瘍，そして血管腫の発生頻度が高い．特に転移性腫瘍の頻度が高く，所見も多様なため，40歳以上であれば画像所見にかかわらず転移の可能性を考える必要がある．また多発性病変であれば，多発性骨髄腫との鑑別が必要になるが，転移の可能性もさらに高くなる．原発性悪性腫瘍の中では，多発性骨髄腫が最も頻度が高い．他の腫瘍は相対的に頻度は低いが，四肢では頻度が高くても脊椎では頻度の低い腫瘍が少なくない．

2. 部位からの鑑別

椎体に発生するものは造血組織由来，後方成分から発生するものは骨・軟骨などの間葉系組織由来の腫瘍である可能性が高いが，最も発生頻度の高い転移性腫瘍は両者にみられる．転移性腫瘍や骨巨細胞腫は椎体に多いものの後方成分からも発生する．

脊椎は椎体と左右の椎弓の骨化中心からなり，これらの間には軟骨結合（neurocentral synchondrosis, posterior synchondrosis）が存在する（図1）．これは学齢期までには骨化し，癒合する．軟骨性腫瘍はこれら軟骨結合近傍に発生する傾向があるが，頻度は四肢のようには高くない．骨腫瘍では膜内骨化をきたすので，椎体でも椎弓でもみられる．

3. 内部の性状による鑑別

脂肪はCTやMRIで検出できる．骨梁がまばらな部位に目立つ傾向があり，骨粗鬆症で典型的にみられる．内部にガス（おそらく窒素）がみられる病変はSchmorl結節が変性したものと考えられる．内容物がガスに置換された病変をintraosseous pneumatocystと呼ぶが，椎体由来の病変は大部分が変性したSchmorl結節である（症例3）．ガスは，ときに液体に置き換わる[3]．

4. 四肢では多いが脊椎ではまれな腫瘍

脊椎と四肢では好発病変が異なる．四肢に多いが脊椎ではまれな腫瘍に内軟骨腫，単純性骨囊腫，軟骨芽細胞腫がある．また，骨肉腫や軟骨肉腫は脊椎でもみられるものの，病変全体に占める脊椎病変の割合は相対的に低い．

5. 腫瘍との鑑別が必要な非腫瘍性病変

腫瘍性増殖以外にも，骨吸収をきたす病変や腫瘍様の画像所見をきたす病変がある．Schmorl結節，脂肪性偽腫瘍（骨粗鬆症），髄外造血をきたす貧血などはその例である．

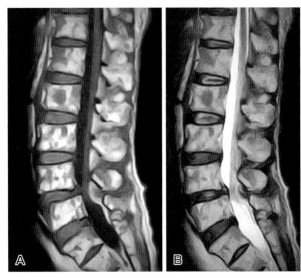

症例1　脂肪性偽腫瘍，68歳，男性．腰痛症．
A：T1強調矢状断像．
B：T2強調矢状断像．
　腰椎全体の骨髄に不均一な高信号が認められる．T1強調像およびT2強調像でもみられるまだらな高信号は脂肪の増加によるものである．

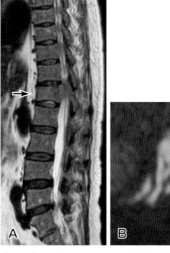
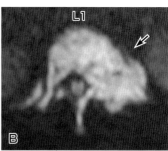

症例2　拡散強調像でみられた多発性骨髄腫による圧迫骨折，72歳，女性．
A：T1強調矢状断像．L1椎体に圧迫骨折を認める（→）．また，下部胸椎にも軽度の圧迫骨折がある．
B：拡散強調横断像（L1）．病変は高信号としてみられる（→）．

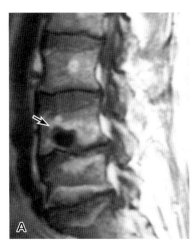
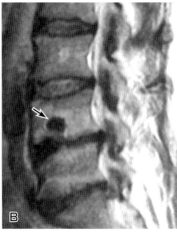

症例3　intraosseous pneumatocyst，54歳，男性．
A：T1強調矢状断像．L4-5で変形性脊椎症の所見を示す変化があり，L4椎体内に低信号病変をみる（→）．骨髄内脂肪も増加しており，変性したSchmorl結節である．
B：T2強調矢状断像．L4椎体内の低信号病変の辺縁部には磁化率アーチファクト（susceptibility artifact）をみる（→）．ガス像に一致する所見である．

文　献

1) Castillo M：Diffusion-weighted imaging of the spine：is it reliable? *AJNR Am J Neuroradiol* **24**：1251-1253, 2003
2) Uematsu T, et al：Comparison of FDG PET and SPECT for detection of bone metastases in breast cancer. *AJR Am J Roentgenol* **184**：1266-1273, 2005
3) Nakayama T, et al：Spontaneous progression of vertebral intraosseous pneumatocysts to fluid-filled cysts. *Skeletal Radiol* **30**：523-526, 2001

2 原発性良性脊椎腫瘍

(1) 血管腫

臨床

脊椎の血管腫（hemangioma）は発生頻度の高い病態であるが，その多くは通常の血管腫というよりも静脈奇形であり，画像所見は血流異常による骨梁減少，残存骨梁の肥厚，そして造血組織の脂肪への置換である．これらは偶発所見としてみられる．このような静脈奇形ないし過誤腫様病変が大部分であり，剖検例では脊椎腫瘍の10%程度にみられるとされる．それに対して，単層の血管内皮と血管腔からなる厳密な意味での腫瘍性の血管腫はまれで，これは大きな血管腔をもつと海綿状血管腫の所見を呈する．この場合，骨内外に軟部腫瘤を形成し，脊髄を圧迫するため，症状をきたす原因の一つとなる．圧迫骨折をきたす例も後者に多い．ともに椎体に好発し，胸椎での発生が多いが，どのレベルの脊椎にも発生しうる．発症年齢は広範囲にわたるが，症状を伴うものは40代にピークがある．

多発することもあるが，これには大きな囊腫性血管腔を形成し臓器浸潤を伴う予後の悪いびまん性囊腫性血管腫症（diffuse cystic angiomatosis）と，臓器浸潤がなく予後のよい真性多発性血管腫（true multiple hemangioma）の2つがある．

画像所見

1. MRI

過誤腫様の血管腫では骨髄脂肪の増加が所見の主体で，脂肪の信号がみられる，あるいは骨梁以外に脂肪しかみられないことが特徴的である（症例1）[1,2]．腫瘍性の血管腫では脂肪の含量が減少し，拡張した血管腔を含む骨内外の浸潤性病変と骨の膨隆が特徴である（症例2）[3]．拡張した血管腔を反映して，液面形成がみられることもある．

血管腫一般として，診断には通常，造影は必要ではない．大きな血管腔を含む例でも真の血管腫成分を含む例でも，緩徐な血流を反映して，造影効果は軽微である．MRIではT2強調像での高信号が特徴的である．MRアンギオグラフィー（MRA）は通常用いられない．

2. 単純X線およびCT

単純X線およびCT上では，polka dotやcorduroy clothと呼ばれる骨梁の減少所見と残存骨梁の肥厚所見を認める．過誤腫様血管腫では，骨髄内の脂肪が増加している所見がCTでも認められる．骨膨隆や骨外軟部腫瘤を呈するのは腫瘍性の血管腫であり，これらの所見はMRIと共通である．

3. 血管撮影

通常の血管撮影は適応にならない．動静脈奇形の成分を含む例では，塞栓術などの治療も含めて適応になることがあるが，まれである．

4. 核医学検査

骨シンチグラフィーにおける薬剤の集積は，通常は目立たない．血液プールシンチグラフィーが有用であったとする報告がある．

診断のキー

単純X線やCTでの特有な骨梁のパターン，そしてまばらになった骨梁の周囲に骨髄脂肪の増加がCTやMRIでみられることが，診断の決め手になる．

鑑別診断

1. 血管内皮腫および血管肉腫

骨梁のパターンなどから血管腫の多くは診断が容易である．CTやMRIで偶発的にみられる過誤腫様血管腫では骨髄脂肪が増加しており，それのみで診断できる．大きな血管腔を含む海綿状血管腫も診断は容易である．血管内皮腫や血管肉腫では類似の所見を呈することがあるが，これらは血管腔以外の充実成分が多い．

2. 骨粗鬆症

単純X線やCTでみられる骨梁減少は骨粗鬆症の所見である．骨粗鬆症は連続する多くのレベルに及んでおり，血管腫のように一つないし飛び離れた複数のレベルに分布することはない．

3. 多発性骨髄腫および転移性腫瘍

多発性骨髄腫も転移性腫瘍も，ともに境界不明瞭な骨吸収を呈し，血管腫のように一つないし飛び離れた複数のレベルにみられる．骨髄脂肪増加を伴わない腫瘍性の血管腫では，鑑別が困難な場合がある．

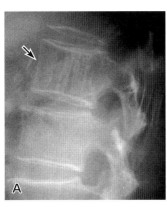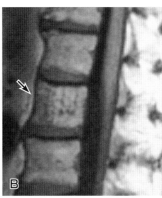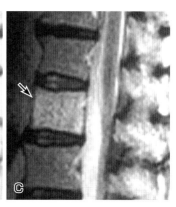

症例1　過誤腫様血管腫，70歳，女性．
A：上部腰椎単純X線側面像．L1では全体に骨梁減少がみられるが，縦方向の線条が目立つ（→）．
B：T1強調矢状断像．椎体全体が高信号であり，縦方向に線条がみられる（→）．脂肪の増加に加えて，数は減少しているが個々には肥厚した骨梁を反映した所見である．
C：T2強調矢状断像．椎体全体が高信号である（→）．T1強調像の高信号も合わせて脂肪の増加と結論できる．

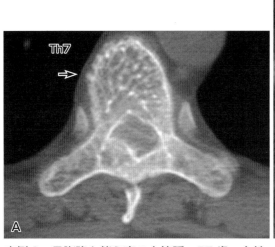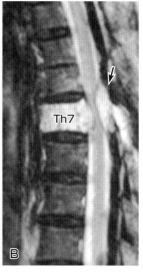

症例2　骨膨隆を伴う真の血管腫，57歳，女性．
A：CT（Th7）．椎体と右椎弓に骨梁の減少と肥厚がみられる（→）．いわゆるcorduroy clothパターンである．椎弓は膨隆し脊柱管は狭小である．
B：T2強調矢状断像．椎体と椎弓に膨隆する高信号病変があり，脊柱管内の背側に骨外腫瘍成分を認める（→）．
（沼津市立病院放射線科　藤本肇先生のご厚意による）

文献

1) Laredo JD, et al：Vertebral hemangiomas：fat content as a sign of aggressiveness. *Radiology* **177**：467-472, 1990
2) Baudrez V, et al：Benign vertebral hemangioma：MR-histological correlation. *Skeletal Radiol* **30**：442-446, 2001
3) Friedman DP：Symptomatic vertebral hemangiomas：MR findings. *AJR Am J Roentgenol* **167**：359-364, 1996

2 原発性良性脊椎腫瘍

(2) 骨軟骨腫

臨床

骨軟骨腫（osteochondroma, osteocartilaginous exostosis）は，異所性成長板による骨形成であり，腫瘍性増殖とは異なる．四肢では発生頻度のきわめて高い骨腫瘍であるが，脊椎の骨軟骨腫は脊椎腫瘍の3%程度とまれである．多発性骨軟骨腫症では，発生頻度はその2倍程度となる．発症は10代にピークがあり，男性に多い．椎体にも発生するが，普通は後方成分に好発する．どのレベルにもみられるが，頸椎に好発するとされる．異所性成長板からの発生であるため，茎部の骨化部分は発生源の骨の骨皮質および骨髄と連続する（**症例1**）．先端部分には軟骨帽がみられる．軟骨帽は硝子軟骨からなり，厚さは2cm以下であることが原則である．それ以上厚い場合や不整な骨化の場合には軟骨肉腫を疑う．ただし，多発性骨軟骨腫症では大きな骨化になることがある（**症例2**）．この場合，脊髄や神経根を圧迫して，神経症状をきたすことがある[1]．悪性化や再発はまれである[2]．

放射線照射に続発することが知られており[3]，報告によると2歳以下で25Gy以上の放射線照射を受けた場合，17カ月後以降に発生する．

画像所見

1. MRI

骨化した茎部は，脊椎の骨髄と連続している．軟骨帽の硝子軟骨はT2強調像で高信号であり，厚みの評価にはMRIが有効である．

2. 単純X線およびCT

腫瘤が大きい場合には単純X線でも診断には十分であるが，脊椎は複雑な構造であり，茎部や軟骨帽を含めた病変と脊椎との関係の評価にはCTが有効である．特に脊柱管に及ぶ場合には，CTが最も評価に適している．

診断のキー

骨化した茎部は，発生源の骨と骨髄が連続している．先端部分では軟骨帽ができ，骨化した茎部を覆っている．

鑑別診断

1. 軟骨肉腫

軟骨肉腫は，症状を有する場合，軟骨帽が厚い場合（2cm以上）や増大傾向を示す場合に疑うことができる．特に思春期以降での増大は，軟骨肉腫の可能性を考慮する必要がある．

2. 骨肉腫

外方に大きな骨化腫瘤を形成する場合に鑑別する必要があるが，茎部や発生源の骨との連続が明らかでない点が異なる．概して軟骨肉腫よりもさらに悪性度の高い病変である．

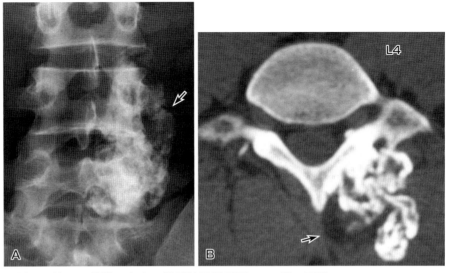

症例1　第4腰椎椎弓由来の単発性骨軟骨腫，24歳，男性．
　A：下部腰椎単純X線正面像．分葉状の大きな骨化がみられる（→）．発生源の骨との連続性は明らかでない．
　B：CT（L4）では椎弓から発生した分葉状の骨化がみられる．骨化しない軟骨成分は，低吸収部分として骨化成分と混在しているが（→），際立って厚い部分はない．

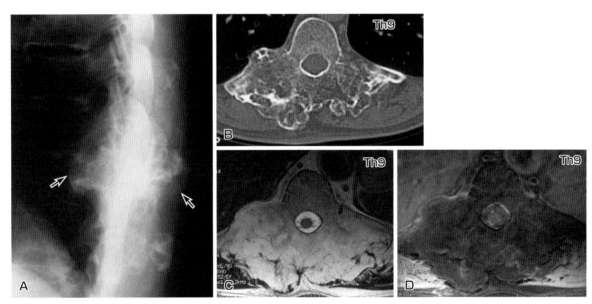

症例2　多発性骨軟骨腫症，55歳，男性．
　A：胸椎単純X線側面像．胸椎背側および腫瘍前縁に分葉状の不整な骨化がみられる（→）．
　B：CT（Th9）では椎弓・棘突起から両側肋骨にかけて，後方に突出する骨化を認める．厚い軟骨帽はみられない．
　C：T2強調横断像（Th9）．骨化部分の骨髄は脂肪からなっている．厚い軟骨帽はみられない．
　D：造影後脂肪抑制T1強調横断像（Th9）．異常な造影効果はみられない．

文　献

1) Quirini GE, et al：Osteochondroma of the thoracic spine：an unusual cause of spinal cord compression. *AJNR Am J Neuroradiol* **17**：961-964, 1996
2) Gille O, et al：Course of spinal solitary osteochondromas. *Spine（Phila Pa 1976）* **30**：E13-19, 2005
3) Libshitz HI, et al：Radiation-induced osteochondromas. *Radiology* **142**：643-647, 1982

2 原発性良性脊椎腫瘍

(3) 類骨骨腫

臨床

　類骨骨腫（osteoid osteoma）は良性骨原性腫瘍であり，他の腫瘍と異なり成長活性が低い．むしろ炎症性疾患に類似しており，小さくても周囲に著しい反応性変化を起こす反面，内科治療のみでも長期的にコントロールできる場合が多く，ときに自然退縮することがある．およそ10％が脊椎に発生する．後方成分に好発し，腰椎に発生する頻度が最も高く，頸椎，胸椎がそれに次ぐ．男女比はおよそ2：1である．小児期から思春期に好発する．

　脊椎発生例では有痛性側弯症の原因となり，その場合は腫瘍の反対側に凸の側弯をきたす．病変部分は通常，厚い骨硬化性辺縁に囲まれてnidusと呼ばれ，径2 cm以下の骨吸収域を形成する（症例1）．内部には骨化を伴う場合がある．発生部位により病態が異なり，①著しい骨化を伴う骨皮質発生例，②さまざまに異なる反応性変化を伴う骨髄発生例，③骨膜反応を起こさないが関節滑膜の炎症を起こす関節発生例がある．

　本症の治療はイメージガイド下に比較的非侵襲的に行われる傾向にあり，特に高周波アブレーション（radiofrequency ablation）を用いる方法は広く用いられているが，脊椎発生例においても用いる報告がみられる[1]．

画像所見

1. MRI

　nidusはMRI上，T2強調像で高信号，T1強調像で中間信号～低信号となる．周囲にはさまざまな程度の反応性変化を伴うが，ときに広範である[2]．若年者ほど反応性変化は強いとされるが，特に有痛性側弯症をきたす例では広範な反応性変化がみられる[3]．本症では，MRIは紛らわしい所見を呈することが多いためCTが推奨されてきたが，造影MRIを積極的に用いる方法も報告されている[4]．

2. 単純X線

　単純X線では，nidusは通常みえるものの，初回検査で検出するのは困難な場合が多い．有痛性側弯症を伴うことが多いが，その場合はカーブの凹側に病変がある．

3. CT

　辺縁部に骨硬化性変化を伴う境界明瞭な病変が特徴であり，脊椎発生例の診断は通常CTでなされる．内部の骨化もCTで容易に検出できる（症例1）．脊椎発生例では第一選択となる検査である．

4. 核医学検査

　骨シンチグラフィーでは，薬剤の著しい集積増加がみられる．病変の局在診断に役立つ．

診断のキー

　辺縁部に強い骨硬化性変化を伴う小病変（nidus）を確認する．

鑑別診断

1. Brodie膿瘍

　類骨骨腫の大部分は特徴的な画像所見を呈し，特にCTで診断が確定できる場合が多い．ときに骨硬化性変化が強く，nidusの検出に難渋することがあり，また他の硬化性骨腫瘍や骨髄炎との鑑別が困難な場合がある．nidusが造影される点がBrodie膿瘍との相違となる．ただし，脊椎では類骨骨腫に類似したBrodie膿瘍はまれである．

2. 軟骨腫

　類骨骨腫のnidusには点状の骨化を伴うことがある．そのような点状の骨化は類軟骨の骨化に類似する場合がある．

Clinical Memo

腫瘍内骨化

　間葉系腫瘍は基質と呼ばれる細胞外成分を形成する．そのうち骨化ないし石灰化する基質には rings & arcs と表現される類軟骨と amorphous ないし雲状と表現される類骨があり，画像上の鑑別に役立っている．骨腫瘍である類骨骨腫および骨芽細胞腫でも粒状・点状の骨化を伴うことがあるが，類骨というより類軟骨の骨化に類似する所見を呈することが多い．

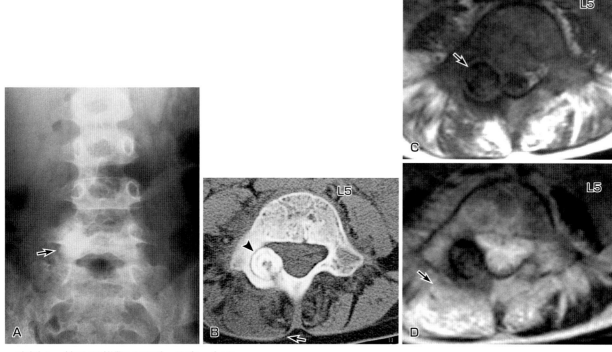

症例1　第5腰椎類骨骨腫，7歳，女子．
　A：下部腰椎単純 X 線正面像．L5 右椎弓から椎弓根に著しい骨硬化像をみる（→）．
　B：CT（L5）では右椎弓に円形の骨化と周囲の骨吸収がみられる（▶）．右傍脊柱筋に腫脹がみられる（→）．
　C：T1 強調横断像（L5）．病変内部の骨化（→）と辺縁部の骨硬化像が低信号としてみられる．
　D：T2 強調横断像（L5）．病変の辺縁部に骨硬化像をみる．周囲の反応性変化は比較的高信号である．背部の傍脊柱筋が腫脹し，浮腫の信号を呈している（→）．
（名古屋市立東部医療センター・放射線科　水谷弘和先生のご厚意による）

文　献

1) Vanderschueren GM, et al：Radiofrequency ablation of spinal osteoid osteoma：clinical outcome. *Spine (Phila Pa 1976)* **34**：901-904, 2009
2) Woods ER, et al：Reactive soft-tissue mass associated with osteoid osteoma：correlation of MR imaging features with pathologic findings. *Radiology* **186**：221-225, 1993
3) Ehara S, et al：Peritumoral edema in osteoid osteoma on magnetic resonance imaging. *Skeletal Radiol* **28**：265-270, 1999
4) Liu PT, et al：Imaging of osteoid osteoma with dynamic gadolinium-enhanced MR imaging. *Radiology* **227**：691-700, 2003

2 原発性良性脊椎腫瘍

(4) 骨芽細胞腫

臨床

骨芽細胞腫（osteoblastoma）は良性の骨原性腫瘍であり，組織学的には類骨骨腫と同じであるが，増殖傾向をもつ発生頻度の低い骨腫瘍である．特徴的に脊椎発生の頻度が高く，本症全体の30〜40％に及ぶ．脊椎のどのレベルにも発生する．椎体よりも後方成分での発生頻度が高い．20〜30代の比較的若年者に好発する．男性の発症は女性の2倍となる．

類骨骨腫とは明らかな増殖傾向をもつ点で異なるが，骨肉腫との境界は明らかでないことがあり，特に脊椎では，組織学的には骨芽細胞腫であるが経過中に転移をきたす例もある．画像診断も困難なことが多く，生検前に診断をつけることが難しい場合が多い．動脈瘤様骨嚢腫の合併が10〜15％程度にみられる．上皮様骨芽細胞を含んでいる骨肉腫との鑑別が問題になる亜型を侵襲性骨芽細胞腫（aggressive osteoblastoma）と呼び，局所再発の頻度が高いとされている．

画像所見

1. MRI

所見は概して非特異的である．局在傾向が強い場合と，増殖傾向・浸潤傾向を示して悪性病変との鑑別が困難な場合がある．周囲の骨髄に反応性変化を伴うことが多いが，ときに強い反応性変化となり[1,2]，flare現象と呼ばれている（症例1，2）[3]．

2. 単純X線およびCT

単純X線では，辺縁部に強い骨硬化性変化を伴い類骨骨腫に類似するが，病変がより大きい（径2cmを超える）もの，骨硬化性辺縁を伴うが膨隆性発育傾向のあるもの，そして骨破壊を伴い周囲へ進展するものまでさまざまである．なんらかの骨化・石灰化を伴うことが多いが，類骨骨腫と同様に類軟骨の骨化に類似した点状・輪状を呈することがある．

診断のキー

辺縁部に骨硬化性変化を伴い脊椎の後方成分にできる典型例のみ，画像診断で鑑別が可能である．しかし，1/3〜1/2は非定型的で，画像診断に限界がある．

鑑別診断

1. 動脈瘤様骨嚢腫

骨芽細胞腫では，二次性動脈瘤様骨嚢腫を合併することがあるが，一次性病変との鑑別診断は困難なことが多い．

2. 類骨骨腫

反応性変化が強い場合は，類骨骨腫との鑑別が問題となる．ただし，骨芽細胞腫では増殖傾向が明らかな場合が多い．

3. 高分化型骨肉腫

局在傾向のある骨硬化性病変では，骨肉腫との鑑別が問題となる．画像上は鑑別困難な例も存在する．

BOX

■脊椎の後方成分で膨隆性発育を示す病変
1. 転移性腫瘍（metastatic tumor）
2. 骨巨細胞腫（giant cell tumor of bone）
3. 骨芽細胞腫（osteoblastoma）
4. 動脈瘤様骨嚢腫（aneurysmal bone cyst）

・脊椎の後方成分の病変は間葉系腫瘍が鑑別の主体であるが，実際には転移性腫瘍の発生頻度が高い．
・多発性骨髄腫や悪性リンパ腫は椎体の病変が波及することはあっても，後方成分のみに局在する頻度は低い．

Clinical Memo

腫瘍周囲の反応性変化（flare 現象）

腫瘍周囲の骨髄や骨周囲の軟部組織の反応性変化は MRI でよく観察される現象で，これは骨芽細胞腫で特に広範にみられることがあり，flare 現象と呼ばれている．このような反応性変化は腫瘍から分泌されるプロスタグランジン E_2 によると考えられているが，骨芽細胞腫をはじめ類骨骨腫，軟骨芽細胞腫で高頻度に観察される．

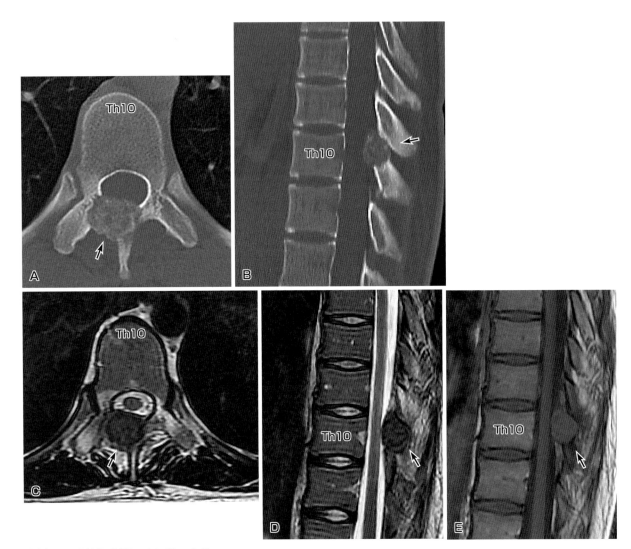

症例 1　骨芽細胞腫，18 歳，女性．
- **A**：CT（Th10）．
- **B**：CT 再構成矢状断像．
  Th10 の椎弓に淡い骨化を伴う膨隆性の病変を認める（→）．境界は明瞭である．
- **C**：T2 強調横断像（Th10）．
- **D**：T2 強調矢状断像．
- **E**：T1 強調矢状断像．
  病変は T2 強調像で低信号，T1 強調像では中間信号で（→），病変周囲には T2 強調像で高信号を呈する反応性変化を認める．

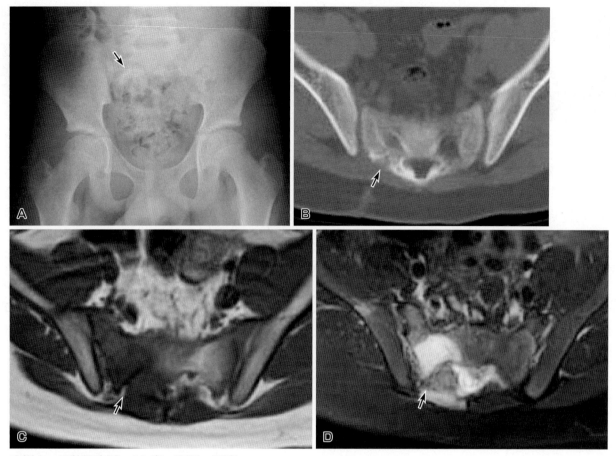

症例2　骨芽細胞腫，10歳，男子．腰痛．
A：仙骨部単純 X 線正面像．腸管のガスが重なっているが，仙骨右第2仙骨孔の位置に骨硬化性変化を疑う（→）．
B：CT（仙骨上部）では仙骨右椎弓に淡い骨化を含む境界明瞭な病変を認める（→）．辺縁の一部は骨硬化性変化を呈している．針生検後．
C：T1強調横断像（仙骨上部）．病変は骨髄より低信号であるが（→），病変周囲の骨髄に低信号の反応性変化が広がっている．
D：T2強調横断像（仙骨上部）．病変自体は低信号であるが，病変周囲の高信号の反応性変化は広範である．このような病変周囲の広範な反応性変化は骨芽細胞腫では flare 現象と呼ばれる．
（がん研有明病院整形外科　松本誠一先生のご厚意による）

文　献

1) Kroon HM, et al：Osteoblastoma：clinical and radiologic findings in 98 new cases. *Radiology* **175**：783-790, 1990
2) Shaikh MI, et al：Spinal osteoblastoma：CT and MR imaging with pathological correlation. *Skeletal Radiol* **28**：33-40, 1999
3) Crim JR, et al：Widespread inflammatory response to osteoblastoma：the flare phenomenon. *Radiology* **177**：835-836, 1990

2 原発性良性脊椎腫瘍

(5) 骨巨細胞腫

臨床

骨巨細胞腫（giant cell tumor of bone）は，破骨細胞様の多核巨細胞と類円形の単核細胞の混在からなる，基質形成を伴わない骨腫瘍と定義される．起源の不明な腫瘍である．後方成分にも発生するが（**症例1**），椎体発生の頻度がやや高い．10％程度が仙骨に（**症例2**），5～6％が脊椎に発生する．骨化の成熟した20～40代に好発し，女性にやや多い．なお，脊椎をはじめとする非定型部位の巨細胞腫は巨細胞修復性肉芽腫であるとの報告があり，議論の余地がある[1]．

二次性動脈瘤様骨嚢腫を随伴することがある．仙骨では，ときに仙腸関節を越えて腸骨へ進展する．悪性骨巨細胞腫には，①肺転移をきたした通常の骨巨細胞腫，②巨細胞を含む他の肉腫，③放射線治療後に発生した放射線誘発肉腫，④原発性悪性骨巨細胞腫の4つが含まれるが，原発性悪性骨巨細胞腫はまれである．肺転移をきたす例は，通常型の骨巨細胞腫の10～15％程度にみられるとされている．ただし癌腫の転移と異なり，長期間増大せずにとどまることや，自然退縮することがある．骨Paget病で多発すると報告されているが，わが国ではまれである[2]．

画像所見

1. MRI

腫瘍部分は，骨・軟骨基質を含まない均一な軟部組織で，T1強調像でやや低信号，T2強調像でやや高信号であり，比較的強い造影効果を伴っている[3]．ときに出血を反映したヘモジデリン沈着による低信号の腫瘤としてみられることがある[4]．また二次性動脈瘤様骨嚢腫を随伴する頻度が高い．

2. 単純X線およびCT

四肢と同様の骨化・石灰化基質を含まない均一な軟部腫瘤が特徴であるが，ときに動脈瘤様骨嚢腫を含んで嚢腫性変化をCTでみることがある．再発・転移巣では，辺縁部に骨化を伴うことが特徴的である．

3. 核医学検査

増大して縦隔腫瘍に類似した病変において，骨シンチグラフィーやFDG-PETが有用であったとの報告があり[5]，後腹膜に膨隆性病変を呈した場合も含めて鑑別に有用となる可能性がある．

診断のキー

脊椎の骨化・石灰化基質をつくらない腫瘍の一つであり，未分化多形性肉腫（悪性線維性組織球腫）や線維肉腫に類似するが，浸潤傾向はいくぶん弱い．

鑑別診断

1. 転移性腫瘍

骨巨細胞腫の所見は概して非特異的で，骨基質や軟骨基質を含まないため，転移性腫瘍や形質細胞腫などとの鑑別が問題となる．

2. 褐色腫

副甲状腺機能亢進症に随伴する褐色腫（brown tumor）と骨巨細胞腫は，組織上では鑑別できない．画像上での副甲状腺機能亢進症の所見の有無が鑑別点となる．

3. 巨細胞修復性肉芽腫

巨細胞修復性肉芽腫（giant cell reparative granuloma）は，骨化・石灰化基質を含まない腫瘍であるが，骨巨細胞腫との鑑別は組織学的にも困難なことがある．

BOX

■仙骨の骨破壊性病変
【良性】
1. 骨巨細胞腫（原発性では2番目に多い）
2. 動脈瘤様骨嚢腫
3. 類骨骨腫，骨芽細胞腫

【悪性】
1. 転移性腫瘍（最も多い骨腫瘍）
   - 血行性：肺・乳腺・腎・前立腺
   - 連続性：直腸・子宮・膀胱
2. 多発性骨髄腫・形質細胞腫
3. 悪性リンパ腫
4. 脊索腫（原発性では最も多い）
5. 軟骨肉腫
6. 骨肉腫
7. Ewing肉腫

- 仙骨は最大の脊椎であり，大きな側方成分（仙骨翼）をもつ．
- 仙骨翼には間葉系腫瘍，造血器腫瘍，転移性腫瘍のいずれも発生する．
- 神経由来の腫瘍が仙骨を侵食して骨腫瘍と紛らわしい所見を呈することが多い．典型的には神経周膜嚢胞〔perineurial cyst（Tarlov cyst）〕や神経鞘腫である．

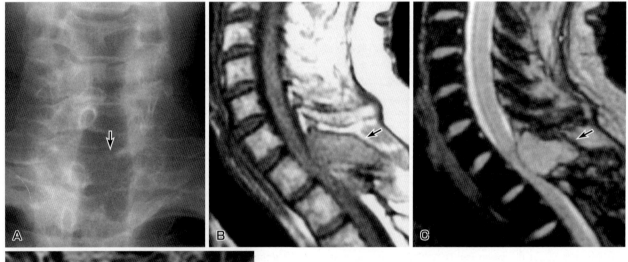

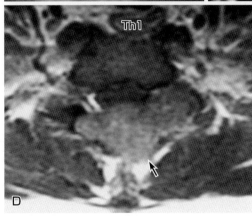

症例1　第1胸椎後方成分に発生した骨巨細胞腫，34歳，男性．
A：胸腰椎移行部単純X線正面像．左椎弓に骨吸収がみられる（→）．
B：T1強調矢状断像．椎弓から棘突起に及ぶ病変がみられる（→）．脊髄を後方から圧排している．
C：T2強調矢状断像．病変はT2強調像では高信号である（→）．
D：Gd造影後T1強調横断像（Th1）．脊椎の後方成分を腫瘍が占拠している（→）．造影効果は中等度で均一である．

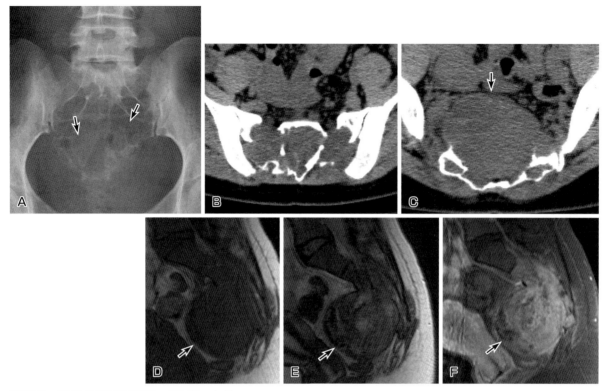

症例2　仙骨の骨巨細胞腫，26歳，女性.
  A：仙骨部単純X線正面像．仙骨に境界不明瞭な骨吸収を認める（→）．
  B，C：CT（画像B：仙骨上部，画像C：仙骨下部）．仙骨内から仙骨前方の軟部組織に骨化を伴わない軟部腫瘤を認める（→）．
  D：T1強調矢状断像．仙骨内から仙骨前方の軟部組織に低信号腫瘤を認める（→）．
  E：T2強調矢状断像．腫瘤はやや不均一である（→）．
  F：造影後脂肪抑制T1強調矢状断像．病変は均一に強く造影されている（→）．

文　献

1) Oda Y, et al："Solid" variant of aneurysmal bone cyst (extragnathic giant cell reparative granuloma) in the axial skeleton and long bones. A study of its morphologic spectrum and distinction from allied giant cell lesions. *Cancer* **70**：2642-2649, 1992
2) Potter HG, et al：Multiple giant cell tumors and Paget disease of bone：radiographic and clinical correlations. *Radiology* **180**：261-264, 1991
3) Meyers SP, et al：Giant cell tumor of the thoracic spine：MR appearance. *AJNR Am J Neuroradiol* **15**：962-964, 1994
4) Aoki J, et al：MR findings indicative of hemosiderin in giant-cell tumor of bone：frequency, cause, and diagnostic significance. *AJR Am J Roentgenol* **166**：145-148, 1996
5) Sakurai H, et al：Giant cell tumor of the thoracic spine simulating mediastinal neoplasm. *AJNR Am J Neuroradiol* **20**：1723-1726, 1999

2 原発性良性脊椎腫瘍

（6）良性脊索細胞腫

臨床

1. 概念

脊椎の良性脊索細胞腫（BNCT：benign notochordal cell tumor）は，骨内（intraosseous）に限局する脊索細胞由来の良性病変であり，病理組織学的にも臨床的にも悪性を示す所見はない．BNCT以外の脊索細胞由来の病変としては，骨外病変である泡状外脊索症（ecchordosis physaliphora）と，悪性腫瘍である脊索腫（chordoma）がある．

生検を行い，病理学的に確定されたBNCT 8例の報告では，脊椎内に16個の病変があり，多い順に，仙椎が8個，腰椎が4個，胸椎が3個，頚椎が1個であった．多発性病変を有する例は4例であった．中位年齢は54.9歳（31～69歳）である．男性が5例，女性が3例であり，全例，背部痛にて画像を撮像された[1]．

これらの8例については，生検後もMRIでの経過観察が行われた．8.5～71.2カ月（中位値21.6カ月）後にて，画像上あるいは臨床上，進行している所見を認めていない[1]．

Yamaguchiらによる BNCT 7例の報告では，平均年齢は44歳（22～55歳）であり，男性が3例，女性が4例である[2]．2個の病変を有した例が2例あり，全部で9個の病変があった．頚椎が4個，腰椎が2個，仙椎が2個，尾骨が1個である．

胎児と乳児の椎体には脊索組織を認めないが，成人の剖検例では体軸骨格（axial skeleton）に発生したBNCTを20%に認めるので，BNCTは出生後に発生すると考えられる[2]．

2. 病理組織学的特徴

BNCTは脊椎の骨構造内に入り込んでおり，小柱形成（trabeculation）や皮質境界，椎体の形態が保たれる．ときおり反応性の骨硬化，小柱の肥厚が認められる．顕微鏡的所見では，偏心性に位置する核をもった淡明細胞が主体となっている．病変内には，淡明な細胞質に多数の空胞を含む担空胞細胞（physaliphorous cell）が散在する．細胞内および細胞外に粘液基質を認めない．

それに対して，脊索腫は線維性中隔によって分離された分葉状を示し，粘液基質を細胞内および細胞外に有する．核異型性，有糸分裂，過染色性（hyperchromatism），壊死を認める[1]．

BNCTが脊索腫の前駆状態であるのかどうかは多くの議論があり，定まっていない．

撮像法

BNCTはCTにて骨硬化像を示す．CTは診断に有用であり，必須である．

画像所見

1. MRI

椎体は皮質境界を保ち，椎体の外，傍脊柱，あるいは硬膜外の要素はなく，T2強調像では高信号を示し，T1強調像では低信号を示す境界明瞭な病変である（**症例1**）．造影効果を認めない[1~4]．5例中4例はT2強調像での高信号が不均一であったとされている[3]．

椎体外の軟部腫瘤がないことがBNCTの大きな特徴とされているが[1,2,4]，Nishiguchiらの報告では1例が骨外の発育を示している[3]．例外である．

2. CT

CTでは病変が骨硬化像を示すことが大きな特徴である．椎体の骨破壊像はなく，皮質は保たれる（**症例1**）[1,2,4]．

3. その他

単純X線では異常が認められないことが多いとされるが，9個の病変中5個に軽い骨硬化像，1個に強い骨硬化所見を認めている[2]．象牙椎（ivory vertebra）

を示すこともある[4]．

核医学検査では薬剤の異常な集積を認めない[2]．

診断のキー

T2強調像にて椎体に境界明瞭な高信号の病変を認め，T1強調像では低信号を示し，骨あるいは皮質の破壊がなく，CTでは骨硬化像を示す際には本症を考慮する．

鑑別診断

1. 脊索腫

CTにて溶骨性変化を示す．軟部腫瘤を伴う．造影効果を認める．

2. 転移性腫瘍

椎体の破壊，骨皮質の破壊，造影効果を認める．軟部腫瘤を示すことがある．

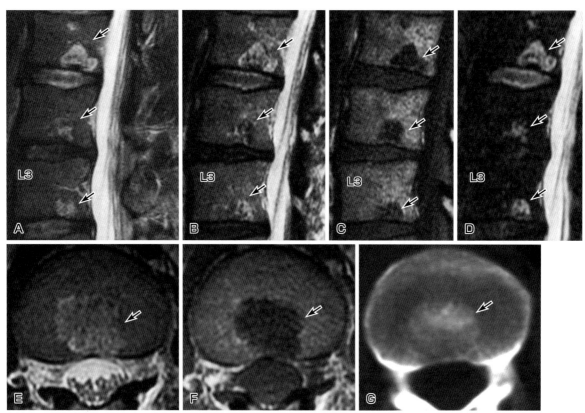

症例1 良性脊索細胞腫（疑い），50代，男性．7年前に腰痛があり，MRIにてL5のすべり症と椎体の異常を認めた（画像A）．今回，すべり症のため，再びMRIとCTを撮像した（画像B〜G）．

- **A**：T2強調矢状断像にて，L1-3の椎体下部におむすび型あるいは円形の高信号があり，信号強度は不均一で内部に低信号が混在している（→）．椎体外には病変は進展していない．
- **B**：7年後のT2強調矢状断像にて，病変内に低信号の増加を認める（→）．
- **C**：T1強調矢状断像にて，病変は低信号を示す（→）．
- **D**：STIR法矢状断像では，T2強調矢状断像に比べて病変の高信号がより明瞭であるが，低信号が混在している（→）．
- **E**：T2強調横断像（L1）にて，病変は高信号が主体であるが，内部に低信号を認める（→）．椎体内にとどまっている．
- **F**：T1強調横断像（L1）にて，病変は低信号を示す（→）．
- **G**：CT（L1）にて，病変は骨硬化所見を示す（→）．骨破壊像はない．7年の経過で骨硬化が緩徐に進行している．

補足：病理学的裏づけはないが，7年の経過で悪化の所見はなく，画像上はBNCTと考える．

文 献

1) Iorgulescu JB, et al：Benign notochordal cell tumors of the spine：natural history of 8 patients with histologically confirmed lesions. *Neurosurgery* **73**：411-416, 2013
2) Yamaguchi T, et al：Distinguishing benign notochordal cell tumors from vertebral chordoma. *Skeletal Radiol* **37**：291-299, 2008
3) Nishiguchi T, et al：Differentiating benign notochordal cell tumors from chordomas：radiographic features on MRI, CT, and tomography. *AJR Am J Roentgenol* **196**：644-650, 2011
4) Rawal S, et al：Case of the Week. Benign notochordal cell tumor. *AJNR Am J Neuroradiol.* September 15, 2014

3 悪性脊椎腫瘍
(1) 多発性骨髄腫/単発性形質細胞腫

臨床

複数の骨の骨髄に浸潤性増殖する多発性骨髄腫（multiple myeloma）と，一カ所に局在する単発性形質細胞腫（solitary plasmacytoma）は，形質細胞の腫瘍性増殖であり，最も発生頻度の高い原発性悪性骨腫瘍である[1]．40歳以上に発症し，年齢とともに発生頻度が増加する．特に，60代に好発する．やや男性に多い．CTやMRIを用いると脊椎に病変をみる場合がきわめて多く，胸椎，腰椎は好発部位である．腫瘍形成を伴う病変は椎体に好発するが，後方成分を含むびまん性病変もまれではない．腫瘍細胞はinterleukin-6（IL-6）を産生し，これによりびまん性骨粗鬆症をきたす．下記のような臨床型に分けられる．

①良性単クローン性ガンマグロブリン異常症（MGUS：monoclonal gammopathy of undetermined significance）はモノクローナル免疫グロブリンの異常であり，前駆状態と考えられている．経過中に多発性骨髄腫を発症するとされる．

②単発性形質細胞腫は局在する骨病変としてみられる病型である．単純X線による全身検索で異常がないこと，骨髄検査で異常がないこと，血液・生化学検査で貧血や腎不全，高カルシウム血症がないこと，骨髄生検で病変がないこと，治療後に免疫グロブリンが正常値以下になることが，組織生検結果に加えて診断基準になる．これは多発性骨髄腫の10%以下とされるが，経過とともに多発性骨髄腫に移行するものがある．

③骨外性骨髄腫は頭頸部，鼻腔や上顎洞に好発し，非特異的な軟部腫瘍としてみられることが多い．

④多発性骨髄腫の骨病変としては，境界明瞭な骨病変を形成するものからびまん性の骨髄浸潤までさまざまである．M蛋白，モノクローナル免疫グロブリンに特徴づけられ，それによりIgG型（65%）やIgA型（20%）などに分類される．

⑤硬化性骨髄腫はまれで，骨髄腫全体の3%程度である．この中には多発ニューロパチーから内分泌異常をきたすものがあり，その症状群をPOEMS（polyneuropathy, organomegaly, endocrinopathy, M-proteinemia, skin lesion）症候群と呼ぶ[2]．

画像所見

1. MRI

骨吸収を伴う骨内腫瘍形成をきたすものから，骨梁の破壊を伴わず骨髄浸潤をきたす浸潤性増殖まで，さまざまである（症例1〜4）．局在する病変を骨内に形成し，一見，良性病変に類似する場合（症例3）や，骨外腫瘍を形成する場合（症例5）もある．MRI信号は非特異的である．びまん性増殖をきたす場合には診断は困難である．正常な造血組織と腫瘍組織との相違は混在する骨髄脂肪の量の違いによる．細胞の密度の高い腫瘍のほうが造血組織に比べT1強調像でより低信号，STIR像でより高信号になり，また造影効果がより高い．しかし，これらは相対的な相違であり，生検によらなければ鑑別できないことが少なくない．MRIの全身スキャンが潜在病変の検出に有効であるとする報告がある[3]．

2. 単純X線

単純X線では，骨吸収の程度はさまざまである．腫瘍細胞が分泌するIL-6によるびまん性骨吸収をみる頻度が最も高い．椎体に圧潰がみられ，椎弓根が保たれるという「開いたフクロウの眼（open owl eye）」が特徴的画像と報告されているが，実際にこのような症例は少ない．

3. CT

辺縁部に骨硬化性変化をきたすような増殖から，骨梁に沿った骨髄浸潤まで，多様である．アミロイド沈着を伴う場合があり，その所見は石灰化を伴う軟骨肉腫に類似する[4]．

4. 核医学検査

骨シンチグラフィーの感度は必ずしも高くなく，スクリーニングとしては限界があると考えられている．また，^{18}F-FDG-PET における集積度も必ずしも高くないという否定的な報告がある．

診断のキー

個々の病変の画像所見は転移性腫瘍と同様，局在性から浸潤性まで多様である．多発性腫瘍病変であれば多発性骨髄腫と転移性腫瘍を考える．

鑑別診断

1. 転移性腫瘍

中年以降にみられる多発性骨病変は，多発性骨髄腫と転移性腫瘍がその大部分を占める．画像所見としては，同じ造血組織由来である悪性リンパ腫や白血病とも類似している．単純X線では全体の25%程度の症例で異常が明らかでない．

2. 悪性リンパ腫

悪性リンパ腫の骨外浸潤は，多発性骨髄腫よりも強い傾向があるが，所見は概して類似する．骨硬化性変化は悪性リンパ腫のほうが頻度が高い．

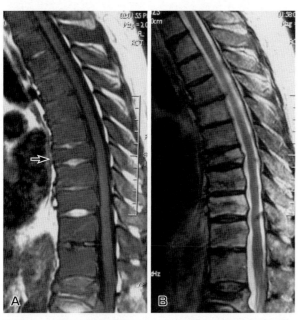

症例1　びまん性増殖をきたす多発性骨髄腫，75歳，男性．
A：胸椎T1強調矢状断像．骨髄に広範な低信号があり，圧迫骨折（→）を伴っている．
B：胸椎T2強調矢状断像．信号強度は全体に不均一であり，骨折に相当する線状の低信号がみられる．骨髄へのびまん性の浸潤像である．

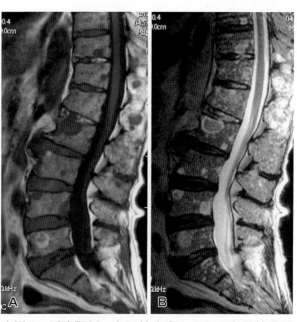

症例2　腫瘤類似の多発性病変をきたす多発性骨髄腫，71歳，男性．
A：腰椎T1強調矢状断像．結節状の低信号巣が多発している．
B：T2強調矢状断像．結節状の病巣には高信号（辺縁部がより高信号，中心部は中間信号）がみられる．

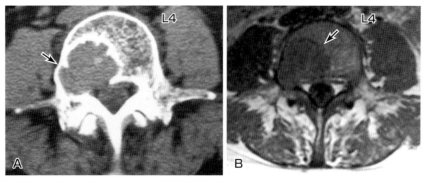

症例3　局在性病変をもつ多発性骨髄腫，45歳，女性．
A：CT（L4）では右椎体に局在する骨吸収域をみる（→）．病変の辺縁部は骨硬化像を呈している．
B：T1強調横断像（L4）．低信号を示す局在性病変がみられる（→）．

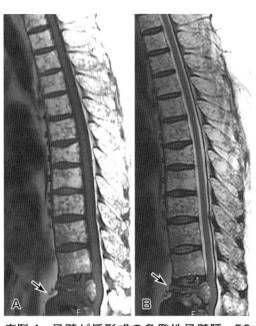

症例4　骨髄が低形成の多発性骨髄腫，59歳，男性．
A：T1強調矢状断像．
B：T2強調矢状断像．
骨髄は大部分が脂肪に置換されており，内部に低信号の腫瘍ないし造血組織成分がみられる．腰椎に圧潰がみられる（→）．

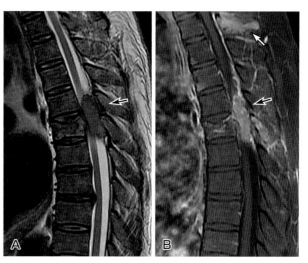

症例5　脊柱管内に骨外腫瘍を形成した多発性骨髄腫，60歳，男性．
A：T2強調矢状断像．
B：Gd造影後脂肪抑制T1強調矢状断像．
胸椎中央のレベルで脊柱管内に均一に造影される腫瘤を認める（→）．上位胸椎の棘突起に造影される病変がある（⇒）．

文　献

1) Angtuaco EJ, et al：Multiple myeloma：clinical review and diagnostic imaging. *Radiology* **231**：11-23, 2004
2) Resnick D, et al：Plasma-cell dyscrasia with polyneuropathy, organomegaly, endocrinopathy, M-protein, and skin changes：the POEMS syndrome. *Radiology* **140**：17-22, 1981
3) Bäuerle T, et al：Multiple myeloma and monoclonal gammopathy of undetermined significance：importance of whole-body versus spinal MR imaging. *Radiology* **252**：477-485, 2009
4) Reinus WR, et al：Plasma cell tumors with calcified amyloid deposition mistaken for chondrosarcoma. *Radiology* **189**：505-509, 1993

3 悪性脊椎腫瘍

(2) 脊索腫

臨床

脊索腫（chordoma）は，脊索の遺残（notochordal remnant）に由来すると考えられる悪性腫瘍である．比較的高年齢で発症し，40～60代に好発する．男性に多い．発生部位は仙尾部（sacrococcygeal）が60%（症例1），斜台および蝶形骨洞，後頭部（sphenooccipital）が30%で，残り10%が脊椎に発生する．脊椎では，頸椎から腰椎までのどのレベルにも発生しうるが，最も多いのは軸椎である．椎体に発生するものが大部分であるが，脊索の遺残する脊椎周囲の軟部組織に発生することもある．発育は通常緩徐で，大きくなるまで発見されないことが多い．再発を繰り返すうちに，肺などに転移をきたしてくる．

特異な空胞をもつ担空胞細胞（physaliphorous cell）からなるのが通常であるが，頭蓋底では軟骨肉腫に類似した比較的低悪性度の軟骨性脊索腫（chondroid chordoma；症例2）をみることがある．また，より悪性度の高い病変を含む脱分化型脊索腫も存在する．

画像所見

1. MRI

脊索腫は physaliphorous cell のムチンを含む空胞を反映して，T2強調像で著しい高信号を呈するのが特徴的であり，分葉状で高信号を呈する点は硝子軟骨を含んだ軟骨性腫瘍に類似する．腫瘍は境界明瞭であり，脊椎の関節を越えて複数のレベルに容易に到達することがある．Gdによる造影効果がみられる．仙尾部および頭蓋底では大きな軟部腫瘤を伴うことが多い[1~3]．

2. 単純 X 線および CT

単純X線およびCTでは，骨破壊を伴う境界明瞭な腫瘤としてみられる．内部には石灰化ないし骨化が含まれることが多いが，これは腐骨（sequestrum）と呼ばれ，腫瘍が破壊した骨片の一部と考えられている．まれに著しい骨硬化を伴う場合が存在する．

診断のキー

脊椎の上下端に発生し，MRIのT2強調像で分葉状の増殖と高信号がみられれば，鑑別疾患は軟骨肉腫のみである．

鑑別診断

1. 転移性腫瘍

年齢からは転移性腫瘍や多発性骨髄腫が鑑別上問題となるが，特に仙尾部発生例では，直腸癌や前立腺癌の転移との鑑別は単純X線やCTからは困難な場合がある．

2. 軟骨肉腫

発生部位とT2強調像での高信号は，軟骨肉腫に類似する．特に，頭蓋底に好発する軟骨性脊索腫は両者の特徴を有している．

3. 骨巨細胞腫

成長のパターンや骨化基質を含まない点は類似するが，MRIの信号は異なる．

4. 良性脊索細胞腫

良性脊索細胞腫（benign notochordal cell tumor）は，脊索腫の良性型とされる腫瘍であり，新しい概念である．単純X線では通常検出できない．CTでは淡い骨硬化像としてみられ，MRIでは脊椎椎体内に局在する浸潤性の変化としてみられる．偶発所見として発見されることが多い．giant notochordal rest や ecchordosis physaliphora は脊索（notochord）遺残による同じ病態と考えられるが，文献上の記述に混乱がみられ，議論の余地を残している．

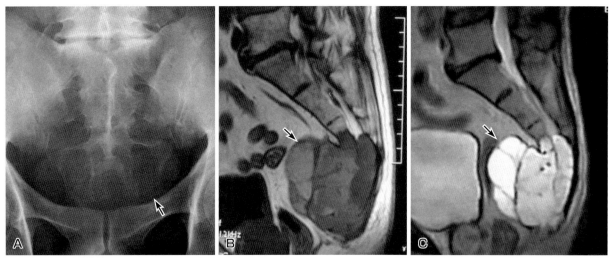

症例1　仙尾部脊索腫，65歳，男性．
　A：仙骨部単純X線正面像．仙骨下部に分葉状の骨吸収を認める（→）．骨硬化性の辺縁を認めない．膀胱に重なる大きな軟部腫瘤がみられる．
　B：T1強調矢状断像．仙骨下部から尾骨にかけて軟部組織に伸びる分葉状の大きな腫瘤を認める（→）．信号強度は全体に低く不均一である．
　C：T2強調矢状断像．分葉状の大きな腫瘤（→）はきわめて高信号である．

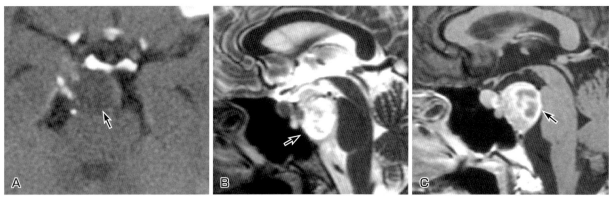

症例2　後床突起発生の軟骨性脊索腫，26歳，女性．顔面神経の感覚異常．
　A：CTでは後床突起の後方に低吸収腫瘤をみる（→）．
　B：T2強調矢状断像．腫瘤（→）は不均一な高信号で，軟骨成分の混在を示唆する所見である．
　C：Gd造影後T1強調矢状断像．不均一な造影効果をみる（→）．造影されない成分は硝子軟骨に類似する．

文　献

1) Sze G, et al：Chordomas：MR imaging. *Radiology* **166**：187-191, 1988
2) Meyers SP, et al：Chordomas of the skull base：MR features. *AJNR Am J Neuroradiol* **13**：1627-1636, 1992
3) Sung MS, et al：Sacrococcygeal chordoma：MR imaging in 30 patients. *Skeletal Radiol* **34**：87-94, 2005

悪性脊椎腫瘍

3 (3) 軟骨肉腫

臨床

軟骨肉腫（chondrosarcoma）は，軟骨原性腫瘍であり，脊椎の間葉系悪性腫瘍に限ると脊索腫に次いで多い．概して骨外に大きく伸び出す腫瘤を形成することが多く，それによって脊髄や神経の圧迫症状をきたす[1,2]．好発年齢は高く，発症は通常40歳以上である．仙骨を除けばまれであり，脊椎発生は全体の5％程度である．骨外に伸びる大きな軟骨成分を伴う病変は特徴的である（症例1）．仙骨と腰椎の後方成分に好発するが，椎体にもみられ，概して高分化型腫瘍が多い．

画像所見

1．MRI

分葉状の軟骨成分を含む腫瘍で，低信号の点状・弧状の骨化を伴うのが特徴的な所見である．概して後方成分から発生し，大きな骨外腫瘍を形成している場合が多い．T2強調像で高信号を呈する部分は硝子軟骨成分の所見である[3]．

2．単純X線およびCT

単純X線およびCTでも，骨化を伴う大きな腫瘤を形成する所見が特徴的である．軟骨基質の骨化を反映してrings & arcsの骨化・石灰化を呈する．頻度は低いが，浸潤傾向の強い高悪性度病変の場合，骨肉腫との鑑別が問題となる．

診断のキー

軟骨基質をつくる腫瘍で，大きく不整な，外方に伸びる腫瘤を伴うものは軟骨肉腫である．

鑑別診断

1．骨軟骨腫

骨軟骨腫は，軟骨基質形成を伴う腫瘍の中では良性疾患であり，軟骨成分の増殖は軟骨肉腫より限局的である．

2．骨肉腫

軟骨芽細胞性骨肉腫は軟骨基質形成を伴うが，浸潤傾向がより強い．類骨形成がみられれば鑑別は可能である．

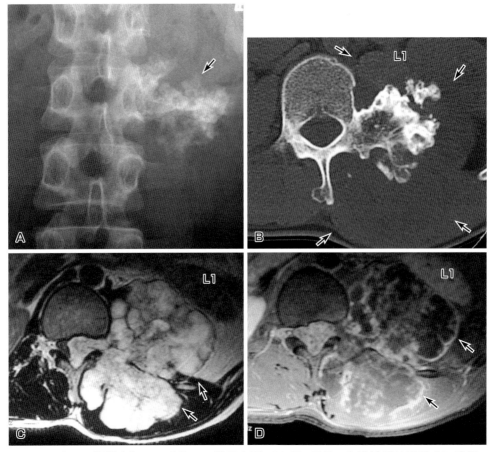

症例1 第1腰椎横突起から発生した軟骨肉腫,25歳,男性.多発性骨軟骨腫症に続発.

A:腰椎単純X線正面像.L1左横突起から伸び出した大きな骨化成分がみられる(→).

B:CT(L1)では左横突起から伸び出した大きな分葉状の骨化成分を認める.骨化しない大きな軟骨成分を伴っている(→).

C:T2強調横断像(L1).骨化しない軟骨成分が大きな分葉状の増殖としてみられる(→).腫瘤は脊柱管内に進展している.

D:Gd造影後脂肪抑制T1強調横断像(L1).分葉状の増殖の間隙や末梢部分に沿って造影効果がみられる(→).脊柱管内への進展も確認できる.活発な増殖を反映しており,軟骨肉腫の所見である.

文献

1) Shives TC, et al:Chondrosarcoma of the spine. *J Bone Joint Surg Am* **71**:1158-1165, 1989
2) Lloret I, et al:Primary spinal chondrosarcoma:radiologic findings with pathologic correlation. *Acta Radiol* **47**:77-84, 2006
3) Liu G, et al:Primary spinal chondrosarcoma:radiological manifestations with histopathological correlation in eight patients and literature review. *Clin Imaging* **37**:124-133, 2013

3 悪性脊椎腫瘍

(4) 骨肉腫

臨床

骨肉腫 (osteosarcoma) は，類骨形成を伴う悪性腫瘍である．多発性骨髄腫に次ぐ発生頻度の高い原発性悪性骨腫瘍であるが，脊椎原発の頻度は低く，全体の1％弱〜3％程度とされる．通常の骨肉腫よりは発症年齢が高く，40代に好発する．男性に多い．胸椎・腰椎の椎体に好発するが，後方成分にもみられる．臨床像は多彩で，浸潤性の高い高悪性度腫瘍から，浸潤傾向に乏しく画像上も組織学的にも骨芽細胞腫と紛らわしいものまで，さまざまである．骨肉腫には多くの亜型があるが，脊椎に多いのは通常型である．広範切除が困難な例が多く，予後は概してよくない．欧米からの報告では，骨Paget病や放射線照射に続発するものが含まれている．その他，Rothmund-Thomson症候群，Bloom症候群，Li-Fraumeni症候群などでの発生頻度が高いとされる．

画像所見

1. MRI

浸潤傾向が明らかな場合には，診断は比較的容易である．骨化成分は概して低信号であるが，信号強度は不均一である．類骨の検出については，単純X線やCTほど鋭敏ではない．MRIは鑑別診断よりも，むしろ病変の広がりを評価するために用いられる．

2. 単純X線およびCT

通常型骨肉腫は，概して骨硬化性変化の強い組織学的に高悪性度の病変が特徴的な所見であり，周囲に広がる浸潤性変化を伴っていることが多い[1]．高分化型骨肉腫では骨芽細胞腫に類似した所見を呈する．類骨形成は単純X線ないしCTで捉えやすく，そのような所見を認める場合には骨肉腫の診断が可能である．ただし，半数近くは純粋な溶骨性変化であり，その場合は特異性に乏しい（症例1）[2,3]．

診断のキー

骨硬化性変化が強く，類骨の存在が疑われる場合に診断が可能である．

鑑別診断

1. 硬化性骨転移

前立腺癌の転移は骨化を伴う軟部組織進展をきたすことがあり，画像上の鑑別が困難な場合がある．

2. 悪性リンパ腫およびEwing肉腫

浸潤性増殖の傾向が強い．ときに骨硬化をきたす．骨外腫瘤に骨化成分をみることがまれな点で骨肉腫とは異なる．

3. 骨芽細胞腫

骨芽細胞腫の1/3程度は，画像上で浸潤性増殖を示す傾向があり，高分化型骨肉腫との鑑別が困難である．

4. 骨Paget病

骨Paget病では，骨の再構築の進行とともに脊椎の過成長をきたす．骨吸収，骨硬化，両者の混在のいずれの所見もとりうるので骨肉腫とも類似するが，骨が全体に大きくなるのが骨Paget病の特徴である．

5. 線維性骨異形成

線維性骨異形成の所見は多様であり，すりガラス様の骨化で骨肉腫に類似する場合や，点状の骨化で軟骨肉腫に類似する場合がある．

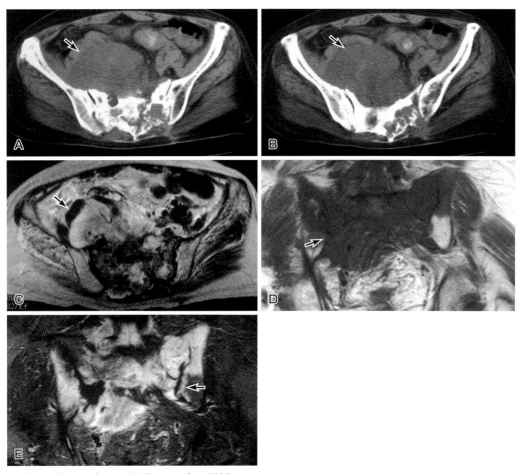

症例1　仙骨発生の骨肉腫，70歳，男性．

　A：中部仙骨レベルのCTでは仙骨に斑状の骨吸収と骨硬化を認める．骨盤内に大きな軟部腫瘤の成分を認める（→）．

　B：下部仙骨レベルのCTでは下部仙骨に骨硬化と骨吸収を認める．右側には強い骨硬化性変化がみられ，骨盤内に向かって伸びる大きな軟部腫瘤を認める（→）．左側の背側には不整な浸潤性骨吸収と後方に伸びる軟部腫瘤成分を認める．

　C：T2強調横断像（上位仙骨）．仙骨右側の骨硬化は低信号としてみえ，左側には骨吸収がみられる．骨盤内に向かって伸びる大きな軟部腫瘤を認める（→）．

　D：T1強調冠状断像．仙骨に広がる大きな腫瘤が低信号としてみられる（→）．

　E：Gd造影後脂肪抑制T1強調冠状断像．腫瘍部分に著しい造影効果をみる（→）．病変の一部はL5に伸びている．

文　献

1) Barwick KW, et al：Primary osteogenic sarcoma of the vertebral column：a clinicopathologic correlation of ten patients. *Cancer* **46**：595-604, 1980
2) Green R, et al：Pictorial review：imaging of primary osteosarcoma of the spine. *Clin Radiol* **51**：325-329, 1996
3) Ilaslan H, et al：Primary vertebral osteosarcoma：imaging findings. *Radiology* **230**：697-702, 2004

3 悪性脊椎腫瘍

(5) Ewing 肉腫

臨　床

Ewing 肉腫（Ewing's sarcoma）は，未分化な小円形細胞の増殖による高悪性度腫瘍である．原始神経上皮腫瘍（PNET：primitive neuroectodermal tumor）とともに神経外胚葉由来の一群の腫瘍に分類される．多発性骨髄腫，骨肉腫，軟骨肉腫に次ぐ，4番目に多い原発性悪性骨腫瘍である．脊椎発生はまれで，全体の10％以下であり，仙骨が好発部位である[1]．5〜25歳の若年者に発生し，男子に多い．椎体に好発する．骨以外に発生して骨転移を生じ，脊椎に転移をきたすことがまれではない．原発巣も転移巣も画像所見は同じである．

画像所見

1．MRI

明らかな骨破壊を伴わない，骨髄から骨周囲に広がる浸潤度の高い腫瘍としてみられることが多い（**症例1**）．病変部分の信号強度は概して非特異的である．骨外に軟部腫瘤を形成することが多い．これは小円形細胞腫瘍に共通する所見である．

2．単純X線およびCT

浸潤度の高い腫瘍としてみられる．骨化・石灰化した基質を含まないが，骨膜反応を伴い，ときに骨硬化性反応がみられる（**症例2**）．骨硬化性変化は骨盤や肋骨でみられるが，脊椎では骨吸収が主体である[2]．

診断のキー

小円形細胞腫瘍に特有な浸潤性増殖を示す．所見としては溶骨性変化も骨硬化性変化もとりうるが，溶骨性病変が多い．仙骨に好発する．

鑑別診断

1．悪性リンパ腫

画像上は悪性リンパ腫に類似するが，Ewing 肉腫は比較的若年者にみられる．感染症も類似の所見を呈するが，感染症の場合は造影されない膿瘍成分が含まれる．ただし，Ewing 肉腫でも壊死成分を含む場合は類似した所見となる．

2．骨肉腫および軟骨肉腫

骨化・石灰化した基質が画像上で明らかな場合のみ，画像上での鑑別が可能である．高悪性度病変では鑑別が困難なことが多い．

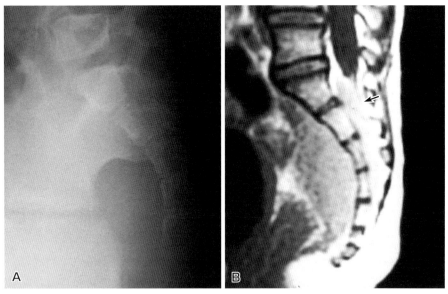

症例1　仙骨のEwing肉腫，7歳，男子．
　A：仙骨単純X線側面像．明らかな骨の異常を認めないが，仙骨前方の軟部組織濃度は腫瘤の存在を示唆する所見である．
　B：T1強調矢状断像．仙骨から仙骨前方，そして脊柱管内の脂肪に浸潤する病変を認める（→）．

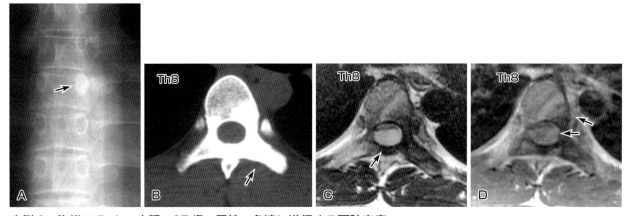

症例2　胸椎のEwing肉腫，27歳，男性．急速に進行する下肢麻痺．
　A：胸椎単純X線正面像．左椎弓根に骨硬化像を認める（→）．
　B：CT（Th8）では椎弓を中心に横突起，椎体に及ぶ骨硬化性病変をみる（→）．
　C：T2強調横断像（Th8）．椎弓，横突起，椎体に広がる浸潤性病変があり，脊柱管に及んでおり，脊髄を前方に圧排している（→）．
　D：Gd造影後T1強調横断像（Th8）．骨髄から周囲に及ぶ浸潤性変化は造影されている（→）．

文　献

1) Ilaslan H, et al：Primary Ewing's sarcoma of the vertebral column. *Skeletal Radiol*　**33**：506-513, 2004
2) Reinus WR, et al：Radiology of Ewing's sarcoma：intergroup Ewing's sarcoma study（IESS）. *RadioGraphics*　**4**：929-944, 1984

3 悪性脊椎腫瘍

（6）悪性リンパ腫

臨床

悪性リンパ腫（malignant lymphoma）は，骨髄細胞由来の腫瘍に分類されているが，骨原発の頻度は高くない．骨進展はリンパ節外由来の悪性リンパ腫のわずか5％ほどにすぎないとされ，さらに骨原発は，そのうち20％以下であるとされている．それに対して，脊椎への二次的浸潤の頻度は高い．骨原発の確定は骨外病変の存在を否定することでなされるが，現在の画像検査法を駆使することによって病変の分布は確認でき，骨外病変がある場合は有効に検出できると考えられている．悪性リンパ腫はあらゆる年齢にみられるが，小児期から思春期の発生頻度は比較的低く，50～60代に好発する．

わが国では，骨Hodgkinリンパ腫の発生頻度は低く，非Hodgkinリンパ腫の頻度が相対的に高い．両者の画像上での相違点は少ないが，Hodgkinリンパ腫の分布はより局在する傾向があるとされる．骨破壊の程度はさまざまであるが，ときに骨髄に浸潤性変化としてみられることがある[1～3]．

画像所見

1．MRI

脊椎の骨髄浸潤と脊椎周囲の軟部組織への進展の程度はさまざまであるが，MRIは病変の広がりの描出に優れている[4]．骨髄から骨破壊を伴わずに周囲の軟部組織に進展する傾向は，Ewing肉腫や多発性骨髄腫よりも高く，悪性リンパ腫に特有である（症例1）．低悪性度腫瘍から高悪性度腫瘍への転化（Richter transformation）の診断にも役立つという報告がある[5]．リンパ節腫大を伴う場合も悪性リンパ腫である可能性が高い．

2．単純X線およびCT

骨所見は多様である．浸潤性骨吸収を呈し，骨外腫瘤を伴う所見が典型的であるが，ときに骨硬化性変化を伴うことがある．なお，成人T細胞リンパ腫では副甲状腺ホルモン類似ペプチドにより，腫瘍浸潤なしに骨吸収をきたすことがある．

診断のキー

転移性腫瘍と同様に，画像所見は局在性から浸潤性まで多様である．中高年で多発性骨病変があれば転移性腫瘍か多発性骨髄腫である．

鑑別診断

1．転移性腫瘍

多発すること，個々の病変の画像所見が多様であることは両者に共通である．

2．小円形細胞腫瘍

多発性骨髄腫，白血病，Ewing肉腫など，骨髄細胞由来の小円形細胞腫瘍（small round cell tumor）は，すべて同様の所見をとりうる．骨外に大きな浸潤性変化を伴う場合や，象牙椎（ivory vertebra）といわれる均一な骨硬化をきたす場合は，悪性リンパ腫である可能性が高い．また，リンパ節腫大を伴うことがあるのも悪性リンパ腫に特徴的な所見である．

BOX

■象牙椎（ivory vertebra）
・象牙椎は単発性で均一の骨硬化である．
・Hodgkinリンパ腫でみられるのが典型的とされている（症例2）．
・骨外病変を随伴しないものに限ると，転移性腫瘍，悪性リンパ腫，巨大内骨腫（giant bone island），および硬化性骨髄炎が鑑別すべき疾患である．
・骨Paget病も骨硬化をきたすが，骨肥大を伴っている．

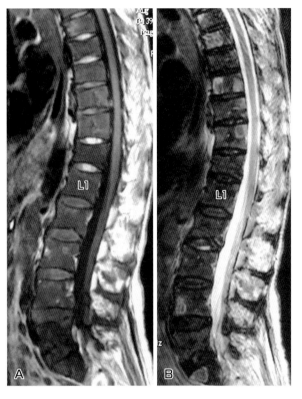

症例1　脊椎の多数のレベルに及ぶ悪性リンパ腫（びまん性大細胞型B細胞リンパ腫；diffuse large B-cell lymphoma），71歳，男性.
A：T1強調矢状断像．骨髄は全体に低信号であるが，特にTh12，L1，L2，L5，S1椎体の低信号が顕著である．
B：T2強調矢状断像．Th9-12，L4，S1椎体に高信号を認める．多数のレベルに不均一な病変が存在する．

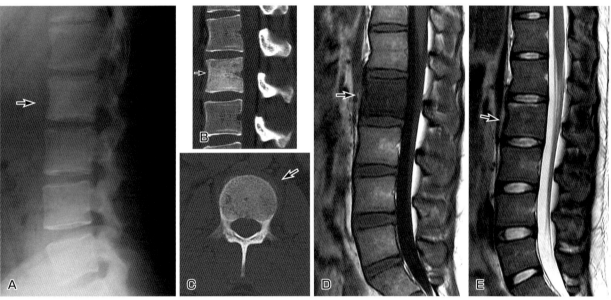

症例2　Hodgkinリンパ腫における象牙椎，26歳，男性.
A：腰椎単純X線側面像．L2椎体に均一な骨硬化像を認める（→）．
B：CT再構成矢状断像．L2椎体にやや不均一な骨硬化像をみる（→）．
C：CT（L2）．硬化した椎体の周囲に軽度の浸潤をみる（→）．
D：T1強調矢状断像．L2椎体は全体に低信号である（→）．
E：T2強調矢状断像．L2椎体は他の椎体とほぼ同程度の信号強度である（→）．

文　献

1) Braunstein EM：Hodgkin disease of bone；radiographic correlation with the histological classification. *Radiology* **137**：643-646, 1980
2) Braunstein EM, et al：Non-Hodgkin lymphoma of bone. *Radiology* **135**：59-63, 1980
3) Heyning FH, et al：MR imaging characteristics in primary lymphoma of bone with emphasis on non-aggressive appearance. *Skeletal Radiol* **36**：937-944, 2007
4) Li MH, et al：MR imaging of spinal lymphoma. *Acta Radiol* **33**：338-342, 1992
5) Tardif S, et al：CT and MR patterns of spinal involvement in Richter syndrome. *J Comput Assist Tomogr* **19**：146-149, 1995

3 悪性脊椎腫瘍
(7) 白血病/腫瘍形成性白血病

臨床

　白血病（leukemia）は，骨髄の造血組織の腫瘍性増殖であり，末梢血中に腫瘍細胞が出現したものである．増殖の場は，脊椎をはじめとする骨髄である．小児期から広範囲の年齢にみられる．化学療法の進歩により予後は大幅に改善してきているが，今日では造血幹細胞移植を併用するようになってきており，そのような場合，白血病細胞が骨髄内や軟部組織に局在性の腫瘍性増殖をきたすことが多いと報告されている．白血病細胞が骨外で腫瘍性増殖するものを腫瘍形成性白血病〔顆粒球肉腫（granulocytic sarcoma）〕ないし緑色腫（chloroma）と呼ぶ（症例 1）[1]．また，悪性リンパ腫と同様に骨髄内の腫瘍細胞の広範な壊死を引き起こすことがある（骨髄壊死）．これは腫瘍細胞の急速な増殖による低酸素・低栄養から生じるものと，化学療法によるものの，2つの場合がある[2]．

画像所見

1. MRI

　骨髄増殖は非特異的信号を有する場合が多い．通常の造血組織と異なるのは，増殖が密で骨髄脂肪の混在する割合が低いために，T1強調像で信号強度が低くなる点である．腫瘤形成をきたす場合には，骨髄から軟部組織へ連続的に浸潤する傾向がある．悪性リンパ腫や多発性骨髄腫など，他の造血組織由来の腫瘍と同様の所見である．MRIで得られる骨髄の情報は，白血病の経過の予測に役立つという報告がある[3]．

2. 単純X線およびCT

　骨吸収や骨硬化をきたすことはまれである．概して骨髄内にとどまり，単純X線およびCTでは異常をみないことが通常である．腫瘍形成性白血病では，悪性リンパ腫に類似した浸潤性の高い病変の所見をとる．

診断のキー

　白血病患者で，特に造血幹細胞移植の既往があり，悪性リンパ腫に類似した腫瘍性増殖をみた場合，腫瘍形成性白血病を疑う．

鑑別診断

1. 小円形細胞腫瘍

　診断は血液学的になされ，多発性骨髄腫のような造血組織由来の腫瘍と同様の所見である．腫瘍形成性白血病の形態をとるものに限れば，悪性リンパ腫やEwing肉腫のような小円形細胞腫瘍（small round cell tumor）に共通の所見を呈することが多い．

2. 転移性腫瘍

　びまん性増殖を呈する場合，画像上で類似する．

BOX

■小児白血病に関連した脊椎・脊髄病変
（文献4）より引用）
1. 顆粒球肉腫（旧名：緑色腫；腫瘍形成性白血病）
2. 骨髄浸潤
3. 硬膜下血腫および硬膜外血腫
4. 硬膜外脂肪腫症（ステロイドによる合併症）

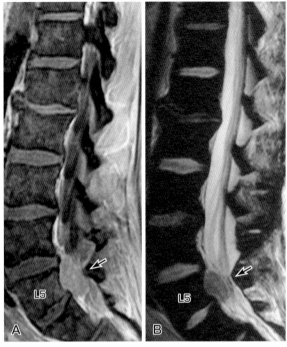

症例1 椎体後方に腫瘤形成を伴う白血病（腫瘤形成性白血病），43歳，男性．急性骨髄性白血病．
- **A**：T1強調矢状断像．骨髄にびまん性の低信号がみられる．L5椎体の後方に中間信号の軟部腫瘤を認める（→）．
- **B**：T2強調矢状断像．T1強調像と同様に骨外の軟部腫瘤を認める（→）．骨髄はびまん性の低信号である．

文献

1) Fritz J, et al：Radiologic spectrum of extramedullary relapse of myelogenous leukemia in adults. *AJR Am J Roentgenol* **189**：209-218, 2007
2) Ranaghan L, et al：Bone marrow necrosis. *Am J Hematol* **47**：225-228, 1994
3) Chen BB, et al：Dynamic contrast-enhanced MR imaging measurement of vertebral bone marrow perfusion may be indicator of outcome of acute myeloid leukemia patients in remission. *Radiology* **258**：821-831, 2011
4) Laningham FH, et al：Childhood central nervous system leukemia：historical perspectives, current therapy, and acute neurological sequelae. *Neuroradiology* **49**：873-888, 2007

3 悪性脊椎腫瘍

(8) 転移性腫瘍

臨床

　脊椎の骨髄のように，血流が多く，しかも類洞のような緩徐な血流の多い造血組織を含む骨髄は，悪性腫瘍の転移に適した部位である．転移の成立を説明する学説として従来から，血流の多い部位に転移が発生するとする「血行動態説（hemodynamic theory）」と，転移が成立しやすい環境に主に転移を起こすとする「種子と土壌説（seeds-and-soil theory）」がある．どちらも転移に関する真理の一面を述べている．

　肺癌，乳癌，前立腺癌などの主要な癌では，転移性腫瘍（metastatic tumor）はその7割が脊椎，骨盤，肋骨などの体幹部に発生する．脊椎における発生頻度は検査法の感度により異なるが，MRIでみるかぎり，かなりの割合で早期にしかも高率に転移性腫瘍は存在している．

　脊椎への転移には，動脈を介して脊椎に至る経動脈性転移と，豊富な傍脊椎静脈叢（Batson's venous plexus）を介して同レベルないしそれより上のレベルの椎体に転移する経静脈性転移がある．経動脈性転移は，脊椎の小動脈が密に分布する椎体の後部から椎弓根部にかけて好発する[1]．また，血流が方向を変えるため緩徐になる終板近傍に発生しやすいと考えられている．経静脈性転移は，特に骨盤・腹腔内の腫瘍が腰椎ないし下部胸椎に転移することが特徴とされ，椎体静脈の分布する脊椎の中央部に成立しやすいと考えられている．脊椎への初期の転移は骨吸収や骨硬化を伴わず，骨梁間に浸潤していく型の転移（骨梁間転移）である[2]．特に肺小細胞癌や肝癌では，転移が広範になっても骨梁間に浸潤する傾向を保っていることがある．これはCTや骨シンチグラフィーでは検出できない，MRIでみられる特殊型の転移である．

　転移が広範になると，MRIでは骨髄は均一な信号強度になり，骨シンチグラフィーでみられるsuper scanのように異常を捉えにくくなる．転移性腫瘍は，通常は骨吸収が主体であるが，骨硬化性変化を主体とするものも存在する．実際には両者の混在するものがまれではない．

画像所見

1. MRI

　脊椎の骨髄は造血組織からなるが，転移性腫瘍の好発する中年以降には脂肪髄化が徐々に進行する．骨髄には脂肪がさまざまのパターンで存在し，脂肪が多様な割合と分布で混在した信号となる．転移組織は，その中に造血組織と同様の軟部組織の信号をもつ組織として存在するが，造血組織よりも増殖の密度が高く脂肪の混在が少ないため，T1強調像でより低信号となる．T2強調像は概して感度が低いが，脂肪抑制が加わったSTIR像では高信号として捉えやすい．またGdによる造影では，正常な造血組織も転移性腫瘍も造影されるものの，転移性腫瘍のほうが比較的造影効果の程度が強いため病巣を検出しやすくなる（**症例1**）．硬化性骨転移ではT1強調像でも低信号になることがある（**症例2**）．

　転移性腫瘍は概して椎体から椎弓根あたりに好発するが，実際にはどこにでも発生しうる．圧迫骨折の合併例では，骨粗鬆症との鑑別が問題となる．後方成分に異常があれば，転移をより強く疑う．また，良性の圧迫骨折では骨折に相当する帯状の低信号が明らかな場合が多い．

2. 単純X線およびCT

　単純X線およびCTでは，骨吸収が主体となるものと，骨硬化を引き起こすものとに分けられる．骨硬化が強く現れるものは前立腺癌と乳癌が主体であり，気管支腺腫，膀胱癌，肺小細胞癌なども硬化性骨転移の代表である．純粋に骨硬化をきたすものは，硬化性骨転移では前立腺癌が代表的である．前立腺癌では純粋な骨吸収を呈することは逆にまれで，CTでも骨硬化性変化がみられない場合は，他の腫瘍の可能性を疑う

必要がある.

3. 核医学検査

骨シンチグラフィーは依然として転移のスクリーニングに用いられるが，概して硬化性骨転移を検出しやすい．一方，骨破壊が著しい肺癌などの転移では薬剤の集積欠損としてみられるものの，概して検出しにくい．^{18}F-FDG-PETでは，逆に硬化性骨転移で検出率が低いとされている．ときに，両者の所見に食い違いが生じることがあり，注意を要する（症例3）.

診断のキー

多発性病変では第一に転移性腫瘍を疑う．転移性腫瘍の画像所見は多様であり，画像による鑑別診断は困難な場合が多い．

鑑別診断

1. 多発性骨髄腫

転移性腫瘍の所見と同様に，きわめて多彩である．年齢，分布から多発性骨髄腫と常に鑑別する必要が出てくる．画像上からは鑑別できないことが多い．

2. 骨粗鬆症

担癌患者で圧迫骨折を随伴する場合には，骨粗鬆症による圧迫骨折と鑑別する必要が出てくる．後方成分に異常が及ぶこと，骨外腫瘤を形成すること，病変内に脂肪が含まれないことが，転移性腫瘍をより疑う所見となる．生検あるいは経過観察により鑑別される．

BOX 1

■椎体の骨破壊性病変（化膿性・結核性・腫瘍性病変）の鑑別

	化膿性脊椎炎	結核性脊椎炎	腫瘍
椎間板	早期は終板より進展	進行すると侵される	まれ
傍脊椎腫瘤	認めることもある	大きな膿瘍を伴う	ある
脊椎後方への浸潤	ある	ある	ある
上下の広がり	連続的	長い分節に及ぶ傾向	非連続的

- 膿瘍が大きいほど結核性脊椎炎の可能性が高い
- 石灰化を伴う膿瘍は結核性脊椎炎の所見である
- 造影MRIにおいて膿瘍と骨炎が混在する所見は結核性脊椎炎に特徴的であるが，進行の遅い弱毒菌による感染でも同様の所見がみられる
- 血流に乏しい椎間板へは，感染は容易に進展するが，腫瘍進展では椎間板はバリアになる
- 後方成分への二次的進展は，いずれの場合もみられる

BOX 2

■椎体圧迫骨折のMRIによる鑑別（文献4）より改変引用）

【良性を示唆する所見（特異性の高い順に）】
1. 骨折線を認める（T2強調像あるいは造影後のT1強調像）
2. fluid sign（骨折した椎体内の液体貯留）の存在
3. 椎体内ガス像（intravertebral vacuum cleft）の存在
4. 軟部組織に腫瘤を伴わない
5. 椎弓根には病変が及ばない
6. 椎体後縁皮質が保たれている
7. 椎体の楔状変形

- 良性の圧迫骨折では，急性期にはT1強調像にて低信号を示す椎体が，しだいに高信号に変化するが，悪性腫瘍では低信号のままである．
- 信号強度の変化は3カ月以上経過してからの場合が多いが，概して骨折部の治癒は遅延することが多い．この所見が最も良悪性の鑑別に有効であるが，治療方針の決定には生検を要する場合が少なくない．

3. 造血髄への再転換 (bone marrow reconversion)

造血髄の脂肪髄への転換は加齢，放射線治療，化学療法などで引き起こされるが，造血組織の再増殖により，骨転移と混同しうる低信号となることがある（症例4）．鑑別点としては，CTや骨シンチグラフィーで異常がみられないことや，FDG-PETでのSUV (standardized uptake value) が3.6より低い点などがあげられている[3]．

BOX 3

■硬化性脊椎転移の原発疾患
1. 前立腺癌
2. 乳癌
3. 尿路上皮癌（移行上皮癌）
4. カルチノイド
5. 悪性リンパ腫
6. 胃癌

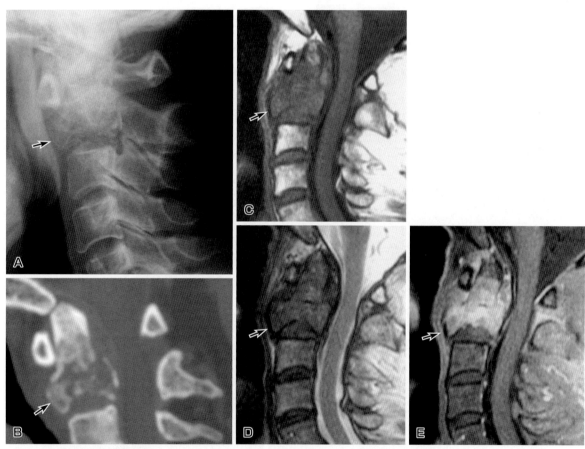

症例1　軸椎の溶骨性転移，78歳，男性．前立腺癌の経過中に発生した頸部痛．
- **A**：頸椎単純X線側面像．C2椎体に骨吸収があり，椎体の前後径が増大している（fat C2：→）．fat C2は転移の所見である[5]．
- **B**：CT再構成矢状断像．一部に骨硬化性変化が混在する骨吸収がみられる（→）．
- **C**：T1強調矢状断像．低信号の病変がC2レベルの椎体・歯突起，およびその周囲の軟部組織に及んでいる（→）．
- **D**：T2強調矢状断像．病変は正常の骨髄より低信号にみえる（→）．
- **E**：Gd造影後脂肪抑制T1強調矢状断像．病変はやや不均一に造影される（→）．

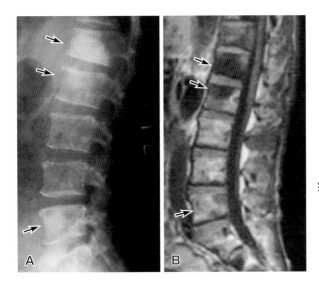

症例2　硬化性骨転移，64歳，男性．前立腺癌．
　A：腰椎単純X線側面像．L1，2，5に骨硬化性変化を認める（→）．
　B：T1強調矢状断像．L1，2，上部腰椎に低信号の病変を認める（→，L5の病変は別のスライス）．硬化性骨転移の所見である．

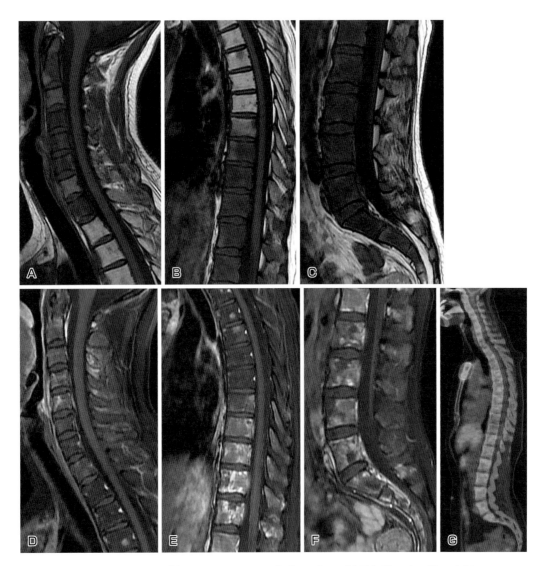

症例3　FDG-PETで集積増加の明らかでない乳癌のびまん性骨転移，30代，女性．
　A～C：頸椎・胸椎・腰椎のT1強調矢状断像．上位胸椎の高信号は放射線照射後の脂肪髄化．広範な低信号化がみられる．一部は照射後の骨髄にも異常がみられる．
　D～F：頸椎・胸椎・腰椎のGd造影後脂肪抑制T1強調矢状断像．不均一な造影効果が広範にみられる．転移の所見である．
　G：^{18}F-FDG-PET．脊椎の骨髄は薬剤の均一な集積を呈し，病変は明らかでない．

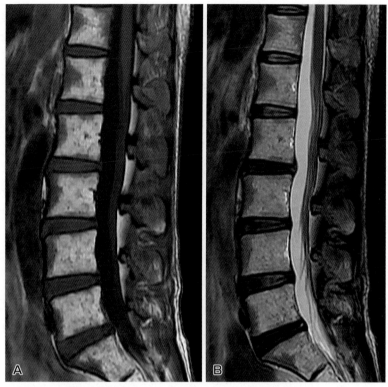

症例4 造血髄への再転換，46歳，女性．乳癌の既往．
A：T1強調矢状断像．
B：T2強調矢状断像
　胸腰椎椎体の骨髄は全体に脂肪髄が主体で，高信号としてみられるが，辺縁部を主体に低信号もみられる．造血髄への再転換の像である．

文　献

1) Algra PR, et al：Do metastases in vertebrae begin in the body or the pedicles? Imaging study in 45 patients. *AJR Am J Roentgenol* **158**：1275-1279, 1992
2) Yamaguchi T：Intertrabecular vertebral metastases：metastases only detectable on MR imaging. *Semin Musculoskelet Radiol* **5**：171-175, 2001
3) Shigematsu Y, et al：Distinguishing imaging features between spinal hyperplastic hematopoietic bone marrow and bone metastasis. *AJNR Am J Neuroradiol* **35**：2013-2020, 2014
4) Bowen BC, et al：Spine Imaging — Case Review 2nd ed. Mosby, Philadelphia, 2008, pp99-100, 145-146
5) Smoker WR, et al：The "fat" C2：a sign of fracture. *AJR Am J Roentgenol* **148**：609-614, 1987

4 腫瘍類似病変

（1）動脈瘤様骨嚢腫

臨床

動脈瘤様骨嚢腫（ABC：aneurysmal bone cyst）は，特定の腫瘍というよりも，拡張した血管腔とその壁からなる一つの状態と考えられてきたが，ユビキチン特異的プロテアーゼ6癌遺伝子〔ubiquitin-specific protease 6（USP6）oncogene〕との関連が報告されて以来，一つの疾患単位とみなされるようになってきている[1]．二次性は他の原因となる腫瘍に随伴したもので，骨巨細胞腫，軟骨芽細胞腫，線維性骨異形成など良性腫瘍が原因疾患となる．原発性は，ほかに原因となる腫瘍のみられないものである[2]．原発性か二次性かの鑑別は，原因疾患の特徴がどの程度残存しているかによる．原発性の壁は反応性組織からなり，嚢腫成分のないものはsolid variant（充実型ABC）と呼ばれるが，巨細胞修復性肉芽腫（giant cell reparative granuloma）と同様の病変と考えられている[3]．小児期から思春期に好発し，椎体，後方成分ともにみられる．脊椎発生は全体の20％程度である．発生レベルは多様であるが，胸椎に多い．

急速に骨を破壊して増大する時期があり，経過とともに辺縁部からしだいに骨硬化し，大きさは縮小してくる．そのため，時期によって所見が異なる．大部分は原因不明であるが，外傷に続発したものがある．MRIで病変を的確に診断した場合，治療後の再発は少ないと報告されている[4]．

画像所見

1．MRI

膨隆性の境界明瞭な病変で，多房性血管腔とその壁・隔壁からなる．内部は血液であり，液面形成を伴う（症例1）．液面形成自体は非特異的所見であるが，その存在は大きな血管腔の存在を示している．充実成分の割合は多様であり，時間の経過とともに壁・隔壁が厚くなる．二次性では原因となる腫瘍部分を随伴しており，原因疾患の特徴がみられる場合もあるが，組織所見でしか確認できないことが多い．充実型では所見は非特異的である．

2．単純X線およびCT

単純X線およびCTでも，嚢腫成分を含む膨隆性病変としてみられる．CTでもMRIほどではないが，内部に液面形成がみられる．

診断のキー

多房性の嚢腫構造に液面形成を伴う所見が特徴的である．時間とともに嚢胞壁の骨化が進行する．

鑑別診断

1．血管拡張型骨肉腫

骨肉腫でみられる血管拡張部分（telangiectatic portion）も同様の変化を示すため，血管拡張型骨肉腫（telangiectatic osteosarcoma）も画像所見は類似する．血管拡張型骨肉腫は通常型骨肉腫の成分を含まない，純粋な嚢腫成分のみからなる骨肉腫であると定義されるが，これには混乱がある．初診時に骨折を伴っていることがまれでない．

BOX

■椎体内に液体貯留をきたす疾患
（文献5）より改変引用）
1. 海綿状血管腫（血液，液面形成）
2. 骨肉腫（血管拡張型および通常型；血液，液面形成）
3. 転移性骨腫瘍（特に血行性転移で血腫を伴う場合；血液，液面形成）
4. 動脈瘤様骨嚢腫（血液，液面形成）
5. 骨壊死（Kümmell病；ガスと液体）

Clinical Memo

液面形成

MRI上では病変内に液面形成をみることがまれではない.動脈瘤様骨嚢腫のように血管を含む腔からなる病変では,液面形成が病変の主体となる.同様に液面形成をみる病変としては,血管拡張型骨肉腫があるが,通常型骨肉腫でも部分的に血管拡張型骨肉腫と同様の変化を含むことがある.ほかに転移性骨腫瘍(特に血行性転移では血腫を伴う),海綿状血管腫,単純性骨嚢腫(病的骨折を伴う場合)などに液面形成をみる.また二次性動脈瘤様骨嚢腫の原因疾患の種類は多く,これらも液面形成の鑑別疾患に含まれる.

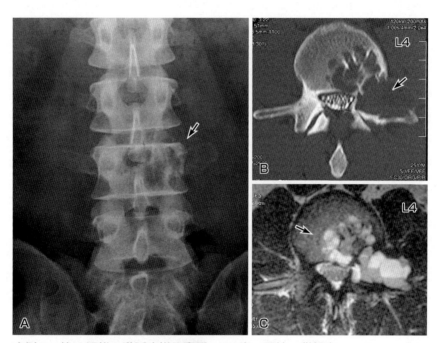

症例1 第4腰椎の動脈瘤様骨嚢腫, 25歳, 男性. 背部痛.
A:腰椎単純X線正面像. L4左椎弓根から椎弓にかけて骨吸収がみられる(→).
B:CT(L4)では分葉状の骨吸収がみられ,一部には骨硬化性辺縁がみられる(→).
C:T2強調横断像(L4).多房性骨吸収があり,液面形成がみられる(→).

文献

1) Oliveira AM, et al:USP6(Tre2) fusion oncogenes in aneurysmal bone cyst. Cancer Res **15**:1920-1923, 2004
2) Kransdorf MJ, et al:Aneurysmal bone cyst:concept, controversy, clinical presentation, and imaging. AJR Am J Roentgenol **164**:573-580, 1995
3) Bertoni F, et al:Solid variant of aneurysmal bone cyst. Cancer **71**:729-734, 1993
4) Mankin HJ, et al:Aneurysmal bone cyst:a review of 150 patients. J Clin Oncol **23**:6756-6762, 2005
5) Tsai JC, et al:Fluid-fluid level:a nonspecific finding in tumors of bone ad soft tissue. Radiology **175**:779-782, 1990

4 腫瘍類似病変
(2) Langerhans 細胞組織球症

臨床

Langerhans 細胞組織球症（Langerhans cell histiocytosis）は，組織球の非腫瘍性増殖とされ，炎症と腫瘍の双方の性格を有している．半数以上は5歳以下の小児で発症する．男児に多い傾向がある．骨病変のみで臓器浸潤のないものは，かつて好酸球性肉芽腫と呼ばれ，Hand-Schüller-Christian 病や Letterer-Siwe 病と区別された．最近の病型の分類システムでは，single-system solitary type, single-system multifocal type, multisystem-mutifocal type とされており，治療方針の決定に用いられている．造血組織の分布する骨に発生するが，幼児期には四肢にも発生する．脊椎は好発部位であり，腰椎に多い．複数の病変を生じることがまれではない．急速に増殖する時期をもつが，しだいに病勢は治まり，やがて退縮する．脊椎は急速に扁平化し，扁平椎（vertebra plana）となる（**症例1**）．修復は長時間のうちに進行する．概して発症年齢が若いほど最終的な脊椎の高さの回復が著しいといわれる．臓器浸潤のない単発骨病変の予後は良好である[1]．

画像所見

1. MRI

骨内外に浸潤性増殖を呈する所見が典型的である．扁平椎では典型的に上下の椎間板は保たれ，椎間板はかえって厚くなる（第6章の「3. 結核性脊椎炎」の「鑑別診断の症例」を参照）．MRIの信号強度は非特異的である．進行期には強い造影効果がみられる．病変周囲に強い反応性変化を伴うことがある．全身スキャンで有効なスクリーニングが可能であると報告されている[2]．

2. 単純X線およびCT

扁平椎が単純X線でみられる特徴的な所見である．骨破壊は浸潤性で，脊椎の圧潰は急速に進行する．骨シンチグラフィーにおける薬剤の集積の程度は多様で，ステージングには単純X線による全身骨サーベイが依然として行われている．ただし，今日では全身CTやMRIを用いたステージ分類法がある．CTは被曝量が多いが，比較的年齢が高い例で，重なり合う部分の大きい脊椎や仙骨では，骨病変の詳細を評価するのに有効である[3]．

診断のキー

骨所見は小円形細胞腫瘍と共通するが，Ewing肉腫や悪性リンパ腫と比べると概して骨外増殖の傾向は弱い．

鑑別診断

1. 小円形細胞腫瘍

浸潤性増殖をきたす Ewing 肉腫や悪性リンパ腫が鑑別上の問題となる．所見は類似するが，Langerhans 細胞組織球症では，軟部病変がある程度以上に進行することはまれである．

2. 転移性腫瘍

圧迫骨折をきたすことが多いが，概して Langerhans 細胞組織球症では，病変が椎体全般に及び圧潰が急速である．

3. 結核性脊椎炎

わが国では小児の骨・関節結核はまれであるが，世界的にはある程度の頻度で発生しており，Langerhans 細胞組織球症で典型的にみられる扁平椎の所見を呈することがある（**症例2**）．

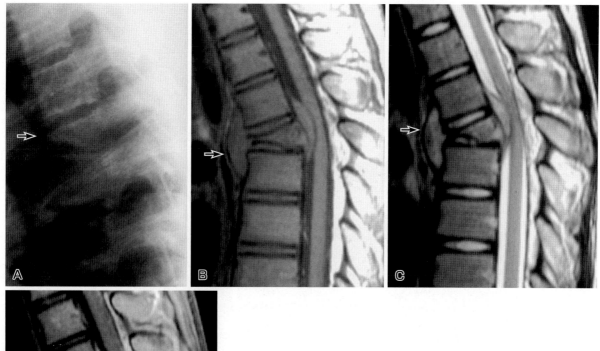
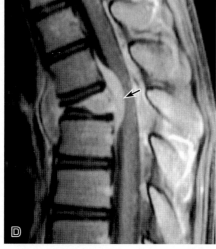

症例 1　中部胸椎の Langerhans 細胞組織球症，12 歳，男子．
　A：胸椎単純 X 線側面像．中部胸椎に著明な楔状変形がみられる（→）．
　B：T1 強調矢状断像．単純 X 線の撮影時よりさらに圧潰が進行している．椎体の前後に軟部腫瘤がみられる（→）．
　C：T2 強調矢状断像．病変は正常な骨髄よりわずかに高信号にみえる（→）．
　D：Gd 造影後脂肪抑制 T1 強調矢状断像．椎体・軟部腫瘤ともに均一に造影されている（→）．

BOX

■扁平椎（vertebra plana）

　反応性変化に乏しい椎体の著しい扁平化は，ほとんどLangerhans細胞組織球症に限ってみられる現象である．薄い帯状となるような極端な扁平椎は，ほとんど本症に特有のものである．

　転移性腫瘍や結核性脊椎炎（症例2）でも報告されているが，まれである．

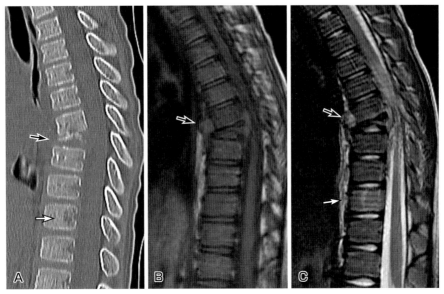

症例2　結核性脊椎炎，6歳，男児．結核菌（マニラ株）が証明された．骨髄に浸潤性病変を形成することは元来，本邦の結核にはまれな所見である．

　A：CT再構成矢状断像．Th8椎体に著しい圧潰（→），Th11椎体には浸潤性骨吸収をみる（⇒）．
　B：T1強調矢状断像．Th8椎体に圧潰があり，椎体の前方と後方に軟部病変を認める（→）．
　C：T2強調矢状断像．画像Bと同様の軟部病変を認める（→）．Th11椎体に信号の上昇をみる（⇒）．

文　献

1) Yeom JS, et al：Langerhans' cell histiocytosis of the spine. Analysis of twenty-three cases. *Spine (Phila Pa 1976)* **24**：1740-1749, 1999
2) Goo HW, et al：Whole-body MRI of Langerhans cell histiocytosis：comparison with radiography and bone scintigraphy. *Pediatr Radiol* **36**：1019-1031, 2006
3) Azouz EM, et al：Langerhans' cell histiocytosis：pathology, imaging and treatment of skeletal involvement. *Pediatr Radiol* **35**：103-115, 2005

4 腫瘍類似病変
(3) 線維性骨異形成

臨床

　線維性骨異形成（fibrous dysplasia）は腫瘍というよりも，小児期以降に明らかになる，線維組織増殖を伴う骨形成不全である．10代に発見されることが多く，また女性にやや多い．遺伝性はない．70～80％が単骨性（monostotic），20～30％が多骨性（polyostotic）である．脊椎病変はどちらでもみられるが，多骨性病変に概して多い．

　本症は頭蓋，肋骨，四肢に多いが，脊椎病変はまれであり，Mayo Clinicのシリーズではおよそ1％と報告されている．椎体，後方成分ともにみられる[1,2]．多骨性では一つの上肢・下肢に多発することが多いが，脊椎でも接する肋骨や骨盤にみられることがある．四肢では骨折がなければ無症状であるが，脊椎では神経圧迫により症状を呈するものが多い．

　多骨性線維性骨異形成は，思春期早発，内分泌異常，カフェオレ斑（café au lait spot）などの皮膚異常を伴うMcCune-Albright症候群の一つの徴候としてみられることもある．これは*GNAS1*（guanine nucleotide binding protein, alpla stimulating activity polypeptide 1）遺伝子の突然変異によることが知られている．また，軟部組織に粘液腫（myxoma）を伴うことも知られており，Mazabraud症候群と呼ばれる．軟骨化生が目立つことがあり，線維軟骨性異形成（fibrocartilaginous dysplasia）と呼ばれる．

画像所見

1. MRI

　脊椎のMRI所見に関する報告は少ない．MRI所見は他の部位と同じで，膨隆性の骨病変としてみられることが多い．T1強調像でもT2強調像でも低信号である（**症例1**）．ときに動脈瘤様骨嚢腫の変化を随伴し，液面形成をみることがある．単純X線やCTに比べて，概して非特異的な所見である[3,4]．厚い壁をもつことが多い．

2. 単純X線およびCT

　単純X線およびCTでは境界明瞭な膨隆性骨病変として認められ，さまざまな程度の骨化を反映してすりガラス状にみえたり，純粋な骨吸収にみえたりする（**症例2**）[3]．骨硬化像がときに明瞭な外縁と淡い内縁をもつ卵殻様所見となるのが特徴とされるが，脊椎ではまれである．CTが診断に最も有用である．

3. 核医学検査

　骨シンチグラフィーでは，概して薬剤の高集積を呈する．

診断のキー

　画像所見は多様であるが，局在性ですりガラス状などの骨硬化性変化が明らかであれば，診断は容易である．

鑑別診断

　画像所見は概して特徴的ではあるが，脊椎発生の頻度は低いため転移性腫瘍などと混同されやすい．それ以外では，骨芽細胞腫や血管腫など良性腫瘍が鑑別上での問題となる．

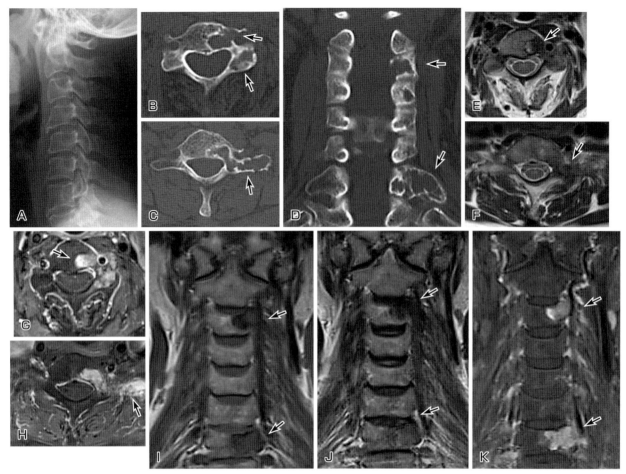

症例1　多骨性線維性骨異形成，62歳，女性．

A：頸椎単純X線側面像．変形性脊椎症以外に異常を認めない．
B：CT（C3）．椎体左と左関節突起に骨吸収を認める．境界明瞭で，一部に骨硬化をみる（→）．
C：CT（C7）．椎体左から左横突起に骨吸収を認める（→）．境界明瞭である．
D：CT再構成冠状断像．C3，7椎体に骨吸収をみる（→）．
E, F：T2強調横断像（画像E：C3，画像F：C7）．病変はいずれも低信号である（→）．
G, H：造影後脂肪抑制T1強調横断像（画像G：C3，画像H：C7）．病変はいずれもよく造影されている（→）．
I：T1強調冠状断像．病変はいずれも低信号である（→）．
J：T2強調冠状断像．病変は画像Iと同様に低信号である（→）．
K：造影後脂肪抑制T1強調冠状断像．病変はいずれもよく造影されている（→）．
（東北大学病院放射線診断科　常陸真先生のご厚意による）

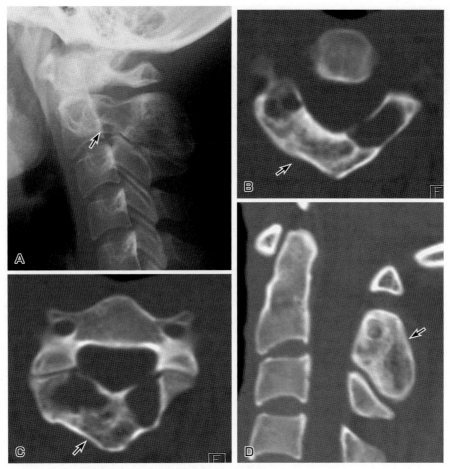

症例2　単骨性線維性骨異形成, 23歳, 女性.
A：頸椎単純X線側面像. C2椎体の後方成分が膨隆し, 骨硬化を伴っている（→）.
B, C：CT（C2）. C2椎体の椎弓は膨隆し, すりガラス影を伴っている（→）.
D：CT再構成矢状断像. C2椎体の椎弓と棘突起は膨隆し, 骨硬化を伴っている（→）.
（東北大学病院放射線診断科　常陸真先生のご厚意による）

文　献

1) Ehara S, et al：Fibrous dysplasia of the spine. *Spine（Phila Pa 1976）* **17**：977-979, 1992
2) Schoenfeld AJ, et al：Monostotic fibrous dysplasia of the spine：a report of seven cases. *J Bone Joint Surg Am* **92**：984-988, 2010
3) Park SK, et al：CT and MRI of fibrous dysplasia of the spine. *Br J Radiol* **85**：996-1001, 2012
4) Wu FL, et al：Fibrous dysplasia of the mobile spine：report of 8 cases and review of the literature. *Spine（Phila Pa 1976）* **38**：2016-2022, 2013

5 脊髄髄内腫瘍

(1) 上衣腫

臨床

上衣腫（ependymoma）は成人の脊髄髄内腫瘍では最も多く、髄内腫瘍の60%を占める。発症時の平均年齢は40歳であり、男性にやや多い。単独のことが多いが、多発することもあり、しばしば他の脊髄腫瘍（髄膜腫あるいは神経鞘腫）を伴って、神経線維腫症2型（NF2：neurofibromatosis type 2）の患者に認められる。ときに、多発性あるいは単発性の上衣腫が硬膜内髄外に出現することもあるが、これは頭蓋内上衣腫あるいは他の部位の脊髄上衣腫が転移することによる。まれに脊髄髄内にも転移が起こる[1]。

腫瘍の発育速度は遅く、周囲神経組織に対しては浸潤するのではなく、圧迫する。発症から診断までは平均36カ月である。感覚障害が主たる症状であり、中心管周囲で交叉する脊髄視床路の障害による。

上衣腫が微小出血を起こし、まれではあるが、脳表ヘモジデリン沈着症にて発症することがある。脳神経症状を呈する[1]。また、出血により急性発症する例がある[2]。

上衣腫はWHOグレードⅡであり、退形成性上衣腫はWHOグレードⅢである。NF2の患者では89%に上衣腫が出現するという報告もあり、MRIでの全神経系の検査が必要とされている。上衣腫の好発部位は頸髄（67%）であり、胸髄が26%、脊髄円錐が7%である[1]。

病理所見は4種の亜型（cellular, papillary, clear-cell, tanycytic）に分かれている。その中で最も多い細胞性上衣腫（cellular ependymoma）は細胞密度の高い上衣腫であり、核分裂像は乏しく、退形成所見も認められない[3]。なお、画像から亜型ごとの鑑別を行うのは不可能である。

上衣腫は中心管の上衣細胞から発生するので、中心性の発育をする。境界明瞭な腫瘍であり、高頻度に囊胞を伴い、腫瘍外の上下端にヘモジデリン沈着を認める[3]。

脊髄内に上衣腫を認めた55例のNF2についての報告では、NF2の診断時の平均年齢は21歳であり、腫瘍がみつかるまではそれから平均で5年経過している。また、NF2患者における脊髄上衣腫はその他の例に比べて若年にて発症している。腫瘍の局在は頸髄あるいは延髄頸髄移行部が86%である。胸髄は62%、腰髄は8%で、多発性が58%である。頭蓋内の上衣腫は1例もない。76%の患者は上衣腫に関しては無症状である。手術は11例のみに行っている[4]。

撮像法

脊髄髄内腫瘍においては、ルーチン検査の矢状断像および横断像のほかに、冠状断のT2強調像およびT1強調像を追加し、造影後も3方向の検査が必要である。さらに、上衣腫ではヘモジデリン沈着を伴うことが多いので、T2*強調像を追加する。

画像所見

1. はじめに

脊髄の画像診断、特に腫瘍では、「空洞」「囊胞」「浮腫」という用語が出てくる。これらを混同しないようにすることが重要である。

空洞と囊胞はほぼ同様な意味で使用されるが、囊胞は比較的限局している際に使用されることが多い。それに対して、空洞はある程度の長さをもっている時に使用される。両者ともに、その内部には脊髄組織がなく、通常は髄液で満たされている。それゆえに、T2強調像およびT1強調像にて髄液と等信号を示す。T1強調像にて髄液と比して境界明瞭な等信号を示すことが重要な所見である。T2強調像のみをみて、空洞と診断をしてはならない。ただし、空洞内あるいは囊胞内に出血を生じることがあり、量が多いと液面形成（fluid-fluid levels）を呈し、髄液よりも重い血液が下部に髄液とは異なる信号を示すこともある。

一方、浮腫は脊髄内に水分が増加した状態であり、

その中には脊髄組織が残っているので，T2強調像では脊髄よりも高信号を示すが，通常は髄液の信号強度よりも低い．さらに重要なのはT1強調矢状断像の所見で，浮腫は脊髄に比べて低信号であるが，髄液よりも高信号となり，境界が不明瞭である．T1強調横断像はアーチファクトが多く，読影が難しいが，矢状断像と同様である．

2. MRI

1）中心性発育

腫瘍が脊髄の中心部にあることは重要な本症の特徴である（症例1～4）．無症状の早期例では中心部に小さな腫瘍があり（症例1），その前部に前角と考えられる構造が認められる．さらに，腫瘍上部に中心管拡大を伴う．しかし，中心部に大きな囊胞を生じ，その壁に腫瘍本体があるために，腫瘍自体は中心より外れている例もある（症例5）．

2）信号強度

脊髄腫大を伴い，T2強調像では比較的境界明瞭な高信号を示す（症例1～4）．T1強調像では低信号～等信号が多いが，ときに高信号を示すこともある（症例1）．

囊胞を腫瘍外の上下端（peritumoral cyst，polar cyst；症例2）に伴うことが多いが，腫瘍内（intratumoral cyst；症例3）もある．髄液とほぼ同様な信号強度をT2強調像，T1強調像にて示す．前者は空洞ともいえる（症例6）．小さな腫瘍内囊胞の存在により信号強度が不均一となり，造影効果も不均一を示すことがある（症例6）．なお，星細胞腫では腫瘍内囊胞が多い[1]．

上衣腫では浮腫を認めることもある（症例4）．また，腫瘍外の上下の広い範囲に空洞を伴うこともまれではない（症例6）．

3）ヘモジデリン沈着

腫瘍外の上下の脊髄には，ヘモジデリン沈着を認める（症例2，4，5）．特に，頸髄に発生した時に多い[5]．そのため，T2*強調像にて同部位は低信号を示し，cap signと呼ばれる（症例2）．上衣腫の20～30％に存在する[1]．同部位はT1強調像では高信号を示すこともある．この部位には腫瘍はない．自験例では，脊髄円錐にあった細胞性上衣腫にも出血を認めた（症例9）．

4）囊胞内出血

囊胞内に出血を伴うことや，腫瘍内に出血を認めることもある（症例5，8）．また，腫瘍内の出血が液面形成を示すことがある（症例5）．

一方，脊髄の海綿状血管腫では出血があったとしても囊胞を伴うことがないので，液面形成を示すことはない．両者の鑑別点の一つである（第9章の「3-(1)脊髄海綿状血管腫」の「鑑別診断」を参照）．

5）造影効果

造影効果を上衣腫の腫瘍内に認める（症例1～9）．Whiteらの報告では81例の上衣腫のすべてに造影効果を認めており[6]，造影効果のない時には本症は否定的である．しかし，成書では80％以上とも報告されている[1]．腫瘍内出血を伴う例では造影効果のわかりにくい例（第9章の「3-(1)脊髄海綿状血管腫」を参照）もあり，注意が必要である．造影効果は境界明瞭なことが多いが（症例1～3，5～7），不均一な造影効果もときにある（症例4）．

6）播種

前述のように，上衣腫では播種を認めることがある[1]．その際には硬膜内髄外に認められることが多い．退形成性上衣腫では初発時より多発性で，浮腫と出血を伴い，進行が早いとされる[1]．なお，自験例では初発時の画像で通常の上衣腫と退形成性上衣腫（1例のみ）を区別することはできなかった．しかし，退形成性上衣腫では再発が早く，播種を認めた（症例7）．

7）頸椎症との合併とその鑑別

頸椎症との合併例もある（症例3）[7]．しかし，T2強調矢状断像およびT2強調横断像での高信号の広がりは，頸椎症のみでは説明がつかない．それゆえに，通常は造影検査をすることが多く，造影後のT1強調像にて境界明瞭な造影効果を認めれば上衣腫と診断できる．頸椎症性髄内浮腫と比べても，T2強調像での高信号の広がり，造影効果の様相が異なる（第4章の「2.頸椎症性髄内浮腫」を参照）[8,9]．

8）その他

19歳の女性例で，延髄頸髄移行部から脊髄円錐までの腫瘍（holocord tumor）があり，充実性病変を示したという報告がある[10]．まれではあるが，胸髄レベルにて脊髄髄外発育を示し，硬膜内髄外と髄内に連続した腫瘍を認めた例がある[11]．

脊髄円錐の髄内腫瘍は粘液乳頭状上衣腫が多いが，細胞性上衣腫も存在する（症例9）．

2. CT

脊柱管の拡大があり，椎弓根，椎体背面に侵食像

(erosion, scalloping) を認めることもある．石灰化はまれである[1]．

診断のキー

脊髄の腫大，造影効果を伴う腫瘍で，脊髄の中心部にあり，腫瘍外の上下端にヘモジデリン沈着あるいは囊胞を認める時には本症を考慮する．

鑑別診断

単独の結節状の造影効果と広範な浮腫を認める髄内腫瘍については，本章の「5-(5) 血管芽腫」の BOX 1 も参照．

1. 脊髄海綿状血管腫

造影効果がないか，あってもわずかで，上衣腫に比べて円形で上下径が短い．出血があっても液面形成は示さない．

2. 星細胞腫

境界不明瞭，造影効果も不均一．腫瘍外の上下端でのヘモジデリン沈着はない．

Kim らの報告において両者の統計上有意な鑑別点は，上衣腫には脊髄空洞症（腫瘍外囊胞）を伴うこととされているが[12]，「診断のキー」の所見がより有用である．

3. 血管芽腫

境界明瞭な造影効果，flow voids の存在．腫瘍は脊髄の中心部ではなく，表在性が多い．より強い浮腫の存在を認める．

4. 多発性硬化症

上衣腫に比べて発症が急である．病変が横断像にて半分以下で，中心性のこともあるが，末梢に病変が多い．T1 強調像にて等信号〜軽度低信号を示すことが多い．

5. 脊髄空洞症＋延髄空洞症

延髄および脊髄に巨大な空洞があり，空洞内に出血を伴ったという報告がある[13]．延髄から脊髄にかけての腫瘍に類似するが，造影効果がない点が最も重要な鑑別点である．

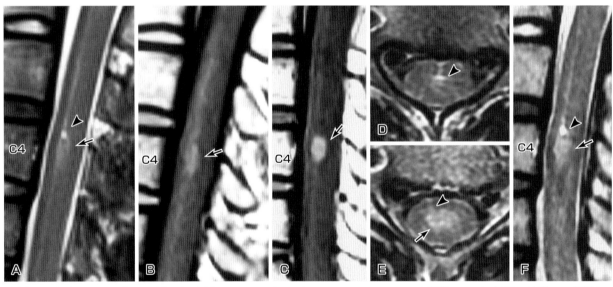

症例 1 上衣腫，26 歳，男性．無症状であったが，volunteer として MRI を撮像し，上衣腫と他院にて診断され，当院にて経過を追った．腫瘍がやや大きくなり，本人の希望もあり，手術となった．

A：T2 強調矢状断像では C4 にて，脊髄中心部から前部にかけて淡い高信号があり（→），境界明瞭である．腫瘍と考える．その上部には中心管の拡大を認める（▶）．
B：T1 強調矢状断像では，腫瘍は脊髄に比べて高信号を示す（→）．
C：造影後 T1 強調像では腫瘍全体に均一な造影効果を認める（→）．
D：T2 強調横断像（C4 上部）にて，中心管の拡大がある（▶）．
E：T2 強調横断像（C4 中部）にて，腫瘍が高信号として認められる（→）．その前に前角と考えられる高信号がある（▶）．
F：画像 A より約 1 年後の T2 強調矢状断像にて，腫瘍の軽度拡大を認めた（→）．▶は拡大した中心管．
補足：きわめて初期の上衣腫である．中心部にあり，上部の中心管拡大を伴っている．

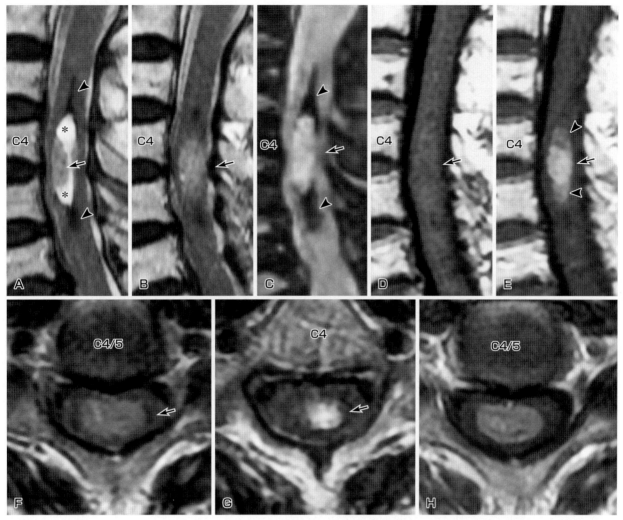

症例2 上衣腫，79歳，女性．約10年前に両手のしびれにて他院受診し，MRIにて脊髄腫瘍と診断された．経過観察にて症状が消失した．約3年前より左上肢全体のしびれが出現，約1カ月前より歩行障害が出現し，悪化した．頸髄腫瘍のほかに，パーキンソン症状もあった．

A，B：T2強調矢状断像（画像A：正中，画像B：正中より右）にて，C4-5に脊髄の軽い腫大があり，脊髄よりも高信号を示す腫瘍を認める（→）．腫瘍の上部および下部には強い高信号を示す囊胞がある（＊）．さらに，囊胞の上部および下部には髄内に強い低信号があり（▶），ヘモジデリン沈着である．

C：T2＊強調矢状断像にて腫瘍（→）外の上端と下端に強い低信号があり（▶），ヘモジデリン沈着を示す．

D：T1強調矢状断像（画像Bとほぼ同位置）にて腫瘍は脊髄と等信号〜軽度高信号を示す（→）．

E：造影後T1強調矢状断像（画像Cとほぼ同位置）にて，腫瘍には境界明瞭な造影効果を認める（→）．その上下の部位は囊胞が重なっており，その部分容積効果により，造影効果が弱くなっている（▶）．

F：T2強調横断像（C4/5）にて脊髄中心部に高信号を示す腫瘍を認める（→）．

G：T2強調横断像（C4）にて強い高信号を示す囊胞を認める（→）．

H：造影後T1強調横断像（C4/5）にて，脊髄中心部に境界明瞭な造影効果を認める．ほぼ画像Eで示される高信号に一致して造影効果がある．

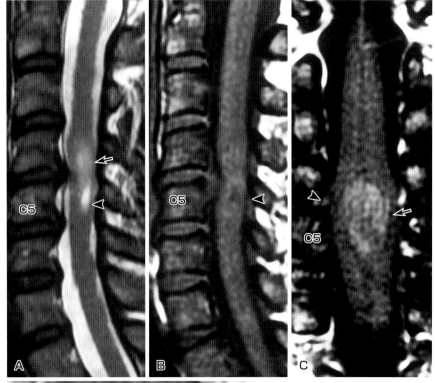
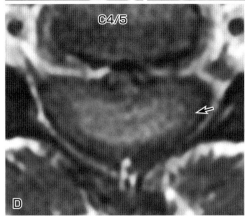

症例3 上衣腫＋頸椎症，44歳，女性．2～3年前に左肩甲骨上縁から頸部にかけての痛みを自覚したが，1週間ほどで自然治癒した．6カ月ほど前より同部位のしびれがあり，さらに2カ月前より左指にまで広がるしびれを認めた．

A：T2強調矢状断像（正中より左）にて，C4/5およびC5/6に椎間板の突出がある．前者により脊髄に軽い圧排がある．C4-5にかけて髄内に高信号を認める（→）．脊髄には軽い腫大がある．C5にはより強い高信号があり，嚢胞の疑いがある（▶）．

B：T1強調矢状断像にてC5には強い低信号があり（▶），嚢胞と考えられる．

C：造影後T1強調冠状断像にて，C4-5に境界明瞭な造影効果を認める（→）．C4-5の脊髄の腫大が明瞭である（▶）．

D：造影後T1強調横断像（C4/5）にて，脊髄中心部に境界明瞭な造影効果を認める（→）．軽い椎間板の突出がある．

補足：この患者の主たる症状は頸椎症によるものであった可能性が高い．しかし，腫瘍による腫大した脊髄があり，脊髄圧排を強くしていたと考えられる．画像所見は嚢胞の存在，脊髄中心部の境界明瞭な造影効果の存在より，単なる頸椎症あるいは頸椎症性髄内浮腫とは明らかに異なり，上衣腫の存在を示している．

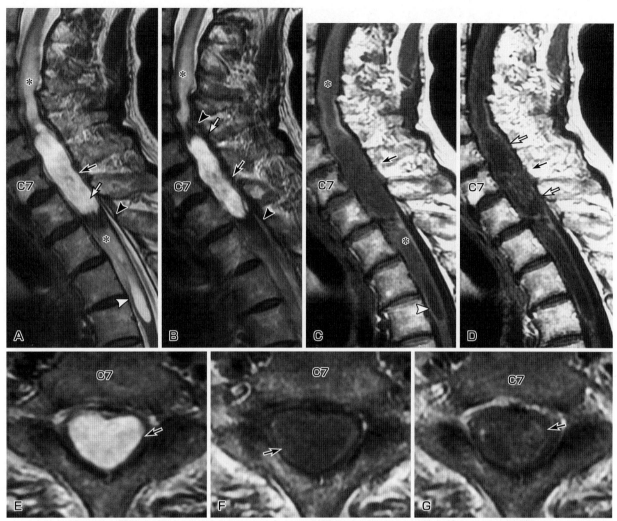

症例4 上衣腫，71歳，女性．6年前より左手の感覚がなく，寝る時に手袋をしていた．3年前より，靴下を脱ごうとして転倒した．失禁が出現し，トイレに間に合わないようになった．腰から足先までのしびれと脱力感が出現した．2年ほど前より歩行障害が悪化した．5カ月ほど前より中腰になると，股関節と骨盤周囲の疼痛があった．

A，B：T2強調矢状断像（画像A：正中，画像B：正中より左）にて，C6-Th1にかけて境界明瞭で不均一な高信号を認め，脊髄の腫大がある．その内部には信号強度の低い部位があり（→），造影後のT1強調像にて造影効果があるため，腫瘍本体と考える．高信号の上端および下端（⇒）は，手術記事によると腫瘍ではなく，嚢胞があったと考えられる．高信号より上部および下部には強い低信号（▶）があり，ヘモジデリン沈着を認める．この部位には腫瘍はない．さらに，その上部および下部には高信号と脊髄の軽い腫大がある（＊）．T1強調像では髄液よりも高信号を示すため，空洞あるいは嚢胞ではなく，浮腫である．Th3-4にかけては強い高信号があり（▷），T1強調像でも髄液と等信号であるため，空洞と考える．

C：T1強調矢状断像にて，C6-Th1にかけて不均一な低信号がある（→）．その上部は髄液よりも高信号を示し（＊），軽い脊髄の腫大があるので，浮腫である．Th3-4には髄液と同様の低信号を示す空洞がある（▷）．

D：造影後T1強調矢状断像にて，C7を中心に不均一な造影効果があり（→），腫瘍本体を示す．その上部および下部には嚢胞を術者は認めている（⇒）．

E：T2強調横断像（C7）にて，腫大した脊髄は高信号を示し，内部は不均一である（→）．

F：T1強調横断像（C7）にて，脊髄は不均一な低信号を示す（→）．

G：造影後T1強調横断像（C7）にて，脊髄の左を中心に不均一な造影効果があり，腫瘍本体を示す（→）．

補足：造影効果のある部位とない部位との境界が不明瞭な腫瘍であった．しかし，両端のヘモジデリン沈着，浮腫，嚢胞の存在から上衣腫が最も考えられる画像所見である．

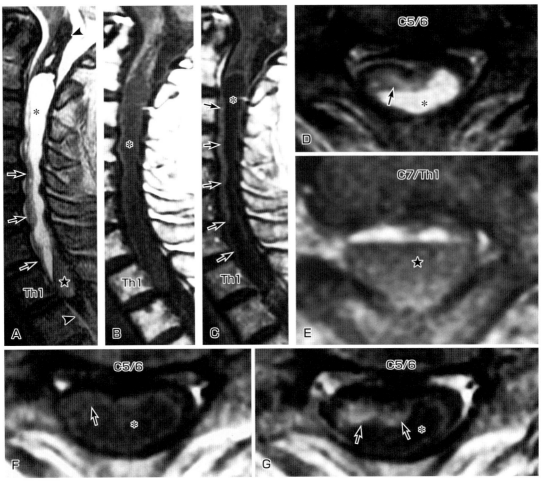

症例5 上衣腫，62歳，女性．2年前より腰痛と膝の痛みが出現し，しだいに増強した．10カ月前に歩行困難，両下肢の麻痺を認めた．3カ月前に他院のMRIにて脊髄腫瘍を認めた．右優位の下肢の筋力低下，母指球の筋萎縮，左半身と右L1領域の触覚の低下，両側四肢の深部感覚の低下，下肢腱反射の亢進，膀胱直腸障害を認める．

A：T2強調矢状断像にてC2-Th1に及ぶ囊胞があり（＊），その囊胞の前壁に腫瘍と考えられる等信号を認める（→）．囊胞の下端には液面形成を認め，囊胞内出血があり，血腫の重い成分が後方に沈着している（★）．さらに囊胞の上下端の脊髄内には，過去の出血を示すヘモジデリン沈着を認める（▶）．

B：T1強調矢状断像にて囊胞内（＊）は髄液に近い低信号を示す．

C：造影後T1強調矢状断像にて囊胞（＊）の前壁に造影効果があり，腫瘍である（→）．画像Aにてヘモジデリン沈着のある部位には造影効果を認めない．Th2付近の高信号はアーチファクトの可能性が大きい．

D：T2強調横断像（C5/6）にて脊髄の後部に囊胞（＊），その前壁に腫瘍（→）を認める．

E：T2強調横断像（C7/Th1）にて囊胞内血腫による液面形成を認め，前部では軽い成分が高信号となり，より重い出血の成分が低信号（★）となって後部に沈殿している．

F：T1強調横断像（C5/6）にて脊髄内に囊胞（＊）を後部に認め，その右前壁には脊髄と等信号を示す腫瘍（→）がある．

G：造影後T1強調横断像（C5/6）にて脊髄右前部に造影効果を認め，腫瘍である（→）．＊は囊胞．

補足：手術にて，Th2で出血後のグリオーシスを認めた．T2強調像にて脊髄が低信号となっている部位に相当する．その上部に囊胞があり，その前壁に腫瘍を認め，摘出した．囊胞はC2付近にて終わっていた．病理所見は上衣腫WHOグレードIIであった．

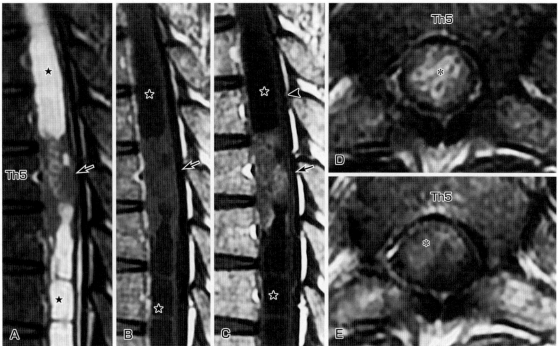

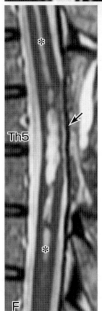

症例6　上衣腫（伸長細胞性上衣腫，WHOグレードⅡ），43歳，男性．3年ほど前より胸部に帯状の違和感，最近になり足のしびれ感，両下肢の振動覚消失を認める．

- **A**：T2強調矢状断像ではTh4-6にかけて，脊髄と等信号～やや高信号を示す腫瘍（→）が脊髄中心部にある．上下に隔壁をもつ空洞（★）があり，空洞はC5-Th12まで伸びていた．
- **B**：T1強調矢状断像にて腫瘍（→）はT1強調像でも脊髄とほぼ等信号を示す．上下に髄液と等信号を示し隔壁のある空洞（☆）が存在する．
- **C**：造影後T1強調矢状断像にて腫瘍には軽い造影効果を認める（→）．空洞壁となっている脊髄の信号強度（▶）と比べると，腫瘍には造影効果があるのがわかる．☆は空洞．
- **D**：T2強調横断像（Th5）にて腫瘍（＊）は脊髄中心部を占め，高信号を示す髄内腫瘍である．
- **E**：造影後T1強調横断像（Th5）にて腫瘍（＊）の右側に造影効果を認める．腫瘍の上下に長い空洞をもつ上衣腫である．
- **F**：術後約20日のT2強調矢状断像にて腫瘍本体は摘出されており，その後が空洞となっている（→）．術前のMRIでは同定できない正常の脊髄が空洞の前後にある．術前に認められた上下の空洞も小さくなっている（＊）．

補足：手術では正中にて脊髄切開し，すぐに腫瘍に到達した．腫瘍は黄褐色調で軟らかい．脊髄の索部は硬く，腫瘍との境界は明瞭で，腫瘍の上端および下端にて空洞に達していた．下端では空洞にはまり込む形で腫瘍が入り込んでいた．病理所見は伸長細胞性上衣腫（tanycytic ependymoma）であり，腫瘍内にヘモジデリン沈着がところどころ認められ，古い出血を伴っていた．T2*強調像を撮像しなかったので，この所見はMRIでは捉えられなかった．組織断片内に中心管構造が認められた．

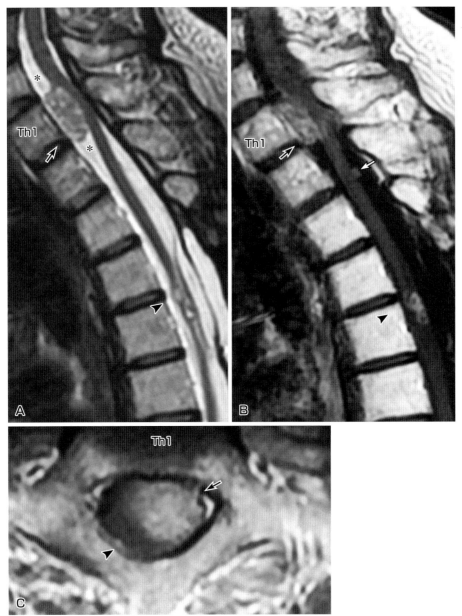

症例7 上衣腫（細胞性上衣腫，WHO グレードⅢ）の播種．47 歳，女性．約 6 年前，Th5-6 の脊髄髄内の上衣腫を摘出した．術後，放射線治療を施行した．4 年後，局所再発のため，手術を施行した．さらに 1 カ月前より背部痛が強く，痙性対麻痺も増悪し，入院となる．

A：T2 強調矢状断像にて原発巣の Th5 髄内に高信号を認め（▶），脊髄には軽い腫大がある．Th1 には脊髄前部の髄外に，脊髄よりも軽度高信号で不均一な信号強度を示す腫瘍がある（→）．上下のくも膜下腔の拡大があり（＊），硬膜内髄外の腫瘍を示す．

B：造影後 T1 強調矢状断像にて，原発巣には造影効果を認め（▶），再発である．Th1 の腫瘍にも造影効果を認め，播種と考えられる（→）．さらに小さな播種が Th2 にて脊髄背側にある（⇒）．

C：造影後 T1 強調横断像（Th1）にて脊髄（▶）の前左に播種を認める（→）．

補足：今回は播種巣のみの手術であり，その病理所見は WHO グレードⅢの上衣腫であった．その後，頭蓋内にも播種が起こり，初回手術の 11 年半後に死亡した．

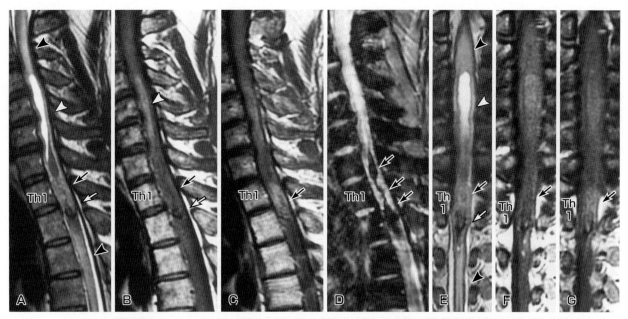

症例 8 上衣腫（腫瘍内出血による急性発症），42 歳，男性．前日に突然の背部痛が出現して，他院受診して，鎮痛薬にて頸部痛は寛解したが，その晩に両側の後頸部の激しい痛みとともに排尿障害を自覚し，他院を経て当院に入院，その当日に MRI を撮像した．痛みは治まり，掌のしびれが残っている．両大腿四頭筋の軽度の筋力低下，二頭筋反射と橈骨筋反射の消失がある．

- **A**：T2 強調矢状断像にて，C4-7 にかけて液面形成を伴う囊胞を認める（▷）．液面の背側部には低信号があり，出血を含んでいる．Th1 には充実性部分があり，腫瘍本体と考えられる（→）．Th2 には強い低信号があり（⇒），手術にて今回発症の出血と考えられた．囊胞の上部（C2-3），出血の下部（Th2 下部-4）には浮腫を認める（▶）．
- **B**：T1 強調矢状断像にて，Th1 の腫瘍本体には不均一な低信号を認める（→）．C4-6 にかけて，T2 強調像での囊胞部位は高信号を呈し，出血あるいは蛋白含量の高い液体を示す（▷）．Th2 には低信号があり，出血が疑われる（⇒）．
- **C**：造影後 T1 強調矢状断像にて，Th1-2 上部にかけて造影効果があり，腫瘍本体を示す（→）．
- **D**：T2*強調矢状断像にて，Th1-2 にかけて，髄内に強い低信号があり（→），出血である．C7 では，画像 A にて液面形成を示した背側部分に出血があり，囊胞内の重い成分を示す．画像 C の造影効果のある部位と比べると，Th1-2 上部は腫瘍内に出血があると考えられる．手術にて，Th2 上部に腫瘍内の最近の出血が確認されている．
- **E**：T2 強調冠状断像にて，腫瘍本体は軽い高信号を示し（→），その下部には出血がある（⇒）．囊胞が C4-6 に存在し，髄液と同様な高信号を示す（▷）．その周囲には浮腫がある（▶）．Th2 下部以下にも浮腫がある（▶）．
- **F**：T1 強調冠状断像にて，腫瘍本体は不均一な低信号を示す（→）．
- **G**：造影後 T1 強調冠状断像にて，腫瘍本体に造影効果を認める（→）．
- **補足**：急性の腫瘍内出血にて発症した上衣腫である．今回の出血は腫瘍の下部に生じたものと考えられる．痛みは強かったが，神経学的所見は比較的軽い．腫瘍本体上部の囊胞の存在，その中にも出血の要素があること，さらに中心性の造影効果があることから，上衣腫と診断できる．まれではあるが，急性で発症する髄内腫瘍（上衣腫など）がある．ほとんどは出血による．出血と既存の腫瘍とを見分けることが必要である．

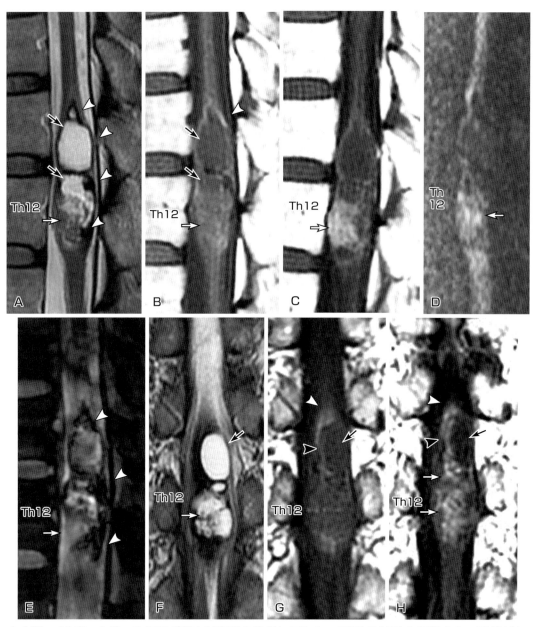

症例 9 上衣腫，47歳，女性．8年ほど前より腰痛を自覚していた．近医でMRIを撮像され，異常がないとされたが，後からみると脊髄内（Th12）に異常所見がある（非掲載）．このころから腫瘍があったと考えられる．2年前より，左殿部，大腿背側のしびれと疼痛を自覚し，徐々にしびれが増悪するとともに左足の動きがぎこちなくなり，他院を経て，当院に入院した．

- **A**：T2強調矢状断像にて，Th11-12にかけて髄内に不均一な腫瘤を認める．Th11，Th12上部には囊胞を認め（→），その周囲には強い低信号があり（▷），ヘモジデリン沈着を示す．Th12には不均一な信号強度を示す部位があり，腫瘍本体を表す（⇒）．
- **B**：T1強調矢状断像にて，囊胞は髄液よりも軽度高信号を示す（→）．画像Aにて強い低信号を示した部位の一部は高信号を示す（▷）．腫瘍実質部位は脊髄と等信号である（⇒）．
- **C**：造影後T1強調矢状断像にて，腫瘍実質部位に造影効果を認める（⇒）．
- **D**：拡散強調矢状断像にて，腫瘍実質部位の一部は高信号を示す（⇒）．
- **E**：T2*強調矢状断像にて，囊胞周囲，主として脊髄背側に強い低信号があり（▷），ヘモジデリン沈着を示す．腫瘍実質部位にはヘモジデリン沈着はない（⇒）．
- **F**：T2強調冠状断像にて，囊胞が脊髄左寄りにあり（→），その周囲，右側に強い低信号があり，ヘモジデリン沈着を示す．腫瘍本体が不均一な高信号を示す（⇒）．
- **G**：T1強調冠状断像にて，囊胞を認める（→）．その上方から右にかけて高信号を認める（▷）．画像Fでのヘモジデリン沈着の部位に一致している．囊胞の右壁には淡い高信号があり（▶），画像Hにて造影効果がある（⇒）．
- **H**：造影後T1強調冠状断像にて，囊胞を認める（→），その上方には高信号を認める（▷）．囊胞の右には線状の造影効果を認める（▶）．囊胞の右壁に腫瘍実質があることを示している．Th12を中心に造影効果を認め，腫瘍本体がある（⇒）．

補足：脊髄円錐に位置する腫瘍であるが，画像所見は比較的典型的な所見（囊胞，ヘモジデリン沈着，造影効果）を示す細胞性上衣腫であり，病理にて確認されている．

文　献

1) Kollias SS, et al：Ependymoma. Naidich TP, et al（eds）：Imaging of the Spine. Saunders, Philadelphia, 2011, pp307-310
2) Heuer GG, et al：Acute paraparesis from hemorrhagic spinal ependymoma：diagnostic dilemma and surgical management. Report of two cases and review of the literature. *J Neurosurg Spine* **7**：652-655, 2007
3) Ellison DW, et al：Ependymoma. Love S, et al（eds）：Greenfield's Neuropathology 8th ed. Hodder Arnold Publication, London, 2008, pp1884-1893
4) Plotkin SR, et al：Spinal ependymomas in neurofibromatosis Type 2：a retrospective analysis of 55 patients. *J Neurosurg Spine* **14**：543-547, 2011
5) Nemoto Y, et al：Intramedullary spinal cord tumors：significance of associated hemorrhage at MR imaging. *Radiology* **182**：793-796, 1992
6) White JB, et al：Nonenhancing tumors of the spinal cord. *J Neurosurg Spine* **7**：403-407, 2007
7) Kurzbuch AR, et al：Coincidence of cervical spondylotic myelopathy and intramedullary ependymoma：a potential diagnostic pitfall. *J Neurosurg Spine* **12**：249-252, 2010
8) 柳下　章：MRIが特に有用な疾患とその周辺―頸椎症性髄内浮腫．脊椎脊髄　**26**：517-523，2013
9) 柳下　章：頸椎症の画像診断―鑑別診断を含めて．*Brain Med* **25**：125-132，2013
10) Gunes HF, et al：Holocord ependymoma. *Turk Neurosurg* **22**：250-253, 2012
11) Orozco LD, et al：Exophytic ependymoma of the thoracic spine. *J Clin Neurosci* **18**：1262-1264, 2011
12) Kim DH, et al：Differentiation between intramedullary spinal ependymoma and astrocytoma：comparative MRI analysis. *Clin Radiol* **69**：29-35, 2014
13) Shuster A, et al：Case 191：giant hemorrhagic syringomyelia and syringobulbia mimicking intramedullary neoplasm. *Radiology* **266**：991-993, 2013

5 脊髄髄内腫瘍

(2) 上衣下腫

臨床

脊髄発生の上衣下腫（subependymoma）は，2005年の報告では約40例あり，比較的まれな髄内腫瘍である[1]．頸髄から上部胸髄に多い．一方，下部胸髄から腰髄に発生した上衣下腫は2009年までに6例とされている[2]．

上衣下腫は良性であり，50％は無症状で剖検にて偶然にみつかる[3]．症状がある例では成人が多く，平均発症年齢は44歳（6～72歳，中位年齢46歳）で，小児に生じることはまれである．男女比は2：1で，やや男性に多い．ゆっくりとした発育をする腫瘍であり，術前の有病期間は平均4年（3カ月～17年）であった[1]．症状としては長期間にわたる進行性の背部痛が多い．運動性あるいは感覚性障害も部位によっては出現する[3]．

手術所見では腫瘍は境界明瞭で，脊髄内に偏心性に存在することが特徴とされる[4]．また，腫瘍が主として軟膜下にあったとの記載もある[5,6]．

病理所見

上衣下腫の発生母体についての見解は確立されていない．上衣下プレート，脳室周囲の基板の残滓，あるいは伸長細胞（tanycyte；上衣層と，その下の血管の両方に突起を出している細胞）から発生するともされる[3]．

上衣下腫は境界明瞭な白色調の比較的硬い結節として認められ，微小嚢胞を示す例もあるが，上衣腫に比べて少ない[1,3]．組織学的には，豊富な細線維状基質を背景として，小型の腫瘍細胞が細胞集塊を形成しながら不均等に分布する像が特徴的とされる．間質には小血管が認められ，壁に硝子化を伴うことがある．出血，ヘモジデリン沈着，石灰化がしばしば認められる[1]．

撮像法

偏心性に発育する境界明瞭な髄内腫瘍であるため，撮像法として冠状断像が必須である．造影効果がないことも特徴とされており，造影剤投与が必要である．

画像所見

1．MRI

1）全体像

紡錘形を示し，境界明瞭で，造影効果は50％に認められる．上衣下腫の最も重要な特徴はその偏心性（eccentric）[3,5-7]と，脊髄外発育性（exophytic）にある．脊髄外発育した腫瘍は軟膜下にあることが多い[5,6]（BOX 1，2）．

2）偏心性

症例1と症例2のT1強調冠状断像にて示すように，腫瘍が脊髄よりも低信号を示し，紡錘状で，偏心性に存在すること，そして腫瘍の輪郭が明瞭であることは上衣下腫に特徴的な画像所見である．

3）脊髄外発育

脊髄外発育については腫瘍の端をみることが必要である．症例1では腫瘍の下端は脊髄外にあるようにみえ，その手術所見にて軟膜下にあったことが確認されている．

4）信号強度

腫瘍はT2強調像では脊髄よりも高信号を示すが，髄液の信号強度よりも低い．浮腫を伴う例では，腫瘍よりも浮腫がより高信号を示す（症例2，3）．

5）造影効果

上衣下腫は造影効果のない腫瘍の代表例である（BOX 3）[8]．しかし，今回提示した自験3例には明瞭な造影効果があった（症例1，2，4）．そのうち，造影効果のある部位が非連続で，離れている部位に存在した例が1例あった（症例4）．同様な報告もある[9]．造影効果に関する記載はさまざまであり[3,4]，重要なこ

とは，造影効果があることで上衣下腫を否定してはならないということである．

6）出血

出血は自験例では1例（**症例2**）に確実にあり，もう1例（**症例1**）でも疑いがあった．嚢胞を腫瘍上端に1例で認め，石灰化も1例にあった（**症例4**）．いずれも星細胞腫や上衣腫との鑑別には役に立たない．

7）多中心性

偏心性の腫瘍とは反対側に高信号をT2強調冠状断像にて認めることがある（**症例1**）．おそらく腫瘍があると考えるが，無症状であるので，その実態は不明である．同様な例がある[10]．腫瘍が多中心性（multicentric）に発生していると考えられる．

8）非典型例（脊髄空洞症の合併）

症例5は非典型的な例である．脊髄内に空洞を認め，3年の経過で空洞の拡大があった．空洞は偏心性に存在している．造影後の検査も含めて，腫瘍本体は画像では不明であった．しかし，空洞が偏心性に存在し，拡大してきているので，腫瘍の合併を疑って手術を施行したところ，空洞の上部に腫瘍があり，上衣下腫であった．

上衣下腫に空洞を合併した症例は非常にまれで，1例の報告があるのみである[11]．42歳の男性で，左優位の対麻痺を呈した例である．この症例にはTh5-9にかけて脊髄空洞症があり，その下部，Th6-9にかけて髄内腫瘍があった．腫瘍は中心管内にあると著者は述べているが，画像上，その証拠は示していない（横断像あるいは冠状断像はない）．造影効果がなく，上衣下腫と病理にて診断されている．手術所見でも髄内腫瘍であったと述べられているが，中心管内にあったとの記述はない．しかし，空洞を腫瘍の上部に認めている．

また，腫瘍が胸腰髄に偏心性に存在し，その下端に嚢胞形成を示した例がある[12]．

診断のキー

髄内腫瘍のうち，境界明瞭で偏心性発育を示し，さらに脊髄外方への発育を示す腫瘍では上衣下腫を考慮する．その特徴は冠状断像にて認められることが多い．造影効果はさまざまである．脊髄外発育を示す例では軟膜下に腫瘍が存在することが多い．

鑑別診断

1．星細胞腫

偏心性発育はありうるが，一般的には境界明瞭性に乏しい．造影効果がないこともあり，また，境界明瞭な星細胞腫も存在するので，上衣下腫との鑑別が困難な例もある[7]．

2．上衣腫

中心性発育が最も重要な鑑別点である．造影効果を認める腫瘍である．造影効果は連続的である．

3．神経節膠腫

発症年齢は平均7歳（7カ月〜25歳）であり，上下に長い進展（平均8椎体），側弯あるいは骨の侵食像を示すことが多い[8,9]．

BOX 1

■偏心性発育を示す髄内腫瘍
・星細胞腫
・血管芽腫
・上衣下腫
・神経節膠腫
・髄内転移性腫瘍（約半数）
・髄内神経鞘腫
・奇形腫
・脊髄海綿状血管腫（腫瘍ではない）

BOX 2

■脊髄軟膜下腫瘍[6]
・上衣下腫
・血管芽腫
・神経鞘腫
・脂肪腫
・血管外皮腫
・毛細血管腫
・星細胞腫
・孤立性線維性腫瘍
・神経腸嚢胞（腫瘍ではない）
・脊髄海綿状血管腫（腫瘍ではない）

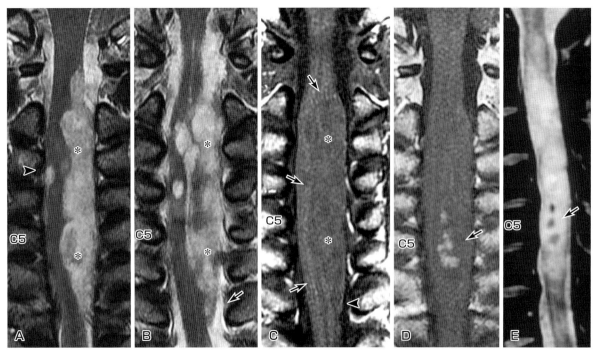

症例1 上衣下腫，48歳，男性．10年前から腰痛がある．7年ほど前より右下腿のしびれを自覚，徐々にしびれが増悪し，1年前より左手に力が入らないようになった．他院にてMRIを撮り，異常といわれた．左下腿筋力低下，左上肢巧緻運動障害，右下腿のしびれを認めた．

A，B：T2強調冠状断像（画像Bが前）にて，C1-7にかけて境界が比較的明瞭な高信号を示す病変が，脊髄左側に偏心性に存在する（＊）．病変の下端であるC7レベルをみると，脊髄左外方に病変があり（画像B：→），脊髄外発育性を疑わせる．右側にも髄内に高信号を認める（画像A：▶）．

C：T1強調冠状断像では腫瘍は脊髄よりも低信号を示す（＊）．境界明瞭であり，腫瘍の輪郭をたどることができる（→）．腫瘍下端は脊髄外発育性を疑わせる（▶）．

D：造影後T1強調冠状断像にて，腫瘍下部の内側部に比較的明瞭な造影効果を認める（→）．

E：T2*強調矢状断像にて，C5を中心に低信号があり，陳旧性出血の疑いがある．CTでは同部位に石灰化を認めない（非掲載）．

補足：非常に長い経過を示す髄内腫瘍で，偏心性の境界明瞭な腫瘍であり，造影効果も境界明瞭である．しかも，造影効果は腫瘍の一部にある．上衣下腫が最も考えられ，手術および病理所見にて確認された．

BOX 3

■造影効果を認めない髄内腫瘍

（文献7）より改変引用）

・良性星細胞腫
・悪性星細胞腫（WHOグレードⅢ）
・上衣下腫
・神経節膠腫
・脊髄海綿状血管腫（腫瘍ではない）

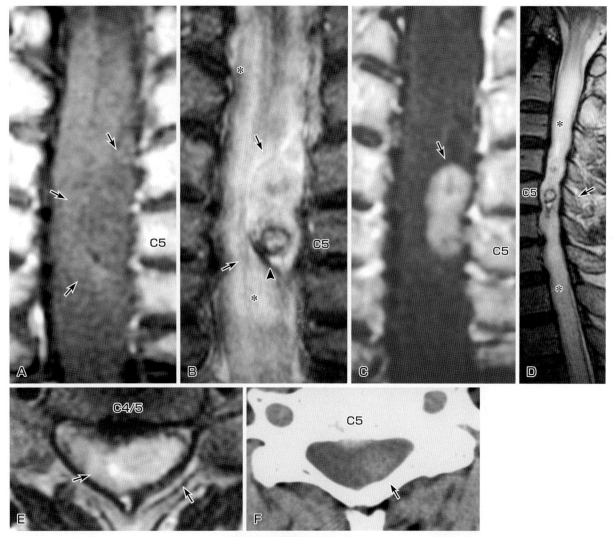

症例2 上衣下腫，54歳，男性．1年半前より頭重感と腰痛がある．2カ月前より左首から肩にかけての痛みを自覚した．その後，左手のしびれを認める．

A：T1強調冠状断像にて，頸髄全体の腫大を認める．C4-6左に脊髄より低信号を示す境界明瞭な病変（→）があり，腫瘍の輪郭を示している．

B：T2強調冠状断像にて頸髄の腫大があり，不均一な高信号を示す（＊）．C4-6の脊髄左にて，腫瘍はT2強調像でも境界をたどることができる（→）．腫瘍内の下部にはヘモジデリン沈着と考えられる低信号を認め（▶），腫瘍内の出血と考えられる．

C：造影後T1強調冠状断像にて，C4-5の脊髄左に境界明瞭な造影効果を認める（→）．

D：T2強調矢状断像（正中より左）にて，延髄から上部胸髄にかけて脊髄の腫大と髄内の高信号（＊）を認める．ただし，この矢状断像では腫瘍の輪郭は不明瞭で，浮腫との境界もわからない．冠状断像の重要性を示している．C5レベルには出血を疑わせる低信号がある（→）．

E：T2強調横断像（C4/5）にて，腫大した頸髄の左に比較的明瞭な高信号があり，腫瘍の輪郭を示す（→）．

F：CT（C5）にて，脊柱管内左に高吸収域を認め（→），腫瘍内の出血に相当すると考えられる．なお，腫瘍の他の部位は脊髄と等信号であり，CTでは脊髄と区別ができない．

補足：症状に対応して，MRIにて頸髄の左に境界が比較的明瞭な偏心性の腫瘍があり，造影効果を認めた．手術所見では腫瘍の頭側および右側（内側）は正常脊髄との境界が明瞭であった．しかし，尾側外側は正常脊髄との境界が不明瞭で，出血も多く，腫瘍の発生部位と考えられた．同部位には腫瘍が一部残った．同部位より2年半後に再発した．なお，この症例は出血を示した点が特徴であるが，病理所見でも記載があるので，上衣下腫にも出血はありうると考えられる．

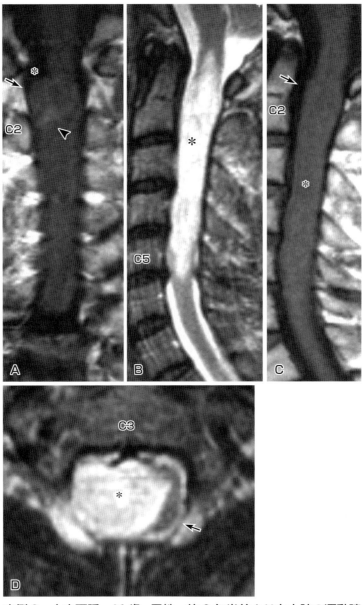

症例3 上衣下腫，46歳，男性．約2年半前より右上肢の運動障害があり，他院にて脊髄腫瘍として診断される．1年前より右肩挙上困難，3カ月前より右下肢跛行が出現した．

A：造影後T1強調冠状断像にて，C1-2にかけて脊髄の右側に脊髄外発育性を示す腫瘤を認める（→）．脊髄外発育を示すので，その上部のくも膜下腔が拡大している（＊）．わずかな造影効果がC2上部に存在する（▶）．

B：T2強調矢状断像にて，延髄頸髄移行部からC6上部まで脊髄の腫大と不均一な高信号を認める（＊）．

C：T1強調矢状断像にて，画像Bの病変は脊髄とほぼ等信号を示し，信号強度は比較的均一である（＊）．さらに，C1-2は局所的な腫大がより強い（→）．

D：T2強調横断像（C3）にて，脊髄の右側に高信号を示す腫瘍を認める（＊）．症状に対応して，腫瘍が偏心性に存在することを示している．残存する脊髄は左にあり，正常脊髄と等信号を示す（→）．

補足：手術にて脊髄の右側に偏心性の腫瘍があり，上衣下腫であった．画像Aで示す脊髄外発育性と，わずかな造影効果が，上衣下腫に特徴的な画像所見である．

（京都市立病院の症例　早川克己先生のご厚意による）

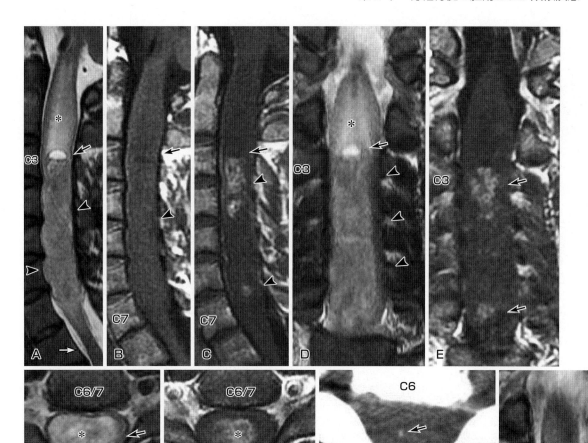

症例4　上衣下腫，29歳，男性．2年ほど前より，右手の親指と人差し指でねじをつまんだ時にびりっと痛みが走るようになった．しびれの範囲が徐々に拡大し，右手の運動障害も出てきたために，他院受診した．

A：T2強調矢状断像にて，C1-7にかけて脊髄は腫大しており，髄内腫瘍を示唆する．C3にて髄内に強い高信号を示す囊胞を認める（→）．それより上部の脊髄は強い高信号を示したが（＊），画像Cにて造影効果を認めず，術後のT2強調像でこの高信号が消失したため，浮腫であったと考えられる．一方，囊胞より下部の脊髄は腫大し，正常脊髄（⇒）よりは高信号であるが，不均一な信号強度を有する（▶）．その下部の境界がC7上部にあり，画像C下部の造影効果のある部位と一致している．腫瘍はC3-7の不均一な信号強度を示す部位にあったと考えられる．

B：T1強調矢状断像にて，脊髄は全体に腫大し，脊髄とほぼ等信号を示す（▶）．C3にて低信号の部位があり，囊胞である（→）．

C：造影後T1強調矢状断像にて，C3に低信号を示す囊胞があり（→），その下部，C3-4，C7上部に造影効果を認める（▶）．造影効果は非連続性であり，大きく2群に分かれている．

D：T2強調冠状断像にて，脊髄の腫大を認める．C3上部には囊胞を認める（→）．それより上部では高信号が強く，浮腫を示す（＊）．囊胞より下部では信号強度が不均一な高信号を示す．この部位での高信号の左端は境界明瞭であり（▶），脊髄左には正常脊髄を認める．臨床症状も右側の脊髄にて説明でき，画像と合わせると，偏心性に存在することが理解できる．腫瘍の境界も明瞭であることを示している．

E：造影後T1強調冠状断像にて，脊髄中心部のC3-4，C7に造影効果を認める（→）．なお，造影前のT1強調冠状断像では腫瘍の輪郭は不明瞭であった（非掲載）．

F：T2強調横断像（C6/7）にて，脊髄は腫大し，不均一な高信号を示す（＊）．脊髄の左端には正常脊髄を認める（→）．

G：造影後T1強調横断像（C6/7）にて，脊髄内に不均一な造影効果を認める（＊）．

H：CT（C6）にて，腫瘍内に淡い石灰化を認める（→）．

I：術後約1週間のT2強調冠状断像にて，手術痕はほぼ脊髄の右側に限局し（→），脊髄左はほぼ正常であることがわかる．画像Dにて示された高信号はほぼ脊髄の右側に限局し，わずかに左に認められる正常信号領域が圧迫され，腫瘍がない正常脊髄の左側であると考えられる．

補足：脊髄右側に限局した臨床症状を示し，MRIではT2強調矢状断像と造影後のT1強調矢状断像を合わせて考えると，C3-7に限局した腫瘍である．冠状断像および横断像でも，C3-7にかけて脊髄右側に偏心性を示す腫瘍，左側に正常脊髄を認めた．造影効果が非連続的であることも特徴であり，上衣下腫が考えられる．

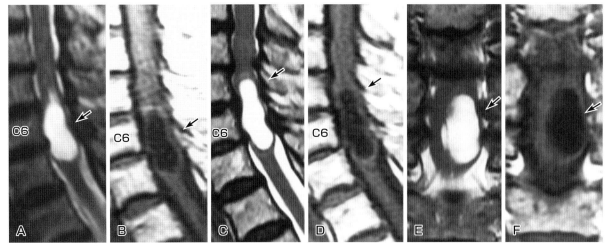

症例 5 上衣下腫，77 歳，女性．約 3 年前より左前腕のしびれがあり，他院にて MRI を撮像され（画像 A，B），脊髄髄内病変を指摘されていた．3 カ月前より，症状が痛みに変化したので，当院受診し，画像の再検をした（画像 C〜F）．左上腕から指にかけて疼痛がある．さらに，同部位に軽い触覚の低下を認める．

- **A**：T2 強調矢状断像にて，C6 を中心に境界明瞭な高信号があり，髄液と等信号を示す（→）．
- **B**：T1 強調矢状断像にて，C6 を中心とする病変は T1 強調像でも髄液と同様な低信号を示し，境界明瞭であり，空洞と考えられる（→）．
- **C**：3 年後の T2 強調矢状断像にて，空洞は明らかに上方に拡大している（→）．
- **D**：T1 強調矢状断像でも，空洞は上部に拡大している（→）．
- **E**：T2 強調冠状断像では，空洞は左寄りに偏心性に存在している（→）．
- **F**：T1 強調冠状断像でも同様である（→）．空洞以外に腫瘍の存在を示す所見を認めない．なお，造影後の T1 強調像（非掲載）でも異常な造影効果および空洞以外の成分を認めなかった．
- **補足**：空洞が拡大し，中心ではなく左寄りに偏心性に存在することより，空洞以外の病変の存在を疑い，手術を施行した．空洞上部に小さな腫瘍があり，病理にて上衣下腫であった．retrospective にみても，腫瘍本体は確認できない．

文　献

1) 島田志保，他：Subependymoma．脊椎脊髄　**18**：667-669，2005
2) Orakcioglu B, et al：Characteristics of thoracolumbar intramedullary subependymomas．*J Neurosurg Spine*　**10**：54-59，2009
3) Kollias SS, et al：Ependymoma. Naidich TP, et al（eds）：Imaging of the Spine. Saunders, Philadelphia, 2011, pp307-310
4) Jallo GI, et al：Intramedullary subependymoma of the spinal cord．*Neurosurgery*　**38**：251-257，1996
5) Bret P, et al：Intramedullary subependymoma of the cervical spinal cord. Review of the literature a propos of a case［Article in French］．*Neurochirurgie*　**43**：158-163，1997
6) 柳下　章：症例から学ぶ画像診断トレーニング（第 8 回）．脊椎脊髄　**26**：761-763，2013
7) 柳下　章：認定医-指導医のためのレビュー・オピニオン　脊髄上衣下腫の画像診断．脊髄外科　**25**：242-247，2011
8) White JB, et al：Nonenhancing tumors of the spinal cord．*J Neurosurg Spine*　**7**：403-407，2007
9) 金　彪，他：髄内腫瘍─組織学的多様性と定型的ならびに非定型的画像所見．脊椎脊髄　**26**：465-476，2013
10) 北村賀永子，他：脊髄上衣下腫の 3 例．第 42 回日本神経放射線学会プログラム・抄録集，2013，p181
11) Yadav RK, et al：Imaging appearance of subependymoma：a rare tumor of the cord．*Indian J Cancer*　**45**：33-35，2008
12) Iwasaki M, et al：Thoracolumbar intramedullary subependymoma with multiple cystic formation：a case report and review．*Eur Spine J*　**22**（Suppl 3）：S317-320，2013

5 脊髄髄内腫瘍

(3) 星細胞腫

臨床

脊髄星細胞腫（astrocytoma）はグリア細胞の星細胞を起源とする神経上皮性の髄内腫瘍である．組織学的亜型には良性の毛様細胞性星細胞腫（PA：pilocytic astrocytoma）と，びまん性星細胞腫（diffuse astrocytoma）があり，それぞれWHO分類ではグレードⅠ，グレードⅡとされている．悪性群では退形成性星細胞腫（anaplastic astrocytoma）と多形性膠芽腫（glioblastoma multiforme）がある．それぞれWHO分類ではグレードⅢ，グレードⅣと定義されている[1]．

星細胞腫は上衣腫に続いて成人では2番目に多い髄内腫瘍である．小児では最も多い髄内腫瘍であり，特に，PAが多い．低悪性度の腫瘍が多く，膠芽腫は脊髄星細胞腫の0.2〜1.5%とされている．成人の平均発症年齢は29歳であり，上衣腫より若い[1]．

臨床経過は悪性度によるが，慢性の背部痛や局所性の感覚・運動障害が多い．脊髄円錐を侵すことはまれである．

PAは境界明瞭で，しばしば嚢胞形成を認める．びまん性星細胞腫は正常組織内への浸潤性を示し，嚢胞形成がときに認められる．膠芽腫は境界が不明瞭で，内部は不均一で出血と壊死を示す．

星細胞腫の好発部位は，頸髄とする報告[2]と胸髄とする報告[1]がある．

画像所見

1. MRI

1) 全体像

星細胞腫は数椎体の長さを示すことが多い（症例1，2）．PAでは特に，多巣性の病変を呈することや，全脊髄（holocord）に及ぶこともある．嚢胞も認められる．特にPAでは多い．腫瘍内嚢胞と，反応性の腫瘍外嚢胞がある．出血は通常はないが，例外もある．脊髄内にて偏心性（eccentric）に発育することがあり，脊髄外発育性（exophytic）も認められる（症例3）[1]．

2) 信号強度

Seoらの報告[2]では，星細胞腫の大多数はT1強調像で低信号（19例中11例）〜等信号（19例中7例）を示し，1例のみが高信号を示した．T2強調像では高信号が19例中18例であり，等信号を1例のみが示している．

3) 偏心性

横断像における分布では中心性が19例中13例であり（症例4），偏心性は6例（32%）である（症例3）[2]．偏心性は，上衣腫とは異なる特徴である（偏心性発育を示す髄内腫瘍については本章の「5-(2) 上衣下腫」のBOX 1を参照）．

4) 浮腫，嚢胞，出血

浮腫は19例中7例（症例5），腫瘍内嚢胞は4例（症例2），腫瘍外嚢胞は3例に認められている．空洞は1例もなく，出血は2例のみであった（症例5，7）[2]．

5) 造影効果

造影効果に関して，Seoらは19例中13例に認めたとしている[2]．限局性結節性が5例，散在性（patchy）が3例，不均一でびまん性が5例であり，均一でびまん性は1例もない．散在性および不規則な造影効果は星細胞腫の特徴であり（症例1），上衣腫とは異なる．

脊髄のPAは必ず造影効果を示すとされる[3]．しかし，造影効果のないPAも1例報告されている[4]．

Seoらは，星細胞腫19例中6例（32%）に造影効果がなかったとしている[2]．WHO分類では星細胞腫グレードⅠは3例で，すべて造影効果を認めている．グレードⅡは13例あり，4例に造影効果がない．グレードⅢは3例で，2例に造影効果がない．

Whiteらの報告[5]では最も数が多く，星細胞腫35例中10例（29%）に造影効果がない．そのうち，2例は退形成性星細胞腫であった．

以上より，脊髄星細胞腫の約1/3には造影効果がないと考えられる（症例2，3；造影効果を認めない髄内腫瘍については本章の「5-(2) 上衣下腫」のBOX

3を参照).造影効果を認めない髄内腫瘍では星細胞腫が最も多い.

6) 非腫瘍性病変との鑑別

造影効果がない時には,脊髄腫大をきたす腫瘍以外の病変(脊髄炎,脱髄性疾患)との鑑別が重要であるが,星細胞腫は脊髄腫大が強く,圧排効果(mass effect)も大きい[2].さらに,非腫瘍性疾患は急性の発症が多いのに対して,良性星細胞腫は慢性の経過を示すため,大多数は鑑別が可能である.

7) 悪性度(症例7,8)

星細胞腫の悪性度に関しては,画像からの判断は難しいことが多い.Weiらは偏心性,ヘモジデリン沈着,不規則なリング状の造影効果,中心性壊死をあげているが[6],いずれも良性でありうる.中心性壊死を画像から確実に捉えるのは困難である.Koellerらは脊髄膠芽腫の60%に播種を認めるとしており[7],初期から播種を認める際には悪性の可能性が大きい.良性腫瘍に比べて,悪性例は臨床経過が短いことが多く,これが最も参考になる.

8) 毛様細胞性星細胞腫(PA)

Horgerら[8]によると,PAは限局性あるいはびまん性の脊髄腫大を呈し,不均一な形態をとり,嚢胞と脊髄空洞症を伴い,さまざまな程度の造影効果を示し,胸髄および頸髄に好発する.まれではあるが,脳表へモジデリン沈着症を起こした例がある[9].

延髄頸髄移行部の腫瘍は小児ではPAが多く,他の脳幹腫瘍に比べて予後がよいとされている[10].成人例の報告は少ないが,自験例では成人であった(症例5,6).そのうちの1例に播種を認め,剖検にて腫瘍の大部分に退形成変化を認めた(症例6).

9) 脊髄膠芽腫

脊髄膠芽腫に関する報告では,腫瘍の多くは頸髄あるいは頸胸髄にある[11].平均年齢は34.8歳であり,大多数は若年成人である.診断までの経過は短く,2カ月以内が多い.以上は他の報告でも同様である[12].

自験例は下部胸髄で,66歳であり,例外的ではある.Th9-10にかけて髄内に腫瘍があり,T2強調像にて高信号を示した.さらに,その左髄外により大きな腫瘍があり,髄内から連続性に存在していた.両者ともに,造影効果がある.さらに,腫瘍の上下の脊髄表面に播種と考えられる造影効果を認めた.急性の臨床経過とともに膠芽腫を示唆する所見であった(症例8).

類似した症例の報告がある[13].患者は17歳の女性で,半年前より両下肢(大腿部外側から股関節)に痛みがあり,さらに腰痛が出現したので,MRIを施行した.Th11-12の左髄外に脊髄を取り囲むように腫瘍があり,造影効果を認めた.上下の脊髄表面(軟膜)にも造影効果があった.病理にて,悪性度の高い神経膠腫(膠芽腫の疑い)であった.

脊髄膠芽腫の軟膜浸潤は39%と高頻度であり,それに対して脳の膠芽腫は25%程度である[14].

脊髄髄外の腫瘍で,脊髄を取り囲むように存在し,周囲の脊髄軟膜に造影効果を認める際には,脊髄膠芽腫を鑑別疾患に考えておく必要がある.

脳の膠芽腫と類似した病理所見を示す[11].まれではあるが,放射線治療後の例も報告されている[15].

10) その他

髄内腫瘍を示す毛様類粘液性星細胞腫(PMA: pilomyxoid astrocytoma)の1例について報告がある[16].患者は11歳の男子で,前年発症の側弯にて来院.背部痛はあったが,神経学的異常を認めなかった.単純X線にて,非典型的な胸腰椎での側弯が示された.MRIにて,約3椎体に及ぶ造影効果を伴う腫瘍と,その上部に空洞を認めた.両肺に造影効果を伴う結節があった.考察として今までの報告をまとめ,年齢の高い小児では脊髄PMAは胸髄に存在し,側弯と背部痛で発症することが多い一方,若年の小児では頸髄にあり,神経症状を呈することが多いとしている[16].

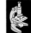

診断のキー

境界不明瞭,造影効果も不均一な脊髄髄内腫瘍であり,造影効果のない脊髄髄内腫瘍では最も多い.

鑑別診断

1. 上衣腫

脊髄に発生する例は成人が多く,中心性の発育を示す.腫瘍の境界は明瞭なことが多い.境界明瞭な造影効果,出血を伴うことが多く,cap signを示す.一方,cap signは星細胞腫には認められない[7].出血と造影効果のある腫瘍本体が混在することはまれである.

2. 血管芽腫

軟膜下に結節性の境界明瞭な強い造影効果を認める.

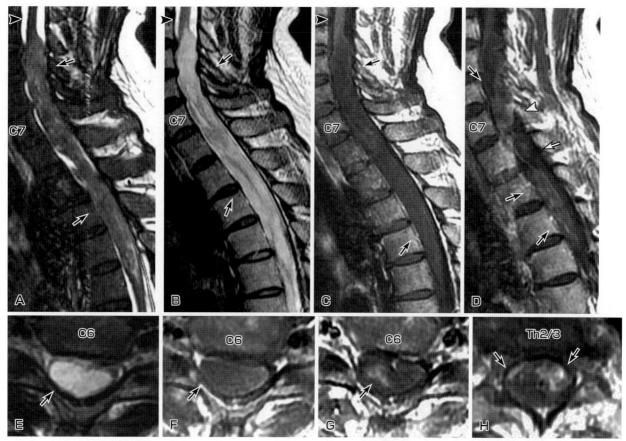

症例1 びまん性星細胞腫，50歳，女性．12年前より歩行の異常を指摘される．1年半前に下肢に激痛を認め，さらに，右膝を内反させた小刻み歩行がより顕著になる．膀胱直腸障害，右下肢以下の触覚の低下，下肢腱反射の亢進を認めた．

A：FIESTA 法矢状断像にて，C4-Th5 にかけて脊髄の腫大を認める（→）．正常脊髄が上端と下端にあり（▶），その信号強度に比べて，腫大した部位は高信号を示す．髄液と同様な信号強度を示す部位はなく，囊胞あるいは空洞を示す所見もない．

B：T2 強調矢状断像にて，同様に脊髄腫大を認める（→）．上端にある正常脊髄（▶）に比べて，腫大した部位は不均一な高信号を示す．

C：T1 強調矢状断像にて，上端にある正常脊髄（▶）に比べて，腫瘍は低信号を示す（→）．

D：造影後 T1 強調矢状断像にて，腫瘍は大きく2つの部位に分かれており，造影効果を認める（→）．造影効果は不均一で，腫瘍内に造影されない部位がある（⇢）．囊胞を認めない．線状のアーチファクトがある（▷）．

E：T2 強調横断像（C6）にて，脊髄は右優位に腫大し，右側でより信号強度が高い（→）．腫瘍と正常脊髄との区別はできない．

F：T1 強調横断像（C6）にて右優位の脊髄の腫大を認め，右側がより低信号を示す（→）．

G：造影後 T1 強調横断像（C6）にて，脊髄の右側に造影効果を認め，この部位には確実に腫瘍がある（→）．

H：造影後 T1 強調横断像（Th2/3）にて，脊髄の左および右前部に造影効果を認める（→）．画像Gとの間のスライスでは，造影されない部位がある（非掲載）．

補足：長い病歴，約9椎体に及ぶ腫瘍，T2 強調像で高信号ではあるが髄液ほど高くはない，不均一な造影効果，境界が不明瞭，以上より上衣腫とPAは否定でき，びまん性星細胞腫と考えられる所見である．手術は部分摘出にとどまっている．病理にて確認されている．

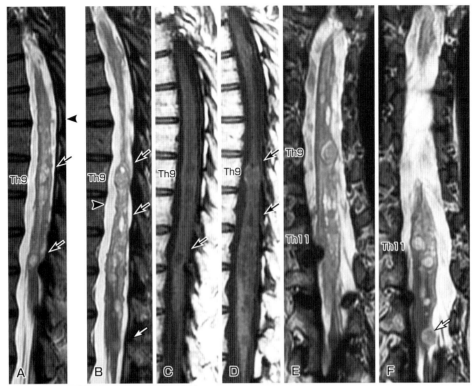
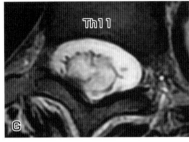

症例2 星細胞腫，43歳，女性．8年前より進行する左下肢痛があった．その後に大腿の筋力低下があり，歩行障害が進行した．4年前より右下肢痛も出現した．1年ほど前から痛みが強くなり，腰椎ブロックを繰り返すうちに，椎間板炎を発症した．他院にてMRIを施行し，脊髄髄内腫瘍がみつかる．

- A，B：T2強調矢状断像（画像A：正中より右，画像B：正中）にて胸髄全体にわたる腫大があり，脊髄円錐まで病変が及ぶ．比較的強い高信号を示す部位は，T1強調像でも髄液に近い低信号を示すので，囊胞と考えられ（→），多発している．脊髄円錐では外方に突出している（画像B：⇒）．囊胞以外にも高信号を示す部位があり（▶），髄内腫瘍と考える．ゴーヤ風の像である．
- C，D：T1強調矢状断像（画像A，Bと同位置）にて，髄液に近い低信号を示す囊胞がある（→）．それ以外にも不均一な低信号を病変は示す．
- E，F：T2強調冠状断像（画像Fが前）にて，囊胞を含む不均一な高信号を示す病変があり，髄内腫瘍と考える．脊髄円錐（L1）の病変は髄外左に飛び出しているようにみえる（画像F：⇒）．
- G：T2強調横断像（Th11）にて脊髄は腫大し，脊髄全体に高信号を認め，腫瘍と正常脊髄との境界はわからない．造影効果を認めていない（非掲載）．
- 補足：長い病歴より，良性髄内腫瘍が疑われる．境界が不明瞭で造影効果がないので，びまん性星細胞腫が最も考えられる．L1にて腫瘍は脊髄軟膜をかぶりつつ膨隆していた．ゼリー状で軟らかい腫瘍であり，びまん性星細胞腫と病理診断された．腫瘍のごく一部の摘出にとどまっている．

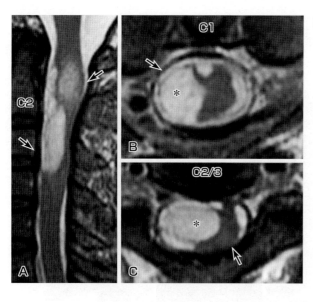

症例3 びまん性星細胞腫, 43歳, 女性. 10カ月前より左肩から左下肢に広がる異常感覚（じんじんとする感覚），右下肢の突っ張り感を自覚している．入院時に右下肢の筋力低下，深部腱反射の亢進，左C4以下の温痛覚の低下があり，脊髄右のBrown-Séquard症候群を示した．

A：T2強調矢状断像ではC1-4にかけて，高信号を示す腫瘍を認める（→）．髄液に近い高信号とそれより低い信号強度の部位がある．
B：T2強調横断像（C1）では，腫瘍は脊髄の右側に偏心性に，境界明瞭で均一な高信号を示す（＊）．腫瘍の外縁に脊髄と等信号の構造が残存し，髄内腫瘍を示唆している（→）．
C：T2強調横断像（C2/3）では，腫瘍は脊髄の輪郭から外側に突出し，脊髄外発育性（exophytic）を示す（＊）．圧迫された残りの脊髄髄内にはわずかな高信号を認める（→）．造影効果を認めていない（非掲載）

補足：偏心性の髄内腫瘍で，脊髄外発育性もあり，造影効果のない星細胞腫と上衣下腫が鑑別にあがるが，鑑別は難しい．画像Aでの信号強度の差異も説明が困難である．
（北里大学の症例　菅信一先生のご厚意による）

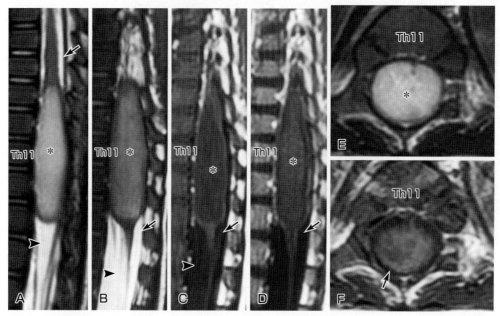

症例4 びまん性星細胞腫, 1歳8カ月, 男児. 一卵性双生児である．4カ月前より歩行しなくなり，便秘となる．10日前から立位もとれず，MRIを施行した．麻痺はその後も進展し，手術直前には尿閉となり，かろうじて足の屈曲が認められるのみであった．

A：T2強調矢状断像にて，Th9-L1にかけて脊髄が腫大し（＊），正常脊髄（→）よりも高信号を示すが，髄液（▶）よりも低信号を示している．この脊髄腫大を伴う病変が終室（terminal ventricle）あるいは空洞でないことは明瞭である．
B：FIESTA法矢状断像でも同様に，腫大した脊髄（＊）は下部の正常脊髄（→）よりも高信号を示し，髄液（▶）よりも低信号を示す．
C：T1強調矢状断像でも，腫大した脊髄（＊）が下部の正常脊髄（→）よりも低信号を示し，髄液（▶）よりも高信号を示している．
D：造影後T1強調矢状断像では不均一な淡い造影効果があり（＊），下部正常脊髄（→）の信号強度との差異が不鮮明となっている．画像Cの腫大した脊髄よりも高信号となり，造影効果があることがわかる．
E：T2強調横断像（Th11）では腫大した脊髄が全体に高信号となり（＊），腫瘍と正常脊髄との区別ができない．
F：造影後T1強調横断像（Th11，画像Eと同位置）にて，髄内には不均一な造影効果を認める（→）．正常脊髄との区別ができない．年齢も考慮し，星細胞腫と診断した．

補足：手術にて，Th9以下では硬膜下において髄液および脊髄の拍動がなく，脊髄組織がそのまま透見できる状態であった．腫瘍は粘り気のある水っぽい内容物で満たされていた．最終的に脊髄白質は残ったが，灰白質はわからなかった．病理所見はびまん性星細胞腫（WHOグレードII）であり，既存の神経細胞が検体内にあった．

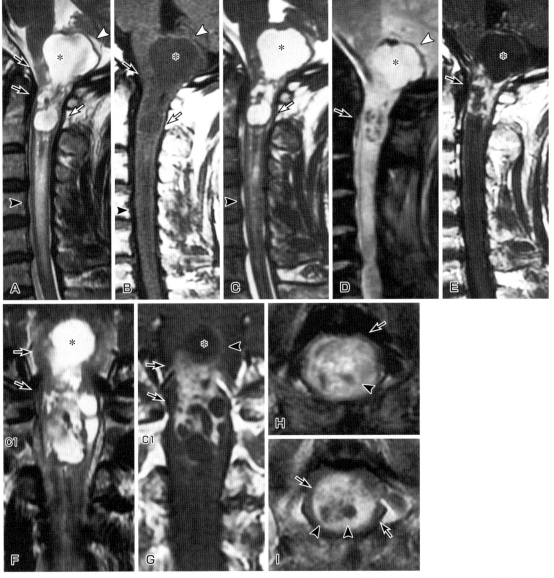

症例 5 毛様細胞性星細胞腫，54歳，女性．7カ月前より，物が飲み込みにくい．3カ月前から進行性の下肢脱力があり，上肢のしびれもある．

- **A**：T2強調矢状断像にて延髄背側に囊胞と考えられる強い高信号があり（＊），その内部には動きによるアーチファクトがある．囊胞の背側および上部には低信号があり，出血の疑いがある（▷）．同様にC1/2にも囊胞がある（⇨）．延髄中部からC1にかけては不均一な高信号があり，同部位の腫大がある．同部位には造影効果を認めるため（画像E），腫瘍本体があることがわかる．C3-6にかけては髄液よりは低いが高信号を認め，浮腫の可能性がある（▶）．
- **B**：T1強調矢状断像にて，延髄背側の囊胞は髄液よりも高信号を示し（＊），上部の膜様構造は高信号を示す（▷）．C1/2にも囊胞がある（⇨）．延髄下部からC1にかけては腫大し，低信号を示す（→）．C3以下にも髄内には低信号がある．
- **C**：FIESTA法矢状断像にて，延髄背側に囊胞がある（＊）．C1/2にも囊胞を認める（⇨）．C1の一部も囊胞である．C3以下には軽い高信号を示す（▶）．
- **D**：T2＊強調矢状断像にて，延髄背側の囊胞（＊）の上部から後部の膜には出血を認める（▷）．C1-2にかけて，微小出血が散在性にある（→）．
- **E**：造影後T1強調矢状断像にて，延髄下部からC1/2にかけて不均一な造影効果を認める（→）．＊は囊胞．
- **F**：T2強調冠状断像にて，延髄下部（右）からC1にかけて不均一な高信号を示す（→）．＊は囊胞．
- **G**：造影後T1強調冠状断像にて，造影効果は不均一で，造影されない部位は囊胞あるいは出血によると考えられる（→）．囊胞（＊）の左側に淡い造影効果がある（▶）．
- **H**：T2強調横断像（延髄頸髄移行部）では病変は不均一な高信号を示し（→），一部，低信号がある（▶）．
- **I**：造影後T1強調横断像（画像Hと同位置）にて，病変には不均一な造影効果を認める（→）．造影されない部位は出血ではないが，造影効果がない（▶）．
- **補足**：延髄頸髄移行部を中心に発生した髄内腫瘍である．囊胞，造影効果，出血がある．上衣腫のcap signと異なり，腫瘍と出血が混在する形を示し，造影効果が境界明瞭ではなく不均一である．PAであった．

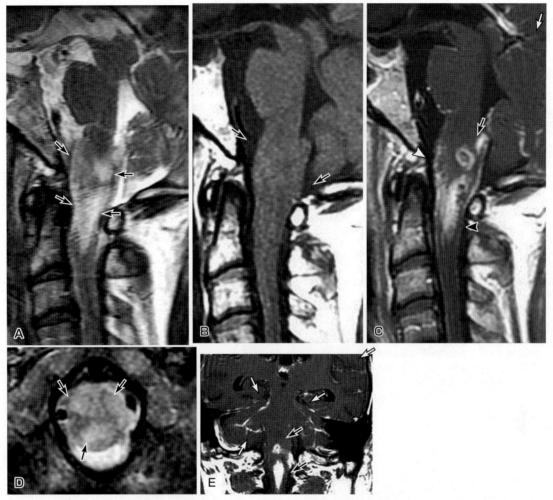

症例 6 毛様細胞性星細胞腫, 37 歳, 男性. 6 カ月前に立ちくらみが出現した. その後, 四肢のしびれが進行し, 3 カ月ほど前よりふらつきのため, 家で寝ていることが多くなる. 2 カ月前より全身けいれん, 右眼の視力障害(左眼は外傷によって以前に失明), 頻回の嘔吐が出現し, 意識障害と歩行障害のため, 緊急入院した.

A: T2 強調矢状断像にて, 延髄から C2 にかけて腫大と不均一な高信号を認める (→).

B: T1 強調矢状断像にて延髄から頸髄にかけての病変は不均一ではあるが, ほぼ等信号を示す. 病変には腫大が明瞭である (→).

C: 造影後 T1 強調矢状断像にて延髄背側にリング状の造影効果 (→), 延髄から C2 にかけて不規則な造影効果を認める (▶). 小脳虫部上部に脳溝に沿った造影効果があり, 播種と考えられる (⇒). 延髄前部, 頸髄表面にも造影効果を認め, 播種の可能性もある (▷).

D: T2 強調横断像 (延髄下部レベル) にて病変は不均一な高信号を示すが (→), 髄液よりは低信号である.

E: 造影後 T1 強調冠状断像にて延髄から上部頸髄の腫瘍を認める (→). テント下およびテント上に多数の播種を認める (⇒).

補足: サルコイドーシスや腫瘍などを考えた. ステロイドにて効果がなく, 生検を Sylvius 裂より施行したが有意な情報を得られず, その後, 突然死した. 剖検にて PA であったが, 原発巣の大部分には退形成 (悪性変化) があった. 同部位は成人にも PA がありうる.

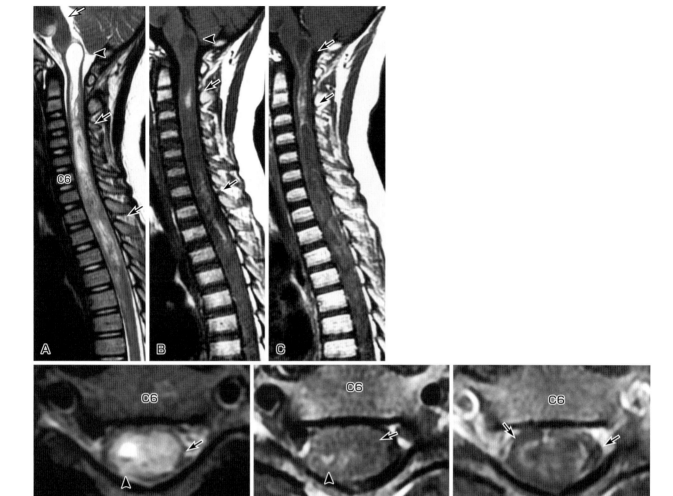

症例7　星細胞腫（悪性星細胞腫），5歳，男児．25日前より右肩から上肢の痛みを訴える．10日前，他院にて四肢麻痺と診断され，入院．尿閉，両下肢痛，項部痛の増悪，肋間筋麻痺のため，呼吸が腹式になる．

- **A**：T2強調矢状断像にて延髄からTh5付近まで，不均一な高信号と脊髄の腫大を認める（→）．延髄には髄液と同様な高信号があり，嚢胞と考えられる（▶）．髄内腫瘍の可能性が高い．橋底部にも高信号を示す病変がある（⇢）．経過が早いことを反映して，骨変化はない．
- **B**：T1強調矢状断像にて，腫大した脊髄内にはC2，C6-Th3にかけて高信号があり（→），腫瘍内出血と考えられる．延髄には比較的境界明瞭な低信号があり，嚢胞と考えられる（▶）．
- **C**：造影後T1強調矢状断像では延髄の嚢胞周囲からC3まで連続した造影効果を認める（→）．延髄の嚢胞は腫瘍内嚢胞と考えられる．
- **D**：T2強調横断像（C6）では脊髄は腫大し，全体に高信号を示し（→），正常脊髄を同定できない．右には液面形成を伴う出血があり，下部の出血成分は低信号を示す（▶）．
- **E**：T1強調横断像（C6）では腫大した脊髄は低信号を示す（→）．出血部位は高信号を示している（▶）．
- **F**：造影後T1強調横断像（C6）では不均一な造影効果を認める（→）．

補足：画像から悪性と断定できる所見は認められないが，臨床経過が良性としては早すぎる．Th1の生検にて，病理所見はびまん性星細胞腫（WHOグレードⅡ）であったが，悪性星細胞腫の辺縁であった可能性も指摘されている．術後に放射線治療を施行したが，2カ月後には大脳に播種を認め，7カ月後には死亡した．手術までの非常に早い臨床経過，大脳への早期の播種，死亡の所見から悪性星細胞腫と判断した．

（術後の経過に関しては，群馬大学　高橋綾子先生のご厚意による）

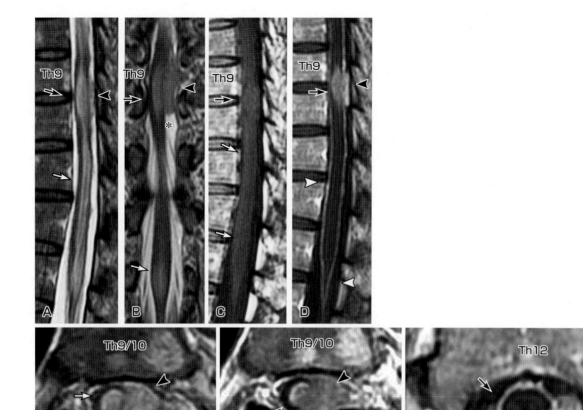

症例8 脊髄膠芽腫，66歳，女性．1カ月前より腰痛があり，徐々に悪化した．10日前より左下肢の脱力症状が出現し，進行した．他院受診し，脊髄腫瘍を疑われて入院した．

- **A**：T2強調矢状断像ではTh9-10にて脊髄が腫大し，高信号があり（→），腫瘍と考えられる．脊髄の背側にも髄外の病変を認める（▶）．髄内には腫瘍の下部に連続する高信号があり，浮腫が疑われる（⇒）．
- **B**：T2強調冠状断像にて，Th9-10の腫瘍には脊髄髄内成分（→）と，脊髄左の硬膜内髄外成分（▶）があることを示している．髄外成分の下部のくも膜下腔に拡大を認める（＊）．脊髄円錐には高信号を認める（⇒）．
- **C**：T1強調矢状断像では，腫瘍はほぼ等信号であるが，腫瘍の輪郭の一部を認める（→）．腫瘍の下部は低信号を示し，浮腫が疑われる（⇒）．
- **D**：造影後T1強調矢状断像にて，Th9-10の髄内病変に造影効果（→），髄外の病変にも造影効果を認める（▶）．脊髄の表面には異常な造影効果を認め，播種が疑われる（▷）．
- **E**：T2強調横断像（Th9/10）にて，脊髄の左硬膜内髄外に腫瘍があり（▶），高信号を示す．髄内にも高信号を認める（→）．髄内・髄外両方にまたがった腫瘍である．▷は硬膜，⇒は脊髄の正常部分．
- **F**：造影後T1強調横断像（Th9/10）では髄外の成分（▶），髄内の成分（→）ともに造影効果を認めた．
- **G**：造影後T1強調横断像（Th12）にて，脊髄の左側と右後部の髄外に腫瘤を形成している（▶）．脊髄周囲にも造影効果がある（→）．ともに，播種と考えた．全脊髄の表面，脳幹表面にも播種の所見を認めた（非掲載）．

補足：手術にて，Th9-10の腫瘍は髄外から髄内に及ぶ膠芽腫であった．3.5カ月後に死亡した．

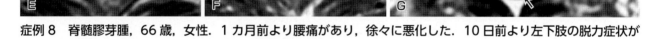

文献

1) Kollias SS, et al：Spinal cord astrocytoma. Naidich TP, et al（eds）：Imaging of the Spine. Saunders, Philadelphia, 2011, pp310-314
2) Seo HS, et al：Nonenhancing intramedullary astrocytomas and other MR imaging features：a retrospective study and systematic review. *AJNR Am J Neuroradiol* **31**：498-503, 2010
3) Lowe GM：Magnetic resonance imaging of intramedullary spinal cord tumors. *J Neurooncol* **47**：195-210, 2000
4) Larson DB, et al：Non-enhancing pilocytic astrocytoma of the spinal cord. *Pediatr Radiol* **36**：1312-1315, 2006
5) White JB, et al：Nonenhancing tumors of the spinal cord. *J Neurosurg Spine* **7**：403-407, 2007
6) Wei G, et al：Teaching NeuroImages：an unusual cause of conus medullaris syndrome. *Neurology* **81**：e30-31, 2013
7) Koeller KK, et al：Neoplasms of the spinal cord and filum terminale：radiologic-pathologic correlation. *Radiographics* **20**：1721-1749, 2000

8) Horger M, et al : Spinal pilocytic astrocytoma : MR imaging findings at first presentation and following surgery. *Eur J Radiol* **79** : 389-399, 2011
9) Bostantjopoulou S, et al : Superficial CNS siderosis and spinal pilocytic astrocytoma. *Neurology* **55** : 450, 2000
10) Young Poussaint T, et al : Cervicomedullary astrocytomas of childhood : clinical and imaging follow-up. *Pediatr Radiol* **29** : 662-668, 1999
11) Govindan A, et al : Histopathologic and immunohistochemical profile of spinal glioblastoma : a study of six cases. *Brain Tumor Pathol* **28** : 297-303, 2011
12) Ciappetta P, et al : Spinal glioblastomas : report of seven cases and review of the literature. *Neurosurgery* **28** : 302-306, 1991
13) 吉田篤司, 他：脊髄膠芽腫. 第6回脊椎・脊髄画像クラブ, 東京, 2014年4月
14) Mayer RR, et al : Glioblastoma multiforme of the conus medullaris in a 28-year-old female : a case report and review of the literature. *Clin Neurol Neurosurg* **114** : 275-277, 2012
15) Ng C, et al : Spinal cord glioblastoma multiforme induced by radiation after treatment for Hodgkin disease. Case report. *J Neurosurg Spine* **6** : 364-367, 2007
16) Garber ST, et al : Pediatric spinal pilomyxoid astrocytoma. *J Neurosurg Pediatr* **12** : 511-516, 2013

5 脊髄髄内腫瘍

(4) 神経節膠腫

臨床

神経節膠腫（ganglioglioma）は脊髄髄内腫瘍の 1.1％ であり，まれな腫瘍である．56 例についての報告では，診断時の年齢は 7 カ月〜25 歳であり，平均年齢は 7 歳，75％は 16 歳以下である．男性が 35 例であり，やや男性に多い[1]．部位は頸髄胸髄移行部が最も多いが，頸髄，胸髄，脊髄円錐部にも発生する．発症から診断までの期間は平均 12 カ月（2 週間〜84 カ月）と長い．多くの腫瘍（53％）は 4〜8 椎体に及ぶ．全脊髄 (holocord) に及ぶこともある（BOX を参照）．最も多い症状は対麻痺であり，次いで部位に対応した疼痛である．

小児に限った報告[2]では毛様細胞性星細胞腫（PA：pilocytic astrocytoma）に次いで 2 番目に多い髄内腫瘍であり，3 歳以下では 30％を占める．PA と同様に 1〜5 歳に多い．

画像所見

1. MRI

Patel らの 27 例の報告[3]では，以下の項目が星細胞腫および上衣腫と比べて統計上有意な所見である．

①上下に長い腫瘍進展（平均 8 椎体）を示す（**症例 1**）．
②造影後，周囲に造影効果を認める腫瘍性嚢胞が 46％にある．
③側弯（44％）および侵食（erosion/scalloping；93％）などの骨変化がある（**症例 1**）．
④T1 強調像において不均一な信号強度を 84％に認める．
⑤浮腫を認めない．
⑥斑状の造影効果を 65％に認め，さらに，脊髄表面に造影効果が認められる例が 58％に上る．

Yang らの 18 例の報告でも発症年齢が若く，大きな腫瘍が多い．骨変化を伴うことが多く，側弯を 7 例に認めている[4]．さらに，MRI 所見が多彩であるとしており，他の腫瘍との鑑別は困難な例も多い．

Patel らはさらに，統計上有意ではないが偏心性の発育を示し，全脊髄に及ぶことがある一方，ヘモジデリン沈着を示すことはなく，15％の症例には造影効果を認めないとしている[3]．

小児例の報告[2]では，ほとんどの腫瘍は横断像で脊髄全体に及び，大多数が充実性のみの症例であった．骨変化がよく認められ，側弯は 50％にある．腫瘍内の石灰化の存在が最も特徴的な画像所見であった．

診断のキー

骨に scalloping あるいは側弯を有し，斑状の造影効

BOX

■全脊髄に及ぶ腫瘍/腫瘤 (holocord tumor/mass)
・神経節膠腫（ganglioglioma）
・星細胞腫（astrocytoma）
・上衣下腫（subependymoma）
・髄内脂肪腫（intramedullary lipoma）
・未熟奇形腫（immature teratoma）
・乏突起神経膠腫（oligodendroglioma）
◆終糸の粘液乳頭状上衣腫で，全脊髄に及ぶ嚢胞を伴うもの（myxopapillary ependymoma of the filum terminale with a holocord cyst）
◆血管芽腫で，全脊髄に及ぶ二次性空洞を伴うもの（hemangioblastoma with secondary holocord syrinx）
◆脊髄髄内膿瘍で，全脊髄に及ぶ浮腫を伴うもの（intramedullary spinal abscess with holocord edema）

◆：腫瘍/腫瘤が全脊髄ではなく，嚢胞・空洞・浮腫が全脊髄に及ぶもの

果を示す上下に長い髄内腫瘍の際には本症を考慮する．
また，若年者で症状が軽度であり，数椎体に及ぶびまん性の均一な髄内腫瘍で，造影効果がないか，あるいはごく軽度の際にも本症を考える[5]．

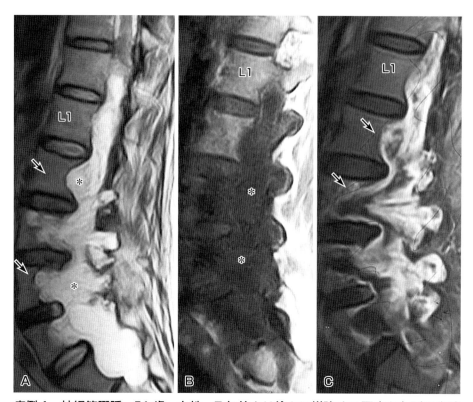

症例1 神経節膠腫，51歳，女性．7年前より徐々に増強する腰痛を主訴に来院した．単純X線で異常を指摘され，精査入院となった．

A：T2強調矢状断像にてTh12-S2の8椎体に及ぶ腫瘍（＊）があり，椎体にscallopingを認める（→）．
B：T1強調矢状断像では，腫瘍は低信号を示す（＊）．
C：造影後T1強調矢状断像では，腫瘍内の辺縁部に強い造影効果を認める（→）．
補足：年齢は高いが，脊髄円錐から腰椎にかけて上下に長い腫瘍で，椎体に特徴的なscallopingを示し，神経節膠腫に特徴的な所見である．椎体にscallopingを呈する神経鞘腫との鑑別点は，脊髄との連続性があり，ヘモジデリン沈着を示さないことである（本章の「6-（1）神経鞘腫」の症例9を参照）．
（国立精神・神経センター病院 安達木綿子先生のご厚意による）

文献

1) Jallo GI, et al：Spinal cord gangliogliomas：a review of 56 patients. *J Neurooncol* **68**：71-77, 2004
2) Tortori-Donati P, et al：Pediatric Neuroradiology：Brain. Head, Neck and Spine. Springer, Berlin, 2005, pp1613-1616
3) Patel U, et al：MR of spinal cord ganglioglioma. *AJNR Am J Neuroradiol* **19**：879-887, 1998
4) Yang C, et al：Intramedullary gangliogliomas：clinical features, surgical outcomes, and neuropathic scoliosis. *J Neurooncol* **116**：135-143, 2014
5) Kollias SS, et al：Spinal tumros. Naidich TP, et al（eds）：Imaging of the Spine. Saunders, Philadelphia, 2011, p373

5 脊髄髄内腫瘍

(5) 血管芽腫

臨床

血管芽腫（hemangioblastoma）は，境界明瞭な血管に富む腫瘍であり，栄養動脈および導出静脈をもつ．腫瘍の上下に空洞あるいは囊胞をもつことも多い．囊胞壁は脊髄であり，囊胞は腫瘍外にある．腫瘍のWHOグレードⅠに分類される良性の腫瘍である．

好発部位は髄内が60％，髄内および髄外の両方にまたがるものが11％，硬膜内髄外が21％，硬膜外が8％である[1]．硬膜外では神経根に沿って存在することが多い[2]．脊髄内では胸髄および頸髄に多い．

2/3は単独に存在し，残りはvon Hippel-Lindau病（VHL）を合併する．VHLは常染色体優性遺伝を示し，小脳および網膜の血管芽腫，腎細胞癌，褐色細胞腫，腎・膵・精巣上体の囊胞，多血症などを生じる．複数の血管芽腫を認めた際にはVHLと考えてよく，全脊髄と小脳の検索が必要である．

平均発症年齢は30歳であるが，VHLではより若くなる．症状は感覚障害，運動障害が多い．VHLでは症状を呈した大きな腫瘍のほかに，無症状の小さな多数の腫瘍を有することが多い．症状を呈した腫瘍では空洞を伴う[2,3]．

撮像法

ある程度以上の大きさの血管芽腫では拡散強調像にて低信号を示し，有用であるため，拡散強調像を撮像する．

画像所見

1．MRI

1）軟膜下腫瘍

脊髄血管芽腫は基本的には脊髄軟膜下腫瘍である（症例1～5；脊髄軟膜下腫瘍については本章の「5-(2)上衣下腫」のBOX 2を参照)[3]．小さな腫瘍では脊髄の表面から飛び出した形態をとり（症例4），軟膜下であることが明瞭である．腫瘍が大きくなると髄内腫瘍の形をとることが多いが，自験例では，ほとんどの腫瘍はいずれかの面で軟膜に接している．しかし，血管芽腫の25％は完全に髄内であるともされている[3]．腫瘍は脊髄背側にあることが多いが，脊髄の前部に認めることもある（症例2，5）．

2）信号強度

小さな腫瘍（10 mm以下）ではT1強調像で等信号，T2強調像で高信号を示すことが多い．中程度の大きさ（10～20 mm）の腫瘍ではT1強調像で低信号を示し，大きな腫瘍（20 mmより大）ではT2強調像にて，出血あるいはflow voidsにより不均一な信号強度を示すことが多い（症例1)[1,3]．自験例では，腫瘍がT1強調像にてわずかに高信号を示した例が1例あった（症例2）．

3）拡散強調像

Quaderyらは，組織学的に血管芽腫と確認された10例の小脳血管芽腫について拡散強調像での信号強度を調べ，他の小脳腫瘍と比べた．血管芽腫の充実性で造影効果のある部位は拡散強調像にて9例が低信号を示し，見かけの拡散係数（ADC：apparent diffusion coefficient）値は上昇していた．他の腫瘍では拡散強調像の低信号は認められないとされた[4]．自験例においても，小脳血管芽腫が拡散強調像にて低信号を示している（症例8）．しかし，腎癌からの転移性小脳腫瘍自験例において，拡散強調像にて低信号を示した例が1例あり，特異的な所見ではない．

脊髄血管芽腫の拡散強調像での報告はみつけられないが，C2-4の頸髄右軟膜下にあった症例8の脊髄血管芽腫も，拡散強調像にて脊髄に比べ明らかに低信号を示した．さらに，硬膜内髄外にあった血管芽腫（症例7）でも，腫瘍は脊髄に比べて低信号を示し，鑑別診断に有用であった．ある程度以上の大きさのある脊髄血管芽腫は拡散強調像にて確実に低信号を示すので，富血管性腫瘍の鑑別診断に有用と考える．

4) 造影効果

全例に強い造影効果を認める（症例1〜8）．小さな腫瘍では均一な造影効果，中等度〜大きな腫瘍では不均一な造影効果を示す[1]．囊胞壁や空洞壁に造影効果はない．腫瘍以外にも脊髄の表面に点状の造影効果を認めることがあるが，腫瘍からの拡張した導出静脈によるものである（症例2，4〜7）．腫瘍のある部位の横断像をよくみることが重要である．

5) flow voids

腫瘍によるvascular flow voidsは25 mm以上の腫瘍には認めるが，15 mm以下の腫瘍には認めないとされている[1]．しかし，造影後のT1強調横断像と比べて，T2強調横断像をよくみると，小さな腫瘍でもflow voidsは認められる（症例1，2，5，7）．

6) 空洞, 囊胞, 浮腫

空洞（症例1，2，5），囊胞（症例3）は非常に高頻度に認められる．空洞はT2強調像で髄液よりやや高信号を示すとされるが[3]，自験例では髄液とほぼ等信号を示した．なお，空洞の診断にはT1強調像での境界明瞭な，髄液と同様な低信号の存在を確認することが重要である．空洞や囊胞ではなく，上下に長い浮腫を示すことも多い（症例3，4；BOX 1を参照）．浮腫はT2強調像では髄液よりも低い高信号を示し，T1強調像でも髄液よりは高信号を示し，境界が明瞭ではない（空洞，囊胞，浮腫については本章の「5-(1) 上衣腫」の「画像所見」を参照）．

髄内転移性腫瘍では広範な浮腫を伴うことがあるが，腫瘍外に囊胞を伴うことはない[5]．その点からも，空洞や囊胞と，浮腫を鑑別することは重要である（症例1；「鑑別診断」を参照）．

7) 延髄空洞症

血管芽腫に脊髄空洞症，さらに，延髄空洞症を伴い，舌下神経麻痺などの延髄症状を呈した例があった（症例1）．血管芽腫では延髄まで空洞が及ぶこともあるが，その際に延髄症状を呈することはまれと考える．

8) von Hippel-Lindau病（VHL）

多発性に脊髄に血管芽腫が発生した時にはVHLと考える（症例5）．全神経系および腹部（腎，膵，副腎など）の検索が必要である．VHLでは多発性の腫瘍があっても，1個の大きな腫瘍が症状を示し，その他の小さい腫瘍は症状を呈さないことが多い[3]．

9) 脊髄髄内出血, 脊髄くも膜下出血

まれではあるが，血管芽腫による急性の髄内出血を示す例がある[6]．また，自験例では，硬膜内髄外の血管芽腫2個のうち1個の腫瘍から脊髄くも膜下出血を呈した例を認めた（症例6）．髄内の血管芽腫による脊髄くも膜下出血も報告がある[7]．

10) 硬膜内髄外血管芽腫

Hurtは硬膜内髄外血管芽腫（IEH：intradural extramedullary hemangioblastoma）38例についてまとめた．28例は馬尾を含む神経根上に存在し，10例は脊髄のある部位での硬膜内髄外にあった．これらの患者の多くはVHLを伴い，無症状あるいは剖検での付随的な所見として認められている[8]．しかし，神経根上に存在するIEHでも，左下肢の異常感覚と筋力低下で発症した例がある[9]．終糸上にあり，有症状であった例もある[10]．症例7は神経根上にあり，腰痛を呈した例である．

脊髄のある部位での，有症状のIEHの症例はまれで，Barbosa-Silvaらの報告では7例のみであった[11]．男性が3例，女性が4例で，年齢は46〜66歳，胸髄に5例，頸髄に1例，脊髄円錐に1例である．画像診断のキーは強い造影効果と腫瘍周囲のflow voidsの存在としている[11]．症例7も同様な画像所見を示した．

硬膜内髄外腫瘍で，多数のflow voidsを示す際の鑑別疾患はIEHのほかに，傍神経節腫，孤立性線維性腫瘍，血管外皮腫となる（本章の「6-(5) 傍神経節腫」のBOX 1とBOX 2を参照）．その中で，拡散強調像での低信号はIEHに特徴的な所見であると考える（症例7）．ただし，他部位での傍神経節腫，孤立性線維性腫瘍，血管外皮腫の拡散強調像についての記載はあるが，調べた範囲では，脊柱管内のそれぞれの腫瘍に関する報告に拡散強調像についての記載はない．

11) びまん性血管芽腫症

まれに，血管芽腫摘出後にくも膜下腔に沿って，脳幹および脊髄の表面に腫瘍が散在性に認められることがあり，びまん性血管芽腫症（DHM：disseminated hemangioblastomatosis）とも呼ばれる[12,13]．

Kimらの2009年の報告によると，DHMは過去に12例の報告がある．原発巣は全例，充実性の小脳血管芽腫である．うち9例はVHLを合併していない．原発巣はすべて手術を受けており，DHMは初回の手術から6カ月〜22年後に認められている．初回の小脳血管芽腫とDHMの血管芽腫の病理組織像は類似している．悪性を示す所見はない．5例において，脳幹および脊髄にびまん性のくも膜軟膜浸潤が認められてい

る．予後は不良で，多くの患者は3年以内に死亡している[14]．

DHMは全例，手術後に起こっているので，術中に髄液を介してばらまかれたと考えられる．多くは後頭蓋窩と脊髄のみに腫瘍があり，テント上にあったのは2例のみである[14]．病理学的には差がなく，性質は元の小脳腫瘍によると考えられる．

Weilらは DHM 例の初発の小脳腫瘍，および播種からの2個の腫瘍に関して，分子生物学的検査を行い，同一のクローンからこの3個の腫瘍ができていることを示した．それゆえに，分子生物学的にも VHL とは異なるとしている[12]．また，Weilらによると VHL を伴わない孤発性小脳血管芽腫の発症年齢はおおよそ35歳であり，VHL を伴う血管芽腫の発症はそれより約10年早い[12]．

自験例（症例8）も充実性の小脳血管芽腫であり，68歳と発症年齢が非常に遅い．診断時には，血管芽腫が小脳以外にはなく，VHL を示唆する所見もなかった．しかし，術後13年にて多発する血管芽腫が小脳から脊髄に認められた．このことは VHL では説明できず，DHM であったと考える．日本からの報告もある[15]．

なお，VHL がある例でも DHM という用語が使用されているので，注意が必要である[16]．

2．血管造影

前・後脊髄動脈が栄養血管となり，強い，長く続く腫瘍濃染像を認める（症例1, 6）．また，腫瘍からの拡張した導出静脈を認める．造影後のT1強調像における，脊髄表面の点状の造影効果とよく対応している．AVシャントを認めることもある．

診断のキー

脊髄背側，軟膜下の強い造影効果を認める小さな腫瘍で，長い空洞あるいは浮腫を認める時には，血管芽腫を考える．腫瘍周囲に，導出静脈を示す点状の造影効果を認める．大きな腫瘍では flow voids を伴う．

鑑別診断

下記のBOX 1, BOX 2を参照．拡張した血管を伴う腫瘍については本章の「6-（5）傍神経節腫」のBOX 2を参照．

1．脊髄髄内動静脈奇形
境界明瞭な造影効果のある腫瘤を呈さない．

2．脊髄海綿状血管腫
造影効果は通常なく，あっても弱い．周囲にヘモジデリン沈着を認める．flow voids や導出静脈を示す点状の造影効果はない．

3．傍神経節腫
馬尾から脊髄円錐における腫瘍では傍神経節腫を考える．血管芽腫とは異なり，傍神経節腫では腫瘍周囲の点状の導出静脈が少ない印象がある（本章の「6-（5）傍神経節腫」の症例1を参照）．

4．髄内転移性腫瘍
70例中，腫瘍内囊胞は2例のみ，腫瘍外囊胞は1例もなかったという報告がある[5]．浮腫ではなく，広範な空洞あるいは腫瘍外囊胞の存在が，担癌患者においても血管芽腫の診断には重要である（症例1, 3を参照）．

BOX 1

■単独の結節状の造影効果と広範な浮腫を認める髄内腫瘍
1. 血管芽腫（囊胞を伴うことがある）
2. 髄内転移性腫瘍（肺癌，乳癌など．囊胞はめったにない．本文の「鑑別診断」を参照）
3. 原発性髄内悪性リンパ腫（二次性も含む；囊胞はない）
4. 上衣腫（浮腫より空洞，囊胞が多い．cap sign）
5. 髄内神経鞘腫（囊胞はまれである）
6. 多発性硬化症（広範な浮腫はまれ）

BOX 2

■髄内に2個以上の結節性の造影効果と脊髄の腫大を示す腫瘤
1. 血管芽腫
2. 髄内転移性腫瘍（ときに腫大がない）
3. 原発性髄内悪性リンパ腫（二次性も含む；ステロイド治療後も造影効果が長く続くことがある）
4. 胚腫
5. 粘液乳頭状上衣腫（まれ）
6. 脊髄サルコイドーシス

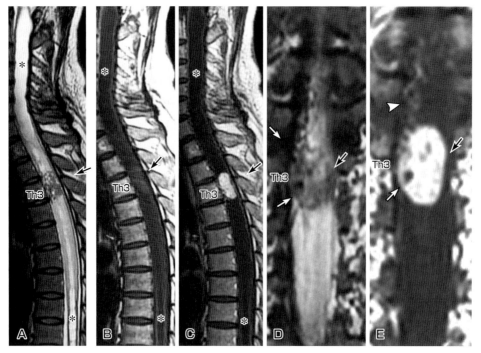

症例1 血管芽腫，39歳，女性．約4カ月前より，誘因なく右手のしびれを自覚した．その後，しびれが四肢に広がり増悪した．さらに歩行障害を自覚したために，他院を受診し，当院入院となった．当院入院前に神経症状が悪化し，嘔気・嘔吐，顔面痛，嚥下障害を認めた．なお，3カ月前に右乳癌がみつかり，乳房切除術を施行している．入院時神経症状としては，右方視時の眼振，顔面の痛みと感覚障害，右舌下神経麻痺，右片麻痺，右上肢の温痛覚障害，Th8以下の右に強い温痛覚・触覚障害，右下肢振動覚低下，膝蓋腱反射・アキレス腱反射亢進を認めた．

- **A**：T2強調矢状断像にて，Th3を中心に1椎体強の長さを有する腫瘍があり，脊髄と等信号を示す．腫瘍の上下は強い高信号を示し，脊髄の腫大を伴うため，空洞が疑われる（∗）．
- **B**：T1強調矢状断像にて，腫瘍は脊髄とほぼ等信号を示す（→）．腫瘍の上下にわたる病変は髄液に近い信号強度を示し（∗），空洞の可能性が大きい．
- **C**：造影後T1強調矢状断像では腫瘍は均一な強い造影効果を示す（→）．腫瘍の上下は髄液とほぼ等信号であり，空洞と考えられる（∗）．
- **D**：T2強調冠状断像にて，腫瘍が脊髄とほぼ等信号を示している（→）．腫瘍内およびその上部，脊髄の右側に異常なflow voidsを多数認める（⇢）．
- **E**：造影後T1強調冠状断像にて，腫瘍には強い造影効果を認める（→）．腫瘍は脊髄中心部ではなく，右に寄っており，最も外側部は軟膜に接している可能性がある．その内部にもflow voidsを認める（⇢）．さらに，画像Dにて認められた腫瘍上部のflow voidsには造影効果があり，腫瘍からの導出静脈を示唆している（▷）．血管芽腫を示唆する所見である．

（次ページにつづく）

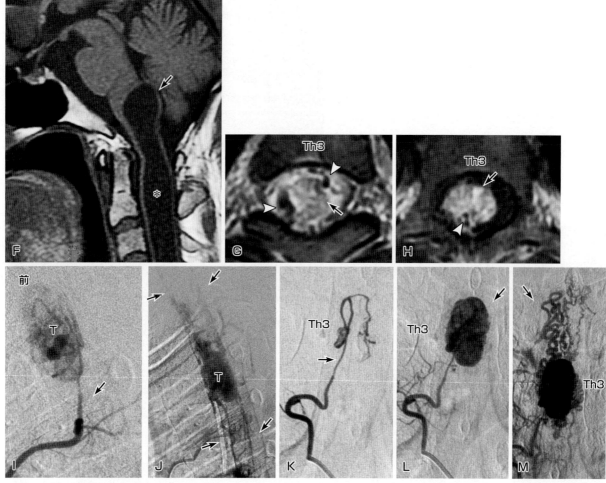

症例1 血管芽腫（つづき）

- **F**：T1強調矢状断像（頭蓋頸椎移行部）にて，脊髄空洞症（＊）と延髄空洞症（→）を認める．ともに髄液と同様な低信号を示し，境界明瞭である．顔面痛は脊髄三叉神経路あるいは脊髄三叉神経路核の障害，右舌下神経麻痺は右舌下神経核の障害であり，それぞれ，延髄空洞症によって圧迫されたことによると考えられる．延髄の横断像では延髄の空洞に左右差はない（非掲載）．
- **G**：T2強調横断像（Th3）にて，脊髄とほぼ等信号を示す腫瘍があり（→），その右方と左上方にflow voidsを認める（▷）．
- **H**：造影後T1強調横断像（Th3，画像Hより上部）にて，腫瘍には強い造影効果を認める（→）．しかし，腫瘍内にflow voidsが認められる（▷）．
- **I**：第4肋間動脈造影側面像にて，肋間動脈から出ている後脊髄動脈（→）が腫瘍（T）の背側から栄養動脈を出している．
- **J**：第4肋間動脈造影側面像（静脈相）にて，腫瘍濃染像（T）を認め，さらに脊髄の輪郭が淡く認められる（→）．空洞があるので，脊髄は腫大している．
- **K〜M**：右第4肋間動脈造影正面像の動脈相（画像K）にて第4肋間動脈から後脊髄動脈が出て，腫瘍の栄養動脈となっている（→）．毛細管相（画像L）にて腫瘍には強い腫瘍濃染像を認める（→）．さらに，静脈相（画像M）では腫瘍からの導出静脈が主に腫瘍の右上部に認められる（→）．画像Dでの異常なflow voidsに合致する．
- **補足**：手術にて，右後根進入部を中心とする軟膜下腫瘍であり，血管芽腫であった．右の感覚障害は後根進入部を中心とする症状である．乳癌の既往があるが，明らかな脊髄空洞症と延髄空洞症の存在は髄内転移性腫瘍では示さない所見であり，否定できる（本文の「鑑別診断」を参照）．浮腫と空洞との鑑別は重要である．

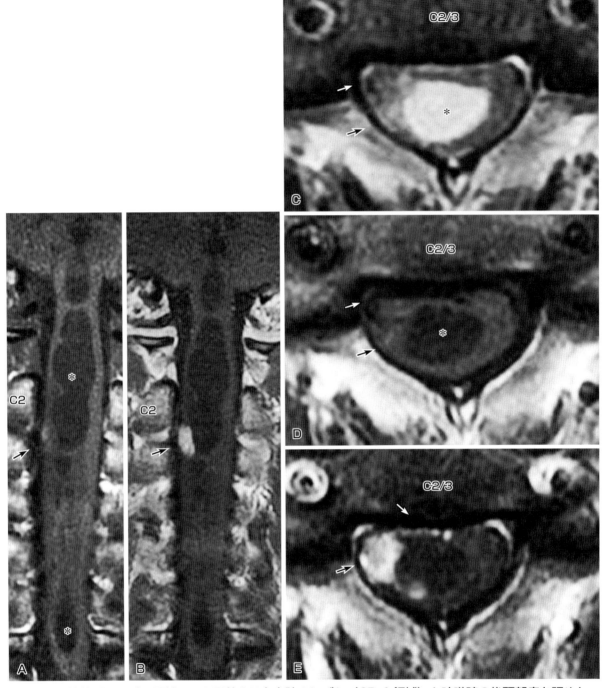

症例2 血管芽腫，43歳，男性．2カ月前より右上肢のしびれ（C5-6領域）と咳嗽時の後頭部痛を認めた．

A：T1強調冠状断像にて脊髄に空洞を認める（＊）．C2/3脊髄の右端にわずかな高信号を認める（→）．

B：造影後T1強調冠状断像にて，C2/3脊髄の右端に造影効果を認め（→），腫瘍を示唆する所見である．腫瘍は空洞と接している．

C：T2強調横断像（C2/3）にて，脊髄中心部に空洞を認める（＊）．脊髄は腫大している．その右には淡い高信号があり，腫瘍を示す（→）．さらに，その外側にはflow voidsを認める（⇢）．

D：T1強調横断像（C2/3）にて，脊髄中心部には空洞がある（＊）．その外側の腫瘍には淡い点状の高信号を認めるが（→），画像Aよりは目立たない．画像Cと同様にflow voidsを認める（⇢）．

E：造影後T1強調横断像（C2/3）にて腫瘍には強い造影効果を認める（→）．腫瘍は脊髄の端に存在し，軟膜に接していると考えられる．脊髄の右前部に点状の造影効果を認め（⇢），腫瘍からの導出静脈と考えられる．血管芽腫を示すMRI所見である．

補足：右椎骨動脈造影にて，根動脈から出ている栄養動脈と，強い腫瘍濃染像を認めた（非掲載）．腫瘍は軟膜下に存在した．

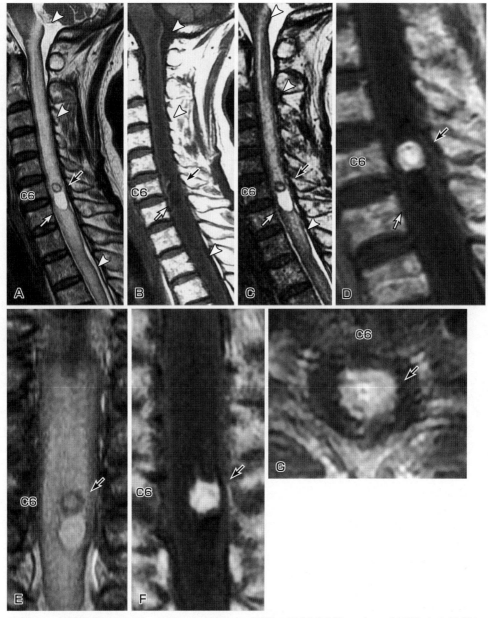

症例3　血管芽腫，75歳，女性．1年前に一過性の頸部痛があった．今回は1カ月前に激烈な頸部痛があり，他院受診し，脊髄腫瘍を認めた．

A：T2強調矢状断像にてC6に境界明瞭な腫瘍があり，辺縁部は脊髄と等信号で，中心部は高信号を示す（→）．腫瘍の下部には髄液と等信号を示す境界明瞭な高信号があり，嚢胞である（⇒）．さらに，腫瘍の上部および下部には髄液よりは低い高信号があり，脊髄の腫大を伴っているため，画像B，Cと合わせると浮腫であると考えられる（▷）．

B：T1強調矢状断像にて，C6での腫瘍はほぼ等信号を示し（→），腫瘍としては捉えにくい．C6/7にある嚢胞は強い低信号を示す（⇒）．延髄から続く髄内の低信号は境界が不明瞭で，髄液よりは高い低信号であり，浮腫である（▷）．

C：FIESTA法矢状断像では腫瘍は境界明瞭で，辺縁部は脊髄と等信号であり，中心部は高信号を示す（→）．その下部に嚢胞を認める（⇒）．さらに，浮腫が髄液よりも低い高信号を示し，腫瘍の上下にわたって認められる（▷）．なお，術中の脊髄エコーにて腫瘍と嚢胞を認め，腫瘍上部は嚢胞とは異なるエコーを示し，浮腫であることが確認されている．

D：造影後T1強調矢状断像にて，腫瘍には強い造影効果を認める（→）．下部の嚢胞の壁には造影効果を認めないので，腫瘍外嚢胞（peritumoral cyst）である（⇒）．

E：T2強調冠状断像にて腫瘍は中心より左にあり（→），中心性ではない．

F：造影後T1強調冠状断像にて，強く造影される腫瘍が中心より左にある（→）．

G：造影後T1強調横断像（C6）にて，強く造影される腫瘍が髄内にある（→）．

補足：中心より左に強く造影される腫瘍があり，広範な浮腫を伴っている．血管芽腫を考える所見である．腫瘍の下部には腫瘍外嚢胞を認める．他院では髄内転移性腫瘍と診断されていたが，この腫瘍外嚢胞の存在が髄内転移性腫瘍との最も重要な鑑別点である（本文の「鑑別診断」を参照）．腫瘍は左後根進入部を中心とする軟膜下腫瘍であったが，画像からそれを診断するのは難しい[5]．

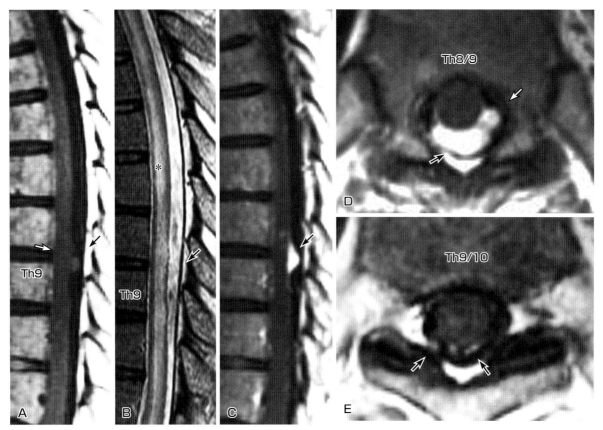

症例4　血管芽腫，57歳，男性．数ヵ月前から両下肢の違和感と臍周囲の帯状のピリピリ感を自覚した．違和感の高位は乳頭付近まで上昇することもあるが一定しない．経時的悪化の傾向がない．

A：T1強調矢状断像（正中）では，Th8/9にて脊髄の背側に小さな円形の腫瘍を認め（→），脊髄と等信号を示している．接する脊髄には低信号を認める（⇨）．

B：T2強調矢状断像（正中）では，画像Aの腫瘍の辺縁部は脊髄よりもわずかに高信号，中心部は高信号として，脊髄の背側に認められる（→）．脊髄内には広範に高信号を認め（＊），浮腫と考えられる．

C：造影後T1強調矢状断像（正中）にて，脊髄背側の腫瘍には強い均一な造影効果を認める（→）．軟膜下腫瘍の形態を示している．

D：造影後T1強調横断像（Th8/9）にて，脊髄背側と脊髄左側に均一な強い造影効果を示す腫瘍を認める．脊髄背側の腫瘍（→）は手術所見によると軟膜下にあり，脊髄左側の腫瘍（⇨）も脊髄後根と歯状靱帯の間，脊髄側面軟膜下にあった．

E：造影後T1強調横断像（Th9/10）にて，脊髄背側に拡張した複数の静脈があり，腫瘍からの導出静脈を示す（→）．血管造影にて左第10肋間動脈から後脊髄動脈を介して腫瘍濃染像を認めた（非掲載）．

補足：腫瘍は両方とも病理にて血管芽腫と診断された．

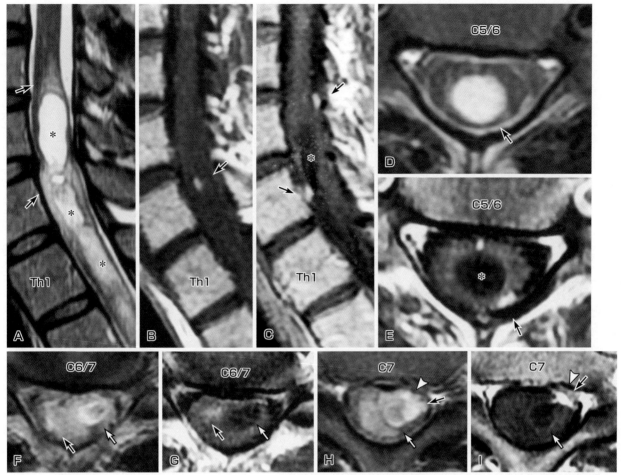

症例5 血管芽腫＋von Hippel-Lindau病，26歳，男性．約1年前に小脳から延髄にかけて多発性の血管芽腫がみつかり，手術を受けた．VHLと診断された．その後，左Th4-10レベルの感覚鈍麻が徐々に進行し，MRIにて異常がみつかり，当院入院となった．

- **A**：T2強調矢状断像（ほぼ正中）にてC5/6-Th1には境界明瞭な高信号があり，空洞と考えられる（＊）．C5およびC7には空洞の周囲に髄液よりは低い高信号があり，浮腫の疑いがある（→）．空洞以外の病変の存在を示唆している．
- **B**：造影後T1強調矢状断像（ほぼ正中）にて，C7脊髄内前部に造影効果を示す腫瘍がある（→）．
- **C**：造影後T1強調矢状断像（正中より左）にて，C6-7の空洞が明瞭な低信号として認められる（＊）．C5/6脊髄の背側，C7脊髄の前部に楕円形を示す造影効果があり，腫瘍と考えられる（→）
- **D**：T2強調横断像（C5/6）にて，中央に空洞を認める．脊髄の左後部にわずかな高信号があるが（→），造影後の画像（画像E）がないと，異常は指摘しにくい．
- **E**：造影後T1強調横断像（C5/6）にて，境界明瞭な，髄液と等信号を示す空洞がある（＊）．脊髄左後部には境界明瞭な造影効果を示す腫瘍がある（→）．mass effectはない．
- **F**：T2強調横断像（C6/7）にて，脊髄左に空洞を示す不均一な高信号を認める（⇒）．不均一な信号強度は髄液の動きによるアーチファクトの可能性がある．脊髄の中央から右にかけて，高信号を認める（→）．
- **G**：造影後T1強調横断像（C6/7）にて脊髄左に空洞がある（⇒）．脊髄右髄内に造影効果があり，血管芽腫と考えられる（→）．造影効果が不明瞭なのは部分容積効果による可能性がある．
- **H**：T2強調横断像（C7）にて脊髄左に空洞があり（⇒），その外側には高信号がある（→）．点状の低信号がその前部にあり（▷），flow voidsの疑いがある．
- **I**：造影後T1強調横断像（C7）にて，空洞を認める（⇒）．空洞の左前方に均一に造影される腫瘍があり（→），血管芽腫と考えられる．軟膜面に接している．点状の造影効果があり（▷），画像Hと合わせると，腫瘍からの導出静脈を示していると考えられる．

補足：C7左前部の腫瘍を摘出した．血管芽腫であった．腫瘍を摘出すると，空洞が開放された．内容液は薄い黄色調であり，過去の出血の既往が疑われた．手術後，ほとんどの空洞が小さくなった．

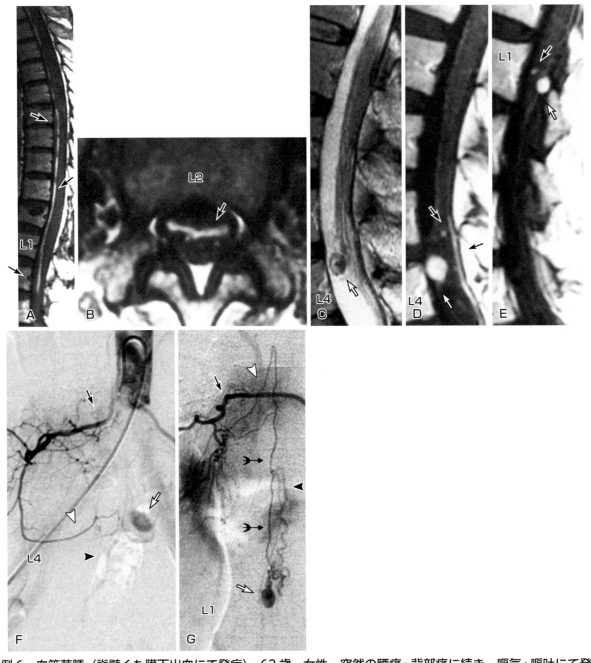

症例6 　血管芽腫（脊髄くも膜下出血にて発症），62歳，女性．突然の腰痛・背部痛に続き，嘔気・嘔吐にて発症した．頭部CTでは異常を認めないが，血性髄液より，脊髄くも膜下出血と他院にて診断された．

A：胸椎T1強調矢状断像（発症5日目）にて，脊髄の前面を中心に高信号を示すくも膜下出血をTh3-L2にかけて認める（→）．

B：T1強調横断像（同日，L2）にて，くも膜下出血を認める（→）．高信号は硬膜嚢内のほぼ中心にあり，硬膜にほとんどが接していないので，硬膜下血腫ではなく，くも膜下出血である．

C：腰椎T2強調矢状断像（発症45日目，正中より左）にて，L4硬膜内髄外，前部に，脊髄と等信号および高信号の混在する腫瘍を認める（⇒）．

D：造影後T1強調矢状断像（同日，正中より左）にて，L4の腫瘍に著明な，均一な造影効果を認める（⇒）．拡張した導出静脈に造影効果を認める（→）．

E：造影後T1強調矢状断像（正中より右）にて，L1の硬膜内髄外，後部にも均一な造影効果のある腫瘍を認めた（⇒）．拡張した導出静脈を認める（→）．

F：右第3腰動脈造影正面像にて，腰動脈（→）から出ている栄養動脈（▷）とともに，腫瘍（⇒）には腫瘍濃染像を認める．腫瘍から下部に導出静脈を認める（▶）．

G：右第11肋間動脈造影正面像にて，肋間動脈（→）より神経根軟膜動脈（▷）を介して，後脊髄動脈を認め（⇢），L1の腫瘍（⇒）には腫瘍濃染像を認める．腫瘍から主に上行する拡張した導出静脈を認める（▶）．

補足：手術にて2つの腫瘍はともに硬膜内髄外の血管芽腫であった．くも膜下出血がくも膜下腔内前部に位置していることより，前方に位置するL4の腫瘍が出血源と考え，手術にて確認された．この症例は，他院にてL1の腫瘍は同定されていたが，L4の腫瘍はMRIおよび血管造影にてみつかっていなかった．MRIでの当院の再検にて初めてみつかった腫瘍であり，出血源であった．脊髄くも膜下出血では，出血源の検索は全脊椎を詳しく調べる必要がある．

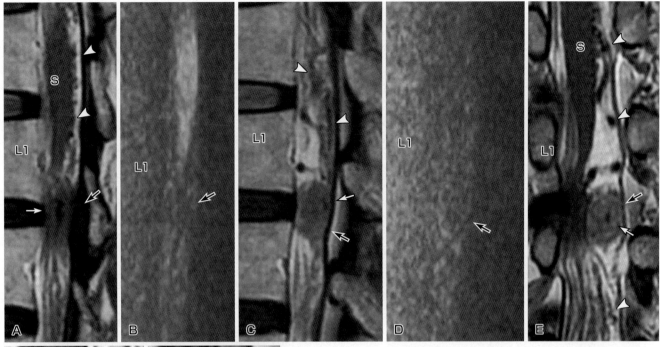

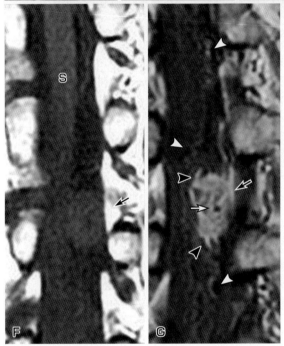

症例7 血管芽腫（硬膜内髄外），74歳，男性．3年前より腰痛があった．半年前に他院を受診し，MRIにて硬膜内髄外腫瘍が認められたが，保存的治療となった．その後，症状が悪化傾向となり，入院し，手術となった．

- **A**：T2強調矢状断像（正中）にて，L1-2にかけて腫瘍を認め（→），腫瘍内にflow voidsがある（⇒）．脊髄（S）の背側にも多数のflow voidsを認める（▷）．
- **B**：拡散強調矢状断像（正中，画像Aと同位置）にて，L1-2の腫瘍は低信号を示す（→）．
- **C**：T2強調矢状断像（正中より左）にて，腫瘍が最もよく描出されている（→）．腫瘍内にはflow voidsを認める（⇒）．腫瘍上部のくも膜下腔に多数のflow voidsがある（▷）．
- **D**：拡散強調矢状断像（正中より左，画像Cと同位置）にて，腫瘍の存在しているL1-2にかけて画像Cと対比すると，腫瘍は拡散強調像では低信号を示す（→）．
- **E**：T2強調冠状断像にて，腫瘍は脊髄（S）の左，硬膜内髄外にあり（→），脊髄よりも高信号を示す．腫瘍内部にflow voidsを認める（⇒）．腫瘍の上部および下部のくも膜下腔に多数のflow voidsがある（▷）．
- **F**：T1強調冠状断像にて，腫瘍はほぼ脊髄（S）と等信号を示す（→）．
- **G**：造影後T1強調冠状断像にて，腫瘍には強い造影効果を認める（→）．腫瘍内に造影されないflow voidsがある（⇒）．腫瘍に接して，点状の造影効果があり，導出静脈を示す（▶）．腫瘍の上部および下部に造影される異常血管を認め，導出静脈である（▷）．
- **補足**：終糸あるいは馬尾の硬膜内髄外腫瘍では，脊髄の信号強度と比較するには冠状断像にて，腫瘍と脊髄の両方が入るように撮像するのがわかりやすい．撮像視野（FOV：field of view）が小さいほど画像は鮮明になるが，撮像範囲が小さくなる欠点もある．その点を考慮してFOVを決めていく必要がある．なお，この症例では他院の比較画像があり，腫瘍が単独であるので，FOVは20 cmに絞ってある．

　flow voidsを伴う，L1-2に存在する硬膜内髄外の富血管性腫瘍である．傍神経節腫が鑑別疾患として最初にあがるが，拡散強調像での低信号という点で合致しない．硬膜内髄外の血管芽腫を考慮すべき所見と考える．T2強調像にて脊髄よりも高信号，拡散強調像にて低信号を示す場合，孤立性線維性腫瘍は可能性がやや低い．血管外皮腫も可能性はあるが，拡散強調像が合致しにくい．

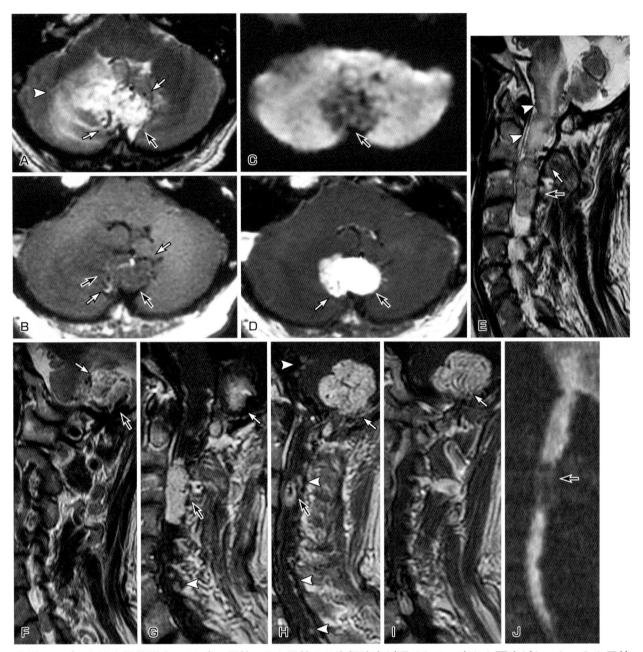

症例8 びまん性血管芽腫症，68歳，男性．5カ月前より歩行速度が遅くなる．息むと頭痛があった．3カ月前より階段を降りる際に，両踵が引っかかるようになった．車の運転が左にずれる，言葉が流暢に出てこない等，症状が進行し，頭部 MRI を施行した（画像 A～D）．

- **A**：T2 強調横断像にて，小脳虫部から右小脳半球にかけて高信号を示す腫瘍があり（→），曲線状・点状の多数の flow voids を伴っている（⇨）．右小脳半球には浮腫がある（▷）．
- **B**：T1 強調横断像にて，腫瘍は低信号を示す（→）．flow voids を認める（⇨）．
- **C**：拡散強調横断像にて，腫瘍は低信号を示す（→）．なお，角度が少し異なるので，画像 A，B とは同一面ではない．
- **D**：造影後 T1 強調横断像にて，腫瘍には強い造影効果を認め（→），血管芽腫と考えられる．腫瘍内には造影されない部位があり，flow voids をみている可能性がある（⇨）．

手術にて血管芽腫を認めたが，VHL を示唆する所見は認めなかった．7年後の頭部 MRI では再発はなく，上部頸髄も正常であった．今回，8カ月前（初回の手術から約13年後）より歩行時のめまいを自覚し，頭部 MRI にて上部頸髄に腫瘍性病変を認めた．さらに，造影後の頸髄 MRI を施行した．右片麻痺を認めた．

- **E**：T2 強調矢状断像（正中より右）にて，延髄から上部胸髄にかけて浮腫と考えられる高信号を髄内に認める（▷）．C2 下縁から C4 にかけて腫瘍を認め（→），周囲には flow voids を認める（⇨）．
- **F**：T2 強調矢状断像（正中より左）にて，左小脳に腫瘍を認める（→）．flow voids を周囲に認める（⇨）．
- **G～I**：造影後 T1 強調矢状断像（正中から左に G～I）にて，C2-4 に腫瘍があり，強い造影効果を認める（→）．小脳腫瘍にも同様に強い造影効果がある（⇨）．脳幹の表面，脊髄の表面に多発性の点状の造影効果があり（▷），小さな血管芽腫と考えられる．
- **J**：拡散強調矢状断像（正中）にて，C3 を中心とする腫瘍は脊髄に比べて低信号を示す（→）．なお，左小脳の血管芽腫も小脳に比べて低信号を示した（非掲載）．

（次ページにつづく）

補足：症状に関係していると考えられたC2-4の腫瘍を摘出した．手術にて，C2-4右に腫瘍を認めた．腫瘍の尾側1/3は髄外にあり，右C4後根進入部では軟膜下にあった．右C3，その他の神経根部にも腫瘍を認めたが，小さいため，摘出しなかった．小脳に最初に血管芽腫がみつかったのが68歳と遅く，その当時は他の部位（脊髄，脳幹，網膜）に血管芽腫はなく，VHLを示唆する画像所見もなかった．しかし，13年後に再び，右C5-7の異常感覚，右上肢筋力低下，右上肢巧緻運動障害，平衡感覚障害と歩行障害を呈した．MRIにより，多数の播種性の血管芽腫が認められた（画像E〜I）．小脳の腫瘍摘出から13年後に脊髄・脳幹の表面に多数の腫瘍が出現したが，テント上にはない．VHLではなく，DHMであると考えられる．画像Jで示すように，ある程度の大きさがあると，脊髄血管芽腫も拡散強調像にて明瞭な低信号を示す．

文献

1) Chu BC, et al：MR findings in spinal hemangioblastoma：correlation with symptoms and with angiographic and surgical findings. *AJNR Am J Neuroradiol* **22**：206-217, 2001
2) Sawyer B, et al：Typical magnetic resonance features of a haemangioblastoma, an uncommon nerve root lesion：case report and literature review. *Australas Radiol* **51** Spec No.：B28-30, 2007
3) Shah LM：Hemangioblastoma. Ross JS, et al(eds)：Diagnostic Imaging—Spine 2nd ed. Amirsys, Salt Lake City, 2010, ppⅤ-1-124-127
4) Quadery FA, et al：Diffusion-weighted MRI of haemangioblastomas and other cerebellar tumours. *Neuroradiology* **45**：212-219, 2003
5) Rykken JB, et al：Intramedullary spinal cord metastases：MRI and relevant clinical features from a 13-year institutional case series. *AJNR Am J Neuroradiol* **34**：2043-2049, 2013
6) Sharma GK, et al：Spontaneous intramedullary hemorrhage of spinal hemangioblastoma：case report. *Neurosurgery* **65**：E627-628, 2009
7) Berlis A, et al：Subarachnoid haemorrhage due to cervical spinal cord haemangioblastomas in a patient with von Hippel-Lindau disease. *Acta Neurochir（Wien）* **145**：1009-1013, 2003
8) Hurt M：Les hemangioblastomas intrarachidiens. *Neurochirurgie* **21**：1-136, 1975
9) da Costa LB Jr, et al：Cauda equina hemangioblastoma：case report. *Arq Neuropsiquiatr* **61**：456-458, 2003
10) Tucer B, et al：Hemangioblastoma of the filum terminale associated with von Hippel-Lindau disease：a case report. *Turk Neurosurg* **23**：672-675, 2013
11) Barbosa-Silva E, et al：Intradural extramedullary hemangioblastoma. *Arq Neuropsiquiatr* **67**：530-533, 2009
12) Weil RJ, et al：Clinical and molecular analysis of disseminated hemangioblastomatosis of the central nervous system in patients without von Hippel-Lindau disease. Report of four cases. *J Neurosurg* **96**：775-787, 2002
13) Lightfoot NJ, et al：Disseminated haemangioblastoma without evidence of the von Hippel-Lindau syndrome or haemangioblastomatosis—A case report and clinico-pathological correlation. *Clin Neurol Neurosurg* **109**：305-310, 2007
14) Kim HR, et al：Disseminated hemangioblastomatosis of the central nervous system without von Hippel-Lindau disease：a case report. *J Korean Med Sci* **24**：755-759, 2009
15) 前田正幸：症例から学ぶ画像診断トレーニング 第20回. 脊椎脊髄 **27**：951-953, 2014
16) Zhang Q, et al：Von Hippel-Lindau disease manifesting disseminated leptomeningeal hemangioblastomatosis：surgery or medication? *Acta Neurochir（Wien）* **153**：48-52, 2011

5 脊髄髄内腫瘍

(6) 髄内転移性腫瘍

臨床

髄内転移性腫瘍（ISCM：intramedullary spinal cord metastases）については，Rykkenらによる49例70個の報告がある[1]．中位年齢は57.7歳（7〜80歳）である．5例は脊髄の腫瘍から病理診断がついている．その他の44例は脊髄外の腫瘍について病理診断がついている．

女性が26例（53%）である．原発巣は肺癌が最も多く，24例（49%）あり，次いで乳癌7例（14%），悪性黒色腫5例（10%），中枢神経系からの転移が4例（8%），腎癌3例（6%），その他6例（退形成性甲状腺癌，唾液腺癌，神経内分泌癌，卵巣癌，悪性リンパ腫，前立腺癌）である．多巣性の例は肺癌（7例）と乳癌（3例）のみに認められた．

ISCMの症状が出た時に，原発巣の診断が常についているわけではない．10例（20%）は原発巣の診断よりも髄内症状が先に出現している．ISCMの診断が原発巣の診断よりも先についた例が5例（10%），ISCMが無症状であった例も4例（8%）認められた．

原発巣の診断からISCMの症状出現までは4.8年（0〜19.3年）である．ISCMの臨床経過は平均2週間（0.1〜32週間）であるので[1]，原発性脊髄腫瘍に比べて圧倒的に短い．他の著者も急性進行性の弛緩性対麻痺が最も多い症状と記載している[2]．

神経系外からのISCMは動脈系あるいは椎骨静脈叢を介して脊髄に到達すると考えられている．また，神経根あるいは髄液からも脊髄に直接浸潤する．それゆえに，しばしばISCMと髄膜播種が同時に認められる[3]．

画像所見

1. MRI
1) 特徴

Rykkenらの報告によれば，ISCMの多くは単発性で

表1 最も特徴的なISCMの画像所見[1]

1. ほとんどすべてのISCMに造影効果が認められる（**症例1**）．造影効果がないのは64個中1個のみである
2. T2強調像での高信号は広範である．平均で4.5椎体（1〜15椎体）に及ぶ
3. 腫瘍内の囊胞性変化と出血はまれである．囊胞性変化は70個中2個のみで，いずれも腫瘍内囊胞であり，腫瘍内出血は70個中1個のみである

(39/70, 57%)，胸髄に多く（35/62, 56%），脊髄の腫大を認め（40/70, 57%），偏心性に存在し（35/62, 56%），造影効果を認め（63/64, 98%），T2強調像にて高信号を示し（55/7, 79%），T1強調像では脊髄と等信号を示す（48/63, 76%）．T2強調像での高信号の範囲は長く，平均4.5椎体（1〜15椎体）であり，造影効果の範囲は1.4椎体（1〜8椎体）である[1]．Shahは，ISCMの特徴的な画像所見は限局的な病変に伴う大きな浮腫であるとしている（**症例1〜3**）[2]．自験2例では，脊髄円錐にISCMが認められた（**症例1, 2**）．Rykkenらによると，70個のISCMのうち11個（16%）が脊髄円錐にあり，胸髄，頸髄に次いで多い[1]．

以上より，Rykkenらによる最も特徴的なISCMの画像所見を**表1**に示す．

2) rim signとflame sign

Rykkenらは別の論文にて，ISCMにおける特徴的な画像所見としてrim signとflame signについて記載している[4]．ISCMの造影効果は中心部に比べて辺縁部が強いので，この所見をrim signと呼ぶ（**症例1**）．また，腫瘍の上下にある境界不明瞭な火炎状の造影効果をflame signと呼ぶ．

64個のISCMのうち，造影効果のない例が1個，rim signは21個（33%），flame signは19個（30%）にあり，どちらかがあった例が28個（44%），両方あった例が12個（19%）であった．一方，原発性腫瘍では上衣腫21個中flame signを1個に，星細胞腫21個中flame signを1個に認めている．これらの2個のflame signはいずれも腫瘍の上端あるいは下端の片方のみに

認められている．血管芽腫11個ではrim signを2個（18％）に認めた．この2個のrim signは部分的である．神経節膠腫5個，脊髄海綿状血管腫6個ではどちらのsignも認めていない[4]．

その特異度と感度は，rim signは97％と47％，flame signは97％と40％であり，rim signとflame signのどちらかがあった例では94％と60％，両方あった例では100％と27％であった[4]．

3）3椎体以上の長大な脊髄病変

ISCMも3椎体以上の脊髄病変（long cord lesion）を示す腫瘍である．71歳の女性の症例では，1週間の経過で下肢の筋力低下を認め，歩くことができなくなった．T2強調像ではTh6-12にかけて高信号が認められ，脊髄は腫大している．大脳白質，小脳にも高信号を認める．脳内病変にmass effectはない．髄液検査では細胞数増多がなく，ステロイド治療および血漿交換療法は無効であった．前頭葉の生検にて転移性小細胞癌がみつかっている．左肺門に腫瘤があり，癌と考えられ，脊髄病変もISCMと診断された[5]．

この症例は急性発症であったことより，当初は炎症性病変が考えられた．しかし，年齢が高い，髄液細胞数増多がない，ステロイド治療および血清交換療法が効かないなど，炎症性病変と合致しない点があった．報告では，たとえ経過が早くてもISCMを考慮すべきであるとしている．画像診断の観点からすると，脳および脊髄の造影剤投与後のT1強調像が必須であった．ISCMも3椎体以上の脊髄病変を示す症例の鑑別疾患に入る（長大な脊髄病変については第7章の「1. 視神経脊髄炎」を参照）．一方，長大な脊髄病変を示す炎症性の神経症候群の90％は髄液細胞数の増多と蛋白量の増加がある[5]．

診断のキー

比較的急性の発症で，広範な浮腫を認め，造影効果があり，嚢胞と出血のない髄内腫瘍はISCMを考える．rim signとflame signも参考にする．同じ画像上で脊椎あるいは隣接臓器の腫瘍の有無を検索することも必要である．

鑑別診断

鑑別診断については本章の「5-(5) 血管芽腫」のBOX 1およびBOX 2も参照．

1. 原発性髄内悪性リンパ腫（二次性も含む）

均一な造影効果を示すことが多い．ときに，腫瘍部位は周囲の浮腫に比べてT2強調像にて低信号を示す．

2. 血管芽腫

均一な造影効果を認める．周囲に拡張した導出静脈を示す点状の造影効果あるいはflow voidsを伴うことが多い．

3. 多発性硬化症

広範な浮腫はまれ．横断像でもT2強調像での高信号は脊髄の半分以下が多い．

4. 視神経脊髄炎，視神経脊髄炎関連疾患

急性の発症，3椎体以上の長大な脊髄病変を認めるが，病変の広がりが不明瞭で，腫瘍としての境界がないことが最も重要な鑑別点である．

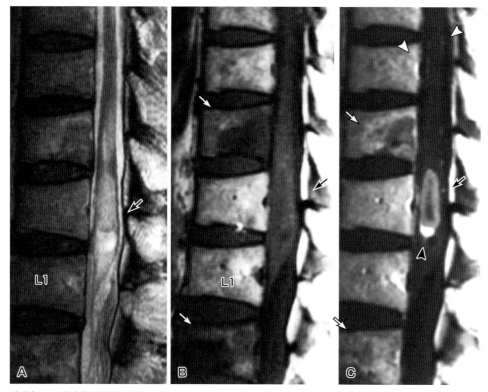

症例 1 髄内転移性腫瘍，78 歳，男性．4 カ月前より歩行障害が徐々に悪化し，3 カ月前に他院にて脊髄髄内腫瘍と診断される．当院入院時，左遠位の強い不全対麻痺，両膝以下の感覚低下，アキレス腱反射の亢進を認めた．

- **A**：T2 強調矢状断像では，Th12-L1 にかけて，強い高信号と同部位の脊髄腫大を認める（→）．その上部の髄内にも浮腫を疑わせる高信号がある．
- **B**：T1 強調矢状断像にて，腫大した脊髄下部は正常の脊髄と等信号を示す（→）．Th11 と L2 の椎体に低信号（⇒）があり，椎体への転移が疑われる．
- **C**：造影後 T1 強調矢状断像にて，境界明瞭な造影効果を認める（→）．辺縁部が中心部よりも強い造影効果を示し，rim sign が陽性である．腫瘍の下端には線状の造影効果があり（▶），flame sign の可能性がある．腫瘍下部に強い造影効果を認めるが，その病的意味は不明である．その後下方の低信号は嚢胞の可能性があるが，その他の画像および手術所見からは確認できていない．上部の脊髄表面にも造影効果があり，髄膜播種の疑いがある（▷）．Th11 と L2 の椎体に造影効果を認め，椎体への転移である（⇒）．
- **補足**：他院での発症から診断まで経過が 1 カ月と短く，椎体にも転移があり，境界明瞭な腫瘍であるため ISCM を疑った．脊髄円錐の腫瘍に対して手術を施行したところ，境界明瞭な腫瘍があり，大細胞癌（large cell carcinoma）と病理診断された．また，肺上葉にも腫瘍があり，ISCM の原発巣であると考えた．なお，頭部 MRI は施行されなかった．

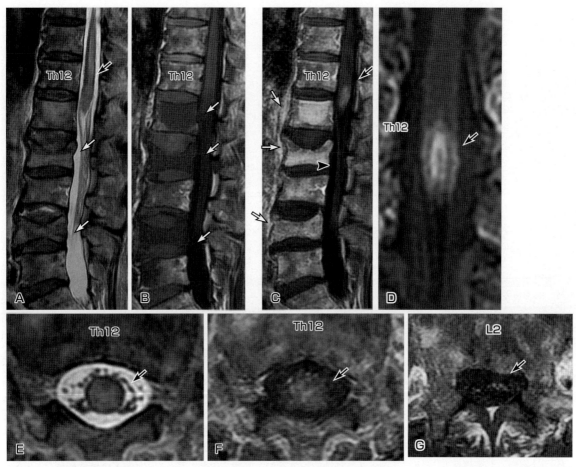

症例 2 髄内転移性腫瘍，73 歳，男性．約 2 カ月前より背中の痛みがあった．3 週間前より両下肢の脱力が徐々に進行した．2 週間で増悪し，尿意や便意もわからなくなった．四肢の筋力低下があり，深部腱反射は下肢にて消失していた．下肢振動覚の低下，膀胱直腸障害を認めた．

A：T2 強調矢状断像にて，Th11-L1 の髄内に高信号を認め，軽い脊髄の腫大がある（→）．L2，L4 の椎体には圧迫骨折があり，一部に高信号を認める（⇒）．L1 の椎体も高信号を示す．

B：T1 強調矢状断像にて，脊髄下部は等信号〜低信号を示す．L1，L2，L4，L5 の椎体には低信号があり，転移が疑われる（⇒）．

C：造影後脂肪抑制 T1 強調矢状断像にて，Th12-L1 の髄内に造影効果を認める（→）．椎体の病変と合わせると，ISCM と考えられる．L1，L2，L4，L5 の椎体には造影効果を認め，椎体への転移性腫瘍と考えられる（⇒）．脊髄前根に造影効果を認める（▶）．脊髄円錐での前角障害による二次変性の可能性が高い．

D：造影後脂肪抑制 T1 強調冠状断像にて，脊髄円錐の病変には造影効果がある（→）．中心部が強く，辺縁部が淡い造影効果を示す．

E：T2 強調横断像（Th12）にて，脊髄内に高信号を認める（→）．

F：造影後脂肪抑制 T1 強調横断像（Th12）では，脊髄内にて腫瘍の上縁にあたる部位に造影効果を認める（→）．

G：造影後脂肪抑制 T1 強調横断像（L2）にて，前根に造影効果を認める（→）．前根のみに造影効果があるので，播種ではなく，脊髄円錐の前角病変による二次変性と考える．

補足：肺に腫瘍がみつかり，生検により腺癌と診断された．それによる ISCM および椎体への転移性腫瘍と診断した．

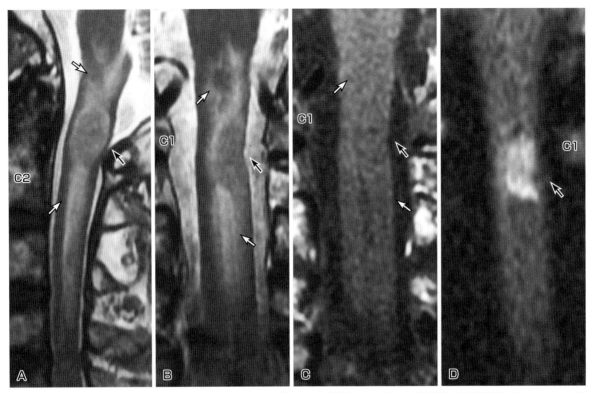

症例3 髄内転移性腫瘍，75歳，男性．約2カ月前より左殿部のしびれと後頭部痛が出現した．1カ月半前よりしびれの範囲が拡大した．約20日前には左下肢麻痺が出現し，近医にて腰椎MRIを施行したが，異常所見なく，経過観察とされた．10日前に左上肢指先のしびれ，9日前には左上下肢とも麻痺となり，救急を要請し，他院にて脊髄腫瘍と診断され，当院に入院した．

A：T2強調矢状断像にて，C1に脊髄よりも軽度高信号を示す腫瘍があり（→），その上下には延髄からC4まで連続する高信号を認める（⇢）．

B：T2強調冠状断像にて，C1-2にかけて，比較的境界明瞭な腫瘍があり（→），脊髄よりも軽度高信号を示し，中心ではなく左寄りに偏心性に存在する．その上下にはより強い高信号を認める（⇢）．

C：T1強調冠状断像にて，C1-2の腫瘍は脊髄よりも低信号を示し，境界明瞭である（→）．画像Aと画像Bにて高信号を示す部位はT1強調像では髄液よりも高い低信号を示すので，空洞あるいは嚢胞ではなく，浮腫と考えられる（⇢）．

D：拡散強調冠状断像にて，腫瘍には高信号を認めた（→）．拡散強調像にて低信号を示す血管芽腫は否定的である．

（次ページにつづく）

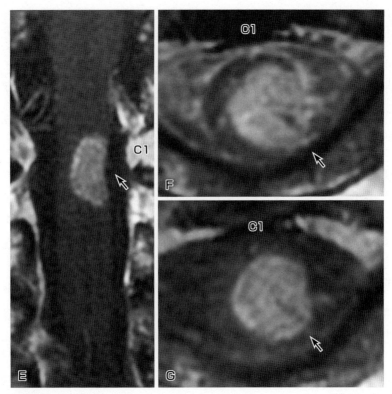

症例3 髄内転移性腫瘍（つづき）

E：造影後T1強調冠状断像にて，腫瘍には境界明瞭な造影効果を認めた（→）．画像Cにて境界明瞭な腫瘍と考えられた部位にほぼ一致している．その周囲は浮腫と考えられる．なお，腫瘍の周囲に拡張した導出静脈を認めず，血管芽腫を示唆するほど強い造影効果ではない．

F：T2強調横断像（C1）にて，脊髄の左側に高信号を示す腫瘍がある（→）．髄内腫瘍であるが，腫瘍の左後部は脊髄の輪郭をたどり，軟膜近くにある．

G：造影後T1強調横断像（C1）にて，画像Fで示した高信号のほぼ全体にわたって造影効果を認める（→）．

補足：手術にて，C2後根に接するように黄色の硬い腫瘍が露出していた．腫瘍と脊髄との境界は途中から不明瞭となり，内部をくりぬき，術中迅速細胞診にて上皮細胞が主体との返事を受けた．全摘出は困難であった．肺癌がみつかり，気管支鏡下の生検によって肺小細胞癌とされた．脊髄からの病理所見も合致した．

　本章の「5-(5) 血管芽腫」のBOX 1「単独の結節状の造影効果と広範な浮腫を認める髄内腫瘍」に相当する画像である．それから鑑別疾患を考えると，血管芽腫は，拡散強調像にて高信号を示し，腫瘍周囲に導出静脈を示す小さな結節状の造影効果がなく，造影効果も血管芽腫としては強くはないという点で，否定できる．髄内転移性腫瘍は拡散強調像にて高信号を示し，浮腫もあるため，可能性がある．髄内悪性リンパ腫も同様である．両者ともに典型的な例としては経過が長いが，ありうる範囲である．上衣腫は，偏心性で腫瘍周囲に囊胞および出血がないことから，可能性は低い．髄内神経鞘腫は可能性がある．T2強調像での高信号が神経鞘腫としてはやや弱いが，否定はできない．多発性硬化症は，造影効果のある範囲が大きく，高信号も脊髄の2/3を超え，経過も長いので否定できる．以上より，転移性腫瘍，悪性リンパ腫などの悪性腫瘍，髄内神経鞘腫の可能性が高く，非典型的ではあるが，上衣腫も完全には否定しがたいと考えた．結果は肺癌からの髄内転移性腫瘍であった．rim signとflame signを認めない．

文献

1) Rykken JB, et al：Intramedullary spinal cord metastases：MRI and relevant clinical features from a 13-year institutional case series. *AJNR Am J Neuroradiol* **34**：2043-2049, 2013
2) Shah LM：Spinal cord metastases. Ross JS, et al (eds)：Diagnostic Imaging—Spine 2nd ed. Amirsys, Salt Lake City, 2010, ppV-1-128-131
3) Bowen BC, et al：Spine Imaging—Case Review 2nd ed. Mosby, Philadelphia, 2008, pp213-214
4) Rykken JB, et al：Rim and flame signs：postgadolinium MRI findings specific for non-CNS intramedullary spinal cord metastases. *AJNR Am J Neuroradiol* **34**：908-915, 2013
5) Bhargava P, et al：Clinical Reasoning：an unusual cause of transverse myelitis? *Neurology* **82**：e46-50, 2014

5 脊髄髄内腫瘍

(7) 原発性髄内悪性リンパ腫

臨床

原発性髄内悪性リンパ腫（PISCL：primary intramedullary spinal cord lymphoma）は，まれな腫瘍であり，2013年の時点で42例の報告しかない．先天性あるいは後天性免疫不全症候群の患者に多く発症する．そのほか，薬剤性免疫不全状態あるいは，全身性エリテマトーデス（SLE：systemic lupus erythematosus）や関節リウマチなどの自己免疫疾患の患者にも多く発症する[1]．ただし，大多数の患者は免疫正常であるとする報告もある[2]．

進行性の脊髄症状を示し，筋力低下，感覚障害・膀胱直腸障害を認める．症状は発生部位と腫瘍の大きさによる．種々の炎症性病変（特発性横断性脊髄炎，多発性硬化症，視神経脊髄炎，神経サルコイドーシス）が同様な臨床所見を示すので，診断が難しい．

多巣性の髄内病変を約半分の患者で示す．頸髄が最も多い（69％）．約半数は頭蓋内にも病変がある[1]．

Flanaganらの14例の報告では，平均年齢は62.5歳（41～82歳）である．症状は亜急性（8週間以内）が9例（64％），慢性（8週間超）が5例で，すべての患者が進行性の脊髄症を示した．全身症状（発熱，ふるえ，全身倦怠感，夜間発汗，体重減少）は9例（64％）に認められている．9例は診断前に背部痛があり，4例は初期症状であった．6例に下位運動ニューロン徴候（反射の消失，弛緩性麻痺）があった．診断までは平均8カ月かかっている[3]．

画像所見

1. MRI

Flanaganらの報告では，T2強調像での髄内高信号は14例全例にあり，造影効果も全例に認められた．多巣性の病変は9例（64％）にあり，脊髄腫大は8例（57％）にあった．脊髄円錐あるいは馬尾が侵された例は8例（57％）であった（症例1）．造影効果が長く続く病変が7例中7例にあった（症例1）．脳内に造影効果のある病変を認める例は14例中9例であった．陽電子断層撮影（PET：positron emission tomography）を施行した例では2例中2例に脊髄の代謝亢進（hypermetabolism）を認めた[3]．

多くの症例は浮腫を含めて，T2強調像では高信号を示すが，造影効果のある腫瘍本体が周囲の浮腫に比べてT2強調像にて比較的低信号を示し，脳の悪性リンパ腫と同様な画像所見となることがある（症例1，2）[1,2]．これは本症の比較的特徴的な所見である．

また，均一な造影効果が長く続くことも特徴である（症例1）[1,3]．多発性硬化症では，脊髄病変が2カ月以上連続することはまれである[1]．PISCLではステロイドに反応して病巣が小さくなっても，造影効果は永続する[1]．

PISCLに囊胞あるいは空洞を伴った例は，調べた範囲ではなく[4]，また，出血を伴う例もない．

なお，発症2カ月後の初回MRIにて異常を認めず，発症6カ月後の頸髄MRIにて初めてPISCLを認めた例が1例ある[5]．

診断のキー

亜急性（8週間以内）あるいは慢性（8週間超）の臨床経過をたどり，浮腫および著明な造影効果をもち，単独性あるいは多巣性の腫瘍で，囊胞および空洞のない髄内腫瘍を認める場合には本症を考慮する．ステロイドに反応して病巣が小さくなるが造影効果が永続する際にも本症を考える．

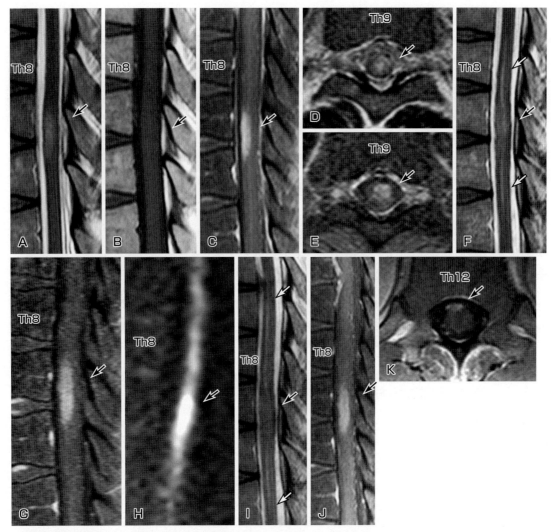

症例 1 原発性髄内悪性リンパ腫，50歳，男性．約1カ月半前，突然に中背部に疼痛があり，その後も持続したが悪化を認めなかった．2週間前から左下肢挙上困難となり，外国（エルサルバドル）での診察で左下肢筋力低下を指摘された．胸椎 MRI にて異常を指摘され，ステロイドで改善を認めている．3日前に帰国し，他院に入院した．軽い左筋力低下，下肢の病的反射陽性，殿部の触覚低下と便秘があった．MRI を撮像した．

- **A**：T2強調矢状断像にて，Th9-10 にかけて脊髄の軽い腫大があり，脊髄内に高信号を認める（→）．
- **B**：T1強調矢状断像にて，画像 A の病変はほぼ等信号を示す（→）．
- **C**：造影後 T1 強調矢状断像にて，同病変には脊髄前部を中心に造影効果を認める（→）．
- **D**：T2強調横断像（Th9）にて，脊髄内に高信号を認める（→）．
- **E**：造影後 T1 強調横断像（Th9）にて，脊髄の前部を中心にほぼ均一な造影効果を認める（→）．
- **F**：約2週間後の T2 強調矢状断像にて，Th9-10 の高信号は淡くなっているが残存し（→），脊髄の腫大も残存している．さらに，上下に線状の高信号が伸びている（⇒）．
- **G**：造影後 T1 強調矢状断像にて，Th9-10 に造影効果を認める（→）．
- **H**：拡散強調矢状断像では，同病変は高信号を示す（→）．

　ステロイドを使用せずに改善したので，最初の MRI より20日後に退院した．しかし，その2日後に症状が悪化（筋力低下と表在感覚障害の悪化，両側上肢に深部腱反射亢進が出現，37.7℃の発熱も出現）し，MRI（画像 I〜K）にて病変悪化を確認した．

- **I**：T2強調矢状断像にて，腫瘍はほぼ等信号〜低信号を示す（→）．その腫瘍から上方および下方に線状の高信号が伸び（⇒），前回よりも増加している．
- **J**：造影後 T1 強調矢状断像にて，脊髄内に造影効果を認める（→）．
- **K**：造影後 T1 強調横断像（Th12）にて，右優位に両側前根に造影効果を認める（→）．

補足：生検となり，Th11・L2 の一部と Th12・L1 の高さで骨および軟部組織を切り開いて脊柱管内にアプローチした．脊髄円錐の腹側に右 L4 に向かう腫大した神経根が2本あり，これを生検して，悪性リンパ腫（びまん性大細胞型 B 細胞リンパ腫；diffuse large B-cell lymphoma）と診断された．化学療法と放射線治療により完全寛解となった．本症例は，臨床症状の改善があるのに造影効果が残存しており，ステロイドが効いているが再燃する点が悪性リンパ腫としての特徴を示している．初回の T2 強調像では腫瘍は高信号であるが，2回目，3回目は等信号〜低信号を示しているのが興味深い．なお，3年後に左眼痛と左顔面の違和感が出現し，左海綿静脈洞に再発した．同部位は拡張し，拡散強調像では高信号，T2 強調像では皮質と等信号，均一な造影効果と，悪性リンパ腫の特徴を示した．この病変も治療によって寛解した．

（NTT 東日本関東病院の症例　町田徹先生，平塚真生子先生，石井仁也先生のご厚意による）

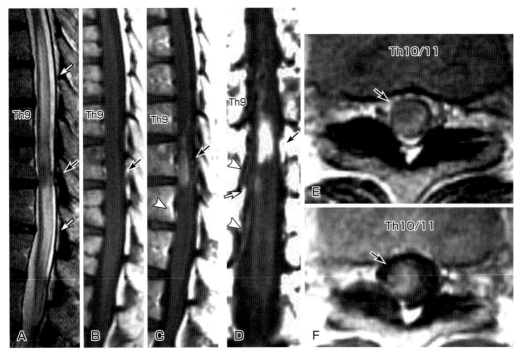

症例 2　髄内悪性リンパ腫（全身性悪性リンパ腫からの二次性リンパ腫），74 歳，男性．5 カ月前に全身性悪性リンパ腫（diffuse large B-cell lymphoma）の診断がなされ，今回，3 日前より右下肢片麻痺を認めた．

- **A**：T2 強調矢状断像にて，Th10 下部に脊髄とほぼ等信号を示す腫瘤を認める（→）．その上部と下部（Th7-12）の脊髄は腫大し，髄内に高信号を認め，浮腫と考える（⇨）．
- **B**：T1 強調矢状断像にて，腫瘍本体は淡い低信号を示す（→）．
- **C**：造影後 T1 強調矢状断像にて，Th10 に造影効果のある腫瘍（→）を認める．Th11 では脊髄の表面あるいは神経根に造影効果を認める（▷）．
- **D**：造影後 T1 強調冠状断像にて，Th10 の脊髄内右優位に腫瘍（→）を認める．そのほかに，右神経根（▷），脊髄の表面（⇨）にも造影効果を認め，播種と考えられる．
- **E**：T2 強調横断像（Th10/11）にて，脊髄の腫大を認め，髄内右には等信号を示す腫瘍を認める（→）．
- **F**：造影後 T1 強調横断像（Th10/11）にて，髄内の腫瘍には造影効果を認める（→）．
- **補足**：全身性の悪性リンパ腫をもっている患者であり，その脊髄髄内病変と播種の所見と考えた．放射線治療により脊髄病変は消失したが，その後，脳内に同様な病変を認めた．

文 献

1) Rallis D, et al：Clinical reasoning：a 51-year-old man with cervical pain and progressively deteriorating gait. *Neurology* **80**：e230-234, 2013
2) Bowen BC, et al：Spine Imaging—Case Review 2nd ed. Mosby, Philadelphia, 2008, pp311-312
3) Flanagan EP, et al：Primary intramedullary spinal cord lymphoma. *Neurology* **77**：784-791, 2011
4) Nakamizo T, et al：Magnetic resonance imaging of primary spinal intramedullary lymphoma. *J Neuroimaging* **12**：183-186, 2002
5) Herrlinger U, et al：Primary CNS lymphoma in the spinal cord：clinical manifestations may precede MRI detectability. *Neuroradiology* **44**：239-244, 2002

5 脊髄髄内腫瘍

(8) 脊髄軟膜下脂肪腫

臨床

癒合不全（dysraphism）を伴わない脊髄軟膜下脂肪腫（SSL：spinal subpial lipoma）は，まれである．発生部位は胸髄背側が多く，神経管が形成される過程において脂肪細胞が迷入するとする説が有力である．皮膚には異常を認めない．ゆっくりと進展する脊髄症を示すことが多い．脊髄との境界は不明瞭であり，完全な摘出は困難である．体重の増加などにより，脂肪腫も増大することがある[1]．

画像所見

1. MRI

脊髄背側に T1 強調像および T2 強調像にて高信号を示す腫瘤として認められる[2]．接する上下の脊髄には軽い腫大があるが，くも膜下腔の拡大はない．軟膜下腫瘍としての性質を示す（症例1, 2）．純粋に髄内腫瘍として認められることもある[3]．脂肪腫内には神経根，静脈なども認められる（症例1）．ときに，化学シフトアーチファクトにより脂肪腫の辺縁部に帯状の高信号，その反対側に低信号を認めることがある（症例1, 2）．大きな脂肪腫では脊柱管の拡大を認める（症例1）．

2. CT

脂肪を表す低吸収域を示す腫瘤として認められる（症例1）．

診断のキー

脊髄背側に T1 強調像および T2 強調像にて脂肪を表す高信号を示す腫瘤．

鑑別診断

脂肪に信号強度が似た脊柱管内病変については BOX を参照．

1. 血管脂肪腫

T1 強調像にて脂肪内に点状の低信号があり，脂肪以外の成分を示唆する．造影効果を認める．硬膜外が多い．

2. 上皮腫

不均一な信号強度，脂肪以外の嚢胞あるいは軟部組織がある時には上皮腫あるいは奇形腫を考慮する[4]．

3. 脊髄髄内血腫

亜急性期の血腫は T1 強調像にて高信号を示すが，同時に T2 強調像にて低信号を示すことが多い．

BOX
■脂肪に信号強度が似た脊柱管内病変
・硬膜外脂肪腫症*
・血管脂肪腫*（ただし，効果は部分的）
・黒色腫，脊髄メラニン細胞腫
・神経腸嚢胞
・マイオジールなどの油性造影剤*
・上皮腫*
・亜急性血腫
・奇形腫*

*：脂肪抑制効果を認める

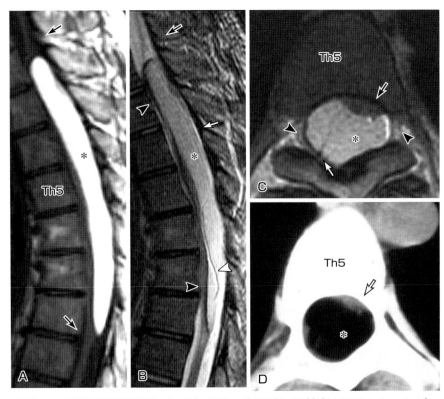

症例1 脊髄軟膜下脂肪腫，21歳，男性．生下時には著変を認めなかったが，歩行開始が遅く，1歳10カ月からであった．2年前より徐々に歩行が困難となり，10カ月前より自転車に乗れず，学校に通えなくなった．両下肢不全対麻痺を認めた．

A：T1強調矢状断像にてTh2-8の脊髄背側に，ほぼ均一な高信号を示す腫瘍を認める（＊）．脂肪腫である．腫瘍に接する脊髄は一部に腫大を認める（→）．同部位での脊髄と腫瘍との境界は滑らかであり，軟膜下腫瘍を示す．腫瘍前部の脊髄は圧排されている．

B：T2強調矢状断像にて，脊髄背側の腫瘍は高信号を示す（＊）．腫瘍の上下端の脊髄には髄内に高信号を認め，浮腫の可能性がある（→）．さらに同部の脊髄には軽い腫大がある．硬膜内髄外腫瘍を示す．腫瘍上下端のくも膜下腔の拡大はない．軟膜下腫瘍の所見である．腫瘍と脊髄の間の低信号（▶），腫瘍と脊椎との間の線状の高信号（⇨）はいずれも化学シフトによるアーチファクトである．腫瘍内の線状構造（▷）は静脈と考えられる．

C：T2強調横断像（Th5）にて，脊髄（→）を左前方に圧排し高信号を示す脂肪腫（＊）を認める．脂肪腫には線状の構造があり，神経根あるいは静脈と考えられる（⇨）．脊柱管の拡大を認める．脂肪腫の左端の高信号，右端の低信号は化学シフトアーチファクトである（▶）．

D：CT（Th5）にて，脊柱管内背側に脂肪の吸収値を示す脂肪腫（＊）を認める．脊髄が左前方に圧排されている（⇨）．脊柱管が拡大している．

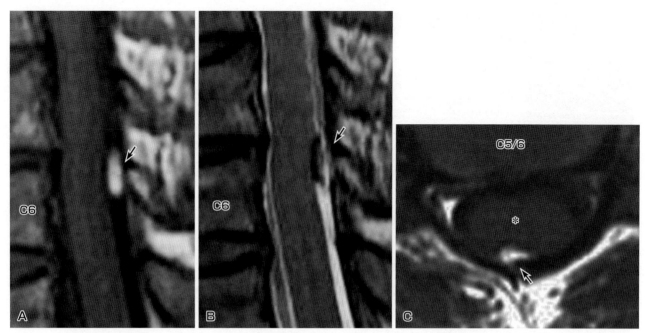

症例 2　脊髄軟膜下脂肪腫，41 歳，女性．後頸部痛があり，MRI を撮った．腫瘍に関しては無症状と考えられる．

- **A**：T1 強調矢状断像にて，C5-6 の脊髄背側に境界明瞭な高信号を示す腫瘍があり，脂肪腫と考えられる（→）．
- **B**：T2 強調矢状断像では，腫瘍の大部分は低信号を示し（→），化学シフトアーチファクトと考えられる．
- **C**：T1 強調横断像（C5/6）にて，脊髄背側に高信号があり，脂肪腫である（→）．矢状断像とは異なり，脊髄内にめり込むような形態をとり，軟膜下にあることが明瞭である．画像 A で脂肪腫と脊髄とが離れているようにみえるのは，おそらくアーチファクトが生じているからであると考える．

文献

1) 内山　拓，他：頚胸髄軟膜下脂肪腫の 1 例．脳神経外科　**40**：359-363，2012
2) Patwardhan V, et al：MR imaging findings of intramedullary lipomas. *AJR Am J Roentgenol*　**174**：1792-1793, 2000
3) Timmer FA, et al：Intramedullary lipoma. *Neuroradiology*　**38**：159-160, 1996
4) Bowen BC, et al：Spine Imaging―Case Review 2nd ed. Mosby, Philadelphia, 2008, pp27-28

脊髄髄内腫瘍

5 (9) 胚腫

臨床

Chenらの2009年の報告によると、脊髄の胚腫（germinoma）は24例に認められ、東アジアに多い。5〜43歳で発症し、男性が11例、女性が13例である。17例（70.8％）は20〜35歳の間に発症しているので、脳の胚腫よりは発症年齢が高い。13例は入院までが6カ月未満である。胸髄に好発し、胸腰髄を入れると20例がその部位に生じている。残りの4例のうち、2例が頸髄で、その他は腰椎部（髄外）である[1]。

Nakataらの2006年の報告も同様な結果である。また、血中あるいは髄液中のβ-ヒト絨毛性ゴナドトロピン（β-HCG：beta-human chorionic gonadotropin）を検索した13例中7例に上昇を認めている[2]。

症状は腰痛および脊髄症（両下肢麻痺、しびれ、膀胱直腸障害）であり、比較的早く（数カ月単位で）進行することが多いが、なかには頭蓋内の胚腫と同様に経過の長い例もある。

自験2例はいずれもKlinefelter症候群に合併した脊髄胚腫であった（胚腫を合併することがある疾患についてはBOX 1を参照）[2]。同症候群では、性腺以外の正中部に胚腫を生じる頻度が高く、脳内および脊髄に胚腫を生じる例も認められる（Klinefelter症候群についてはBOX 2を参照）。自験2例を含めて、本症候群に中枢神経系腫瘍を合併した例は12例報告されている。11例が脳腫瘍を合併し、そのうち9例が胚細胞腫瘍（germ cell tumor）であり、1例は悪性リンパ腫、1例は毛様細胞性星細胞腫であった。3例が脊髄の胚腫を合併していた[2]。

生検材料においては胚腫の構成成分であるリンパ球の浸潤が非常に目立ち、反応性の炎症あるいは悪性リンパ腫と誤診されることがあるので、放射線科医は画像から胚腫の可能性を指摘し、組織内の腫瘍細胞を注意深く調べてもらう必要がある[3]。

画像所見

1. MRI

1) 全体像

Chenらは、腫瘍の信号強度変化は非特異的であるとしている。20例中19例に造影効果を認めている。囊胞は6例にあり、そのうち4例は腫瘍内にあった。その他は腫瘍外の上部あるいは下部である[1]。

Nakataらの報告では、14例全例に脊髄の腫大を認めている[2]。

自験例を含めて、大多数の脊髄胚腫はT2強調像で淡い高信号を示し、脊髄は腫大し、腫脹した部位全体に造影効果があり（症例1〜5）、浮腫はほとんどないのが特徴である。造影効果は血管芽腫ほど強くはないが、確実に認められる。好発年齢は20〜35歳であり、好発部位は胸髄から腰髄である。

一方、例外的ではあるが、腫瘍の上下の脊髄に浮腫を認める例もある[4]。2カ月の経過があり歩行障害を認める22歳の女性例では、Th6-7にT2強調像にて脊髄に比べ淡い高信号を示す腫瘍があり、その上下にそれぞれ2.5椎体にわたる、より高信号の領域があった。Th6-7の腫瘍の部位のみに造影効果を認めている。上下の高信号は浮腫と考えられる。淡い高信号があり、その全体に造影効果がある点は共通である。

症例4は浮腫を示した例である。腫瘍本体はT2強調像にて軽い高信号を示し、同部位全体に造影効果がある。その上下により強い高信号があり、浮腫と考えられる。前述の22歳の女性例と類似した画像所見を示している。

2) 腫瘍による脳および脊髄の萎縮

症例1では腫瘍下部の脊髄に萎縮を認め、症例2では2つの腫瘍の間と下方の腫瘍下部の脊髄に萎縮を認めている。この所見は診断的特異性が高い[2]。症例5では萎縮が先行し、その後に腫瘍がみつかっている。

症例2と症例3では囊胞が腫瘍内に認められるが、診断的価値は高くはない。

Madhukarらは胚腫による脊髄萎縮をきたした1例について報告している[5]．進行する対麻痺を示す11歳の女児例である．初回のMRIでは異常がなく，8カ月後の再検では局所的な脊髄萎縮をTh4-6に認めたが，腫瘍はなかった．しかし，さらに約1年後のMRIにて淡い高信号をT2強調像にて示し，腫脹した部位全体に造影効果を認める腫瘍が，萎縮した脊髄の下部に出現した．胚腫であった（症例5）．

基底核の胚腫では，患側の萎縮が胚腫の初期画像所見であるとする報告がある[6]．前述の報告[5]も脊髄萎縮が先に生じ，その後に腫瘍がみつかっている点が共通している．腫瘍による圧迫では萎縮が説明できない[2]．

症例1では脊髄腫瘍が明らかになる4年前にもMRIを含めた検査を施行したが，腫瘍は認められなかった．さらにその後，脳においても左中小脳脚から小脳にかけての萎縮があり，高信号をT2強調像およびFLAIR（fluid-attenuated inversion recovery）像にて認め，生検をしたが，腫瘍は認められなかった．トルコ鞍内の胚腫が，尿崩症があっても初期には腫瘍がみつからず，後になって腫瘍が認められるようになるのと同様である．経過観察をすることが重要である．

自験2例において，1例では小脳に胚腫を認めた．さらに，もう1例では片側被殻に萎縮を認めている（症例1）[2]．この被殻病変は造影効果もなく，その後も進行が認められない．脊髄胚腫を疑う際には頭部MRIも必要である．

3）頭蓋内胚腫からのくも膜軟膜播種

なお，頭蓋内の胚腫から脊柱管内くも膜軟膜播種が起こることがある．第3章の「6-(7) くも膜軟膜播種」の症例1を参照．

診断のキー

日本人を含めた東アジアの小児と若年成人にて発生した胸髄から腰髄にかけての髄内腫瘍で，T2強調像では淡い高信号を示し，浮腫はなく，腫瘍全体に造影効果を認める際には本症を考慮する．まれではあるが，腫瘍近傍の脊髄萎縮を伴う所見は本症に特異的である．

進行する対麻痺を呈する若年者にて，局所的な脊髄萎縮を認めた際には，胚腫の可能性も考慮する．頻繁な経過観察をする必要がある．

鑑別診断

1．星細胞腫

小児では胚腫に類似した星細胞腫を認める（本章の「5-(3) 星細胞腫」の症例4および「8-(1) 脊髄髄内腫瘍」の症例2を参照）．胚腫に比べてT2強調像での高信号が強く，より不明瞭な造影効果を示すか造影効果がなく，また年齢も5歳未満である．

2．上衣腫

脊髄に発生する例は成人が多く，境界明瞭な造影効果，ヘモジデリン沈着によるcap signを認める．囊胞がより大きい．

BOX 1

■胚腫を合併することがある疾患
1. Klinefelter症候群
2. Down症候群
3. 神経線維腫症1型

BOX 2

■Klinefelter症候群
47XXY
・精子減少症または無精子症，睾丸の発育異常．背の高い，細い女性のような男性をみたら疑う．

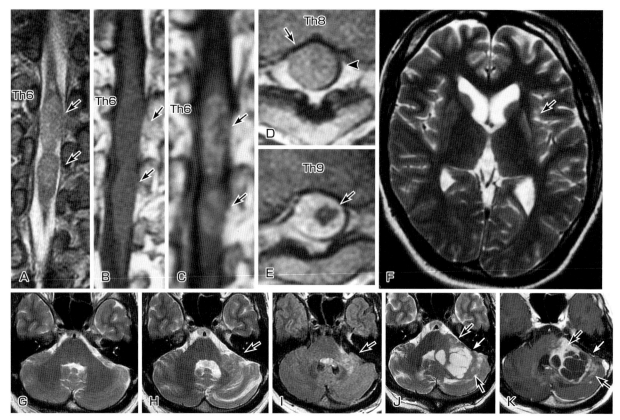

症例1 胚腫，35歳，男性．約5年前より右下肢の脱力，頭痛，歩行障害を認める．4年前，他院のMRIにて胸髄髄内に異常を認めたが，診断はつかなかった．その後も両下肢対麻痺，排便・排尿障害を認め，MRIを施行し，腫瘍がみつかる．

- **A**：T2強調冠状断像にて，Th6-8レベルに数珠玉状の髄内腫瘍があり，脊髄より軽度の高信号を示している（→）．比較的境界は明瞭である．
- **B**：T1強調冠状断像では，腫瘍は脊髄とほぼ等信号を示す（→）．
- **C**：造影後T1強調冠状断像では，不均一ではあるが確実な造影効果を腫瘍全体に認める（→）．
- **D**：T2強調横断像（Th8）にて，脊髄は腫大し，脊髄に比べて軽い高信号を示す腫瘍が脊髄内にあり（→），正常の脊髄が左端にある（▶）．
- **E**：T2強調横断像（Th9）にて，腫瘍より下部の脊髄は萎縮している（→）．脊椎側弯のため，胸髄が左側に寄っている．
- **F**：T2強調横断像（頭部）にて，左被殻の萎縮と高信号を認める（→）．造影効果はなく，CTでは異常を認めない（非掲載）．その後，この病変は進行していない．

脊髄腫瘍摘出術を施行した．術後ときどきめまいを認めたが，頭部MRIでは大きな変化を脳内に認めなかった（画像G）．しかし，術後7年目に頭部MRIにて異常を認めた（画像H, I）．

- **G**：術後2年目のT2強調横断像にて，左中小脳脚，小脳には著変を認めない．
- **H, I**：術後7年目のT2強調横断像（画像H）およびFLAIR法横断像（画像I）にて，左中小脳脚，小脳の萎縮があり，同部位に高信号を認める（→）．なお，造影後には確実な造影効果を認めなかった（非掲載）．腫瘍（胚腫）を疑い，定位脳生検を施行したが，腫瘍細胞は認められなかった．

脊髄腫瘍摘出術から約11年後，脳生検から約4年後に回転性めまいがあり，他院にてCTを撮り，異常を指摘され，当院に入院した．

- **J**：T2強調横断像にて，左小脳脚から小脳にかけて腫瘍を認め（→），髄液と同様な高信号を示す囊胞を伴っている（⇒）．
- **K**：造影後T1強調横断像にて，腫瘍には造影効果を認め（→），囊胞を伴っている（⇒）．腫瘍により腫大を示すので，以前に認められた左中小脳脚と小脳の萎縮は認められない．同部位の生検にて胚腫を認めた．なお，下垂体から下垂体柄，松果体にも腫瘍があり，多巣性であった．脊髄播種の所見はなかった．

- **補足①**：手術にて胚腫を認め，脊髄の萎縮が非常に目立っていた．術後の検査により，血中β-HCGの上昇，Klinefelter症候群の合併が判明した．本症例は5年の経過，T2強調像にて脊髄に比べ淡い高信号を示すこと，腫瘍全体の造影効果，脊髄萎縮の存在より，胚腫が強く疑われる所見である．なお，約4年前に当院にてMRI，CTミエログラフィーを含めて検査が行われているが，retrospectiveにみても，当時のMRIでは腫瘍の存在，確実な萎縮の存在を指摘できない．当時よりあった脊椎側弯が萎縮の診断を難しくしていた．
- **補足②**：症例4でも示されるように，胚腫では，腫瘍が画像で明らかになる前に同部位の萎縮をきたすことがある．本症例の画像Hと画像Iの所見はそれを示していたと考えられる．生検では検出できないような小さな腫瘍が隠れていた可能性が大きい．腫瘍による圧迫では萎縮の説明は難しく，筆者は髄鞘を壊す"トキシン（toxin）"を腫瘍が産出していると考えている．このような脳萎縮所見をみたら，注意深い経過観察が必要である．

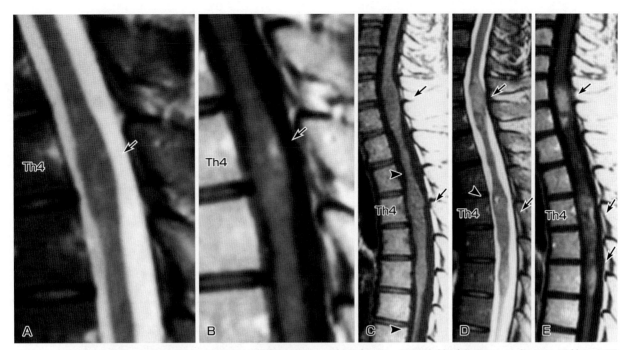

症例2 胚腫，27歳，男性．約2年前より陰部周囲のしびれがあり，便尿失禁が出現し，1年4カ月前から下肢の脱力，跛行が出現した．胸髄MRIでは異常を指摘できなかった（非掲載）．その後，左優位の両下肢筋力低下，左足関節以下の自動運動消失，Th4レベル以下でのしびれと感覚低下を認め，左腱反射の亢進があった．MRIにて脊髄腫瘍を指摘され（画像A，B），保存的治療が選択された．さらに，1年後のMRI（画像C〜E）にて腫瘍の進展が明らかであった．

A：T2強調矢状断像にて，Th4-5の髄内に等信号〜淡い高信号を示す腫瘍を認める（→）．

B：造影後T1強調矢状断像にて，Th4の腫瘍内に小さな点状の強い造影効果を認める（→）．腫瘍全体に造影効果も疑われるが，確実ではない．この腫脹した部位全体に造影効果があるとすると，T2強調像にて腫大した部位での高信号が淡い点も合わせると，胚腫に特徴的な所見となる．

C：1年後のT1強調矢状断像にて，C7-Th1，Th4-6にかけてわずかに低信号を示す2つの腫瘍（→）がある．その間のTh2-3と，Th7以下の脊髄には萎縮を認める（▶）．全体として数珠玉状になっている．

D：T2強調矢状断像にて，2つの腫瘍は淡い高信号を示す（→）．Th4上部の強い高信号は嚢胞の可能性がある（▷）．

E：造影後T1強調矢状断像にて，腫瘍にはほぼ全体に，不均一な造影効果を認める（→）．

補足：生検にて胚腫を認めた．放射線治療により腫瘍は縮小した．しかし，下肢の麻痺は改善しなかった[7]．画像C〜Eでは数珠玉状の腫瘍，T2強調像にて淡い高信号，腫瘍全体の造影効果を示し，腫瘍に接する脊髄に萎縮が認められ，胚腫に特徴的な所見である．

（安城更生病院神経内科 安藤哲朗先生のご厚意による）

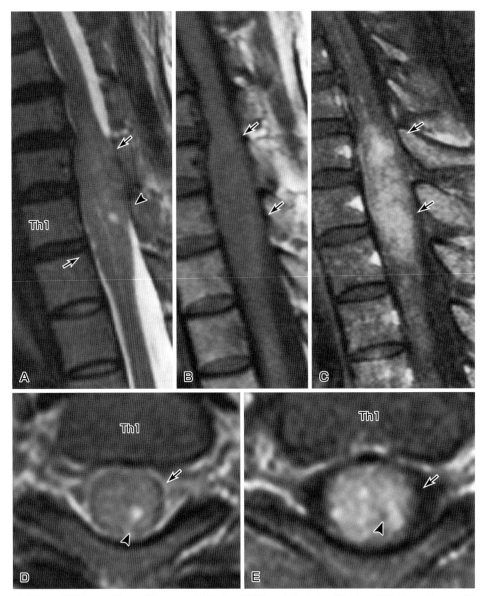

症例3 胚腫，30代，女性．4カ月前より両側つま先のしびれを自覚した．徐々に増悪傾向を示し，しびれが両下肢全体に広がり，ふらつきも自覚した．入院時，右優位に両下肢の感覚障害，膀胱直腸障害，足底の異常感覚があった．麻痺はなく，筋萎縮もない．

A：T2強調矢状断像にて，脊髄に比べて淡い高信号を示す腫瘍が脊髄内C6/7-Th2にある（→）．Th1には小さな囊胞がある（▶）．

B：T1強調矢状断像では，腫瘍は軽度低信号〜等信号を示す（→）．

C：造影後脂肪抑制T1強調矢状断像にて，腫瘍全体に造影効果を認める（→）．一部，アーチファクトがあり，不均一となっている可能性がある．

D：T2強調横断像（Th1）にて，周囲に正常の脊髄と考えられる領域を残し，腫瘍による淡い高信号がある（→）．強い点状の高信号は囊胞である（▶）．

E：造影後T1強調横断像（Th1）にて腫瘍全体に造影効果がある（→）．小さな囊胞がある（▶）．

補足：部位が頸胸髄移行部である点がやや非典型的ではあるが，ありうる部位である．T2強調像にて淡い高信号を示すこと，腫瘍全体の造影効果，30代は典型的である．

（獨協医科大学放射線科　桑島成子先生のご厚意による）

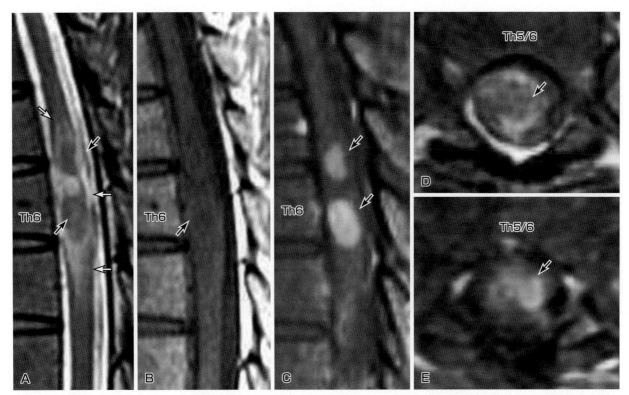

症例 4 胚腫，30 代，女性．2 年前より両下肢のしびれを自覚し，徐々に感覚障害が上行した．神経学的診察にて，Th7 以下の感覚障害（温痛覚・触覚障害）を認め，下肢の筋力低下はないが，腱反射の著明な亢進があり，Babinski 反射陽性であった．

- **A**：T2 強調矢状断像にて，Th5-7 にかけて脊髄の腫大がある．画像 C と対比すると，2 カ所（Th5/6 と Th6）の造影効果のある腫瘍本体は脊髄より軽い高信号を示す（→）．その高信号の間と，高信号を挟んだ上下に，より強い高信号を認める（⇒）．この強い高信号は浮腫の可能性がある．
- **B**：T1 強調矢状断像にて，画像 C と対比すると，Th6 の造影効果のある部位は，T1 強調像では低信号を示す（→）．一方，Th5/6 の造影効果のある部位は T1 強調像では等信号に近い．
- **C**：造影後 T1 強調矢状断像にて，境界明瞭な造影効果を 2 カ所に認める（→）．
- **D**：T2 強調横断像（Th5/6）にて，腫瘍本体は軽い高信号を示す（→）．
- **E**：造影後 T1 強調横断像（Th5/6）にて，腫瘍に造影効果を認める（→）．

補足：脊髄胚腫には浮腫を伴う場合があり，その特徴を示した例である．腫瘍が 2 カ所に分かれているようにみえるのは，**症例 1** および **症例 2** と共通した所見である．淡い高信号を T2 強調像にて示し，同部位全体にわたる造影効果がある．この症例では造影効果が比較的強いが，経過が長く，好発部位の下部胸髄で，年齢が 30 代であることは本症に特徴的である．

（長崎大学病院脳神経外科 角田圭司先生，同放射線科 榎園美香子先生のご厚意による）

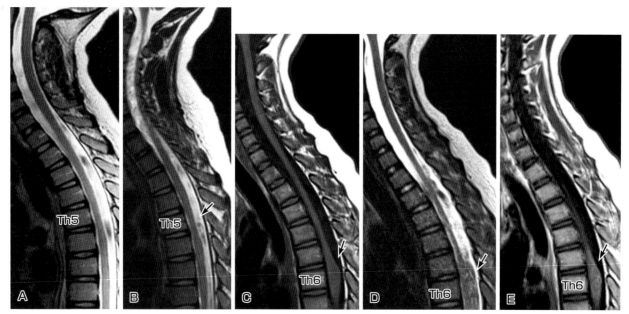

症例 5 胚腫，11 歳，女子．軽い落下事故の後に，7 カ月にわたる下肢の筋力低下を認めた．歩行障害が起こり，入院し，MRI を撮った（画像 A）．その後，症状が進行し，歩けなくなった．MRI にて再検した（画像 B）．さらに症状が進行し，対麻痺となった．最初の MRI から 20 カ月で 3 回目の MRI が施行された（画像 C～E）．（文献 5）より引用）

- **A**：入院当時の T2 強調矢状断像では，ほぼ正常と判断された．retrospective にみると，Th5 に軽い萎縮の疑いがある．
- **B**：8 カ月後の T2 強調矢状断像にて，Th4-6 にかけて脊髄の萎縮を認めた（→）．造影を含めて，当時は腫瘍を示唆する所見がなかった．
- **C**：初回から 20 カ月後の T1 強調矢状断像にて，上部胸髄の萎縮がある．Th5-7 にかけて，低信号を示す腫瘍が出現している（→）．
- **D**：同時期の T2 強調矢状断像にて，Th5-7 にかけて脊髄の腫大を認め，淡い高信号を示す腫瘍が髄内にあり（→），境界明瞭である．
- **E**：造影後 T1 強調矢状断像にて，腫瘍全体に造影効果を認める（→）．生検にて胚腫であった．
- **補足**：画像 C～E では中部胸髄に境界明瞭な腫瘍があり，T2 強調像では淡い高信号を示し，浮腫がなく，腫瘍全体に造影効果を認める．しかも，11 歳女子で，脊髄萎縮がある．脊髄胚腫を考えるべき所見である．腫瘍がない時にすでに萎縮があることも，注意すべき点である．

文献

1) Chen F, Liu T, Li J, et al：The MRI manifestations of intramedullary germinoma of the spinal cord：a case report and review of the literature. *Journal of Nanjing Medical University* **23**：212-216, 2009
2) Nakata Y, et al：Two patients with intraspinal germinoma associated with Klinefelter syndrome：case report and review of the literature. *AJNR Am J Neuroradiol* **27**：1204-1210, 2006
3) Ironside JW, et al：Diagnostic Pathology of Nervous System Tumours. Churchill Livingstone, London, 2002, pp274-280
4) Yamagata T, et al：Primary intramedullary spinal cord germinoma：diagnostic challenge and treatment strategy. *Neurol Med Chir（Tokyo）* **49**：128-133, 2009
5) Madhukar M, Maller VG, Choudhary AK, et al：Primary intramedullary spinal cord germinoma. *J Neurosurg Pediatr* **11**：605-609, 2013
6) Okamoto K, et al：Atrophy of the basal ganglia as the initial diagnostic sign of germinoma in the basal ganglia. *Neuroradiology* **44**：389-394, 2002
7) 安藤智洋，他：脊髄原発 germinoma の 1 例．日本脊髄障害医学会雑誌 **17**：100-101, 2004

5 脊髄髄内腫瘍

(10) 髄内神経鞘腫

臨床

髄内神経鞘腫（intramedullary schwannoma）は，まれな髄内腫瘍である．脊髄神経鞘腫の約1.1％といわれている．過去の69例の報告[1]では頸髄に多く（58％），次いで胸髄（32％）である．神経線維腫症を伴うこともある（12％）．病理組織はAntoni A型が多い．平均年齢は49.2歳（9〜75歳），発症から手術までの期間は平均28.2カ月であり，経過が長い．

髄内血管周囲の末梢神経から発生するとする説，脊髄神経根の脊髄への入口部から中心に向かって成長するとする説などがある．後者では背側神経根から発生することが多く，軟膜下腫瘍を示す[1]．

画像所見

1. MRI

髄内の境界明瞭な小さな腫瘍を示すことが多い（**症例1**）．空洞を伴うことはまれである．MRIが施行された20例の報告のうち，15例のT1強調像では10例が低信号〜等信号，12例のT2強調像では7例が高信号，5例が低信号を示した[2]．境界明瞭な造影効果を示した例が造影剤を用いた18例中15例であった．均一な造影効果は65％に認められた．浮腫は記載のあった10例全例に認められている．横断像および冠状断像の記載は10例にあり，そのうち5例は腫瘍が偏在していた．その他の5例は腫瘍が大きく，脊柱管を満たし，偏在性に関しては評価ができない．

後根神経に向かって造影効果が伸びている画像所見は本症に特徴的である[3]．軟膜下腫瘍を示し，強い造影効果のある時にも本症を考慮する[1]．

髄内と硬膜内髄外の鉄亜鈴型腫瘍（spinal dumbbell tumor）を示した神経鞘腫1例の報告がある[4]．この報告例は囊胞を伴っていた．最近の報告[5]では，脊髄上部に多く（20例中12例が頸髄あるいは頸髄胸髄移行部），20例中4例が脊髄後根に関連しており，腫瘍周囲に囊胞を伴う例が20例中8例であった．

診断のキー

頸髄から胸髄にかけて偏在する髄内腫瘍で，中等度の浮腫，強い造影効果を示す例では神経鞘腫も鑑別に入れる．後根への進展があれば，可能性は大きい．

鑑別診断

1. 上衣腫
頸髄では上下の脊髄にヘモジデリン沈着（cap sign），空洞あるいは囊胞を高頻度に伴う．

2. 上衣下腫
上下の進展がより長い．境界は明瞭．造影効果がないこともある．

3. 星細胞腫
境界不明瞭な造影効果．造影効果がないこともある．

4. 髄内転移性腫瘍
臨床経過が短い．

5. 原発性髄内悪性リンパ腫
浮腫は広範．複数の造影効果を認めることもある．

単独の結節状の造影効果と広範な浮腫を認める髄内腫瘍については，本章の「5-(5) 血管芽腫」のBOX 1を参照．

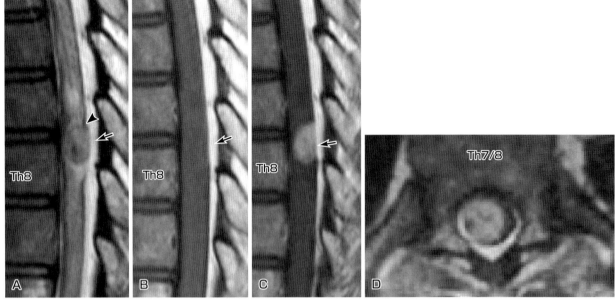

症例1 髄内神経鞘腫，46歳，男性．5年前より右下肢のしびれ，1年ほど前より右下肢つっぱり感がある．3カ月前より左下肢にもつっぱり感が出現した．

- **A**：T2強調矢状断像にてTh7-8に腫瘍があり（→），脊髄よりは高信号を示す．内部には低信号も認められる．脊髄の輪郭より急激に後方突出している（▶）．上下の脊髄には広範な浮腫を認める．
- **B**：T1強調矢状断像にて腫瘍は脊髄とほぼ等信号を示し（→），同定できない．腫瘍の上下に嚢胞・空洞を認めない．
- **C**：造影後T1強調矢状断像にて腫瘍には境界明瞭な造影効果を認める（→）．腫瘍は脊髄の中心部ではなく，背側に寄って存在する．
- **D**：造影後T1強調横断像（Th7/8）にて腫瘍は脊髄の右半分に偏在している．
- **補足**：手術録では腫瘍は髄外に顔を出しており，脊髄に埋没している部分は境界不明瞭で軟膜下に存在し，後根は不明であった．長い経過を示し，一見脊髄の髄内腫瘍であるが，偏在性に存在し，1椎体以下の進展範囲と境界明瞭な造影効果を認める時には髄内神経鞘腫も考慮すべきである．

（東京慈恵会医科大学放射線医学講座 松島理士先生のご厚意による）

文献

1) Kim SD, et al：Thoracic subpial intramedullary schwannoma involving a ventral nerve root：a case report and review of the literature. *Surg Neurol* **63**：389-393, 2005
2) Ozawa N, et al：Subpial schwannoma of the cervical spinal cord mimicking an intramedullary tumor. *Radiat Med* **24**：690-694, 2006
3) Colosimo C, et al：Magnetic resonance imaging of intramedullary spinal cord schwannomas. Report of two cases and review of the literature. *J Neurosurg* **99**（1 Suppl）：114-117, 2003
4) Kono K, et al：MR imaging of a case of a dumbbell-shaped spinal schwannoma with intramedullary and intradural-extramedullary components. *Neuroradiology* **43**：864-867, 2001
5) Yang T, et al：Clinical features and surgical outcomes of intramedullary schwannomas. *Acta Neurochir（Wien）* **156**：1789-1797, 2014

5 脊髄髄内腫瘍

（11）脊髄メラニン細胞腫

臨床

　原発性黒色腫系腫瘍とは，メラニン細胞由来の良性および悪性の腫瘍である．主として軟膜から生じる腫瘍で，特定の基礎疾患がなくメラニン細胞由来の腫瘍が生じる場合と，皮膚に有毛性色素性母斑をもつヒトの軟膜にメラニン細胞が集簇した神経皮膚黒色症（neurocutaneous melanosis）が基本にあり，そこが発生母地となって生じる場合がある[1]．

　メラニン細胞腫（melanocytoma）は，よく分化したメラニン細胞の限局性増殖で，軟膜のメラニン細胞由来の良性腫瘍であり，小脳橋角槽や脊髄などに発生する．発症年齢は成人であり，25～75歳と幅広い．脊髄メラニン細胞腫（SM：spinal melanocytoma）では，進行する腰痛，下肢の麻痺を伴うことが多い[1]．SMの好発部位は胸髄とされるが[2]，頸髄とする説もある[3]．

　黒色腫系腫瘍は良性のSMから，明らかな悪性の黒色腫までのスペクトラム上に存在する可能性がある[4]．

　SMの肉眼での特徴は，黒い色素と膜に包まれている（encapsulation）ことである[4]．

　髄膜黒色腫症（meningeal melanomatosis）は，悪性黒色腫細胞がびまん性にくも膜下腔に浸潤増殖する状態であり，神経皮膚黒色症の悪性転化による場合が多い[1]．

画像所見

1. MRI

1）腫瘍の局在

　59例のSMについての報告では，19例が髄内であり，その他は髄外であった．多くのSMは単発性であるが，多発性あるいは播種を示すこともある．多発性のSMは，病理所見にて悪性変化がなくても進行性の臨床経過を示し，予後が不良である[5]．

　Houらの5例では全例硬膜内髄外であり，硬膜に接していた．1例に片側椎間孔の拡大を認めている．2例が多発性であり，その他は単発性であった[2]．

2）信号強度

　Houらの5例（硬膜内髄外）のうち，T1強調像では均一な高信号が2例，中等度の高信号が2例で，残りの1例は等信号，T2強調像では3例が均一な低信号，1例は中等度の高信号，1例は等信号を示した．造影後は2例が強い均一な造影効果，3例が中等度の造影効果を示した[2]．

　症例1と**症例2**はともに髄内であり，T1強調像では高信号を示し，造影後は強い造影効果が認められた．2例とも嚢胞を腫瘍上部に伴っていた．

　SMの信号強度はメラニンの量と，出血の有無によって決まる．SMにおけるT1短縮およびT2短縮はメラニン内の常磁性作用を有する遊離基（free radical）に関連しており，プロトン電子双極子相互作用による．GRE法ではより広範な低信号をメラニンによって示す[4]．

　脳内の悪性黒色腫による研究では，T1短縮の程度と腫瘍内のメラニン量は比例するが，T2*強調像での低信号とは比例しない[6]．

3）造影効果

　SMは強い造影効果を示す．ただし，均一な時も不均一な時もある[2-4]．

4）空洞，嚢胞

　Turhanらによれば，2例の髄内SMでは腫瘍に空洞（あるいは嚢胞）を伴っていた[7]．Houらの1例も嚢胞を伴っている[2]．

　なお，神経皮膚黒色症については，本章の「6-(7) くも膜軟膜播種」を参照．

診断のキー

　硬膜内髄外あるいは髄内の腫瘍で，T1強調像にて高信号，T2強調像では低信号を示し，造影効果が認められる際には本症を考慮する．

鑑別診断

1. 上衣腫
腫瘍の上下に古い出血，境界明瞭な腫瘤．

2. 髄内転移性腫瘍
広範な浮腫，造影効果，急速な進展．

3. 脊髄海綿状血管腫
T2強調像にて，辺縁部はヘモジデリン沈着による低信号を示す．造影効果はないか，あってもわずか．

4. メラノソームを有する硬膜内髄外腫瘍（神経鞘腫，髄膜腫）
ときに，T1強調像にて高信号を示すことがある．まれな腫瘍である．

5. 悪性黒色腫
メラニン細胞腫とは異なり，悪性黒色腫は造影効果が目立たないことがある．

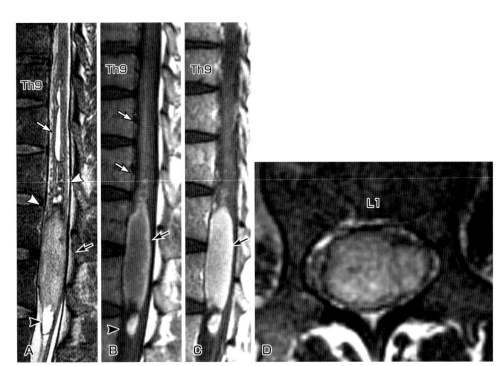

症例1 脊髄メラニン細胞腫，43歳，男性．1年半前よりときどき排尿障害，右下肢と足背の痛みを認めていた．20日前に両下肢の痛みにより起立困難となり，他院でのMRIにて腫瘍を認め，当院に転院した．遠位筋右の著明な筋力低下，臍以下の温痛覚消失，右下肢の振動覚消失，膝蓋腱反射右消失，排尿障害を認めた．

A：T2強調矢状断像にて，Th12-L1に脊髄より高信号を示す腫瘍を認める（→）．それより上部の脊髄内には点状の低信号がある（▷）．Th9-11には脊髄中心部に液面形成を示す高信号があり（⇢），出血である．腫瘍の下端にも高信号があり，T1強調像と合わせると出血と考えられる（▶）．

B：T1強調矢状断像にて，Th12-L1の腫瘍の中心部は脊髄より軽度高信号，辺縁部はより高信号を示す（→）．その上部の脊髄には線状の高信号があり，出血を示す（⇢）．腫瘍の下端にも出血による高信号（▶）を認める．

C：造影後T1強調矢状断像にて，腫瘍には均一な造影効果を認める（→）．SMの所見である．

D：T2強調横断像（L1）にて脊柱管の拡大があり，腫瘍は2つに分かれている．

補足：病歴より，比較的ゆっくりと発育した腫瘍であることがわかる．T1強調像での高信号よりSMが考えられ，粘液乳頭状上衣腫が鑑別疾患にあがる．しかし，本症例は後者より強い高信号を示していた．20日前の突然の痛みは出血によるものと考えられる．手術所見にて右に出る馬尾神経が左から出ていたのは，腫瘍が主に右側に突出し，脊髄を右から左に回転させた結果と考えられる．画像Dにて2つの腫瘍が認められるのは，右は主として腫瘍，左は腫瘍と脊髄をみている可能性がある．ただし，左の腫瘍にも造影効果を認めた．

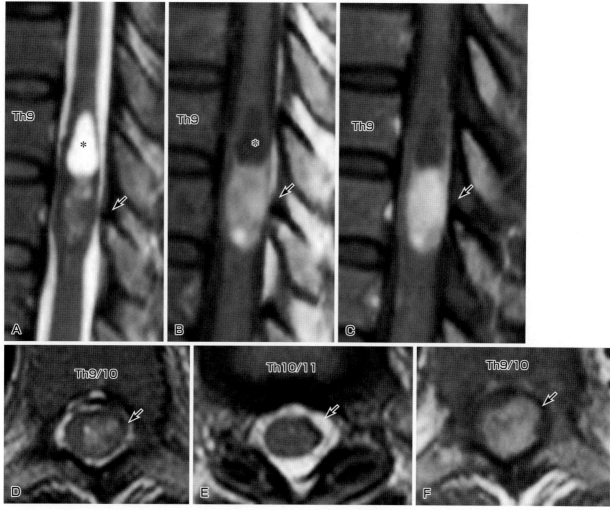

症例2 脊髄メラニン細胞腫，40歳，女性．2年前より左大腿後面のしびれ，下腿外側の異常感覚が出現し，徐々に悪化した．生下時より，左側腹部，背部に黒い母斑を認める．

A：T2強調矢状断像にて，Th10に脊髄の腫大を伴う髄内腫瘍があり，不均一な軽度高信号を示す（→）．境界明瞭であり，浮腫はほとんない．その上部には髄液と等信号を示す囊胞（＊）を認める．
B：T1強調矢状断像にて，腫瘍は明瞭な高信号を示す（→）．上部に囊胞を認める（＊）．
C：造影後T1強調矢状断像にて，腫瘍には全体にわたり造影効果を認める（→）．上部の囊胞周囲には造影効果を認めない．SMと考える．
D：T2強調横断像（Th9/10）にて，脊髄内の左寄りに高信号を認め（→），脊髄の腫大を伴っている．
E：T2強調横断像（Th10/11）にて，脊髄左辺縁部に低信号を認める（→）．メラニンによるT2短縮をみていると考える．
F：T1強調横断像（Th9/10）にて脊髄内には高信号を認め（→），メラニンによるT1短縮である．
補足：手術では腫瘍，周囲の骨，硬膜にも岩のりのようなものが黒い斑点としてみえた．皮膚病変の病理はメラニン細胞性母斑（melanocytic nevus）であり，脊髄病変は神経皮膚黒色症に生じたSMであった．
（獨協医科大学放射線科　桑島成子先生のご厚意による）

BOX

■脊柱管内のT1短縮（高信号）を示す疾患

1. 亜急性期の出血（メトヘモグロビン）：脊髄髄内出血，脊髄硬膜外（下）血腫，脊髄くも膜下出血，脊髄海綿状血管腫
2. 脂肪＊：脂肪腫，血管脂肪腫，類皮腫，類上皮腫，奇形腫
3. メラニン：脊髄メラニン細胞腫，悪性黒色腫，メラノソームを有する神経鞘腫と髄膜腫
4. マイオジール（油性造影剤）＊：過去に行われた脊髄造影時の遺残
5. 蛋白含有成分：ムチンを含む粘液乳頭状上衣腫，神経腸囊胞
6. 石灰化あるいは骨化：後縦靱帯骨化症，黄色靱帯骨化症
7. その他：多発性硬化症の慢性期

＊：脂肪抑制効果を示す

文 献

1) 脳腫瘍全国統計委員会, 日本病理学会（編）：臨床・病理 脳腫瘍取扱い規約―臨床と病理カラーアトラス 第2版. 金原出版, 2002, pp145-147
2) Hou GQ, et al：MR imaging findings of the intraspinal meningeal melanocytoma：correlation with histopathologic findings. *AJNR Am J Neuroradiol* **33**：1525-1529, 2012
3) Bowen BC, et al：Spine Imaging―Case Review 2nd ed. Mosby, Philadelphia, 2008, pp355-356
4) Shah LM：Melanocytoma. Ross JS, et al（eds）：Diagnostic Imaging―Spine 2nd ed. Amirsys, Salt Lake City, 2010, ppV-1-132-133
5) Liubinas SV, et al：Primary melanocytic neoplasms of the central nervous system. *J Clin Neurosci* **17**：1227-1232, 2010
6) Gaviani P, et al：Improved detection of metastatic melanoma by $T2^*$-weighted imaging. *AJNR Am J Neuroradiol* **27**：605-608, 2006
7) Turhan T, et al：Spinal meningeal melanocytoma. Report of two cases and review of the literature. *J Neurosurg* **100**（3 Suppl Spine）：287-290, 2004

5 脊髄髄内腫瘍

（12）孤立性線維性腫瘍

臨床

孤立性線維性腫瘍（SFT：solitary fibrous tumor）は胸膜に発生するコラーゲンの多い線維性腫瘍として命名された腫瘍である．CD34免疫染色が陽性となる特徴から，疾患概念として独立した．同様な腫瘍が髄膜に発生する[1]．髄膜腫とは異なり，上皮膜抗原（EMA：epithelial membrane antigen）およびS-100蛋白での染色は陰性，石灰化を認めないなどの特徴がある．

Fargenらによると，1996～2010年に脊柱管内のSFTは46例の報告がある[2]．男性がやや多い（56％）．最も多い年齢は41～50歳（24％）である．しかし，17～75歳と幅広く分布している．部位が示されている40例のうち，胸髄が17例（42％），頸髄が14例（35％）である[2]．神経組織との関係が示されている35例では，硬膜外が8例（22％），硬膜内髄外が10例（28.6％），硬膜内としか記載がないものが5例（14.3％），髄内（軟膜下を含む）が12例（34％）である[2]．

画像所見

1. MRI

Fargenらによると，頭蓋内を含めて，SFTの約2/3はT1強調像にて等信号であり，残りは不均一な信号強度か低信号を示している．T2強調像では約2/3が低信号を示し，高信号は17％であった．3/4以上の症例がびまん性で，均一な造影効果を認めた（78％）．21％は部分的あるいは不均一な造影効果であった．1例のみ造影効果がなかった[2]．Wangらの報告（頭蓋内および脊柱管内SFT）では，T1強調像で18例中7例が等信号，5例が均一な低信号，不均一な信号強度が6例，T2強調像では等信号が13例，低信号が4例であったとしている[3]．脊柱管内に限局した報告では，SFTは境界明瞭な腫瘍で，T1強調像では脊髄と等信号，T2強調像では脊髄より低信号を示し，均一あるいは不均一な造影効果があった（**症例1, 2**）[4,5]．脊柱管内のSFTではdural tail signを認めないとされているが[4]，**症例1**では認めている．

SFTでは，腫瘍が軟膜下，硬膜内髄外，硬膜外のいずれにもありうると認識することが重要である．自験例では，T2強調像で腫瘍の周囲に拡張したflow voidsを認めた．鑑別診断を考えるうえで重要な所見である（**症例1, 2**）．一方，脊柱管内の腫瘍では，血管芽腫で認められるような，造影後の拡張した静脈は腫瘍の周囲に認められない．椎体浸潤を示した例が1例あった（**症例3**）．T2強調像での信号強度は，大きな腫瘍では出血，浮腫，壊死，変性の有無により変化する可能性がある（**症例3**）．

脊髄円錐に脊髄髄内血腫を伴い，そこに付着するように存在した髄内のSFT例がある[6]．

2. CT

Fargenらの頭蓋内を含めた報告では，17例のSFTのうち10例が高吸収値，4例が等吸収値，3例が低吸収値を示し，石灰化は9例にあったと記載しているが，部位別の記載はない[2]．Wangらは頭蓋内を含めた報告にて，10例中9例が高吸収値，1例が等吸収値であり，石灰化は1例もなく，2例に骨浸潤があったと記載している[3]．

3. 血管造影

頭蓋内のSFTの報告では，著明で均一な腫瘍濃染像を長く認め，AVシャントおよび早期静脈の出現はなく，1例を除いて外頸動脈が栄養動脈であった[7]．これらは脊柱管内のSFTにもあてはまる可能性がある．

診断のキー

脊柱管内のいずれの部位（軟膜下，硬膜内髄外，硬膜外）においても，T2強調像にて脊髄と等信号～低信号を示し，髄膜腫に類似した画像を示し，flow voidsを認める際には本症を考慮する．

鑑別診断

1. 軟膜下腫瘍

脊髄軟膜下腫瘍については，本症の「5-(2) 上衣下腫」のBOX 2を参照．

1) 神経鞘腫
T2強調像で脊髄よりも高信号．flow voidsはない．

2) 血管芽腫
T2強調像にて高信号，囊胞の存在．造影後に導出静脈が造影される．

2. 硬膜外腫瘍

1) 髄膜腫
軟膜下腫瘍ではない．flow voidsはない．

2) 硬膜外悪性リンパ腫
椎間孔の拡大は少ない．flow voidsはない．

3) 神経鞘腫
T2強調像では高信号．椎間孔の拡大を伴う．

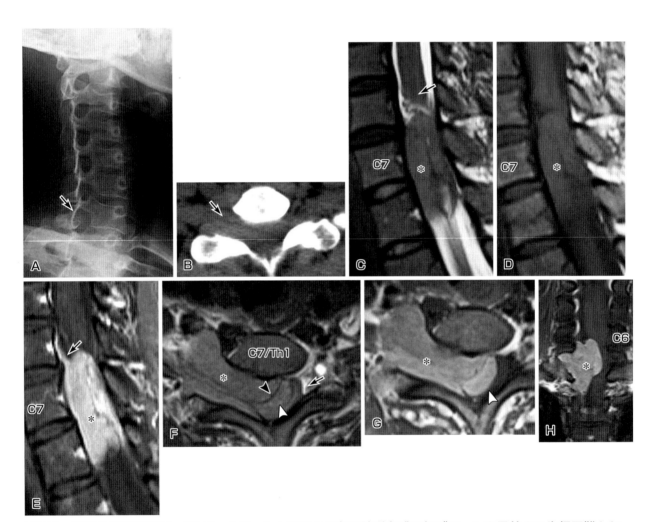

症例1 孤立性線維性腫瘍，30代，女性．3カ月前より右下肢脱力感に気づき，1カ月前より歩行困難となった．その後，右下肢麻痺および左下肢の脱力が進行してきたため他院を受診した．

- **A**：頸椎単純X線右前斜位像にて，C7/Th1の右椎間孔の拡大を認める（→）．
- **B**：CT（C7/Th1）にて，右椎間孔の拡大があり，軟部組織濃度を椎間孔に認める（→）．石灰化はない．
- **C**：T2強調矢状断像にて，C7を中心に腫瘍があり（*），脊髄とほぼ等信号を示す．腫瘍上部にflow voids様所見を認める（→）．
- **D**：T1強調矢状断像にて，C7の腫瘍は脊髄とほぼ等信号を示す（*）．
- **E**：造影後T1強調矢状断像にて，腫瘍には強い造影効果を認める（*）．上部にはdural tail signを認める（→）．
- **F**：T2強調横断像（C7/Th1）にて，硬膜（▶）の外側（硬膜外；*），とその内側（硬膜内；▷）に腫瘍があり，脊髄（→）を左側に圧迫している．
- **G**：造影後T1強調横断像（C7/Th1）にて，硬膜内（▷）および硬膜外（*）の腫瘍は均一に造影されている．
- **H**：造影後T1強調冠状断像にて，均一な腫瘍が硬膜内から硬膜外へ伸びている（*）．

補足：手術にて，腫瘍は神経根と脊髄の接合部付近より発生しているようであったと記載されている．椎間孔の拡大があるため，比較的ゆっくり発育する腫瘍で，硬膜内と硬膜外にある．神経鞘腫が鑑別疾患にあがるが，T2強調像での信号強度が低い，造影効果が均一すぎるなどの点で合致しない．dural tail signがあり，髄膜腫が鑑別疾患の上位となる．flow voids所見の存在，髄膜腫としては非常に大きいことが鑑別点になる．

（熊本大学医学部放射線科 平井俊範先生のご厚意による）

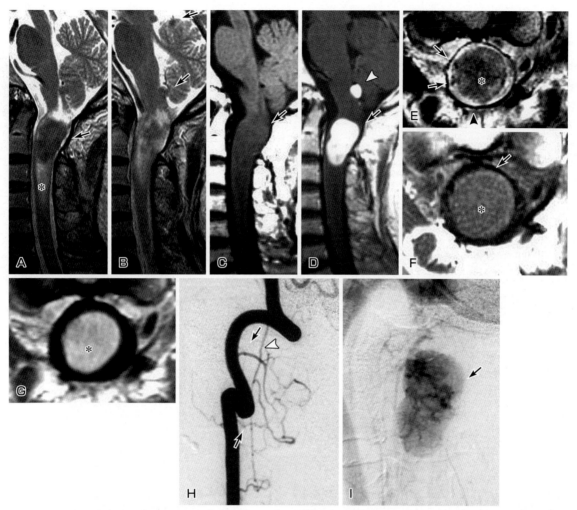

症例2　孤立性線維性腫瘍（軟膜下），57歳，男性．約1年前より右上下肢の脱力が始まり，片麻痺に進行した．入院時，右顔面神経麻痺，右顔面のしびれと温痛覚の低下，舌のしびれ，右上下肢の筋力低下，握力低下，右上下肢の腱反射の著明な亢進を認めた．

A：T2強調矢状断像にて，C1-2にかけて腫瘍があり，脳や脊髄に比べて低信号を示す（→）．C3-4では髄内に浮腫と考えられる高信号を認める（＊）．

B：T2強調矢状断像（正中より左）にて，延髄背側，小脳虫部上部に別の腫瘍があり，いずれも低信号を示す（→）．

C：T1強調矢状断像にて，C1-2の腫瘍は低信号を示す（→）．

D：造影後T1強調矢状断像にて，C1-2の腫瘍にはほぼ均一な強い造影効果を認める（→）．腫瘍の近傍に拡張した導出静脈を示す点状の造影効果は認められない．延髄背側の腫瘍にも同様な造影効果を認めた（▷）．なお，小脳虫部上部の腫瘍にも造影効果を認めている（非掲載）．

E：T2強調横断像（C1/2）にて腫瘍は低信号を示す（＊）．腫瘍の右端にはflow voidsを認める（→）．硬膜（▶）には接していない．

F：T1強調横断像（C1/2）では，腫瘍（＊）は低信号を示す．腫瘍の前部から左にかけて淡い高信号があり，手術所見と合わせると残存する脊髄と考えられる（→）．

G：造影後T1強調横断像（C1/2）にて，腫瘍には均一な造影効果を認める（＊）．ほぼ同一部位の画像Eにて描出されたflow voidsには造影効果を認めない．

H：右椎骨動脈造影側面像にて右椎骨動脈の筋枝（→）から栄養動脈が出ている．前脊髄動脈（▷）も関与している．

I：右椎骨動脈造影側面像（静脈相）にて腫瘍濃染像を認め（→），内部に拡張した導出静脈を認める．早期静脈の出現はない．

補足：手術にて，正常脊髄を左側に圧迫する形をとって存在する軟膜下腫瘍を認め，全摘出ができた．病理はSFTであった．延髄背側，小脳虫部の腫瘍は手術していない．同じ腫瘍と考えている．

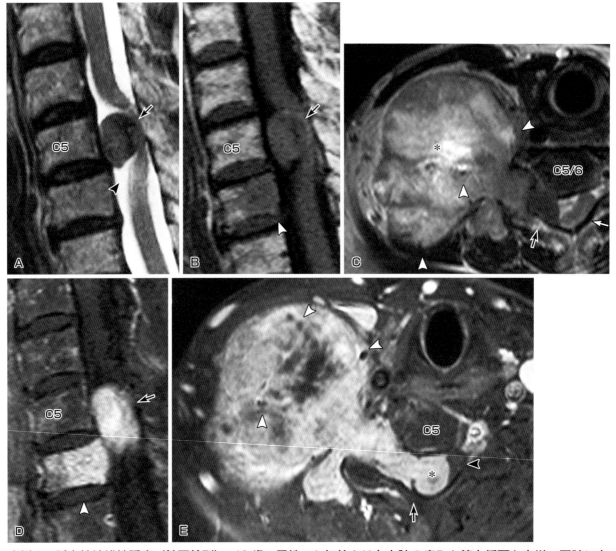

症例3 孤立性線維性腫瘍（鉄亜鈴型），49歳，男性．1年前より右上肢の痛みと筋力低下を自覚，同時に右頸部の腫瘤が目立ち始める．以後，症状は徐々に進行し，事務仕事に差し支えるようになった．脊柱管内の腫瘍部分を摘出し，病理にてSFTであった．

- **A**：T2強調矢状断像にてC5の脊髄前方に腫瘍があり，信号強度は不均一で，腫瘍内の後部が脊髄よりも低信号を示す（→）．腫瘍の上下のくも膜下腔には拡大があり（▶），硬膜内髄外の腫瘍が疑われる．
- **B**：T1強調矢状断像にて，腫瘍の後部は脊髄よりも低信号を示す（→）．C6椎体後部には低信号を認める（▷）．大きな骨破壊はない．
- **C**：T2強調横断像（C5/6）にて，脊柱管内には椎間孔を拡大させ脊髄よりも低信号を示す腫瘍を認め（→），脊髄（⇒）を左側に圧排している．鉄亜鈴型であり，その外側には右頸部全体を占め不均一な信号強度を示す大きな腫瘍がある（＊）．辺縁部は脊髄とほぼ等信号または高信号で，中心部は強い高信号を示す．辺縁部および中心部には多数のflow voids（▷）を認め，血管の豊富な腫瘍を示唆している．
- **D**：造影後脂肪抑制T1強調矢状断像にて，脊柱管内の腫瘍には均一な造影効果を認める（→）．C6椎体にも造影効果を認め（▷），腫瘍の浸潤と考えられる．
- **E**：造影後脂肪抑制T1強調横断像（C5）にて，脊髄（▶）を左側に圧排し椎間孔から硬膜内に進展した腫瘍（＊）を認める．その外側に硬膜の一部が低信号として認められる（→）．さらに，右頸部にて不均一な造影効果を示す腫瘍へと連続している．腫瘍内には多数のflow voids（▷）を認める．

補足：脊柱管内と頸部の巨大な腫瘍は連続性であり，ともにSFTであった．
（獨協医科大学放射線科 桑島成子先生のご厚意による）

文 献

1) 脳腫瘍全国統計委員会,日本病理学会(編):臨床・病理 脳腫瘍の取扱い規約―臨床と病理カラーアトラス 第2版. 金原出版, 2002, p143
2) Fargen KM, et al : The central nervous system solitary fibrous tumor : a review of clinical, imaging and pathologic findings among all reported cases from 1996 to 2010. *Clin Neurol Neurosurg* **113** : 703-710, 2011
3) Wang XQ, et al : Solitary fibrous tumors of the central nervous system : clinical features and imaging findings in 22 patients. *J Comput Assist Tomogr* **37** : 658-665, 2013
4) Bohinski RJ, et al : Intramedullary and extramedullary solitary fibrous tumor of the cervical spine. Case report and review of the literature. *J Neurosurg* **100** (4 Suppl Spine) : 358-363, 2004
5) Mariniello G, et al : MRI features of spinal solitary fibrous tumors. A report of two cases and literature review. *Neuroradiol J* **25** : 610-616, 2012
6) Walker CT, et al : Hemorrhagic intramedullary solitary fibrous tumor of the conus medullaris : case report. *J Neurosurg Spine* **23** : 438-443, 2015
7) Weon YC, et al : Intracranial solitary fibrous tumors : imaging findings in 6 consecutive patients. *AJNR Am J Neuroradiol* **28** : 1466-1469, 2007

5 脊髄髄内腫瘍
(13) 非定型奇形腫様/ラブドイド腫瘍 (AT/RT)

臨床

非定型奇形腫様/ラブドイド腫瘍（AT/RT：atypical teratoid/rhabdoid tumor）は，主に乳児・幼児期の中枢神経系に発生するまれな腫瘍である．ラブドイド細胞の増生に，しばしば上皮系・間葉系・神経グリア系成分を伴う腫瘍で，WHO分類ではグレードⅣに分類される．発生の由来は不明である．病理学的には原始神経上皮腫瘍（PNET：primitive neuroectodermal tumor）および髄芽腫（medulloblastoma）との類似性があるが，*INI1*遺伝子の欠失があることが特徴的であり，鑑別に有用とされている．高悪性度腫瘍で治療抵抗性であり，腫瘍の増大・播種をきたしやすく，平均生存期間は約1年強とされるが，近年の集学的治療では生存期間を少し延ばせるようになってきている[1]．

主な症状は部位にもよるが，四肢の脱力・麻痺，頸部痛などである．

頭蓋内ではテント下の発生が多いが，テント上にも発生する．しばしば脊柱管内に播種をきたす．脊髄原発AT/RTは中でも特にまれであり，髄内，硬膜内髄外，硬膜外いずれにも発生しうる．3歳以下の発生が多いが，成人例の報告もある[2]．性差はなく，頸髄・胸髄・腰髄いずれの部位にも発生する．

撮像法

通常のT1強調像，T2強調像，造影T1強調像に加えて，可能であれば拡散強調像を追加する．拡散強調像は腫瘍内の細胞密度を反映すると考えられており，悪性度を判断するうえで役立つ．すなわち，高悪性度腫瘍は高細胞密度を反映して，見かけの拡散係数（ADC：apparent diffusion coefficient）が低値を示す傾向がある．また，拡散強調像は播種巣の検出に優れ

る場合がある．

画像所見

1. MRI

脊髄のAT/RTの画像所見は非特異的であり，報告されているT1強調像・T2強調像での信号強度，造影効果はさまざまである．頭蓋内AT/RTと同様に，内部不均一で，出血，壊死，石灰化，充実性成分が混在して認められることがある．高細胞密度部分は，T2強調像で脊髄と同程度の比較的低い信号強度，拡散強調像で高信号，ADCで低値を示す（**症例1**）．ADC値は，脳AT/RTでは$0.45 \sim 0.60 \times 10^{-3} \mathrm{mm}^2/\mathrm{s}$ほど[3]，脊髄AT/RTでは$0.63 \sim 0.86 \times 10^{-3} \mathrm{mm}^2/\mathrm{s}$ほどと報告されている[4,5]．

診断のキー

MRIの所見は非特異的であるが，乳児・幼児期に生じた浸潤性の腫瘍で，ADCが低値であればAT/RTを鑑別疾患に考える必要がある．播種をきたしやすく，原発巣のみならず播種の検索も必要である．

鑑別診断

1. 原始神経上皮腫瘍（PNET）

小児脊髄に発生する高悪性度腫瘍である．髄内，硬膜内髄外，硬膜外いずれの部位にも発生しうる．画像的にはAT/RTとの鑑別は困難であるが，PNETでは一般的にAT/RTに比し発生時の年齢が高い．また，PNETはAT/RTに比べ化学療法に反応し，生存期間が長い傾向がある[1,5]．

> ## BOX
>
> ■悪性ラブドイド腫瘍と *INI1* 遺伝子
>
> 【悪性ラブドイド腫瘍】
> - 腎臓に発生する，ラブドイド細胞の増生する高悪性度腫瘍として，悪性ラブドイド腫瘍（malignant rhabdoid tumor）がはじめに報告された．その後，中枢神経系に生じる同様の特徴を呈する腫瘍が報告された．中枢神経系では現在，AT/RT の名称が使われる．
>
> 【*INI1* 遺伝子】
> - *INI1*/*hSNF5* 遺伝子（*22q11.2*）は，腫瘍抑制遺伝子であり，AT/RT では高頻度にこの遺伝子の欠失・変異がみられる．INI1 蛋白発現は通常の腫瘍で認められるのに対し，AT/RT では免疫組織学的検査にて INI1 蛋白発現を認めないことが特徴とされる．

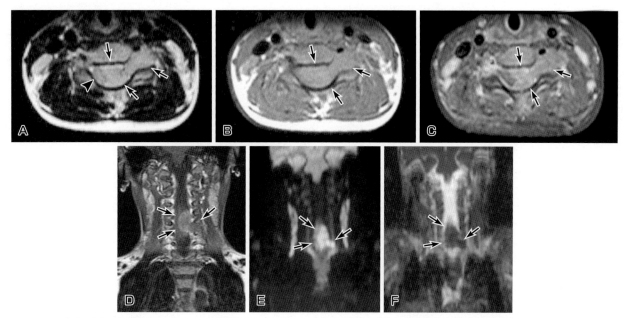

症例 1　非定型奇形腫様/ラブドイド腫瘍（AT/RT），6 歳，男児．左上腕部痛，頸部痛がある．
（文献 4）より引用）

A：T2 強調横断像（C5）では硬膜内髄外部から左椎間孔部にかけて腫瘍が認められ（→），脊髄と同程度の信号強度を呈する．脊髄は圧排されている（▶）．
B：T1 強調横断像（C5）でも，腫瘍は脊髄と同程度の信号強度を呈する（→）．
C，D：造影後 T1 強調像〔画像 C：横断像（C5），画像 D：冠状断像〕では，軽度の不均一な造影効果が認められる（→）．
E：拡散強調冠状断像では，腫瘍は高信号を呈する（→）．
F：ADC map では低値を示し（本症例では，腫瘍の ADC 値は 0.7×10^{-3} mm^2/s 前後），高細胞密度腫瘍が示唆される．

文　献

1) Bikowska B, et al：Atypical teratoid/rhabdoid tumor：short clinical description and insight into possible mechanism of the disease. *Eur J Neurol* **18**：813-818, 2011
2) Zarovnaya EL, et al：Atypical teratoid/rhabdoid tumor of the spine in an adult：case report and review of the literature. *J Neurooncol* **84**：49-55, 2007
3) Koral K, et al：Imaging characteristics of atypical teratoid-rhabdoid tumor in children compared with medulloblastoma. *AJR Am J Roentgenol* **190**：809-814, 2008
4) Niwa T, et al：Diffusion-weighted imaging of an atypical teratoid/rhabdoid tumor of the cervical spine. *Magn Reson Med Sci* **8**：135-138, 2009
5) Kodama H, et al：MRI of primary spinal atypical teratoid/rhabdoid tumor：a case report and literature review. *J Neurooncol* **84**：213-216, 2007

5 脊髄髄内腫瘍
(14) 脊髄円錐の過誤腫様変化（NF1 に関連して）

　神経線維腫症 1 型（NF1：neurofibromatosis type 1）を有する小児において，脳幹，小脳，淡蒼球に T2 強調像で高信号を示す例を 75% に認める．この高信号は多発性で，mass effect がなく，造影されない．20 歳以上になるとほとんどが消失する[1]．この病理学的背景に関しては多くの議論があり，定まっていない．過誤腫様変化と記載されていることも多い．

　同様な病変が脊髄円錐にも認められ，NF1 に関連した脊髄円錐の過誤腫様変化（hamartomatous spinal cord lesion in neurofibromatosis type 1）と呼ばれる[2]．

　Katz らによって報告された 10 歳女子の症例では，脳と同様に無症状で，脊髄円錐に T2 強調像にて高信号を示し，mass effect はなく，造影されなかった[2]．

　なお，NF1 を有する 52 歳の女性例で，有痛性の尿失禁にて発症し，下部胸髄から脊髄円錐にかけて同様な病変を認め，手術を施行したという報告がある[3]．病理は過誤腫様変化であり，グリア細胞，神経節細胞，多数の異常な方向に伸びる軸索，薄い血管壁をもつ血管を認めた．

文　献

1) Barkovich AJ：Pediatric Neuroimaging 4th ed. Lippincott Williams & Wilkins, Philadelphia, 2005, pp447-452
2) Katz BH, et al：Hamartomatous spinal cord lesion in neurofibromatosis. *AJNR Am J Neuroradiol* **10**：S101, 1989
3) Brownlee RD, et al：Symptomatic hamartoma of the spinal cord associated with neurofibromatosis type 1. Case report. *J Neurosurg* **88**：1099-1103, 1998

6 硬膜内髄外腫瘍

(1) 神経鞘腫

臨床

1. 全体像

　神経鞘腫（schwannoma）は脊髄神経根の Schwann 細胞から発する腫瘍であり，後根からの発生が多い（前根からの発生は神経線維腫に多い）．硬膜内髄外腫瘍では最も多い腫瘍である．発生部位は硬膜内髄外が約 70％，硬膜外 15％，硬膜内および硬膜外の砂時計型（鉄亜鈴型）15％であり，軟膜下，髄内はまれである（髄内神経鞘腫については本章の「5-(10) 髄内神経鞘腫」を参照）．最好発部位に関しては胸椎と頸椎があるが，いずれの部位にもありうる[1,2]．

　神経鞘腫瘍（神経鞘腫＋神経線維腫）は 30〜40 代が最も多い．小児に発症することは比較的少ない[2]．

　神経鞘腫の多くは小さい腫瘍であるが，ときに巨大神経鞘腫を生じることがある．その定義としては，①2 椎体以上の進展，②脊柱管外の大きさが 2.5 cm 以上，③筋膜内に進展，のいずれかがあればよい[2]．

　神経鞘腫のうち，1〜5％が仙椎に発生する．この部位の腫瘍は巨大で，仙椎を破壊し，骨盤および脊柱管内に入り，背側の筋肉や脂肪にまで及ぶことがある[3]．

　神経線維腫症に伴って発症する例もある（神経線維腫症については，第 2 章の「20-(2) 神経線維腫症 1 型」および「20-(3) 神経線維腫症 2 型と神経鞘腫症」を参照）．

　組織像では Antoni A 型〔楕円形の細胞が充実し，ときにパレード様配列（palisading）を認める部位〕および Antoni B 型（細胞成分が少なく，粗な部位）が混在していることが多い．腫瘍が大きくなると，脂肪変性，囊胞，出血をしばしば伴う[2]．

2. メラニン性神経鞘腫

　神経鞘腫の中にメラニンを認めることもあり，メラニン性神経鞘腫〔melanotic (melanocytic) schwannoma〕と呼ばれる．再発・転移率が高く，通常の神経鞘腫より予後が不良である[1,4〜6]．さらに，砂粒体（psammoma bodies）がメラニン性神経鞘腫の半分以上に出現し，そのさらに半分は Carney complex〔常染色体優性遺伝性疾患で，粘液腫（心臓，皮膚，乳房），皮膚粘膜の色素沈着，色素を含んだ副腎腫瘍，内分泌の過活動を示す〕をもつ[2]．

3. ancient schwannoma

　変性を伴い，長期間の経過（発症から手術まで平均 8.3 年）をたどり，血管周囲の硝子化・石灰化と囊胞を有する神経鞘腫である．高齢者（平均 62 歳，45〜80 歳）の頭部，頸部，胸郭，後腹膜，下肢に多い[7]．

4. intraosseous schwannoma

　椎体に発生する神経鞘腫である．Park らによれば，16 例のうち 13 例は脊柱管内に腫瘍があり，椎体と椎間孔に浸潤した形態をとっていた．残りの 3 例は椎体内にとどまっていた．平均年齢は 41.1 歳である．腰椎が最も多く（44％），不規則な境界部を示すものが 11 例あった[8]．

撮像法

　腫瘍が脊髄の外側に存在することが多いので，冠状断像は必須である．腫瘍に接する脊髄に平行に冠状断像を撮像すると，脊髄との関係がわかりやすい．

　椎間孔内あるいは椎間孔外への進展を示す腫瘍には，脂肪抑制が加わる STIR 法がよいとされているが[2]，通常の T2 強調像でも十分に読影できる．

画像所見

1. MRI

1）髄内腫瘍と髄外腫瘍の鑑別

　腫瘍の位置は矢状断像のみではなく，3 方向の画像をみて判断する．脊髄内における信号強度異常のみから髄内腫瘍と決めてはならない（**症例 2**）．

2）硬膜内腫瘍と硬膜外腫瘍の鑑別

硬膜内腫瘍を示す最も重要な所見は，腫瘍による脊髄の圧排があり，腫瘍と同側で，腫瘍の上下にあるくも膜下腔の拡大を認めることである（**症例1**）．腫瘍が脊髄の横（外側）にあれば，この所見は冠状断像にて認められ，腫瘍が脊髄の前あるいは後ろにあれば，矢状断像にて認められる．また，硬膜内腫瘍では腫瘍と脊髄との間に硬膜を認めない．腫瘍が大きくなれば，直接脊髄に接する（**症例1，2**）．

一方，硬膜外腫瘍では腫瘍によって圧排された硬膜が脊髄寄りに偏位する．それゆえに，腫瘍と脊髄との間に硬膜を認める（**症例3**）．腫瘍が脊髄の横（外側）にあれば，T2強調冠状断像にて腫瘍の内側に硬膜が低信号として認められ，脊髄の前後にあればT2強調矢状断像にて認められる．

また，鉄亜鈴型（硬膜内から硬膜外に及ぶ）腫瘍では，硬膜内腫瘍の特徴として腫瘍と脊髄との間に硬膜を認めず，腫瘍が直接脊髄に接している．加えて，腫瘍が椎間孔にまで進展するので，硬膜外にも進展していることがわかる．この型の腫瘍では硬膜が明瞭に同定できないことがある．

3）鉄亜鈴型

鉄亜鈴型（dumbbell type）とは前述のように，脊髄腫瘍で2つの部位にまたがって存在するものを指す．脊柱管内の内側と外側，硬膜の内側と外側，脊髄の内側と外側に腫瘍があれば，鉄亜鈴型という（**症例3**）．その代表は神経鞘腫であるが，多くの腫瘍が同様な画像所見を示す（鉄亜鈴型腫瘍については**BOX**を参照)[9]．

4）信号強度と造影効果

神経鞘腫は充実性で境界明瞭な腫瘍であり，多くはT1強調像で脊髄に比べて等信号〜低信号，T2強調像で高信号を示す（**症例1**)[2]．造影後には強い造影効果を認める．T2強調像での信号強度は不均一なこともあり，Antoni A型とB型（細胞の多い充実部位と，細胞の少ない粗な部位）との混在が関係している[2]．

腫瘍の一部に囊胞あるいは変性を伴うことが多いので，T2強調像では不均一な高信号となり，造影効果も不均一となる（**症例1，9**）．T2強調像にて，硬膜内髄外の神経鞘腫92例中51例（55.4％）に液状（fluid）の高信号を認めたという報告がある[10]．均一な造影効果を示す例もある（**症例3，4**）．

腰椎では周囲に髄液による高信号があるので，同部位の神経鞘腫の信号強度は相対的に低くみえる．矢状断像にて，脊髄下部の信号強度と比べて評価することが重要である（**症例4**）．

まれに，T2強調像にて低信号を認めることがあり，出血（**症例5**），密な細胞の多い腫瘍，コラーゲンの沈着などが考えられる[4]．硬膜内髄外腫瘍の鑑別において，T2強調像での低信号のみから神経鞘腫を除外し，髄膜腫と診断してはならない（**症例2，4**）．

5）脊髄の変化

硬膜内腫瘍では脊髄に密着して存在するので，長期にわたる脊髄への強い圧排があると，髄内に脊髄軟化（myelomalacia）を引き起こし，T2強調像では高信号を認める（**症例2，3**）．術後にも高信号が消失しない例ではmyelomalaciaになっている可能性が高い（**症例3**）．

6）腫瘍からの出血

Ichinoseらによる，急性発症で腫瘍内出血を示した馬尾発生の神経鞘腫についての報告がある．発症から約3週間後のT2強調像では，腫瘍は高信号を示し，辺縁部に低信号を伴っていた．T2*強調像では低信号がより多く，不均一な造影効果を認めた．脊髄には浮腫があった．さらに，同報告では脊髄神経鞘腫で出血を示した10例についてMRI所見の記載があり，腫瘍内出血は3例，くも膜下出血が4例，硬膜下出血が4例であった（1例はくも膜下出血と硬膜下出血の両方)[11]．

また，神経鞘腫でも出血による液面形成（fluid-fluid levels）を示すことがある[12]．自験例でも，T2強調像にて強い低信号を示し，拡張した導出静脈を認めた例が1例ある（**症例5**）．

7）まれな進展形式

ごくまれに，硬膜内神経鞘腫にて脊髄内にまで腫瘍が進展することがある[13]．同報告では腫瘍を硬膜内で脊髄の背側に認め，さらに，脊髄内にT2強調像では高信号，T1強調像でも脊髄より低信号を示す病変を認め，その周囲には造影効果があった．手術では脊髄左後根から発生した腫瘍を硬膜内髄外に認め，さらに硬膜内から連続的に脊髄内に腫瘍が伸びていた．硬膜内はAntoni A型，脊髄内はAntoni B型であった．このような進展形式は今までに6例報告されている．

ごくまれではあるが，脊髄の両側に同時に神経鞘腫が発生することもある（**症例6**）．腫瘍と接する脊髄がほとんど同定できず，その上部の脊髄内に空洞を伴

い，腫瘍部位の同定が難しい症例があった．椎間孔内にまで腫瘍が伸びていることが診断には最も重要な所見であった．

ときに，硬膜内神経鞘腫が非常に長く上下に伸びることがある（**症例 5, 7**）．偏心性髄内腫瘍との鑑別は**症例 7** の補足を参照．

また，腫瘍が脊髄の前部に位置する例も，少ないが存在する．前根からも腫瘍が発生する（**症例 5**）．さらに，前脊髄動脈から脊髄に進入する血管の周囲の神経叢から発生したという報告もある[4]．

頸椎硬膜外神経鞘腫では横突孔に進展することがある（**症例 3**）[14]．椎骨動脈を同定し，その開存性にも注意が必要である．

8）富血管性

他の部位の神経鞘腫はときに，富血管性であることが記載されているが，脊柱管内ではまれである．自験1例では，造影後に拡張した静脈が線状・点状の造影効果として認められた（**症例 5**）．

9）悪性変化

最もわかりやすいのは，経過観察中に急速増大を示す時である．また，腫瘍の境界が不明瞭，脊髄実質との境界も不鮮明で，腫瘍の著明な不均一性，中心部の壊死，接する脊髄の著明な浮腫が存在する際には悪性変化を考慮する[2]．

10）多発性

多発性の神経鞘腫の存在は神経線維腫症2型あるいは神経鞘腫症を示唆する（第2章の「20-(3) 神経線維腫症2型と神経鞘腫症」を参照）．しかし，近い部位に腫瘍があっても，常に両方とも神経鞘腫であるとは限らないので，注意深い読影が必要である（**症例 8**）．

11）メラニン性神経鞘腫

メラニンの常磁性効果により，メラニン性神経鞘腫はT2強調像で低信号，T1強調像で高信号，CTで高吸収値を示す．転移性悪性黒色腫との鑑別は困難である[2]．しかし，嚢胞変性を示すことがある[2]，椎間孔の拡大がある[6]などの所見が，悪性黒色腫との鑑別診断には役に立つ．

硬膜外にあり，T1強調像にて高信号を示す腫瘍には血管脂肪腫もある（**症例 8**）．

2．CT

腫瘍に接する椎間孔の拡大，椎弓根の侵食像，椎弓の菲薄化，椎体後縁の侵食像（scalloping）を示すことが多い．腫瘍自体は脊髄と等吸収値（**症例 3**）あるいは軽度低吸収値を示し，造影後には種々の程度の造影効果を示す[2]．石灰化と粗大な出血はまれであり，自験例ではない．

メラニン性神経鞘腫はCTでは高吸収値を示す[2]．

診断のキー

神経根に密接に関連した腫瘍は神経鞘腫瘍（nerve sheath tumor）を示唆する．30〜40代の硬膜内髄外腫瘍は神経鞘腫瘍が多く，高齢女性では髄膜腫が多い[2]．

鑑別診断

1．髄膜腫

髄膜腫は硬膜に広く接し，dural tail signおよび石灰化を認める．椎間孔の拡大は神経鞘腫に比べて少ない．

2．神経線維腫

鑑別は困難．より紡錘状である．単独の脊髄神経鞘腫瘍は，ほとんどすべて神経鞘腫と考えてよい[3]．

3．粘液乳頭状上衣腫

腫瘍内出血があるが，その部位を含めて腫瘍全体に強い造影効果を認める．終糸がある部位の腫瘍では粘液乳頭状上衣腫を考える．神経鞘腫では，出血を伴う際には不均一な造影効果を示すことが多く，嚢胞の合併も多い．

4．遊離した椎間板ヘルニア

T2強調像にて低信号，骨に侵食像（erosion）を認めない．中心部には造影効果はない．神経根を別な部位に認める．

5．滑膜嚢胞

T2強調像にて辺縁部に低信号を認める．

BOX

■鉄亜鈴型腫瘍（spinal dumbbell tumor）（文献9）より改変引用）

【病理組織別頻度】

1. 神経鞘腫（69％）[†]
2. 神経線維腫（12％）
3. 神経芽腫[*†]，神経節腫（8％）[†]
4. 髄膜腫（5％）[†]
5. 血管腫（海綿状血管腫および毛細血管腫，2％）
6. その他：血管脂肪腫，傍神経節腫，悪性末梢神経鞘腫瘍[*]，悪性リンパ腫[*]，悪性黒色腫[*]，横紋筋肉腫[*†]，孤立性線維性腫瘍，脊髄メラニン細胞腫，Ewing肉腫[*†]

[*]：悪性腫瘍　　[†]：小児例も含まれる

【位置別頻度】

1型：硬膜内および硬膜外（9％）
2型：硬膜内，硬膜外および傍椎体（33％）
3型：硬膜外および傍椎体（53％）
4型：椎間孔および傍椎体（5％）

なお，そのほかに脊髄内および硬膜内髄外の報告もある[13]．

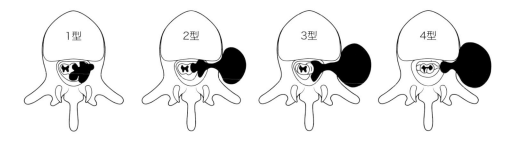

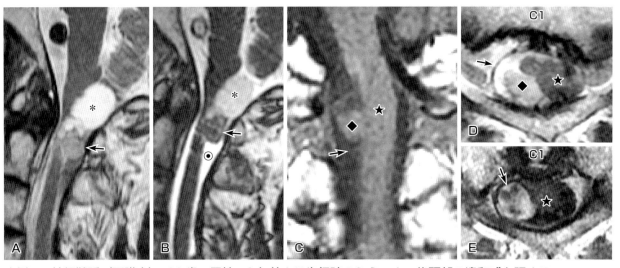

症例1　神経鞘腫（硬膜内），82歳，男性．2年前より歩行時のふらつき，後頭部の違和感を認める．

A：T2強調矢状断像にて，上部に囊胞（＊）を伴う腫瘍（→）がC1-2にあり，脊髄より高信号を示す．腫瘍下部のくも膜下腔は，髄液の流れによるアーチファクトがあるため不明瞭である．

B：FIESTA法矢状断像にて囊胞（＊）を伴う腫瘍（→）を認める．腫瘍下部のくも膜下腔（⊙）が拡大しているのが明瞭に認められ，硬膜内髄外腫瘍を示す．

C：T1強調冠状断像にて，C1-2にかけて腫瘍（◆）を認め，脊髄（★）を左側に圧排している．囊胞は不明瞭である．腫瘍下部のくも膜下腔の拡大を認める（→）．

D：T2強調横断像（C1）にて腫瘍（◆）は脊髄（★）の右側，硬膜内にある．→は硬膜．

E：造影後T1強調横断像（C1）にて脊髄（★）の右側の腫瘍（→）には不均一な造影効果を認める．

補足：C1後根神経から出た神経鞘腫であり，Antoni A型が主体であった．

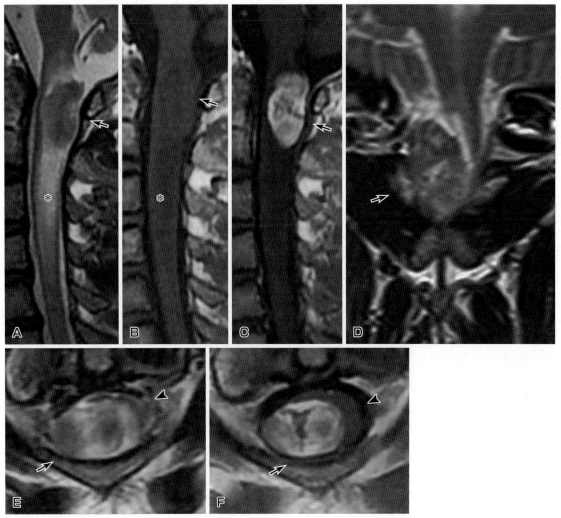

症例 2 　神経鞘腫（硬膜内），43 歳，男性．脳ドックにて上位頸髄腫瘍が認められた．自覚症状はない．診察にて，右上肢で冷感が過敏であり，腱反射は右上肢で亢進し，Babinski 反射と Chaddock 反射は右が陽性であった．

- **A**：T2 強調矢状断像にて，C1-2 にかけて腫瘍があり（→），脊髄と等信号〜軽度高信号を示す．脊髄内には広範に高信号を認める（＊）．
- **B**：T1 強調矢状断像では，腫瘍は脊髄よりも軽度低信号を示す（→）．脊髄内には低信号を認める（＊）．
- **C**：造影後 T1 強調矢状断像では，腫瘍には強い不均一な造影効果を認める（→）．
- **D**：T2 強調冠状断像にて，腫瘍は硬膜内髄外で，脊髄の右側にある（→）．腫瘍と脊髄との間に硬膜を認めない．
- **E**：T2 強調横断像（C2）にて，腫瘍は高信号を示し（→），圧排された脊髄が左前部にある（▶）．
- **F**：造影後 T1 強調横断像（C2）にて，腫瘍には強い不均一な造影効果を認め（→），神経鞘腫と考えられる．圧排された脊髄を認める（▶）．

補足：矢状断像のみから腫瘍の位置を判断してはならない．3 方向からみたうえで，腫瘍が硬膜内髄外であると判断することが重要である．硬膜内腫瘍が脊髄を強く圧排すると，脊髄内に T2 強調像にて高信号を認めることはしばしばある．圧排されたことによる，浮腫あるいは脊髄軟化（myelomalacia）をみていると考えられる．この症例は非常に強い圧排があるのに，症状が軽い例である．

（東京医科歯科大学医学部附属病院脳神経機能外科 前原健寿先生のご厚意による）

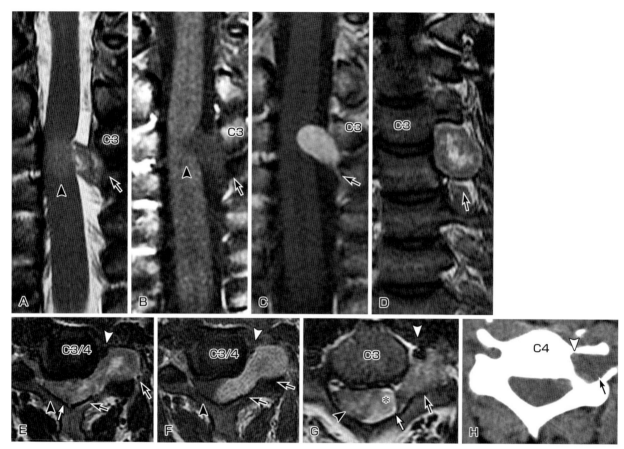

症例3　神経鞘腫（鉄亜鈴型），32歳，男性．約1年前より頸部痛がある．左手のぎこちなさ，脱力感を自覚した．徐々に脱力・しびれが両四肢に出現した．4カ月ほど前より転倒しやすくなった．

A：T2強調冠状断像にて，腫瘍がC3-4の髄外，左にある（→）．接する脊髄には圧排と高信号を認める（▶）．
B：T1強調冠状断像にて，腫瘍は低信号を示す（→）．接する脊髄にも小さな低信号を認める（▶）．
C：造影後T1強調冠状断像にて，腫瘍には均一な造影効果を認める（→）．
D：T2強調冠状断像（画像Aより前）にて，C3-4の左椎間孔から脊柱管外に腫瘍が認められる（→）．不均一な高信号を示す．
E：T2強調横断像（C3/4）にて，脊柱管外左から椎間孔を経て，脊柱管内に腫瘍が進展している（→）．同部位の画像Fを参照すると，脊柱管内右に脊髄があり（▶），髄内に高信号を示している．さらに，その間に硬膜がなく（⇨），腫瘍の脊髄寄りは硬膜内にある．左椎骨動脈（▷）が腫瘍に直接接している．圧排されているが，血流は保たれている．
F：造影後T1強調横断像（C3/4）にて，腫瘍に均一な造影効果を認める（→）．脊髄が脊柱管内の右にある（▶）．左椎骨動脈を認める（▷）．
G：T2強調横断像（C3）にて，左椎間孔に腫瘍がある（→）．左椎骨動脈（▷）に腫瘍が接している．硬膜外腫瘍の内側に，硬膜（⇨）が低信号の膜様構造として認められる．その内側に硬膜内腫瘍（＊）を認め，さらにその内側に脊髄（▶）がある．
H：CT（C4上部）にて左横突孔が拡大し（→），腫瘍が進展している．左椎骨動脈を認める（▷）．腫瘍は脊髄とほぼ等信号を示す．
補足：左側の腫瘍ではあるが，臨床症状は右側にもすでに出現していた．おそらく，脊髄の圧迫による高信号が関係している．術後にも髄内の高信号が残存した．脊髄圧迫によるmyelomalaciaになっていた可能性が高い．

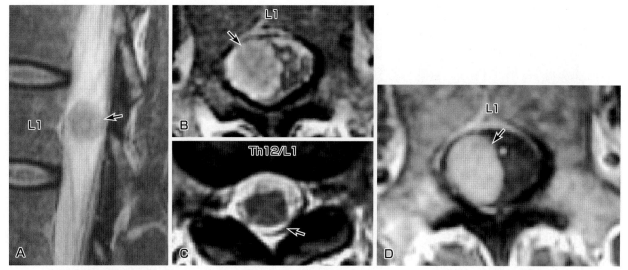

症例4 神経鞘腫, 52歳, 女性. 10カ月前より右足底のしびれが出現し入院. 右下肢の不全麻痺, 右下肢L5以下の痛覚脱失を認める.

- **A**：T2強調矢状断像にてL1の脊柱管内に腫瘍を認める（→）.
- **B**：T2強調横断像（L1）にて硬膜内髄外の腫瘍を認める（→）.
- **C**：T2強調横断像（Th12/L1）での脊髄（→）と比べると, 画像Bの腫瘍は高信号を示している.
- **D**：造影後T1強調横断像（L1）にて腫瘍には均一な造影効果を認める（→）.
- **補足**：腫瘍の信号強度は脊髄と正確に比べる必要がある. 通常の神経鞘腫と比べると, 本症例はやや低信号ではあるが, 脊髄よりも高信号である. 均一な造影効果は神経鞘腫を否定する根拠にはならない. 石灰化, dural tail signを認めない.

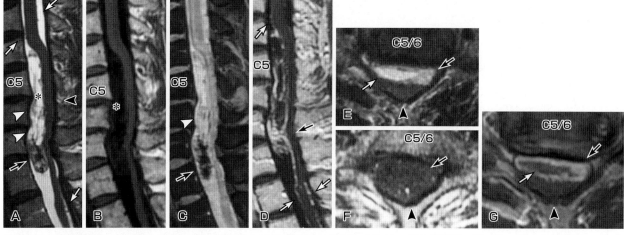

症例5 神経鞘腫, 54歳, 女性. 約2年前より左膝が上がらなくなり, 杖を使用している. 徐々に悪化し, 3カ月前から右足の筋力低下も認めた.

- **A**：T2強調矢状断像にて, C4-Th1にかけて脊髄の前部, 硬膜内髄外に腫瘍があり（*）, 脊髄（▶）が後方に圧排されている. 腫瘍の下部には低信号があり, 腫瘍内出血を示す（→）. 腫瘍から離れた脊髄の表面には拡張した血管を示す点状の低信号を認める（⇢）. 腫瘍内にも線状の構造があり, 血管の可能性がある（▷）.
- **B**：T1強調矢状断像にて, 腫瘍は脊髄よりも低信号を示す（*）.
- **C**：T2*強調矢状断像にて, 腫瘍下部には強い低信号があり, ヘモジデリン沈着（過去の腫瘍内出血）を示す（→）. 腫瘍内にも淡い低信号の線状構造を認める（▷）.
- **D**：造影後T1強調矢状断像にて, 腫瘍内には不均一な造影効果を認める（→）. 腫瘍から離れた脊髄表面にも多数の拡張した静脈が造影されている（⇢）.
- **E**：T2強調横断像（C5/6）にて, 腫瘍（→）は脊髄（▶）の前部にあり, 不均一な高信号を示す. より高信号の部位（⇢）は画像Gにて造影効果がなく, 変性部位あるいは囊胞と考えられる.
- **F**：T1強調横断像（C5/6）にて, 腫瘍（→）は脊髄（▶）に比べて淡い低信号を示す. 脊髄の前部にある点状の高信号は静脈の可能性が高い.
- **G**：造影後T1強調横断像（C5/6）にて, 脊髄（▶）の前部にある腫瘍（→）には造影効果を認める. 中心部から右の造影されない部位は囊胞あるいは変性部位である（⇢）.
- **補足**：腫瘍内出血があり, 腫瘍の周囲に拡張した血管が認められるため, 富血管性の腫瘍（傍神経節腫など）も考えられる所見であるが, それにしては造影効果が不均一である. 血管には富むが, 不均一な造影効果, T2強調像での高信号より, 神経鞘腫が最も考えられる所見である.

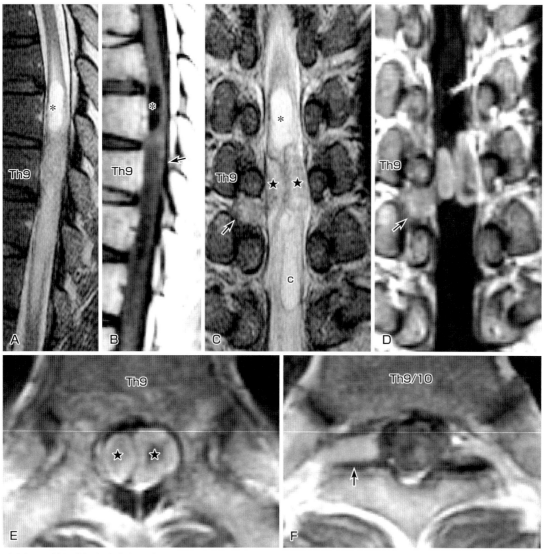

症例6　神経鞘腫（髄内腫瘍と間違えやすい神経鞘腫），42歳，男性．3年前より歩容がおかしいことに妻が気づく．足が徐々に前に出にくくなる．9カ月前より歩行時に杖が必要となる．

A：T2強調矢状断像にてTh7-8にかけて空洞（＊）を認め，その下部には脊髄の腫大があり，高信号を認める．

B：T1強調矢状断像にてTh7-8に髄液と等信号を示す空洞（＊）がある．Th9では脊髄が軽く腫大し，不均一な信号強度を示す（→）．Th9下部からTh11にかけて低信号があり，囊胞（空洞）を認める．

C：T2強調冠状断像にてTh8には空洞（＊）がある．Th9には2つの腫瘍（★）がある．右側では椎間孔まで腫瘍が伸びている（→）．さらに下部には囊胞を認める（c）．上下の脊髄には浮腫がある．

D：造影後T1強調冠状断像にて，画像CでのTh9に存在する2つの腫瘍に造影効果を認める．右椎間孔には腫瘍が伸びている（→）．

E：造影後T1強調横断像（Th9）にて2つの腫瘍（★）を認める．左側は中心部に造影効果がない．

F：造影後T1強調横断像（Th9/10）にて右椎間孔の腫瘍に造影効果を認める（→）．

補足：脊柱管内において脊髄の両側に神経鞘腫があり，右側は硬膜内外に及ぶ鉄亜鈴型，左側は硬膜内であった．脊髄は中央で狭小化し，上部に空洞を認めた．椎間孔まで伸びる腫瘍をみつけることが髄内腫瘍との鑑別には重要であった．

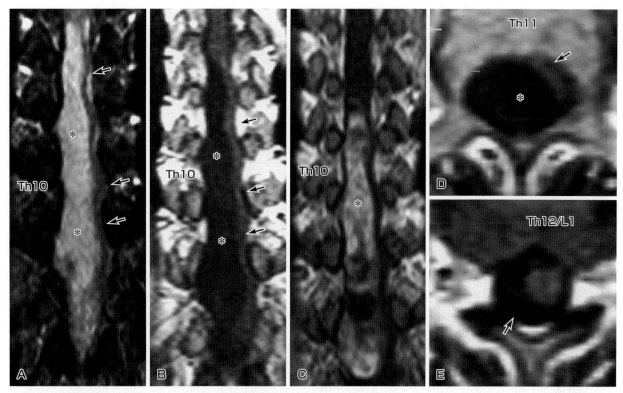

症例 7　神経鞘腫（上下に長く伸び，髄内腫瘍と間違えやすい神経鞘腫），50 歳，女性．半年前より転倒することが多く，臍から下がしびれ，左膝から下が重い感じであった．さらにしびれ感が増強し，右側も同様になる．また便秘があり，力まないと尿が出にくくなる．

A：T2 強調冠状断像では Th8-12 にかけて腫瘍（＊）が右側にあり，高信号を示し，脊髄（→）が左側に圧排されている．
B：T1 強調冠状断像でも腫瘍（＊）は低信号を示し，脊髄を左側に圧排している（→）．
C：造影後 T1 強調冠状断像では腫瘍に造影効果を認める（＊）．一方，残存する脊髄には造影効果を認めない．
D：T1 強調横断像（Th11）では腫瘍（＊）が脊髄（→）を左前部に圧排している．
E：T1 強調横断像（Th12/L1）では腫瘍はなくなるが，脊髄が左側に圧排され，腫瘍の下部の右くも膜下腔に拡大があり，腫瘍が硬膜内髄外に存在することを示唆している（→）．その後，手術にて確認されている．

補足：腫瘍は硬膜内にある．硬膜内髄外腫瘍か髄内腫瘍かの鑑別が重要である．髄内腫瘍とすると偏心性発育を示す腫瘍であり，星細胞腫，上衣下腫，神経節膠腫，奇形腫が鑑別疾患である（偏心性発育を示す髄内腫瘍については，本章の「5-(2) 上衣下腫」の BOX 1 を参照）．腫瘍全体に不均一な造影効果があり，いずれの髄内腫瘍とも考えにくい所見である．血管芽腫も偏心性発育を示すが，上下に長すぎるし，造影効果が不均一である．さらに，長い腫瘍の割に flow voids がないなどの点で合致しにくい．上下に長く伸びた硬膜内髄外の神経鞘腫が最も考えやすい所見である．

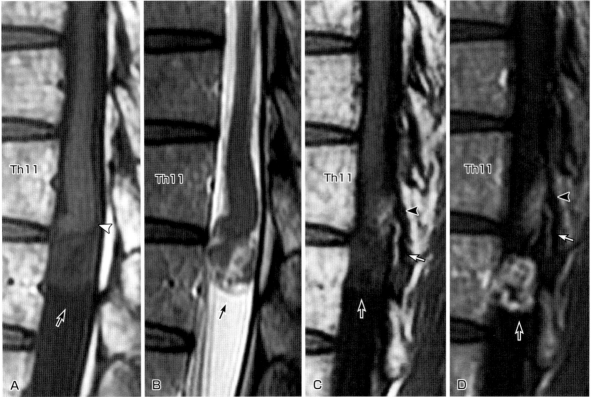
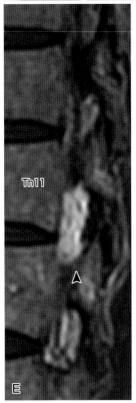

症例 8　神経鞘腫＋血管脂肪腫．55歳，男性．約半年前から，両足の動きにくさを自覚していた．歩幅が半分となり，片足立ちができなくなった．便秘傾向と夜間頻尿がある．他院を経て，当院に入院した．

- A：T1強調矢状断像ではTh12にて，中心部が強い低信号，辺縁部が脊髄よりも軽度低信号を示す腫瘍が脊柱管内にあり（→），脊髄円錐（▷）を上方に圧排している．
- B：T2強調矢状断像にて脊柱管内の腫瘍は，画像Aで強い低信号の部位は高信号を示し，その他は脊髄とほぼ等信号を示す（→）．
- C：T1強調矢状断像（正中より右）にて，画像A，Bで認められた腫瘍は不均一な信号強度を示す（→）．その上部（Th11）には，高信号を示す病変が脊髄の背側にある（▶）．画像Gで示す右椎間孔の病変に対応している．さらに，その背側下部に線状の構造があり，拡張した静脈と考える（⇨）．
- D：造影後T1強調矢状断像（正中より右，画像Cに対応）にて，Th12の脊柱管内の病変には不均一な造影効果があり（→），神経鞘腫を疑う．Th11の病変にも造影効果がある（▶）．線状構造にも造影効果を認める（⇨）．
- E：造影後T1強調矢状断像（画像Dよりさらに右）にて，右椎間孔内に強い造影効果を伴う腫瘍を認める（▶）．

（次ページにつづく）

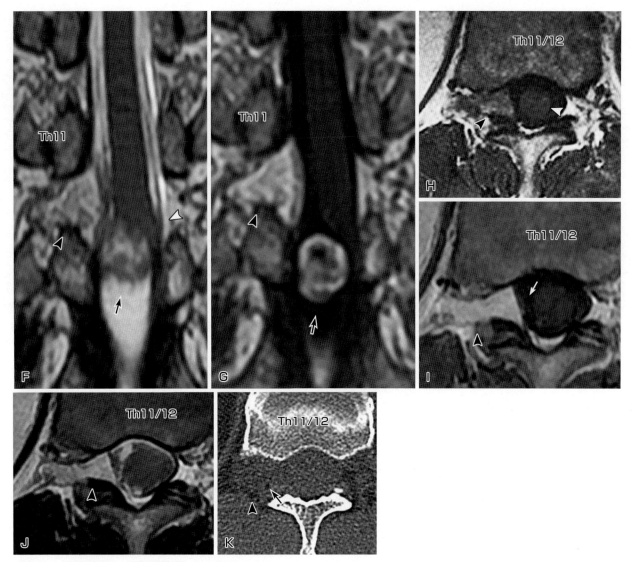

症例8　神経鞘腫＋血管脂肪腫（つづき）

- **F**：T2強調冠状断像にて，Th12の腫瘍は硬膜内髄外にあり（→），脊髄円錐（▷）を上左方に圧排している．Th11/12右椎間孔には不均一な高信号を示す腫瘍が硬膜外にある（▶）．
- **G**：造影後T1強調冠状断像にて，Th12硬膜内の腫瘍には不均一な造影効果がある（→）．Th11/12右椎間孔の腫瘍にも強い造影効果がある（▶）．造影効果は不均一で，内部に線状・点状の造影効果の弱い部位がある．
- **H**：T1強調横断像（Th11/12，他院の画像）にて，右椎間孔（硬膜外）に，不均一で脊髄（▷）よりも高信号，脂肪よりも低信号を示す腫瘍（▶）がある．
- **I**：造影後T1強調横断像（Th11/12，画像Gに対応）にて，右椎間孔の腫瘍（▶）には強い造影効果がある．その内側に腫瘍からの導出静脈を認める（⇒）．画像C，Dの線状構造に対応している．
- **J**：T2強調横断像（Th11/12）にて，右椎間孔に高信号を示す腫瘍がある（▶）．脂肪よりは低い信号強度である．内部には点状のより低い低信号を認める．
- **K**：CT（Th11/12）にて，右椎間孔には軟部組織濃度の腫瘍を認める（▶）．高吸収域ではない．小さな低吸収域を示す点状構造は脂肪の吸収値を表す（→）．椎間孔は拡大していない．
- **補足**：手術にて，Th12の腫瘍は硬膜内にあり，馬尾から出た神経鞘腫であった．Th11/12の腫瘍は硬膜外にあり，血管脂肪腫であった．T1強調像（画像C，H）での高信号と強い造影効果が特徴である．T1強調像での信号強度が比較的低く，CTでも脂肪濃度が点状の部位にしか認められないのは，脂肪が少なく，血管成分が多いことによる．血管脂肪腫は胸椎の脊髄背側が好発部位であり（本章の「7-(1) 血管脂肪腫」を参照），椎間孔は大変まれである．調べた範囲では，椎間孔限局型はなかった．T1強調像にて高信号を示すので，メラニン性神経鞘腫が鑑別疾患にあがるが，CTで等吸収域，T2強調像で高信号という点で合致しにくい[2]．神経鞘腫としては椎間孔の拡大がないなどの点も合致しにくい．この症例は2つの神経鞘腫とする他院からの情報を鵜呑みにしてしまい，さらにT1強調横断像とT1強調冠状断像を撮り忘れ，椎間孔の血管脂肪腫に関しては正しい診断がつけられなかった症例である．それでも画像C，Dをしっかりとみるべきであった．

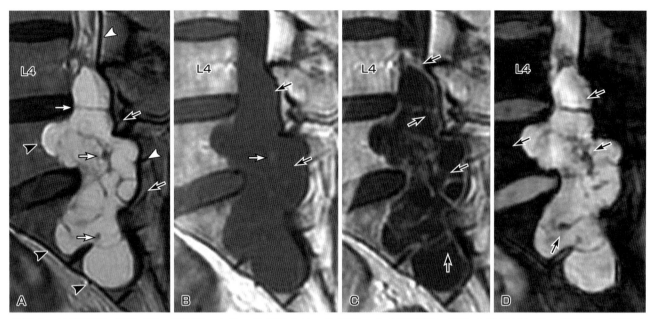

症例9 神経鞘腫（嚢胞性），55歳，女性．9年前より，仙骨部，左大腿背面，足先の疼痛があり，仰臥位で増強する．2年前より，排尿・排便障害を自覚し，腹圧をかけないと排尿・排便ができなかった．その後，便秘傾向となり，当院受診した．

- **A**：T2強調矢状断像にて，L4-S2にかけて，脊柱管内硬膜内髄外に腫瘍があり（→），主に髄液に近い高信号を示す．腫瘍の内部には線状・曲線状の構造を認め，低信号を示す（⇨）．L5-S2にかけての椎体にはscallopingを認める（▶）．背側硬膜をL3から腫瘍の後部にたどることができるので（▷），硬膜内に腫瘍はある．
- **B**：T1強調矢状断像にて，腫瘍は低信号を示すが（→），一部に比較的高信号を示す部位があり（⇨），画像Aの低信号を示す部位にある．
- **C**：造影後T1強調矢状断像にて，腫瘍の表面，画像Aでの線状・曲線状の低信号に造影効果を認める（→）．
- **D**：GRE法矢状断像にて，画像Aで腫瘍内に低信号を示した部位はより強い低信号を示し，ヘモジデリン沈着が疑われる（→）．
- **補足**：腫瘍は硬膜内にあり，多房性で，一部ゼリー状の充実成分を伴っていた．病理組織はAntoni B型を主とする変性した神経鞘腫であった．出血，ヘモジデリン沈着，フィブリン析出，嚢胞形成を認めている．椎体にscallopingを呈する腫瘍には神経節膠腫がある（本章の「5-(4) 神経節膠腫」の症例1を参照）．

文献

1) Borg B：Schwannoma. Ross JS, et al (eds)：Diagnostic Imaging—Spine 2nd ed. Amirsys, Salt Lake City, 2010, ppV-1-84-87
2) Kollias SS, et al：Nerve sheath tumors—schwannoma and neurofibroma. Naidich TP, et al (eds)：Imaging of the Spine. Saunders, Philadelphia, 2011, pp321-326, p373
3) Bowen BC, et al：Spine Imaging—Case Review 2nd ed. Mosby, Philadelphia, 2008, pp25-26, 41-42, 197-198, 209-210, 329-330, 355-356
4) Ironside JW, et al：Diagnostic Pathology of Nervous System Tumours. Churchill Livingstone, London, 2002, pp427-439
5) Torres-Mora J, et al：Malignant melanotic schwannian tumor：a clinicopathologic, immunohistochemical, and gene expression profiling study of 40 cases, with a proposal for the reclassification of "melanotic schwannoma". *Am J Surg Pathol* **38**：94-105, 2014
6) Marton E, et al：Dumbbell-shaped C-2 psammomatous melanotic malignant schwannoma. Case report and review of the literature. *J Neurosurg Spine* **6**：591-599, 2007
7) Isobe K, et al：Imaging of ancient schwannoma. *AJR Am J Roentgenol* **183**：331-336, 2004
8) Park SC, et al：Spinal intraosseous schwannoma：a case report and review. *J Korean Neurosurg Soc* **46**：403-408, 2009
9) Ozawa H, et al：Spinal dumbbell tumors：an analysis of a series of 118 cases. *J Neurosurg Spine* **7**：587-593, 2007
10) Liu WC, et al：Radiological findings of spinal schwannomas and meningiomas：focus on discrimination of two disease entities. *Eur Radiol* **19**：2707-2715, 2009
11) Ichinose T, et al：Intratumoral hemorrhage of spinal schwannoma of the cauda equina manifesting as acute paraparesis—case report. *Neurol Med Chir (Tokyo)* **49**：255-257, 2009
12) Santhosh K, et al：Fluid-fluid levels in cystic lumbosacral schwannomas：a report of three cases. *Singapore Med J* **50**：e16-21, 2009
13) Kono K, et al：MR imaging of a case of a dumbbell-shaped spinal schwannoma with intramedullary and intradural-extramedullary components. *Neuroradiology* **43**：864-867, 2001
14) Parmar HA, et al：Pictorial essay：diverse imaging features of spinal schwannomas. *J Comput Assist Tomogr* **31**：329-334, 2007

6 硬膜内髄外腫瘍
（2）神経線維腫

臨床

神経線維腫（neurofibroma）は末梢神経から発生する腫瘍で、Schwann細胞や神経周膜細胞、線維芽細胞（fibroblast）などの細胞の混合増殖からなる[1]. 神経鞘腫に比べて、神経線維腫の発生率は少ない. 両者合わせて、神経鞘腫瘍（nerve sheath tumor）とも呼ばれる[2]. 90％は単発性であるが、神経線維腫症1型（NF1：neurofibromatosis type 1）に伴って発生することもある[3]. 多発性の際には特にその傾向が強い.

神経線維腫は通常硬く、紡錘状を示し、境界明瞭であり、切断面は灰色調を示す[2]. 大部分は小さなSchwann細胞にて構成され、少数の線維芽細胞を認め、膠原線維と粘液物質が基板にある. 神経フィラメントに対する抗体、S-100蛋白での染色が陽性となる. 腕神経叢あるいは腰神経叢の神経線維腫は向中心性に発育し、硬膜内に進展し、多数の神経根を侵し、ときに軟膜下まで進展することがある[2].

被膜は有さないことが多く、変性も少ないので、嚢胞の合併も少ない. 腫瘍の部位は硬膜内髄外が多く、傍脊椎にも認められる[1]. 大部分の神経鞘腫は後根から発生するが、前根から発生する腫瘍は神経線維腫が多い[2].

画像所見

基本的な所見は神経鞘腫と同様であり、画像からの鑑別は困難である.

1. MRI

T1強調像およびT2強調像にて脊髄あるいは神経根と同様な信号強度を示す. T1強調像にて脊髄よりも低信号を示すことや、T2強調像にて高信号を示すこともある（症例1, 2）. なお、T2強調像にて辺縁部が高信号、中心部が低信号のtarget signを示すことがある. このサインは辺縁部の粘液組織（myxoid matrix）、中心部の線維化（コラーゲン）を反映するとされている. 神経線維腫を示唆するが、特異的ではない. 造影効果は比較的均一なことが多い. 出血、嚢胞は少ない[2〜4].

紡錘状・分葉状の多発性結節性の神経腫大があり、両側性で、いくつもの神経を侵し、腰仙椎神経叢、腕神経叢をしばしば侵す硬膜外の神経線維腫を蔓（叢）状神経線維腫（plexiform neurofibroma；症例1）と呼ぶ. NF1を伴う例に特異的な腫瘍である（第2章の「20-（2）神経線維腫症1型」の症例1, 2を参照）[3].

2. CT

腫瘍は脊髄と等信号であり、椎間孔の拡大を認めることもある. 石灰化はまれである[3].

 ## 診断のキー

NF1に伴って脊髄神経根から発生する腫瘍は神経線維腫である[3].

 ## 鑑別診断

1. 複数のびまん性末梢神経腫大をきたす疾患

肥厚性ニューロパチーをきたす疾患については第12章の「8. 遺伝性運動感覚性ニューロパチー」のBOXを参照.

①NF1：皮膚にも神経線維腫があり、骨には変形、脊椎には後側弯を認める.

②NF2（neurofibromatosis type 2；神経線維腫症2型）：骨の変形は少ない. 頭蓋内の多発性神経鞘腫・髄膜腫、脊髄の多発性神経鞘腫・髄膜腫・上衣腫を認める.

③慢性炎症性脱髄性多発ニューロパチー：必ずしも造影効果を認めない. 骨の変形および皮膚所見がない.

④肥厚性ニューロパチー：骨の変形および皮膚所見がない.

2. 両側の硬膜内および硬膜外の鉄亜鈴型腫瘍[5]
①神経線維腫.
②神経鞘腫.
③悪性リンパ腫（脊椎の信号強度変化を認める）.
④転移性腫瘍（骨破壊を認める）.

3. 両側多発性で脊髄神経に造影効果を認める疾患[3]
①サイトメガロウイルス神経根症〔ヒト免疫不全ウイルス（HIV：human immunodeficiency virus）陽性患者に多い〕.
②椎間板ヘルニアあるいは術後などの機械的・化学的刺激.
③脊髄軟膜癌腫症（脊髄軟膜転移）.
④Charcot-Marie-Tooth 病.

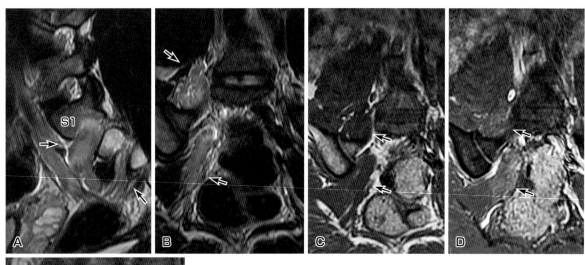
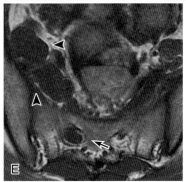

症例1 神経線維腫（叢状神経線維腫），18歳，男性．5年前に右腓骨遠位部を骨折し，4週間の保存的治療を受けた．その後，右下腿全体の萎縮と，右足関節より遠位部の冷感を自覚した．その後も，右下腿萎縮と筋力低下が進行した．NF1を示唆する皮膚所見などはない．

A：T2強調矢状断像（正中より右）にて，右S1, 2神経の腫大と高信号を認める（→）.
B：T2強調冠状断像にて，右腰仙椎神経叢に腫大と高信号を認める（→）.
C：T1強調冠状断像にて，右腰仙椎神経叢の腫大と，筋肉と同様な信号強度を認める（→）.
D：造影後T1強調冠状断像にて，腫大した神経叢に造影効果を認める（→）.
E：T1強調横断像（S1）にて，右椎間孔の拡大と，その中に腫大した神経を認める（→）．さらに，骨盤内に腫大した神経を認める（▶）.
補足：硬膜外の右S1神経の生検にて，神経線維腫を認めた．さらに，左腰仙椎神経叢にも腫大があるため，叢状神経線維腫と考えられる．なお，NF1を伴わない叢状神経線維腫の報告は数多くあるが，脊髄に発生した例はみつけられなかった．

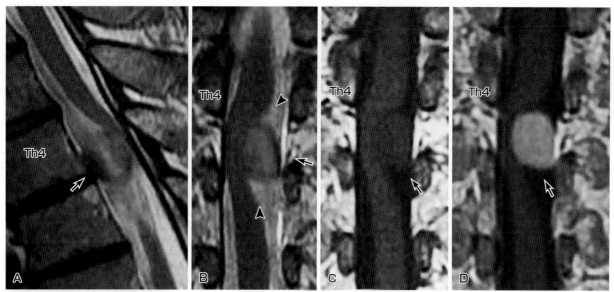
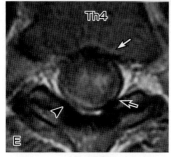

症例2　神経線維腫，66歳，男性．約7カ月前に右足先の痛みを自覚した．疼痛は拡大し，右殿部の感覚低下，右体幹の感覚低下を認めた．さらに，乳房付近まで感覚障害が拡大した．

- **A**：T2強調矢状断像にて，Th4-5の脊髄の前部，硬膜内髄外に腫瘍を認める（→）．
- **B**：T2強調冠状断像にて，Th4-5，脊髄の左硬膜内髄外に腫瘍を認める（→）．腫瘍の上部と下部のくも膜下腔に拡大があり（▶），腫瘍が硬膜内髄外にあることを示す．
- **C**：T1強調冠状断像にて，腫瘍は脊髄よりも低信号を示す（→）．
- **D**：造影後T1強調冠状断像にて，腫瘍には均一な造影効果を認める（→）．
- **E**：T2強調横断像（Th4）にて，腫瘍は不均一な高信号を中心部に示し（→），前部は低信号を示す（⇒）．脊髄（▶）が右後方に圧排されている．

文　献

1) 脳腫瘍全国統計委員会，日本病理学会（編）：臨床・病理 脳腫瘍の取扱い規約―臨床と病理カラーアトラス 第2版. 金原出版，2002, pp135-136
2) Kollias SS, et al：Nerve sheath tumors—schwannoma and neurofibroma. Naidich TP, et al（eds）：Imaging of the Spine. Saunders, Philadelphia, 2011, pp321-326, p373
3) Borg B：Neurofibroma. Ross JS, et al（eds）：Diagnostic Imaging—Spine 2nd ed. Amirsys, Salt Lake City, 2010, ppV-1-96-99
4) Varma DG, et al：MR imaging of extracranial nerve sheath tumors. *J Comput Assist Tomogr* **16**：448-453, 1992
5) Bowen BC, et al：Spine Imaging—Case Review 2nd ed. Mosby, Philadelphia, 2008, pp69-72, 207-208

6 硬膜内髄外腫瘍

(3) 髄膜腫

臨床

1. 全体像

髄膜腫（meningioma）はくも膜細胞から発生し，硬膜に付着する良性の腫瘍である．女性に多く，自験例では30例中23例（76.6％）が女性である．ピークは40〜50代とされている．小児での発生例も3〜6％ある[1]．

好発部位は胸椎80％，特に上部胸椎である．次に頸椎16％で，腰椎はまれである．また，大後頭孔に髄膜腫を認めることもある．硬膜内髄外に存在するものが約90％を占め，残りが硬膜外，あるいは鉄亜鈴型で硬膜内と硬膜外の両方に存在する．硬膜内髄外腫瘍では神経鞘腫に続いて多い．症状は痛みあるいは歩行障害である[2]．

脊髄髄膜腫の99％はWHOグレードIであり，グレードIIIは脊髄髄膜腫の1.3％のみである[3]．

ゆっくりと発育する腫瘍であり，発症から診断までは通常4カ月〜2年経過する[3]．

2. 硬膜外髄膜腫

脊髄髄膜腫の7〜15％が硬膜外に進展する．その約半分は硬膜外のみに存在する．硬膜外髄膜腫はより早期に発症し，男女比は1：1である．硬膜内の髄膜腫よりも浸潤性に富み，急速に成長し，椎弓や椎弓根の破壊を伴うことがある[4]．

3. 硬膜外扁平髄膜腫

髄膜腫の中には，円形ではなく硬膜に沿って扁平で，カーペット（シート）状に腫瘍が広がる型があり，扁平髄膜腫（en plaque meningioma, meningioma en plaque）と呼ぶ．頭蓋内では蝶形骨縁に沿って広がる．脊柱管内硬膜外にも同様に生じ，硬膜外扁平髄膜腫（EEPM：extradural en plaque meningioma）と呼ぶ．

Wuらは EEPM 12例について報告している[5]．2000〜2011年の間に346例の脊髄髄膜腫があり，そのうちの3.5％がEEPMである．男性が5例，女性が7例で，平均年齢は39.9歳（27〜62歳）である．なお，神経線維腫症を伴う例は除外されている．同一期間における脊髄硬膜内髄膜腫の平均年齢が53.8歳であり，EEPMはより若い年齢に発症すると考えられる．また，男女比の差が大きくないことも，脊髄硬膜内髄膜腫とは異なる．部位は頸椎が9例（75％），頸胸椎が1例，胸椎が2例である．腫瘍は2〜5椎体に及び，平均3椎体であった．発症から手術までは平均17カ月（1カ月〜8年）である[6]．この経過の長さは悪性リンパ腫との鑑別に有用と考える．

4. 明細胞髄膜腫

亜型の一つに明細胞髄膜腫（clear cell meningioma）がある．グリコーゲンに富む腫瘍細胞からなり，明るく抜けてみえる細胞質にて構成されている．若年者に発生する傾向があり，小脳橋角部と馬尾に好発する．硬膜内に存在し，硬膜への付着がない例が多い．通常の髄膜腫と比較して再発しやすく，WHOグレードIIとなっている[1,7,8]．

画像所見

1. MRI

1）形態，信号強度，造影効果

髄膜腫は境界明瞭な腫瘍で，分葉状の構造を有する．T2強調像およびT1強調像ともに均一な信号強度で脊髄と等信号，または軽度低信号を示すことが多い（症例1〜5）．ときに，T2強調像にて軽度高信号を示すことや，石灰化が強い場合には低信号を示すこともある．均一な造影効果を認める（症例1〜5）．

2）硬膜との関係（dural tail sign）

硬膜に広く接することが特徴である（症例1，2）．近接する硬膜が厚くなり，強い造影効果を示すことをdural tail signと呼ぶ．報告では，頭蓋内あるいは脊柱管内にかかわらず，57〜67％に認めるとされている

（症例 1）．この所見は腫瘍細胞が造影効果のある硬膜に浸潤している状態，または血管のうっ滞による富血管性のいずれか，あるいはその両方を示している．また，必ずしも髄膜腫に特有な所見ではなく，他の腫瘍でも認められる（BOX 1 を参照）．しかし，硬膜内髄外腫瘍で最も多い脊髄神経鞘腫には認められないので，神経鞘腫と髄膜腫との鑑別には有効である[3]．

硬膜内に存在すれば cap sign，上下のくも膜下腔の拡大などの硬膜内髄外腫瘍の一般的所見を示す（症例 1, 2）．硬膜外に存在することもある（症例 3）．

3) 硬膜外扁平髄膜腫（EEPM）

Wu らの 12 例の EEPM は全例扁平状であり，硬膜嚢の外側から硬膜の背側および腹側へと進展していた．横断像では不完全あるいは完全なリング状に脊髄を取り囲んでいる．接する椎間孔に及んでいる例が 6 例あり，dural tail sign を 8 例に認めた．腫瘍は T1 強調像および T2 強調像にて，等信号～高信号を示し，全例に強い均一な造影効果があった．傍脊椎への進展（傍脊椎軟部腫瘍の存在），腫瘍周囲の浮腫，腫瘍性囊胞，および骨破壊像はいずれもなかった．手術にて，硬膜内への進展は認められていない[5]．なお，この論文では石灰化に関しては記載がない．

CT では，石灰化を認める例もある[6,9]．

なお，詳細な MRI 所見が記載されている EEPM 例[6,9,10]では T2 強調矢状断像にて，脊髄後方に前方偏位した背側硬膜があり，その後方に脊髄とほぼ等信号を示す境界明瞭な硬膜外腫瘍を認める例が多く，自験例も同様である（症例 3）．横断像では脊髄背側から硬膜を間に挟んで，脊髄を取り囲むように腫瘍が認められる．多くの例で，脊髄前部中央の前方硬膜外には腫瘍はなく，不完全なリング状となる．腫瘍が一側優位で患側の椎間孔に進展し，脊髄は反対側に偏位している例もある[10]．

4) 明細胞髄膜腫

子ども，あるいは若年成人で，馬尾に存在し硬膜に接しない髄膜腫では，明細胞髄膜腫を考慮する（症例 4, 5）．取り残しがあると再発しやすい[1,7,8]．

2. CT

1) 石灰化

Liu らによると，硬膜内髄外の髄膜腫 36 例のうち，21 例（58.3％）に石灰化を認めている[11]．それに対して，硬膜内髄外の神経鞘腫 92 例には石灰化の記載がないので，石灰化の有無をみることは鑑別診断に有用である（症例 1）．髄膜腫の可能性のある時には，薄いスライス厚を使用して腫瘍部位の CT を撮像することが重要である．脊髄髄膜腫で最も多い亜型は石灰沈着を伴う砂粒腫型（psammomatous type）である[2]．なお，神経鞘腫でも例外的に（ごくまれに）石灰化の報告はある[12,13]．

2) 骨の変化

頭蓋内髄膜腫に多い骨硬化像あるいは骨への浸潤所見は，脊髄髄膜腫ではまれである[3]．

 診断のキー

硬膜内髄外腫瘍で，造影後の T1 強調像にて硬膜に広く接し，肥厚した硬膜（dural tail sign），均一な造影効果を認める際には髄膜腫を考える．石灰化は 50％以上にある．

T2 強調像での比較的低信号と均一な造影効果のみから，神経鞘腫を除外してはならない．

硬膜外腫瘍でも同様な画像を示す際には髄膜腫を考える．

鑑別診断

1. 神経鞘腫

神経鞘腫は T2 強調像にて脊髄と比べて高信号を示し，dural tail sign と石灰化はない．囊胞の存在．

2. 孤立性線維性腫瘍

T2 強調像にて脊髄よりも低信号を示し，硬膜内髄外では硬膜に付着している所見が目立たない．flow voids を認めることがある．硬膜外に存在するものの鑑別は困難．

3. 硬膜外悪性リンパ腫

脊椎の信号強度変化を伴い，椎体への浸潤が高頻度．石灰化はない．傍脊椎に軟部腫瘍を生じ，1 椎体以上の進展が多い．より経過が短い．扁平髄膜腫との鑑別が難しいこともある．

4. 肥厚性硬膜炎

肥厚した硬膜は T2 強調像にて，強い低信号を示すのが特徴である．

BOX 1

■ dural tail sign を示す疾患
　（文献 14, 15)より改変引用）

1. 髄膜腫
2. 髄膜播種
3. 脊髄サルコイドーシス
4. 悪性リンパ腫
5. 白血病（顆粒球肉腫）
6. 傍神経節腫
7. 毛細血管腫[15]

BOX 2

■ 骨異常を伴わず，T2 強調像にて脊髄と等信号を示す硬膜外腫瘤

【腫瘍】
・悪性リンパ腫（原発性・全身性；骨に信号強度異常がありうる）
・髄膜腫（扁平髄膜腫を含む；骨に異常はめったにない．石灰化がありうる）
・孤立性線維性腫瘍
・血管外皮腫
・顆粒球肉腫（骨に信号強度異常がありうる）[16]

【非腫瘍】
・特発性肥厚性硬膜炎(T2 強調像では強い低信号)
・脊髄サルコイドーシス[17]
・髄外造血(T2 強調像では軽度高信号．椎体に信号強度異常がある)[18]
・Rosai-Dorfman 病[19]

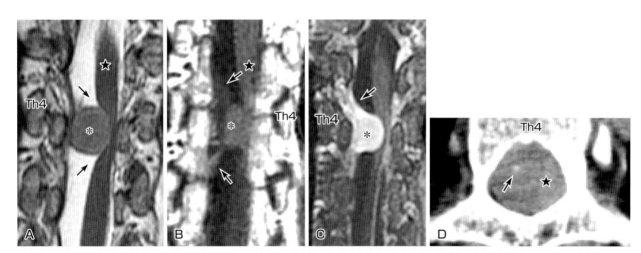

症例 1 髄膜腫（硬膜内；移行性髄膜腫），73 歳，女性．9 カ月前から左足，大腿，右足と順にしびれが進行し，3 カ月前より下肢対麻痺が出現，歩行不安定となる．深部腱反射の亢進，下肢遠位部の振動覚の低下を認める．

A：T2 強調冠状断像（Th4/5）にて脊髄の右側，硬膜内髄外に腫瘍（*）を認める．その信号強度は脊髄（★）より軽度高信号である．腫瘍の上下のくも膜下腔には拡大を認め（→），腫瘍が硬膜内に存在することを示す．
B：T1 強調冠状断像（Th4/5）にて腫瘍（*）は脊髄（★）と等信号を示し，腫瘍の外側の硬膜は付着部位にて肥厚している（→）．
C：造影後 T1 強調冠状断像にて腫瘍（*）は均一に造影され，付着部の硬膜に dural tail sign を認める（→）．
D：CT（Th4）にて，腫瘍内と考えられる脊柱管内右側に石灰化を認める（→）．脊柱管内左側に脊髄（★）があると考えられる．
補足：硬膜内腫瘍で，T1 強調像では脊髄と等信号を示し，dural tail sign，石灰化が存在することより，典型的な髄膜腫であると考えられる．

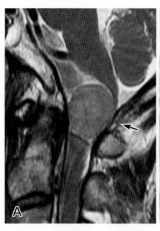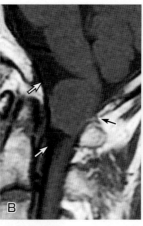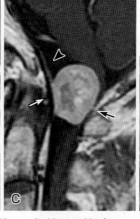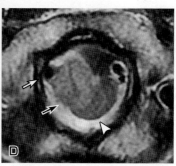

症例2　髄膜腫（大後頭孔，硬膜内髄外），44歳，男性． 1年前から首がこり，回旋が不自由になり，徐々に悪化した．4カ月前より箸を使うのが困難となり，洋服もうまく着ることができなくなり，風呂で左半身の温度覚が鈍いことを自覚した．

- A：T2強調矢状断像にて，大後頭孔に髄外の腫瘍を認める（→）．境界明瞭で，脳幹および脊髄よりも軽度高信号を示し，信号強度はほぼ均一である．
- B：T1強調矢状断像にて，腫瘍の信号強度は均一で，脳幹および脊髄とほぼ等信号を示す（→）．腫瘍の上下のくも膜下腔の拡大があり（⇒），硬膜内髄外を示している．
- C：造影後T1強調矢状断像にて，腫瘍全体に造影効果を認める（→）．腫瘍の前部は硬膜と広く接している（⇒）．接する頭蓋内の硬膜に軽い肥厚と造影効果を認める（▶）．
- D：T2強調横断像（大後頭孔）にて腫瘍は硬膜内にあり（→），延髄頸髄移行部（▷）を左外側に圧排している．腫瘍の外側には硬膜内の右椎骨動脈を認める（⇒）．なお，CTにて石灰化を認めない（非掲載）．

補足：典型的な大後頭孔の髄膜腫である．比較的均一な信号強度と硬膜の肥厚が，神経鞘腫との鑑別点である．

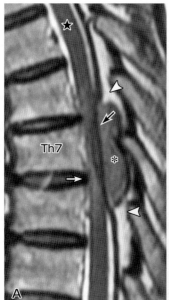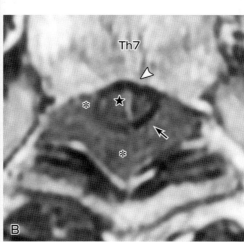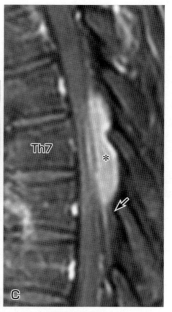

症例3　硬膜外扁平髄膜腫（移行性髄膜腫），56歳，女性． 8カ月前より両足底の違和感を覚え，徐々に進行した．MRI検査時，左下肢筋力の低下，腱反射の亢進，Th8以下の表在覚の低下を認めた．

- A：T2強調矢状断像にてTh6-8にわたる腫瘍（＊）が認められる．腫瘍は脊髄（★）とほぼ等信号を示す．圧迫されている脊髄には高信号を認め，浮腫と考えられる（⇒）．腫瘍と脊髄との間には硬膜（→）が存在する．腫瘍の上下にある硬膜外脂肪（▷）が圧排されてcap signを呈し，硬膜外腫瘍を示している．
- B：T1強調横断像（Th7）にて脊髄（★）の背側を腫瘍（＊）が取り囲んでいる．その信号強度は脊髄と等信号である．また，間には硬膜を認める（→）．扁平髄膜腫を示す所見である．腹側硬膜の前方には腫瘍を認めない（▷）．傍脊椎部には腫瘍の進展はない．
- C：造影後T1強調矢状断像にて硬膜外腫瘍には均一な造影効果を認める（＊）．脊髄後部硬膜に造影効果を認める（→）．なお，CTでは腫瘍は均一で，脊髄より高吸収域を示す脊髄背側の腫瘤として認められるが，石灰化はない（非掲載）．

補足：腫瘍が硬膜外にあり，硬膜を挟んで脊髄の周囲を取り囲む所見は，EEPMの特徴を示している．T2強調像にて脊髄と等信号を示す硬膜外腫瘍を鑑別することが必要である．悪性リンパ腫との鑑別点は，経過が長い，傍脊椎軟部腫瘍がない，椎体に異常を認めないなどの点である．鑑別が難しいこともある．

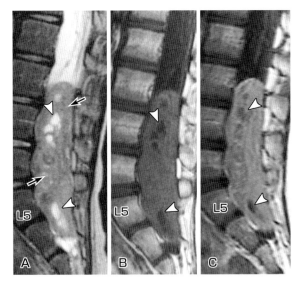

症例 4　髄膜腫（明細胞髄膜腫），6 歳，女児．2 年ほど前より殿部痛がある．1 年ほど前よりつま先歩きとなり，さらに 1 カ月前より猫背が著明となったため，腰椎 MRI を撮像する．

A：T2 強調矢状断像にて，L2-S2 にかけて脊髄とほぼ等信号を示す腫瘍がある（→）．内部には囊胞を示す高信号がある（▷）．

B：T1 強調矢状断像にて，ほぼ脊髄と等信号を示す腫瘍である．髄液に近い低信号を示すのは囊胞である（▷）．

C：造影後 T1 強調矢状断像にて，囊胞（▷）以外の腫瘍はほぼ均一な信号強度を示す．

補足：年齢，発生部位から考えて，明細胞髄膜腫は鑑別すべき疾患である．画像所見は通常の髄膜腫とほぼ同様と報告されている．硬膜内に存在し，硬膜への付着がないことも特徴の一つであり，それゆえに dural tail sign がみられる例は少ないとされている．

（熊本大学医学部　平井俊範先生，倉津純一先生のご厚意による）

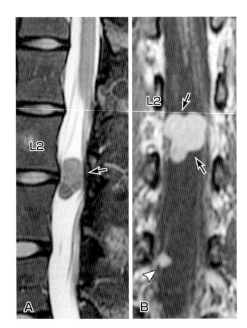

症例 5　髄膜腫（明細胞髄膜腫），21 歳，女性．3 カ月前より特に誘因なく右殿部痛・下肢痛が出現し，徐々に進行して歩行障害を呈した．L3-5 領域に軽度の感覚鈍麻がある．

A：T2 強調矢状断像にて L2/3 に脊髄よりも低信号を示す腫瘍がある（→）．そのほかに L4 にも脊髄よりも低信号を示す腫瘍がある（非掲載）．多発性である．

B：造影後 T1 強調冠状断像にて，L2/3 では左右両側に 2 つの腫瘍があり，互いに接している．均一な造影効果を認める（→）．さらに L4 にも均一な造影効果を示す腫瘍がある（▷）．多発性の髄膜腫の像であり，明細胞髄膜腫も考慮する必要がある．

（福井大学医学部放射線科　山元龍哉先生のご厚意による）

文 献

1) Ironside JW, et al：Diagnostic Pathology of Nervous System Tumours. Churchill Livingstone, London, 2002, pp357-358
2) Borg B：Meningioma. Ross JS, et al (eds)：Diagnostic Imaging—Spine 2nd ed. Amirsys, Salt Lake City, 2010, ppV-1-88-91
3) Kollias SS, et al：Meningioma. Naidich TP, et al (eds)：Imaging of the Spine. Saunders, Philadelphia, 2011, pp327-329, p373
4) Bowen BC：Spine Imaging—Case Review. Mosby, Philadelphia, 2001, pp187-188
5) Wu L, et al：Spinal extradural en plaque meningiomas: clinical features and long-term outcomes of 12 cases. *J Neurosurg Spine* **21**：892-898, 2014
6) Yamada S, et al：Cervical extradural en-plaque meningioma. *Neurol Med Chir（Tokyo）* **47**：36-39, 2007
7) Colen CB, et al：Pediatric spinal clear cell meningioma. Case report. *J Neurosurg Pediatr* **3**：57-60, 2009
8) Ko JK, et al：Non-dura based intaspinal clear cell meningioma. *J Korean Neurosurg Soc* **49**：71-74, 2011
9) Messori A, et al：Spinal epidural en-plaque meningioma with an unusual pattern of calcification in a 14-year-old girl：case report and review of the literature. *Neuroradiology* **44**：256-260, 2002
10) Savardekar A, et al：Totally extradural spinal en plaque meningiomas-Diagnostic dilemmas and treatment strategies. *Surg Neurol Int* **5**（Suppl 7）：S291-294, 2014
11) Liu WC, et al：Radiological findings of spinal schwannomas and meningiomas：focus on discrimination of two disease entities. *Eur Radiol* **19**：2707-2715, 2009
12) Hyun SJ, et al：Giant cauda equina schwannoma with dystrophic calcifications：case report and review of the literature. *J Korean Neurosurg Soc* **51**：105-108, 2012
13) Hayashi F, et al：Intramedullary schwannoma with calcification of the epiconus. *Spine J* **9**：e19-23, 2009
14) Bowen BC, et al：Spine Imaging—Case Review 2nd ed. Mosby, Philadelphia, 2008, pp103-104
15) Choi BY, et al：Spinal intradural extramedullary capillary hemangioma：MR imaging findings. *AJNR Am J Neuroradiol* **22**：799-802, 2001
16) Inoue T, et al：Spinal granulocytic sarcoma manifesting as radiculopathy in a nonleukemic patient. *Neurol Med Chir（Tokyo）* **48**：131-136, 2008
17) Barazi S, et al：Sarcoidosis presenting as an isolated extradural thoracolumbar lesion mimicking tumour. *Br J Neurosurg* **22**：690-691, 2008
18) 土方靖浩, 他：原発性骨髄線維症にともなった脊柱管内髄外造血による圧迫性脊髄症の1例. 臨神経 **54**：27-31, 2014
19) Maiti TK, et al：Rosai-Dorfman disease presenting as cervical extradural lesion: a case report with review of literature. *Neurol India* **59**：438-442, 2011

6 硬膜内髄外腫瘍

(4) 粘液乳頭状上衣腫

臨　床

粘液乳頭状上衣腫（ME：myxopapillary ependymoma）は終糸の上衣細胞から発生する成長の遅い神経膠腫で，WHO グレード I である[1]．上衣腫全体では約 13％であるが，脊髄円錐と終糸領域の上衣腫では 80％以上を占める．この部位に認められる脊髄髄外腫瘍の一つであり，主として男性に発生する．平均年齢は 35 歳よりやや若いが，すべての年齢にありうる[1,2]．

術後に転移あるいは直接浸潤にて中枢神経系外に発生することがごくまれにある．また，脊髄円錐あるいは終糸の ME が仙尾部に直接浸潤することがある．仙尾部にて皮膚あるいは皮下の一次性 ME が発生することがあり，これは異所性上衣細胞の残基による[1]．

腰痛あるいは尾骨痛で発症することが多い．下肢の感覚障害を伴うことがあり，発症から診断まで 2 年以内と報告されている．まれに，腫瘍内あるいはくも膜下腔への出血にて急性発症することがある[1]．

細長いソーセージ状の形態をとり，10 cm 以上の長さを示すこともまれではない．被包化した腫瘍であり，馬尾を圧迫することが多い．ときに脊柱管外に大きな進展を示すこともある．割面では新旧の出血を認め，砂のような石灰化を認めることもある[3]．

組織所見は乳頭状の構造，粘液産生が特徴的である．

硬膜内の ME では，中枢神経系への播種を認めることがある[1]．中枢神経系外への転移はめったにない．一方，硬膜外の ME では中枢神経系内での播種はめったにないが，中枢神経系外，肺などへの転移を認めることがある[3,4]．脊柱管外の ME 45 例の検討にて，仙椎前部の ME では 7％，仙椎後部の ME では 17％に中枢神経系外への転移が認められている[4]．全摘できない時には放射線治療も考慮される．

ME の 10〜40％は多発性とされる[1]．Wippold らの報告では 20 例に 24 個の腫瘍があり，そのうち 17 例は単独の腫瘍で，多発性は 3 例であった[5]．さらに，24 個の腫瘍のうち 21 個は硬膜内髄外にあり，2 個は脊髄内から硬膜内髄外に及び，1 個は硬膜外で仙椎後部にあった[5]．

撮像法

易出血性の腫瘍であり，T2*強調像（GRE 法）が必須である．腫瘍が脊髄の左または右にある際には冠状断像，脊髄の前部または後部にある際には矢状断像がよい．

画像所見

1．MRI

1）好発部位と信号強度

終糸のある腰椎硬膜内にあり，2〜4 椎体の長さを占めることが多い．ときに，腰仙椎の硬膜管全体を占めることもある[1]．T1 強調像では脊髄と比べて低信号〜等信号を示すことが多いが（症例 1〜3），ときに高信号を示す（症例 4）．Kahan らの報告では 6 例中 4 例が高信号で，2 例は等信号とされている[6]．しかし，Wippold らの報告では 16 例中 1 例のみが高信号，12 例は等信号，3 例は低信号を示した[5]．高信号は腫瘍内のムチンによると考えられている．T2 強調像では高信号を示し，強い造影効果を認める（症例 1〜3）．小さな ME では馬尾を分けるように存在し（症例 3），大きな ME では馬尾を圧迫するか（症例 1，2），あるいは腫瘍内に取り込むように発育する[1]．flow voids を認めないとする報告[2]と，ありうるとする報告がある[1]．

2）造影効果

腫瘍全体に強い造影効果を認めるのが，ME の重要な特徴である[1,2,5]．

3）出　血

上衣腫の 4 種の亜型のうち，ME は最も出血が多いとされている[1]．腫瘍内部に出血があり，T2 強調像および T2*強調像にて強い低信号を示し，同時にその出血部位も含めて腫瘍全体に強い造影効果を認める腫瘍が脊髄円錐，終糸，あるいは馬尾に近接した部位にあ

る時には ME を考える(症例 1, 2).この所見は ME に特徴的ではあるが,自験の神経鞘腫でも 1 例に認めた.

また,内部のみではなく,腫瘍の上端あるいは下端に出血があり,腫瘍全体にわたる造影効果を示し,前述の部位にある腫瘍も ME を考慮する(症例 1).

くも膜下出血にて発症した腰椎硬膜内 ME 2 例の報告がある[7].T2 強調像にて腫瘍内部および腫瘍の上端部と下端部に低信号を認め,症例 1 と同様な画像である.症例 1 では認められなかったが,文献 7)の 2 症例は腫瘍より下方のくも膜下腔に T1 強調像にて高信号があり,くも膜下出血と診断されている.1 例には腫瘍上部の脊髄に空洞があった[7].なお,ME が脳表へモジデリン沈着症の原因となることもある[1,8].

4) 仙椎での ME

仙椎部脊柱管内から,仙椎,さらに仙椎前方にまで進展した ME の報告が 1 例ある[4].腫瘍は分葉状で膨張性発育を示し,同部位の脊柱管内には腫瘍が充満し,脊柱管は拡大していた.腫瘍は T2 強調像では不均一な高信号を示し,一部に出血を疑わせる低信号があった.造影効果があるが,壊死を示す中心部には造影効果を認めなかった.病理では壊死および出血が腫瘍内に認められている.

脊柱管内から仙椎へと進展した ME の自験例がある(症例 4).29 年前に L2-4 にかけての硬膜内髄外腫瘍が摘出され,その後に,播種された腫瘍が大きくなり,脊柱管内から仙椎へと進展した.

脊髄円錐あるいは終糸に関係した腫瘍を認め ME を疑ったら,必ず,下部腰椎から仙椎にかけて別の ME (播種あるいは多発性)の有無を確認する必要がある.

2. CT

等吸収域を示す硬膜内髄外の腫瘍である.椎体後面の侵食像(scalloping),椎弓間距離の拡大,椎間孔の拡大などを示す(症例 3).

3. 単純 X 線

正常が多いが,ときに椎間孔の拡大や,まれではあるが仙椎に大きな溶骨性の境界明瞭な病変を示す[3].

診断のキー

終糸あるいは脊髄円錐にて,T2 強調像および T2*強調像にて低信号を示す出血が腫瘍内にあり,その部位を含めて強い造影効果を腫瘍全体に認める際には ME を考える.終糸に腫瘍があり,さらに,その下部に離れて腫瘍がある際にも ME を考える.

鑑別診断

1. 馬尾,終糸から発生する腫瘍

1) 神経鞘腫

神経鞘腫はある程度の大きさになると,囊胞や出血を伴うことが多く,不均一な信号強度,不均一な造影効果を示すことが多い.ME では出血はあるが,全体に造影効果を認める.

2) 傍神経節腫

豊富な血管のため,flow voids を周囲に認める.

3) 血管芽腫

造影後には腫瘍周囲に拡張した静脈による点状の造影効果を認める.豊富な血管のため,2.5 cm 以上の大きさの腫瘍では flow voids を周囲に認める.拡散強調像にて低信号を示す.硬膜内髄外にも存在する(本章の「3-(5) 血管芽腫」を参照).

4) 細胞性上衣腫

脊髄円錐部にも ME ではなく,細胞性上衣腫が発生することがある(本章の「5-(1) 上衣腫」の症例 9 を参照).細胞性上衣腫では出血は腫瘍内にもありうるが,腫瘍外が多く,同部位には造影効果を認めない.しかし,ME では腫瘍内部に出血があり,同部位に造影効果を認める(症例 1,2).

5) 類上皮腫

造影効果を認めない.

2. 仙椎の腫瘤

仙骨の骨破壊性病変については,本章の「2-(5) 骨巨細胞腫」の BOX を参照[9].

1) 悪性腫瘍

①転移性腫瘍.
②脊索腫〔粘液組織(myxoid matrix)による T2 強調像での高信号〕.
③軟骨肉腫.

2) 良性腫瘍

①巨細胞腫.
②動脈瘤様骨囊腫(仙椎後部).
③骨芽細胞腫(まれ,仙椎後部).

3）その他（神経系を含む）

①仙尾部奇形腫（仙椎前部）．
②粘液乳頭状上衣腫（主として仙椎前部）．
③神経鞘腫（ときに非常に大きく，骨盤内，仙椎背側筋肉，脂肪に進展）．

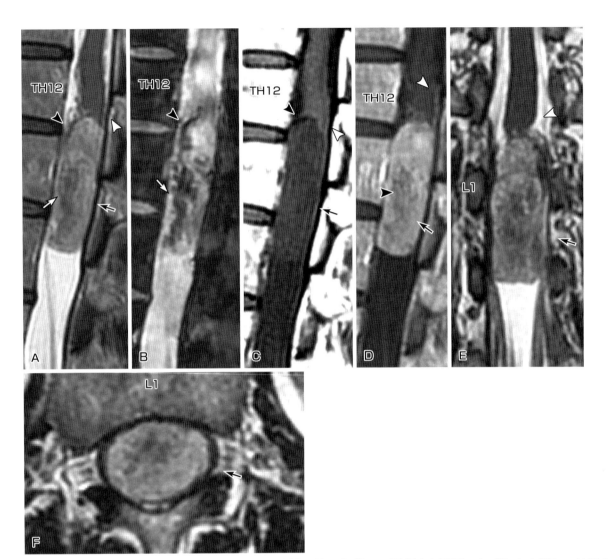

症例 1　粘液乳頭状上衣腫（硬膜内髄外），62 歳，女性． 約 1 年前より腰部痛と両足のしびれを自覚し，抗炎症剤を内服して改善した．2 カ月前より腰部から左殿部，両膝より遠位の疼痛と，両足趾のしびれを認める．

- **A**：T2 強調矢状断像にて，Th12 下端から L2 までの境界明瞭な腫瘍があり（→），脊髄よりは軽度高信号を示す．腫瘍内部（⇨）および腫瘍上縁（▶）には低信号を認める．脊髄円錐を下方から圧排し，同部位の軽度の拡大がある（▷）．脊髄内には高信号を認めず，髄外腫瘍の可能性が高い．
- **B**：T2*強調矢状断像では腫瘍内部（⇨）と腫瘍上縁（▶）にヘモジデリン沈着による低信号があり，腫瘍内に出血があることを示す．
- **C**：T1 強調矢状断像では腫瘍は脊髄よりも低信号を示す（→）．腫瘍と脊髄との境界は明瞭で，腫瘍の上縁には強い低信号を認める（▶）．脊髄は下部の腫瘍による圧排を受け，一部拡大している（▷）．
- **D**：造影後 T1 強調矢状断像では，腫瘍内には全体に強い造影効果を認める（→）．画像 B にて低信号を示し，出血のある部位にも造影効果がある（▶）．腫瘍上部の脊髄背側には拡張した血管を認める（▷）．
- **E**：T2 強調冠状断像では，腫瘍は不均一な高信号を示す．脊髄との境界は明瞭である（▷）．
- **F**：T2 強調横断像（L1）にて，腫瘍は不均一な高信号を示す（→）．周囲に脊髄と考えられる構造はない．

補足：境界明瞭な腫瘍で，脊髄との境界も明瞭である．接する脊髄に T2 強調像にて高信号を認めないので，終糸から出た腫瘍が考えやすい．出血を伴った腫瘍で，部位から考えると，ME あるいは神経鞘腫である．しかし，神経鞘腫としては T2 強調像にて高信号が強くはない．また，嚢胞を示す強い高信号が T2 強調像で認められない．腫瘍内部とその上縁の T2*強調像でのヘモジデリン沈着は ME に特徴的である．文献 7）にて提示された 2 症例と同様な所見であり，ME が最も考えやすい．腫瘍は軟らかいが易出血性であり，粘稠度が高い．脊髄とは離れた位置にある腫瘍（髄外腫瘍）であり，終糸の基部（最上位）あるいは脊髄円錐の先端部と考えられた．腫瘍の下端は終糸に収束していた．腫瘍の上部には拡張した静脈（red vein）を認めた．病理では上衣腫としての所見が明らかであった．さらに，間質の粘液状変化が限られているが存在し，管腔様構造を示し，一部には偽乳頭状配列もある．発生部位も考慮し，ME と診断された．

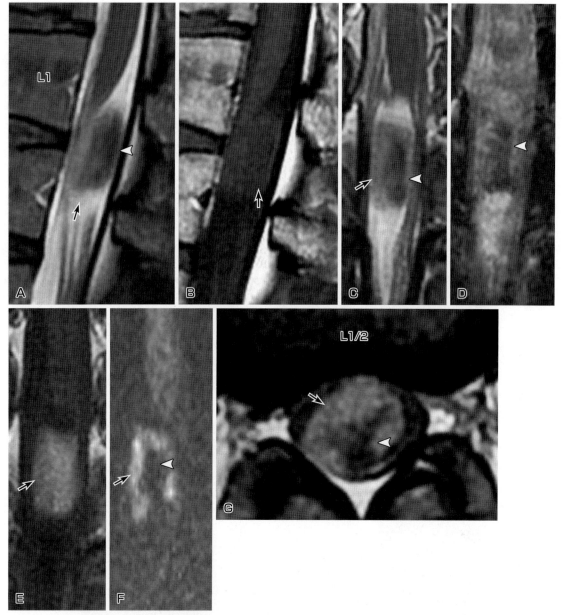

症例2　粘液乳頭状上衣腫（硬膜内髄外），52歳，男性．2カ月前より腰痛と右下肢の痛みがあり，受診し，MRIを撮像した．

A：T2強調矢状断像にて，L1-2にかけて脊髄髄外の腫瘍を認める（→）．腫瘍の後部は脊髄よりも低信号を示す（▷）．

B：T1強調矢状断像にて，腫瘍は脊髄よりも低信号を示す（→）．

C：T2強調冠状断像にて，腫瘍は脊髄の右にあり（→），主として脊髄よりも高信号であるが，内側部には低信号を認める（▷）．

D：T2*強調冠状断像（画像Cと同じ位置）にて，腫瘍内部に強い低信号があり，出血を示す（▷）．

E：造影後T1強調冠状断像（画像Cと同じ位置）にて，腫瘍には均一な造影効果があり（→），出血は腫瘍内と考えられる．

F：拡散強調冠状断像にて，腫瘍は脊髄よりも高信号を示す（→）．腫瘍内出血の部位は低信号となっている（▷）．

G：T2強調横断像（L1/2）にて，腫瘍は脊髄よりも高信号であり（→），中央後部に出血による低信号を示す（▷）．なお，出血部位はT1強調像では高信号を示さず，造影効果を認めた（非掲載）．CTでは石灰化を認めない（非掲載）．

補足：L1-2の終糸の存在する部位にある硬膜内髄外腫瘍であり，T2*強調像にて腫瘍内部に強い低信号（出血）を認め，さらに出血のある部位を含めて腫瘍全体に造影効果を認めた．囊胞を伴わず，MEに比較的特徴的な所見であった．

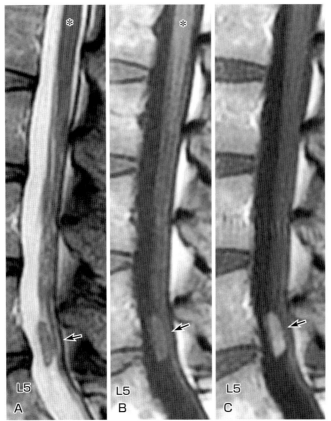
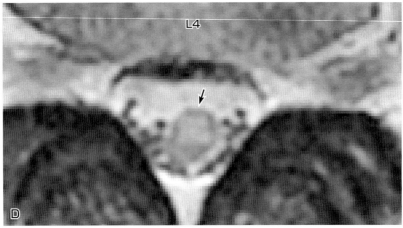

症例3 粘液乳頭状上衣腫（硬膜内髄外），41歳，男性．1年前より左大腿後面からふくらはぎのしびれ・疼痛が出現した．2カ月前より右足第1趾にもしびれが出現し，排尿障害を認める．

A：T2強調矢状断像にて，L4-5の脊柱管内中央，硬膜内髄外に脊髄（＊）と等信号を示す腫瘍を認める（→）．
B：T1強調矢状断像にて腫瘍は脊髄（＊）よりやや低信号である（→）．
C：造影後T1強調矢状断像にて腫瘍には均一な造影効果を認める（→）．
D：T2強調横断像（L4）にて腫瘍は脊柱管のほぼ中央にあり（→），馬尾神経を左右に圧排している．
補足：神経鞘腫と考えたが，終糸に付着したMEであった．鑑別は困難であるが，脊柱管の中央に位置し，馬尾が左右に分けられている際には本症も考慮する．

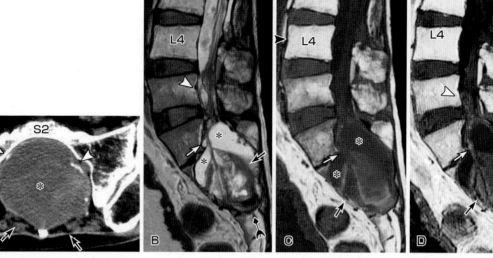

症例4　粘液乳頭状上衣腫（播種），57歳，男性．中学生ごろより緩徐に進行する腰痛および下肢痛があり，29年前（28歳時）に他院でL2-4の腫瘍を切除され，「星細胞腫の疑い」と診断された．その後，放射線治療を追加された．15年前より緩徐に悪化する坐骨神経痛，感覚障害および膀胱直腸障害を認め，入院となった．

A：CT（S2）にて，脊柱管を大きく拡大する境界明瞭な膨張性の腫瘍（＊）を認める．その後外壁は腫瘍により欠損している（→）．腫瘍はほぼ均一な低吸収域を示すが，その辺縁部には石灰化がある（▷）．

B：T2強調矢状断像にて，仙椎には脊柱管を大きく拡大し仙椎椎体を後方から侵食する腫瘍を認める．腫瘍の内部は不均一で，上部と前部には強い高信号を示す囊胞がある（＊）．腫瘍中央には索状構造物（⇢）があり，拡張した終糸を疑わせる．その周辺には高信号と低信号の混在する構造がある（→）．腫瘍下部には強い低信号があり，ヘモジデリン沈着と考えられる（↠）．L5-L5/S1にて，硬膜内にも腫瘍があり，不均一な高信号を示す（▷）．

C：T1強調矢状断像にて，L3-4の椎体は過去の放射線治療により脂肪髄化し，高信号を示す（▶）．仙椎の腫瘍上部には正常髄液よりも高信号を示す囊胞がある（＊）．索状構造物は低信号を示す（⇢）．その下部の腫瘍実質は高信号と低信号が混在している（→）．

D：造影後T1強調矢状断像にて，腫瘍内の索状構造物に造影効果を認める（⇢）．画像Cにて低信号を示した実質部位にも造影効果がある（→）．しかし，画像Cにて高信号を示した部位には造影効果はない（↠）．手術所見と合わせると，索状構造物から続く造影効果のあった部位に腫瘍細胞があった．その周りの高信号は変性した血腫とフィブリン様物質であった．腫瘍の辺縁部にも造影効果がある（▶）．肥厚した硬膜があった部位であるが，腫瘍の有無は不明である．L5-L5/S1の硬膜内の腫瘍にも造影効果を認める（▷）．L5とS1の椎体にも造影効果がある．

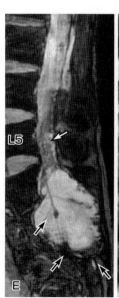
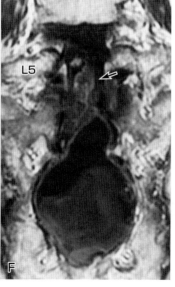

症例4　粘液乳頭状上衣腫（つづき）

E：T2*強調矢状断像にて，仙椎部の腫瘍の辺縁部と索状構造物には強い低信号があり，ヘモジデリン沈着と考えられる（→）．L5-L5/S1にかけても線状の低信号を認める（⇢）．

F：造影後T1強調冠状断像にて，L5-L5/S1の硬膜内腫瘍に造影効果を認める（→）．

補足：仙椎およびL5-L5/S1の両方とも変性所見を伴ったMEであった．29年前に他院にて手術された腫瘍もおそらくMEであったと推測している．その際に起こった播種の一部が大きくなったと考えられる．放射線治療が行われたL2-4には腫瘍はなく，放射線治療の範囲外に腫瘍が発育している．この症例でのT1強調像での高信号は腫瘍の一部ではあるが，変性した血腫とフィブリン様物質であった．

文 献

1) Shah LM : Myxopapillary ependymoma. Ross JS, et al (eds) : Diagnostic Imaging—Spine 2nd ed. Amirsys, Salt Lake City, 2010, ppV-1-120-123
2) Kollias SS, et al : Ependymoma. Naidich TP, et al (eds) : Imaging of the Spine. Saunders, Philadelphia, 2011, pp307-310, p373
3) Ironside JW, et al : Diagnostic Pathology of Nervous System Tumours. Churchill Livingstone, London, 2002, pp158-162
4) Shors SM, et al : Best cases from the AFIP : myxopapillary ependymoma of the sacrum. *Radiographics* **26** (Suppl 1) : S111-116, 2006
5) Wippold FJ 2nd, et al : MR imaging of myxopapillary ependymoma : findings and value to determine extent of tumor and its relation to intraspinal structures. *AJR Am J Roentgenol* **165** : 1263-1267, 1995
6) Kahan H, et al : MR characteristics of histopathologic subtypes of spinal ependymoma. *AJNR Am J Neuroradiol* **17** : 143-150, 1996
7) Argyropoulou PI, et al : Myxopapillary ependymoma of the conus medullaris with subarachnoid haemorrhage : MRI in two cases. *Neuroradiology* **43** : 489-491, 2001
8) Friedman DP, et al : Neuroradiology case of the day. Myxopapillary ependymoma of the conus medullaris or filum terminale resulting in superficial siderosis and dissemination of tumor along CSF pathways. *Radiographics* **18** : 794-798, 1998
9) Bowen BC, et al : Spine Imaging—Case Review 2nd ed. Mosby, Philadelphia, 2008, pp25-26

6 硬膜内髄外腫瘍
(5) 傍神経節腫

臨床

　傍神経節腫（paraganglioma）は自律神経系のクロム親和細胞から発生する副腎外の褐色細胞腫である．脊髄においては45～50歳の発症が多いが，いずれの年代（13～70歳）にもありうる．男女差はない．脊髄円錐あるいは馬尾に多いので，背部痛および足の痛みで発症することが多い．数日～数年の経過がある．多くの脊髄傍神経節腫はカテコールアミンを産生しない（nonfunctioning）[1,2]．しかし，尿中カテコールアミンの上昇と頭痛，顔面紅潮，動悸，高血圧を伴った胸椎傍神経節腫もあり[3]，十分な注意が必要である．

　馬尾の末梢神経芽細胞の傍神経節細胞への分化を起源とする意見がある．頭頸部とは異なり，脊髄に関しては家族例の報告はない[1]．

　境界明瞭で，繊細な皮膜に覆われた腫瘍であり，皮膜にはときどき石灰化を認める[1]．

　毛細血管と細い結合織により蜂巣状に区画された中に，円形ないし多角形の細胞が密接して細胞球を形成している．脊髄では馬尾に最も多く，硬膜内髄外腫瘍となる．終糸あるいは神経根に付着し，長さは3～4cm，太さは1～2cmである[4]．

　終糸から発生した本症によって，脳表ヘモジデリン沈着症を示した例がある[5]．

　硬膜外腫瘍，骨内腫瘍を呈することや，転移を示すこともある[6]．

画像所見

1. MRI

　T1強調像では低信号～等信号を示し，T2強調像では高信号を示す馬尾を中心とする硬膜内髄外の腫瘍であり，周囲には著明なflow voidsおよび均一な造影効果を認める（**症例1**）．血管芽腫では造影後T1強調像にて腫瘍周囲に多数の点状の導出静脈を認めるが（本章の「5-(5) 血管芽腫」を参照），傍神経節腫では，腫瘍は均一に強く造影されても，腫瘍周囲に点状の導出静脈が少ない印象がある（**症例1**）．dural tail signを認めることがある．

　ときに硬膜外腫瘍として認められ，骨にも浸潤を示す[6]．**症例2**はその一例であり，T1強調像では脊髄よりも高信号を示し，flow voidsを認めなかったが，経過とともに広範な浸潤・進展を示し，臨床的には悪性であった．

　なお，大変まれではあるが，硬膜内髄外にあり，多数の脊髄神経に沿って硬膜外に進展した傍神経節腫の報告がある．48歳の男性で，少なくとも4年の経過があった．腫瘍の周囲には多数のflow voidsを認めている[7]．

2. 核医学検査

　^{123}I-あるいは^{131}I-MIBG（m-iodobenzylguanidine）の取り込みが認められる時もある[3]．

診断のキー

　馬尾に認められる硬膜内髄外腫瘍で，富血管性で多数のflow voidsを伴っている際には本症を考慮する（下記の「鑑別診断」を参照）[1]．

鑑別診断

1. 粘液乳頭状上衣腫

　T2強調像にて腫瘍内にヘモジデリン沈着を認めることがある．同部位を含めて，腫瘍全体に強い造影効果を認める．T1強調像にて高信号を示すことがある．flow voidsはまれ．

2. 神経鞘腫

　flow voidsはまれ．囊胞の存在．不均一な造影効果を認める．

3. 血管芽腫

　硬膜内髄外もあるが，拡散強調像にて低信号を示す

（本章の「5-(5) 血管芽腫」の症例7を参照）．

4. 転移性腫瘍

血管に富む腫瘍では鑑別が困難．進行が早い．硬膜内髄外に単発性は少ない．

> **BOX 1**
> ■造影後のT1強調像にて腫瘤内に認められる曲線状の低信号（文献8）より改変引用）
> 1. flow voids
> 2. 石灰化あるいは一部破壊された骨の一部
> 3. 出血

> **BOX 2**
> ■MRIにてヘビ状（serpentine）の拡張した血管を伴う馬尾あるいは終糸の腫瘍
> （文献8）より改変引用）
> 1. 傍神経節腫
> 2. 血管芽腫
> 3. 孤立性線維性腫瘍
> 4. 血管外皮腫

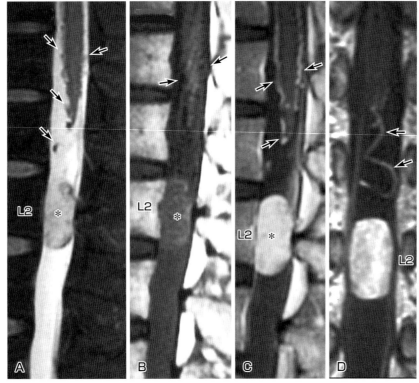

症例1 傍神経節腫，31歳，男性．4カ月前から徐々に下肢の痛みを感じるようになった．両下肢背側と肛門周囲の痛みを認めるが，神経症状は認めない．

A：T2強調矢状断像にて，L2に脊髄よりは高信号を示し辺縁部には低信号を示す腫瘍（＊）を認める．脊髄表面，くも膜下腔にはflow voids（→）を認める．腫瘍辺縁部の低信号はヘモジデリン沈着の可能性がある．

B：T1強調矢状断像にて腫瘍（＊）は脊髄とほぼ等信号を示す．脊髄周囲にはflow voids（→）を認める．

C：造影後T1強調矢状断像にて腫瘍（＊）には均一で著明な造影効果を認める．脊髄表面，くも膜下腔に増生した血管を認める（→）．

D：造影後T1強調冠状断像にて腫瘍の上方にヘビ状（serpentine）の導出静脈を認める（→）．しかし，腫瘍周囲に拡張した点状の導出静脈は認められない．

補足：手術所見では，腫瘍は軟らかい赤茶色で終糸にくっつくように位置していた．1本の血管が腫瘍を貫通しているのを認めた．T2強調像での腫瘍辺縁部の低信号は過去の出血を疑ったが，確認できなかった．

（三重大学医学部附属病院放射線診断科 前田正幸先生のご厚意による）

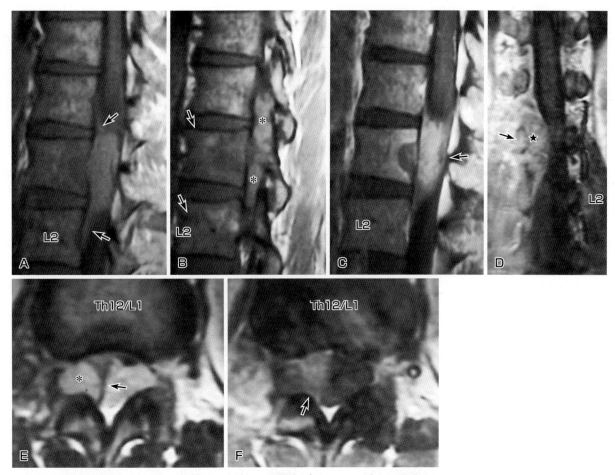

症例2 傍神経節腫，49歳，男性．1年前より腰痛があり，しだいに悪化した．

- **A**：T1強調矢状断像にてTh12-L1にかけて脊髄外に腫瘍を認め，脊髄より軽度高信号を示す．dural tail signをその頭側・尾側に認める（→）．L1椎体には不均一な低信号があり，異常の可能性がある．
- **B**：T1強調矢状断像（画像Aより右）にて，脊柱管内から椎間孔にかけて腫瘍（*）を認める．L1-2椎体は異常な低信号を示し，腫瘍による浸潤が疑われる．2年後のMRIではその浸潤が明瞭になった（非掲載）．
- **C**：造影後T1強調矢状断像にて脊柱管内の腫瘍には造影効果を認める（→）．L1椎体にも淡い造影効果を認める．
- **D**：造影後T1強調冠状断像にて腫瘍（★）には造影効果を認める．腫瘍は主として硬膜外に存在している．L1の椎弓は明瞭には認められず，腫瘍による浸潤の可能性がある（→）．
- **E**：T2強調横断像（Th12/L1）にて右椎間孔から脊柱管内の硬膜外に高信号を示す腫瘍を認める（*）．→は硬膜．
- **F**：造影後T1強調横断像（Th12/L1）にて腫瘍に造影効果を認める（→）．
- 補足：他院での生検にて傍神経節腫と診断された．腫瘍はほとんど硬膜外にあるが，一部硬膜内にも浸潤している．その後，増大し悪性傾向をたどっている．L1-2の椎体には浸潤所見を認めた．なお，明らかなflow voidsを認めない．

（東芝病院放射線科 小嶋馨先生のご厚意による）

文献

1) Kollias SS, et al：Paraganglioma. Naidich TP, et al（eds）：Imaging of the Spine. Saunders, Philadelphia, 2011, pp331-332, p373
2) Borg B：Paraganglioma. Ross JS, et al(eds)：Diagnostic Imaging — Spine 2nd ed. Amirsys, Salt Lake City, 2010, ppV-1-108-111
3) Jeffs GJ, et al：Functioning paraganglioma of the thoracic spine：case report. *Neurosurgery* **53**：992-994, 2003
4) Ironside JW, et al：Diagnostic Pathology of Nervous System Tumours. Churchill Livingstone, London, 2002, pp240-243
5) Kinge NG, et al：Superficial siderosis in a patient with filum terminale paraganglioma. *Neurol India* **60**：648-649, 2012
6) Houten JK, et al：Thoracic paraganglioma presenting with spinal cord compression and metastases. *J Spinal Disord Tech* **15**：319-323, 2002
7) 清水哲也，他：A case of spinal intradural extramedullary paraganglioma with extensions to epidural spaces along the multiple peripheral nerves. 第50回日本医学放射線学会秋季臨床大会抄録集，2014，S655
8) Bowen BC, et al：Spine Imaging — Case Review 2nd ed. Mosby, Philadelphia, 2008, pp339-340, 347-348

硬膜内髄外腫瘍

(6) 悪性末梢神経鞘腫瘍

臨床

悪性末梢神経鞘腫瘍（MPNST：malignant peripheral nerve sheath tumor）は末梢神経鞘から発生する，あるいはその方向への分化を示す悪性腫瘍である[1]．

Renらの報告によると，頭蓋内および脊柱管内4,000例の末梢神経鞘腫瘍のうち，26例（0.65%）がMPNSTであった．26例のうち，24例（92.3%）は原発性であり，2例は良性の神経鞘腫から発生している．男性が16例，女性が10例で，年齢は7～72歳に及び，平均年齢は40±15.4歳である．発症から入院までは1週間～40年の経過があり，平均1年である[2]．

脊柱管内の発生は9例であり，7例に放散痛，7例に筋力低下，4例に痛覚低下，1例に痛覚過敏を認めた．5例が馬尾から，2例が頸髄脊髄神経から，2例が胸髄脊髄神経から発生している．4例が硬膜下に限局，1例が硬膜外脊柱管内に限局，残りの4例は硬膜外から脊柱管外，傍脊椎部にまで及んでいる．そのほかに，延髄前部からC1の硬膜下にかけて腫瘍が存在する例が1例あった．この脊柱管内に腫瘍が存在した10例の年齢は10～48歳であり，4例は腫瘍が両側性であった．1例に神経線維腫症1型，2例に神経線維腫症2型を認めている[2]．

画像所見

1．MRI

術前の画像診断より悪性度を診断するのは困難と報告されている[3]．T1強調像では低信号，T2強調像では不均一な高信号を示し，造影効果を認める（**症例1**）．

2．PET

^{18}F-FDG（fluorodeoxyglucose）の取り込みが有意に上昇し，100%の感度と83%の特異度がある．神経線維腫との鑑別が可能である[1]．

 ## 診断のキー

初回のMRIから悪性度を判断するのは困難である．痛みを伴う大きな神経鞘腫では本症を考える．既存の神経線維腫が急激に大きくなった時にも本症を考慮する[3]．

 ## 鑑別診断

1．神経線維腫

神経線維腫にあり，MPNSTにない所見は，T2強調像にて中心部が低信号，辺縁部が高信号の"target sign"である[3]．

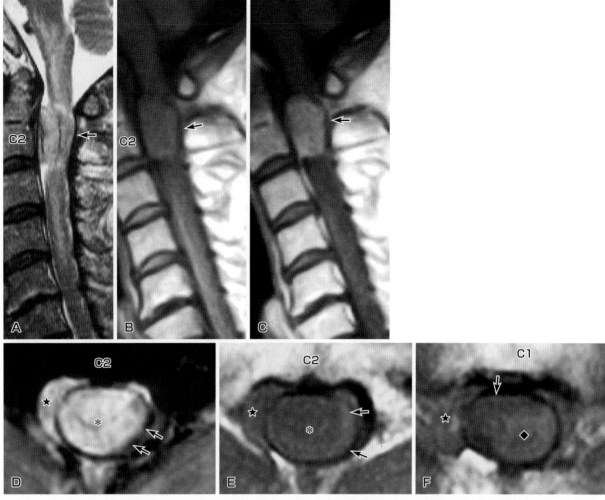

症例1 悪性末梢神経鞘腫瘍，58歳，男性．約6カ月前に右頸部痛，1カ月前に両側指の感覚異常が出現した．2週間前より歩行障害から歩行不能となり，当院に入院する．その際，強い頸部痛，四肢麻痺を認めた．

- **A**：T2強調矢状断像にて，C1-2にかけて髄外に腫瘍を認める（→）．腫瘍は主として高信号であるが，不均一である．延髄からC5にかけて浮腫を認める．
- **B**：T1強調矢状断像にて腫瘍は等信号を示す（→）．
- **C**：造影後T1強調矢状断像にて腫瘍には均一な造影効果を認める（→）．
- **D**：T2強調横断像（C2）にて硬膜内に大きな腫瘍（＊）があり，脊髄は左側に圧排されている（→）．右硬膜外にも別の腫瘤（★）を認める．その間の硬膜は同定できる．
- **E**：T1強調横断像（C2）にて硬膜内の右側に腫瘍（＊）を認める．硬膜内の左側には脊髄を認める（→）．右硬膜外にも腫瘤を認める（★）．
- **F**：T1強調横断像（C1）にて脊髄（◆）を硬膜内の左側に認める．その右硬膜内髄外に腫瘍の上端を認める（→）．右硬膜外にも腫瘤（★）を認める．
- **補足**：くも膜を切開すると脊髄を左側に圧排する腫瘍があった．腫瘍は脊髄に食い込む形をとり，腹側では硬膜に浸潤，背側ではC3神経根を巻き込んでいた．MRIにて認められた硬膜外腫瘤も連続した腫瘍の一部と考えられた．その後，脳脊髄くも膜下腔に播種を起こし死亡した．神経根，硬膜に浸潤したMPNSTと診断した．死亡時，腫瘍は脊髄の軟膜を破り，一部髄内に浸潤していた．

文献

1) Borg B：Malignant peripheral nerve sheath tumor. Ross JS, et al（eds）：Diagnostic Imaging — Spine 2nd ed. Amirsys, Salt Lake City, 2010, ppV-1-100-103
2) Ren X, et al：Clinical, radiological, and pathological features of 26 intracranial and intraspinal malignant peripheral nerve sheath tumors. *J Neurosurg* **119**：695-708, 2013
3) Bowen BC, et al：Spine Imaging — Case Review 2nd ed. Mosby, Philadelphia, 2008, pp197-198

6 硬膜内髄外腫瘍

(7) くも膜軟膜播種

臨床

頭蓋内腫瘍および他臓器悪性腫瘍からのくも膜軟膜播種〔leptomeningeal dissemination (metastases), drop metastases〕とは，原発性脳腫瘍および他臓器悪性腫瘍が脊柱管内の硬膜内髄外に播種することである．成人では膠芽腫，退形成性星細胞腫，上衣腫が多く，小児では原始神経上皮腫瘍（PNET：primitive neuroectodermal tumor），髄芽腫が最も多い．そのほかには，胚腫，上衣腫，脈絡叢癌などがある．毛様細胞性星細胞腫も，良性ではあるが播種を起こす[1,2]．

他臓器悪性腫瘍からの播種性転移では，腺癌（胃癌，肺癌，乳癌など）が多く，そのほかには悪性リンパ腫，悪性黒色腫などがある．画像からは，頭蓋内からの播種か他臓器からの播種かの鑑別が困難である[1,2]．

本症は腰痛，多発性神経根症状を呈する．全身性悪性腫瘍の9％はこのくも膜軟膜播種にて発症する[2]．

画像所見

1. MRI

多発する結節状の病変として脊髄，神経根周囲に認められることが多い．特に，馬尾周囲に多い．

大きく4つのパターンがある[1]．
①硬膜管の底あるいは脊髄表面に単発性の造影効果のある腫瘤を示す．
②脊髄軟膜あるいは馬尾に薄いびまん性の造影効果を認める．
③馬尾がロープ状に厚くなる．
④脊髄と馬尾に多発性の結節状病変を認める（症例1）．

さらに，腫瘍が多数になると硬膜嚢内を埋め尽くすようになり，馬尾が不明瞭化し（症例1），T1強調像およびT2強調像にて正常脳脊髄液の信号が消失する．造影後には硬膜嚢内全体に造影効果を認めることもある（症例1）．

診断のキー

脊髄と馬尾の周囲あるいはその内部に多数の腫瘤がある時には本症を考え，原発性病変を探す．神経線維腫症1型（神経線維腫）と神経線維腫症2型（神経鞘腫，髄膜腫）も類似の画像所見を示すので，注意が必要である（症例2）[2]．

鑑別診断

1. 原発性多発性腫瘍

馬尾周囲に多発する原発性腫瘍としては神経鞘腫，神経線維腫，血管芽腫，粘液乳頭状上衣腫，髄膜腫（明細胞髄膜腫）などがある．特に，神経線維腫症1型に伴う多発性神経線維腫との鑑別が困難なこともある．

2. 術後の馬尾の造影効果

開頭術後では馬尾に軽度の造影効果を認める．なお，馬尾の腫大，結節状の変化はない．

3. 神経皮膚黒色症

先天性の広範なメラニン性の母斑が皮膚にあり，くも膜軟膜あるいは脳に黒色症（melanosis）を認めるのが，神経皮膚黒色症（neurocutaneous melanosis）である．メラニンの常磁性作用により，T1延長（T1強調像にて高信号）をきたすと考えられている．ときに，T2延長もある．くも膜軟膜の黒色症の画像所見は悪性変化が起こらないとみえにくいともされる．造影後には正常なことも，造影効果を認めることもある[3]．馬尾を中心に本症があると，T1強調像では高信号を示す（症例2）．有症状では予後が非常に悪い．

4. 脊髄膠芽腫

脊髄膠芽腫では，初期より原発巣から下部の脊髄および馬尾に播種を認めることがある（本章の「5-(3)星細胞腫」の症例8を参照）．鑑別は困難である．

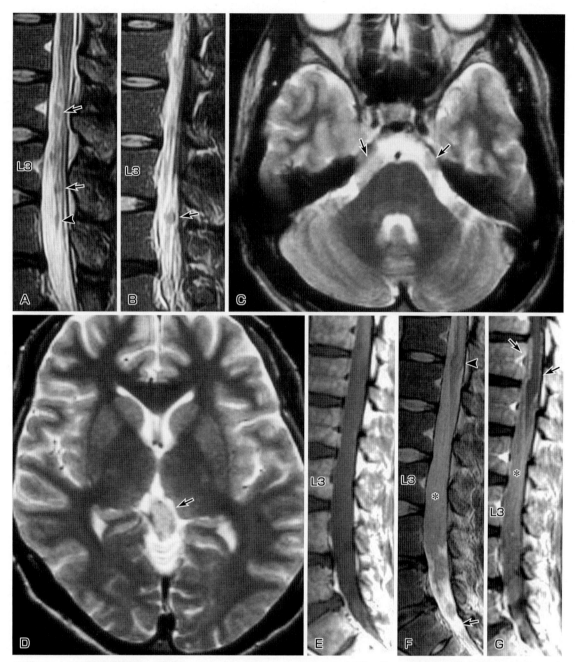

症例1 くも膜軟膜播種(胚腫),26歳,男性. 1年前より左足,次いで右足の筋力低下,さらに噛む力の低下が出現した.背中にカフェオレ斑を認める.7カ月前に他院にて神経線維腫症1型に伴う両側三叉神経鞘腫,馬尾神経線維腫と診断される.症状の進行があり,歩けなくなったため当院に入院.

- **A, B**:他院での7カ月前のT2強調矢状断像(画像A:正中,画像B:正中より左)にて,馬尾に接して馬尾と等信号を示す腫瘍を認める(→).馬尾の一部が腫大してみえる腫瘍もある(画像A:▶).T1強調像では脊髄と等信号であった(非掲載).
- **C**:他院でのT2強調横断像(頭部)にて,両側三叉神経に沿って存在し皮質と等信号を示す腫瘍を認める(→).
- **D**:他院でのT2強調横断像(頭部)にて,松果体部に皮質と等信号を示す腫瘍を認める(→).
- **E**:7カ月後の当院でのT1強調矢状断像にて脊柱管内はほぼ均一な信号強度を示し,内部の脊髄および馬尾を同定できない.脳脊髄液の信号強度の上昇が考えられ,播種あるいは蛋白濃度の上昇を示唆している.
- **F**:当院でのT2強調矢状断像にてL5以下には正常の髄液の信号強度を認めるが(→),それより上部では髄液の信号強度低下を認める(*).脊髄内にも高信号が疑われる(▶).
- **G**:当院での造影後T1強調矢状断像にて馬尾に造影効果を認める(*).脊髄表面にも造影効果を認め(→),播種と考えられる.
- **補足**:カフェオレ斑の存在,馬尾の複数の腫瘍,両側三叉神経の腫瘍から,神経線維腫症1型に伴う多発性の神経線維腫と他院では考えられていた.しかし,松果体部にも腫瘍があった.腰椎および頭部MRIにて急激な変化があったので,生検を行い,病理検査にて胚腫を認め,手術および化学療法にて治癒した.なお,神経線維腫症1型では胚腫が通常よりも多く発生する(本章の「5-(9)胚腫」を参照).カフェオレ斑があり,馬尾に多発性腫瘍があっても,神経原性腫瘍とは限らない.

鑑別診断の症例

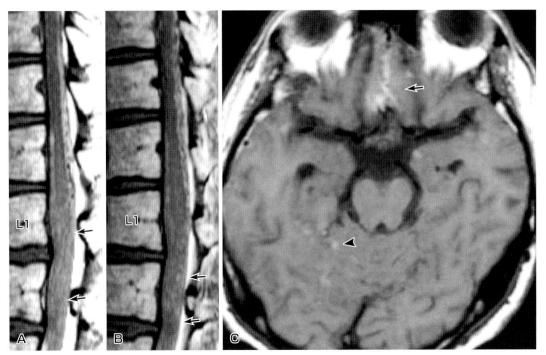

症例2 神経皮膚黒色症，30代，男性．頭痛を認める．
- **A**：T2強調矢状断像にて腰椎部に髄液の信号強度低下があり（→），馬尾の輪郭が不明瞭である．
- **B**：T1強調矢状断像でも同様に髄液の信号強度の上昇があり（→），馬尾の輪郭が不明瞭である．
- **C**：T1強調横断像（頭部）にて，前大脳縦裂および両側直回にかけて高信号（→），さらに小脳上部に点状の高信号（▶）を認める．神経皮膚黒色症であった．軟膜に沿ってメラニン細胞の集簇がある．

（埼玉医科大学の症例　田中淳司先生，佃俊二先生のご厚意による）

> **BOX**
>
> ■馬尾とその周囲の結節状の造影効果（髄膜病変）
> 1. 中枢神経系悪性腫瘍からの播種（drop metastases；膠芽腫，上衣腫，胚腫）
> 2. 悪性リンパ腫
> 3. 悪性黒色腫
> 4. 他臓器悪性腫瘍からの播種
> 5. 炎症/感染症（特に肉芽腫性疾患：サルコイドーシス，結核，真菌症）

文 献

1) Borg B：Metastases, CSF disseminated. Ross JS, et al（eds）：Diagnostic Imaging—Spine 2nd ed. Amirsys, Salt Lake City, 2010, ppV-1-104-107
2) Kollias SS, et al：Metastasis. Naidich TP, et al（eds）：Imaging of the Spine. Saunders, Philadelphia, 2011, pp333-334, p373
3) Vezina G, et al：Neurocutaneous melanosis. Barkovich AJ, et al（eds）：Pediatric Neuroimaging 5th ed. Lippincott Williams & Wilkins, Philadelphia, 2012, pp614-615

7 硬膜外腫瘍

（1）血管脂肪腫

臨床

　血管脂肪腫（AL：angiolipoma）は，まれな良性の腫瘍である．脂肪組織と血管組織の増殖があり，後者には微小血栓を認める．脂肪組織と血管組織の割合は個々の腫瘍により異なり，主として脂肪組織であるが，その逆もありうる[1]．脂肪の多い血管腫と血管脂肪腫との鑑別は困難とする報告もある[2]．

　30〜40代の発症が多いが，小児にも起こりうる[1]．

　ALは中部胸椎で硬膜外に発生することが多く，上下の進展は1〜4椎体で，脊髄背側が好発部位である．まれに骨浸潤を示すが（浸潤性血管脂肪腫），その場合は脊髄前部硬膜外に位置することが多い[3]．ときに，髄内にも認められる[4]．

画像所見

1. MRI

　ALは主として脊髄背側硬膜外にT1強調像にて高信号を示す腫瘍として認められる（症例1, 2）．この高信号は脂肪抑制T1強調像にて部分的に抑制されるので，脂肪を含むことが判明する．しかし，脂肪腫とは異なり，T1強調像にて高信号内に血管組織を示す低信号や（症例1, 2），軟部組織に近い信号強度をもつ領域を認める．T2強調像では高信号を示し，造影効果が認められる（症例1, 2）[1]．

　ごくまれではあるが，椎間孔にALが存在することがある（本章の「6-(1) 神経鞘腫」の症例8を参照）．

　髄内あるいは軟膜下の腫瘍として認められることもある．2つの成分に分かれ，血管組織を含む領域が脊髄に近い部位にあることが多い[2]．なお，血管組織には流れの速い血流を示すflow voidsを認めない[1]．

　まれに，ALは椎体に浸潤することがある（症例2）．この場合は血管成分が多いため，強い造影効果を認める．また，脂肪成分が少ないので，T1強調像にて低信号を示すこともある[3]．

造影後に，腫瘍近傍に拡張した静脈を認めた例がある（本章の「6-(1) 神経鞘腫」の症例8を参照）．

2. CT

　ALは脂肪の吸収値（−20〜−60 HU）を示すことがある（本章の「6-(1) 神経鞘腫」の症例8を参照）．内部に不均一な軟部組織を含む．脊柱管の拡大を認めることはまれである．

診断のキー

　脊柱管内硬膜外で，T1強調像にて脊髄よりも不均一な高信号，硬膜外脂肪よりも低信号を示し，造影効果を認める時には本症を考える．ときに，骨に浸潤することがある．

鑑別診断

　T1強調像にて高信号を示すのは，脂肪，赤血球外のメトヘモグロビンを有する血腫，メラニン成分を有する腫瘍（脊髄メラニン細胞腫，悪性黒色腫）などである．脊柱管内のT1短縮（高信号）を示す疾患については，本章の「5-(11) 脊髄メラニン細胞腫」のBOXを参照．

1. 脂肪腫

　T1強調像にて均一な高信号．造影効果がない．

2. 硬膜外脂肪腫症

　T1強調像にて均一な高信号．

3. 脂肪肉腫

　T1強調像では筋肉と同様な信号強度．

4. 脊髄硬膜外血腫

　脂肪抑制効果がない．T2*強調像にて低信号を示す．

5. 脊髄メラニン細胞腫および悪性黒色腫

T1強調像では高信号であるが,脂肪抑制効果を認めない.T2強調像にて低信号を示すこともある.CTでは高吸収域を示すことが多い.

6. メラニン性神経鞘腫

本章の「6-(1) 神経鞘腫」の症例8を参照.

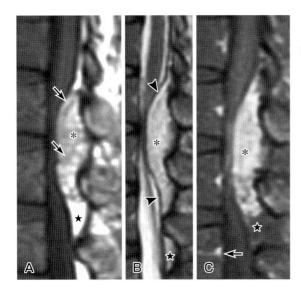

症例1　血管脂肪腫,59歳,女性.腰痛および両下肢痛を認める.
- A:T1強調矢状断像にて胸髄背側硬膜外に不均一な高信号を有する腫瘍(＊)を認める.正常の硬膜外脂肪(★)に比べて低い信号強度を示す.内部には低信号(→)があり,血管組織を示唆する.
- B:T2強調矢状断像にて腫瘍(＊)は高信号であり,硬膜外脂肪(★)と同様な信号強度を示す.髄液のそれよりは低い.硬膜が前方に偏位している(▶)
- C:造影後脂肪抑制T1強調矢状断像にて腫瘍(＊)には造影効果を認める.硬膜外脂肪(★)は脂肪抑制のため,高信号を示さない.脂肪抑制T1強調矢状断像では腫瘍は高信号を示さず,脂肪の成分があることを示唆した(非掲載).なお,椎体静脈が造影されている(→).

(帝京大学医学部附属病院放射線科　大場洋先生のご厚意による)

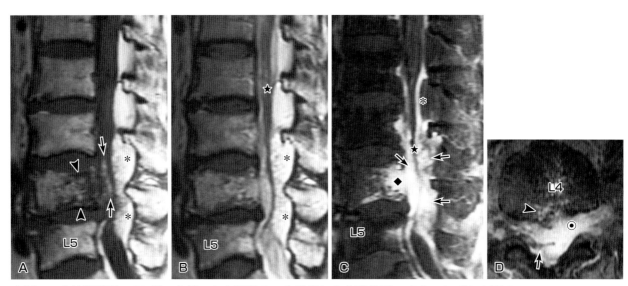

症例2　血管脂肪腫,63歳,女性.3カ月前より右殿部から大腿後面の疼痛・しびれを認める.
- A:T1強調矢状断像にて,L4椎体後部に不整な低信号(▶)を認める.脊柱管内には上下に伸びる高信号(→)を示す病変がある.L3-5の硬膜外脂肪(＊)は不均一で,内部には低信号を認め,異常である(L1-2の硬膜外脂肪は正常であり,その差が明瞭である).
- B:T2強調矢状断像にてL3-5椎体の高さの減弱を認める.硬膜嚢(★)がL3以下で急激に狭小化している.L3-5にかけての硬膜外脂肪(＊)には内部に点状の低信号を認め,異常である.
- C:造影後脂肪抑制T1強調矢状断像にてL2以下に硬膜嚢(★)の狭小化を認め,その周囲に造影効果のある腫瘍(→)を認める.L4椎体にも造影効果を認め,腫瘍による浸潤である(◆).L5椎体後部にも同様な所見がある.血管脂肪腫の所見である.正常の硬膜外脂肪(＊)は抑制され,信号の低下を認める.
- D:造影後脂肪抑制T1強調横断像(L4)にて,非常に薄くなった硬膜嚢が脊柱管内右後部にある(→).脊柱管内硬膜外に造影効果のある腫瘍(⊙)を認める.椎体後部にも浸潤している(▶).

補足:病理所見は血管脂肪腫であり,椎体への浸潤を示す症例であった.

(山梨大学医学部の症例　石亀慶一先生のご厚意による)

文 献

1) Shah LM : Angiolipoma. Ross JS, et al(eds) : Diagnostic Imaging—Spine 2nd ed. Amirsys, Salt Lake City, 2010, ppV-1-80-83
2) Kollias SS, et al : Lipoma. Naidich TP, et al (eds) : Imaging of the Spine. Saunders, Philadelphia, 2011, pp329-331
3) Leu NH, et al : MR imaging of an infiltrating spinal epidural angiolipoma. *AJNR Am J Neuroradiol* **24** : 1008-1011, 2003
4) Klisch J, et al : Radiological and histological findings in spinal intramedullary angiolipoma. *Neuroradiology* **41** : 584-587, 1999

7 硬膜外腫瘍

(2) 硬膜外悪性リンパ腫

臨床

原発性および二次性の硬膜外悪性リンパ腫〔extradural (epidural) malignant lymphoma〕を取り上げる．脊椎での好発部位は胸椎＞腰椎＞頸椎である．これは傍脊椎でのリンパ節の数に関係している．硬膜外の病変は単独が多いが，多部位の病巣もありうる．

リンパ節から始まった病変は，傍脊椎から椎間孔を介して脊柱管内，硬膜外に進展し，脊髄あるいは馬尾を圧迫する．脊椎骨に病変を伴う率は32〜50％に及ぶ[1〜3]．一方，骨原発の悪性リンパ腫（osseous lymphoma）もある．

硬膜外悪性腫瘍のうち，硬膜外悪性リンパ腫が占める割合は10〜30％であり，全身性リンパ腫のうち，二次性硬膜外病変を有する率は5％である．発症年齢は30〜60代である[1,2]．症状は背部痛に始まり，脊髄症あるいは神経根症を呈する．

原発性硬膜外悪性リンパ腫の多くは，悪性度が低いか中程度である．放射線治療あるいは化学療法に反応するので，早期に診断して治療を開始すると予後は良好である．それゆえに，この疾患について正しい早期診断をすることは重要である[3]．

画像所見

1．MRI

1）硬膜外病変

硬膜外腫瘍としての特徴を示す．T1強調像およびT2強調像ともに脊髄と等信号，あるいはT2強調像にて脊髄よりも高信号を示す．均一な信号強度である（症例1）．1椎体以上の進展を示すことが多く，傍脊椎への進展を伴うこともある（症例1）．強い均一な造影効果を認める（症例1）．

2）椎体病変

腫瘍が浸潤することにより，接する椎体はびまん性の信号強度異常を示す（症例1）[1,2]．この椎体の信号強 度は，T1強調像では低信号を示し，T2強調像では低信号と高信号の両方がある．これは骨増殖性変化と骨破壊性変化をそれぞれ反映していると考えられる[2]．この信号強度異常は，離れた椎体でもありうる．

2．CT

硬膜外悪性リンパ腫の軟部腫瘍は，CTでは均一な軽度高吸収域を示す．骨の変化を認めることも，認めないこともある[4]．

骨原発の悪性リンパ腫では，まれではあるが象牙椎を示すことがある．また，扁平椎となることもある[4]．

診断のキー

脊髄と等信号を示す硬膜外腫瘍で，接する椎体に信号強度異常を伴う際には本症を考える．

鑑別診断

硬膜外に腫瘍を呈する疾患が鑑別疾患としてあげられる．

1．脊髄硬膜外血腫

急性発症，T2強調像では不均一な信号強度，T2*強調像にて低信号．

2．硬膜外膿瘍

造影されない膿瘍の存在，椎間板の造影効果を認める．

3．結核性脊椎炎

椎間板の病変，椎体の変化に比べて大きな軟部腫瘤を認める．

4．転移性腫瘍

椎体の骨破壊性病変を認める．

5. 髄外造血

椎体は T1 強調像にて，びまん性の低信号を示す．腫瘤（髄外造血）の造影効果は軽い[5]．

6. 顆粒球肉腫

顆粒球肉腫（GS：granulocytic sarcoma）は髄外性の骨髄芽球腫（extramedullary myeloid tumor）であり，以前には緑色腫と呼ばれていた．21例（年齢は17〜78歳）の報告によると，12例（57％）は髄外病変が初発症状であった．最も多い部位は胸椎硬膜外であり，椎体への浸潤を伴っていることが多い．21例中13例に脊髄硬膜外あるいは椎体への浸潤を認めている[6]．

硬膜外腫瘤は T1 強調像では低信号を示し，造影効果を認める．椎体にもびまん性の低信号を T1 強調像にて示す[7]．悪性リンパ腫に比べてより多くの椎体に異常信号を示す．神経根の腫大のみを呈する形態もある[7,8]．

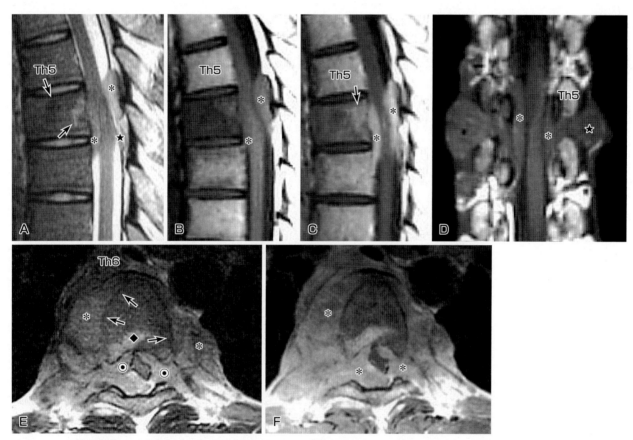

症例1 硬膜外悪性リンパ腫（全身性 Hodgkin リンパ腫を伴う），30歳，男性．Hodgkin リンパ腫の再発があり，臍帯血移植を行ったが，増悪傾向にある．1カ月ほど前より左背部痛を訴える．5日前より下肢に張った感じがある．腰部以下の感覚低下，振動覚の右優位の低下，Romberg 徴候の陽性を認めた．

- A：T2 強調矢状断像にて Th6 椎体に低信号と高信号の混在した異常を認める（→）．骨皮質の輪郭は保たれている．脊髄の前後に腫瘤（＊）があり，脊髄に比べて軽度高信号を示す．後方の腫瘤は，硬膜（★）の前方への偏位を認めることから，硬膜外である．
- B：T1 強調矢状断像にて Th6 椎体は強い低信号を示し，異常である．椎体の輪郭は保たれている．脊髄の前後にほぼ等信号を示す腫瘤（＊）がある．硬膜外の脂肪が腫瘤の部位において消失している．硬膜外腫瘍を示す所見である．
- C：造影後 T1 強調矢状断像にて Th6 椎体の一部には造影効果を認める（→）．脊髄の前後の腫瘤（＊）には均一な造影効果を認める．
- D：T1 強調冠状断像では Th5-6 にかけて，脊髄の両側に腫瘤（＊）があり，椎間孔を介して両側脊柱管外にまで腫瘤（★）が進展している．
- E：T2 強調横断像（Th6）にて，椎体の輪郭（→）は保たれているが，その外側に大きな軟部腫瘤（＊）を形成している．椎体後部には異常な高信号（◆）がある．脊柱管内硬膜外にも腫瘤（⊙）を認める．
- F：造影後 T1 強調横断像（Th6）にて，脊柱管内および管外の腫瘤（＊）には造影効果を認める．

補足：大きな軟部腫瘤を形成しながら椎体の輪郭が保たれている点が転移性腫瘍とは異なる．軟部腫瘤に均一な造影効果を示すことが，結核性脊椎炎などの脊椎炎に伴う硬膜外膿瘍とは異なる．なお，髄膜腫としては軟部腫瘤が大きく，椎体の変化が強い．

> **BOX**
> ■硬膜外腫瘤＋脊椎骨の骨硬化性変化（文献3)より改変引用）
> 1. 悪性リンパ腫（T2強調像にて腫瘍が脊髄と等信号で，骨破壊がない時には可能性がより高い）
> 2. 転移性腫瘍
> 3. 多発性骨髄腫
> 4. 肉腫

文 献

1) Guermazi A, et al：Extranodal Hodgkin disease：spectrum of disease. *Radiographics* **21**：161-179, 2001
2) Mascalchi M, et al：MRI of spinal epidural lymphoma. *Neuroradiology* **37**：303-307, 1995
3) Bowen BC, et al：Spine Imaging—Case Review 2nd ed. Mosby, Philadelphia, 2008, pp175-176, 201-202
4) Shah LM：Lymphoma. Ross JS, et al（eds）：Diagnostic Imaging—Spine 2nd ed. Amirsys, Salt Lake City, 2010, ppV-1-56-59
5) 土方靖浩，他：原発性骨髄線維症にともなった脊柱管内髄外造血による圧迫性脊髄症の1例．臨神経 **54**：27-31, 2014
6) Graff-Radford J, et al：Extramedullary tumors and leukemia：a diagnostic pitfall for the neurologist. *Neurology* **79**：85-91, 2012
7) Seok JH, et al：Granulocytic sarcoma of the spine：MRI and clinical review. *AJR Am J Roentgenol* **194**：485-489, 2010
8) Chamberlain MC, et al：Teaching NeuroImages：sacral spine chloroma. *Neurology* **81**：e87, 2013

7 硬膜外腫瘍

(3) 硬膜外血管腫

臨床

硬膜外血管腫〔extradural (epidural) hemangioma〕は真の腫瘍ではなく，血管奇形あるいは過誤腫に属する．中心となる血管構造により，毛細血管性（capillary），海綿状（cavernous），動静脈性（arteriovenous），静脈性（venous）に分かれる．硬膜外血管腫はまれな疾患であり，その多くは海綿状血管腫である．これは硬膜外腫瘍の4％を占め，脊柱管内血管腫の12％である[1]．

14例の報告では，平均年齢は38歳（2～62歳），男性が9例，女性が5例である．そのうち神経根症が7例，脊髄症が6例に認められている．診断までは平均18カ月である[1]．ときに血管腫内の塞栓により一時的な腫瘤の増大が起こり，弛張性に症状が出現する．また，腫瘤内の出血による急性症状が出現することもあるが，脳内あるいは髄内の海綿状血管腫に比べて少ない[2]．

なお，脊髄髄内海綿状血管腫については第9章の「3-(1)脊髄海綿状血管腫」を，硬膜内髄外海綿状血管腫については第9章の「3-(2)硬膜内髄外海綿状血管腫」をそれぞれ参照．

画像所見

1. MRI

過去の報告では海綿状血管腫が最も多く，分葉状の形態をとり，一部は脊髄を取り囲む．後部硬膜外に大きな腫瘤を示す．T2強調像では高信号を示し，均一な造影効果が認められる．鉄亜鈴型腫瘍，椎間孔の拡大もしばしば認められる（症例1）[2,3]．

海綿状血管腫以外の血管腫を含む14例の報告では，9例が後部硬膜外にあり，前部よりやや多い．いずれの高位にも存在していた[1]．

画像所見はA～D型の4種に分かれる．A型は囊胞状であり，T1強調像にて高信号を示し，2例に認められた．B型は囊胞状であるが，T1強調像にて等信号を示し，3例に認められた．C型は充実性，富血管性（hyper vascular）の腫瘍で7例に認められた．D型は硬膜外の血腫の形をとり，2例に認められた．A型およびB型は，後部硬膜外で腰椎に存在する例，1椎体にとどまる例が多く，若年男性に好発していた．C型およびD型は，後部硬膜外で胸椎および頸椎に多く認められ，多椎体（2～7椎体，平均3.6椎体）に及んでいた[1]．

dural tail signは4例（28.6％），脊髄圧迫は7例（50％），椎間孔の拡大は6例（43％），椎体の侵食像（erosion）は3例（21％）に認められた．これらの所見はすべて海綿状血管腫のみに認められている．分葉状の形態は8例にみられ，T2強調像にて辺縁部に低信号を認めた例は8例であった[1]．

なお，A型は動静脈性血管腫（arteriovenous hemangioma）であり，血腫を含んでいる．B型は静脈性血管腫（venous hemangioma）であり，血腫を認めない．C型は海綿状血管腫であり，壊死，出血，変性を認めない．D型は血腫で，一部に海綿状血管腫の構造を認める．

2. CT

海綿状血管腫では，造影後のCTにて早期相よりも遅い相に，より強い造影効果を認める（症例2）．

診断のキー

硬膜外にあり，辺縁部にT2強調像にて低信号を示し，強く造影される腫瘍の際には本症を考える．

鑑別診断

1. 椎間板ヘルニア

厚い不規則な辺縁部を認める．

2. 神経鞘腫および神経線維腫

T2強調像での辺縁部の低信号を認めない．

3. 血管脂肪腫
脂肪の存在を認める.

4. 髄膜腫および悪性リンパ腫
T2強調像では等信号を認める.

5. 脊髄硬膜外血腫
発症の時期により異なる信号強度で,発症早期には造影効果は認めない.

6. 髄外造血
貧血の存在.椎体にT1強調像およびT2強調像にて低信号を認める.

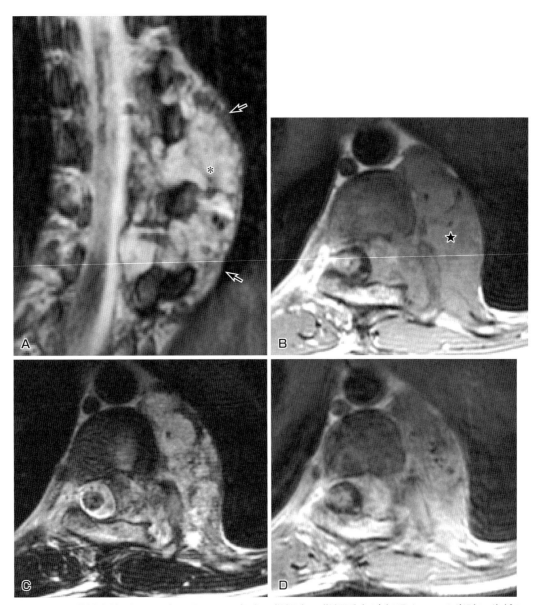

症例1 硬膜外血管腫,12歳,男子.2歳時に背部痛,背部腫瘤が出現する.6歳時に生検にて血管腫と診断され,脊柱管内の腫瘤を摘出する.12歳にて歩行障害,側弯症の悪化を認めた.

A:T2強調冠状断像にて左傍脊椎部に大きな腫瘤(＊)を認める.不均一な信号強度を示し,辺縁部には低信号を認める(→).
B:T1強調横断像にて脊柱管内硬膜外から椎間孔を介して左傍脊椎部に進展した大きな鉄亜鈴型腫瘤(★)を認める.左椎間孔の拡大があるが,大きな骨破壊はない.脊髄と等信号～やや低信号を示す.
C:T2強調横断像にて腫瘤は複雑な信号強度を示す.低信号も認められる.
D:造影後T1強調横断像にて造影効果を腫瘤内に認める.
補足:脊髄内にもT2強調像では低信号,T1強調像では高信号を示す病変があり,海綿状血管腫ないしは出血の疑いがあるが,詳細は不明である.
(東北大学病院放射線診断科 高橋昭喜先生のご厚意による)

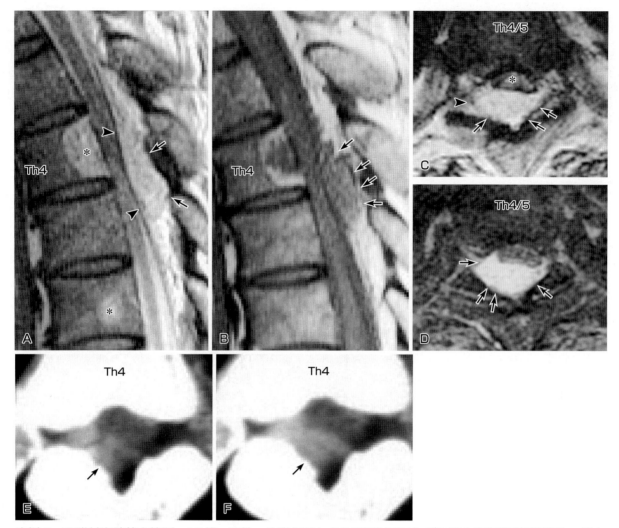

症例2 硬膜外海綿状血管腫，60代，男性．約半年前から心窩部以下のしびれ感と歩行障害が出現し，徐々に増悪した．

A：T2強調矢状断像にて，Th4-5にかけて脊髄後方の硬膜（▶）外に高信号を示す腫瘤を認める（→）．Th4とTh6の椎体に海綿状血管腫を認める（＊）．
B：T1強調矢状断像にて硬膜外の腫瘤は脊髄とほぼ等信号を示す（→）．
C：T2強調横断像（Th4/5）にて脊髄（＊）の後方の硬膜外に右優位に高信号を示す腫瘤がある（→）．脊柱管の右側に軽度拡大を認める（▶）．
D：造影後脂肪抑制T1強調横断像（Th4/5）にて，脊髄背側の腫瘤には均一な造影効果を認める（→）．
E：造影CT（早期相，Th4）にて脊柱管内右側に淡い造影効果を認める（→）．
F：造影CT（後期相，Th4）にて脊柱管内右側には，広い範囲により明瞭な造影効果を認める．なお，CTにて同部位に石灰化や，異常な脂肪を認めない．
補足：手術にて硬膜外に海綿状血管腫を認めた．
（帝京大学医学部附属病院放射線科　豊田圭子先生のご厚意による）

文献

1) Lee JW, et al：Spinal epidural hemangiomas：various types of MR imaging features with histopathologic correlation. *AJNR Am J Neuroradiol* **28**：1242-1248, 2007
2) Talacchi A, et al：Radiologic and surgical aspects of pure spinal epidural cavernous angiomas. Report on 5 cases and review of the literature. *Surg Neurol* **52**：198-203, 1999
3) Shin JH, et al：Spinal epidural cavernous hemangioma：MR findings. *J Comput Assist Tomogr* **25**：257-261, 2001

7 硬膜外腫瘍

(4) 硬膜外脂肪腫症

臨床

硬膜外脂肪腫症〔extradural (epidural) lipomatosis〕は，脊柱管内硬膜外腔における脂肪組織の肥大で，長期間のステロイド服用によるものが最も多く，原因の75%を占める．特に経口投与によるものが多く，その量，期間はさまざまである．そのほかに，Cushing病，Cushing症候群，甲状腺機能低下症，プロラクチン産生下垂体腺腫，肥満などが報告されている[1]．なお，Cushing症候群にて認められる脂肪組織の異常な沈着と同様なことと考えられている．75%が男性であり，発症年齢は種々で，6歳児の報告がある[1]．特に腰痛を呈することが多く，下肢の筋力低下も認められる[1]．

治療はステロイドの減量，体重減少を図ることが第一である．外科的に脂肪を取ることも，ときに行われている[2]．

撮像法

脂肪の確認には脂肪抑制画像を追加する．

画像所見

1．MRI

1) 全体像

脊髄背側の硬膜外に脂肪の増大，くも膜下腔の狭小化，脊髄の圧排を認める（**症例1**）．T1強調像では均一な高信号，T2強調像でも均一な高信号を示す（**症例1**）．T1強調像での高信号には脂肪抑制効果がある．好発部位は胸椎，次いで腰椎である．頸椎での報告はない．女性では腰椎が多いともいわれている[1]．

2) 胸椎

胸椎ではTh6-8の脊髄背側が好発部位である[2]．数椎体以上にわたり，硬膜外脂肪の前後径が7mmを超えると有意であるとされる[1]．

3) 腰椎

腰椎の好発部位はL4-5であり，硬膜嚢を取り囲むように増大した脂肪が存在する[2]．横断像では靱帯によって係留された部位を除き，硬膜外脂肪腫症により硬膜嚢が圧迫され，Y字型を呈する（Yサイン）[2,3]．

4) 合併症

腰椎に圧迫骨折（**症例1**），脊髄に空洞を示すことがある[4]．また，Paget病に侵された椎体に一致して本症を認めた例がある[5]．

5) 広範例

硬膜外から傍脊椎，さらに，皮下にまで及ぶ脂肪腫症の例がある[6]．T1強調冠状断像にて，腰筋（psoas muscle）と殿筋に脂肪浸潤を認めている．

2．CT

MRIと同様な所見である．髄液よりも低吸収域を示す硬膜外脂肪の増大がみられる．

診断のキー

脊髄背側の硬膜外脂肪の増大，脊髄への圧排所見を認める．

鑑別診断

脊柱管内のT1短縮（高信号）を示す疾患については，本章の「5-(11) 脊髄メラニン細胞腫」のBOXを参照．

1．脊髄硬膜外血腫（亜急性期）

急性発症．脂肪抑制効果を認めない．

2．血管脂肪腫

T1強調像では不均一な信号強度，脂肪よりやや低信号を示す．造影効果を認める．

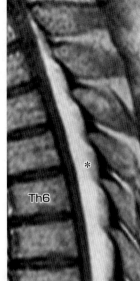
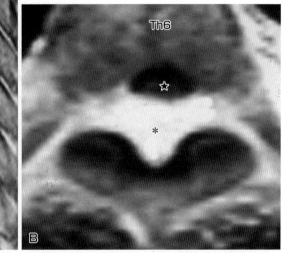

症例1 硬膜外脂肪腫症（胸椎），45歳，男性．神経Behçet病があり，その再燃によりステロイドを40日前より使用する．その後，ステロイド減量中であったが，10日ほど前より持続的な胸痛と，両側Th8-9付近にバンド状の軽い感覚障害，痛覚過敏があり，歩行にも軽い障害を認めた．

A：T1強調矢状断像にてTh3-9にかけて脊髄背側の硬膜外脂肪（＊）が増大し，脊髄に圧排を認める．Th9以下では脊髄背側のくも膜下腔が比較的保たれているのに対して（→），それより上部ではくも膜下腔はほとんど消失している．Th9椎体には上下幅の減弱があり，圧迫骨折を示す．

B：T1強調横断像（Th6）にて脊髄背側の硬膜外脂肪の増大を認め（＊），脊髄（★）が前方に圧排されている．皮下の肋骨に沿った脂肪も増大している（非掲載）．

補足：ステロイドの減量，食餌療法による保存療法にて軽快した．

文献

1) Fassett DR, et al：Spinal epidural lipomatosis：a review of its causes and recommendations for treatment. *Neurosurg Focus* **16**：E11, 2004
2) Crim J：Epidural lipomatosis. Ross JS, et al (eds)：Diagnostic Imaging—Spine 2nd ed. Amirsys, Salt Lake City, 2010, ppV-2-16-17
3) Bowen BC, et al：Spine Imaging—Case Review 2nd ed. Mosby, Philadelphia, 2008, pp117-118
4) Citow JS, et al：Thoracic epidural lipomatosis with associated syrinx：case report. *Surg Neurol* **53**：589-591, 2000
5) Koziarz P, et al：Spinal epidural lipomatosis associated with Paget's disease of bone. *Neuroradiology* **44**：858-860, 2002
6) Kollias SS, et al：Epidural lipomatosis. Naidich TP, et al (eds)：Imaging of the Spine. Saunders, Philadelphia, 2011, pp341-342

7 硬膜外腫瘍

(5) 血管外皮腫

臨床

1. 病理

血管外皮腫（HPC：hemangiopericytoma）は，主として髄膜から生じる悪性充実性腫瘍で，腫瘍細胞間に多数の血管腔が介在する．発生母地は不明である．腫瘍細胞は，血管の外側を構成する血管外皮細胞に由来すると考えられてきたので，外皮腫と呼ばれる．悪性で再発や遠隔転移を示す．この腫瘍はWHOグレードⅡあるいはⅢであり，中年成人に多い[1,2]．

2. 全体像

脊髄HPC 26例の報告がある[3]．平均年齢は33.8歳であり，2～73歳に及ぶ．男性が14例，女性が12例である．病変部位は硬膜外が10例（5例は脊柱管内，5例は脊柱管内と管外），硬膜内が10例（髄外が8例，髄内への浸潤が2例），硬膜内から硬膜外，さらに傍脊椎への進展を示したものが6例である．15例がWHOグレードⅡであり，11例は退形成を示しWHOグレードⅢである．

3. 発生部位

前述の報告によると，頸椎が9例，頸胸椎が1例，胸椎が6例，胸腰椎が2例，腰椎が7例，腰仙椎が1例であり，仙椎を除く，どの部位にも存在した．腫瘍の長さは1.5～7 cmである．術前診断がHPCであったものは4例のみで，10例が髄膜腫と診断されており[3]，それとの鑑別が最も難しい．

まれではあるが，軟膜下，髄内に発生した例の報告もある[4,5]．

4. 形態

硬膜に接することが多く，比較的境界明瞭な分葉状の腫瘍である[3,6]．

5. 硬膜内

鳥越らによると，硬膜内HPCの報告は15例ある[7]．腫瘍付着部位は硬膜6例，歯状靱帯1例，神経根3例，軟膜3例，不明が2例であった[7]．

6. 孤立性線維性腫瘍との関係

軟部組織では，HPCと孤立性線維性腫瘍（SFT：solitary fibrous tumor）は同一の疾患として取り扱われている．しかし，中枢神経系（頭蓋内および脊柱管内）では異なる疾患として考えられている．HPCは再発など明らかに悪性の病態を示すのに対して，SFTは良性腫瘍である．病理組織学上では，背景の膠原線維の沈着はSFTに顕著である．さらに，SFTではCD34免疫染色が80～90％の症例でびまん性に陽性になるが[6]，HPCでは陽性率は33～100％で，部分的で弱い陽性所見である[8]．

画像所見

1. MRI

1）硬膜外

T1強調像では脊髄に比べて低信号～等信号，T2強調像でも等信号～高信号を示す分葉状の腫瘍で，脊柱管の拡大，骨の侵食像（erosion）を示す．鉄亜鈴型で椎間孔の拡大を認めることもある．腫瘍内に多数のflow voids，強い造影効果を認める．このことは豊富な血管があることを表している[2,6]．

2）硬膜内

報告で記載があった4例では，腫瘍は脊髄背側に位置し，均一に造影されている．2例で脊髄背側にflow voidsを認めた[7,9]．flow voidsがある際には血管芽腫と誤診されているので，T2強調像に血管芽腫として合致しない信号強度がある際には，本症も考慮するべきである．強い均一な造影効果のみの症例では鑑別が困難と考えられる．dural tail signの記載はない．

自験1例では腫瘍内にflow voidsを認めた．腫瘍周

囲には flow voids はない．T1 強調像では脊髄よりも高信号を示した．さらに，造影後には強い造影効果を認めている（症例1）．

硬膜内髄外，あるいは硬膜外の富血管性腫瘍では血管芽腫，HPC，傍神経節腫，孤立性線維性腫瘍を考える[2]．特に，腫瘍内に flow voids が多数認められる際には HPC を疑う．

硬膜内髄外の血管芽腫との鑑別については本章の「5-(5) 血管芽腫」の症例7を参照．

2．CT

石灰化および骨硬化像を認めない．脊柱管の拡大，骨の侵食像を認める．骨が腫瘍に置き換わることがある．

3．血管造影

腫瘍濃染像を示し，不規則な血管が認められる．

診断のキー

硬膜外で著明な造影効果，多数の flow voids，接する骨への侵食像を有する腫瘍では，本症を考える．硬膜内髄外腫瘍でも，腫瘍内に flow voids を認めたならば本症を考える．

鑑別診断

1．髄膜腫
HPC では石灰化がない．分葉状が特徴である[3]．

2．神経鞘腫
神経鞘腫では髄液に近い高信号の部位を認めることがあり，不均一な造影効果を示す[3]．

3．脊索腫
仙椎が好発部位．腫瘍の中心部は骨にある．

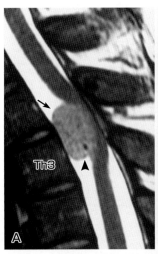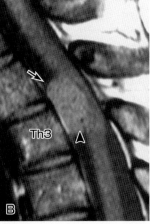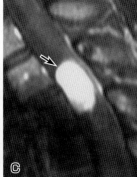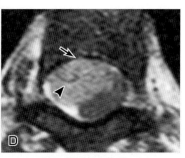

症例1　血管外皮腫（硬膜内髄外），45歳，女性．1年ほど前より背部痛があった．4カ月ほど前より耐えられないほどの激痛となり，他院受診．2週間ほど前に他院にて MRI を撮像し，腫瘍を疑われ，当院受診した．他院の MRI 画像である．

A：T2 強調矢状断像にて Th2-3 の硬膜内髄外に腫瘍があり（→），脊髄よりは高信号，髄液よりは低信号を示す．腫瘍内には flow voids を疑う低信号がある（▶）．

B：T1 強調矢状断像にて腫瘍は脊髄よりも高信号を示す（→）．腫瘍内の flow voids は T1 強調像でも同様の部位にある（▶）．

C：造影後脂肪抑制 T1 強調矢状断像にて，腫瘍内には強い造影効果を認めた（→）．アーチファクトがあり，造影効果が一部不均一になっている．

D：T2 強調横断像（Th2）にて，腫瘍（→）により脊髄が左後方に圧排されている．腫瘍内に flow voids の疑いがある（▶）．なお，拡散強調横断像では腫瘍は高信号を示し（非掲載），ダイナミック造影では早期より腫瘍に造影効果を認めた（非掲載）．

補足：腫瘍は硬膜とは無関係で，Th2 後根と歯状靱帯の腹側に付着して存在した．出血性の腫瘍であった．脊髄内には浸潤していない．病理にて HPC（WHO グレードⅡ）と診断された．免疫染色では，CD34 は一部陰性であるが，多くは弱陽性である．bcl-2 も弱〜中等度の陽性である．血管芽腫との鑑別については，造影後 T1 強調矢状断像にて腫瘍の周囲に拡張した導出静脈を認めず，拡散強調像が高信号であることより否定できる．髄膜腫との鑑別は，dural tail sign がない，石灰化がないなどだが，難しい．T1 強調像での高信号に関しては，調べた範囲では文献上に記載がない．硬膜内髄外でも，腫瘍内に flow voids があれば，鑑別診断には本症を考えておく必要がある．

文　献

1) 脳腫瘍全国統計委員会，日本病理学会（編）：臨床・病理 脳腫瘍取扱い規約―臨床と病理カラーアトラス 第2版．金原出版，2002, p148, 208
2) Bowen BC, et al：Spine Imaging ― Case Review 2nd ed. Mosby, Philadelphia, 2008, pp339-340
3) Liu HG, et al：Hemangiopericytomas in the spine：clinical features, classification, treatment, and long-term follow-up in 26 patients. *Neurosurgery* **72**：16-24, 2013
4) Zhao Y, et al：Clinical and pathological characteristics of primary intraspinal hemangiopericytoma and choice of treatment. *Chin Med J (Engl)* **120**：115-119, 2007
5) Ijiri K, et al：Primary epidural hemangiopericytoma in the lumbar spine：a case report. *Spine(Phila Pa 1976)* **27**：E189-192, 2002
6) Borg B：Hemangiopericytoma. Ross JS, et al (eds)：Diagnostic Imaging ― Spine 2nd ed. Amirsys, Salt Lake City, 2010, ppV-1-92-95
7) 鳥越恵一朗，他：胸髄硬膜内血管周皮腫の1例．脳神経外科　**40**：351-357, 2012
8) Ironside JW, et al：Diagnostic Pathology of Nervous System Tumours. Churchill Livingstone, London, 2002, p374
9) Fitzpatrick D, et al：Intradural hemangiopericytoma of the lumbar spine：a rare entity. *AJNR Am J Neuroradiol* **30**：152-154, 2009

7 硬膜外腫瘍
（6）神経芽腫／神経節芽腫／神経節腫

臨床

神経芽腫（neuroblastoma）は神経堤より発生する腫瘍であり，中枢神経系以外に発生する小児固形腫瘍のうち最も頻度が高い．約40％は副腎に，約25％は傍椎体の交感神経幹に発生し，小児期の傍椎体腫瘍（後縦隔あるいは後腹膜腫瘍）としても最も頻度が高い．通常は5歳以下に発生し，尿中のバニリルマンデル酸（VMA：vanillylmandelic acid），ホモバニリン酸（HVA：homovanillic acid）の濃度が上昇することが多い．乳児期発生例では自然消退する症例も知られている．発見時には腫瘍は通常巨大であり，内部に壊死や出血を伴う．脊柱管内外に存在するいわゆるダンベル型（鉄亜鈴型）の神経芽腫は5歳以下にみられることが多く，2歳以下が最も多い．発生部位と進展範囲により臨床症状はさまざまである[1]．脊柱管内に進展した硬膜外腫瘍は脊髄の圧排を起こし，治療が遅れると永久麻痺を引き起こす．

組織学的に分化が進んだ病型として，神経節芽腫（ganglioneuroblastoma）と神経節腫（ganglioneuroma）がある．診断年齢も神経芽腫に比べて高い傾向にある．分化とともに腫瘍が大きくなることがある．

撮像法

複数の椎間孔からの脊柱管内進展を生じうるので冠状断像が有用であり，原則としてT1強調像およびT2強調像ともに撮像する．T2強調像では，硬膜外脂肪との境界を明瞭にするために脂肪抑制を行う．脊髄の圧排の状態を評価するには横断像が適する．造影MRIは必須ではないが，施行するなら脂肪抑制を併用する．腫瘍性状評価のためには拡散強調像を撮像することが望ましい．内部に出血・壊死等を伴わなければ，小円形細胞を主体とする神経芽腫は見かけの拡散係数（ADC：apparent diffusion coefficient）値が低い傾向にある．一方，分化の進んだ神経節芽腫や神経節腫は神経芽腫に比べてADC値が高い傾向にある（後述）．

画像所見

1．MRI

MRIは脊柱管内への進展を評価するのに最適である．脊柱管内の腫瘍は，進展した神経孔の上下の広い範囲に広がることが多く，また上下に連続する複数の神経孔において脊柱管内外の腫瘍の連続性がみられる．この状態を評価するには腫瘍の存在する脊椎の傾きに合わせた冠状断像が有用である．なお，T1強調像では低信号，T2強調像では細胞密度が高いことを反映して等信号〜低信号を呈する．しかし内部出血や壊死，石灰化によりさまざまな信号強度を呈しうる．腫瘍の増強効果は通常強い．神経芽腫では拡散強調像で，壊死などのない実質部は高信号を呈し，細胞密度の高さを反映していると考えられる．ADC値は$0.9〜1.2\times10^{-3}$ mm^2/sという報告[2]や，平均0.81×10^{-3}mm^2/sで神経節芽腫および神経節腫の平均1.6×10^{-3}mm^2/sとは有意差があったという報告[3]があり，当院（神奈川県立こども医療センター）の経験でも差があると考えている．

2．CT

CTでは内部の石灰化が描出される．また，腫瘍による脊柱管や椎間孔の拡大が観察されることがある．

3．核医学検査

MIBGシンチグラフィー（良好な診断画像を得るためには^{131}Iではなく^{123}Iを用いるべき．2009年末に保険適応となった）にて腫瘍への集積を認める．MIBGシンチグラフィーは転移の検索にも有用であり，病期決定のために必須の検査である．

診断のキー

年齢と,脊柱管内外にダンベル型の巨大腫瘍を形成する特有の進展形式から,強く疑いをもつことができる.腫瘍生検を兼ねた緊急減圧術の適応となることが多いので,術前情報として十分なMRIを撮像することが臨床的に重要である.ダンベル型を示す腫瘍の検討で,悪性腫瘍の中では神経芽腫が最も多く,また10歳以下のダンベル型腫瘍では悪性の頻度が非常に高い(64%)という報告[4]がある.さらに低年齢ではその傾向がもっと強く,自験例では,年少児にダンベル型の腫瘍をみた場合は例外的な症例を除けばほぼ全例,神経芽腫またはその分化した病型であるといっても過言ではない.

鑑別診断

ダンベル型の腫瘍を形成するのは,神経芽腫,神経節芽腫,神経節腫のほか,神経線維腫や神経鞘腫,あるいは悪性末梢神経鞘腫瘍であるが,いずれも発症年例が神経芽腫よりかなり高く,神経線維腫症1型,神経線維腫症2型が基礎疾患としてある場合がほとんどである.非定型奇形腫様/ラブドイド腫瘍(AT/RT:atypical teratoid/rhabdoid tumor),原始神経上皮腫瘍(PNET:primitive neuroectodermal tumor)とはMRI所見だけでは鑑別が難しい場合があるが,この2つは頻度が非常にまれであり,やや神経芽腫より発症年齢が高い(本章の「5-(13)非定型奇形腫様/ラブドイド腫瘍(AT/RT)」を参照).

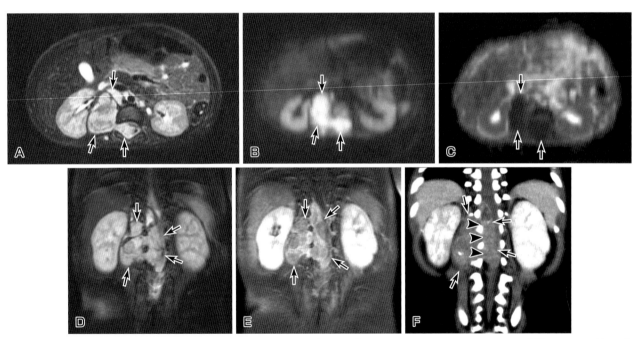

症例1 ダンベル型神経芽腫,8カ月,女児.2~3週間前より寝返りをしなくなり,1週間ほど前より両下肢の動きが悪くなった.

- **A**:T2強調横断像.右傍椎体に主座をおき,右腎を外側に偏位させ,椎間孔を通って脊柱管内に進展する比較的高信号のダンベル型の腫瘍を認める(→).脊柱管内のほとんどは腫瘍で占められており,硬膜嚢は腹側やや左側に圧排偏位している.
- **B**:拡散強調横断像.ダンベル型の腫瘍は著明な高信号を呈する(→).
- **C**:ADC map横断像.腫瘍は全体に著しい低信号を示す(→).計測上,ADC値は約$0.7~0.9×10^{-3}$ mm^2/sを示した.
- **D**:T2強調冠状断像.不均一な高信号を示す傍椎体腫瘍が上下に連続する.3椎間孔を通じて脊柱管内に進展する様子が明瞭に描出されている(→).
- **E**:造影後T1強調冠状断像.脊柱管内外に認められる腫瘍は不均一な増強効果を呈する(→).
- **F**:造影後CT再構成冠状断像.腫瘍(→)内には散在する石灰化を認める.腫瘍進展を認める上下3椎間孔はやや拡大している(▶).

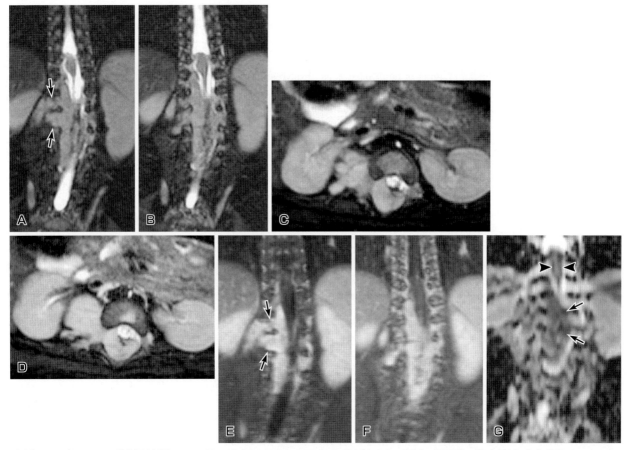

症例 2 ダンベル型神経芽腫，4 カ月，女児．下肢の不全麻痺があり，脊椎（脊髄）癒合不全症を疑われて MRI を施行．

A〜D：脂肪抑制 T2 強調像（画像 A，B：冠状断像，画像 C，D：横断像） **E，F**：造影後脂肪抑制 T1 強調冠状断像（画像 A，B と同じスライス） **G**：ADC map 冠状断像

腰椎レベルにて，少なくとも 2 つの神経孔で脊柱管内外に連続する（画像 A，E：→），右傍脊椎から硬膜外にかけてのダンベル型の腫瘍を認める．硬膜外での進展範囲は広く上下 5 椎体に及び，脊柱管背側の広範囲を占拠し硬膜嚢を腹側に圧排している．腫瘍進展レベルの脊柱管と神経孔は拡大している（画像 C，D）．造影後には腫瘍は全体に増強効果を示し，脊柱管内外の腫瘍進展範囲が明瞭にわかる（画像 E，F）．ADC map では腫瘍（→）は脊髄（▶）とほぼ同様の低信号を示す（画像 G）．ADC 値は約 $0.7 \sim 0.8 \times 10^{-3}$ mm^2/s と計測された．

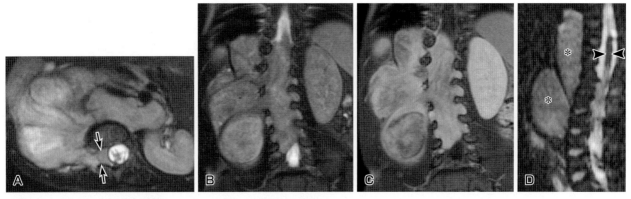

症例 3 ダンベル型神経節腫，4 歳，女児．尖足にて精査．

A，B：脂肪抑制 T2 強調像（画像 A：横断像，画像 B：冠状断像） **C**：造影後脂肪抑制 T1 強調像（画像 B と同じスライス） **D**：ADC map 矢状断像

脊髄円錐のレベルで右硬膜外から右神経孔（→）を通って脊椎右から前面に巨大な腫瘤形成が認められる（画像 A）．冠状断像では両側性に複数の神経孔に進展する腫瘍の様子が描出されている（画像 B，C）．ADC map では，腫瘍（＊）は脊髄（▶）よりやや高信号を示す（画像 D）．計測では，ADC 値は約 $1.3 \sim 1.5 \times 10^{-3}$ mm^2/s であった．

文　献

1) Tortori-Donati P, et al：Neuroblastoma. Tortori-Donati P, et al（eds）Pediatric Neuroradiology：Brain. Head, Neck and Spine. Springer, Berlin, 2005, pp1644-1647
2) Uhl M, et al：MRI-diffusion imaging of neuroblastomas：first results and correlation to histology. *Eur Radiol*　**12**：2335-2338, 2002
3) Gahr N, et al：Diffusion-weighted MRI for differentiation of neuroblastoma and ganglioneuroblastoma/ganglioneuroma. *Eur J Radiol*　**79**：443-446, 2011
4) Ozawa H, et al：Spinal dumbbell tumors：an analysis of a series of 118 cases. *J Neurosurg Spine*　**7**：587-593, 2007

8 小児の脊髄腫瘍

(1) 脊髄髄内腫瘍

A. 星細胞腫

臨床

星細胞腫（astrocytoma）は小児において最も多い脊髄髄内腫瘍である（本章の「5-(3) 星細胞腫」を参照）。大多数は毛様細胞性星細胞腫（PA：pilocytic astrocytoma）であり，典型的には1〜5歳に認められる。そのほかに，びまん性星細胞腫（diffuse astrocytoma）がある。

PAは延髄頸髄移行部，頸髄胸髄移行部に多い。延髄頸髄移行部のPAでは，延髄背側および上部頸髄の腫大を認める。数カ月〜数年（平均2.3年）の臨床経過を認めることがあり，予後は比較的よく，手術も可能なことが多い[1〜3]。

画像所見

1. MRI

1) 毛様細胞性星細胞腫（PA）

PAは充実性腫瘍を示す例と，嚢胞および壊死成分を伴う例とに分かれる。前者は頸髄から上部胸髄に多く，PAの約40％を占める。後者は特に好発部位はない。また，後者は嚢胞と壁在結節を有する例が約60％である。多椎体にわたる進展を示すことが多い。腫瘍の境界は不明瞭である。T2強調像では強い高信号，T1強調像では低信号〜等信号を示し，大多数の腫瘍には造影効果を認める（**症例1**）。腫瘍性の嚢胞と，腫瘍の上下に存在する空洞とを鑑別する必要がある。前者のみ，造影後に嚢胞壁に造影効果を認める[1]。

2) びまん性星細胞腫

本章の「5-(3) 星細胞腫」を参照。

3) 造影効果のない星細胞腫

脊髄髄内星細胞腫のうち，20〜30％には造影効果を認めない（**症例2**）[4]。前述のように大多数のPAでは造影効果を認めるので，星細胞腫を疑う例にて造影されない時には，びまん性星細胞腫を考慮する。造影されない他の疾患との鑑別は，星細胞腫は発症がゆっくりであり，脊髄腫大が強いので，難しくはない。

B. 神経節膠腫

臨床

神経節膠腫（ganglioglioma）は，小児で2番目に多い脊髄髄内腫瘍である。小児例では1〜5歳の間に発症することが多い[1]。臨床経過は長期にわたることが多い。頸髄，上部胸髄に多く，延髄に進展することもある。全脊髄（holocord）に及ぶこともあり，これは他の腫瘍に比べて多い。

嚢胞を伴う。脊椎の変化（erosion, scalloping）も多く，側弯もしばしば伴う（症例は本章の「5-(4) 神経節膠腫」を参照）。

画像所見

1. MRI

腫瘍内の石灰化が最も特徴的な所見である[1]。この所見がないと星細胞腫との鑑別は困難とする報告もある。T1強調像にて不均一な信号強度を示すのが特徴的である。しかし，同様な所見を星細胞腫でも示すことがある。

C. 上衣腫

臨床

神経線維腫症2型を伴わない症例では，小児の上衣腫（ependymoma）は非常に少ないと報告されている．

画像所見

1. MRI

本章の「5-(1) 上衣腫」を参照．

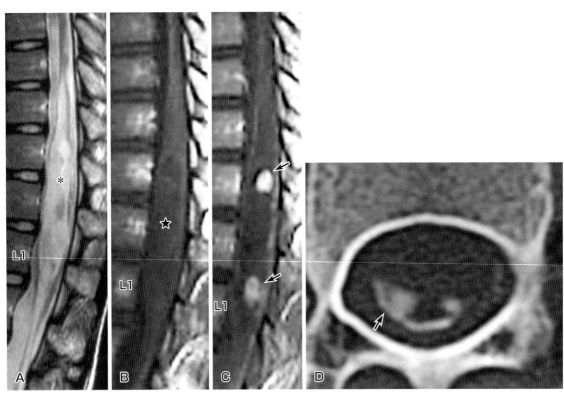

症例1 毛様細胞性星細胞腫，9歳，女子．生後14カ月で歩行できたが，よく転倒した．歩行障害のため，2歳3カ月から肢体不自由児施設にて経過観察されることになった．1年前に頭痛および嘔吐が出現，6カ月前から歩行障害が進行し，歩行不能になった．痙性不全対麻痺を認めた．髄液所見にて蛋白226 mg/dlと増加を認めた．

- **A**：T2強調矢状断像にてTh9-L1に広がる腫瘍（＊）を認める．不均一な高信号を示す．
- **B**：T1強調矢状断像にて，腫瘍の下部に強い低信号を示す（★）．
- **C**：造影後T1強調矢状断像にて，腫瘍内に結節状の造影効果を2カ所に認める（→）．
- **D**：CTにて腫瘍内に石灰化を認める（→）．頭部MRIでは水頭症があり，腰椎にはscalloping様の骨変化を認めた（非掲載）．
- **補足**：手術所見は髄内腫瘍であるが，右Th11で軟膜を破り，くも膜下腔に広がっている．境界は不明瞭，造影部分は赤く易出血性，石灰化巣は顆粒状黄色調を認める．臨床経過はかなり長い．T2強調像での高信号およびT1強調像での低信号は，PAを示唆する所見の可能性がある．しかし，石灰化，長い病歴などは神経節膠腫との鑑別が難しい．

（三重大学医学部附属病院放射線診断科 前田正幸先生のご厚意による）

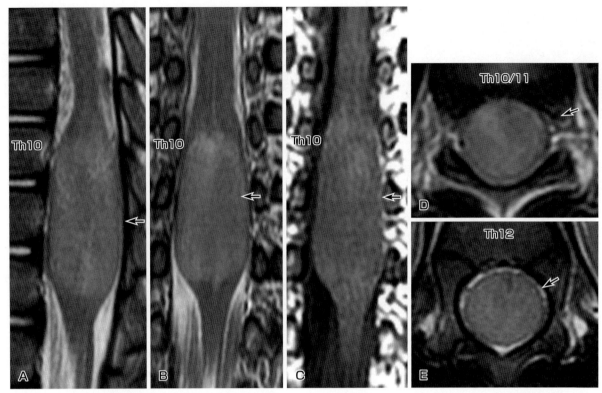

症例 2 びまん性星細胞腫，1歳11カ月，男児．ハイハイが7カ月で，それまでの成長は正常であった．1歳前からハイハイの時に右足の動きが悪いことに母親が気づいた．約3カ月前に神経小児科を受診した．右下肢にやや緊張低下があったが，そのほかに異常を認めなかった．MRIを予定したが，眠らず施行できなかった．今回，静脈麻酔下での腰椎MRIを施行した．右足に痙性を認めた．

- **A**：T2強調矢状断像にて，Th10-12にかけて脊髄は著明に腫大し（→），内部は脊髄よりも高信号を示す．同部位では正常脊髄を認めない．
- **B**：T2強調冠状断像でも，同様に脊髄は腫大し，高信号を示す（→）．髄内腫瘍と考えられる．
- **C**：T1強調冠状断像にて，腫瘍は脊髄とほぼ等信号を示す（→）．
- **D, E**：T2強調横断像（画像D：Th10/11，画像E：Th12）にて，脊髄は腫大し，高信号を示す（→）．正常の脊髄を認めない．なお，造影効果を認めない（非掲載）．年齢および経過より，びまん性星細胞腫と考えられる．
- **補足**：手術にて，腫瘍はやや硬く，正常脊髄との境界は不明瞭であった．亜全摘に終わり，びまん性星細胞腫と病理にて診断された．胚腫が鑑別疾患に考えられるが，造影効果のない点から否定できる．

文献

1) Tortori-Donati P, et al：Pediatric Neuroradiology：Brain. Head, Neck and Spine. Springer, Berlin, 2005, pp1611-1615
2) Young Poussaint T, et al：Cervicomedullary astrocytomas of childhood：clinical and imaging follow-up. *Pediatr Radiol* **29**：662-668, 1999
3) Weiner HL, et al：Intra-axial tumors of the cervicomedullary junction：surgical results and long-term outcome. *Pediatr Neurosurg* **27**：12-18, 1997
4) Seo HS, et al：Nonenhancing intramedullary astrocytomas and other MR imaging features：a retrospective study and systematic review. *AJNR Am J Neuroradiol* **31**：498-503, 2010

8 小児の脊髄腫瘍

(2) 硬膜内髄外腫瘍

臨床

小児期の硬膜内髄外腫瘍は，頭蓋内腫瘍の髄膜播種であることが多い．そのほかには下記の腫瘍がある．

1. 粘液乳頭状上衣腫

粘液乳頭状上衣腫の発生率は脊髄上衣腫の13%であるが[1]，小児期では成人に比して多い．馬尾から発生すると考えられており，腰仙部硬膜内髄外に認められる．

2. 神経鞘腫および髄膜腫

多くの教科書において，小児における脊髄神経鞘腫および髄膜腫はまれと報告されている．その中で，小児の神経鞘腫151例および髄膜腫69例に関する報告[2]では，それぞれ小児期の全脊髄腫瘍の10.9%，4.3%を占めているとしている．

詳細な病歴のある神経鞘腫61例では，16例が神経線維腫症1型に関連しており，主として9～15歳に発症していた．性比は3:2で男児が多い．全脊椎に発生し，硬膜外の要素をもつ例が48%と多かった（成人では26.9%）[2]．

一方，髄膜腫26例に関しては，5例が神経線維腫症1型に関連しており，主として12～15歳に発症し，性比は3:2で男児が多く，特に胸髄に発生していた（47.8%；成人では81%）．硬膜外は10.6%である[2]．

小児では脊髄性固縮，圧痛，傍脊柱筋の攣縮などが成人に比べてより早く，より強く，より多く出現する．ただし，病歴が短いことが特徴で，回復の可能性もより大きい．

小児に認められる髄膜腫の中に，明細胞髄膜腫がある（本章の「6-(3) 髄膜腫」を参照）．

3. 非定型奇形腫様/ラブドイド腫瘍（AT/RT）

非定型奇形腫様/ラブドイド腫瘍（AT/RT：atypical teratoid/rhabdoid tumor）は，悪性度の高い腫瘍であり，強い浸潤性のため，髄外の腫瘍が髄内に進展したのかその逆かがわかりにくく，髄外性か髄内性かの区別が困難なことが多い．多くは2歳までに発症し，先天性のこともある（本章の「5-(13) 非定型奇形腫様/ラブドイド腫瘍（AT/RT）」を参照）．

「画像所見」「診断のキー」は本章の「5. 脊髄髄内腫瘍」「6. 硬膜内髄外腫瘍」のそれぞれの項目を参照．

文献

1) Tortori-Donati P, et al：Pediatric Neuroradiology：Brain, Head, Neck and Spine. Springer, Berlin, 2005, pp1611-1615
2) Fortuna A, et al：Spinal neurinomas and meningiomas in children. *Acta Neurochir (Wien)* **55**：329-341, 1981

8 小児の脊髄腫瘍

(3) 硬膜外腫瘍

臨床

硬膜外腫瘍は小児期の全脊髄腫瘍の約2/3を占め[1]，悪性腫瘍が多く，小円形細胞腫瘍が中心である．悪性リンパ腫，神経芽腫，白血病，原始神経上皮腫瘍（PNET；primitive neuroectodermal tumor），Ewing肉腫，横紋筋肉腫などがある．多くは椎体骨髄への浸潤と傍椎体への進展を認める[1]．

1. 悪性リンパ腫

数椎体に及ぶ．前部硬膜外に進展し，くも膜下腔の狭小化をきたす．骨髄浸潤，傍椎体への進展がある．T2強調像では脊髄と等信号の均一な信号強度を示す．

2. 神経芽腫

乳幼児期に多い．傍椎体から硬膜外に進展する．石灰化と不均一な信号強度を示し，造影効果も不均一である．経過の長い症例では，脊柱管の拡大と椎体の侵食像（scalloping）を認める（本章の「7-(6) 神経芽腫/神経節芽腫/神経節腫」を参照）．

3. 白血病

椎体の信号強度変化を認める．

4. 原始神経上皮腫瘍（PNET），Ewing肉腫，横紋筋肉腫

不均一な造影効果を示す．横紋筋肉腫では傍椎体への進展がある．

5. 神経鞘腫および髄膜腫

小児期の神経鞘腫は，硬膜外に存在する例が48%と成人に比して多い（症例1）[2]．髄膜腫も硬膜外腫瘍を示すことがある（いずれも本章の「8-(2) 硬膜内髄外腫瘍」を参照）．小児の硬膜外腫瘍として考慮すべきである．

6. 髄外造血

上下に長い腫瘤を形成する．腫瘤に接する椎体にはびまん性の異常信号を伴う．

「画像所見」「診断のキー」は本章の「7. 硬膜外腫瘍」のそれぞれの項目を参照．

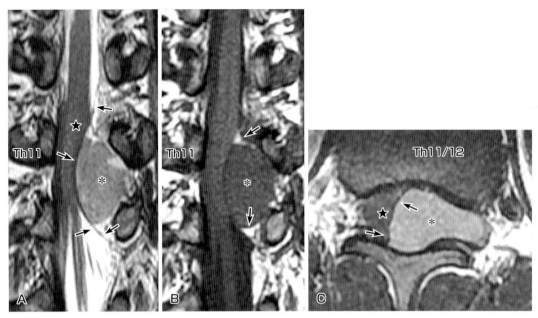

症例1　神経鞘腫（硬膜外），14歳，男子．半年前から出現した間欠的な腰痛があり，現在は怒責時に明瞭な腰痛と左坐骨神経痛を認める．

- **A**：T2強調冠状断像にて，Th11-12にかけて脊柱管内左側に腫瘍（＊）を認める．腫瘍は脊髄より高信号を示す．腫瘍と脊髄（★）との間に硬膜（→）を認めるため，硬膜外腫瘍である．
- **B**：T1強調冠状断像にて腫瘍（＊）は脊髄よりも低信号を示す．硬膜外の脂肪に圧排所見（cap sign）を認め（→），硬膜外腫瘍であることがわかる．
- **C**：造影後T1強調横断像（Th11/12）にて，脊柱管内から左椎間孔にかけて均一に造影される腫瘍を認める（＊）．脊髄（★）との境界は明瞭で，その間に低信号を示す硬膜（→）を認める．

文献

1) Tortori-Donati P, et al：Pediatric Neuroradiology：Brain. Head, Neck and Spine. Springer, Berlin, 2005, pp1611-1615
2) Fortuna A, et al：Spinal neurinomas and meningiomas in children. *Acta Neurochir (Wien)* **55**：329-341, 1981

9 血管内悪性リンパ腫症

臨床

1. 概念

血管内悪性リンパ腫症（IML：intravascular malignant lymphomatosis）は，主に血管内で腫瘍細胞が増殖し，それによる虚血で多彩な症状を呈するまれな悪性リンパ腫疾患である．大部分は B-cell type であるが，まれに T-cell type あるいは NK（natural killer）-cell type のこともある[1]．なお，T-cell type あるいは NK-cell type の IML では Epstein-Barr ウイルス感染が高頻度に認められ，病態機序に関与しているとされる[1]．

従来報告されてきた IML は皮膚症状と神経症状が主体であったが，血液内科などから報告される血球貪食症候群を主徴とする IML もあり，従来型（古典型，西欧型）に対して，アジア亜型と呼ばれている[1]．しかし，本稿では IML として話を進める．

IML はリツキシマブの登場による治療方法の改善もあり，治療しうる疾患として早期診断することが重要である[1]．

2. 神経症状と全身症状

IML の全経過をみると，神経症状は 85% 以上に認められる．亜急性・進行性の経過を示すが，突然発症する例もある．多発性脳梗塞が最も多く，次いで脊髄・神経根障害（特に腰仙髄障害が多く，その際には腰仙髄神経根も侵される），亜急性脳症，単ニューロパチー，多発単ニューロパチー（脳神経を含む）の順である．

腰仙髄障害では対麻痺と尿失禁を生じ，亜急性脳症・多発性脳梗塞を続発させることが多い．

全身症状もあり，発熱や全身倦怠感が認められる．そのほかに，皮膚病変，副腎病変（特に両側副腎肥大），肺梗塞，甲状腺病変がある．

3. 検査所見

報告によると，血清乳酸脱水素酵素（LDH：lactate dehydrogenase）の上昇（60 例中 58 例陽性），赤血球沈降速度の亢進（60 例中 41 例陽性），髄液蛋白濃度の上昇（60 例中 46 例陽性），貧血（アジア亜型では 96 例中 78%，従来型では 38 例中 63%），可溶性インターロイキン 2 受容体（sIL-2R：soluble interleukin-2 receptor）の上昇（アジア亜型では 5,000 U/ml 以上の上昇は 96 例中 66%）がみられる．さらに，血小板減少や低アルブミン血症も認められる[1]．

アジア亜型の 24%，従来型の 5% には末梢血中に腫瘍細胞が認められており，侵襲性の少ない末梢血の血液像は繰り返し検査すべきとされている[1]．

4. ランダム皮膚生検

IML の可能性がある時には，ランダム皮膚生検が推奨されている．皮膚病変を認める場合にはその部位を，認めない場合には上腕・腹部・大腿などで，できるだけ多くの皮下組織を含むように，筋膜直上まで十分量の検体を採取する[2]．

5. 神経病理

1）大脳

大脳半球の皮質から白質にわたる多発性の壊死・梗塞であり，通常の脳梗塞とは異なり，主要な動脈の血管支配に一致しない．基底核にも病変が生じ，新旧の病変が混在することも特徴である．まれには血腫を形成することもある．

組織学的には多発性の壊死巣が認められ，くも膜下腔の小血管内腔や実質内の毛細血管内腔に，異形を示す大型リンパ腫細胞が密に増殖しているのが確認できるため，神経病理診断は容易とされている[3]．静脈内腔にも腫瘍細胞が存在する．

2）脊髄，神経根

i）脊髄

くも膜下腔から実質内の小血管内腔に，異形を示す

大型リンパ腫細胞が増殖している．頸髄から仙髄まで広範囲に，多発性の不規則な，新旧混在する虚血性の壊死が認められる．特に腰仙髄に病変が強いことが特徴である．

横断面では，病巣は白質・灰白質を問わず左右に広がり，血管支配に一致しない壊死巣である．新鮮な病巣では浮腫を認める．

ii) 神経根

脊髄障害を呈した例では高頻度に，神経根の血管内腔に腫瘍細胞を認める．神経根は巣状に有髄線維が脱落し，壊死を示す[3]．

画像所見

1. 脊髄のMRI

脊髄円錐を侵すことが多く，軽い腫大があり，T2強調像にて髄内に高信号を認める（症例1，2）．横断像の病巣は症例により異なり，血管支配に一致せず，灰白質と白質を区別しない（症例2）[4]．髄内の病変の造影効果はさまざまである．神経根（前根および後根）に造影効果を認めることが多い（症例1）．この所見は鑑別診断に有用である．ときに，スキップした髄内病変を上部胸髄などに認めることがある（症例2）．

2. 頭部のMRI

進行する多発性・左右非対称の小梗塞を認める．局所的な実質内の造影効果を認め，ときに髄膜（硬膜もしくはくも膜）の造影効果も認めることがある．Yamamotoら[5]の報告によると，本症11例中4例に，橋底部で橋中心髄鞘崩壊症に類似した画像所見が認められた（症例1）．治療により，この橋底部病変は消失することがある．

診断のキー

脊髄円錐内にT2強調像にて高信号があり，前根および後根に造影効果を認める時にはIMLを考慮する．また，脊髄内にスキップした2カ所の病変を認めることや，橋底部に橋中心髄鞘崩壊症様の所見を認めることもある．

鑑別診断

1. 脊髄硬膜動静脈瘻

脊髄周囲のflow voidsを認める．T2強調横断像にて脊髄中心部には高信号を示すが，辺縁部は低信号である．神経根に造影効果を示す例は，自験例ではない．

2. 横断性脊髄炎

急性発症が多い．発症から2カ月後のMRIにて造影効果を示す例はまれで，ステロイドに反応することが多い．

3. 脊髄梗塞

脊髄円錐部の梗塞では，発症から約10日間を過ぎると高信号が前角に限局する．また，馬尾の造影効果は前根のみである．1カ月以上経過すると病変は萎縮し，腫大を認めない．

4. 脊髄髄内腫瘍

急性発症はまれで，T1強調像では不均一な低信号を認める．

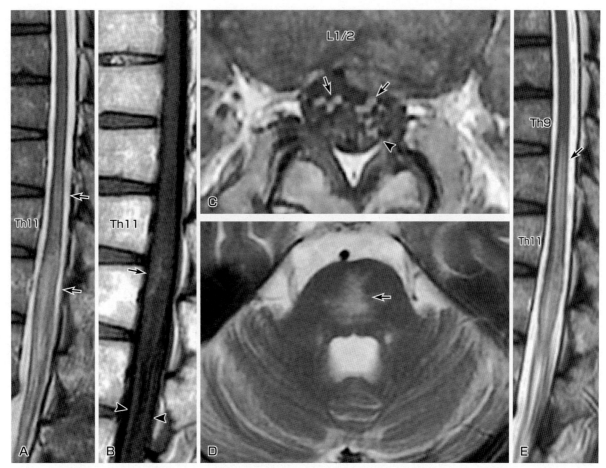

症例 1 血管内悪性リンパ腫症，71 歳，男性．約 2 カ月前，突然に右下腿の痛み，運動障害，異常感覚を自覚する．その後，尿閉，左下肢の運動障害が進行し，異常感覚は臍下レベルまで上行する．当院入院時（MRI 施行時），弛緩性対麻痺，右下腿萎縮，L5-S5 領域の感覚障害，両上肢の振動覚低下，両下肢腱反射の消失，膀胱直腸障害を認めた．

A：T2 強調矢状断像にて脊髄円錐の軽い腫大と高信号を認める（→）．T1 強調像では信号強度異常を認めない（非掲載）．
B：造影後 T1 強調矢状断像にて Th12 の髄内に淡い造影効果を認める（→）．馬尾にも造影効果を認める（▶）．
C：造影後 T1 強調横断像にて L1/2 の前根（→）および後根（▶）に造影効果を認める．
D：T2 強調横断像（頭部）にて橋底部に左右ほぼ対称性の高信号を認め（→），橋中心髄鞘崩壊症様である．
E：ステロイドパルス療法を施行し，約 2 週間後の T2 強調矢状断像にて脊髄内の高信号が約 1 椎体ほど上昇している（→）．上記の所見より，IML と診断した．
補足：皮疹の生検では確定診断に至らなかったが，けいれんの重積，汎血球減少症の出現，特徴的な画像所見，生化学検査での sIL-2R の著明な上昇（3,250→2 万 1,500 U/m*l*）を示し，IML と臨床診断した．

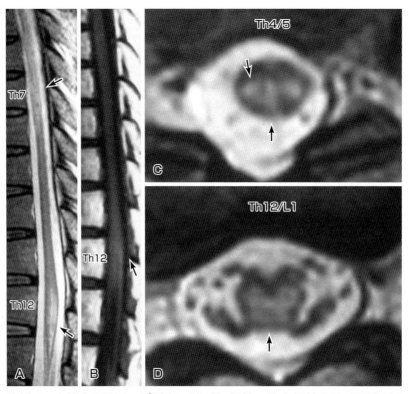

症例 2　血管内悪性リンパ腫症　61 歳，男性．約 1 年前より，両側の足にて温度がわからなくなる．その後，膀胱直腸障害，歩行困難，転倒傾向が進行性に出現した．

- **A**：T2 強調矢状断像にて，Th12 および Th6-7 にかけて髄内に高信号を認める（→）．脊髄円錐部には軽い腫大の可能性があるが，胸髄には腫大はない．
- **B**：造影後 T1 強調矢状断像にて脊髄円錐部には軽い腫大があり，造影効果を認める（→）．
- **C**：T2 強調横断像（Th4/5）にて髄内に高信号を認める（→）．灰白質および白質の両方を侵している．
- **D**：T2 強調横断像（Th12/L1）にて髄内に高信号を認める（→）．辺縁部を除き，広範に侵している．
- **補足**：スキップした病変を認めることも IML の脊髄病変の特徴であり，造影効果はさまざまである．この症例では，脊髄円錐部の病変は腫大と造影効果があるので比較的新しく，一方，中部胸髄の病変はそれらがないので古いと考えられる．IML と剖検にて確認された．

文　献

1) 水谷智彦：血管内リンパ腫による神経系障害．*Brain Nerve* **63**：443-449，2011
2) 滑川道人，他：血管内リンパ腫の診断─ランダム皮膚生検の有用性．*Brain Nerve* **63**：451-458，2011
3) 橋詰良夫：血管内リンパ腫の病理．*Brain Nerve* **63**：459-466，2011
4) 安藤哲朗，他：血管内悪性リンパ腫症の画像．神経内科 **57**：299-305，2002
5) Yamamoto A, et al：Characteristics of intravascular large B-cell lymphoma on cerebral MR imaging. *AJNR Am J Neuroradiol* **33**：292-296, 2012

10 脊柱管内嚢胞
(1) 硬膜内くも膜嚢胞とarachnoid web

■硬膜内くも膜嚢胞

臨床

硬膜内くも膜嚢胞（intradural arachnoid cyst）は，脊柱管内硬膜内のくも膜に囲まれた嚢胞であり，貯留物は髄液である．無症状が多いが，大きな嚢胞では痛みや脊髄圧迫症状（対麻痺，感覚障害，膀胱直腸障害）を呈する[1]．胸椎背側に多い．くも膜憩室から発生し，くも膜が裂けて，嚢胞壁になると考えられている．

炎症（癒着性くも膜炎）後および手術後に発生する二次性のくも膜嚢胞と区別する必要がある（第15章の「2. 前空洞状態」の症例1を参照）[2]．なお，これらの後天性の嚢胞は，くも膜下嚢胞（subarachnoid cyst）とも呼ばれる．

Naborsら[3]が分類した脊柱管内嚢胞を以下に示す．
・1型：硬膜外嚢胞であり，神経根は含まない．
　1A：脊髄の背側にあり，胸椎が好発部位である．
　1B：仙椎髄膜瘤．
・2型：硬膜外嚢胞であり，神経根を含む〔perineural cyst（Tarlov cyst）〕．
・3型：硬膜内嚢胞（くも膜嚢胞および後天性嚢胞）．

なお，くも膜嚢胞は不適切な名称であり，必ずしもくも膜細胞（arachnoid cell）が常に存在するわけではない[4]．

撮像法

FIESTA（fast imaging employing steady state acquisition）法〔あるいはCISS（constructive interference in steady state）法〕は，薄いスライス厚が使用でき，髄液の流れによるアーチファクトがなく，くも膜嚢胞の描出に必須の撮像法である．矢状断像と横断像の両方を撮像する必要がある．横断像は病変部位に絞ることが必須である．

FIESTA法横断像が撮像できない施設では，薄いスライス厚にて撮像する脊髄造影（ミエロ）後CTも有用である．

画像所見

1. MRI
1) FIESTA法横断像は必須である

脊髄に圧排所見があり，髄液と等信号を示す腫瘤を硬膜内髄外に認める．T2強調像では，しばしば腫瘤内に髄液の流れによるアーチファクトを認める．その流れのある部位にも嚢胞があり，注意を要する．

FIESTA法では前述のアーチファクトが消失し，脊髄の圧排所見，髄外の嚢胞がより明瞭に認められる．本症は脊髄後方に生じることが多いため，脊髄は前方に偏位するが，FIESTA法横断像にて脊髄の前方にくも膜下腔が認められることが，脊髄ヘルニアとの鑑別に重要な画像所見である（**症例1**；第14章「3. 特発性脊髄ヘルニア」も参照）．

なお，胸髄での局所的なくも膜下腔の拡大と脊髄圧排を認める疾患については，第7章の「21. 癒着性くも膜炎」のBOXを参照．

2) 脊髄空洞症の合併

Hollyらは硬膜内くも膜嚢胞に脊髄空洞症を合併した8例について報告している．全例男性であり，平均年齢は50歳（35〜81歳）である．全例に歩行障害があり，7例ではそれが主訴であった．1例の主訴は腕の痛みであった．外傷，髄膜炎，病巣部位の手術の既往はない．脊髄空洞症を全例に認め，その範囲は2〜10椎体に及ぶ．全例で空洞近傍の胸髄背側にくも膜嚢胞を認めた．空洞付近に造影効果はなく，Chiari奇形，脊髄係留，水頭症を認めていない[5]．

くも膜嚢胞の切除のみで空洞は小さくなり，症状の改善を認めている．くも膜嚢胞の存在が髄液の正常の

流れを阻害し，空洞ができたと考えられている[5]．本邦からの同様な報告も認められる[6,7]．

Chiari奇形，脊髄腫瘍，癒着性くも膜炎，外傷の既往がなく脊髄空洞症が認められた際には，硬膜内くも膜嚢胞と，後述のarachnoid webが空洞の責任病巣である可能性があるので，注意して脊髄の前方への圧排所見を探すことが必要である．

3) scalpel sign

脊髄内に空洞が存在することによって脊髄が腫大し，その下部にarachnoid webがあって脊髄が圧迫され，脊髄後方のくも膜下腔が拡大している形態が，外科用メスに類似した所見を示すため，Reardonらはこれをscalpel signと呼び，arachnoid webに特徴的な所見とした（詳細は下記「arachnoid web」を参照）[8]．

しかし，同様な所見は硬膜内くも膜嚢胞でも認められる（症例2, 3）．また，癒着性くも膜炎の自験例では拡大したくも膜下腔が前方に位置しており，真のscalpel signではないが，類似した画像を示した（第7章の「21. 癒着性くも膜炎」の症例1を参照）．scalpel signは癒着性くも膜炎でも生じうる．

2. ミエロ後CT

造影剤をくも膜下腔に投与した後に，薄いスライス厚を使用してCTを撮像するミエロ後CTにて，脊髄，くも膜下腔，神経根の形状を捉えることができる（症例4）．脊髄には圧排所見が認められる（症例4C, D）．横断像では，脊髄の前方にくも膜下腔が存在し，脊髄の形状に変化がないことで，脊髄ヘルニアを否定することができる．さらに後根が左右に開いていることで，脊髄後方の腫瘤の存在が示唆される（症例4C）．

再構成矢状断像では，くも膜嚢胞内と正常のくも膜下腔内の造影剤の濃度が異なり，髄液の流れ方に差異がある．これにより嚢胞の存在が示唆されることもある（症例4D）．

診断のキー

脊髄に前方への圧排所見があり，その後方に拡大したくも膜下腔をみたら，本症を考慮してFIESTA法横断像を追加する．偏位した脊髄の前方にくも膜下腔を確認できれば，本症あるいはarachnoid webである可能性が高い．両者の鑑別は困難である．

胸髄に脊髄空洞症があり，Chiari奇形，脊髄腫瘍，癒着性くも膜炎，外傷の既往がない時には，本症の存在を考えて，脊髄の前方への偏位の有無を注意深くみることが重要である．

鑑別診断

脊柱管内嚢胞の鑑別診断についてはBOX 1を参照[9]．

1. 脊髄ヘルニア

FIESTA法横断像にて，硬膜の外側に陥入した脊髄を認める．多くはその周囲に髄液漏出を認める．陥入

BOX 1

■脊柱管内嚢胞の鑑別診断（文献9)より改変引用）

	好発部位	発生部位	造影効果	その他
硬膜内くも膜嚢胞	胸椎	硬膜内背側	−	
硬膜外くも膜嚢胞	胸椎	硬膜外背外側	−	多椎体に及ぶ
滑膜嚢胞	下部腰椎	硬膜外背外側	+（嚢胞壁）	椎間関節の前部 辺縁部はT2強調像にて低信号
椎間板嚢胞	下部腰椎	硬膜外腹側	+（嚢胞壁）	椎間板造影にて椎間板との交通あり
神経根嚢胞	仙椎	神経根周囲	−	神経に沿った進展
神経腸嚢胞	下部頸椎から胸椎	硬膜内腹側，軟膜下		
上衣嚢胞	脊髄円錐	髄内	−	
分離した椎間板ヘルニア	腰椎	硬膜外腹側	+（辺縁部のみ）	
類皮腫	腰仙椎	硬膜内，髄内	さまざま	背側皮膚洞の合併
神経鞘腫	いずれも	神経根周囲	+（充実部分に）	

のある部位では，硬膜内にある脊髄と硬膜との間にくも膜下腔を認めない（第14章の「3. 特発性脊髄ヘルニア」を参照）．

2. 硬膜拡張

脊髄に圧排所見を認めない．椎体後部に圧排所見を認める．脊髄症を呈さない（**症例5**）．

3. 硬膜外くも膜囊胞

硬膜外に存在するので，囊胞と脊髄との間に硬膜を認める．FIESTA法が有用（本章の「10-(2) 硬膜外くも膜囊胞」を参照）．

4. 癒着性くも膜炎

T2強調横断像にて，脊髄とくも膜下腔との境界が不鮮明となる（第7章の「21. 癒着性くも膜炎」を参照）．

5. 神経腸囊胞

思春期から若年成人に多い．囊胞は脊髄の腹側に生じることが多く，軟膜下腫瘤としての形態を示すこともある（本章の「10-(6) 神経腸囊胞」を参照）．

6. arachnoid web

鑑別は困難．

■ arachnoid web

1. 2000年の報告

Paramoreは2例の症例について報告した[10]．1例は54歳の男性で，数年経過した背部痛と左足の痛みを認めた．もう1例は45歳の男性で，2年経過した進行性の胸部痛と左下肢の筋力低下を認めた．2例とも胸髄に後方からの圧排があり，それより下部に脊髄空洞症を認めた．

手術にて，背側硬膜から脊髄軟膜にかけてarachnoid webがあり，髄液の流れを阻害していることがわかった．このwebを取ることによって，症状の改善と空洞の縮小を認めている．

webはくもの巣，（水鳥の）水かきなどの意味がある．この報告のwebは正常くも膜に似ており，横断面では正常脊髄と硬膜に直行していた．当時のMRIではみえず，ミエロ後CTでもみえなかったとしている．脊髄を挟んで，前部と後部での圧の差が脊髄空洞症の発生に関係していると記載している．論文名からもわかるように，本症をくも膜囊胞の変形と考えていた可能性が高い．

2. 2013年の報告

Reardonらの報告がある[8]．5例は手術にてarachnoid webであることが確認されており，手術所見によると，硬膜内にて白いくも膜のバンドが脊髄背側を横断し，脊髄を圧迫していた．画像について記載があった14例は，年齢が31〜67歳，女性が9人である．背部痛，上下肢の脱力・しびれをきたしていた．

14例とも上部胸髄に外科用メスに似た変形（scalpel sign）を示した（scalpel signを示す疾患については BOX 2を参照）．arachnoid webのある部位にて，脊髄が前方に圧迫され，後部くも膜下腔が拡大している．脊髄への圧迫部位はTh2-7の間に存在した．7例はその近くの脊髄内にT2強調像にて高信号と空洞を認めた．3例はT2強調像にて高信号のみを認め，空洞はなかった．3例は空洞も高信号も，両方とも認めなかった[8]．

3. 2014年の報告

Changらは2例の報告を行い，arachnoid webによる髄液の上方への流れの阻害は，髄液の流れを定量的にみるMRIにより捉えられるとした[11]．2例のうち1例はarachnoid webにより脊髄後方のくも膜下腔が拡大し，脊髄に圧排所見があり，硬膜内くも膜囊胞に類似した画像を示した．残りの1例は脊髄空洞症を示しているが，くも膜下腔の拡大や，脊髄の圧排所見はない．この1例は髄液の流れの異常のある部位から手術を施行し，arachnoid webを認めている．

Reardonらの報告のようなバンド状の脊髄圧迫ではなく，脊髄後方のくも膜下腔に浮かぶような構造があり，髄液の流れに影響を与えていた．2例ともscalpel

---

BOX 2

■ scalpel signを示す疾患
・arachnoid web
・硬膜内くも膜囊胞
・癒着性くも膜炎

sign は示していない.

装置による制約もあり，髄液の流れを定量的にみる MRI 検査はどの施設でもできるわけではないが，胸髄において原因不明のくも膜下腔の拡大や脊髄空洞症をみたら，この arachnoid web も鑑別疾患に入れる必要がある.

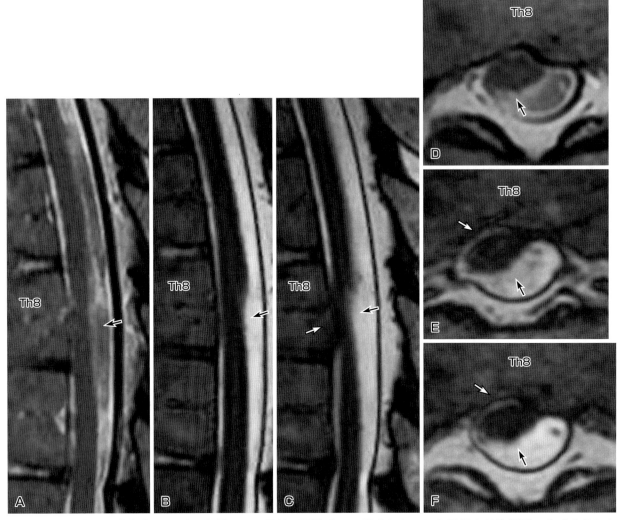

症例 1 硬膜内くも膜囊胞，75 歳，男性．6 カ月前に下肢痛にて発症した．5 カ月前より歩行器で歩くようになり，トイレにも這っていくようになった．約 4 カ月前に他院にて L4/5 開窓術を受け，疼痛は消失したが，筋力低下と歩行障害は残存した．他院にて脊髄ヘルニアと診断され，当院に入院した．

- **A**：T2 強調矢状断像では，Th8 にて脊髄に後方からの軽い圧排がある（→）．くも膜下腔は髄液の流れによるアーチファクトが強く，詳細が不明である．
- **B**：FIESTA 法矢状断像（正中）では，Th8 にて脊髄に後方からの軽い圧排がある（→）．後方くも膜下腔の拡大がある．
- **C**：FIESTA 法矢状断像（正中より右）では，Th8 にて脊髄の前方偏位があり（⇒），脊髄背側には圧排がある（→）．後方くも膜下腔の拡大がある．
- **D**：T2 強調横断像（Th8）にて，脊髄の右前方への偏位がある（→）．脊髄前方にくも膜下腔が疑われるが，明瞭ではない．
- **E，F**：FIESTA 法横断像（Th8，画像 E がより上）にて，脊髄の右前方への偏位があるが（→），脊髄の前方にいずれの FIESTA 法横断像でも，くも膜下腔を同定できる（⇒）．前部硬膜の後方への偏位がなく，その硬膜に陥入する脊髄ヘルニアを認めない．脊髄後方のくも膜囊胞の所見である．
- **補足**：本症例は下部胸椎の黄色靱帯骨化症が病変部位と考えられたため，くも膜囊胞に関しては手術が施行されていない．未確認であるが，画像所見より脊髄ヘルニアは否定でき，硬膜内くも膜囊胞と考える．

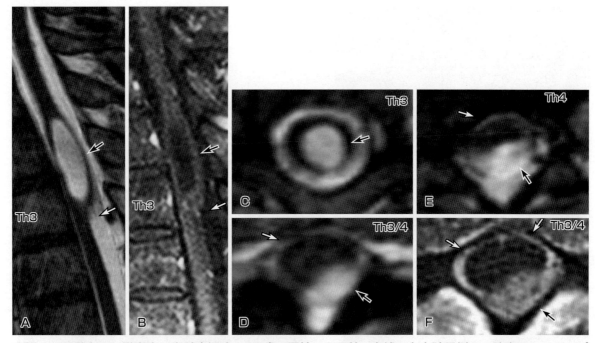

症例 2 硬膜内くも膜嚢胞＋脊髄空洞症，65 歳，男性．5 日前，突然に右上肢尺側から腋窩にかけて，ピリピリとした焼け付くような異常感覚が出現した．同日就寝中に同部位に激しい疼痛があり，症状が継続したために他院を受診した．診察にて，運動系では右短母指外転筋と小指外転筋に軽度の筋力低下があり，感覚系では右優位に両側上肢内側部の感覚障害と，右上肢の著明な痛覚過敏があった．膀胱直腸障害はなかった．

- **A**：T2 強調矢状断像にて，Th2/3-3 にかけて髄内に境界明瞭な高信号があり，空洞が疑われる（→）．空洞の直下において脊髄が後方から圧排され，同部位の脊髄後方のくも膜下腔には拡大を認める（⇒）．硬膜内嚢胞を示唆する所見である．また，空洞により腫大した脊髄と，その下部の嚢胞による拡大したくも膜下腔は，scalpel sign（外科用メス徴候）と呼ばれる形態である．
- **B**：T1 強調矢状断像にて，画像 A にて高信号を示した部位は髄液とほぼ等信号の均一な低信号を示し，空洞である（→）．その下部では脊髄に軽い圧排がある（⇒）．
- **C**：CISS 法横断像（Th3）にて，髄内に境界明瞭な高信号があり，空洞を示す（→）．T2 強調横断像でも脊髄と周囲くも膜下腔との境界は明瞭であり（非掲載），鑑別疾患となる癒着性くも膜炎を疑う所見は認めない．
- **D, E**：CISS 法横断像（画像 D：Th3/4，画像 E：Th4）にて，脊髄背側に嚢胞があり，脊髄を左後方から圧排している（→）．脊髄の前方にはアーチファクトがあり不明瞭であるが，くも膜下腔が存在し（⇒），硬膜内くも膜嚢胞を疑う所見である．なお，造影後の T1 強調像では異常な造影効果を病変に認めない（非掲載）．
- **F**：ミエロ後 CT（Th3/4）にて，脊髄左背側にくも膜下腔と交通のある，造影剤の入った硬膜内くも膜嚢胞がある（→）．脊髄前方にはくも膜下腔を確認でき（⇒），硬膜内くも膜嚢胞であることがわかる．なお，ミエロ後 CT では空洞内に造影剤を認めていない．
- **補足**：scalpel sign を示した硬膜内くも膜嚢胞に脊髄空洞症を合併した例である．急激な発症をしており，空洞が急激にできた，あるいは拡大した可能性がある．手術にてくも膜嚢胞が確認されている．その嚢胞の摘出術後，数日にて症状は改善し，術後 7 日目の MRI にて空洞の縮小を認めている[6]．

（安城更生病院神経内科 安藤哲朗先生のご厚意による）

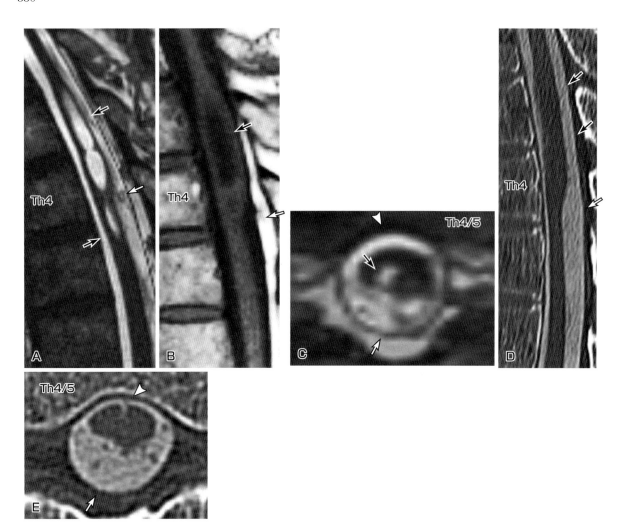

症例3 硬膜内くも膜嚢胞＋脊髄空洞症，71歳，男性．6カ月前より，両足趾のしびれを自覚していた．4カ月前，高所より飛び降りた際に前胸部から両上肢に痛みを一過性に自覚し，1カ月前より右下肢のしびれの拡大・悪化を認め，他院受診した．運動系では明らかな筋力低下はなく，右季肋部から臍上部と右下腿に感覚（痛覚と触覚）鈍麻を認めた．膀胱直腸障害はない．

A：CISS法矢状断像にて，Th2/3-5にかけて境界明瞭な高信号を髄内に認め（→），空洞が疑われる．Th4下部にて，脊髄後方くも膜下腔の拡大と脊髄の軽い圧排があり，硬膜内嚢胞が示唆される（⇨）．

B：T1強調矢状断像にて，画像Aで高信号を示した部位の大部分は髄液と同様な明瞭な低信号を示し，空洞と考えられる（→）．そのほかのレベルの空洞は小さく，正中より偏っているので，部分容積効果により髄液ほど低信号を示さない．Th4下部では，後方くも膜下腔の拡大と（⇨），脊髄の軽い圧排がある．全体として外科用メス様の形態を示し，scalpel sign陽性の所見である．

C：CISS法横断像（Th4/5）にて，脊髄内右に髄液と同様な高信号があり，空洞である（→）．脊髄後方のくも膜下腔の拡大がある（⇨）．脊髄背側に圧排を認める．脊髄前方にもくも膜下腔を認める（▷）．脊髄の前方への偏位が，脊髄ヘルニアではなく硬膜内くも膜嚢胞であることを示している．

D：ミエロ後CT再構成矢状断像にて，Th2/3-4にかけての脊髄の腫大（→），Th4下部での脊髄の後方からの圧排と，同部位での後方くも膜下腔の拡大（⇨）が描出されている．scalpel signを示す．くも膜下腔が造影剤で満たされていることより，癒着性くも膜炎は否定できる．

E：ミエロ後CT（Th4/5）にて，脊髄は前方に偏位し，後方のくも膜下腔の拡大を認める（⇨）．脊髄前方のくも膜下腔が保たれている（▷）．

補足：硬膜内に嚢胞を認め，切除した．術後，症状は改善した．術後2日目のMRIにて，空洞の縮小を認めた[6]．
（安城更生病院神経内科 安藤哲朗先生のご厚意による）

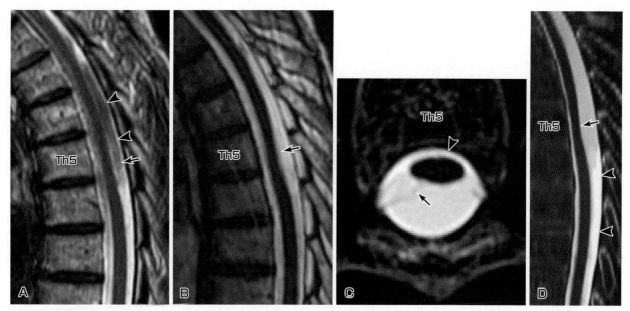

症例4　硬膜内くも膜嚢胞，74歳，女性．4年前より胸背部痛があり，最近になり歩行障害，左下肢筋力低下を認める．

- **A**：T2強調矢状断像にて，Th3-5において脊髄が後方より圧排されている所見を認める（→）．脊髄の後方には髄液の流れによるアーチファクトがあり，圧排所見がみえにくい（▶）．
- **B**：FIESTA法矢状断像にてTh5を中心とする脊髄に圧排所見を認める（→）．髄液の流れによるアーチファクトがなく，圧排所見が明瞭である．
- **C**：ミエロ後CT（Th5）では脊髄の前方への偏位と，後方からの圧排所見を認める．右後根は外側に開き，後方からのmass effectを認める．脊髄の前部に変形はなく，前方くも膜下腔にも造影剤を認め，脊髄ヘルニアは否定できる．
- **D**：ミエロ後CT再構成矢状断像にてTh5で同様に脊髄の圧排がある（→）．Th6以下には，髄液中の造影剤がより高濃度に存在するが（▶），くも膜嚢胞のある部位より上では造影剤がより低い濃度となっている．髄液の流れ方が同部位とそれより下方では異なることを示す．

鑑別診断の症例

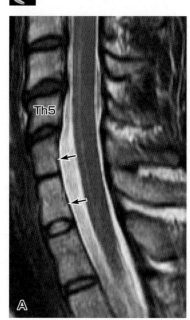

症例5　硬膜拡張，17歳，女性．この所見に関しては無症状と考えられる．
- **A**：T2強調矢状断像にてTh5以下，脊椎後面に侵食像を認めるが（→），脊髄には圧排所見を認めない．

文 献

1) Yayama T, et al：Insidious progression of paraparesis secondary to type Ⅲ spinal meningeal cyst：a study of six difficult cases. *Spinal Cord* **46**：159-161, 2008
2) Thines L, et al：Spinal arachnoid cyst related to a nonaneurysmal perimesencephalic subarachnoid hemorrhage：case report. *Neurosurgery* **57**：E817, 2005
3) Nabors MW, et al：Updated assessment and current classification of spinal meningeal cysts. *J Neurosurg* **68**：366-377, 1988
4) Bowen BC, et al：Spine Imaging — Case Review 2nd ed. Mosby, Philadelphia, 2008, pp107-108
5) Holly LT, et al：Syringomyelia associated with intradural arachnoid cysts. *J Neurosurg Spine* **5**：111-116, 2006
6) 安田宗義, 他：硬膜内くも膜囊胞と脊髄空洞症の合併. 脊椎脊髄 **27**：523-529, 2014.
7) 伊師雪友, 他：脊髄空洞症を合併した硬膜内くも膜囊胞の1例. *Neurol Surg* **42**：467-472, 2014
8) Reardon MA, et al：Dorsal thoracic arachnoid web and the "scalpel sign"：a distinct clinical-radiologic entity. *AJNR Am J Neuroradiol* **34**：1104-1110, 2013
9) 小澤望美, 他：滑膜囊胞. 柳下　章（編）：エキスパートのための脊椎脊髄疾患のMRI. 三輪書店, 2004, p169
10) Paramore CG：Dorsal arachnoid web with spinal cord compression：variant of an arachnoid cyst? Report of two cases. *J Neurosurg* **93**（2 Suppl）：287-290, 2000
11) Chang HS, et al：Dorsal spinal arachnoid web diagnosed with the quantitative measurement of cerebrospinal fluid flow on magnetic resonance imaging. *J Neurosurg Spine* **20**：227-233, 2014

10 脊柱管内嚢胞
(2) 硬膜外くも膜嚢胞

臨床

硬膜外くも膜嚢胞〔EAC：extradural (epidural) arachnoid cyst〕は，先天的に硬膜の憩室あるいは硬膜欠損部位からくも膜が突出することによって発生すると考えられている．ただし，くも膜下腔との交通がある例とない例があり，どちらも比較的まれである[1]．

Kumar により，duropathies の概念が提唱され，EAC もその範疇に入る疾患とされた[2]．ミエロ後 CT により，くも膜下腔と交通のあることが判明している EAC では，髄液漏出，嚢胞，髄膜瘤と，どの用語を使用するのが適切であるのかが判然としないことがある．

合併する異常としては脊柱後側弯症，脊髄空洞症，脊椎（脊髄）癒合不全症がある．

外傷あるいは感染症に伴う二次的なくも膜嚢胞（くも膜下嚢胞）と区別する必要がある[1]．

多くは無症状であるが，大きくなると，痛みあるいは脊髄症を呈する．Valsalva 法により嚢胞内の圧上昇が起こり，症状が悪化することもある．

好発部位は下部胸椎とされる．報告によると，EAC 18例中7例が中部～下部胸椎，3例が腰椎，8例が胸腰椎境界部にあった[3]．

先天性脊柱管内くも膜嚢胞（通常，硬膜の後方にあり，胸椎部の硬膜を中心にて貫通しくも膜下腔に至る茎を有する），リンパ水腫，睫毛重生などを生じる症候群があり，リンパ水腫-睫毛重生 (lymphedema-distichiasis) 症候群と呼ばれる．同症候群は第16染色体に異常を有する常染色体優性遺伝を示す[4]．同症候群を有する患者12例中7例に EAC を認めたという報告がある[5]．

撮像法

T2 強調矢状断像と FIESTA 法矢状断像にて，嚢胞の範囲を決め，FIESTA 法横断像を追加する．

画像所見

1. MRI

硬膜外に存在する境界明瞭な腫瘤であり，髄液と同じ信号強度をいずれのパルス系列でも示す（**症例1，2**）．T2 強調像では高信号を示す嚢胞と脊髄との間に低信号を示す硬膜を認める（**症例1，2**）．神経孔への進展があり，その拡大を示す．硬膜外の脂肪が嚢胞の上下に存在し，cap sign を呈する．造影剤による増強効果を認めない．FIESTA 法にて薄いスライス厚を使用することにより，嚢胞とくも膜下腔との交通を描出できる場合もある．

まれではあるが，圧迫された脊髄前角に T2 強調像にて高信号を示す例があった（**症例2**）．

【多髄節性筋萎縮症との関係】

症例2 にて示すように，上肢の筋萎縮があり，それに対応して脊髄前角に高信号を T2 強調像にて認める例がある．その前方，硬膜外に液貯留がある．くも膜下腔との交通があるので，貯留液は髄液である．この髄液貯留を嚢胞と考えれば，この症例は硬膜外くも膜嚢胞となる．一方，硬膜欠損部位から髄液が漏出し，その圧迫によって生じる前角障害を主として考えると，duropathies であり，多髄節性筋萎縮症となる．ただし**症例2** では，脳表ヘモジデリン沈着症や，硬膜外静脈叢の拡大，硬膜内静脈の拡張など，duropathies を示す他の所見を認めない．また，後述するように，ミエロ後 CT にて嚢胞内の造影剤の濃度がくも膜下腔より高いので，嚢胞と考えている（第14章の「4. 多髄節性筋萎縮症」を参照）．

2. ミエロ後 CT

ミエロ後 CT にてくも膜内に造影剤が入り，嚢胞の存在が明瞭になる（**症例2**）．造影剤の濃度が正常髄液の濃度とは異なることも多い．嚢胞からの髄液の排出が遅いこともある．ときに，造影剤の流入を認めない

こともある．薄いスライス厚を使用することにより，嚢胞とくも膜下腔との交通を描出できる場合もある．

3. 単純 X 線

脊柱管の拡大，椎体の圧排所見，椎間孔および椎弓間距離の拡大を認めることがある．

診断のキー

MRIにて脊柱管内硬膜の脊髄寄りの偏位をみたら，本症を疑う．その際，FIESTA法を追加する．

鑑別診断

脊柱管内嚢胞の鑑別診断については，本章の「10-(1) 硬膜内くも膜嚢胞と arachnoid web」の BOX 1 も参照．

1. 硬膜内くも膜嚢胞

硬膜外脂肪に cap sign を認めない．硬膜がくも膜嚢胞の外側に存在する．

2. 滑膜嚢胞

腰仙椎部に多く，L4/5 が最も多い．脊柱管の後外側にあり，椎間関節の変性を伴う．

3. 癒着性くも膜炎に伴う嚢胞

癒着性くも膜炎の所見（T2強調横断像にて，脊髄とくも膜下腔の境界が不明瞭になる）を認める．

4. 脳脊髄液漏出症

起立性頭痛の存在，硬膜外静脈叢の拡大などを認める．

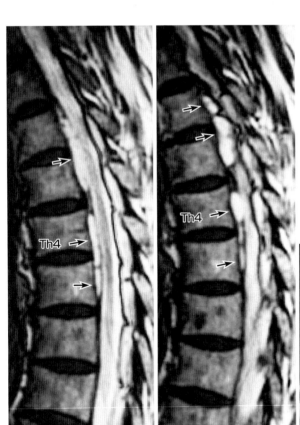
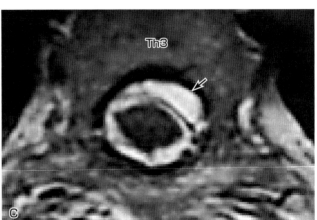

症例1 硬膜外くも膜嚢胞，72歳，女性．5年前より徐々に左下肢に力が入らなくなり，歩行が困難となる．車いすを使用している．

　A，B：FIESTA法矢状断像にて脊髄の左前方，硬膜外にくも膜嚢胞を認める（→）．画像Bがより左．
　C：FIESTA法横断像（Th3）にて脊髄の左前方，硬膜外に嚢胞を認める（→）．

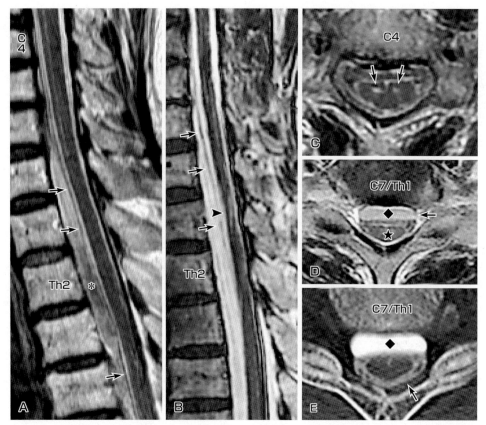

症例2 硬膜外くも膜嚢胞，74歳，女性．3年前より右手に脱力があり，徐々に悪化している．右上肢の筋萎縮を認める．針筋電図では左上肢にも異常を認める．

- **A**：T2強調矢状断像では，C5下縁より下方にて脊髄の後方への圧排と前部硬膜の後方への圧排所見を認める（→）．Th2付近では髄液の流れによるアーチファクトを認める（＊）．
- **B**：FIESTA法矢状断像では前部硬膜の後方への偏位がより明瞭に認められる（→）．脊髄の前方からの圧排所見も，より明瞭である（▶）．髄液の流れによるアーチファクトを認めない．
- **C**：T2強調横断像（C4）にて右優位に両側前角に高信号を認める（→）．長期の脊髄圧迫による脊髄軟化の所見と考えられる．なお，くも膜嚢胞による脊髄圧排部位より高位にこの所見を認めた．
- **D**：T2強調横断像（C7/Th1）にて脊髄（★）の前方，硬膜外に嚢胞（◆）を認める．→は硬膜．
- **E**：ミエロ後CT（C7/Th1，造影剤投与2.5時間後）にて脊髄前方，硬膜外の嚢胞（◆）に造影剤の貯留を認める．くも膜下腔の造影剤（→）よりも高濃度を示す．高濃度であるということは，くも膜下腔との交通が自由ではないということであり，check-valve機能を示唆しているので，髄液漏出よりは嚢胞とするのがよいと考えている．
- **補足**：脊髄前角に異常を示したEACであった．現在の嚢胞の位置より，脊髄前角の変性が上方にある．その点の解釈が難しい．

文献

1) Shah LM：Arachnoid cyst. Ross JS, et al（eds）：Diagnostic Imaging — Spine 2nd ed. Amirsys, Salt Lake City, 2010, ppV-2-4-7
2) Kumar N：Beyond superficial siderosis：introducing "duropathies". *Neurology* **78**：1992-1999, 2012
3) Netra R, et al：Spinal extradural meningeal cysts：an MRI evaluation of a case series and literature review. *J Spinal Disord Tech* **24**：132-136, 2011
4) Yabuki S, et al：Spinal extradural arachnoid cysts associated with distichiasis and lymphedema. *Am J Med Genet A* **143A**：884-887, 2007
5) Sánchez-Carpintero R, et al：Spinal extradural arachnoid cysts in lymphedema-distichiasis syndrome. *Genet Med* **12**：532-535, 2010

10 脊柱管内囊胞

(3) 滑膜囊胞

臨床

滑膜囊胞（SC：synovial cyst）は，椎間関節の変性によって発生する囊胞であり，厚い結合織と滑膜によってできている．また，炎症細胞浸潤および石灰沈着を伴う．内容物は漿液性，粘液性，血性とさまざまである．好発部位は，ほとんどが腰椎である[1]．

画像上はガングリオン（ganglion cyst）との鑑別が困難であり，そのため両者を合わせて椎間関節囊胞（facet cyst）あるいは juxtaarticular cyst とも呼ぶ[2]．

本症では症状の自然消失がまれに起こる．これは，囊胞内容が近傍の椎間関節内に破れ出た，あるいは炎症がなくなったことによると考えられている[3]．

1. 腰椎 SC

主症状は慢性の下部腰痛であり，出血による急性発症もときにある．神経根症状を呈することもある．

Cambron らによる 110 名，113 個の腰椎 SC についての検討では，平均年齢は 63 歳，女性に多く（65％），最も多い部位は L4/5 であった．平均の大きさは 10.6 mm で，最大は 18 mm，最小は 5 mm である[4]．

2. 上部頸椎

まれではあるが，C1-2 に発生した SC の報告もある[3]．Fransen らの 1 例は**症例 2** と類似した画像を示している．囊胞は粘液状の液体を含んでいたが，主体は充実性で，横靱帯の変性物であった．60 歳以上の高齢者が多く，びまん性の脊椎変性を認めるとしている[5]．

C1-2 関節での囊胞性変性を示した 10 例の報告では，平均年齢が 75.4±4.6 歳（54〜81 歳）であり，囊胞の大きさは 4.6±1.7 cm^3 となっている[6]．

3. その他の部位

さらにまれではあるが，C7-Th1 に関しても報告がある．画像が特徴的であるので，他の部位でも診断は可能と考える[2]．

画像所見

1. MRI

1) 腰椎 SC

硬膜外の囊胞であり，硬膜嚢の後外側，椎間関節の近傍に位置する．まれに，椎間孔に位置することもある[1]．

T2 強調像では高信号を示すことが多い．ときに，出血した際には低信号を示すこともある．特徴的な所見は辺縁部に低信号を伴うことである．囊胞壁の線維化・石灰化などを反映している．T1 強調像では髄液と同様な低信号を示すことが多いが，出血すると高信号を示すこともある．辺縁部に造影効果を認めることが多い．椎間板あるいは椎間関節の変性を伴う[1]．

前述の 110 名，113 個の腰椎 SC では，囊胞内部の信号強度は 54 例が T2 強調像にて高信号，63 例が中間の信号強度，17 例が低信号を示した．高信号あるいは中間の信号強度を有する囊胞は，低信号を有する囊胞よりも，経皮的破裂術が成功する率が高い．高信号は，液体が多くゼラチン様の内容物あるいは石灰化が少ないことによると考えられている[4]．

手術にて確認された SC 18 例の報告では，非出血性が 15 例で，全例髄液と等信号〜軽度高信号を示した．3 例は T1 強調像にて高信号を示し，出血性の SC であった．造影剤を投与した 9 例では全例，辺縁部に造影効果を認めている．11 例は表面が平滑であったが，7 例は平滑ではなかった．6 例が脊椎辷り症を合併し，11 例は椎間関節の不安定があった[7]．

2) C1-2 の SC

前述の Fransen らの 1 例では，小さな囊胞が T2 強調像で高信号を示し，その他の充実成分である横靱帯の変性物は低信号を示した．囊胞の辺縁部と充実成分の一部に造影効果を認めている[5]．

Van Gompel らの 10 例では，囊胞の信号強度は不均一で，主として脊髄に比べて低信号を T2 強調像および T1 強調像にて示すとしている．歯状突起と環椎前弓の正常骨髄の信号が T1 強調像にて消失している例

があった．病理では滑膜嚢胞が確認され，内容物はケラチン状であり，チーズ状を示す例もあった[6]．腰椎のSCとは異なる所見であり，信号強度が通常の嚢胞と異なる原因となっている可能性がある．

2．CT

腰椎SCでは石灰化を伴うことや，嚢胞内あるいは椎間関節内に空気を認めることがある[1]．

診断のキー

下部腰椎の硬膜外，硬膜嚢の外後方で，椎間関節近くに，T2強調像にて辺縁部に低信号を認める境界明瞭な腫瘤をみた際には本症を考える．

鑑別診断

脊柱管内嚢胞の鑑別診断については本章の「10-(1) 硬膜内くも膜嚢胞とarachnoid web」のBOX 1を参照．

1．分離した椎間板ヘルニア

まれに硬膜嚢の背側にあるが，通常は黄色靱帯の前部にある．T2強調像では高信号を示さないことが多い．

2．神経鞘腫

硬膜内髄外に発生することが多く，より明瞭な造影効果，神経根との密接な関係を認める．T2強調像での辺縁部の低信号はない．

3．化膿性椎間関節炎

椎間関節から膿瘍が脊柱管内に入り込む．周辺軟部組織に浮腫と造影効果を認める．

4．黄色靱帯の片側性肥大

T2強調像にて低信号を示す．

5．骨　棘

空気を含む滑膜嚢胞との鑑別がMRIでは困難である．しかし，CTでは容易に鑑別が可能である．

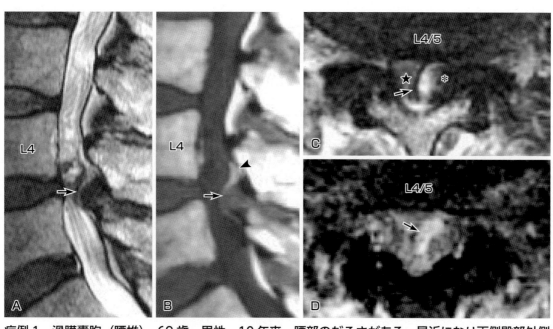

症例1　滑膜嚢胞（腰椎），69歳，男性．10年来，腰部のだるさがある．最近になり両側殿部外側から大腿外側に左優位の痛みを自覚する．

A：T2強調矢状断像にてL4/5の脊柱管内後部に低信号があり（→），脊柱管内中央にやや信号強度の高い病変を認める．
B：T1強調矢状断像にてL4/5にほぼ脊髄と等信号を示す腫瘤があり（→），その上部に軽度高信号を示す部分を認める（▶）．
C：T2強調横断像（L4/5）にて，脊柱管内で硬膜嚢（★）が右側に圧排されており，低信号を示す硬膜（→）を隔てて，その左側の硬膜外に腫瘤（＊）を認める．腫瘤の内側部分は高信号を示す．
D：造影後脂肪抑制T1強調横断像（L4/5）にて腫瘤の内側部分に造影効果を認める（→）．以上より，硬膜外左に存在する滑膜嚢胞と診断し，手術にて確認されている．

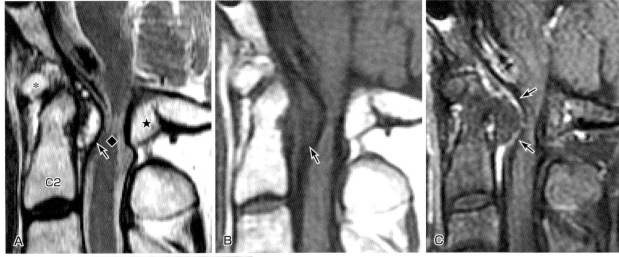
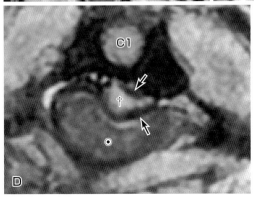

症例2 滑膜嚢胞（頸椎），70歳，女性．4〜5年前より頸部痛があった．2カ月前より，左肩のしびれと脱力を認める．

A：T2強調矢状断像にて歯状突起の背側，硬膜外に腫瘤を認める（→）．中心部は高信号，辺縁部には低信号を示す．環椎前弓（＊）の位置が異常である．環椎後弓の後頭骨化（★）を認める．上部頸髄（◆）には圧排と，髄内の高信号を認め，脊髄軟化がある．

B：T1強調矢状断像にて腫瘤は脊髄とほぼ等信号を示す（→）．

C：造影後脂肪抑制T1強調矢状断像にて腫瘤の辺縁部に造影効果を認める（→）．

D：T2強調横断像（C1）にて脊髄（◉）の前部に腫瘤（†）を認め，その辺縁部には低信号（→）を認める．上部頸髄には圧排を認める．手術にて滑膜嚢胞と確認された．比較的珍しい部位であったが，硬膜外の腫瘤にみられる特徴的な画像所見を示した．

文 献

1) Marichal DA, et al：Case 101：Lumbar facet synovial cyst. *Radiology* **241**：618-621, 2006
2) Ross JS：Facet joint synovial cyst. Ross JS, et al（eds）：Diagnostic Imaging—Spine 2nd ed. Amirsys, Salt Lake City, 2010, ppⅢ-1-48-51
3) Bowen BC, et al：Spine lmaging—Case Review 2nd ed. Mosby, Philadelphia, 2008, pp193-194
4) Cambron SC, et al：Lumbar facet joint synovial cysts：does T2 signal intensity predict outcomes after percutaneous rupture? *AJNR Am J Neuroradiol* **34**：1661-1664, 2013
5) Fransen P, et al：Synovial cyst and degeneration of the transverse ligament：an unusual cause of high cervical myelopathy. Case report. *J Neurosurg* **86**：1027-1030, 1997
6) Van Gompel JJ, et al：Cystic deterioration of the C1-2 articulation：clinical implications and treatment outcomes. *J Neurosurg Spine* **14**：437-443, 2011
7) Tillich M, et al：Symptomatic intraspinal synovial cysts of the lumbar spine：correlation of MR and surgical findings. *Neuroradiology* **43**：1070-1075, 2001

10 脊柱管内嚢胞

(4) 椎間板嚢胞

臨床

椎間板嚢胞（discal cyst）は，脊柱管内の硬膜外腹側に認められる嚢胞である．30代の男性に多く，報告によると平均年齢は29.5歳（13〜64歳）で，腰部から下肢にかけての痛みが主症状である[1]．病変は下部腰椎に多く，L4/5が約半数を占める[1〜5]．滑膜嚢胞とは異なり，脊椎症は軽いことが多い[3]．

発生原因は不明であるが，椎間板の線維輪が破れ，血液または漿液がしみ出し，そして前部硬膜外腔に流れ込み，生体の反応で膜が形成されて嚢胞となると推測されている．

嚢胞内容物は漿液性で，ときに淡血性である．内容物には椎間板組織は含まれない．被膜は厚い膠原線維からなっている[1〜5]．

画像所見

1. MRI

T2強調像では髄液と同様な高信号，T1強調像では低信号を示す円形ないしは楕円形の病変で，椎間板に接して硬膜外腹側に認められる．近傍に椎間板の小さな突出ないしは膨隆を伴う例と伴わない例がある[1]．造影後には嚢胞壁に造影効果を認める[1〜5]．

2. 椎間板造影

造影剤注入により，髄核に続いて嚢胞内に造影剤が流入する[4,5]．

診断のキー

椎間板の背側，硬膜外の嚢胞をみたら，本症を考慮する．

鑑別診断

脊柱管内嚢胞の鑑別診断については，本章の「10-(1) 硬膜内くも膜嚢胞と arachnoid web」のBOX 1を参照．

1. 神経鞘腫

神経根に沿って存在し，より外側に位置する．より著明な造影効果を認める．

2. 椎間板ヘルニア

椎間板と同様の信号強度であり，椎間板嚢胞に比べてT2強調像での信号強度がより低い．

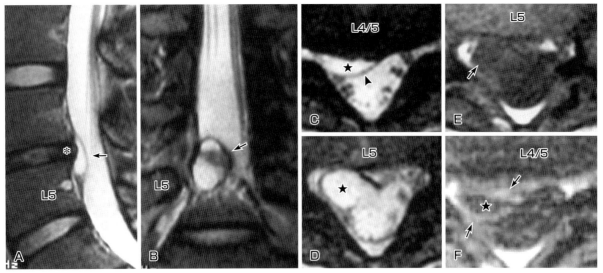

症例1 椎間板囊胞，20歳，女性．アスリートであり，3カ月前に重いバーベルを持ち上げた際に右足に痛みを覚えた．その後，右足にしびれを自覚し，症状が悪化したため当院に入院した．

- **A**：T2強調矢状断像にてL4/5に椎間板の膨隆（＊）があり，その後方に髄液と同様な高信号を示す腫瘤（→）がある．さらにその後縁には低信号を示す硬膜を認め，腫瘤が硬膜外にあることを示唆している．
- **B**：T2強調冠状断像にてL4/5の脊柱管内右側に，中心部は高信号を示し辺縁部に低信号を示す腫瘤を認める（→）．
- **C**：T2強調横断像（L4/5）にて椎間板の膨隆があり，それに接して硬膜外右側に高信号を示す腫瘤（★）を認める．▶は硬膜．
- **D**：T2強調横断像（L5上部）にて，腫瘤（★）がより明瞭に右側に認められる．
- **E**：T1強調横断像（L5上部）にて腫瘤（→）は低信号を示す．髄液よりはやや高信号である．
- **F**：造影後T1強調横断像（L4/5）にて，腫瘤（★）の辺縁部に造影効果を認める（→）．

補足：手術にて，強固な被膜に覆われた囊胞があり，神経根を圧迫していた．内容物は黄色い粘稠な液体であった．術後，著明な症状の改善を認めた．

文献

1) Lin N, et al：Presentation and progression of a disc cyst in a pediatric patient. *J Neurosurg Pediatr* **7**：209-212, 2011
2) 鹿毛淳史, 他：腰椎 discal cyst の1例. 脳神経外科 **36**：159-163, 2008
3) Nabeta M, et al：Discal cysts of the lumbar spine. Report of five cases. *J Neurosurg Spine* **6**：85-89, 2007
4) Kono K, et al：Intraspinal extradural cysts communicating with adjacent herniated disks：imaging characteristics and possible pathogenesis. *AJNR Am J Neuroradiol* **20**：1373-1377, 1999
5) Chiba K, et al：Intraspinal cyst communicating with the intervertebral disc in the lumbar spine：discal cyst. *Spine (Phila Pa 1976)* **26**：2112-2118, 2001

10 脊柱管内嚢胞

(5) 神経根嚢胞

臨床

神経根嚢胞（perineural cyst）は，壁に神経組織を有する神経根近傍の硬膜外の嚢胞である．Tarlov cystとも呼ばれ，成人の約5%にあるとされている．下位腰椎，仙椎に多く，特にS2-3にかけてが好発部位である．通常は無症状で偶発的にみつかる所見であるが，ときに症状を呈することがある．

脊髄神経根憩室（spinal nerve root diverticulum）は，神経根周囲の硬膜下腔が拡大したものであり，くも膜下腔との交通がある．神経根嚢胞とは非常に近い概念である．両者を画像上からは鑑別できない[1,2]．

神経根嚢胞が破裂すると，硬膜外に髄液が漏出し，低髄液圧症候群の原因となる[3,4]．また，仙骨不全骨折を合併することがある[4]．

症例2は低髄液圧症候群を呈した患者が，安静と補液により治癒し，退院した後に神経根嚢胞内の出血を起こした例である．

撮像法

他の嚢胞と同様に，FIESTA法（あるいはCISS法）が有効である．

画像所見

1. MRI

いずれの撮像法においても髄液と同様な信号強度を示す腫瘤として，脊柱管内から神経孔にかけて認められる（症例1）．内部に神経根を同定できることもある（症例1）．また，神経孔の拡大を伴う（症例1）．嚢胞壁には造影効果を認めない．

神経根嚢胞が破裂すると硬膜外液貯留を呈する．その両者がMRIにて認められることがある．神経根近傍に嚢胞があり，さらに硬膜外で脊髄の前方から後方に液貯留を認めたという報告がある[3]．

自験例では嚢胞内出血を認めた例があり，腰痛にて発症している．さらに，腰椎穿刺にて出血を認め，嚢胞とくも膜下腔との交通が認められている（症例2）．

2. CT

ミエロ後CTにて，くも膜下腔への造影剤投与直後には嚢胞には造影剤が入らない，あるいはわずかにしか入らないが，その後（症例1では24時間後，症例2では7時間後），造影剤が嚢胞内にて認められている（症例1, 2）．他のくも膜下腔の造影剤が少なくなり，造影剤濃度は嚢胞内が明らかに高い．

診断のキー

髄液と同様な信号強度を有し，神経孔の拡大を伴う，仙椎の硬膜外腫瘤である．

鑑別診断

脊柱管内嚢胞の鑑別診断については，本章の「10-(1) 硬膜内くも膜嚢胞とarachnoid web」のBOX 1を参照．

BOX

■ 硬膜内と硬膜外の両要素をもつ，非変性脊髄病変[4]
1. 神経鞘腫（神経線維腫）：軟部組織の信号強度，造影効果を認める
2. 髄膜腫
3. 脊髄髄膜嚢胞

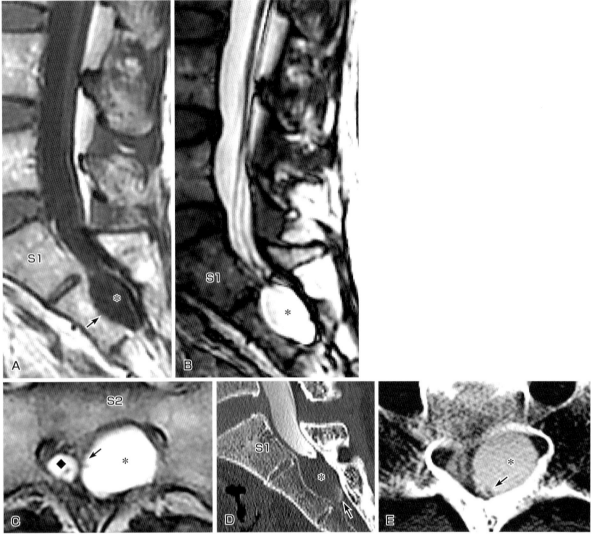

症例1 神経根嚢胞，38歳，女性．7カ月前，自転車走行中に左大腿の痛みを自覚する．その後，起床時に痛みが増悪した．痛みは間欠的で日常生活に困難はないが，根治を希望して来院した．

A：T1強調矢状断像にてS2に髄液と同様な信号強度を有する腫瘤（＊）があり，またS2椎体には菲薄化を認める（→）．

B：FIESTA法矢状断像にてS2に髄液と同様な信号強度を有する腫瘤（＊）を認める．

C：T2強調横断像（S2）において，硬膜嚢（◆）の左側に髄液と同等な信号強度を有する嚢胞（＊）があり，その内部に神経根を認める（→）．左神経孔の拡大を認める．

D：ミエロ後CT（くも膜下腔に造影剤投与直後）再構成矢状断像にて，S2に存在する嚢胞（＊）の内部にはわずかな造影剤（→）を認める．

E：ミエロ後CT（くも膜下腔に造影剤投与24時間後）横断像（S2）では嚢胞内に造影剤が流入している（＊）．嚢胞内に神経根を認める（→）．

補足：手術にて左S3起源の神経根嚢胞を認めた．手術直後，左大腿神経障害による感覚障害が出現したが，徐々に改善した．

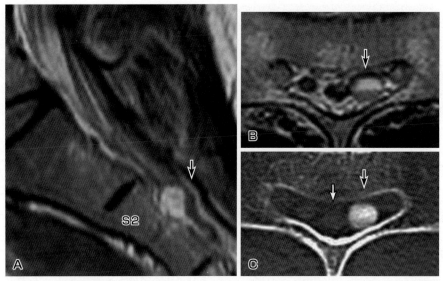

症例 2 神経根嚢胞（出血を伴う），40 歳，女性．2 週間前より尾骨付近の痛みを感じるようになった．初期には右大腿に放散する痛みであったが，両側性となり，膝からふくらはぎまで痛みが広がった．動きにより痛みが強くなった．髄液は淡血性であり，くも膜下出血があったと考えられる．

- **A**：T2 強調矢状断像にて，S2 に嚢胞があり，嚢胞内後部には低信号と液面形成を示す出血がある（→）．
- **B**：T2 強調横断像（S2）にて，硬膜嚢の左外側に液面形成を示す嚢胞がある（→）．嚢胞の後部には低信号を示す出血がある．
- **C**：ミエロ後 CT（くも膜下腔に造影剤投与 7 時間後）横断像（S1）にて，嚢胞内に造影剤が入っており，くも膜下腔と交通があることが判明している．すでにくも膜下腔には造影剤がなく（⇒），正常のくも膜下腔とは造影剤の入り方も排出の様相も異なっている．なお，造影剤投与直後のミエロ後 CT では，嚢胞内には造影剤を認めない（非掲載）．
- **補足**：くも膜下出血の原因は，おそらくこの嚢胞からの出血であると考えられる．なお，第 14 章の「1. 脳脊髄液漏出症（低髄液圧症候群）」の症例 6 と同一症例であり，この嚢胞の存在が低髄液圧症候群を起こした可能性があるが，確証はない．

文献

1) Nikolic B, et al：The sacral perineural system — are there radiological criteria for an indication for surgery? First results and literature survey. *Rofo* **172**：1035-1042, 2000
2) Ishii K, et al：A huge presacral Tarlov cyst. Case report. *J Neurosurg Spine* **7**：259-263, 2007
3) Schievink, et al：Spontaneous spinal cerebrospinal fluid leaks and intracranial hypotension. *J Neurosurg* **84**：598-605, 1996
4) Bowen BC, et al：Spine Imaging — Case Review 2nd ed. Mosby, Philadelphia, 2008, pp335-336

10 脊柱管内嚢胞

(6) 神経腸嚢胞

臨床

神経腸(管)嚢胞(neurenteric cyst)は,消化管様あるいは呼吸器様の上皮を膜に有する脊柱管内嚢胞である.

胎生第3週において脊索の細胞は内胚葉(原始前腸)と近接する.この分離が不完全になると,中胚葉の形成を阻害し,原始腸管の一部が脊柱管内に取り込まれる[1].

思春期から若年成人にかけて,怒責などで脊柱管内圧が上昇することによって悪化する神経根痛にて発症することが多い.ときに,脊髄圧迫による脊髄症を呈することもある.一方,新生児期に大きな嚢胞を伴い発症することもある[2].

好発部位は下位頸椎から胸椎で,腰椎はまれであるが,腰椎に発生することもある.頭蓋内もまれではあるが,橋,橋槽,小脳橋角部に認められることがある[3,4].

脊柱管内では硬膜内髄外,脊髄の前方に多い.脊髄の背側,さらに髄内にもまれに認められる(先天性脊髄髄内嚢胞性病変については,第15章の「1.脊髄空洞症」のBOX 1を参照)[3,4].

ときに幼児において,慢性的な発熱(髄膜炎)と脊髄症によって発症することがある.腫瘍壊死因子α(TNF-α:tumor necrosis factor-α)の分泌によるとする説がある[5].本症の5.1%に髄膜炎を認めたという報告もある[6].症例1にて認められる発熱,項部硬直もこれによる可能性がある.

撮像法

合併する脊椎の奇形の有無をみるには冠状断像が有用である.

画像所見

1. MRI

1) 発生部位と信号強度

脊髄の前方に髄液と同様な信号強度を示す腫瘤として認められる.硬膜内髄外が多いが,軟膜下腫瘤を示すこともある(症例1).さらに脊髄の背側,あるいは髄内に存在することもある.蛋白含量の多い時はT1強調像にて髄液よりも高信号を示す.内容物がクリーム状あるいは黄色肉芽腫状の腫瘤では,T1強調像およびT2強調像ともに不均一な信号強度を示す.その際には不均一な部位が腫瘤状に認められ,腫瘍の合併と誤診することがある.造影剤の投与によって造影されないことで鑑別することができる[2].

2) まれな発症例

3歳の男児で,発熱と髄膜症(meningismus)にて発症し,1週間後に突然発症の対麻痺を呈した例がある[7].最初に嚢胞が破裂し,化学性髄膜炎(chemical meningitis)を起こし,次に嚢胞内に出血を起こし,脊髄内で急速に大きくなり,脊髄症状を呈したと考えられる.C6-Th3にかけて脊髄内に嚢胞があり,液面形成を示していた.T1強調像では液面の下部で脊髄背側に高信号があり,亜急性期の出血が疑われた.上部は髄液よりも高信号であった.T2強調像では液面の下部で脊髄背側は低信号を示し,上部で脊髄前方は髄液と同様な高信号を示した.髄内にも高信号があり,浮腫の可能性があった.

3) 脊椎奇形の合併

新生児や乳児にて発症した例では,脊椎の奇形を伴うことが多い.例えば,椎体の裂溝,蝶形椎,半椎,分節の欠如,部分癒合,側弯などである.一方,思春期以後の発症では脊柱管拡大以外には脊椎の異常を認めない[2,5,6].

2. CT

CTでは,次の所見を確認する.
①前述の脊椎の奇形.
②石灰化.

39歳の男性で,嚢胞内に石灰化を認めた例があり,髄内の嚢胞として診断されている[4].Th11-12にかけて,T2強調像では髄液と同様な境界明瞭な高信号を

示す囊胞である．周囲に浮腫はない．その囊胞の中心部には低信号があり，CTでは石灰化を認めている．石灰化は非常にまれである．

診断のキー

下位頸椎から胸椎にかけての脊髄前方，硬膜内髄外の囊胞をみた際には本症を考慮する．このほか，椎体の奇形の有無をチェックする．

鑑別診断

脊柱管内囊胞の鑑別診断については本章の「10-(1) 硬膜内くも膜囊胞とarachnoid web」のBOX 1を参照．

1. 前部胸椎髄膜瘤

硬膜囊との連続性を認める．

2. 硬膜内くも膜囊胞

骨の奇形は伴わない．硬膜内囊胞は脊髄の背側に発生する例がより多い．

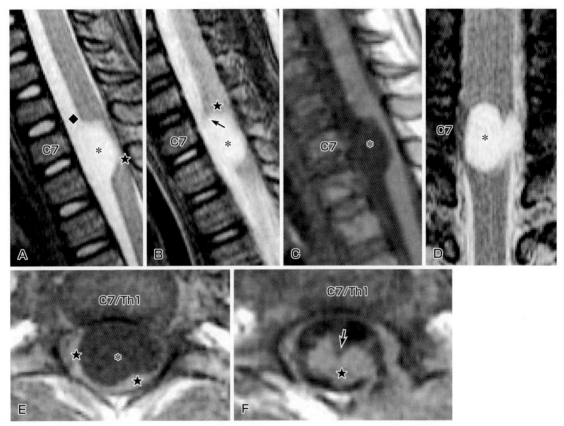

症例1 神経腸囊胞，4歳，男児．2週間ほど前に風邪を引き，その後，寝ていることが多い．入院当日，ぐったりしており，項部硬直がある．37℃台の発熱，下肢筋力の低下と下肢腱反射の亢進を認めた．

- A：T2強調矢状断像（正中）にて，C7-Th1にかけて髄液と同様な高信号を有する腫瘤（＊）を脊髄（★）の前方に認める．椎体背側の硬膜の偏位を伴わない．腫瘤の上部にくも膜下腔（◆）の拡大を認めない．硬膜内髄外腫瘤の特徴を示さない．脊髄の偏位は非常に強い．
- B：T2強調矢状断像（正中より右）にて腫瘤（＊）の上部の脊髄（★）は軽く腫大している（→）．
- C：T1強調矢状断像でも腫瘤（＊）の信号強度は髄液と同様であり，囊胞である．
- D：T2強調冠状断像にて腫瘤（＊）は分葉状である．
- E：T1強調横断像（C7/Th1）にて脊髄の前面に囊胞（＊）を認め，脊髄（★）には強い圧排所見がある．脊髄の腫大はなく，髄内の囊胞ではない．いずれの画像でも椎体の奇形を認めない．また，造影効果も認めない（非掲載）．
- F：手術後のT1強調横断像（C7/Th1）にて脊髄（★）は保たれており，前正中裂が拡大している（→）．
- 補足：手術所見にて前正中裂にはまり込む形をとった軟膜下神経腸囊胞を認めた．術前の画像診断にて脊髄外ではあったが，硬膜内髄外の腫瘤としては上下のくも膜下腔の拡大が乏しく，合致しにくい．軟膜下腫瘤の形態をとっていると判断した．年齢と画像所見（部位，脊髄前部の軟膜下腫瘤であること）からは神経腸囊胞が示唆される．

文　献

1) Lantos PL, et al：Neurenteric (enterogenous) cyst. Graham DI, et al (eds)：Greenfield's Neuropathology 7th ed. Arnold, London, 2002, pp968-969
2) Barkovich AJ：Pediatric Neuroimaging 4th ed. Lippincott Williams & Wilkins, Philadelphia, 2005, pp742-744
3) Brooks BS, et al：Neuroimaging features of neurenteric cysts：analysis of nine cases and review of the literature. *AJNR Am J Neuroradiol* **14**：735-746, 1993
4) Ziu M, et al：Isolated spinal neurenteric cyst presenting as intramedullary calcified cystic mass on imaging studies：case report and review of literature. *Neuroradiology* **52**：119-123, 2010
5) Moore KR：Neurenteric cyst. Ross JS, et al (eds) Diagnostic Imaging—Spine. Amirsys, Salt Lake City, 2004, pp1-1-60-63
6) de Oliveira RS, et al：Neurenteric cysts in children：16 consecutive cases and review of the literature. *J Neurosurg* **103** (6 Suppl)：512-523, 2005
7) Jhawar SS, et al：Intramedullary spinal neurenteric cyst with fluid-fluid level. *J Neurosurg Pediatr* **9**：542-545, 2012

10 脊柱管内嚢胞

(7) 上衣嚢胞

臨床

　上衣嚢胞（ependymal cyst）の発生に関して最も支持されている仮説では，神経管の底部プレートが腹側にめくれて，孤立し，嚢胞形成するとされている．嚢胞は髄外にも髄内にもありうる．

　Parkらは18例の病理学的に確定した症例を集めて報告している．11例が女性であり，7例が男性である．1歳から71歳までであり，脊髄円錐が好発部位である．9例が胸椎，3例が胸腰椎，3例が頸椎にあり，1例が頸胸椎移行部，2例が腰椎にあった．

　症状も多彩で，下肢の間欠性不全麻痺，神経根痛，しびれ，四肢麻痺などである[1]．

画像所見

1. MRI

　境界明瞭な，髄液と等信号を示す病変であり，造影効果はない[1]．

　Parkらの1症例は36×15 mmの卵形を示し，Th11-12にかけて1椎体強の大きさである．

　嚢胞は脊髄の前部にあることが多く，中心管との交通はなく，中心部より外れていることが多い．それが脊髄空洞症あるいは終室との鑑別点であると述べている報告もある[2]．実際には嚢胞がある程度の大きさになると，中心からずれているものは少ない．

　Takciらの症例はL3に髄内嚢胞があり，その下部の終糸に脂肪腫を伴い，係留脊髄症候群を合併している．上衣嚢胞に他の奇形を合併する例は非常にまれとされる[2]．

文献

1) Park CH, et al：Spinal intramedullary ependymal cysts：a case report and review of the literature. *J Korean Neurosurg Soc* **52**：67-70, 2012
2) Takci E, et al：Spinal intramedullary ependymal cyst and tethered cord in an adult. Case report. *J Neurosurg Spine* **4**：506-508, 2006

第4章

脊椎の変性疾患

1 頸椎症

臨床

頸部変形性脊椎症(cervical spondylosis deformans)と頸椎椎間骨軟骨症(cervical osteochondrosis intervertebralis)は重複する所見が多く,包括的に頸部脊椎症〔頸椎症(cervical spondylosis)〕と呼ばれる.変形性頸椎症は加齢に伴う椎間板線維輪(anulus fibrosus)と椎体輪状骨端(ring apophysis)の変性の過程で起こる.頸椎椎間骨軟骨症は,外傷や加齢によって生じる椎間板髄核(nucleus pulposus)や椎体軟骨終板(cartilaginous endplate)の変性であり,椎間板の減高に伴って椎間関節にも変形性関節症が起こる.頸椎症に伴う神経症状は,脊髄症と神経根症に分類されるが,頸椎の形態的変化と症状が一致しない場合も多い.

頸椎症の原因となる変性は,まず椎間板から生じる.椎間板の含水量は新生児で最も多く,以降は徐々に減少する.髄核の含水量減少や硝子様変性が起こると線維輪も変性して亀裂が生じる.また,軟骨終板の菲薄化や硝子化も起こる.これらの結果,線維輪膨隆(bulging anulus fibrosus, anular bulge)や線維輪の断裂を伴う椎間板ヘルニア(HNP:herniated nucleus pulposus, disc herniation)を生じ,椎体の可動性が増大する.可動性の増大は慢性的外傷を惹起し,椎体後方外側〔Luschka関節;鉤椎関節(uncovertebral joint)〕や椎間関節〔facet関節;骨端関節(apophyseal joint)〕などで骨棘形成を促進する.椎間板隙の狭小化に伴って椎弓根間の距離も短縮するため,黄色靱帯も短縮してたわみ,硬膜嚢を圧迫する.これらの静的圧迫因子は,①椎間板変性,②関節の変性,③靱帯の変性,④脊柱管狭窄症,⑤脊髄の変化に分類して整理すると理解しやすい.また,このほかに,椎体の不安定性などによる動的圧迫因子(挟み込み機構),動脈虚血・静脈性うっ滞などの循環障害,脊柱管解剖構造の発達のずれなども関与している.これらの因子の複合的な結果として脊髄症や神経根症などの神経症状が出現するため,特定の原因に帰結できないことが多い.

画像所見

1. MRI

1) 椎間板変性

T2強調像での椎間板の低信号化,ガスや液体の貯留,石灰化,椎間板隙の狭小化,椎間板の偏位,椎間板を挟んだ上下椎体の骨髄信号の変化,骨棘形成がみられる.T2強調像での椎間板の低信号化は,含水率の低下を反映しており,加齢とともに髄核が不明瞭になってくる.椎間板変性の初期には,椎間板前方の線維輪が内側にめくれる所見があり,髄核内裂(intranuclear cleft)もしくは中心点(central dot)と呼ばれている.T1強調像で高信号として描出される椎間板の変性もあり,石灰化などの変化と考えられている.椎間板の変性が進んで椎間板内部に亀裂が生じ,ガスが貯留するとT2強調像で高度の低信号が認められる.

椎間板隙の狭小化に伴う変化には,線維輪膨隆とHNPがあり,突出の形態から椎間板突出〔髄核偏在(protrusion)および線維輪不全断裂(prolapse)〕,椎間板脱出〔extrusion;靱帯下型(subligamentous type)および経靱帯型(transligamentous type)〕,髄核遊離(sequestration, free fragment),およびSchmorl結節に分類される.

椎間板変性があると,椎間板自体の信号変化のみならず,これと接する椎体の信号変化も引き起こす.椎間板変性に由来する椎体の反応性変化は,次の3型に分類されている.

① Modic I 型:T1強調像では低信号,T2強調像では高信号の終板に沿った帯状域で,血管に富む結合織の増生に相当し,急性期に出現する.

② Modic II 型:T1強調像,T2強調像ともに等信号〜高信号の帯状域であり,脂肪髄化を反映している.炎症の修復過程の終了に相当する.

③ Modic III 型:T1強調像,T2強調像ともに低信号

の帯状域であり，骨硬化の強い部分である．変性の終末像に相当する（**症例1F，G**）．

2）関節の変性

突出・脱出した椎間板がsoft discなのに対し，突出した骨棘などの骨成分はhard discと呼ばれる．MRIではhard discの診断の感度は高いが，過大評価のために特異度は低い．このようにsoft discとhard discとの区別は難しいので，読影時には頸椎単純X線像を必ず参照しなければならない．

頸椎は前方の軟骨結合（椎間板）と左右一対の滑膜関節（椎間関節）で支持されている．椎体上縁後外側のLuschka関節には骨棘が生じやすく（**症例1A〜D**），また椎間関節にも骨性増殖による骨棘や亜脱臼，滑膜嚢胞が生じる．これらによって外側陥凹狭窄または椎間孔狭窄をきたして神経根を圧迫する．両者の変化は併存することが多く，まとめて神経出口狭窄（neural exit stenosis）とも呼ばれる．硬膜嚢から神経根が出る部位は神経孔の尾側部分にあたるため，横断像のみならず連続した矢状断像での神経孔全体の評価が必須である．

圧迫された神経根には，神経に沿った血液神経関門が破壊されることで，造影剤による増強効果が認められる．したがって，高齢者などで多椎間に変形性変化があるために責任椎間の同定が難しい場合でも，造影MRIで神経根が異常増強効果を呈していれば，障害高位推定の参考になる．なお，椎間孔内の背側神経節は正常でも増強効果を認めるので，病変と間違えないよう注意が必要である．

3）靱帯の変性

椎間板突出・脱出による後方への圧迫に加えて，後縦靱帯の肥厚，付着部での骨棘形成や，後縦靱帯骨化症も脊柱管を狭窄させる．後縦靱帯骨化症はT1強調像，T2強調像ともに低信号の肥厚した靱帯として描出され，骨髄組織が著しい場合は中央に高信号が認められる．分節型後縦靱帯骨化症があると，後縦靱帯の易破綻性によってHNPを生じやすいとされる．

後屈運動や，椎間板変性による椎間板隙の狭小化，椎間関節変性などによって黄色靱帯が弛緩すると，脊柱管内にたわみを生じる（**症例1E，2B**）．これも脊柱管狭窄の原因となる．黄色靱帯骨化症はT1強調像，T2強調像ともに低信号となるため，たわみとの鑑別は難しい．

4）脊柱管狭窄症

前述の椎間板や関節，靱帯の変性によって脊柱管狭窄症が生じる（**症例2，3**）．

動的圧迫因子についてMRIで評価するのは難しかったが，近年ではオープン型MRIの登場によって，MRIでも動的検査（dynamic study）を用いて頸椎・頸髄の変化が評価されるようになってきた．

5）脊髄の変化

脊髄には，突出した椎間板や骨棘による前方からの圧迫と，黄色靱帯がたわんだり骨化して肥厚したりすることによる後方からの圧迫がある．これらにより脊髄は変形（前後径が狭小化し，横径が増すことが多い）する．しかし，次項で述べる頸椎症性髄内浮腫を除くと，頸椎症による脊髄軟化では脊髄に腫大はない．一方，頸椎症があり，しかも脊髄に腫大があり，T2強調像にて高信号を伴う際には，他の脊髄髄内病変（脊髄サルコイドーシス，多発性硬化症，脊髄髄内腫瘍など）を合併している可能性がある．

脊髄圧迫があると，多くの例では髄内にT2強調像にて高信号を認める（**症例4〜6**）．圧迫による脊髄の病理変化は灰白質を中心に出現し，前角の扁平化，中間質から後角基部の嚢胞形成が認められ，続いて側索から後索にかけて進展するとされる[4]．病理学的には嚢胞と壊死が基本的な所見である．

画像上の高信号は可逆性の浮腫，非可逆性のグリオーシス，脊髄軟化（myelomalacia），嚢胞壊死（cystic necrosis）と空洞形成等をみていると考えられる[4,5]．

高信号の分布もさまざまである．矢状断像にて圧迫の最強部位に高信号があり，横断像では脊髄全体にわたる高信号を認める例（**症例4**），矢状断像では圧迫の最強部位よりも下部に高信号があり，横断像では脊髄全体に軽い高信号を認める例（**症例5**），矢状断像では脊髄圧迫は軽いが，横断像では脊髄の軽い変形があり，両側灰白質に高信号を認める例（**症例6**），骨棘による圧排の強い脊髄患側の白質内に高信号が存在する例がある．

この髄内高信号は多くの場合術後にも残存する[5]．自験例でも同様である．この高信号の存在と予後との関係は，高信号の病理学的背景と，その存在部位によって異なると考えられる．髄液に近い高信号を示し，T1強調像でも同様に髄液に近い低信号を示せば，嚢胞に近い状態であり，改善は認めにくい．壊死した組織でも同様であるが，壊死と浮腫との区別は，術前

の画像からは困難なことが多い．

髄内高信号は，多椎体の異常がある際には責任病巣の決定に役に立つともいわれている[5]．しかし，多椎体の骨・関節病変がある例には，高信号のない部位を含めて，多椎体の椎弓形成術が施行されていることが自験例では多い．

Youらは頸椎症におけるT2強調横断像の検討を行い，髄内高信号を3つに分類した．1型は症例4，5で認められるような，高信号が脊髄横断面積の2/3以上を示すびまん性の型である．境界は不明瞭である．2型は症例6で認められるような，脊髄横断面積の2/3以下の高信号を示し境界が不明瞭な型である．3型は脊髄横断面積の2/3以下で灰白質に限局した，境界明瞭な高信号を示す型である．3型は"snake eye"といわれ，慢性で，嚢胞あるいは壊死に陥った所見であるとしている．

報告では，2型が術前の神経症状も重篤で，しかも術後の回復が不良としている．この高信号は急性で，現在活動性の脊髄髄内病変と考えられている．それに対して1型は急性・一過性の回復力のある脊髄髄内病変とされている[6]．

2．単純X線およびCT

頸椎配列（アライメント）の直線化もしくは前弯（reverse curve）は，無症状成人の9％程度に認められ，これのみでは異常ではない．

1）椎間板変性

椎間板の変性自体は描出されず，椎間板隙の狭小化として現れる．変性が強い場合はガス像〔真空現象（vacuum phenomenon）〕が出現する．修復機転として石灰化もみられる．椎間板炎などの炎症性病変では，隣接する椎体終板は不明瞭化するのに対し，頸椎症では反応性骨硬化を伴うことが多い．

2）関節の変性

椎間板隙の狭小化に従って椎体辺縁には骨棘が目立ってくる．斜位像では，Luschka関節の骨棘形成や椎間関節の骨性増殖により，それぞれ前方・後方からの椎間孔の狭小化が認められる（症例1H～J）．Luschka関節の前方突出は椎骨動脈，後方突出は神経根の障害をきたす．進行すると骨棘同士が癒合するため，後縦靱帯骨化症との鑑別が難しい場合もある．

3）靱帯の変性

靱帯の変性自体は描出されない．しかし，頻度が高い後縦靱帯骨化症や黄色靱帯骨化症を合併すれば肥厚した靱帯は高吸収病変として認められる（症例3D）．

4）脊柱管狭窄症

脊柱管前後径が12 mm以下の静的脊柱管狭窄のほか，前後屈機能撮影で不安定性による動的脊柱管狭窄の有無を調べるのも重要である．

診断のキー

画像と症状は一致しないことも多く，臨床症状や神経学的所見を重視すべきである．また，MRIは頭位中間位での撮像のため，前後屈位での不安定性など機能的・動的因子を失念する危険がある．

鑑別診断

1．椎間板ヘルニア

椎間レベルで突出する成分は，椎間板と連続しており，骨棘よりも信号低下が軽度である．

2．後縦靱帯骨化

椎間レベルのみならず，椎体中央レベルでも椎体の背側に低信号の肥厚像を認める．

3．黄色靱帯骨化

椎間関節の腹側に黄色靱帯の肥厚を認める．ただし，MRIのみでは骨化の有無は診断困難である．

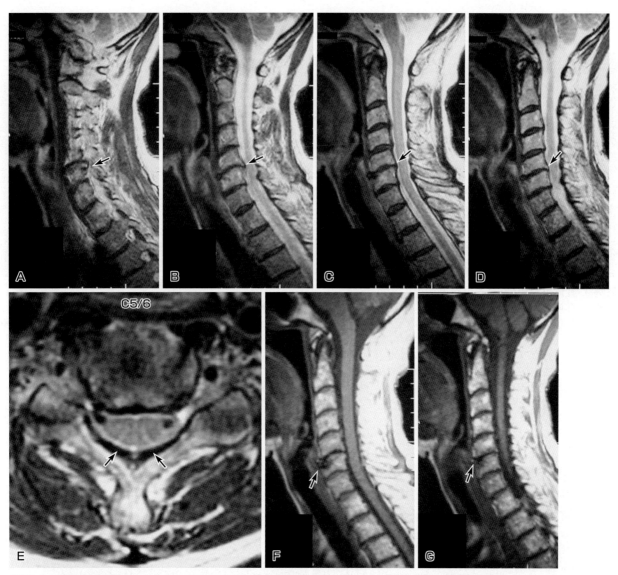

症例1　変形性頸椎症，80代，女性．両足底のしびれがあり，頸椎症性脊髄症が疑われた．

A～D：T2強調矢状断像ではC5/6の椎間板と骨棘が背側に突出して硬膜嚢を圧排しているが，連続スライスをみると背側正中よりも外側方向への突出が著しいことがわかる（→）．

E：T2強調横断像（C5/6）でも，骨棘形成によって右優位に椎間孔が狭窄している．後縦靱帯と椎間板，骨棘はいずれも低信号を呈し，区別が難しい．黄色靱帯は椎間板隙の狭小化に伴ってたわみ，肥厚してみえている（→）．頸髄の圧排変形はごく軽度であり，頸髄内部に異常高信号は認められない．

F，G：T1強調矢状断像では，T2強調像に比べて構造の異常はややわかりにくい．C6椎体腹側上部には低信号があり，ModicⅢ型の骨硬化性変化に相当する（→）．

（次ページにつづく）

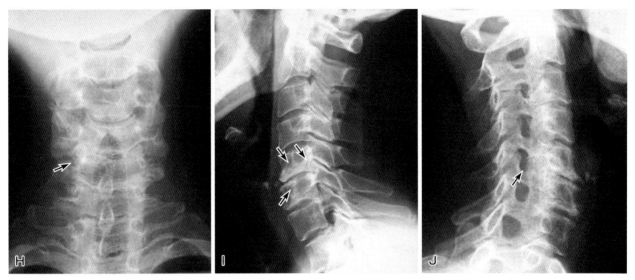

症例1 変形性頸椎症（つづき）

H：頸椎単純X線正面像では，C5/6でLuschka関節に右側優位の骨性増殖が著しい（→）．

I：頸椎単純X線側面像では，頸椎のアライメントは保たれている．C5/6およびC6/7椎間板腔の狭小化が認められるが，石灰化やガス貯留はない．C5椎体は変形しており，下部終板に沿った帯状の骨硬化像やC6椎体腹側上部の骨硬化像も認められる（→）．背側ではC5椎体下縁の骨棘が突出し，脊柱管前後径を狭小化している．後縦靱帯骨化症はない．椎体腹側の咽頭後腔の軟部組織に腫脹はない．

J：頸椎単純X線右斜位像では，C5/6で両側の椎間孔は鉤状突起の骨棘によって狭小化している（→）．椎間関節（facet関節）の骨性増殖も認められる．

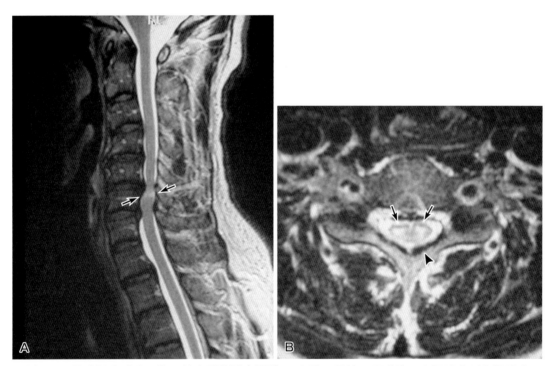

症例2 頸椎症性脊髄症に伴う前脊髄動脈症候群，50代，男性．嘔吐後に歩行障害が急性発症した．

A：T2強調矢状断像では頸椎の生理的弯曲は失われ，むしろC5を頂点として前弯している．各椎間板は低信号化して椎間板腔の狭小化があり，特にC4/5，C5/6，C6/7では骨棘および椎間板の背側突出によって頸髄を圧迫している．椎間レベルではなく，C6椎体中央レベルで頸髄内に高信号が認められる（→）．

B：T2強調横断像（C6椎体中央レベル）では，頸髄を取り巻く脳脊髄液腔は保たれている．しかし，両側の灰白質前角に相当する部分が高信号化している（→）．また，黄色靱帯のたわみもある（▶）．

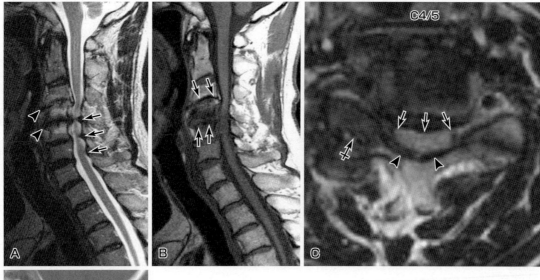
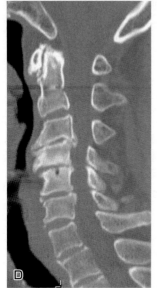

症例3 頸椎症性脊髄症，60代，男性．両側の痙性歩行，四肢の深部腱反射亢進や病的反射が認められ，しびれ感もある．

A：T2強調矢状断像ではC3/4およびC4/5で椎間板隙の狭小化を伴う椎間板変性が著しく，骨棘および椎間板が椎体周囲へびまん性に突出している（▶）．特に，背側への突出はLuschka関節の骨性増殖や黄色靱帯のたわみ（→）など後方成分の腹側へ突出とともに著しい脊柱管狭窄をきたし，頸髄を扁平化している．その他の椎体，椎間レベルでも後縦靱帯の肥厚や椎間板膨隆がある．

B：T1強調矢状断像では椎間板隙のみならず，骨硬化性変化を伴った終板に沿う椎体の変性も目立っている（→）．

C：T2強調横断像（C4/5）では椎間板のびまん性の膨隆（→）に加えて右優位に椎間関節の骨性増殖が目立ち，椎間孔を著しく狭小化している（↔）．黄色靱帯のたわみ（▶）もあり，頸髄は扁平化して脊髄軟化を疑わせる高信号を呈している．

D：CT再構成矢状断像ではMRIと対照すると，MRIでわかりにくかった靱帯の肥厚と骨組織との区別がつきやすい．

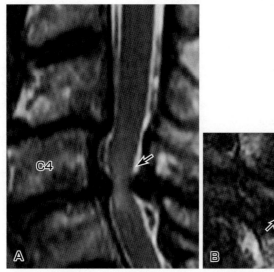
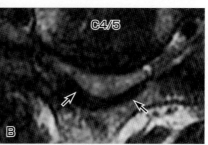

症例4 頸椎症による脊髄軟化，68歳，男性．3カ月前より下肢筋力低下があり，1カ月前より指先のしびれを認めた．

A：T2強調矢状断像にて，C4椎体の前方へのすべりがあり，C4/5にて骨棘形成と後方の黄色靱帯肥厚があり，脊髄は前後から圧迫され，変形し，髄内に高信号を認める（→）．

B：T2強調横断像（C4/5）にて，骨棘と黄色靱帯肥厚により，脊髄は圧排され，変形し，髄内に高信号を全体に認める（→）．

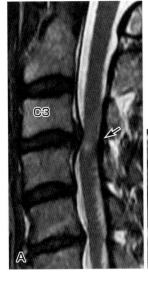
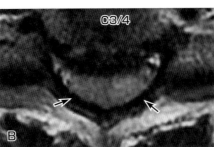

症例5 頸椎症による脊髄軟化，60歳，男性．1ヵ月前より左手のしびれ，その後右手のしびれ，さらに，歩行障害を認めた．

A：T2強調矢状断像では，C3/4にて椎間板の突出があり，頸髄に圧排があり，圧排最強部位よりわずかに下に高信号を髄内に認める（→）．

B：T2強調横断像（C3/4）にて，椎間板の突出による前方からの脊髄の圧迫があり，脊髄は前後径が短くなり，横に広がり，変形している．脊髄全体に軽い高信号を認める（→）．

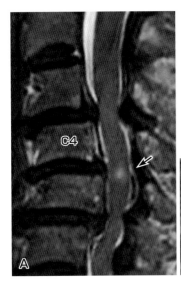
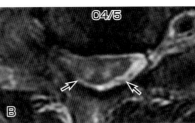

症例6 頸椎症による脊髄軟化，78歳，女性．2ヵ月前から歩行障害があり，進行している．痙性がある．

A：T2強調矢状断像にて，C4-5椎体の後方へのすべりがあり，脊柱管が狭い．C4/5にて脊髄内に高信号を認める（→）．同部位に脊髄の腫大はない．C3/4にも髄内に淡い高信号がある．脊髄に腫大はない．

B：T2強調横断像（C4/5）にて，大きな圧排所見はないが，脊髄は軽く変形し横長になっている．両側灰白質を中心に高信号を認める（→）．

文献

1) Park YH, et al：Imaging findings in spinal neuroarthropathy. *Spine (Phila Pa 1976)* **19**：1499-1504, 1994
2) Kaiser JA, et al：Imaging of the cervical spine. *Spine (Phila Pa 1976)* **23**：2701-2712, 1998
3) Wilmink JT：MR imaging of the spine：trauma and degenerative disease. *Eur Radiol* **9**：1259-1266, 1999
4) Mizuno J, et al：Clinicopathological study of "snake-eye appearance" in compressive myelopathy of the cervical spinal cord. *J Neurosurg* **99**（2 Suppl）：162-168, 2003
5) 安井敬三，他 頸椎症性脊髄症，後縦靱帯骨化症におけるMR T2強調像髄内高信号，follow-up成績からみた臨床的意義．脊椎脊髄 **10**：231-237, 1997
6) You JY, et al：MR classification system based on axial images for cervical compressive myelopathy. *Radiology* **276**：553-561, 2015

2 頸椎症性髄内浮腫

臨床

1. 概念

吉藤らによれば，頸部脊椎症（頸椎症）および頸椎後縦靱帯骨化症（OPLL：ossification of posterior longitudinal ligament）143例のうち，術前のT2強調像にて脊髄髄内に高信号を認めた例は72例（50.3％）であり，そのほとんどはmyelomalacia（灰白質を中心とする脊髄軟化）であった．一方，8例（5.6％）では高信号が白質に及び，さらに頸髄圧迫部位から頭尾方向へと高信号が脊髄髄内に広がり，脊髄腫大を伴っていた．吉藤らの報告ではこの8例の病変を頸椎変性疾患による浮腫性髄内病変としている[1]．本稿ではこの病変を頸椎症性髄内浮腫と呼ぶ[2]．

2. 自験例

2008～2014年において頸椎症性髄内浮腫を示した自験例は7例あった（表1）．全例頸椎症である．年齢は37～70歳，男性が3例，女性が4例である．

1）手術までの臨床経過

自験7例は全例2カ月以上の慢性の経過を示した．1例（表1の症例7）を除き，他の6例は上肢の症状で発症している．その後，下肢の症状が出現した例が3例あった．上肢のしびれあるいはピリピリ感で発症した例が5例であり，1例は右手の動きの悪さで発症している．

2）術前のステロイド治療の効果

3例（症例2，表1の症例6，7）は術前に他院および当院にてステロイドパルス療法を受けているが，画像所見および臨床症状の改善はなかった．特に，**症例2**と表1の症例7ではそれぞれ長期にわたり，ステロイドパルス療法と，**症例2**に関しては免疫吸着療法も行われているが，効果を認めていない．頸椎症に対する除圧術後には，すべての症例において臨床症状の改善を認めている．

表1の症例7（第7章の「12．脊髄サルコイドーシス」の症例6を参照）は眼瞼からサルコイドーシスが生検によって認められたので，脊髄病変もサルコイドーシスとしてステロイド治療を行ったが改善せず，頸椎症による病態と考え，除圧術を施行し，臨床症状とMRI所見の改善を認めた．経過より，頸椎症性髄内浮腫と考えた．

そのほかの例として，寳子丸らの報告では8例中3例[3]，吉藤らの報告では前述の8例中1例[1]にステロイドが投与されているが，いずれも，臨床上も画像上も無効であった．

画像所見

1. MRI

1）最強狭窄部位

自験7例の最も強い狭窄部位はC4/5が3例，C5/6が2例，C3/4，C6/7がそれぞれ1例である．同部位には脊髄圧迫があり，いずれも黄色靱帯の肥厚を認めた．最強狭窄部位以外に他の部位にも狭窄と脊髄圧迫を認めた例が5例ある．

吉藤らの報告では，頸椎症性髄内浮腫を示す症例にて脊髄が圧迫されるレベルはC5/6が多く，8例中7例であった．うち2例は隣接レベルにも圧迫があった．残り1例はC4/5における圧迫であった[1]．他の論文を含めた検討では，この頸椎症性髄内浮腫はC5/6に多いが，C3/4～6/7のいずれでも起こりうる[3~6]．

2）T2強調像における髄内高信号の長さ

自験例では約0.5椎体分の高信号を示した例が2例であり，その他は2.5椎体までが4例（**症例1**），3椎体を示した例が1例ある（**症例2**）．高信号は最強狭窄部位から下部のみが3例，その上下にわたる例が4例あった．この浮腫性病変による脊髄の腫大は軽く，圧迫された脊髄が押し出されたような形を示す．術前に2回撮像し，経過をみた**症例1**では約3週間の間に高信号の範囲が1椎体から2椎体に延長した．

T2強調像での高信号の頭尾方向への広がりは，吉

表1 頸椎症性髄内浮腫の臨床症状と画像所見

症例	年齢	性	最強狭窄部位	高信号の部位と長さ	造影効果部位	その他の脊髄圧迫	術後のMRI所見	主な術前の臨床症状
1 (本文症例1)	63	男	C6/7	C6-7/Th1 (2椎体) 左P, L, G 注1	C7上部 結節状 左P, L	—	3週間後 ・高信号がより明瞭となる ・腫大と造影効果残存 約3カ月後 ・同上 8カ月後 ・高信号は減少, 造影効果残存 20カ月後 ・腫大と造影効果は消失 ・高信号はほとんど消失	・約9カ月前より, 左手尺側のしびれが出現. ・4カ月前には冷感を感じるようになり, 肘にも痛みが広がった. ・入院時には後屈にて左手の小指から肘までのしびれが増悪した.
2 (本文症例2)	65	女	C3/4	C3-5 (3椎体) b. P, L, A, G 注2	C3/4 斑状 b. P, L, A, G	C2-3	約5週間後 ・腫大, 高信号, 造影効果がほぼ不変 約2カ月後 ・腫大は軽度になり, 高信号は減少 約2年後 ・高信号と腫大が残存 約3年後 ・高信号は減少したが, 淡い高信号が残存	・約8カ月前より両手のしびれが出現. その半年より頻尿があった. ・5カ月前より両手の動かしにくさと歩行障害が出現. ・他院にてステロイドパルス療法2クール, 免疫吸着療法を施行されたが症状は不変であった.
3	56	男	C4/5	C5上部 (半椎体) b. P, L, A	C5上部 斑状 b. P, L, A	C3/4	1.5カ月後 ・軽い腫大, 高信号, 造影効果が残存 14カ月後 ・同上, 造影効果が淡くなっている 26カ月後 ・腫大は消失. 高信号はほぼ消失	・約1年前より頸部痛と両上肢のしびれ. ・2カ月前より左下肢を引きずる.
4	65	女	C4/5	C4/5-7 (2椎体) b. P, L	C5上部 結節状 b. P, 右L	C4/5	4週間後 ・腫大が増悪 6週間後 ・腫大が前回より改善 ・造影効果は残存 7カ月後 ・腫大はさらに改善 ・高信号は残存	・4カ月前より右手の動きが悪いことを自覚. ・2カ月前より右下肢の動きも悪い. ・1カ月前よりスプーンやペットボトルが持てない.
5	70	女	C4/5	C3-5 (2.5椎体) b. P, 左L	C5上部 結節状 左P	C3/4	5週間後 ・腫大と高信号が残存 約1年後 ・腫大と高信号の減少 約1年8カ月後 ・腫大の消失, 高信号はC4/5の灰白質にほぼ限局	・9カ月前より左手のピリピリ感を認め, 徐々に増悪した. ・5カ月前より左足を引きずる. ・4カ月前より右下肢の動きが悪い. ・3週間前より車いすとなった.
6	37	女	C5/6	C5/6-6 (0.5椎体) 右P, L	C5/6-6 結節状 右P, L	—	4.5カ月後 ・腫大は消失 12カ月後 ・高信号および腫大の消失 (画像は, 第7章の「2. 多発性硬化症」の症例3を参照)	・約2カ月前, 突然に右第4指および第5指のしびれを自覚した. ・約1カ月前には, 同部位を触ったり握ったりすると疼痛が誘発された. ・右第4指と第5指の感覚鈍麻を認めた. ・多発性硬化症としてステロイドを投与されたが, 無効であった.
7	51	男	C5/6	C4/5-7 (2.5椎体) b. P, L, A	C5/6 斑状 b. P, L, A	C6/7	ステロイド治療半年後 ・腫大も高信号も不変 ・さらに, 半年後に手術 手術直後 ・高信号残存, 造影効果も残存 手術2年後 ・高信号および腫大は消失 (画像は, 第7章の「12. 脊髄サルコイドーシス」の症例6を参照) 注3	・8カ月前より階段を上れなくなった. ・7カ月前には右手のしびれが出現, 徐々に悪化した. ・3カ月前より両側の手から前腕尺側のしびれが出現し, 平地でも走れなくなった. ・2カ月前には普通の歩行にも支障が出た. ・他院にてステロイドパルス療法を5日間施行されたが, 無効であった. ・当院での生検で, 眼瞼からサルコイドーシスが認められ, 脊髄病変もサルコイドーシスとしてステロイド治療を受けた.

C:頸椎, b:両側, P:後索, L:側索, A:前索, G:中心灰白質

注1:約3週間前に初回のMRIが施行されているが, 頸髄内の高信号が1椎体にとどまっていた（**症例1A参照**). その後, 表に示すように2椎体になった.

注2:約3カ月前の他院のMRIでも3椎体（C3-5）にかけての高信号をT2強調矢状断像にて認め, ほぼ同様な所見であった.

注3:頸椎症に対する手術後, 3年10カ月経過. 脊髄サルコイドーシスの再発はない.

藤らによると，圧迫部位を中心に平均1.6±0.8椎体の範囲であった．半数の4症例では頭側より尾側において0.5〜1椎体分範囲が広く，他の4例では頭側・尾側の分布が同等であった[1]．Leeらの報告では高信号は脊髄圧迫部位の尾側に認められるとされているが[4]，その他の最近の報告では圧迫部位から頭側・尾側に高信号が広がっている例が多い[3,5,6]．

3）横断面での高信号の広がり

吉藤らによると，脊髄横断面における高信号の分布は，脊髄圧迫の最も強いレベルではT2強調像にて側索，後索および後角，中心灰白質に認められた．圧迫部位より頭側・尾側へ離れた部位では後索と側索が主であったが，後角，中心灰白質にも一部，認められた．6例は両側性であり，2例は左のみに認められた[1]．自験例では前索に及ぶ例が3例あった．

4）造影効果

自験例では，造影効果は全例にあり，最強狭窄部位である椎間板レベルに一致した脊髄内にあった例が3例，その他の4例は狭窄部位直下の椎体上部に一致した脊髄内にあった．造影効果は後索のみに限局した例が1例，後索と側索にあった例が3例（**症例1**），側索，後索，前索に及んだ例が3例あった（**症例2**）．造影効果が側索，後索，前索に及んだ3例のうち1例では，中心灰白質にも及んでいる．この3例では造影効果は斑状となり（**症例2**，および第7章の「12. 脊髄サルコイドーシス」の症例6を参照），その他の造影効果は結節状である（**症例1**，および第7章の「2. 多発性硬化症」の症例3を参照）．造影効果が両側に及んだ例が4例，片側のみが3例である．造影効果を認める上下の長さは限局し，上下径では数mmであった例が6例で，1例（**表1**の症例6，および第7章の「2. 多発性硬化症」の症例3を参照）のみ，少し厚い．

造影効果のあった部位のT2強調横断像での高信号の広がりは後索と側索が4例（**症例1**），前索にも広がっていた例が3例である．中心灰白質にも2例が高信号を伴っていた．

造影効果に関しては吉藤らも全例に認めている[1]．他の報告でもほとんどの症例に造影効果が認められている[3〜6]．造影部位はT2強調像にて高信号を示す部位のうち，吉藤らの報告では，脊髄長軸については圧迫部位付近に限局し，横断面では後索および側索に限局していた[1]．

5）pancake-like enhancement（パンケーキ様の造影効果）

頸椎症性髄内浮腫に関する論文はほとんどが国内で報告されているが，海外で報告された例としては，Flanaganらによる薄いパンケーキ様の造影効果を認めた1例の報告がある[7]．術前に造影効果があったので，炎症性あるいは腫瘍性病変を考え，ステロイドを投与したが，悪化している．頸椎症に対する除圧術を施行し，臨床症状は落ち着いたが，後述するように浮腫の増大を認めている．

Rossも頸椎症性髄内浮腫と考えられる例を1例提示し，水平の直線状造影効果を認めるとしている[8]．

6）術後の経過

自験例では，術後1カ月以内に撮像された3例で高信号の増大あるいは明瞭化があり（**症例1**），それ以後（5週間〜2カ月後）に撮像された7例では全例高信号が残存している．1年半〜26カ月の経過を観察した5例のうち，4例では高信号はほぼ消失している．1例のみ，術後約3年であるが，高信号が残存している（**症例2**）．術後，造影を行った4例では，高信号がある時には造影効果が残存している．

吉藤らも，術後早期（1カ月以内）に撮像された半数の症例で高信号の増大が認められ，残りは不変であったとしている[1]．さらに同報告によると，高信号の増強のあった例は6カ月〜1年で術前の状態に戻り，以後さらに高信号が減少した．早期に高信号の増強の認められなかった例では術後徐々に高信号が減少した．その後1年〜1年6カ月で高信号は圧迫部位のみに限局して存在し（瘢痕期），他の浮腫性変化は消失した．造影効果も徐々に減少し，瘢痕期には消失した[1]．Leeらも術後に浮腫が増大した例を報告している[4]．

以前より，頸椎症の術後に浮腫が出現することは認知されていたが[4]，最近の研究により，術前にも浮腫と考えられる高信号と脊髄腫大を認める頸椎症が存在することが明らかとなった[1,2]．

7）発生機序

T2強調像での高信号と脊髄の腫大を伴う病態は脊髄軟化（myelomalacia）とは明らかに異なり，手術を契機に一過性に増強する場合があり，さらに経過とともに改善する特徴をもつ．このような所見より，この浮腫性変化と考えられる病変は，血管性浮腫あるいは髄液循環障害によるものであると推測されている[1]．

髄液循環障害に関しては，圧迫による脊髄周囲くも

膜下腔の髄液通過障害が推測される．脊髄周囲髄液循環障害により，尾側髄内の圧上昇，髄液と髄内間質水分の流れの変化が起こり，後索における血管周囲腔の拡大と中心灰白質の浮腫が生じるとされる[1]．

8) Flanaganらの報告

頸椎症性髄内浮腫に関するほとんどの論文は前述したように，日本からの報告である．しかしFlanaganらは前述の報告に続いて，T2強調像にて髄内に縦に長い紡錘状の高信号を認める脊椎症性脊髄症 (spondylotic myelopathy) 56例に関する報告をした．男性が39例 (70%) である．中位年齢は53.5歳 (24～80歳) で，頸椎が52例，胸椎が4例である．40例 (71%) は初期には腫瘍性あるいは炎症性病変と誤診され，脊椎症に対する手術を施行するのが遅れたとしている[9]．

脊髄腫大は44例 (79%) に認められた．造影後の矢状断像にてパンケーキ様 (あるいはバンド状) の造影効果が41例 (73%) にあり，典型的には最強狭窄部位の直下に認められている[9]．矢状断像における造影効果の頭尾方向での長さは，中位数7.3 mm (2.6～15 mm) であった．55例 (98%) には単独の造影効果を認め (全例1椎体以下)，1例のみ，造影効果を3つの狭窄部位にそれぞれ認めた．

造影効果はT2強調矢状断像での高信号の中央部に認めるのが典型的であった．パンケーキ様の造影効果を示した41例のうち，完全なバンド状造影効果であった例は67%で，中央部に造影効果のない例が6%であった．バンド状造影効果はC5あるいはC6に多く (48%)，その他の15例 (27%) はT2強調像での高信号内に造影効果を認めた．

横断像では造影効果が白質内に限局し，中心灰白質をよけるようにあった例が51例中29例 (57%) であり，巣状の造影効果は14例 (27%；末梢部が12例，中心部が2例)，多巣性/散在性が7例 (14%)，びまん性が1例 (2%) である．

白質に造影効果を認め，灰白質をよけていた例が51例中45例 (88%) であった．白質の造影効果は不完全であり，ときおり，脊髄半側のみを侵した例があった．

造影効果が3カ月以上残存した例は，造影検査を施行した34例中34例，12カ月以上は16例中12例であった．

T2強調像での高信号は3椎体以上が45%あり，中位数は2椎体 (1～8椎体)，矢状断像では紡錘状を示した．

生検を施行した例が6例あり，いずれも非特異的な炎症であった．

結論として，横断性のパンケーキ様の造影効果が最強狭窄部位あるいはその直下にあり，T2強調矢状断像における紡錘状高信号の中央部に位置している際には，脊椎症が脊髄症の原因と考えるとしている[9]．

以上，今までの日本からの報告と異なる点は，高信号の長さが3椎体以上であった例が45%と多く，最高8椎体の長い例もあること，また，横断像では前索も含んだ白質の造影効果が強調されていることである．しかし，結論として述べられていることは，本稿の筆者とほぼ同じと考えている．

診断のキー

頸椎症に伴い髄内に浮腫を認めることがある．最強狭窄部位を中心に約3椎体分までの高信号をT2強調像にて髄内に認め，軽い脊髄の腫大があり，狭窄部位直下の髄内に1スライスにほぼ限局した薄い造影効果を認める際には，頸椎症性髄内浮腫を考える．脊髄サルコイドーシスとの鑑別が必要である．

鑑別診断

1. 脊髄サルコイドーシス

慢性の経過をたどり，脊髄内に腫大を示しT2強調像で高信号および造影効果のある病変が鑑別疾患にあがるが，その中では脊髄サルコイドーシスが最も重要である[10]．

1) 脊髄のMRIのみでは鑑別が難しいことがある

一般的には，脊髄サルコイドーシスはより腫大が強く，高信号の範囲が広く (3椎体以上)，造影効果の部位も複数あることが多い (第7章の「12. 脊髄サルコイドーシス」を参照)[11]．しかし，ときに脊髄サルコイドーシスに頸椎症が合併し，造影効果も1カ所で，脊髄の腫大も軽い例 (第7章の「12. 脊髄サルコイドーシス」の症例4を参照) もあるので，脊髄の画像診断のみでは究極的には鑑別が困難なこともある．ただし，頸椎症性髄内浮腫では，自験例でも報告上も，脊髄サルコイドーシスに認められるような軟膜の造影効果を認めていない[9]．

頸椎症性髄内浮腫が疑われる際には脊髄サルコイドーシスも考慮し，胸部CTにて肺門腫大の有無を確

認する必要がある．血清アンギオテンシン変換酵素（ACE：angiotensin converting enzyme）値，血清中あるいは尿中カルシウム値に高値のないことの確認も必要である[10]．

表1の症例7で示すように，他の部位にサルコイドーシスがあっても，脊髄病変が脊髄サルコイドーシスであるとは限らない（第7章の「12. 脊髄サルコイドーシス」の症例6を参照）．注意深い経過観察にて，頸椎症性髄内浮腫の可能性があれば，除圧術を考慮すべきである．

前述したFlanaganらの56例の脊椎症において，3例が病理学的に証明されたサルコイドーシスを伴っていた（肺生検2例，眼瞼生検1例にて診断）．そのうちの1例は免疫抑制剤を使用せず，手術によって臨床上および画像上の改善があったので，脊髄症の原因は脊椎症と考えられた．その他の2例は脊椎症にサルコイドーシスの関与もあったが，手術により臨床症状が改善しており，サルコイドーシスより脊椎症が，より脊髄症に関与していたと考えられた[9]．

2）臨床経過

安藤らは，頸髄病変を示す脊髄サルコイドーシスでは上肢の症状よりも，下肢の症候が前景に立つことが多いと述べている．病変には髄膜表面から脊髄の内側へと広がっていく傾向があることから，中心灰白質よりも白質の症候が出やすいためとしている[10]．解剖学的には脊髄内の皮質脊髄路および脊髄視床路の体性機能局在（somatotopy）が，それぞれ外側部に下肢からの線維があり，より内側に上肢の線維があることによる[12]．自験7例中6例の頸椎症性髄内浮腫が上肢の症状で始まったこと，第7章の「12. 脊髄サルコイドーシス」の症例4で示す頸椎症性髄内浮腫に類似した画像所見を示す脊髄サルコイドーシスが下肢の症状で始まったことを考えると，参考になる所見である．

3）PET

脊髄サルコイドーシスでは^{18}F-FDG-PET（^{18}F-fluorodeoxyglucose-positron emission tomography）にて脊髄病変が陽性となり，有用とする報告がある[13]．Flanaganらの報告では2例にFDG-PETが施行され，脊椎症の1例で軽度陽性，他の1例は正常であった[9]．さらに，T2強調像にて，脊髄内に高信号を伴う頸椎症20例のうち10例において，狭窄部位でFDG-PETが陽性になったという報告があり[14]，FDG-PETでの脊髄サルコイドーシスとの鑑別は困難と考える．

2. 多発性硬化症

多発性硬化症（MS：multiple sclerosis）も鑑別診断の一つに入る（第7章の「2. 多発性硬化症」の症例3を参照）．しかし，頸椎症性髄内浮腫では経過が長いこと，高信号の範囲が横断面にて広く（脊髄の半分以上），造影効果が斑状を示す際には可能性は低い[11]．MSの脊髄病変は，造影効果は比較的境界が明瞭であるが，同一スライスに2個の結節状造影効果を示す例は少ない．

前述のFlanaganらの報告によれば，MSではoligoclonal bandsが85％以上で陽性になるが，脊椎症ではoligoclonal bands検査を施行した32例に，陽性例は1例もない[9]．

3. 脊髄髄内腫瘍

一般的には脊髄の腫大が大きいので，鑑別は容易である（第3章の「5. 脊髄髄内腫瘍」を参照）．しかし，頸椎症を伴う初期の上衣腫では鑑別が困難なこともありうる．造影効果が脊髄中心性で，明瞭な結節状を示す場合，あるいは頸椎症として手術をし，術後の臨床症状の改善がない場合には十分可能性を考慮して，経過を追う必要がある．

4. 対処方法

頸椎症性髄内浮腫に合致する画像所見があり，前述の鑑別疾患を除外し，適応があれば頸椎症の手術を行い，慎重に高信号の状態を経過観察することが重要と考える．本症にはステロイドは無効であり，長期あるいは繰り返しのステロイド治療をしてはならない．なお，術後に患者の状態がよければ，造影剤は不要である．

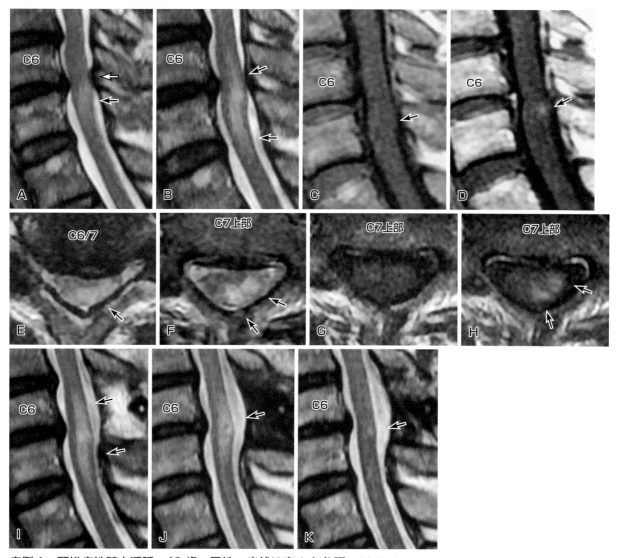

症例1　頸椎症性髄内浮腫，63歳，男性．症状は表1を参照．（文献2）より引用）

A：入院3週間前の初回のT2強調矢状断像では，C6/7にて椎間板の突出と黄色靱帯の肥厚があり，頸髄に圧迫がある（⇨）．C5/6にも椎間板の突出がある．C7を中心に髄内に高信号を認める（→）．
B：入院時のT2強調矢状断像にて，髄内の高信号が増大してC6-7の約2椎体分となり，増強している（→）．
C：入院時のT1強調矢状断像にて，画像Bでの高信号の部位は一部低信号を示す（→）．
D：造影後T1強調矢状断像では，C7椎体上部のレベルにて髄内後部に限局した造影効果を認める（→）．
E：T2強調横断像（C6/7）にて，頸髄圧迫と変形があり，髄内高信号が左後索から側索にある（→）．
F：T2強調横断像（C7上部）にて，脊髄の軽い腫大があり，左後索から側索に2個の結節状の高信号を認める（→）．
G：T1強調横断像（C7上部）にて軽い脊髄の腫大がある．
H：造影後T1強調横断像（C7上部）にて，画像Fで認められた高信号の部位に一致して，左後索から側索に2個の結節状の造影効果を認める（→）．
I：術後3週間のT2強調矢状断像にて，髄内高信号の明瞭化および軽い増大と，脊髄の腫大がある（→）．なお，造影効果も残存した（非掲載）．
J：術後7カ月のT2強調矢状断像にて，脊髄の腫大と高信号は残存していた（→）．
K：術後20カ月のT2強調矢状断像にて，脊髄の腫大と高信号はほぼ消失している（→）．
補足：比較的典型的な頸椎症性髄内浮腫の画像所見を呈した症例である．初回の入院の際に，神経内科にて炎症性あるいは脱髄性髄内病変の検索を行ったが，いずれも該当する所見がなく，頸椎症として手術を行い，順調に回復した．多発性硬化症（MS）としては経過が長く，造影効果が不鮮明である．さらに，同一スライスに2カ所の造影効果を認める例はMSではまれである．脊髄サルコイドーシスとは，軟膜の造影効果を認めない点で合致しない．

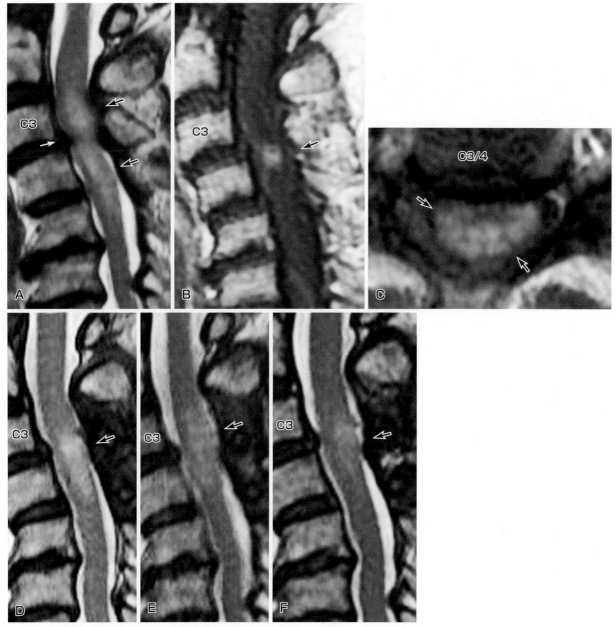

症例2 頸椎症性髄内浮腫，65歳，女性．症状は表1を参照．（文献2）より一部改変引用）

- A：T2強調矢状断像にてC3/4に椎間板の突出と黄色靱帯の肥厚があり，頸髄に圧迫がある（⇨）．圧迫部位の上下の脊髄には軽い腫大があり，髄内に約3椎体に及ぶ高信号を認める（→）．
- B：造影後T1強調矢状断像にて，C3/4の椎間板のレベルとその直下の脊髄に造影効果を認める（→）．
- C：造影後T1強調横断像（C3/4）にて，脊髄内の両側の側索，後索，さらに前索に及ぶ造影効果を認める．中心灰白質も含まれる（→）．
- D：手術後約2カ月のT2強調矢状断像にて，脊髄の腫大と高信号の減少を認める（→）．
- E：手術後約2年のT2強調矢状断像にて，高信号は残存していた（→）．
- F：手術後約3年のT2強調矢状断像にて，高信号は確実に減少している．しかし，残存している．術後，臨床症状の悪化はない．
- 補足：前索にまで高信号と造影効果が及び，斑状の造影効果を示した．他院でのステロイド投与が無効であることも考慮し，頸椎症性髄内浮腫と診断し，頸椎症の手術を施行した．術後，臨床症状とMRI所見の改善を認めている．その後，3年間の経過観察をしているが，臨床症状の悪化はなく，T2強調像での高信号も残っているが減少しており，頸椎症性髄内浮腫と考える．C3/4での頸椎症性髄内浮腫は少ないが，報告もある．

文　献

1) 吉藤和久, 他：頸椎変性疾患による浮腫性髄内病変. 脊椎脊髄　**23**：129-134, 2010
2) 柳下　章：MRIが特に有用な疾患とその周辺　頸椎症性髄内浮腫. 脊椎脊髄　**26**：517-523, 2013
3) 寳子丸稔, 他：髄内病変と誤診しやすい圧迫性脊髄症の診断と治療. 脊髄外科　**25**：274-279, 2011
4) Lee J, et al：Spinal cord edema：unusual magnetic resonance imaging findings in cervical spondylosis. *J Neurosurg* **99** (1 Suppl)：8-13, 2003
5) Sasamori T, et al：Spinal cord swelling with abnormal gadolinium-enhancement mimicking intramedullary tumors in cervical spondylosis patients：three case reports and review of the literature. *Asian J Neurosurg* **5**：1-9, 2010
6) Nurboja B, et al：Swelling and enhancement of the cervical spinal cord：when is a tumour not a tumour? *Br J Neurosurg* **26**：450-455, 2012
7) Flanagan EP, et al：Teaching neuroimages："pancake-like" gadolinium enhancement suggests compressive myelopathy due to spondylosis. *Neurology* **80**：e229, 2013
8) Ross JS：Cervical spondylosis. Ross JS, et al (eds)：Diagnostic Imaging — Spine 2nd ed. Amirsys, Salt Lake City, 2010, ppIII-1-74-77
9) Flanagan EP, et al：Specific pattern of gadolinium enhancement in spondylotic myelopathy. *Ann Neurol* **76**：54-65, 2014
10) 安藤哲朗, 他：脊髄サルコイドーシスの診療. 神経内科　**77**：72-81, 2012
11) 柳下　章：神経内科疾患の画像診断. 学研メディカル秀潤社, 2011, pp206-213, 243-253
12) Naidich TP, et al：The normal spinal cord and meninges. Naidich TP, et al (eds)：Imaging of the Spine. Saunders, Philadelphia, 2011, pp109-144
13) 小笠原淳一, 他：脊髄サルコイドーシス. 脊椎脊髄　**25**：123-130, 2012
14) Floeth FW, et al：Prognostic value of ^{18}F-FDG PET in monosegmental stenosis and myelopathy of the cervical spinal cord. *J Nucl Med* **52**：1385-1391, 2011

3 後縦靱帯骨化症

臨床

後縦靱帯骨化症（OPLL：ossification of posterior longitudinal ligament）は，脊柱靱帯骨化のうち後縦靱帯骨化が脊髄・神経根障害や脊柱強直症状をきたすものである．

OPLLは東南アジアや日本に多く，頸椎OPLLの頻度は成人の1〜4%で男性優位，胸椎OPLLは約1%で女性に多い．その有症状率は約20%である．頸椎OPLLの症状出現は中年以降，特に50歳前後に多い．

OPLLの成因はいまだに不明である．ただし，ビタミンAの過剰摂取，カルシウム代謝関連異常，肥満，糖代謝異常やホルモン代謝異常が靱帯骨化に影響を及ぼしている．特に強直性脊椎骨増殖症（ASH：ankylosing spinal hyperostosis；Forestier病）やびまん性特発性骨増殖症（DISH：diffuse idiopathic skeletal hyperostosis）との合併率が高い．また，筋緊張性ジストロフィーに合併することも多い．家族性では，XI型コラーゲンα2鎖（*COL11A2*）遺伝子，VI型コラーゲンα1鎖（*COL6A1*）遺伝子やmultinucleotide pyrophosphatase（*NIPPS*）遺伝子多型が病因候補遺伝子としてあげられている．

後縦靱帯は浅層と深層があり，それぞれ3〜4椎体および2椎体をつないでいる．OPLLは浅層から生じ，深層に波及する．靱帯骨化のメカニズムは，椎間板髄核組織脱出による靱帯への機械的刺激や，生化学的な靱帯軟骨化誘導作用が想定されている．頸椎ではC3-5，胸椎ではTh4-7に好発する．

画像所見

1. MRI

T1強調像およびT2強調像ともに椎体背面に沿った連続性または分節状の厚みのある低信号として描出される（症例1A，B）．このため，椎体中央部レベルの横断像でも病変が認められ，椎間板レベルにある頸椎症の骨棘形成や石灰化を伴う椎間板ヘルニアとの鑑別点になる．骨化した後縦靱帯は骨髄組織が明瞭なことがあり，その場合はT1強調像およびT2強調像で軽度高信号となる．特に容積が大きくなる連続型や混合型でその頻度が高い．しかしCTと異なり，石灰化巣および骨化巣からの信号は少ないため，病変検出自体が難しい場合もある．

MRIの役割は，OPLL自体の描出ではなく，関連病変，その他の病変や脊髄への影響をみることにある．脊柱管狭窄部位における髄内のMRI信号強度変化は脊髄軟化症（myelomalacia）と呼ばれ，重症度の指標となる．直達外力（応力），浮腫，静脈性うっ血や虚血，梗塞などのさまざまな要因による細胞脱落や微小嚢胞性変性，グリオーシスの病理を反映している．通常は白質（神経線維）よりも灰白質（神経細胞）に沿うような病変分布となる．脊髄軟化症は前空洞状態（presyrinx state）と病態が重複しており，脊髄空洞症へ移行する場合もある．

2. 単純X線およびCT

OPLLの存在は，単純X線でほぼ確認できる（症例2B）．しかし，その形態評価はCTのほうが容易である（症例1C，3）．形態は，単純X線で連続型，分節型，混合型および限局（その他）型に分類される（図1）．分節型から連続型や混合型への移行は数%に認められる．限局型は椎間板隙背面に限局した大きな骨棘もしくは輪状靱帯複合体（annular-ligament complex）の骨化である．脊柱管前後径に対する骨化巣の厚み（骨化占拠率）が50%を超えると脊髄症状発症の危険が高まる．混合型では，靱帯骨化の連続性が途絶する部位で動的因子による脊髄障害をきたしやすい．また，外傷を契機とした神経症状の悪化は予後不良である．

なお，椎体後部の正中やや上方にある前内椎骨静脈叢と椎体静脈との合流部に石灰沈着すると，椎体後縁から脊柱管内へ突出するcap of boneを形成するため，OPLLと誤診することがある．

診断のキー

骨化巣内の骨髄組織が目立たない場合は，MRIのみでOPLLを指摘するのは意外と難しい．

 鑑別診断

1. 後縦靱帯肥厚
鑑別はMRIのみでは難しい．単純X線やCTなどで肥厚部に骨化巣があるかどうかを確認する必要がある．

2. cap of bone
椎体後縁から脊柱管内へ突出する骨構造として紛らわしいが，前内椎骨静脈叢と椎体静脈との合流部の石灰化巣である．椎体後部正中のやや上方に位置するのが特徴的である．

3. 脊髄肥厚性硬膜炎
脊柱管前方のみならず後方でも硬膜の肥厚を認める．造影剤異常増強効果も付随している．

4. 脊髄硬膜外血腫
連続型OPLLでは，骨化巣の骨髄が血腫のような信号強度を示すこともあるが，硬膜に相当する低信号の厚さが異なる．

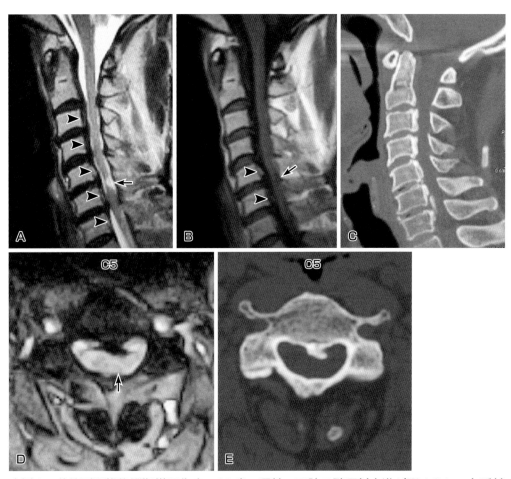

症例1　分節型頸椎後縦靱帯骨化症，68歳，男性．四肢の腱反射亢進が認められ，左手外側の感覚障害もある．

A：T2強調矢状断像ではC2-6にかけて各椎体に分節状の後縦靱帯肥厚がある．椎体背側で肥厚した後縦靱帯内部には索状の高信号が認められ，骨髄組織を示している（▶）．脊柱管は著しく狭小化しており，C5/6レベルでは頸髄内背側寄りに高信号をきたしている（→）．

B：T2強調矢状断像でも，椎体背側で肥厚した後縦靱帯内部に骨髄組織による高信号を認める（▶）．頸髄内の脊髄軟化症に相当する部位は低信号を呈している（→）．

C：CT再構成矢状断像では，MRIにて肥厚した靱帯との境界が不明瞭であった骨化巣の分節状の配列がよくわかる．

D：T2*強調GRE法横断像（C5）では椎体背側から連続する逆T字状の低信号が背側に突出し，頸髄を圧排変形させている．この撮像法では，骨化巣内部の骨髄は磁化率の乱れに埋もれて描出されにくい．この撮像法でも，頸髄内部は右側が左側に比して高信号である（→）．

E：CT（C5）では骨化した靱帯が高吸収値として描出されている．

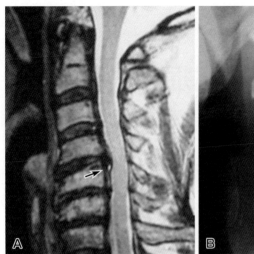
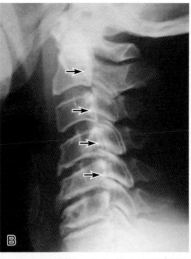
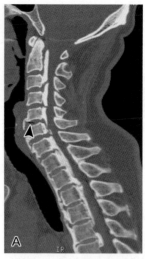

症例 2 混合型頸椎後縦靱帯骨化症，68 歳，男性．3 年前から左不全麻痺，排尿障害がある．
 A：T2 強調矢状断像では C2-7 にかけて連続するような後縦靱帯の肥厚がある．肥厚した後縦靱帯内部には高信号があり，骨髄組織を示している（→）．
 B：頸椎単純 X 線側面像では頸椎背側に沿って縦走する混合型の高吸収帯を認める（→）．この骨化巣によって脊柱管は狭窄している．C4/5-6/7 の各椎間では椎間板隙が狭小化し，終板の骨硬化性変化も認められる．

症例 3 混合型頸胸椎後縦靱帯骨化症，67 歳，男性．以前からある上・下肢のしびれや痛みが増悪してきた．
 A：CT 再構成矢状断像にて，前縦靱帯および後縦靱帯の混合型の骨化が目立ち，強直化している．特に，Th1 椎体での脊柱管狭窄が著しい．C5/6 椎間では椎間板の真空現象（vacuum phenomenon）も認められる（▶）．

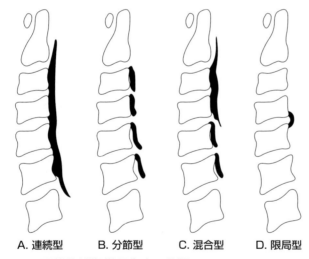

A. 連続型　　B. 分節型　　C. 混合型　　D. 限局型
図 1 頸椎後縦靱帯骨化症の分類（文献 4）より改変引用）

文献

1) Hirai T, et al：Ossification of the posterior longitudinal ligament and ligamentum flavum：imaging features. *Semin Musculoskelet Radiol* **5**：83-88, 2001
2) Otake S, et al：Ossification of the posterior longitudinal ligament：MR evaluation. *AJNR Am J Neuroradiol* **13**：1059-1067, 1992
3) Miyasaka K, et al：Ossification of spinal ligaments causing thoracic radiculomyelopathy. *Radiology* **143**：463-468, 1982
4) 津山直一，他：厚生省特定疾患後縦靱帯骨化症調査研究班 昭和 50 年度研究報告書，1976

4 黄色靱帯骨化症

臨床

　黄色靱帯骨化症（OYL：ossification of yellow ligament，OLF：ossification of ligamentum flavum）は，脊柱靱帯骨化のうち黄色靱帯骨化が脊髄・神経根障害をきたすものである．

　黄色靱帯骨化巣には小病変と大病変の2種類がある．小病変は20歳以上のほぼ全例で下位胸椎から胸腰椎移行部に認められ，男女差はない．神経症状をきたすような大病変は50歳以上の単純X線で約5％に認められる．

　黄色靱帯骨化の病因は不明である．強直性脊椎骨増殖症やびまん性特発性骨増殖症の部分症とする考えや，力学的負荷による腱・靱帯付着部症（enthesopathy）とする考えがある．黄色靱帯は関節突起の前面から後方正中の棘間靱帯に結合するため，脊柱管内で後方V字状に認められる．骨化巣は上・下位椎弓縁より始まり，しだいに架橋するように連続して脊柱管内へ膨隆し，脊髄や神経根を圧迫する．黄色靱帯骨化症では，骨化巣が硬膜と骨性の癒合をきたしていることも多い．

画像所見

1．MRI

　黄色靱帯骨化は，椎弓に沿って後外側から脊柱管内に突出してみえ（症例1C，2C），内部に骨髄信号を認めることがある．診断にはCTのほうが容易だが，黄色靱帯骨化による脊髄圧迫の程度，脊髄内の変化の評価にはMRIが有用である．黄色靱帯骨化は胸腰椎移行部に好発するため，典型的な胸髄症ではなく，腰椎疾患に似た腰背部痛で発症することもある．したがって，一般的に腰椎疾患を疑う場合でも，MRIを施行する際には下位胸椎も含めて撮像するのが望ましい．

2．CT

　形態分類は種々あるが，国分ら[3]のCT分類では5型に分ける（図1）．すなわち，椎間関節中央部の横断像で，関節包に限局した骨化（外側型），弓間部の一部まで及ぶが，厚みが薄い骨化（拡大型），拡大型よりも脊柱管での厚みを増した骨化（肥厚型），左右の骨化が癒合したもので，中央部に切れ込みを残す骨化（癒合型）および癒合した骨化の中央部の切れ込みが消失し，前方へ突出した骨化（膨隆型）の5型である．黄色靱帯骨化では，骨化病変が硬膜と骨性の癒合をきたしていることも多い（症例1D）．

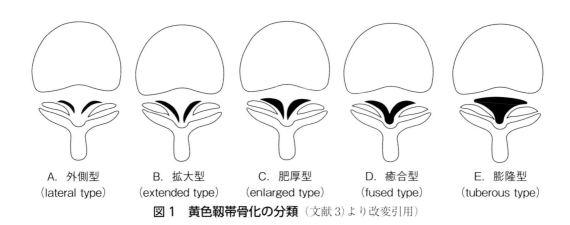

A．外側型　　B．拡大型　　C．肥厚型　　D．癒合型　　E．膨隆型
（lateral type）（extended type）（enlarged type）（fused type）（tuberous type）

図1　黄色靱帯骨化の分類（文献3）より改変引用）

診断のキー

腰背部痛のMRIは下位胸椎も含めて撮像する．

鑑別診断

1. 黄色靱帯石灰化症

黄色靱帯内側付着部から腹側に向かう類円形の石灰化巣を認める．これに対し，黄色靱帯骨化症の病変は黄色靱帯外側付着部から内側に向かう尖った嘴状である．

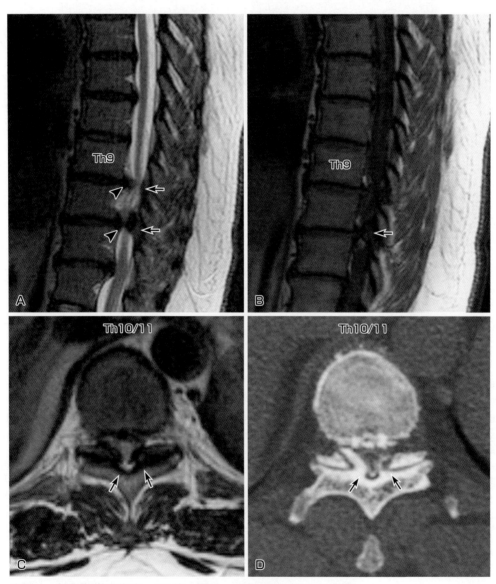

症例1　黄色靱帯骨化症，60代，男性．腰背部痛があり，来院．

A：T2強調矢状断像ではTh9/10およびTh10/11レベル（→）の両側およびTh11/12レベル（非掲載）の左側で黄色靱帯が肥厚し，低信号を呈している．Th9/10およびTh10/11には後正中型の椎間板ヘルニアもある（▶）．これらによって脊柱管は著しく狭小化している．

B：T1強調矢状断像ではTh10/11レベルの肥厚した黄色靱帯内部はやや淡い中間信号を呈している．

C：T2強調横断像（Th10/11）では黄色靱帯に沿って両側性に脊柱管後外側から内腔に向かって突出する低信号構造物があり（→），後正中型椎間板ヘルニアとともに著しい脊柱管狭窄をきたしている．狭小化した脊髄内部は脊髄軟化症による高信号を示す．

D：ミエロ後CT（Th10/11）では脊柱管後外側から椎間孔へもぐり込むような骨化巣を明瞭に認める（→）．脊髄の変形が著しく，また周囲を取り巻く造影剤の貯留もごくわずかである．

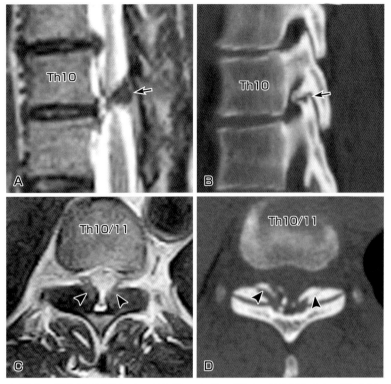

症例 2　黄色靱帯骨化症，50 代，女性．腰痛，両下肢のしびれがある．

- **A**：T2 強調矢状断像では骨化巣が脊柱管内へ突出して脊髄を圧迫している（→）．
- **B**：CT 再構成矢状断像では上下の椎弓間にまたがって鳥の嘴状の骨化巣がみえる（→）．
- **C**：T2 強調横断像（Th10/11）では，黄色靱帯の骨化巣（▶）は低信号を示す．
- **D**：CT（Th10/11）では，両側の黄色靱帯には外側優位な骨化（▶）を認める．

文　献

1) Ho PS, et al：Ligamentum flavum：appearance on sagittal and coronal MR images. *Radiology* **168**：469-472, 1988
2) Miyasaka K, et al：Myelopathy due to ossification or calcification of the ligamentum flavum：radiologic and histologic evaluations. *AJNR Am J Neuroradiol* **4**：629-632, 1983
3) 国文正一，他：脊柱管内靱帯骨化症の CT．井上駿一（編）：整形外科 MOOK50 脊柱靱帯骨化症．金原出版，1987，pp59-71

5 黄色靱帯石灰化症

臨床

黄色靱帯石灰化症（CYL：calcification of yellow ligament, CLF：calcification of ligamentum flavum）は，黄色靱帯骨化症とは異なった疾患であり，変性した黄色靱帯に石灰化巣が腫瘤状に沈着して脊髄・神経根障害をきたすものである．

全身性の軟骨石灰化症に合併することが多く，50歳以上の女性に好発する．頸部症状のある患者の数％，腰部症状のある患者の約20％に認められる．

石灰化の機序は不明である．機能的・動的因子や血中エストロゲン値低下の関与を疑う報告が多い．後縦靱帯骨化や黄色靱帯骨化に合併する全身性の骨増殖症とは無関係と考えられている．ただし，椎間板症との合併は多い．また，黄色靱帯骨化が下位胸椎から胸腰椎移行部に多いのに対し，黄色靱帯石灰化は中下位頸椎や下位腰椎に認められる．沈着する石灰化巣はハイドロキシアパタイト（hydroxyapatite）やピロリン酸カルシウム（CPPD：calcium pyrophosphate dehydrate）の結晶である．これらが黄色靱帯に背側優位に沈着する．

画像所見

1. MRI

通常はT2強調像で椎弓や脊柱管背側から腹側に突出する半球状の低信号として認められる（症例1A）．T1強調像では石灰化の程度によって，信号強度はさまざまである（症例1B）．MRIは石灰化・骨化巣の描出能が低いため，単独では診断できない．ただし，黄色靱帯石灰化は1～2椎間のみに限局することが多く，診断の手がかりとなることがある．

2. 単純X線およびCT

単純X線では，椎間関節より後方の椎弓間部に淡い円形の陰影として描出される．CTではこの所見がより明瞭となる（症例2）．頸椎の黄色靱帯石灰化は弾性線維内に発生し，椎弓や硬膜と連続していない．これは，黄色靱帯骨化にみられる，椎間関節周囲から脊柱管内に向かう鳥の嘴状に尖った像とは異なる．一方，腰椎の黄色靱帯石灰化は靱帯付着部や関節包に連続してびまん性に広がることもある．

3. 病理所見との対比

症例3ではCTとMRIにて，椎弓内側部から前方，硬膜外に，両側性に繭（楕円あるいは類円）状の高吸収域を認める．その高吸収域の間で，正中部には高吸収域がない．病変中心部の高位は，矢状断にてC5椎体部に相当する．典型的な黄色靱帯石灰化症の画像所見である．丸ごと摘出され，その病理でも骨化を認めず，高吸収域の原因は石灰化であり，黄色靱帯石灰化症であった．

一方，症例4の病変は左椎弓内側部から前方，硬膜外に一側性にあり，繭状であるが，正中部にも小さな結節状の高吸収域を認める．病変中心部の高位はC5/6椎間板部に相当している．この病変の病理所見は骨髄形成のある骨化であった．一側性ではあるが，正中部を含み，そこから左にかけて高吸収域が存在し，本章の「4. 黄色靱帯骨化症」の図1「E. 膨隆型」に属する可能性がある．

症例5の病変は椎弓内側部から外側に帯状に伸びており，画像からも黄色靱帯骨化症と考えられ，病理でも骨化であった．

黄色靱帯骨化症と黄色靱帯石灰化症との鑑別は，高吸収域が正中寄りにあるかどうかのみでは難しい．症例3のように，繭状の形態が明瞭で，真の正中部には高吸収域がない例に黄色靱帯石灰化症の診断をすることはできるが，症例4のような，繭状ではなく，真の正中部にも高吸収域がある症例では，骨化と石灰化との鑑別は難しい．

診断のキー

椎弓の内側部から前部に，繭（楕円あるいは類円）状の形態をとる一側性あるいは両側性の高吸収域を認めた際には，黄色靱帯石灰化症を考える．

鑑別診断

1．黄色靱帯骨化症

黄色靱帯外側付着部から内側に向かう尖った嘴状の骨化巣を認める．これに対し，黄色靱帯石灰化症は黄色靱帯内側付着部から腹側に向かう繭状の石灰化巣である．

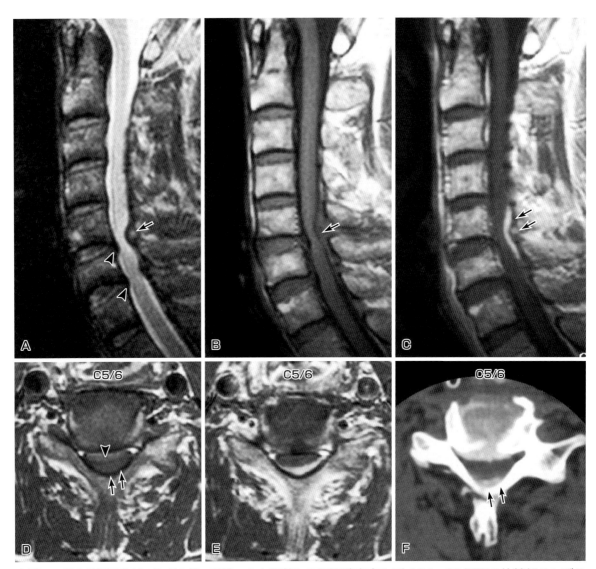

症例1 黄色靱帯石灰化症，50代，男性．1カ月前から両下肢麻痺やTh10レベル以下の体幹部のしびれがある．

A：T2強調矢状断像では，C5/6椎間レベルの脊柱管背側に沿って低信号の紡錘状域を認める．辺縁部は比較的強い低信号であるが，中心部は淡い高信号を呈している（→）．C5/6およびC6/7レベルでは椎間板膨隆もあり，脊柱管狭窄を増悪させている．これらによってC5/6レベルでの頸髄圧迫が著しく，頸髄内部に信号上昇域がある．

B：T1強調矢状断像では，C5/6椎間レベルの脊柱管背側で黄色靱帯に沿った紡錘状の病変は中間信号を呈している（→）．

C：造影後T1強調矢状断像では，病変部の表面に沿うような強い増強効果を認める．背側ではあまり染まらない成分もある（→）．

D：T1強調横断像（C5/6）では，椎弓腹側の肥厚した黄色靱帯（→）と椎間板膨隆（▶）が頸髄を圧排している．

E：造影後T1強調横断像（C5/6）では，椎弓腹側で左優位に突出する黄色靱帯が強い増強効果を示す．

F：CT（C5/6）でも，黄色靱帯は左優位に肥厚しており，内部は石灰化と考えられる淡い高吸収値を呈している（→）．この後，手術によって石灰化巣が確認された．

（東京都立駒込病院の症例）

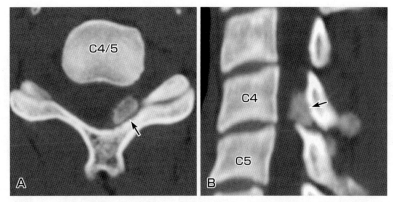

症例2　黄色靱帯石灰化症，20代，男性．頸部外傷後，頸部痛がある．麻痺はない．
A：CT（C4/5）では，左黄色靱帯に楕円形の石灰化巣を認める（→）．
B：CT再構成矢状断像でも病変は楕円形の形態である（→）．

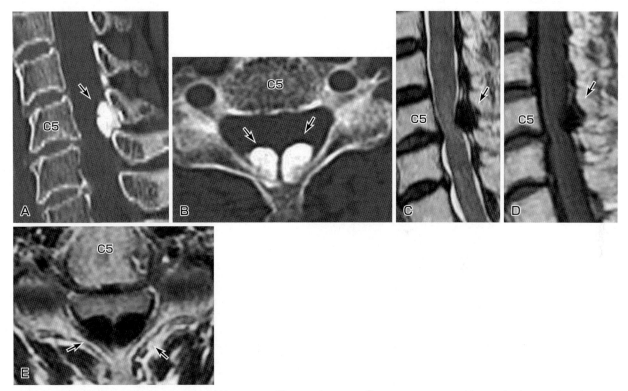

症例3　黄色靱帯石灰化症，71歳，女性．8カ月前より手のこわばりを認め，6カ月前より上肢のしびれがある．
A：CT再構成矢状断像にて，C5レベルの脊柱管内背側，棘突起の前部に高吸収域を認める（→）．病変中心部の高位は，C5椎体部に相当する．
B：CT（C5）にて，椎弓最内側部の前部に，繭状を呈する2個の高吸収域があり，左右対称性で，正中部にはなく，椎弓内側部から腹側に飛び出している．典型的な黄色靱帯石灰化症と考えられる．
C：T2強調矢状断像（正中より右）にて，画像Aの高吸収域は強い低信号を示す硬膜外病変である（→）．
D：T1強調矢状断像（正中より右）にて，病変はT2強調像と同様に強い低信号を示す（→）．
E：T2強調横断像（C5）にて，椎弓内側部の前部から腹側に強い低信号を示す，左右対称性の繭状の病変として認められる（→）．
補足：全体を摘出したが，骨化ではなく，石灰化である．画像上も繭状で，正中部を除き左右対称性にあり，典型的な黄色靱帯石灰化症であった．

鑑別診断の症例

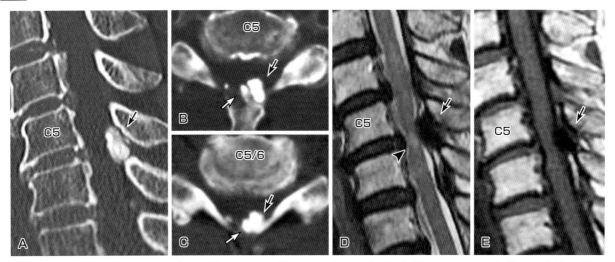

症例 4 黄色靱帯骨化症，70歳，女性．6〜7年前より両手のしびれを自覚していた．2年前より右第3指から前腕尺側に痛みが出現し，徐々に悪化した．

- **A**：CT再構成矢状断像にて，C5-5/6にかけて，脊柱管内背側，棘突起の前部に高吸収域を認める（→）．病変中心部の高位はC5/6椎間板部に相当している．
- **B，C**：CT（画像B：C5椎体下部，画像C：C5/6）にて，左椎弓内側部に高吸収域を示す病変を認める（→）．正中部にも小さな高吸収域がある（⇒）．
- **D**：T2強調矢状断像（正中より左）にて，画像Aの病変は硬膜外にあり，強い低信号を示す（→）．髄内に高信号を認め（▶），脊髄軟化症（myelomalacia）を伴う．
- **E**：T1強調矢状断像（正中より左）にて，病変は強い低信号を示す（→）．

補足：病理所見は骨髄形成を伴う骨化であった．黄色靱帯骨化症と黄色靱帯石灰化症との鑑別が難しい例である．

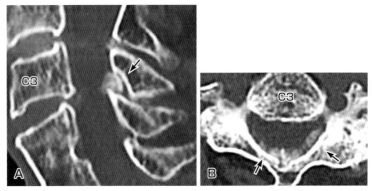

症例 5 黄色靱帯骨化症，88歳，女性．頸椎症にて14年前に手術を受け，屋内では伝い歩きをしていたが，しびれと脱力が悪化し，歩行器が使えなくなり，入院した．

- **A**：CT再構成矢状断像にて，C3椎体下部レベルの脊柱管内背側に高吸収域を認める（→）．
- **B**：CT（C3椎体下部）にて，黄色靱帯に沿って左優位に椎弓内側部から外側に向かって帯状に伸びる高吸収域を認める（→）．

補足：画像上も黄色靱帯骨化症が考えられ，病理でも骨化であった．

文　献

1) Imai S, et al：Cervical radiculomyelopathy due to deposition of calcium pyrophosphate dihydrate crystals in the ligamentum flavum：historical and histological evaluation of attendant inflammation. *J Spinal Disord* **7**：513-517, 1994
2) Ho PS, et al：Ligamentum flavum：appearance on sagittal and coronal MR images. *Radiology* **168**：469-472, 1988
3) Miyasaka K, et al：Myelopathy due to ossification or calcification of the ligamentum flavum：radiologic and histologic evaluations. *AJNR Am J Neuroradiol* **4**：629-632, 1983

6 椎間板ヘルニア

臨床

大原則として，MRIで椎間板ヘルニア（HNP：herniated nucleus pulposus, disc herniation）を認めても，症状をきたすとは限らないことを忘れてはならない．症状発現には椎間板ヘルニアの部位や大きさ，形成速度，脊柱管の形態などが複雑に関与する．

頸椎椎間板ヘルニアは，20～40代男性の下位頸椎（特にC5/6およびC6/7）レベルに好発する．症状は頸椎症と同様であり，神経根症もしくは脊髄症をきたす．頸椎には鉤状突起があるため，後外側での抵抗が強く，頸椎領域での発生頻度は腰椎領域より少ない．

胸椎椎間板ヘルニアは，20～40代男性の下位胸椎（特にTh11/12）レベルに好発する．頸椎や腰椎レベルに比べてまれであり，発生頻度は全ヘルニアの4%程度である．ただし，胸椎レベルは生理的後弯により脊柱管が狭く，強い神経症状を呈しやすい．

腰椎椎間板ヘルニアは，20～40代男性のL4/5やL5/S1に好発する．年齢とともに，より高位でも認められる．多発椎間板ヘルニアは10～15%にみられる．

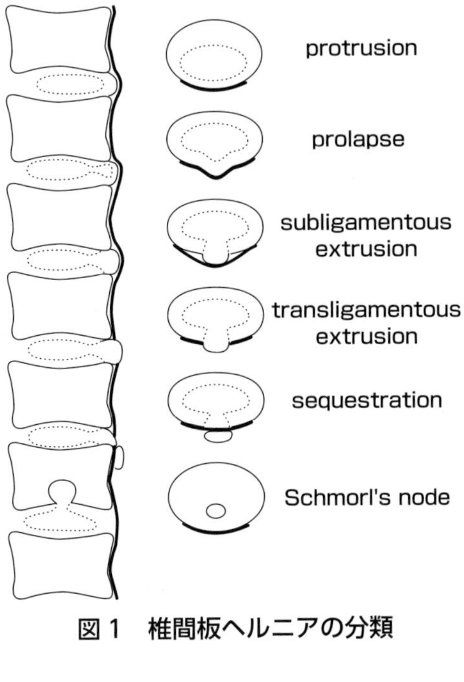

椎間板の含水量は新生児で最も多く，以降は徐々に減少する．髄核の含水量減少や硝子様変性が起こると線維輪も変性して亀裂が生じる．また，軟骨終板の菲薄化や硝子化，破壊・消失も起こる．これらの結果，線維輪膨隆（bulging anulus fibrosus, anular bulge）や線維輪の断裂を伴う椎間板ヘルニアを生じる．画像診断的には，線維輪膨隆は椎間板の突出が椎体辺縁に対し中心角180°を超える場合であり，椎間板ヘルニアはそれ以下の場合である．また，突出の形態から椎間板突出〔髄核偏在（protrusion）および線維輪不全断裂（prolapse）〕，椎間板脱出〔extrusion；靱帯下型（subligamentous type）および経靱帯型（transligamentous type）〕，髄核遊離（sequestration, free fragment），およびSchmorl結節に分類される（MacNabらの分類；図1）．

椎間板ヘルニアの局在には，①後正中型（central type），②後外側型（posterolateral type），③椎間孔内外側型（intraforaminal type, lateral），④椎間孔外外側型（extraforaminal type, far-lateral）がある（図2）．椎体背側正中部には後縦靱帯があるため，後正中型（15～20%）よりも後外側型（70～80%）が多い．ただし，頭尾方向への脱出は同程度の頻度で起こりえる．

椎間板ヘルニアは保存的療法で退縮・消失することが多く，画像診断が果たす役割は大きい．特に椎間板自体の描出のみならず，炎症性病変や腫瘍などとの鑑別診断も可能なMRIは有用である．

図1 椎間板ヘルニアの分類

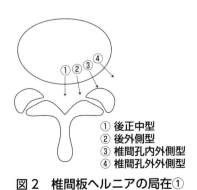

① 後正中型
② 後外側型
③ 椎間孔内外側型
④ 椎間孔外外側型

図2 椎間板ヘルニアの局在①

画像所見

1. MRI

椎間板の変性が進むと，椎間板の信号が低下して椎間板隙が狭小化する（**症例4**）．正常腰椎レベルの椎間板後縁は背側に凹であり，線維輪膨隆では後縁が平坦または背側に凸になる（**症例5**）．ただし，髄核と線維輪の境界は不明瞭で，線維輪内層断裂や髄核偏在はT1強調像，T2強調像ともに描出できず，髄核偏在と線維輪不全断裂の鑑別は困難である．また，後方線維輪内にT2強調像で高信号を呈するいわゆるhigh-intensity zone（HIZ；**症例8A, D**）があれば有痛性線維輪断裂の所見とする報告もあるが，信頼性は低い．

椎間板ヘルニアのMRI診断基準はCTと同様であり，椎間板辺縁の限局突出，硬膜外および椎間孔内脂肪織の偏位・消失，神経根の偏位・消失・腫大，硬膜の変形などの所見をみる．脱出髄核の多くはT1強調像で低信号，T2強調像で低信号〜等信号を呈する．Fardonら[2]の分類では，椎間板突出はヘルニア部分の最大径が突出基部の長さを超えない場合であり，また椎間板脱出はヘルニア部分の最大径が突出基部の長さを超える場合である．創修復過程では血管新生を伴うため，椎間板ヘルニア周囲に増強効果を認めることが多い．造影MRIで wrapped disc と呼ばれる輪状増強効果がみられる場合は髄核遊離である（**症例1**）．椎間板ヘルニア周囲にSharpey線維と後縦靱帯による低信号線状構造（anular-ligament complex）が保たれていれば靱帯下型，破綻していれば経靱帯型である．特に，T1強調像での信頼性が高い．ただし，化学シフトアーチファクト（chemical shift artifact）により低信号構造が修飾されて鑑別困難な場合がある．椎間孔外外側型の場合は，硬膜囊に変形がないため脊髄造影（ミエログラフィー）やミエロ後CTでは診断が難しく，MRIが優れている（**症例2**）．また，椎間板ヘルニアと神経根や後根神経節との位置関係をみるにはMRI斜位冠状断像が有用である．ただし，T1強調像では椎間板ヘルニアと硬膜外静脈叢の境界が不明瞭になり，大きさを過大評価することがある．また，T2強調像でも分離・変性した髄核や周囲の炎症は高信号を呈するので，硬膜外脂肪組織やうっ滞した椎間板ヘルニア周囲の静脈叢との境界が不明瞭になることがある．このような場合は，MRハイドログラフィー〔特に3D-GRE（gradient echo）系の撮像法〕の読影の際にも注意を要する．

造影MRIでは脊柱管内神経根に沿って異常増強効果が認められる場合がある．これは椎間板ヘルニアなどによる神経根損傷が血液神経関門（blood-nerve barrier）に一時的な破綻をきたすためと考えられているが，伴走する拡張した正常の神経根静脈〔radicular vein；髄質静脈（medullary vein, radiculomedullary vein）〕をみている場合もあり，注意を要する．また，神経症状とは有意な相関がないため，参考所見にとどめるべきである．なお，仙骨管内の後根神経節の正常な増強効果も病変と誤認されやすい．

退縮・消失する可能性の高い椎間板ヘルニアのMRI所見は以下のものがあげられる．①椎間板ヘルニアがT2強調像で高信号を呈するもの．これは豊富な新生血管の増生を反映していると考えられる．②後縦靱帯の破綻を伴うものや，髄核が遊離したもの．これは椎間板からの栄養が乏しいことや，硬膜外腔脂肪層への接触による炎症反応の関与があると考えられる．③ヘルニア辺縁部に造影剤増強効果を認めるもの．特に，血行豊富な硬膜外腔に脱出した場合に多い．これは血管新生や炎症細胞浸潤が亢進しているためと考えられる．

突出した椎間板内に空気を認めることがある（**症例9**）．腰部脊柱管内の空気を伴う病態については，**BOX 1**も参照．

2. CT

椎間板ヘルニアは，CTでは硬膜囊よりやや高吸収値（50〜100 HU）を呈する．遊離髄核は膿瘍，肉芽腫，硬膜外腫瘍，椎間板囊胞，滑膜囊胞などとの鑑別が必要となるが，この場合もCTで淡い高吸収値を呈することが鑑別点となる．

椎間板ヘルニアの随伴所見として，椎体縁骨棘形成，椎間板内石灰化，隅角解離，真空現象（vacuum phenomenon）などがあるが，これらの描出はMRIよりもCTのほうが優れる．

診断のキー

1. 線維輪膨隆と椎間板ヘルニア

①対称性膨隆（symmetrical bulging）は，椎間板の突出が対称的で，椎体辺縁に対し中心角180°を超える状態をいう．椎体縁からの張り出しは2.5

mmまでのことが多く，これ以上の場合は線維輪断裂を伴う．
②非対称性膨隆（asymmetrical bulging）は，椎間板の突出が非対称的で，椎体辺縁に対し中心角180°を超える状態をいう．
③広基性ヘルニア（broad-based herniation）は，椎間板の突出が椎体辺縁に対し中心角90～180°の状態をいう．
④限局性ヘルニア（focal herniation）は，椎間板の突出が椎体辺縁に対し中心角90°未満の状態をいう．

2．線維輪断裂の分類（Yuら[3]の分類）

①typeⅠ：同心円断裂（concentric tears）．隣接する層板間の三日月状もしくは卵円形液体貯留．
②typeⅡ：放射状断裂（radial tears）．線維輪最外層から髄核に達する全層断裂．
③typeⅢ：横断断裂（transverse tears）．輪状骨端近傍のSharpey線維内の断裂による不規則な液体貯留．

3．椎間板ヘルニアの分類（MacNabらの分類）（図1）

①椎間板突出は線維輪内層のみが断裂して，外層が全周性に突出した状態をいう．外層や後縦靱帯は保たれている．線維輪内層の断裂が乏しく髄核が偏在性に移動したものを髄核偏在，線維輪不全断裂があるものを線維輪不全断裂と分類するが，画像上は両者の鑑別は困難である．Fardonら[2]の形態分類では，椎間板突出はヘルニア部分の最大径が突出基部の長さを超えない場合である．

②椎間板脱出は線維輪全層が断裂し，髄核が局所的に押し出された状態をいう．脱出成分は，脊柱管内で頭側および尾側のいずれの方向にも移動しうる．また，髄核が後縦靱帯を越えていない靱帯下型，後縦靱帯が破綻して髄核が硬膜外腔に脱出した経靱帯型に分類する．Fardonら[2]の形態分類では，椎間板脱出はヘルニア部分の最大径が突出基部の長さを超える場合であり，これはMacNabらの分類の経靱帯型に相当する．
③髄核遊離は，脱出した髄核が椎間板と連続性を失った状態をいう．T2強調像で正常椎間板より高信号を呈することが多い．
④Schmorl結節は，髄核が軟骨終板を経由して椎体内に脱出した状態をいう．椎間板と連続する境界明瞭な結節であり，椎体の境界部には骨硬化縁を伴っている．

4．椎間板ヘルニアの局在（図2，3）

頸胸椎レベルでは，後正中型ヘルニアは脊髄症，後外側型ヘルニアは神経根症の原因となりうる．腰椎レベルでは，後正中型ヘルニアは多発神経根症や馬尾障害，後外側型や外側型ヘルニアでは単神経根症の原因となりうる．腰椎レベルの高位診断では，椎間板ヘルニアの局在によって障害神経根のレベルが異なることに注意が必要である（図3）．

鑑別診断

1．椎間関節嚢腫

椎間関節嚢腫（CYFMOS：cystic formations of mobile spine）は，椎間関節近傍や黄色靱帯部に発生する硬膜外嚢胞性病変であり，椎間板との連続性は認めない．

BOX 1

■腰部脊柱管内の空気を伴う病態
1. 椎間板ヘルニア
2. 滑膜嚢胞
3. 硬膜外フリーエア（free air；遊離ガス）
4. 腰椎穿刺後

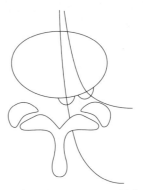

図3　椎間板ヘルニアの局在②

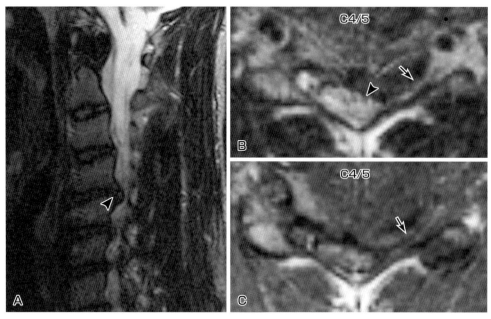

症例1 頸椎椎間孔内外側型椎間板ヘルニア，20代，男性．もともと脳性麻痺であるが，急な麻痺進行のため歩行不能となる．

A：T2強調矢状断像ではC3/4-6/7で各椎間板は低信号の変性が目立っており，それぞれ左後外側方向への椎間板の突出を認める．特に，C4/5での突出が著しい（▶）．

B：T2強調横断像（C4/5）では，もともと短い椎弓根による先天性の脊柱管狭窄があるところに，左椎間孔に向かって低信号の椎間板が突出して，硬膜嚢の圧排（▶）と椎間孔の狭窄（→）をきたしている．頸髄は左優位に扁平化し，内部信号の上昇がある．

C：T1強調横断像（C4/5）では左椎間孔に中間信号の椎間板が突出している（→）．

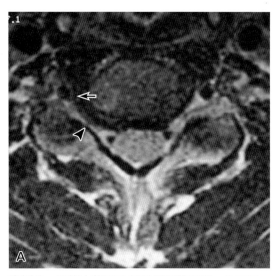

症例2 頸椎右椎間孔外外側型椎間板ヘルニア，40代，男性．右母指中心のしびれがある．

A：T2強調横断像では右Luschka関節の骨棘形成と右椎間孔外外側型の椎間板ヘルニアを低信号として認める（→）．右神経出口狭窄（neural exit stenosis）をきたしている（▶）．

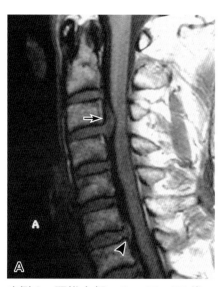

症例3 頸椎上行ヘルニア，50代，男性．頸部痛がある．

A：T1強調矢状断像では，C3/4で背側に脱出した椎間板は椎体背側と後縦靱帯腹側の間を上行している（→）．頸髄は前方から圧排され，変形している．頸髄内の信号異常は少なくともT1強調像では明らかではない．C6/7にも椎間板ヘルニアがある（▶）．

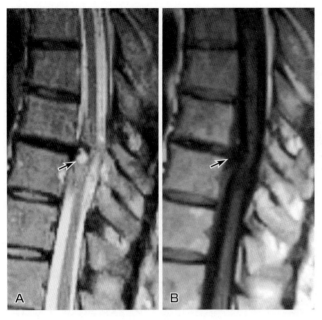

症例 4 胸椎椎間板ヘルニア再発，50代，男性．胸椎椎間板ヘルニア摘出術の既往がある．最近，背部痛と下肢麻痺が出現した．
- **A**：T2強調矢状断像ではT9/10の椎間板変性が著しく，椎間板が左背側に突出している．突出した椎間板は尾側寄りで最外層が破綻しており，内部から膨出した構造が境界明瞭な著しい高信号を伴っている（→）．この椎間板囊胞と考えられる構造の周囲には術後性の硬膜外瘢痕組織があり，再発椎間板ヘルニア，椎間板囊胞とともに脊髄を左背側に圧排偏位させている．
- **B**：T1強調矢状断像では椎間板囊胞が椎間板ヘルニアよりも低信号を呈して認められる（→）．

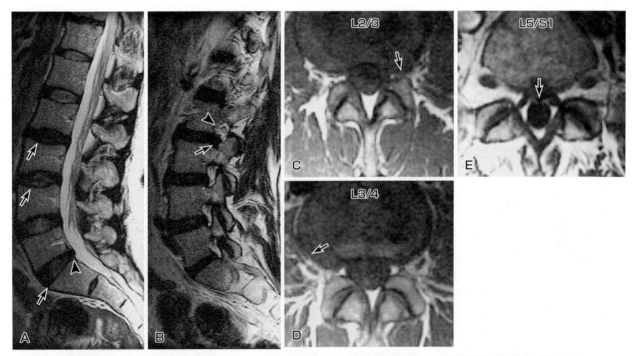

症例 5 多発腰椎椎間板ヘルニア，50代，女性．両下肢痛と歩行困難があり，腰部脊柱管狭窄が疑われた．
- **A**：T2強調矢状断像（正中）ではL2/3，L3/4およびL5/S1で椎間板変性があり，椎間板隙もやや狭小化している（→）．L5/S1では後正中型の椎間板ヘルニアがあるが（▶），その他のレベルでは椎間板の突出は不明瞭である．
- **B**：T2強調矢状断像（画像Aより左外側）ではL2/3の椎間孔下部で椎間板ヘルニアによって脂肪組織の高信号が失われている（→）．腰髄神経根は椎間孔の上部を通過するが，L2/3では神経節周囲の脂肪組織は保たれており（▶），神経根自体の圧迫には至っていない．その他のレベルでも椎間孔の脂肪組織は保たれている．
- **C**：T1強調横断像（L2/3）では左椎間孔へ突出する椎間板ヘルニアを認める（→）．
- **D**：T1強調横断像（L3/4）では右椎間孔外外側型の椎間板ヘルニアがある（→）．
- **E**：T1強調横断像（L5/S1）では後正中型椎間板ヘルニアがある（→）．

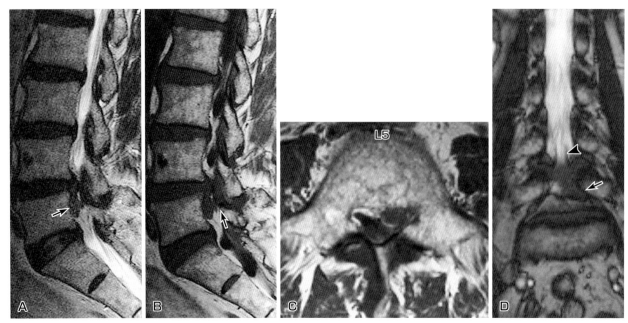

症例6 腰椎後外側型椎間板ヘルニア，70代，男性．主訴は下垂足と立位困難．3週間前から両膝下部のだるさや感覚障害も自覚している．明らかな坐骨神経痛はないが，立位時に腰痛が出現する．

- **A**：T2強調矢状断像ではL5/S1以外の椎間板変性が目立ち，L4/5では左背側に脱出した椎間板ヘルニアが椎体背側に沿って下垂している．下垂した部分は本体の椎間板よりやや信号強度が上昇している（→）．
- **B**：T2強調矢状断像でも同様に，下垂した部分は椎間板本体よりもやや淡い信号強度上昇がある．左L5神経根は椎間板ヘルニアと黄色靱帯により圧迫されている（→）．
- **C**：造影後T1強調横断像（L5）では脱出した椎間板が外側陥凹に嵌頓しており，表面に沿った増強効果を認める．
- **D**：FIESTA（trueFISP）法冠状断像では外側陥凹に嵌頓した脱出椎間板（→）によって，左L5神経根（▶）は左右方向ではなく腹背方向に圧排されている．なお，両側腎囊胞が目立っている．

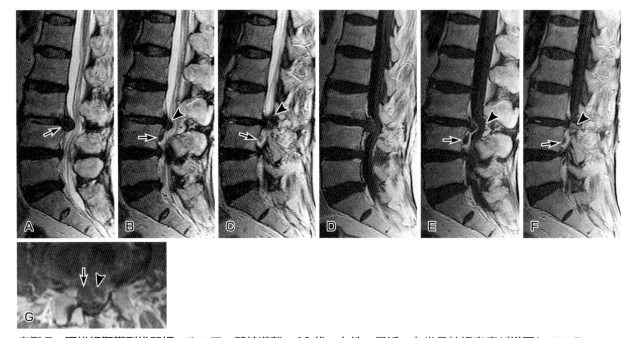

症例7 腰椎経靱帯型椎間板ヘルニア＋髄核遊離，60代，女性．最近，左坐骨神経麻痺が増悪している．

- **A**：T2強調矢状断像（正中）ではL3/4で終板変性を伴った椎間板隙の狭小化が著しく，椎間板ヘルニアが背側に突出して大きな結節を形成している（→）．
- **B**：T2強調矢状断像（画像Aよりやや左外側）では髄核が後縦靱帯を貫通して硬膜外腔に突出しているほか（▶），一部は椎体背側に遊離している（→）．経靱帯部分や遊離髄核は椎間板本体よりもやや信号強度上昇がある．
- **C**：T2強調矢状断像（画像Bよりさらに外側）でも経靱帯型椎間板ヘルニア（▶）と遊離髄核（→）がある．
- **D～F**：造影後T1強調矢状断像では靱帯下型の椎間板ヘルニア部分よりも，経靱帯型の椎間板ヘルニア（▶）や遊離髄核（→）のほうに，椎体辺縁に沿った輪状増強効果がより顕著に認められる．
- **G**：造影後T1強調横断像でも，その傾向がはっきりしている．→は靱帯下型，▶は経靱帯型である．

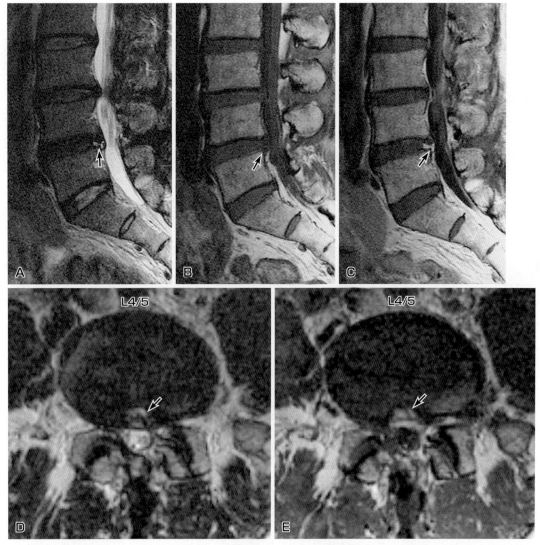

症例8　線維輪断裂，50代，男性．4年半前から左下肢痛があり，最近増悪している．

A：T2強調矢状断像ではL5/S1以外で椎間板変性が目立っており，L3/4やL4/5では椎間板の膨隆も伴っている．また，L4/5では突出部分の尾側寄りに鉄亜鈴型の高信号を認める（→）．同心円型の線維輪断裂である．

B：T1強調矢状断像では，L4/5は低信号を呈している（→）．

C：造影後T1強調矢状断像ではL4/5に著しい増強効果がある（→）．

D：T2強調横断像（L4/5）では椎間板背側正中部に類円形の高信号がある（→）．

E：造影後T1強調横断像（L4/5）では病変に強い増強効果を認める（→）．

BOX 2

■椎間板の石灰化を認める疾患　　mnemonic：**A DISC SO WHITE**

（○印は比較的多い）

Acromegaly（末端肥大症），**A**myloidosis（アミロイドーシス）

○ **D**egenerative（変性）

○ **I**diopathic（小児の椎間板石灰化が成人になっても残存），**I**nfection（椎間板感染症の後遺症）

○ **S**pinal fusion（脊椎の癒合）

CPPD（ピロリン酸カルシウム沈着症）

Spondylitis ankylosing（強直性脊椎炎）

○ **O**chronosis（オクロノーシス，アルカプトン尿症）

Wilson disease（Wilson病）

Hemochromatosis（ヘモクロマトーシス），**H**omocystinuria（ホモシスチン尿症），**H**yperparathyroidism（副甲状腺機能亢進症）

Idiopathic skeletal hyperostosis（DISH；びまん性特発性骨増殖症）

○ **T**raumatic（外傷）

Etcetera（痛風その他の軟骨石灰化症）

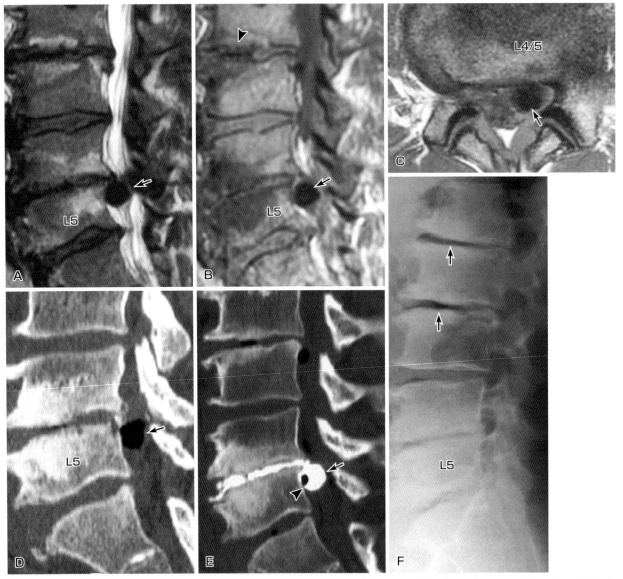

症例9 ガス含有腰椎椎間板ヘルニア，50歳，男性．4年前より左殿部から左下肢の痛みとしびれが繰り返し出現し，ブロックなどを施行したが，今回は左L5神経根症状が強くなり入院した．

- **A**：T2強調矢状断像にてL5椎体後方に円形の無信号領域を認める（→）．L2/3，L4/5の椎間板隙の狭小化を認める．接する椎体には変性を認める．
- **B**：T1強調矢状断像でもL5に無信号領域を認める（→）．L2/3の椎間板内前部にも無信号領域があり，空気の存在を示唆する（▶）．
- **C**：T1強調横断像（L4/5）にて椎間板に接して円形の空気を含む無信号領域を認める（→）．
- **D**：CT再構成矢状断像にてL5椎体の後方には空気を認める（→）．
- **E**：椎間板造影CT矢状断像にてL4/5の椎間板と連続して造影剤がL5椎体後方の病変にも入り，しかもその内部には空気を認める（▶）．ガス含有腰椎椎間板ヘルニアと考えられ，手術にて椎間板ヘルニアの摘出術を施行した．
- **F**：腰椎単純X線側面像にてL1/2，L2/3の椎間板内に空気を認める（→）．
- **補足**：椎間板の変性とともに，その内部に裂隙が入り，空気が内部にたまることはよく知られている（真空現象）．姿勢などにより椎間板に加えられる圧が上昇し，そのガスが弱体化した線維輪から外に出て，周囲の結合織，あるいは椎間板ヘルニアによる反応性の組織内に取り込まれた状態が本症の発生機序と考えられている[4,5]．手術所見では硬膜外に椎間板ヘルニアがあり，その周囲の組織内に針を刺すとプチンと音がして，空気が出た．

（自衛隊中央病院放射線科 藤川章先生のご厚意による）

文 献

1) Benoist M : The natural history of lumbar disc herniation and radiculopathy. *Joint Bone Spine* **69** : 155-160, 2002
2) Fardon DF, et al : Nomenclature and classification of lumbar disc pathology. Recommendations of the Combined task Forces of the North American Spine Society, American Society of Spine Radiology, and American Society of Neuroradiology. *Spine (Phila Pa 1976)* **26** : E93-113, 2001
3) Yu S, et al : Criteria for classifying normal and degenerated lumbar intervertebral disks. *Radiology* **170** : 523-526, 1989
4) Ricca GF, et al : Nerve root compression by herniated intradiscal gas. Case report. *J Neurosurg* **72** : 282-284, 1990
5) Kawaguchi S, et al : Gas-filled intradural cyst of the lumbar spine. Case report. *J Neurosurg* **95** (2 Suppl) : 257-259, 2001

7 脊柱管狭窄症

臨床

　脊柱管狭窄症（spinal canal stenosis）は，脊柱管の狭窄により脊髄，神経根，馬尾が圧迫されて脊髄症や神経根症を起こす病態である．病因から先天性狭窄/発達性狭窄（congenital canal stenosis/developmental canal stenosis）と後天性狭窄（acquired canal stenosis）に分けられる．また，狭窄部位により中心性狭窄〔central；中心管狭窄（central canal）〕，外側狭窄（lateral）に分類する．外側狭窄は，さらに外側陥凹狭窄〔lateral recess；外側溝狭窄（lateral gutter），関節下部狭窄/傍関節部狭窄（subarticular），椎弓根下部狭窄（subpedicular）〕，椎間孔狭窄〔foraminal；椎間孔内狭窄（intraforaminal）〕，椎間孔外狭窄〔extraforaminal；遠位外側狭窄（far-lateral）〕に分ける．中心性狭窄は主に脊髄症や馬尾障害となり，外側狭窄は主に神経根症となる．なお，頸椎領域と腰椎領域では脊柱管狭窄の病態解釈が異なっている．つまり，頸椎領域では原因と症状に注目して頸部変形性脊椎症性脊髄症，頸部変形性脊椎症性神経根症などと呼ばれるのに対し，腰椎領域では狭窄そのものを重視して単に腰部脊柱管狭窄症と呼ばれることが多い．

　脊柱管狭窄には，椎間板隙，後縦靱帯，黄色靱帯，椎弓根や椎間関節などが関与する．線維輪膨隆や椎間板ヘルニアは椎間板隙レベルの狭窄をきたす．後縦靱帯の肥厚や骨化は頸椎領域で多く，椎体レベルで腹側から中心性に狭窄させる．頸椎領域ではLuschka関節の変性や骨棘形成も椎間孔狭窄の大きな要素となる．黄色靱帯の肥厚・たわみや石灰化・骨化は，椎間板隙レベルで背外側から脊柱管を狭窄させる．黄色靱帯骨化症は下位胸椎領域で多い．椎弓根の発達性の短小化は，椎体レベルの狭窄をきたす．変性辷り症による椎間関節の亜脱臼も椎間板隙レベルで椎体縁や椎間板による脊柱管狭窄となる．

画像所見

1. MRI

　狭窄の原因となる骨棘形成，Luschka関節や椎間関節の変性，靱帯の骨化などの評価はCTが適するが，MRIでは線維輪膨隆，靱帯の肥厚などが描出され，それらによる硬膜嚢，脊髄，馬尾，神経根などの圧迫所見が直接得られる．頸椎領域の脊柱管狭窄については本章の「1. 頸椎症」の項に譲り，ここでは主に腰椎領域について述べる．頸椎症の静的圧迫因子は，①椎間板変性，②関節の変性，③靱帯の変性，④脊柱管狭窄症，⑤脊髄の変化に分類して解説したが，腰部脊柱管狭窄症は部位別に分類してみる．

　中心性狭窄は，脊柱管腹側で椎体や椎間板の後縁（症例1A〜D），後縦靱帯が背側突出したり，脊柱管背側で椎弓前縁や黄色靱帯が腹側突出したりして起こる（症例1E, F）．T2強調像では，硬膜嚢内の脳脊髄液がミエログラフィー効果（myelographic effect）によって硬膜および脊髄・神経根の表面を強調するので，圧迫の性状がわかりやすい（症例1A〜C, E）．

　外側狭窄は，神経根に沿って入口部，中間部，出口部に分けると，圧迫因子と除圧法の整合性もあり理解しやすい．入口部は脊柱管外側部の頭側部であり，腹側は椎間板後縁，背外側は上関節突起に囲まれ，内側および外側は開放されている．脊椎症性の狭窄は，椎間板ヘルニア，椎体後縁や上関節突起部の骨棘によるものがあり，T1強調像およびT2強調像ともに低信号の脊柱管への突出として認められる．発達性の狭窄は，椎弓根の短小化による背腹方向の短縮である．中間部は外側陥凹部に相当し，腹側は椎体後面，背側は関節突起間部，外側は椎弓根に囲まれ，内側は開放されている．関節突起間の分離部で増殖した線維軟骨は，T1強調像およびT2強調像ともに低信号として認められる．黄色靱帯の肥厚・たわみによる狭窄に加えて骨化があれば黄色靱帯は著しい低信号となる．出口部は椎間孔部であり，腹側が椎間板後外側縁，背側が

上関節突起外側部で囲まれ，外側は開放されている．椎体や上関節突起の骨棘が，やはり低信号の突出として認められる．

また，変性側弯症も複合的に脊柱管狭窄の原因となる（症例2）．変性側弯症は，変形性脊椎症で椎間板楔状化や椎体回旋によって側弯（Cobb法で10°以上）をきたした状態である．側弯変形は，基盤にある椎間板や黄色靱帯の変形性変化に加えて，内弯側椎間関節の変性・肥厚や内弯側上関節突起の偏位が外側陥凹部の狭窄となる．また，回旋による椎間関節の亜脱臼や側方すべりによる硬膜囊の圧排もある．

2. 単純X線，CT，脊髄造影（ミエログラフィー）

頸椎では正中部前後径が12 mm以下を相対的狭窄，10 mm以下を絶対的狭窄と呼ぶが，胸腰椎領域では計測上の基準値は一般化していない．脊柱管構成要素の各部位での変化をみるにはCTやミエロ後CTの再構成画像が有用である（症例3C）．単純X線での前後屈像や左右屈像などの機能撮影では不安定性を評価でき，脊髄造影での機能撮影・透視撮影では神経圧迫所見の変化を評価できる．

診断のキー

1. 脊柱管狭窄の原因（国際分類を改変）

1) 先天性・発達性狭窄
①特発性．
②先天性：脊柱管癒合不全，脊椎分節不全．
③骨成長異常：軟骨異栄養症，Morquio病など．

2) 後天性狭窄
①変形性：脊椎症性，変性辷り症性，変性側弯症性，椎間板ヘルニア性．
②脊椎辷り症性，脊椎分離症性．
③医原性：脊椎術後など．
④外傷性：破裂骨折，上関節突起骨折など．
⑤造骨性：後縦靱帯骨化症，黄色靱帯骨化症．
⑥腫瘍性：原発性，転移性．
⑦その他の疾患：骨Paget病，フッ素障害，脊椎靱帯骨化症，脊柱靱帯石灰化症，痛風，高ビタミンA血症，硬膜外脂肪腫症など．

3) 合併性狭窄/混合性狭窄（combined canal stenosis/mixed canal stenosis）
①合併性：同一椎間に併存．
②混合性：異なった椎間に併存．

2. 脊柱管狭窄部位とその主な原因

1) 中心管狭窄
椎間板ヘルニア，椎体縁骨棘形成，椎間関節骨性増殖，黄色靱帯の肥厚・たわみ・骨化．

2) 外側狭窄
①外側陥凹狭窄（傍関節部）：椎間板ヘルニア，椎体縁骨棘形成，上関節突起内側縁過形成．
②椎間孔狭窄（椎間孔内）：椎間板ヘルニア，椎体縁骨棘形成，上関節突起亜脱臼．
③遠位外側狭窄（椎間孔外）：椎間板ヘルニア，椎体縁骨棘形成．

3. 腰椎外側脊柱管狭窄の圧迫因子

1) 入口部
椎体後縁骨棘形成，椎間板ヘルニア，上関節突起骨棘形成，椎弓根短小化．

2) 中間部（ほぼ外側陥凹に相当）
椎弓腹側骨棘形成（黄色靱帯付着部），黄色靱帯骨化症，椎弓根短小化，脊椎分離症での線維軟骨増生．

3) 出口部（ほぼ椎間孔に相当）
椎体後外側縁骨棘形成，椎間板ヘルニア，上関節突起骨棘形成，椎間関節亜脱臼．

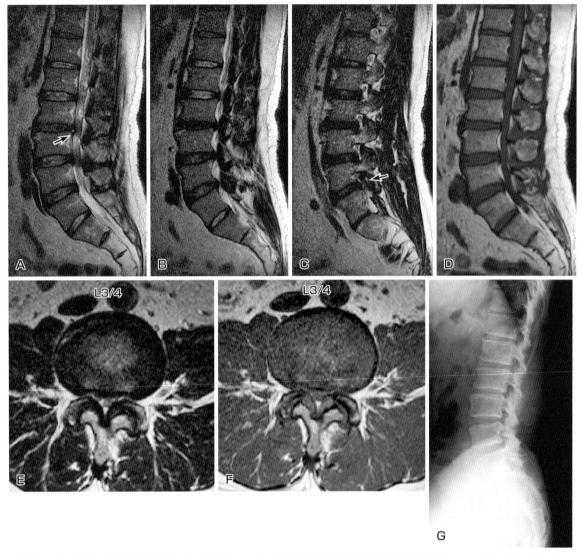

症例1 中心性腰部脊柱管狭窄症，60代，男性．6年前から腰痛があり，最近になって歩行時に増悪し，右優位な下肢のしびれ感も出現した．

- **A**：T2強調矢状断像では，もともと短い椎弓根による先天的な脊柱管狭小化があるところに，L3/4をはじめとする腰椎各椎間で椎間板隙の狭小化を伴う椎間板変性が目立っており，びまん性の線維輪膨隆によって中心性に脊柱管を狭窄させている．また，L3/4の線維輪膨隆では背側端部に点状の高信号を伴っており，限局性の線維輪断裂の所見である（→）．なお，本症例にはS1椎体の腰椎化（lumbarization）がある．
- **B**：T2強調矢状断像（画像Aよりやや左外側寄り）では，腰椎各椎間での線維輪膨隆に加えて黄色靱帯のたわみもあり，中心性の脊柱管狭窄を増悪させている．
- **C**：T2強調矢状断像（画像Bよりさらに外側）では，前述に加えて椎間関節の骨性増殖もあり（→），椎間孔下部のみならず上部での狭窄や外側陥凹部での狭窄もきたしている．
- **D**：T1強調矢状断像では椎体自体の変性はあまり目立たない．
- **E, F**：T2強調横断像（L3/4）およびT1強調横断像（L3/4）では椎弓根の短縮，黄色靱帯のたわみと椎間関節の変性，骨性増殖による中心性の脊柱管狭窄が明らかである．
- **G**：腰椎単純X線側面像でも椎弓根の短縮と椎間関節の変性，骨性増殖による椎間孔狭窄を認める．

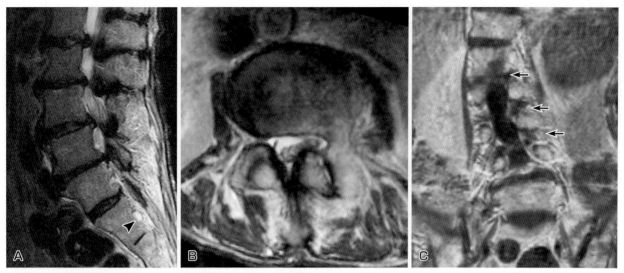

症例2　変性側弯症性腰部脊柱管狭窄症，70代，女性.
- A：T2強調矢状断像では一見，頭側の椎体ほど前後径が短縮してみえており，側弯症があることがわかる．腰椎の各椎間では椎間板隙の狭小化を伴った椎間板変性が著しく，椎間板の突出や骨棘形成によって強い脊柱管狭窄をきたしている．なお，S2に小さな傍神経根仙骨嚢胞（perineural sacral cyst）がある（▶）．
- B：T2強調横断像（L5/S1）では椎間関節の骨性増殖による要素も大きいことがわかる．
- C：造影後T1強調冠状断像では右側に凸の側弯によって左側の上関節突起が内側に偏位し，外側陥凹や椎間孔の狭窄を増悪させている（→）．

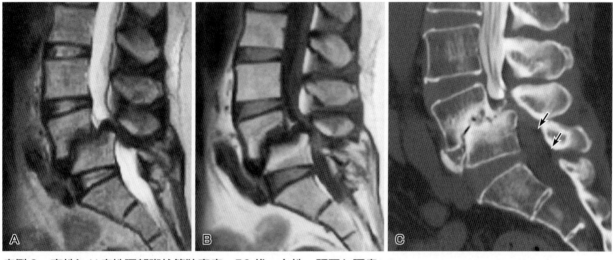

症例3　変性すべり症性腰部脊柱管狭窄症，50代，女性．頑固な腰痛．
- A：T2強調矢状断像ではL4椎体がL5に対して腹側に偏位しており，正常なL4/5椎間板が認められず，終板の変性・変形も強いために，すべりの位置で嵌頓している．これにより脊柱管はL5椎体縁や膨隆した椎間板によって著しく狭窄している．なお，L4椎体後面とL4棘突起との距離は開大しておらず，脊椎分離症に伴うすべりではないことがわかる．
- B：T1強調矢状断像ではL4/5終板に沿って修復期であるModic II型の椎体変性がある．
- C：ミエロ後CT再構成矢状断像ではL4/5で脊柱管が著しく狭小化しており，L4/5より尾側には造影剤の流入がみられない（→）．

文献

1) Arnoldi CC, et al：Lumbar spinal stenosis and nerve root entrapment syndromes. Definition and classification. *Clin Orthop Relat Res* **115**：4-5, 1976
2) Resnick D, et al：Degenerative disease of the spine. Resnick D, et al（eds）：Bone and Joint Imaging 3rd ed. W.B. Saunders, Philadelphia, 1995, pp1372-1462
3) Richmond BJ, et al：Imaging of spinal stenosis. *Phys Med Rehabil Clin N Am* **14**：41-56, 2003

8 脊椎分離症/脊椎すべり症

臨床

　脊椎分離症 (spondylolysis) は，関節突起間部 (pars interarticularis) の欠損または骨折線として認められる．発生頻度は4〜7％で男性に多い．10〜20歳で発症し，5歳以下はまれである．好発部位は，L5での発生が80％以上であり，次いでL4に多い．約10％は片側性である．慢性的負荷による疲労骨折が偽関節となった病態と考えられている．しかし，血族内発症が多いことや人種間格差が大きいことから，先天的要因も発症に影響していると考えられる．

　脊椎すべり症 (spondylolisthesis) の原因は，大きく脊椎分離症によるものと脊椎変性によるものに分かれる．これらによって脊椎は不安定 (instability) となり，下位の椎体に対して上位の椎体が背腹方向に偏位した状態になる．脊椎分離すべり症は50歳以下の男性に多い．脊椎分離すべり症により椎間板の変性やヘルニアを合併し，硬膜嚢を圧排する．脊椎変性すべり症は中高年の女性に多くみられ，若年者には少ない．脊椎変性すべり症の発生は，背側支持機構である椎間関節の異常が主因と考えられる．発生機序は，まず椎間板変性に伴う椎間板腔狭小化によって椎体を支持する靱帯が弛緩することから始まる．不安定性は椎間板変性を増悪させるほか，椎間関節の変性も促進し，さらに脊椎すべり症が進行する．女性に多い理由としては，性周期に伴う腰椎支持靱帯の弛緩など，内分泌因子の関与が疑われている．

画像所見

1．MRI

　脊椎分離症は腰椎単純X線像で診断されるが，MRIの矢状断像では診断が困難な場合が多い．分離線は，矢状断像で後上方より前下方に向かう関節突起間部に低信号線として認められる（症例1A）．横断像では，椎間関節よりも角度の低い低信号線として認められる（症例1B）．神経根の圧迫がある場合は，分離部の肥大した線維軟骨や肉芽組織が原因であることが多い．MRIは，他の画像検査法 (modality) では不明瞭な早期骨折や骨髄内変化を描出できるので，分離症による脊椎や脊椎周囲の炎症性変化の有無を検索することも重要である．T1強調像では，椎弓根内などの骨髄浮腫の有無を診断できる．また，STIR (short tau inversion recovery) 像などの脂肪抑制像を用いると分離部周辺の浮腫性変化も描出できる．

　脊椎すべり症の重症度評価は基本的に，腰椎単純X線側面像で行う．しかし，その評価基準はMRIにも応用できる．すなわち，すべりの距離，角度，骨の変形を評価する．すべりの距離評価は下位椎体上面を4等分し，どの部分まで移動したかをおおまかに4つに分ける方法（Meyerding法）と百分率を表示する方法がある．脊椎分離すべり症では脊柱管の前後径が拡大するため，脊椎変性すべり症との鑑別点となる．また，不安定性が強いと椎体に骨髄浮腫などの変化が認められる．

2．単純X線およびCT

　脊椎分離症の画像所見は，腰椎単純X線斜位像の「スコッチテリアの首輪」として知られる（症例1D）．分離の方向によっては側面像のほうがみやすい場合もある．脊椎すべり症を伴わない場合は単純X線でもわかりにくい．脊椎分離症に伴うストレスの強い場合は，椎弓根の肥厚や骨硬化像として認められる．CT横断像でもMRIと同様に横走する分離線を認めるが，再構成画像にするとさらにわかりやすい．分離線は磨耗により経時的に平滑になる．脊髄造影（ミエロ）後CTで神経根の圧迫像が明らかとなる．

診断のキー

1．腰椎すべり症の分類（Wiltseら[3]の分類）

　typeⅠ：異形成性脊椎すべり症 (dysplastic spondylolisthesis)．上・下関節突起の先天的欠損，

仙骨の低形成を合併．

type Ⅱ：関節突起間部脊椎すべり症（isthmic spondylolisthesis）．
　①関節突起間部の疲労骨折（脊椎分離症；lytic type＝fatigue fracture）．
　②関節突起間部の成長過程における負荷延長〔elongated（attenuated）type〕．
　③関節突起間部の外傷性急性骨折（acute fracture type）．

type Ⅲ：脊椎変性すべり症（degenerative spondylolisthesis）．

type Ⅳ：関節突起間部以外の外傷骨折（traumatic spondylolisthesis）．

type Ⅴ：基礎疾患による骨脆弱化（pathologic spondylolisthesis）．

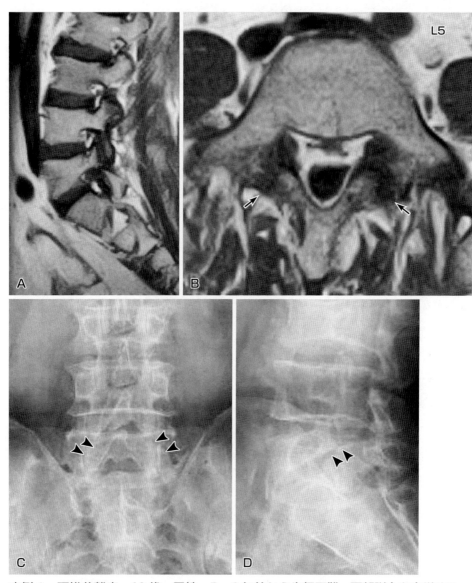

症例1　腰椎分離症，60代，男性．5～6年前から歩行困難，腰部脱力を自覚する．徐々に増悪しており，糖尿病性ニューロパチーが疑われている．
　A：T1強調矢状断像（外側寄り）では，L5椎体の関節突起間部に斜走する低信号の分離線が認められる．近傍の骨髄の変性・浮腫を疑わせる低信号帯は伴っていない．また，分離部のずれもなく，脊椎すべり症には至っていない．
　B：T1強調横断像（L5）ではハの字型に分離線を認める（→）．分離線は椎間関節と異なり，不整な走行をしている．
　C：腰椎単純X線正面像でも両側の分離線（▶）は描出されている．
　D：腰椎単純X線斜位像では，分離線は「スコッチテリアの首輪」として容易に認識できる（▶）．

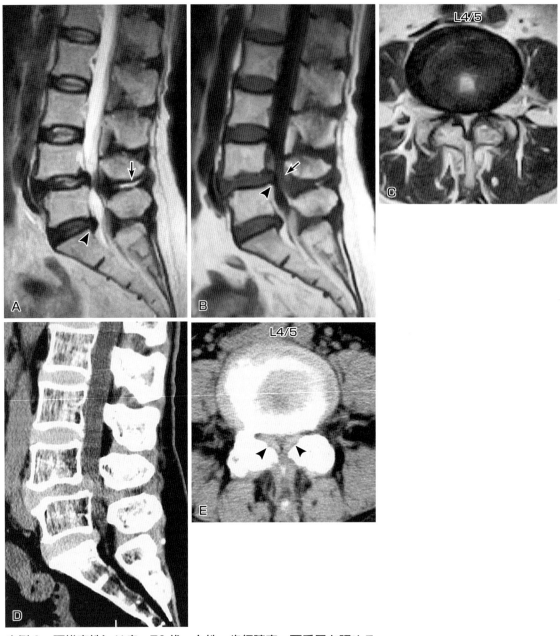

症例2 腰椎変性こり症，70代，女性．歩行障害，下垂足を認める．

A：T2強調矢状断像ではL4/5およびL5/S1椎間板の変性や減高が目立ち，L4椎体がL5に比して腹側に偏位している．しかし，L4椎体後面とL4棘突起前面の距離が開大しておらず，脊椎分離症によるすべりではない．L4/5棘間靱帯にも異常信号がある（→）．また，L5/S1には線維輪膨隆もある（▶）．

B：T1強調矢状断像でもL4椎体の前方偏位があり，L5椎体縁やL4/5線維輪膨隆（▶）と黄色靱帯のたわみ（→）によって脊柱管が著しく狭小化している．

C：T1強調横断像（L4/5）では，すべりや両側椎間関節の肥厚などによる中心性の脊柱管狭窄が明らかである．

D：CT再構成矢状断像でもMRIと同様に描出されている．

E：CT（L4/5のやや尾側）では中心性の脊柱管狭窄に黄色靱帯の要素も大きいことがわかる（▶）．

文献

1) Logroscino G, et al：Spondylolysis and spondylolisthesis in the pediatric and adolescent population. *Childs Nerv Syst* **17**：644-655, 2001
2) Hession PR, et al：Imaging of spondylolysis and spondylolisthesis. *Eur Radiol* **6**：284-290, 1996
3) Wiltse LL, et al：Classification of spondylolysis and spondylolisthesis. *Clin Orthop Relat Res* **117**：23-29, 1976

9 Baastrup病

臨床

Baastrup病（Baastrup disease/syndrome）は，主に腰椎における棘突起間の偽関節症，もしくは棘間滑液包炎であり，"kissing" spineとも呼ばれる．運動選手や職業軍人などで棘突起が大きい場合に，脊柱の後弯や変性による椎間板隙の狭小化があると，上下の棘突起が接触して反応性の軟骨や骨形成を生じる．

中高年のL3/4に好発し，慢性的な腰痛を主症状とする．立位で疼痛が生じ，前屈位で軽減するが，前屈姿勢を長時間とると症状はむしろ増悪する．

画像所見

1. MRI

棘突起間隙は狭小化し，介在する棘間靱帯は石灰化を伴って肥厚する（症例1A〜C）．進行すると嚢胞様の靱帯変性となる（症例1B）．隣接する棘突起の肥厚や骨硬化に加えて，骨髄浮腫によるT2強調像やSTIR像での高信号も認められる．また，棘突起の骨折を合併することがある．脊椎前方成分の変性は目立たないことが多い．

2. 単純X線

病変レベルの棘突起間隙が狭小化し，隣接する棘突起の肥厚と骨硬化像を認める．

診断のキー

肥厚した棘突起の接触による偽関節形成が腰痛の原因となることがある．

鑑別診断

1. 外傷

棘突起のみの骨折を認めることは少ない．治癒に伴う骨橋の形成がある．また，周囲軟部組織の骨化や周囲関節の変形性関節症が付随する．

2. 黄色靱帯石灰化症

黄色靱帯石灰化症では，棘間靱帯は保たれる．

3. 椎間板ヘルニア

椎間板の変性と髄核の脱出による神経根圧迫が，筋力低下や感覚障害を引き起こす．

4. 側弯

若年成人までに側弯が顕在化するが発症年齢は異なる．

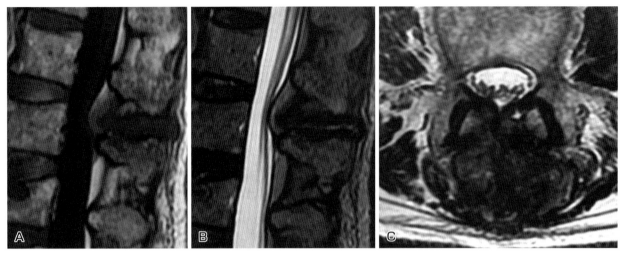

症例1 Baastrup病，70代，男性．腰部痛．進行性核上性麻痺の疑い．
 A：T1強調矢状断像にてL2/3棘突起間隙が狭小化し，隣接する棘突起の骨硬化と靱帯の石灰化に相当する低信号を認める．
 B：T2強調矢状断像では病変部の棘間靱帯に囊胞様変性があり，線状高信号の液体貯留を認める．
 C：T2強調横断像（L2/3）でも棘間靱帯の石灰化を伴った肥厚が目立つ．
（東京都健康長寿医療センター放射線診断科 德丸阿耶先生のご厚意による）

文 献

1) Maes R, et al：Lumbar interspinous bursitis(Baastrup disease) in a symptomatic population：prevalence on magnetic resonance imaging. *Spine (Phila Pa 1976)* **33**：E211-215, 2008
2) Bywaters EG, et al：The lumbar interspinous bursae and Baastrup's syndrome. An autopsy study. *Rheumatol Int* **2**：87-96, 1982

10 びまん性特発性骨増殖症

臨床

びまん性特発性骨増殖症（DISH：diffuse idiopathic skeletal hyperostosis）は，強直性脊椎骨増殖症（ASH：ankylosing spinal hyperostosis；Forestier 病）に四肢関節の靱帯・腱付着部骨化が加わった全身性の加齢変化である．50 歳以上の白人男性に多い．この ASH は連続する多椎体に前縦靱帯骨化を認める病態を指し，胸椎で認めることが多い．ただし，強直性脊椎炎のように椎間関節や仙腸関節は侵さず，病初期には変形性脊椎症のような椎間板の減高も認められない．

前縦靱帯骨化のみでは，脊柱の運動制限以外の症状出現は少ない．合併頻度の高い後縦靱帯骨化や黄色靱帯骨化が加わると，脊髄症や神経根症を惹起する．また，強直化した脊柱は外傷により脊髄損傷を引き起こしやすい．

ASH，DISH の成因はいまだに不明である．ただし，ビタミン A の代謝障害，カルシウム代謝関連異常，肥満，糖代謝異常（高インスリン血症），ホルモン代謝異常が靱帯骨化に影響を及ぼしている．

画像所見

1. MRI

T1 強調像，T2 強調像ともに，椎体前方や側方に沿った厚みのある連続性の低信号として描出される．骨化巣内の骨髄が高信号を示すこともある（症例 1）．しかし，CT と異なり骨化巣からの信号は少ないため病変検出自体が難しい場合もある．MRI の役割は，骨化巣自体の描出ではなく，関連病変，その他の病変や脊髄への影響を検索することにある．

2. 単純 X 線および CT

椎体前方もしくは側方で頭尾方向に連続する骨化巣は，蝋を垂らしたような（candle wax dripping）肥厚像を示す．病初期には椎間板の高さは保たれる．

診断のキー

椎体前方〜側方で 4 椎体以上にわたる長い骨化巣を認めたら，DISH を考慮する．

鑑別診断

1. 強直性脊椎炎

椎間関節や仙腸関節にも病変を認める．

2. 変形性脊椎症

椎間板の減高を認める．

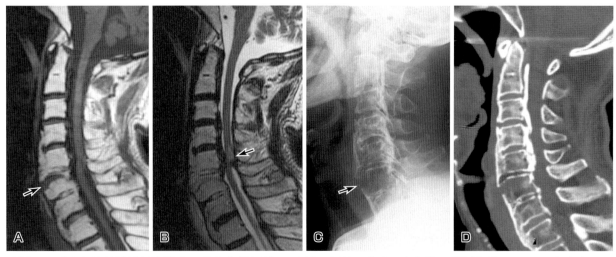

症例1 びまん性特発性骨増殖症に伴う脊椎骨折，70代，男性．自宅で転倒後，頸髄損傷による不全麻痺を認める．
A：T1強調矢状断像にて頭尾方向に連続する前縦靱帯の骨化を認め，C6レベルで椎体とともに骨折している（→）．
B：T2強調矢状断像では圧迫部の頸髄内に高信号を認める（→）．
C：頸椎単純X線側面像では，前縦靱帯骨化とともに強直したC6椎体の骨折がわかりやすい（→）．
D：CT再構成矢状断像では，後縦靱帯骨化は混合型であることがわかる．

文献

1) Mader R：Diffuse idiopathic skeletal hyperostosis：time for a change. *J Rheumatol* **35**：377-379, 2008
2) Ehara S, et al：Paravertebral ligamentous ossification：DISH, OPLL and OLF. *Eur J Radiol* **27**：196-205, 1998
3) Cammisa M, et al：Diffuse idiopathic skeletal hyperostosis. *Eur J Radiol* **27**：S7-11, 1998

第5章

炎症性関節疾患

1 関節リウマチ

臨床

関節リウマチ（RA：rheumatoid arthritis）は関節滑膜の慢性炎症を主病変とする原因不明の全身性疾患である．関節リウマチ性脊椎病変は，特に頸椎に生じる．頸椎病変は環軸椎亜脱臼〔atlanto-axial subluxation；狭義では前方亜脱臼（anterior subluxation）〕，側方亜脱臼（lateral subluxation），垂直性亜脱臼（vertical subluxation, cranial settling, pseudobasilar invagination），下位頸椎亜脱臼〔軸椎下亜脱臼（subaxial subluxation）〕に大別され，上位頸椎病変が多い．確定された関節リウマチでは70～80％と高頻度になんらかの頸椎病変があり，進行性，多発性，破壊性の特徴を有している．しかし，頸椎に異常所見を認めても症状がない場合も多い．

環軸関節は，荷重関節である左右外側環軸関節，および歯突起前面と環椎前弓後面との環椎歯突起関節，歯突起後面と横靱帯前面との靱帯歯突起関節により構成され，いずれも滑膜関節である．歯突起周囲の滑膜炎やパンヌス（pannus）形成による歯突起侵食や，滑膜炎の靱帯への波及による靱帯脆弱化が環軸椎亜脱臼を惹起する．上位頸椎では，この環軸椎亜脱臼に遅れて側方の椎間関節の磨耗が起こり，歯突起の上方偏位（垂直性亜脱臼）に至る（**症例1**）．次いで，中下位頸椎で動きを代償するようになり，中下位頸椎での亜脱臼が生じる．なお，関節リウマチで胸腰椎が侵されることは少ない．ただし，ステロイド使用による胸椎の骨粗鬆症や圧迫骨折はよくみられる．

画像所見

1. MRI

環軸椎亜脱臼やパンヌスは頭蓋頸椎移行部での狭窄をきたし，MRIはその脊髄圧迫の評価に有用である．画像では，歯突起前後や外側環軸関節の滑膜炎による歯突起の細小化など環軸関節の破壊，横靱帯の弛緩や断裂がみられる．歯突起周囲のパンヌスは関節内の滑膜細胞層上の炎症性滲出物質である．これには，富血管性（65％），線維性（25％），乏血管性（9％）があり，T2強調像でそれぞれ高信号，低信号，中間信号（**症例2**）を呈する．

環軸椎亜脱臼における関節と脊髄の動態は，頭部前屈位での評価が有効であるが，コイルの制限により十分な屈曲位がとれない場合が多い．また，脊髄圧迫症状出現の危険があるので注意深い施行が必要である．

パンヌスは歯突起周囲（**症例3**）以外の関節包や滑液包にも発生しうる．靱帯や硬膜の肥厚が腫瘤状にみえることもある．そのほかに，中下部頸椎での椎間関節の破壊や椎間板への炎症浸潤，腱・靱帯付着部症（enthesopathy）がみられる場合もある．

2. 単純X線

環軸椎亜脱臼の初期の段階では，通常の頸椎単純X線像で見逃されることがあり，疑われる場合には注意深く前屈位を含む頸椎機能撮影を行う．第8章の「5. 環軸椎亜脱臼」を参照のこと．

診断のキー

環軸椎亜脱臼を合併する疾患には関節リウマチのほかに，Down症候群，軟骨形成不全症，骨形成不全症，ムコ多糖症，Ehlers-Danlos症候群，乾癬性関節炎，Reiter症候群や強直性脊椎炎といったその他のリウマチ因子陰性脊椎関節症，化膿性関節炎，透析性脊椎関節症や外傷などがある．

鑑別診断

1. Down症候群

特徴的な顔貌，低身長，知能発達遅延や全身関節弛緩を呈する症候群であり，新生児期や乳児期に診断される．

2. 透析性脊椎関節症

長い透析歴がある．棘上靭帯などにもアミロイド沈着が目立つ．

3. 軟骨形成不全症

頭蓋底，大後頭孔や脊柱管の低形成がある．腰椎では椎弓間距離が減少している．

4. ムコ多糖症

椎体の卵形・嘴状変形を伴う．歯突起低形成を認めることもある．

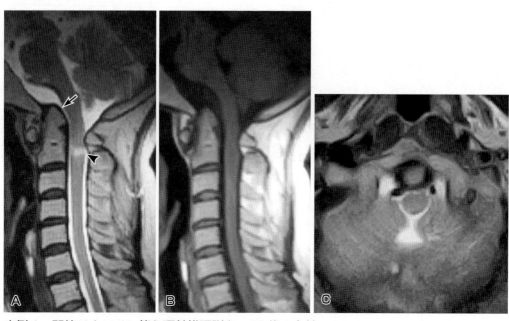

症例1　関節リウマチに伴う環軸椎亜脱臼，50代，女性．
　A：T2強調矢状断像では，後上方へ偏位した歯突起と環椎後弓により延髄頸髄移行部は狭小化している（→）．髄内には環椎後弓の圧迫による背側寄りの高信号を認める（▶）．
　B：T1強調矢状断像では，延髄頸髄移行部の異常信号は明らかではない．
　C：T2強調横断像（大後頭孔レベル）では，延髄頸髄移行部の腹側で大後頭孔へ歯突起が突出している．

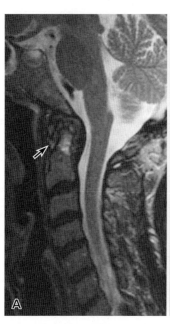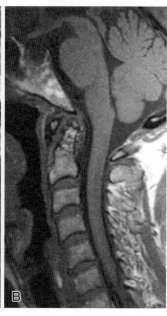

症例2　関節リウマチに伴う環軸椎亜脱臼，50代，女性．左人工股関節置換術の全身麻酔前に頸椎検査を施行した．
　A：T2強調矢状断像では，環椎前弓と軸椎歯突起との間に，筋よりやや高信号のパンヌスを認める（→）．歯突起を取り囲むパンヌスによって骨皮質にはびらんがある．歯突起骨髄の信号強度も上昇している．
　B：T1強調矢状断像でも，歯突起周囲にパンヌスはあるが，延髄頸髄移行部の前後径は保たれている．

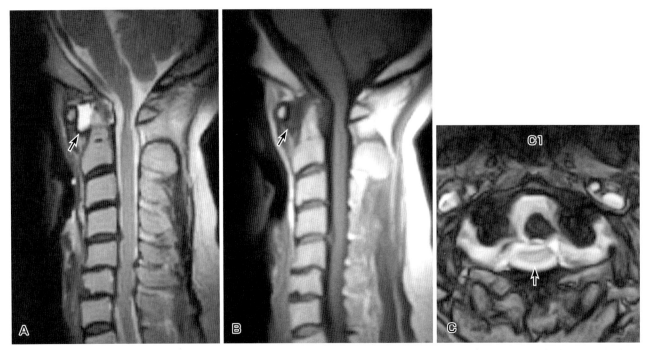

症例3 関節リウマチに伴うパンヌス形成，50代，女性．20年来の関節リウマチがあり，両側上肢の腱反射亢進を認める．

A：T2強調矢状断像では，軸椎歯突起の腹側優位に著しい高信号を呈する構造を認める（→）．歯突起と環椎前弓は離開し，また，歯突起背側の隆起構造によって延髄頸髄移行部を圧排している．

B：T1強調矢状断像では，歯突起周囲の構造物は淡い低信号を示し，囊胞性病変ではなく軟部組織腫瘤であることがわかる（→）．

C：GRE-T2*強調横断像（C1）では，脊髄が扁平化している（→）．

文　献

1) Oostveen JC, et al：Magnetic resonance imaging in rheumatic disorders of the spine and sacroiliac joints. *Semin Arthritis Rheum* **30**：52-69, 2000
2) Keersmaekers A, et al：Cervical myelopathy due to rheumatoid arthritis. Case report and review of the literature. *Acta Neurol Belg* **98**：284-288, 1998
3) Kramer J, et al：Rheumatoid arthritis of the cervical spine. *Rheum Dis Clin North Am* **17**：757-772, 1991

2 強直性脊椎炎

臨床

強直性脊椎炎（ankylosing spondylitis）は，リウマチ因子陰性脊椎関節症（seronegative spondyloarthropathy, rheumatoid variant）の代表であり，思春期から青壮年期（15～35歳）の男性に発症する．女性に多い関節リウマチと対照的である．90％以上にHLA-B27との相関が認められる．*Klebsiella*属の細菌感染との関連も疑われている．仙腸関節炎が早期から生じ，進行すると腱や靱帯の付着部の炎症（enthesopathy）によって脊椎の変形と不撓性や四肢の関節可動域制限が生じる．虹彩炎や大動脈炎，大動脈弁閉鎖不全を合併することがある．

頻度は低いが長期症例では脊椎に硬膜憩室（dural diverticulosis）を認めることがある．炎症が脊柱管内に進展してくも膜炎を起こすと，呼吸運動や動脈拍動が脳脊髄液を介して波及し，くも膜の憩室様突出（arachnoid diverticulum）を形成すると考えられている．これによって脳脊髄液漏出症（低髄液圧症候群）や脊髄ヘルニア機序による馬尾症候群を合併することもある．

画像所見

1. MRI

頸椎では歯突起のびらん（erosion），環軸椎亜脱臼が認められる．歯突起骨折による環軸椎亜脱臼も起こる．腱・靱帯付着部症による隅角侵食を反映した腰椎の方形化（squaring）が目立ち，進行すると椎間板隙が保たれたまま靱帯骨棘形成（marginal syndesmophytosis）によって椎体癒合した竹様脊柱（bamboo spine）となる（症例1A）．骨減少症（osteopenia）も認められる．これらの変化はT1強調矢状断像で検知しやすい．線維輪や椎体縁の靱帯骨棘形成が高信号を呈することがある．また，T2強調像では椎体終板部骨髄の異常信号，骨炎（osteitis）による椎体辺縁部の高信号を認める〔隅角光沢徴候（shiny corner sign）；症例1A〕．仙腸関節の対称性の侵食像，もしくは強直性は早期から出現する．環軸椎亜脱臼以外の頸椎領域での損傷も軽微な外傷で起こり，強直した椎体もしくは椎間板レベルでは剪断（横断）骨折を生じる．もともとの慢性的な骨破壊や侵食と新たな病変との鑑別は，単純X線では難しいが，MRIでは骨髄の浮腫などから診断可能なことが多い（症例2A）．

脊椎のくも膜憩室様突出は，椎弓根や椎弓板など後方成分で非対称性に認めることが多い．硬膜囊が椎体方向に憩室様に拡張する場合は，拍動圧を吸収する椎間板は比較的保たれ，椎体後面がよりえぐれるダルマ状の形態が特徴的である（症例3A）．

2. 単純X線

骨単純X線では，椎体椎間板境界前縁部での骨炎（Romanus lesion, shiny corner sign；症例1B），線維輪や椎体縁の靱帯骨棘形成，椎体終板部の侵食像や破壊像（Andersson lesion；症例1B，2C），椎間板の石灰化，骨粗鬆症性変化などがみられる．正面像では椎弓部と椎間関節部が上下につながり，棘突起と合わせて3本のtrolly track signを呈する．

診断のキー

3カ月以上持続する腰痛や胸郭運動制限があり，脊椎の強直とともに仙腸関節炎を認める．

鑑別診断

1. 強直性脊椎骨増殖症

強直性脊椎骨増殖症は，高齢者に多く，前縦靱帯の骨化を認める．仙腸関節や椎間関節の強直はない．炎症所見も伴わない．

2. 化膿性もしくは結核性仙腸関節炎

仙腸関節炎は一側性である．

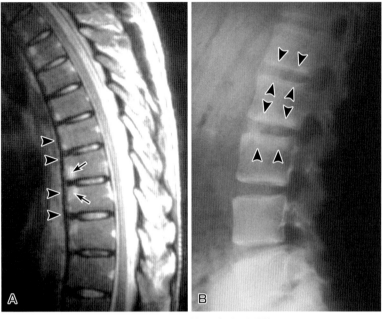

症例1　強直性脊椎炎，30代，男性．炎症活動期．
A：T2強調矢状断像で，椎体前面に沿うような低信号があり（▶），椎体辺縁部は限局性の高信号を示している（→）．
B：腰椎単純X線側面像では，Th12/L1やL1/2椎間の椎体終板に沿うような淡い骨硬化像があり（▶），Andersson lesionに相当する．

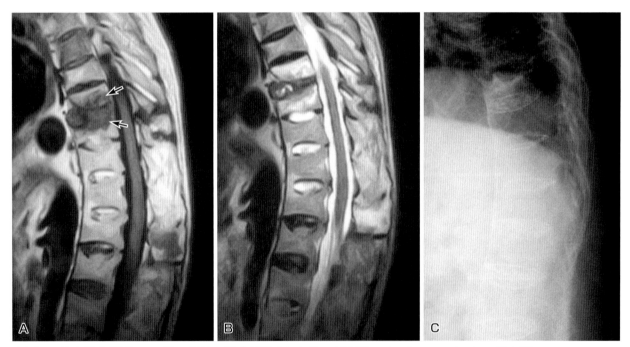

症例2　強直性脊椎炎，60代，男性．炎症が終息した後に外傷性のAndersson lesionが出現．
A：T1強調矢状断像で，脊椎は癒合してbamboo spineとなっており，上部胸椎に低信号を示す比較的最近の骨挫傷を認める（→）．外傷性のAndersson lesionであり，同部は偽関節を形成している．
B：T2強調矢状断像では，骨髄浮腫は損傷椎体のほぼ全体に広がっている．
C：胸椎単純X線側面像でも椎体前面に沿った強直性変化が顕著である．全体的に椎体の骨塩量は減少している．
（提供：江原　茂）

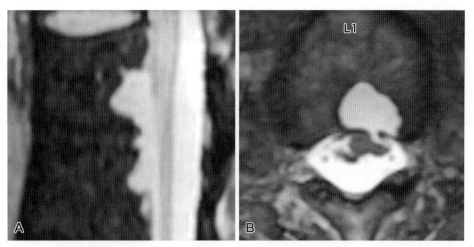

症例 3　強直性脊椎炎に伴う馬尾症候群，60代，男性．数年前から左下肢のしびれと歩行障害が出現．
　A：3D-MERGE法再構成矢状断像では癒合したL1-2椎体後面で，分葉状に硬膜が憩室様拡張している．馬尾神経根は近接しているが，憩室内への強い嵌頓は認めない．
　B：FIESTA法再構成横断像（L1）では拡張した硬膜が椎体後面を圧排性に侵食している．馬尾神経根は憩室方向へ牽引され，脊柱管内で左前方へ偏位している．

文　献

1) Braun J, et al：Imaging and scoring in ankylosing spondylitis. *Clin Exp Rheumatol* **20**(6 Suppl 28)：S178-184, 2002
2) Oostveen JC, et al：Magnetic resonance imaging in rheumatic disorders of the spine and sacroiliac joints. *Semin Arthritis Rheum* **30**：52-69, 2000
3) Bilgen IG, et al：Adhesive arachnoiditis causing cauda equina syndrome in ankylosing spondylitis：CT and MRI demonstration of dural calcification and a dorsal dural diverticulum. *Neuroradiology* **41**：508-511, 1999

SAPHO 症候群

臨床

SAPHO（synovitis-acne-pustulosis-hyperostosis-osteitis）症候群は，掌蹠膿疱症や痤瘡などの皮膚病変に合併する骨関節疾患であり，多発性・反復性の慢性骨髄炎，急性〜慢性の関節炎もしくは無菌性骨炎を認める．特に，前胸壁（肋鎖関節，胸鎖関節，上部胸肋関節や胸骨柄結合）の骨過形成が特徴的である．脊椎病変は胸椎レベルに多く，進行形式から①非特異的脊椎椎間板炎型，②骨硬化型，③傍椎体骨化型に分けられる．また，片側性の仙腸関節の骨硬化や骨びらんも高頻度で認める．皮膚病変と骨関節病変は同時に発症するとは限らず，骨関節病変が皮膚病変に先行することもある．30〜40代に好発する．

発症機序として，①低毒性細菌感染を契機とする自己免疫反応や，②リウマチ因子陰性脊椎関節症が想定されている．HLA-B27は陰性で，HLA-DR4がしばしば陽性として出る．

画像所見

1. MRI

非特異的脊椎椎間板炎型では，椎体終板や辺縁部の不整像，骨びらんや周囲の骨髄浮腫を呈し（**症例1A, B**），骨硬化や椎間板隙の狭小化に至る．骨硬化型では広範な骨硬化像を示すが，椎間板は比較的保たれる．骨硬化がびまん性のため，造骨性の骨腫瘍や骨髄炎との鑑別を要する．進行すると慢性期には強直性変化となる．傍椎体骨化型では，脊椎から離れた非辺縁型の靱帯骨棘（non-marginal syndesmophyte）が形成される．慢性化すると椎体前面に架橋骨形成を認め，椎間板は石灰化・骨化する．ただし，いずれも脊椎椎間板炎で非特異的に認める所見であり，疾患特異性はない．したがって，MRIは診断確定というよりは病勢評価や治療効果判定などの経過観察に用いられる．

2. 単純X線およびCT

MRIでは骨髄浮腫の感度が高いのに対し，単純X線およびCTでは骨硬化像の評価が容易である（**症例1C**）．また，椎体辺縁部や終板での微細な不整像や骨びらんも認めやすい．

3. 核医学検査

骨シンチグラフィーでは，脊椎病変に加えて，前胸壁の胸肋鎖関節部に標識物質の異常集積を認めることが多い．このほかに，仙腸関節や四肢長管骨にも病変があれば，それぞれ集積を認める．

診断のキー

脊椎，胸肋鎖関節部，仙腸関節や四肢長管骨などの骨病変分布を認めたら，皮膚病変がなくてもSAPHO症候群を考慮する．

鑑別診断

1. 脊椎炎および椎間板炎

早期から椎間板の異常を認める．関節をまたいで隣接する椎体に病変が及ぶ．

2. 強直性脊椎炎

仙腸関節病変は両側性である．胸肋鎖関節部の骨過形成は認めない．

3. 多発性骨転移

骨病変の分布はランダムである．掌蹠膿疱症などの皮膚病変を認めない．

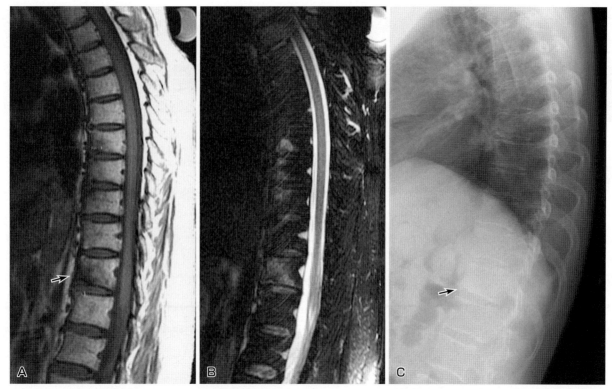

症例 1　SAPHO 症候群（非特異的脊椎椎間板炎型），50 代，女性．掌蹠膿疱症にて経過観察中に背部痛が出現した．
- **A**：T1 強調矢状断像にて Th12 椎体の下部終板前縁に不整像があり（→），周囲に骨髄浮腫を伴っている．Th8 下部終板，Th9 上下終板，Th10 上部終板の前縁部でも同様の病変を認める．介在する椎間板は保たれている．
- **B**：脂肪抑制 T2 強調矢状断像では骨髄浮腫の分布がわかりやすい．
- **C**：腰椎単純 X 線側面像では Th12 椎体の下部終板前縁に骨びらん，骨硬化像や靱帯骨棘（syndesmophyte）様の骨形成を認める（→）．Th8-10 椎体の終板病変はやや不明瞭である．

文　献

1) Laredo JD, et al：SAPHO syndrome：MR appearance of vertebral involvement. *Radiology* **242**：825-831, 2007
2) Nachtigal A, et al：Vertebral involvement in SAPHO syndrome：MRI findings. *Skeletal Radiol* **28**：163-168, 1999
3) Perez C, et al：MR imaging of multifocal spondylodiskitis as the initial manifestations of SAPHO syndrome. *AJR Am J Roentgenol* **171**：1431-1432, 1998

4 石灰化頸長筋腱炎

臨床

石灰化頸長筋腱炎（calcific tendinitis of the longus colli）は，20〜50代に好発する．数日の急性経過を呈する頸部痛，頸部可動域制限，発熱，嚥下障害や咽頭痛があり，局所安静や非ステロイド性抗炎症薬（NSAIDs：nonsteroidal antiinflammatory drugs）投与などの対症療法により2週間程度で症状が軽快する．国際頭痛分類では「咽頭後方腱炎による頭痛」に相当する．

病理では頸長筋腱〔特に上斜部（superior oblique）〕へのハイドロキシアパタイトの沈着および，これに付随する炎症を認めるが，石灰沈着の原因は不明である．石灰沈着性腱板炎と同様の病態と考えられている．

撮像法

軟部組織の炎症・浮腫や液体貯留を検出するには，STIR（short tau inversion recovery）像などの脂肪抑制画像が有用である．

画像所見

1. MRI

頸長筋に沿う炎症を認め，椎体前面の液体貯留や後咽頭腔の拡大を伴う（症例1A）．MRIでは環椎前弓前面の石灰化を指摘するのは難しい．炎症波及により椎体の信号変化を認めることもある．

2. CT

MRIに比して環椎前弓前面の石灰化を指摘しやすい（症例1B）．また，石灰化が頸長筋付着部に沿っていることもわかる．

3. 単純X線

環椎前弓前面の石灰化は，単純X線でも指摘できることが多い．典型的臨床経過があれば，単純X線でも診断できる．

診断のキー

成人で急性発症の頸部痛，咽頭痛があり，環軸椎前面の石灰化巣と後咽頭腔拡大をみたら疑う．

鑑別診断

1. 環椎前弓下副小骨

環椎前弓下部のほぼ同様な位置に過剰骨を認める．臨床症状を伴わないことが鑑別点となる．

BOX

■咽頭後部浮腫および液体貯留の原因
1. 咽頭後部・脊椎前部膿瘍
2. 放射線治療あるいは内頸静脈切除後の二次性浮腫
3. 川崎病
4. 石灰化頸長筋腱炎

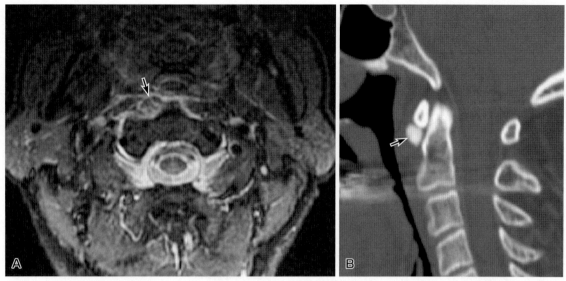

症例 1 石灰化頸長筋腱炎，50代，男性．昨夜から頸部痛が出現し，頸部可動域制限もある．
 A：FLAIR法横断像（C2）にて右頸長筋に高信号化を伴った腫脹を認め（→），周囲には炎症波及もしくは浮腫と考えられる筋膜に沿った高信号を伴っている．
 B：CT再構成矢状断像では右頸長筋付着部近傍に石灰化巣を認める（→）．

文献

1) Newmark H 3rd, et al：Calcific tendinitis of the neck. *Radiology* **128**：355-358, 1978
2) Artenian DJ, et al：Acute neck pain due to tendonitis of the longus colli：CT and MRI findings. *Neuroradiology* **31**：166-169, 1989
3) Eastwood JD, et al：Retropharyngeal effusion in acute calcific prevertebral tendinitis：diagnosis with CT and MR imaging. *AJNR Am J Neuroradiol* **19**：1789-1792, 1998

5 透析性脊椎関節症

臨床

　長期透析患者では，透析アミロイドーシスに伴い脊椎病変を高率に合併する．透析アミロイドーシスは，長期透析患者の関節や軟部組織にβ_2ミクログロブリン（β_2m）を前駆物質とするアミロイドが沈着することによって起こる破壊性脊椎関節症（DSA：destructive spondyloarthropathy）などの透析性脊椎症，腎性骨異栄養症（renal osteodystrophy），骨囊胞や手根管症候群などの骨関節障害の総称である．

　透析開始後12年で約半数に，20年後にはほぼ全例にアミロイド沈着がある．DSAの発症は透析導入10年後から増加し，頻度は全透析患者の約20％と推定されている．

　本来，クラスⅠ主要組織適合性抗原を構成するβ_2mは，腎臓の尿細管細胞で分解される．透析患者では腎障害のため体内に蓄積し，難溶性のアミロイドとなって関節周囲，消化管や皮膚などに沈着する．これはマクロファージの食作用にも抵抗性をもち，また，マクロファージなどからのサイトカインが局所的な炎症反応を惹起して組織を破壊するに至る．透析患者のアミロイドは，関節リウマチ患者のアミロイドよりも関節への親和性が高く，軟骨破壊や関節液貯留などの関節障害をきたしやすい．

　脊椎病変は，高度の椎間板変性や椎体および椎間関節の骨破壊を伴うDSAと，脊椎の硬膜外腔，後縦靱帯，黄色靱帯や椎間板を中心とした脊椎アミロイド沈着および軟部増殖性病変に伴う脊柱管狭窄を主病変としたものに大別され，これらは臨床的に透析性脊椎関節症（dialysis-related spondyloarthropathy）としてまとめられる．脊椎のどのレベルにも生じうるが，軸椎周囲，下部頸椎または腰椎によくみられる．多発することもまれではない．

　DSAは，アミロイドが椎間板線維輪の亀裂部や椎間関節の関節包靱帯付着部に沈着し，椎間関節や椎間板の破壊を引き起こすことにより発症する．また，アミロイド沈着だけではなく，副甲状腺機能亢進症，結晶沈着や炎症に加えて靱帯の緩みによる不安定性など，機械的ストレスも関与している．

画像所見

1．MRI

　DSAは単純X線で診断できるが，DSAを伴わない脊柱管狭窄例では，診断のためにMRIが必要である．MRIではアミロイド沈着を反映し，椎間板や後縦靱帯，黄色靱帯などが肥厚してT1強調像，T2強調像ともに低信号を呈することが多い（**症例1**）．軸椎歯突起周囲にもアミロイド沈着を示唆する低信号病変がみられ，ときに軟部増殖性病変（偽腫瘍，amyloidoma）を形成する（**症例1，2**）．環軸関節の滑膜と横靱帯が主病巣であり，歯突起の腹側および背側にできる．進行すると歯突起の破壊と環軸椎亜脱臼をきたす．

　DSAでは，脊椎辷り症や脊椎変形を伴う（**症例3**）．椎体や椎弓内に囊胞性変化を認めることもある．MRIでの骨破壊性病変の信号強度は，T2強調像で高信号を呈することの多い化膿性脊椎炎との鑑別に有用であるが，骨破壊の強い部位や囊胞性変化をきたした部位ではT2強調像で高信号を示し，両者の鑑別が難しいこともある．また，アミロイド沈着によるT2強調像の低信号は，磁化率アーチファクト由来ではないので，グラディエントエコー（GRE：gradient echo）法のT2*強調像を撮影すると褐色腫，色素性絨毛結節性滑膜炎，巨細胞腫などのヘモジデリン沈着を伴う病態との鑑別ができる．

2．単純X線およびCT

　単純X線およびCTでは，椎体終板の骨侵食または骨破壊や骨硬化像を伴う椎間板隙の狭小化・拡大があり，椎体の前後への亜脱臼がみられる．また，軟骨下囊胞形成もあり，地図状の骨破壊像として隔壁様構造や骨硬化縁を伴うこともある．原義では椎体縁棘状骨

増生（骨棘形成）を認めないことを特徴とするが，単純X線所見は化膿性脊椎炎，Charcot関節や椎間板変性による変形性脊椎炎と類似する．

CTでは，歯突起周囲の偽腫瘤は軽度高吸収値〔70 HU（Hounsfield unit）程度〕を呈する．

診断のキー

透析性脊椎関節症は，胸椎レベルではほとんど認められない．透析アミロイドーシスは，β_2mに由来するアミロイド沈着であるが，血清β_2m値と透析アミロイドーシスの重症度には相関性はなく，診断の役には立たない．長期血液透析で発症することが多いが，腹膜透析や透析を行わない長期腎不全患者にも類似した所見を認めることがある．

鑑別診断

1. crowned dens症候群

全身性の軟骨石灰化症に合併して，歯突起周囲の靱帯にハイドロキシアパタイトやピロリン酸カルシウムが冠状に沈着する．

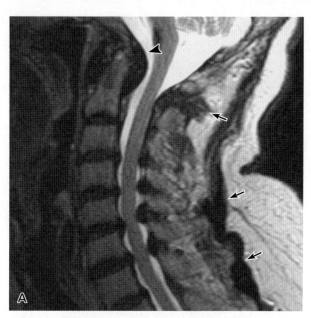

症例1　透析アミロイドーシス，60代，女性．腎不全にて透析30年間の経歴がある．

A：T2強調矢状断像では，後縦靱帯や黄色靱帯が肥厚している．後環軸膜や棘上靱帯の低信号化を伴った肥厚も目立つ（→）．歯突起周囲にもアミロイド沈着が強く，偽腫瘤を形成している（▶）．

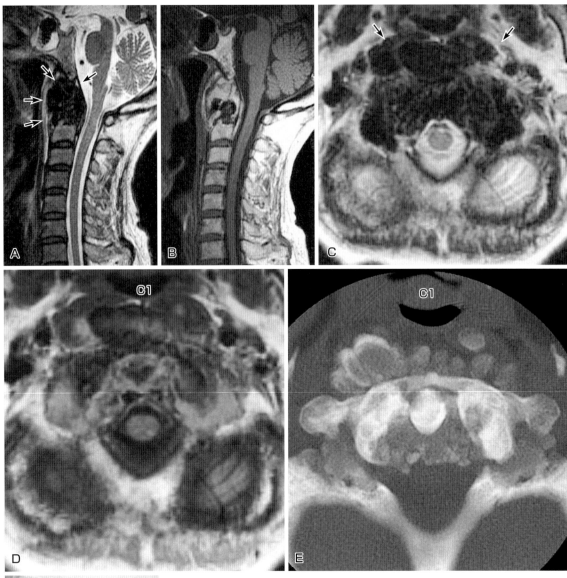
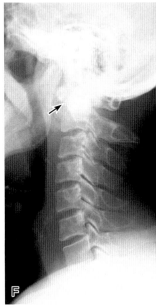

症例2 長期透析に伴う環軸椎亜脱臼，50代，男性．長期透析経過中に頸髄症が出現した．

A：T2強調矢状断像では歯突起周囲から環椎前弓をも巻き込むように著しい低信号が広がっている（→）．T2強調像では環軸椎間距離は不明瞭である．

B：T1強調矢状断像では歯突起周囲の軟部腫瘤は淡い高信号を呈しており，一部には強い低信号を伴っている．T1強調像では環軸椎間距離が開大していることがわかる．これによって頭蓋頸椎移行部の脊柱管は狭小化している．

C：T2強調横断像（C1）では歯突起周囲の軟部腫瘤は環椎前弓を巻き込んでいる（→）．

D：T1強調横断像（C1）では骨構造と軟部腫瘤との区別がT2強調像より明瞭である．

E：CT（C1）では歯突起および環椎周囲に石灰化を伴った分葉状腫瘤が広がっている．歯突起および環椎は脱灰している．

F：頸椎単純X線側面像では歯突起周囲に不整形な高吸収値領域があり，環軸椎間距離が開大している（→）．

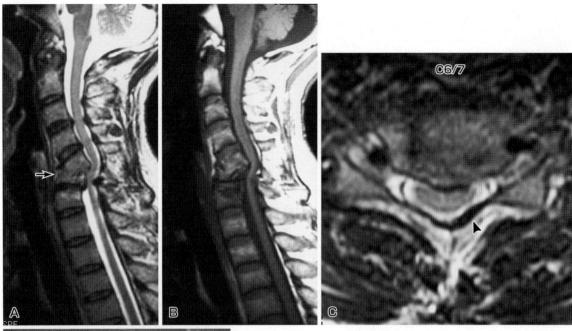
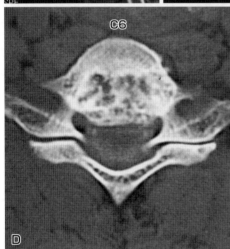

症例3 透析に伴う破壊性頸椎症，50代，男性．慢性腎不全で12年来の透析歴があり，3年前から頸部痛を自覚するも放置していた．1年前に追突事故で受傷してから症状が徐々に増悪し，手術適応ありと判断された．

- **A**：T2強調矢状断像ではC5椎体が前傾してC6椎体へ嵌入する圧迫骨折を認める（→）．椎間板と終板に高信号はなく，化膿性脊椎炎の所見には合致しない．椎体周囲に及ぶような軟部組織像も認められない．同部近傍には限局性の前弯があり，主にC5椎体下縁の背側突出とC5/6の黄色靱帯の肥厚・たわみによって強い脊柱管狭窄をきたしている．C6椎体の後方すべりもあり，所見を増悪させている．C3/4やC4/5椎間では椎間板膨隆もある．
- **B**：T1強調矢状断像でも頸髄の屈曲・蛇行が著しい．
- **C**：T2強調横断像（C6/7）ではC6椎体後縁の突出と黄色靱帯の肥厚・たわみ（▶）によって頸髄がブーメラン状に変形している．
- **D**：CT（C6）では頸髄周囲の脳脊髄液腔が著しく狭小化している．

文 献

1) Jevtic V：Imaging of renal osteodystrophy. *Eur J Radiol* **46**：85-95, 2003
2) Rafto SE, et al：Spondyloarthropathy of the cervical spine in long-term hemodialysis. *Radiology* **166**：201-204, 1988
3) Kuntz D, et al：Destructive spondylarthropathy in hemodialyzed patients. A new syndrome. *Arthritis Rheum* **27**：369-375, 1984

6 小児椎間板石灰化症

臨床

　小児頸胸椎の髄核に発生する椎間板石灰化で，炎症反応を伴い，局所疼痛や関連痛によって脊柱運動制限をきたすが，保存的治療によって数カ月から数年で自然消失する予後良好な疾患である．ただし，石灰化した椎間板の前方突出による嚥下障害，後方突出による脊髄症状や神経根症状を合併して，手術を要する症例もある．これに対し，成人の椎間板石灰化は下位胸椎〜腰椎椎間板の線維輪が主体であり，無症状だが自然消失しない．

　好発年齢は6〜10歳である．病変高位はC4/5, C3/4およびC5/6の順に多く，多椎間に認めることもある．椎間板石灰化症があると，外傷による脊髄損傷や，脳および脊髄の線維軟骨塞栓症（fibrocartilaginous embolism）を引き起こす危険がある．

　発症の原因には，外傷による血腫形成，感染，椎間板血行障害，無腐性壊死，椎間板発育障害や代謝障害などの可能性がある．石灰化物質はハイドロキシアパタイトやピロリン酸カルシウムなどであり，石灰沈着性腱板炎，石灰化頸長筋腱炎，crowned dens症候群などと同様の発症機序が想定される．

画像所見

1. MRI

　石灰化の程度によっては椎間板の低信号化はあまり目立たない．約1/3では石灰化した椎間板が脊柱管へ突出している．また，石灰化椎間板の隣接終板への力学的もしくは血行動態的な影響や，炎症波及によって，椎体に異常信号を認めることもある．

2. 単純X線およびCT

　石灰化が淡い場合は，単純X線よりCTのほうが病変を検出しやすい（症例1）．また，隣接椎体の変形も捉えやすい．

診断のキー

　炎症反応を伴う頸部痛を認めたら，小児では椎間板石灰化，若年成人では石灰化頸長筋腱炎，高齢者ではcrowned dens症候群を考慮する．

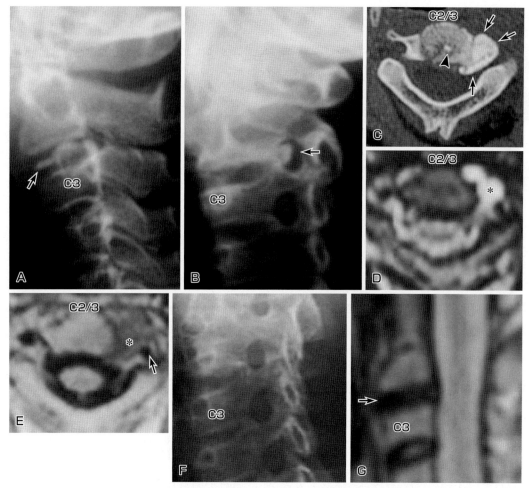

症例1　小児椎間板石灰化症，8歳，女子．2週間前より頸部痛があり来院．その後，寛解と増悪を繰り返す．神経症状はない．

- **A**：初診時の頸椎単純X線側面拡大像にてC2/3椎間板に石灰化を認める（→）．椎間板隙の狭小化はない．
- **B**：初診から1.5カ月後の頸椎単純X線左前斜位像にてC2椎体左側からC2/3椎間孔へ突出する石灰化を認める（→）．
- **C**：同時期のCT（C2/3）にて左椎間孔に突出する石灰化を認める（→）．椎間板中央にも小さな石灰化が残存している（▶）．
- **D**：同時期のT2強調横断像（C2/3）にて石灰化部分は高信号を示す（＊）．
- **E**：T1強調横断像（C2/3）では同病変は低信号を示した（＊）．左椎骨動脈は大きく外側後方に偏位し（→），病変が椎骨動脈より内側で前方から出ていることを示す．
- **F**：初診から約3カ月後の頸椎単純X線左前斜位像にてC2/3椎間板から椎間孔にかけて石灰化を認めない．
- **G**：同時期のT2強調矢状断像にてC2/3の椎間板は低信号を示す（→）．これは変性によると考えられる．椎間板隙には狭小化を認めない．椎間板炎との鑑別に有用な所見である．

（国立成育医療研究センター放射線診療部の症例　佐藤宏朗先生，堤義之先生のご厚意による）

文　献

1) Sato K, et al：Calcified intervertebral disc herniation in a child with myelopathy treated with laminoplasty. *Spinal Cord* **43**：680-683, 2005
2) Gerlach R, et al：Intervertebral disc calcification in childhood—a case report and review of the literature. *Acta Neurochir（Wien）* **143**：89-93, 2001
3) McGregor JC, et al：Disc calcification in childhood：computed tomographic and magnetic resonance imaging appearances. *Br J Radiol* **59**：180-182, 1986

7 アルカプトン尿症

臨床

アルカプトン尿症（alkaptonuria, ochronosis）は，ホモゲンチジン酸酸化酵素（HGD：homogentisate 1,2-dioxygenase）遺伝子異常による常染色体劣性のアミノ酸代謝異常症である．米国では0.1～0.4人/10万出生だが，日本での頻度はきわめて低い．チロシン異化経路の異常による中間代謝産物ホモゲンチジン酸およびその異常代謝産物（ベンゾキノン類など）の過剰蓄積や排泄が，3主徴のホモゲンチジン酸尿，組織黒変症（ochronosis）および脊椎や大関節の関節炎を起こす．

異常代謝産物を含む尿は，放置するとメラニン様重合体を形成して黒変する．通常は尿細管からの能動輸送によって排泄されるため，黒色尿以外の臨床症状は成人後に出現し，成長障害や精神発達遅滞をきたさない．20～30歳以降に結合織，軟骨や靱帯へ沈着して組織黒変症や関節炎を起こすほか，心弁膜症，大動脈や心冠状動脈の石灰化となる．

画像所見

1. MRI

関節炎は小関節では目立たず，主に脊椎と大関節が障害される．ベンゾキノン類の関節膠原線維への沈着だけでなく，ピロリン酸カルシウム（CPPD：calcium pyrophosphate dehydrate）沈着も関節痛などの症状に関与している．症状は成人後に腰椎椎間板障害による腰背部痛として始まり，画像でも腰椎から頭側へ障害が進行する．

椎間板の真空現象（vacuum phenomenon）や石灰化を反映して，T1強調像およびT2強調像ともに髄核を主体に低信号を示す（**症例1**）．椎体終板に沿って認めるT1強調像・T2強調像ともに高信号のModic Ⅱ型変性（脂肪変性）は本疾患に特徴的とされる．

脊椎の合併症として椎間板ヘルニア（約20％）や椎体骨折の報告が多い．脱出した髄核がT1強調像で高信号を示すこともある．

2. 単純X線およびCT

組織黒変症は成人後に眼や耳に出現し，耳介は暗灰色や暗青色に着色して肥厚する．単純X線では耳介軟骨の石灰化を認める．大関節では変性骨関節炎様の変化を伴う石灰沈着がある．脊椎の単純X線での所見は，腰椎前弯の消失や椎間板隙の狭小化から始まり，椎間板の真空現象やウエハー状の石灰化（sandwich spine）から，最終的に椎体との癒合に至る（**症例1**）．ただし，骨棘形成は目立たない．

診断のキー

初期には髄核を主体とするウエハー状の椎間板石灰化，進行期では骨棘を伴わない脊椎強直をみたら本症を疑う．椎体終板の脂肪変性（Modic Ⅱ型変性）も診断に役立つ．

鑑別診断

第4章の「6. 椎間板ヘルニア」のBOX 2「椎間板の石灰化を認める疾患」も参照．

1. 変形性脊椎症

アルカプトン尿症の初期の脊椎画像所見は通常の変形性変化に類似するが，アルカプトン尿症では椎体辺縁の骨棘形成は目立たない．

2. 強直性脊椎炎，SAPHO症候群

アルカプトン尿症が進行すると，脊椎の強直に至り，画像のみでは強直性脊椎炎やSAPHO（synovitis-acne-pustulosis-hyperostosis-osteitis）症候群との鑑別が難しい．椎体終板にびまん性のModic Ⅱ型変性があればアルカプトン尿症の可能性が高まる．

3. 椎間板石灰化

椎間板の石灰化は，アルカプトン尿症や小児椎間板石灰化症では中心性の髄核優位なのに対し，強直性脊椎炎，CPPD沈着症（偽痛風），ヘモクロマトーシスやビタミンD過剰症では辺縁の線維輪優位な傾向がある．椎間板石灰化を示すその他の鑑別疾患には，椎間板変性，術後性・外傷性変化，若年性慢性関節炎，アミロイドーシス，ポリオ脊髄炎後や先端巨大症などがあがる．

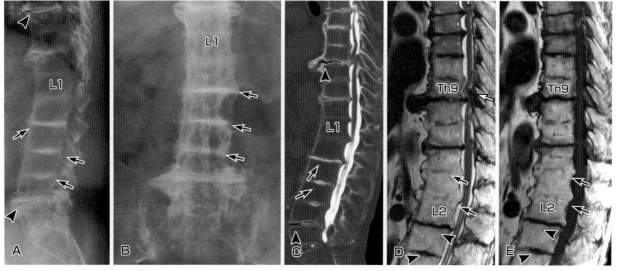

症例1 アルカプトン尿症，68歳，男性．2カ月前から両下肢のしびれが出現し，しだいに歩行困難となった．
- **A, B**：腰椎単純X線像（画像A：側面像，画像B：正面像）にて，L2/3-S1/2の椎間板に石灰化を認め（→），椎間板隙の狭小化を認める．Th9/10, L5/S1の椎間板には真空現象を認める（▶）．仙腸関節にも石灰化を認めるが，侵食像（erosion）を認めない．骨棘形成はあるが，靱帯骨棘形成（syndesmophyte）を認めない．
- **C**：ミエロ後CT再構成矢状断像にて，椎間板の変性が広範囲にある．椎間板の石灰化は下部腰椎に強い（→）．Th9/10, L5/S1の椎間板には真空現象を認める（▶）．
- **D, E**：矢状断像（画像D：T2強調像，画像E：T1強調像）にて，椎間板に強い変性があり，椎間板隙の狭小化を認める（→）．石灰化の強い部位はT2強調像およびT1強調像ともに，椎間板が強い低信号を示す（▶）．Th9では黄色靱帯の肥厚があり，低信号を示す（⇢）．病理にて石灰化と色素沈着を認めた．
- **補足**：手術（Th8-12の後方固定術）にて，棘間靱帯と黄色靱帯に石炭様の黒色変化，靱帯の弾性がないことを認めている．病理では黄色靱帯に色素沈着を認め，一部に石灰化があった．最初にMRIが施行されることもあるが，椎間板の広範な変性と高さの減弱より本症を疑って腰椎単純X線像あるいはCTの矢状断像を作成し，椎間板の石灰化をみつけることが重要である．

（福岡大学放射線科　高野浩一先生のご厚意による）

文献

1) Perrone A, et al：Radiographic and MRI findings in ochronosis. *Radiol Med* **110**：349-358, 2005
2) Sag AA, et al：T1 hyperintense disc in alkaptonuria. *Spine (Phila Pa 1976)* **37**：E1361-1363, 2012
3) Jebaraj I, et al：A simplified staging system based on the radiological findings in different stages of ochronotic spondyloarthropathy. *Indian J Radiol Imaging* **23**：101-105, 2013
4) Mwambingu TL, et al：Case 208：alkaptonuria. *Radiology* **272**：608-611, 2014

8 色素性絨毛結節性滑膜炎

臨床

色素性絨毛結節性滑膜炎(PVS:pigmented villonodular synovitis)は,滑膜の線維組織球性増殖を示す疾患であり,ヘモジデリン沈着を伴った滑膜の絨毛性ないしは多結節状の増殖を特徴とする.まれではあるが,脊椎椎間関節にも発生する.脊椎のPVS 15例の報告では女性に多く(64%),平均年齢は28歳である.臨床症状は疼痛(45%),神経徴候(9%),その両者(36%)であった.部位は頸椎(53%)>胸椎(27%)>腰椎(20%)である.大多数は脊椎の後方成分〔椎弓根(67%),椎間孔(73%),椎弓(67%),椎間関節(93%)〕に発生する[1].

画像所見

1. MRIおよびCT

CTでは石灰化を認めず,均一で筋肉と同程度の濃度を示す.3cm以下の小さな病変では椎間関節由来であることが判明するが,それ以上の大きさでは発生部位を同定することが困難である.MRIでは不均一な信号強度を示す.T1強調像では中間程度の信号強度,T2強調像では低信号~中間程度の信号強度を示す.GRE法では"blooming effect"が認められ,これはヘモジデリン沈着によると考えられる.さらに,びまん性の中程度の造影効果を全例で示す[2].

診断のキー

浸潤性の骨内腫瘍に類似し,孤発性で囊胞および石灰化を伴わず,若年成人の脊椎後方成分に発生する.すべてのパルスシークエンスにて,低信号~中間の信号強度を示す病変をみた際には本症を考慮する.

鑑別診断

1. 骨芽細胞腫,脊索腫,軟骨肉腫

石灰化がない.脊索腫,軟骨肉腫はT2強調像にて高信号を示す.

2. 動脈瘤様骨囊腫

液面形成を伴う囊胞成分,T2強調像での高信号,骨の動脈瘤様膨張を示す.

3. 転移性腫瘍,多発性骨髄腫,悪性リンパ腫

高齢者,椎体中心でみられる.

4. 骨巨細胞腫

椎体中心でみられる.

文献

1) Motamedi K, et al: Villonodular synovitis (PVNS) of the spine. *Skeletal Radiol* **34**: 185-195, 2005
2) Finn MA, et al: Pigmented villonodular synovitis associated with pathological fracture of the odontoid and atlantoaxial instability. Case report and review of the literature. *J Neurosurg Spine* **7**: 248-253, 2007

第6章

脊椎の感染症

1 化膿性脊椎炎

臨床

1. 概念

化膿性脊椎炎（PS：pyogenic spondylitis）は，脊椎椎体および接する椎間板の炎症〔それぞれ，脊椎椎体炎（osteomyelitis），椎間板炎（discitis）〕である．ほとんどの症例では両者が同時に起こるので，合わせて化膿性脊椎炎あるいは感染性脊椎炎と呼ぶ．起炎菌は，黄色ブドウ球菌が最多であり，メチシリン耐性黄色ブドウ球菌（MRSA：methicillin-resistant Staphylococcus aureus）も含まれる．小児と高齢者（50～60代）に多く，好発部位は腰椎＞胸椎＞頸椎の順である．原因としては，脊椎外の感染巣から生じた敗血症によることが多い[1,2]．

2. 小児と成人との違い

成人においては，血管が豊富で血流の終末部にあたる終板に接する前軟骨下層に最初に菌が付着し，そのあとに椎間板，これに接する他の椎体，さらに前縦靭帯下，傍脊椎軟部組織，椎体後部へと感染が広がる（図1）[3,4]．

一方，小児においては成長板（growth plate）近くに血管網が存在するので，最初に椎間板に感染が起こり，次に椎体に感染が広がる[4]．

3. 結核性脊椎炎との比較

PSは結核性脊椎炎に比べて侵襲性が強く，椎間板への浸潤は必発である．しかし，結核性脊椎炎ではよりおとなしいために，椎間板に浸潤するより前に前縦靭帯下あるいは椎体後部に進展し，椎間板への浸潤が認められる前に診断されることもある[3]．

4. 症状

急性あるいは慢性の背部痛が多く，発熱，脊髄症，血沈の亢進，C反応性蛋白（CRP：C-reactive protein）の上昇，白血球増加を認める．診断までは平均7週間と報告されている[1]．

撮像法

脂肪抑制のT2強調像もしくはSTIR（short tau inversion recovery）像が骨髄の浮腫と硬膜外病変の描出には適している．造影後も脂肪抑制が必要である．拡散強調像も撮像すべきである．

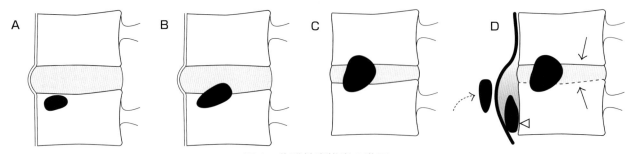

図1 化膿性脊椎炎の進展
A：椎体前部終板軟骨下層から感染が始まる
B：終板の表面を破り，感染が椎間板に進展する
C：接する他の椎体まで進展し，椎間板隙の狭小化が認められる
D：さらに進展すると，椎間板隙の狭小化に加えて，その輪郭が不鮮明となり（→），T2強調像では高信号を示す．前縦靭帯下（▷），さらに靭帯を越えて椎体前方へと進展する（⇢）

画像所見

1. MRI

1) 全体像

最も特徴的な所見は，椎体に境界不明瞭な低信号をT1強調像にて認め，接する椎間板の上下両方にて終板の輪郭が不鮮明となることである．

また，椎間板隙（intervertebral disc space）の狭小化（高さの減弱）を認める．椎間板はT2強調像にて高信号を示し，T1強調像では低信号を示す（**症例1**）．

椎体の圧潰が起こり，傍脊椎あるいは硬膜外に軟部腫瘤をつくる．その内部に液貯留をきたす．液貯留は，PSでは75％に認められる[1]．貯留液は造影後のT1強調像にて，造影効果のある軟部腫瘤内の造影されない部位として認められ，多くは膿である（**症例1**）．

椎体の骨髄はT1強調像で低信号と強い造影効果を示す．造影後には椎間板にもびまん性に，あるいは辺縁部に造影効果を認める．

軟部腫瘤はT1強調像で筋肉と同様な信号強度を示し，T2強調像では高信号で，びまん性に，あるいは辺縁部に造影効果を認める．

拡散強調像では椎体，終板，椎間板が高信号を示す．慢性になると，低信号となる[1]．

2) 椎間板のT2高信号の信頼性

椎間板に高信号を認める際には炎症を考えるとされているが，椎間板の変性がある場合は，裂け目（crack）や割れ目（fissure）がT2強調像にて高信号を示すこともある（**症例7**）[5]．

Patelらは，画像所見から感染が疑われたが後に感染が否定された20例について検討した．椎間板のT2強調像での高信号は，読影者1は20例中15例，読影者2は20例中11例に認め，高率である[6]．PSではより高頻度に認められる所見ではあるが，この所見のみでPSの診断をしてはならないとしている．

3) 造影効果の信頼性

Patelらの報告によれば，終板には感染の有無にかかわらず，なんらかの造影効果がある．同部位の造影効果はPSのグループに多いが，変性を示すグループにもあるので[6]，この所見のみでは感染と診断できない．

4) 拡散強調像の有用性

接する2椎体に拡散強調像にてびまん性の高信号を認める際（後述するclaw signが陰性の時）には，読影者1は17例中17例，読影者2は14例中13例を異常として捉え，実際に感染が認められている[6]．

5) T2強調像での椎体信号強度

一般的にPSでは椎体はT2強調像にて高信号を示すとされるが[1]，低信号あるいは等信号を示すことは珍しくなく，椎体の骨硬化所見と骨髄の浮腫との割合によって決まるとされる（**症例7**）[7~9]．

6) 早期像

Dunbarらは，臨床的に確実と考えられる7例のPSの早期MRI所見について記載している[10]．経過観察のMRIでは典型的なPSを示したが，そのうち4例は初回のMRIで異常を示さず，3例はわずかな終板の浮腫を示した．しかし，この所見はModic I型の変性所見（T1強調像では低信号，T2強調像では高信号を示す終板に沿った帯状域が存在し，血管に富む結合織の増生によるとされる；第4章の「1. 頸椎症」を参照）と解釈された．

自験例では，**症例2**は比較的早期例と考えられた．54日前の前回MRIと比較して，椎体前下部にT1強調像にて低信号が出現し，T2強調像およびFIESTA（fast imaging employing steady state acquisition）像にて椎間板内に高信号の進出を認めた（**症例2**）．さらに，白血球増加とCRPの上昇があり，PSと診断される．それぞれの所見は変性との鑑別が困難で非特異的ではあるが，前回MRIとの対比がある際，あるいは炎症を示す検査所見がある際には，PSと考えることができる（本章の「6. 傍脊椎膿瘍」の症例1も参照）．

7) claw sign

Modic I型の変性所見は感染との鑑別が難しい．Patelらは，その際に"claw sign"が有用であると報告している[6]．拡散強調像にて，境界明瞭な線状の高信号帯が正常な骨髄と異常な骨髄の境界部に接する2椎体に認められる所見をclaw signとした．確実なclaw signを読影者1は39例中38例，読影者2は29例中29例に認め，それらには感染がなかった（**症例7**）．一方，claw signがなく，拡散強調像にてびまん性に高信号を認めたのは読影者1は17例中17例，読影者2は14例中13例であり，PSであった（**症例3**）．

8) 硬膜下膿瘍の合併

堀らによると，15例のPSのうち4例に，硬膜下への炎症の波及を認めている[11]．4例とも重篤で，入院期間が長く，死亡例も含まれた．さらに，基礎疾患を有し，炎症初期より併発していた．この硬膜下膿瘍の存在はPSの予後に大きな影響を与え，4例中2例は

MRSAによる感染であった．その診断にはT2強調横断像および造影後のT1強調横断像が有用である．

自験例においても，**症例4**はMRSAによるPSであり，硬膜内に炎症が及び，脊髄内にも異常を認めた．2年後には頸髄に脊髄空洞症を発症した．これは，脊髄軟化と硬膜内の癒着などによる脳脊髄液の循環不全によると考えられる．

なお，自験例のMRSAによるPSでは，全身性エリテマトーデスに併発した例がある（**症例5**）．硬膜下膿瘍を認めず，椎体の楔状変形など結核性脊椎炎に類似した画像所見を示した．

9）小児例の特徴

小児期のPSはL3/4，4/5の椎間板に多く，T2強調像にて正常の椎間板の高信号が消失し，椎間板の中央あるいは線維輪後部に高信号を認める．上下の椎体に病変が及ぶと高信号をT2強調像にて示す．さらに，高信号を示す椎間板，線維輪，椎体に造影効果を認める（**症例6**，BOX）[2]．

10）非典型的な所見

接する2椎体を侵すのがPSの典型例であるが，29例中9例は3椎体以上あるいは1椎体のみであったとAizawaらは報告している[12]．また，1例では症状が出てから34日目に画像が撮られ，単純X線ではL4/5椎間板隙の狭小化を認めている．接する椎体にはT1強調像で狭い領域のみに低信号を認めている．その他を含めて，5例が同様な所見を示している．また，椎体の病変はわずかであるが，硬膜外あるいは傍脊椎の大きな膿瘍を伴っていた例が3例あったとしている[12]．

11）治療後の変化

GillamsらによるPS治療後のMRIの報告によると，軟部腫瘤の消失と骨髄への脂肪沈着が，治癒過程に入っている際の最も頼りになる所見である．臨床症状の改善があっても，骨および椎間板の異常は続き，造影効果は増加あるいは継続するとしている[13]．臨床経過が改善に向かっても骨の異常な造影効果が永く残存することは，知っておく必要がある．

なお，傍脊椎軟部組織の炎症（膿瘍）については本章の「6．傍脊椎膿瘍」を参照のこと．

診断のキー

前回画像と比較し，椎間板に接する椎体前下部に新たな低信号をT1強調像にて認め，椎間板に高信号の新出がある際にはPSを考慮し，臨床症状（白血球増加とCRPの上昇）の確認をする．

前回画像がなく，前述の所見をみた際には，変性所見との鑑別が大変困難なことが多い．拡散強調像があれば，claw signの有無を確認する．

鑑別診断

1．変性した終板

T1強調像にて椎体が低信号を示す際には，鑑別は容易ではない．前述の「診断のキー」を参照．

2．結核性脊椎炎

数カ月以上にわたる臨床経過，椎体の破壊に比してより大きな傍脊椎部の膿瘍，軟部腫瘤の存在．感染徴候を伴わない冷膿瘍が遠く離れた部位に存在する．

3．転移性脊椎腫瘍

椎間板は保たれ，椎間板隙の狭小化を認めない．むしろ，拡大してみえる．椎弓根，椎弓，棘突起（椎体後方成分）が侵される．

4．その他の鑑別診断

表1を参照．

BOX

■乳幼児の化膿性脊椎炎の特徴
（文献2，14）より改変引用）

1. 椎体骨髄は赤色髄（造血髄）からなるため，T1強調像では低信号を示し，骨髄の浮腫性病変の検出が困難である．
2. 椎間板の含水量が多いため，正常においてもT2強調像にて高信号を示すので病変がわかりにくい．
3. 椎間板炎では椎間板の高さが減弱し，T2強調像にて椎間板全体が低信号を示し，感染巣のみが高信号として認められ，造影効果を認める．
4. STIR法や脂肪抑制造影MRIが有用である．

表1 脊椎の感染症と類似した画像所見を示す疾患 ― その鑑別診断 (文献15, 16)より引用)

疾患名	鑑別の要点
Modic I型変性	椎間板の異常高信号の欠如,異常軟部組織の欠如,真空(vacuum)現象の存在
急性軟骨結節(acute cartilaginous node)	急性の外傷によるSchmorl結節であり,痛みを伴う.T2強調像にて結節周囲の椎体に同心円状の高信号を認める.1個の終板のみに異常を認める.椎間板にびまん性の異常信号を認めない
強直性脊椎炎	脊椎の強直性変化,骨折が椎体後方成分まで及ぶ(Andersson lesionの存在)
SAPHO症候群	椎体前縁の隅におけるerosion,多椎体に及ぶ異常,傍脊椎あるいは硬膜外膿瘍の欠如
神経障害性脊椎(neuropathic spine)	真空現象を認め,椎間関節をしばしば侵す.T2強調像にて椎間板および骨髄が低信号を示す

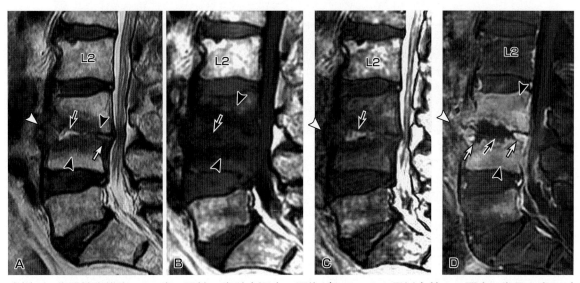

症例1 化膿性脊椎炎,79歳,男性.脊髄空洞症の既往がある.1カ月以上前より腰痛と坐骨の痛みがあり,外来受診し,MRIを撮像した.なお,2カ月前に転倒し,その際に尿道バルーンを自己抜去して出血を起こし加療した.

A:T2強調矢状断像にて,L3/4椎間板隙の狭小化を認め(⇒),その前部には高信号を認める(→).L3およびL4椎体の椎間板に面する部位は強い低信号を示す(▶).椎間板の前方に異常な軟部組織を認める(▷).

B:T1強調矢状断像では,画像Aでの椎間板内の高信号は低信号を示す(→).画像Aと対比すると,椎間板と接する終板との境界が不明瞭となっている.椎体は,T2強調像に比べてより広い範囲に信号強度の異常があり,低信号が強い(▶).

C:FIESTA法矢状断像では,画像Aと同様に椎間板の一部が強い高信号を示し,異常である(→).椎間板前方に異常な軟部組織を認める(▷).

D:造影後脂肪抑制T1強調矢状断像にて,L3とL4の椎体全体に強い造影効果を認める(▶).L5椎体の一部にも造影効果があり,PSが及んでいる可能性がある.椎間板の一部にも造影効果を認める(⇒).椎間板の造影効果のない部位で,画像Aにて強い高信号を示す部位は膿であると考えられる(→).椎間板の前方にある軟部組織にも造影効果があり(▷),PSに伴った蜂窩織炎を示唆している.

補足:白血球増加とCRPの上昇を認め,抗生物質によって治っている.

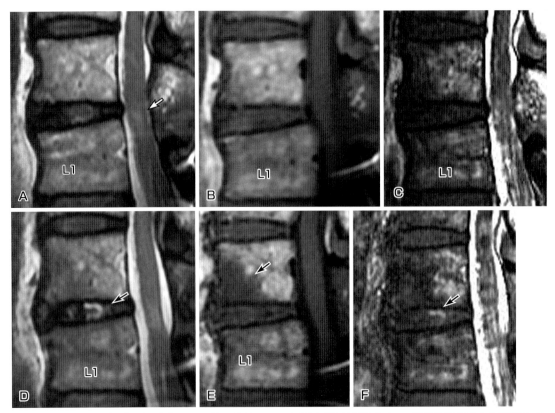

症例 2 化膿性脊椎炎（早期），70 歳，男性．L1-5 固定術の既往をもつ患者が両下肢の筋痛と左下肢の筋力低下を示し，Th12-L1 の黄色靱帯切除術を受けた．左下肢の運動機能は改善したが，疼痛は術前と変わりがなかった．術後 2 週間の MRI（画像 A～C）では，術前と比べて，悪化の所見を認めていない．

- **A**：T2 強調矢状断像にて，Th12/L1 の髄内に脊髄軟化が残存するが（⇒），椎体と椎間板には異常を認めない．椎間板の信号強度は正常である．
- **B**：T1 強調矢状断像でも同様に，術前と比べて悪化の所見を認めない．
- **C**：FIESTA 法矢状断像にて，Th12/L1 椎間板には異常を認めず，高信号はない．

しかし，術後 54 日ごろより腰痛が出現して数日かけて増悪し，日常生活が不自由となったため，術後 68 日目に再度 MRI を施行した（画像 D～F）．

- **D**：T2 強調矢状断像にて，Th12/L1 椎間板内中央部にコの字型の高信号を認め，画像 A にはなく，異常と考える（→）．
- **E**：T1 強調矢状断像にて，Th12 椎体前下部に低信号が出現している（→）．画像 B では認められない．
- **F**：FIESTA 法矢状断像にて，Th12/L1 椎間板内中央部に高信号を認める（→）．

補足：MRI（画像 D～F）施行前日の血液検査にて，白血球 9,200/μl，CRP 6.34 mg/dl と上昇し，PS と考えられる．椎体の高さの減弱がなく，大きな軟部組織の形成もない．比較的初期の PS である．後日，手術を施行して膿を認め，診断が確定した．

　　54 日前の画像（画像 A～C）と比較すると，T1 強調像での低信号の出現，T2 強調像および FIESTA 像での椎間板の高信号が診断のキーとなる．実際の臨床現場において，比較画像がない際には，椎体の信号強度変化のみでは変性所見との鑑別が難しい．同時に椎間板に高信号を認めた際には PS を考え，白血球数，CRP を確認することが必要である．椎間板の高信号は，裂け目（crack）や割れ目（fissure）にて高信号を示すことがあるので，100％の確率で感染を示すものではない．おそらく FIESTA 像でも同様と考える．

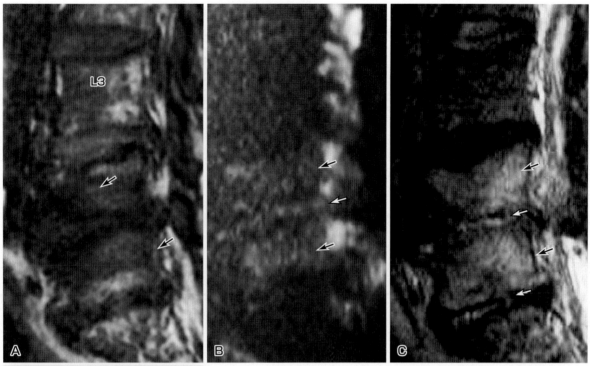

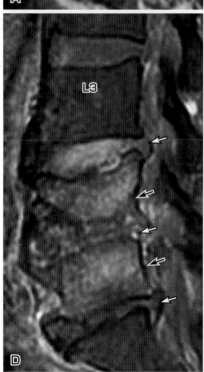

症例3 化膿性脊椎炎(claw sign 陰性), 70歳, 男性. 糖尿病があり, 自立していたが, 4日前より腰痛, 2日前より頸部痛があり, 前日朝に受診して入院となった. 白血球2万1,800/μl, CRP 26.8 mg/dlであり, 血液よりグラム陽性球菌(ブドウ球菌疑い)が検出された.

A: T1強調矢状断像にて, L4の椎体の輪郭が不整であり, 下部を中心に低信号を認める (→). L5椎体上部にも低信号を認める (→).

B: 拡散強調矢状断像にて, L4, 5椎体にびまん性に高信号を認め (→), claw sign は陰性である. そのほかの所見を合わせると, PSが示唆される. L4/5椎間板にも高信号を認める (⇒). なお, 椎体後方の高信号は一部は硬膜外の蜂窩織炎を示す.

C: T2強調矢状断像にて, L4, 5の椎体は高信号を示す (→). L4/5, L5/S1の椎間板にも高信号がある (⇒), 特にL4/5の椎間板の高信号は不鮮明である.

D: 造影後脂肪抑制T1強調矢状断像にて, L4, 5の椎体に造影効果を認める (→). L3/4, L4/5, L5/S1のそれぞれの椎間板に造影効果を認める (⇒). L4/5の椎間板は輪郭が不鮮明であり, 高さの減弱を認める. L4椎体下部には破壊が疑われる.

補足: 拡散強調像でのclaw signが陰性で, 椎体にびまん性に高信号があり, PSを示す所見である[6].

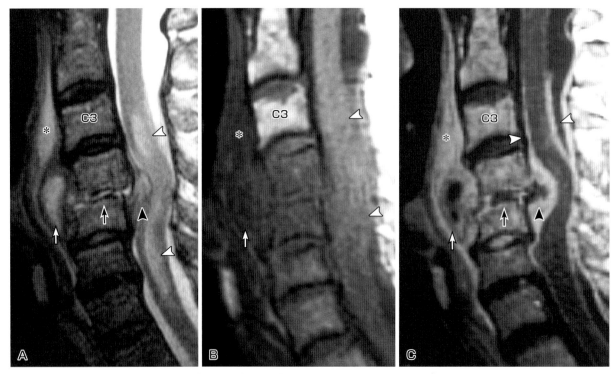

症例4　化膿性脊椎炎＋硬膜外膿瘍，67歳，男性．約1カ月半前に足関節プレートの抜去を施行．その2週間後より発熱．19日前に髄膜炎の疑いで当院に入院．10日前より上肢のしびれがある．MRIを施行し，MRSAによる敗血症が確認された．

A：T2強調矢状断像にてC4/5椎間板隙の狭小化と，椎間板内に横に走る線状の高信号を認める（→）．C4椎体は後方に偏位している．C2-6にかけて椎体前方に，異常な軟部組織を認める（＊）．C4-5の椎体前方の高信号（⇢）は，T1強調像では低信号を示し，造影効果がないので，膿を示す．C4/5椎間板の後方，硬膜外にも高信号を認める（▶）．脊髄にはC4-5に前方からの圧排所見，軽い腫大，髄内に高信号（▷）を認める．

B：T1強調矢状断像にてC4-5の椎体は強い低信号を示し，異常である．C6-Th1も椎体は正常より低信号を示す．C4/5椎間板隙は狭くなっている．椎体前方には大きな軟部腫瘤がある（＊）．その内側，C4-5椎体前方の腫大した軟部組織は低信号を示す（⇢）．脊髄は腫大している（▷）．

C：造影後T1強調矢状断像にてC4-5の椎体に造影効果を認める．C4/5の椎間板の一部にも造影効果を認める．PSである．椎体前方の軟部組織にも造影効果を認め（＊），炎症の波及を示す．C4-5の椎体前方の軟部腫瘤内にも造影効果のない部位があり，膿を示している（⇢）．椎間板内の造影効果のない部位で，T2強調像にて高信号を示す部位も膿と考えられる（→）．C4-5椎体後方の硬膜外には造影効果のある軟部腫瘤があり，その中心には造影効果がなく（▶），硬膜外膿瘍を表している．頸髄の表面にも造影効果があり（▷），脊髄内の高信号（画像A）と合わせると，硬膜内にも炎症が進展していることを示す．2年後には頸髄に脊髄空洞症を発症した．脊髄軟化と硬膜内の癒着などによる脳脊髄液の循環不全によると考えられる．硬膜外膿瘍については，本章の「2．硬膜外膿瘍」を参照．

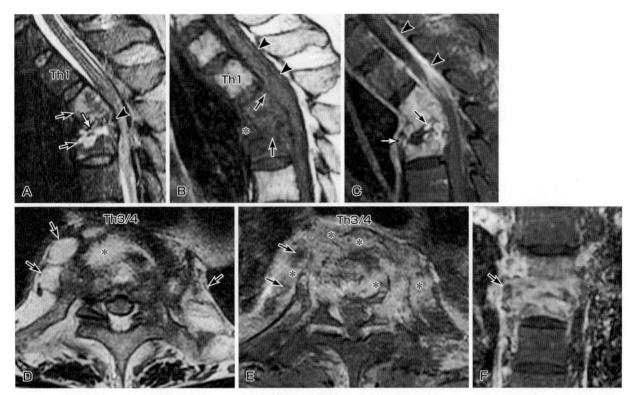

症例5 MRSAによる化膿性脊椎炎，37歳，男性．7年前より全身性エリテマトーデスおよびAsperger症候群を罹患し，中枢神経系（CNS）ループスの合併により，シクロホスファミド水和物とプレドニゾロンにて加療中である．3年前には両側大腿骨頭壊死を認めた．半年前より下肢の脱力が出現，その後に進行し，3カ月前には歩行・立位が不可となった．現在，両下肢痙性麻痺，上肢尺側の筋萎縮を認める．

A：STIR法矢状断像にてTh2-4の椎体に高信号を認め（→），Th3の椎体はつぶれ，楔状変形を示す（▶）．椎間板にも高信号を認める（⇒）．脊髄には圧迫を認める．

B：T1強調矢状断像にてTh2-4の椎体に低信号を認める．皮質の一部は低信号が不連続になり，皮質の破壊を示す（→）．Th3椎体の輪郭を同定できない．椎体前方に軟部腫瘤を認め（＊），C7-Th2にかけて後部硬膜外にも線状の軟部組織構造がある（▶）．

C：造影後脂肪抑制T1強調矢状断像にてTh2-4の椎体には造影効果を認める．Th2/3の椎間板にも造影効果がある（→）．Th4椎体上部には造影されない部位がある．椎体前方の軟部腫瘤内にも造影効果を認める（⇒）．C7-Th2にかけて後部硬膜外の病変にも造影効果を認める（▶）．

D：T2強調横断像（Th3/4）にて椎間板に高信号があり（＊），傍椎体部に右優位に高信号を示す軟部腫瘤を認める（→）．脊柱管内の硬膜を認め，脊髄には高信号を認めない．

E：造影後脂肪抑制T1強調横断像（Th3/4）にて椎間板，椎体の軟部腫瘤内には造影効果を認める（＊）．右傍椎体部の病変の中に造影されない部位があり，膿瘍が疑われる（→）．

F：造影後脂肪抑制T1強調冠状断像にてTh3の傍椎体部に造影されない部位があり，画像Eと同じ位置であることから膿瘍が疑われた．

補足：臨床経過が半年と比較的長く，免疫抑制状態にある全身性エリテマトーデスの患者である．椎体に楔状変形があり，自発痛がないので，結核性脊椎炎を考えた．生検によりMRSAが検出され，PSであった．

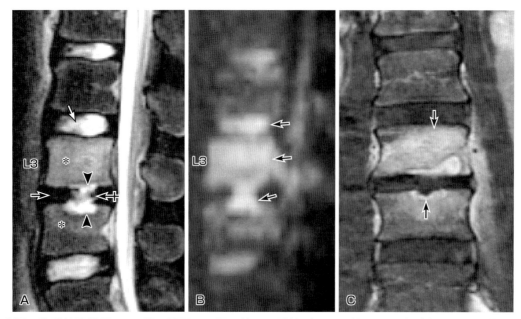

症例6　小児の化膿性脊椎炎，12歳，男子．3週間前より発熱があり，続いて腰痛が出現した．抗生剤治療開始2週間後のMRI．

A：脂肪抑制T2強調矢状断像にてL3とL4上半分の椎体に高信号を認める（＊）．L3/4の椎間板は正常の高信号が消失し，低信号となり（→），中央やや後部のみに高信号を認める（↔）．接する上下の椎体皮質も同様の高信号を示す（▶）．

B：拡散強調矢状断像にてL2/3, 3/4椎間板およびL3椎体に高信号を認める（→）．

C：造影後脂肪抑制T1強調冠状断像にてL3およびL4椎体上部に造影効果を認める．

補足：小児期のPSはL3/4とL4/5に多く，T2強調像にて椎間板の正常高信号が消失することが特徴の一つである．本症例はその特徴をよく示している．

（提供：相田典子）

鑑別診断の症例

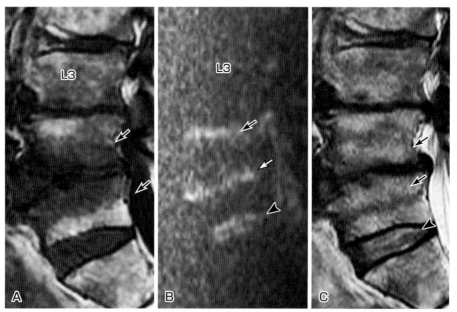

症例7　腰椎症（claw sign陽性の椎体変性），72歳，女性．右第5腰神経脊髄症の患者である．半年前にも同様の腰椎MRI所見であり，感染を疑わせる臨床症状はない．

A：T1強調矢状断像にて，L4/5椎間板を挟んで，L4椎体下部とL5椎体上部には低信号を認める（→）．

B：拡散強調矢状断像にて，L4椎体の低信号と高信号の境界領域に高信号を認める（→）．L5椎体でも低信号と高信号の境界領域付近に高信号があり（⇢），claw sign陽性であり，臨床症状も考えると，PSを疑わせる所見ではない．L5/S1椎間板も高信号を示す（▶）．炎症を示す所見ではない．

C：T2強調矢状断像にて，L4椎体下部とL5椎体上部は等信号～高信号を示す（→）．Modic Ⅰ型に近い信号強度である．なお，L5/S1椎間板も高信号を示すが，炎症ではない（▶）．

補足：拡散強調矢状断像にてclaw signが陽性で，炎症ではなく，椎体の変性を示す所見である[6]．

文 献

1) Shah LM：Pyogenic osteomyelitis. Ross JS, et al (eds)：Diagnostic Imaging — Spine 2nd ed. Amirsys, Salt Lake City, 2010, ppIV-1-6-9
2) Castillo M, et al：Infectious discitis and osteomyelitis. Tortori-Donati P, et al (eds)：Pediatric Neuroradiology：Brain. Head, Neck and Spine. Springer, Berlin, 2005, pp1673-1674
3) Bowen BC：Spine Imaging — Case Review. Mosby, Philadelphia, 2001, pp27-28
4) Ross JS：Pathway of spread. Ross JS, et al (eds)：Diagnostic Imaging — Spine 2nd ed. Amirsys, Salt Lake City, 2010, ppIV-1-2-5
5) Ross JS：Degenerative endplate changes. Ross JS, et al (eds)：Diagnostic Imaging — Spine 2nd ed. Amirsys, Salt Lake City, 2010, ppIII-1-12-15
6) Patel KB, et al：Diffusion-weighted MRI "claw sign" improves differentiation of infectious from degenerative modic type 1 signal changes of the spine. *AJNR Am J Neuroradiol* **35**：1647-1652, 2014
7) Kowalski TJ, et al：Follow-up MR imaging in patients with pyogenic spine infections：lack of correlation with clinical features. *AJNR Am J Neuroradiol* **28**：693-699, 2007
8) Dagirmanjian A, et al：MR imaging of vertebral osteomyelitis revisited. *AJR Am J Roentgenol* **167**：1539-1543, 1996
9) Bowen BC, et al：Spine Imaging — Case Review 2nd ed. Mosby, Philadelphia, 2008, pp5-6
10) Dunbar JA, et al：The MRI appearances of early vertebral osteomyelitis and discitis. *Clin Radiol* **65**：974-981, 2010
11) 堀 郁子, 他：化膿性脊椎炎のMRI所見—硬膜下の炎症を認めた4例. 臨放 **54**：416-422, 2009
12) Aizawa T, et al：Atypical findings on magnetic resonance imaging in the patients with active pyogenic spondylitis in Japanese university hospitals. *Tohoku J Exp Med* **231**：13-19, 2013
13) Gillams AR, et al：MR appearances of the temporal evolution and resolution of infectious spondylitis. *AJR Am J Roentgenol* **166**：903-907, 1996
14) 辰野 聡：脊椎の感染症. 福田国彦, 他（編）：関節のMRI. メディカル・サイエンス・インターナショナル, 2007, pp191-198
15) Hong SH, et al：MR imaging assessment of the spine：infection or an imitation? *Radiographics* **29**：599-612, 2009
16) Wagner AL, et al：Relationship of Schmorl's nodes to vertebral body endplate fractures and acute endplate disk extrusions. *AJNR Am J Neuroradiol* **21**：276-281, 2000

2 硬膜外膿瘍

臨床

硬膜外膿瘍〔extradural（epidural）empyema, extradural（epidural）abscess〕は，急性ないしは亜急性の脊椎の痛みと圧痛，発熱，筋力低下と感覚障害，膀胱直腸障害をきたす．50～60代に多い．

最も多い起炎菌は黄色ブドウ球菌（57～73％）であり，次に多いのが結核菌（25％）である．真菌は少ないが，免疫不全患者では真菌症に罹患する率が高くなる[1]．

下部胸椎から腰椎に多い．比較的大きな空間が胸椎硬膜外にあることによる．多椎体に及ぶこともある．

前部硬膜外膿瘍は化膿性脊椎炎に伴って生じることが多く，後部硬膜外膿瘍は皮膚感染，咽頭炎あるいは歯根膿瘍などの遠隔部からの感染が多い[1]．

肉芽腫組織内に微小膿瘍（microabscess）が含まれる蜂窩織炎（cellulitis）状態と，液体状の膿貯留である膿瘍（empyema, abscess）がある[1~3]．神経症状は膿瘍による脊髄の圧迫症状と，静脈性うっ滞による脊髄虚血の両方が加わっている．

画像所見

1．MRI

脊柱管内硬膜外の異常な軟部組織として示され，T1強調像では低信号～等信号，T2強調像では高信号を示す．造影MRIでは，均一ないし不均一な造影効果を示す蜂窩織炎状態と，辺縁部が造影され中心部に造影効果がなく液貯留が認められる膿瘍とに分けられる（症例1～3）．

隣接する化膿性脊椎炎からの波及では脊柱管内前部に発生することが多く，敗血症あるいは椎体関節の炎症からの波及では脊柱管内後部にあることが多い．

膿瘍の上下の前硬膜外静脈や硬膜外静脈叢に強い造影効果がある．ときに巨大な咽後膿瘍を伴うことがある（症例2）．

重症の時には硬膜の強い造影効果を伴い，脊髄内の信号強度の変化がある．これは脊髄の圧迫，虚血，あるいは直接の感染による（本章の「1．化膿性脊椎炎」の症例4を参照）．

経過を追うMRIでは，ときに圧排効果（mass effect）がないのに造影効果が続くことがある．これは肉芽腫の形成ないしは線維化によるものである[1~3]．

診断のキー

化膿性（感染性）脊椎炎に伴う造影効果のある硬膜外腫瘤では本症を考える．

鑑別診断

1．硬膜外転移性腫瘍

隣接する脊椎椎体への浸潤と破壊，椎体のvolume増加．椎間板が保たれている．破壊された椎体から離れた部位に軟部腫瘤はない．

2．硬膜外血腫

T2強調像にて低信号～等信号がみられる．

3．椎間板ヘルニア

椎間板の変性を認める．より限局的で，元の椎間板に接している．T2強調像では，しばしば等信号がみられる．

そのほかには硬膜外の病変として，悪性リンパ腫，顆粒球肉腫，多発性骨髄腫，結核性脊椎炎，ブルセラ脊椎炎，髄外造血があり，鑑別が必要である．

BOX 1

■硬膜外膿瘍に合併する感染症
- 化膿性脊椎炎
- 化膿性椎間関節炎
- 傍脊椎膿瘍
- 後腹膜膿瘍
- 膿胸
- 咽後膿瘍

BOX 2

■硬膜外膿瘍の発生要因
- 糖尿病
- アルコール多飲
- 経静脈性薬物の乱用
- 慢性腎不全
- 外傷
- 外科手術の既往
- 透析
- 歯科手術
- 硬膜外カテーテルの存在

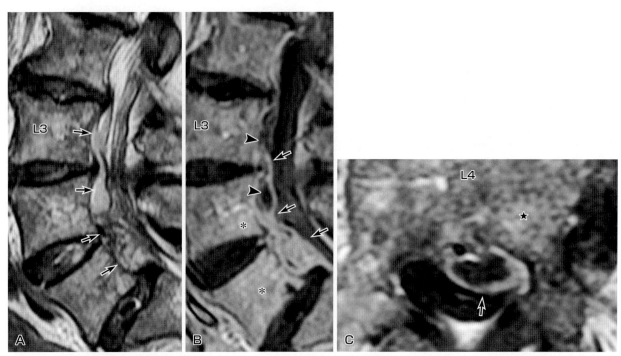

症例1　硬膜外膿瘍＋化膿性脊椎炎，73歳，女性．20日前より発熱，2週間前より細菌性髄膜炎にて入院し，血液培養にて大腸菌が陽性となる．腰痛を認め，MRIを施行．（文献3）より引用）

A：T2強調矢状断像にてL3-5の椎体背側硬膜外に病変を認める（→）．L3-4においては，他の部位よりも信号強度が高い．L4/5の椎間板の信号強度もやや高い．

B：造影後T1強調矢状断像にて，硬膜外病変の一部には造影効果を認める（→）．L3-4のT2強調像にて高信号を示した領域には造影効果を認めず，膿を示す（▶）．硬膜外膿瘍である．L4-5の椎体にも造影効果を認め，化膿性脊椎炎（＊）を伴っている．

C：造影後T1強調横断像（L4）にて，椎体背側硬膜外に腫瘤を認める．辺縁部にはリング状の造影効果があり中心部には造影効果のない病変であるため，硬膜外膿瘍である（→）．椎体にも不均一な造影効果を認める（★）．

補足：敗血症により，脊髄硬膜外膿瘍および化膿性脊椎炎を合併した症例である．造影後のT1強調像は脂肪抑制を行うべきであった．

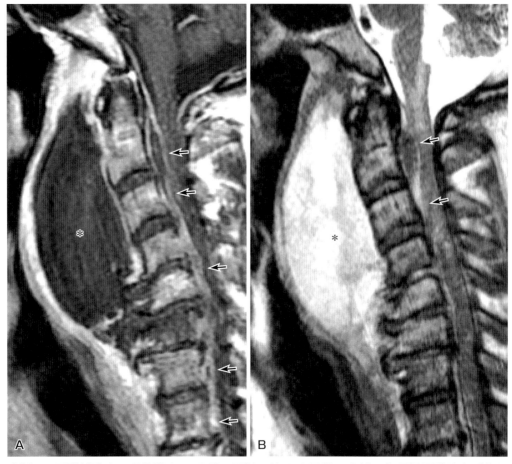

症例 2 硬膜外膿瘍＋咽後膿瘍，40代，男性．約2カ月前，突然に左巧緻運動障害が出現し，徐々に悪化．約10日前に他院にてレーザー椎間板減圧術を施行される．その翌日から発熱，頸部痛が現れ，右腕が挙上できなくなった．

A：造影後T1強調矢状断像にて椎体後方の硬膜外に膿瘍を認める（→）．C5の椎体には造影効果を認め，化膿性脊椎炎が疑われる．C6の椎体上縁は不鮮明である．椎体の前方に巨大な咽後膿瘍を認める（＊）．その辺縁部にも造影効果を認める．

B：T2強調矢状断像にてC1-3の椎体背側に硬膜外膿瘍を認める（→）．C5/6の椎間板は高信号を示す．咽後膿瘍は中心部が高信号を示す（＊）．C1から延髄背側にかけて高信号を認め，浮腫の疑いがある．

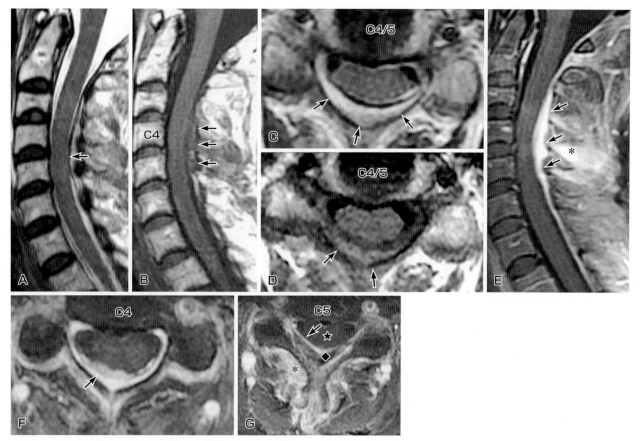

症例3 硬膜外膿瘍（蜂窩織炎）＋傍脊柱筋蜂窩織炎，70歳，女性．陳旧性脳梗塞があるが，ADL（日常生活動作）は自立していた．約8日前より歩行がおぼつかなくなり，6日前，失禁していたことに家人が気づく．5日前，日付の見当識障害，後頸部痛を訴える．入院当日，両上肢は肩より挙上できず，両下肢は筋力低下，右後頸部痛が強く，さらに尿閉がみられた．CRPは6.9mg/dlであった．

- A：T2強調矢状断像にて脊髄後部の硬膜がC4-5にかけて，前方に偏位している（→）．
- B：T1強調矢状断像にて脊髄後方に低信号を認める（→）．
- C：T2強調横断像（C4/5）にて脊髄後方の硬膜外に高信号を示す病変がある（→）．
- D：T1強調横断像（C4/5）にて脊髄後方の硬膜外に脊髄よりもやや信号の高い病変を認める（→）．
- E：造影後脂肪抑制T1強調矢状断像にてC3-5の脊髄後部硬膜外に異常な造影効果を認め（→），さらにC4-5の傍脊柱筋内にも造影効果を認める（＊）．ともに蜂窩織炎によると考えた．
- F：造影後脂肪抑制T1強調横断像（C4）にて脊髄後方の硬膜外に造影効果を認め（→），蜂窩織炎と考える．炎症の波及により，その上下の硬膜にも強い造影効果を認める．
- G：T1強調横断像（C5）では脊髄（★）の後方，硬膜外に異常な造影効果を認める（→）．その後方には黄色靱帯（◆）を認める．頸多裂筋を中心に造影効果を認める（＊）．

補足：手術では黄色靱帯周囲，多裂筋にて膿を認め，そのほかは蜂窩織炎の状態であった．脊髄には信号強度異常を認めず，比較的早期に発見できた．

文献

1) Shah LM：Epidural abscess. Ross JS, et al (eds)：Diagnostic Imaging — Spine 2nd ed. Amirsys, Salt Lake City, 2010, ppⅣ-1-30-35
2) Bowen BC：Spine Imaging — Case Review. Mosby, Philadelphia, 2001, pp15-16, 81-83, 107-108
3) 柳下 章：神経系における炎症および感染症の画像診断—総論．臨放 **53**：729-742, 2008

3 結核性脊椎炎

臨床

1. 病理

結核性脊椎炎（TS：tuberculous spondylitis）は脊椎の肉芽腫性炎症であり，傍脊椎の軟部組織にも波及する．

肺の感染症から経動脈性あるいはリンパ性に感染し，初回の感染は前部椎体に発生する（化膿性脊椎炎は終板に接する前軟骨下層）．前縦靱帯を介して，連続していない椎体にも感染する．化膿性脊椎炎とは異なり，蛋白融解酵素の欠損のために，椎間板がときに保たれることもある．傍脊椎，くも膜下腔にも進展する．

脊髄髄内膿瘍あるいはくも膜炎を合併することがある．乾酪性肉芽腫であり，非特異的炎症反応を伴う．結核菌の同定は50％以下である[1]．

2. 症状

慢性の背部痛が最も多い症状であり，95％に存在する．局所的な圧痛と発熱を認める[1]．発熱，悪寒，硬直は化膿性脊椎炎やブルセラ脊椎炎と比べると，有意に少ないとされる．また，神経症状を呈することが多く，これも化膿性脊椎炎やブルセラ脊椎炎と比べると有意に多い[2]．

3. クオンティフェロン検査

クオンティフェロン検査は感度84％，特異度95％とされる[1]．自験例では化膿性脊椎炎の症例において，クオンティフェロン検査陽性となった例がある（本章の「6. 傍脊椎膿瘍」の症例2を参照）．

4. 好発部位

中部胸椎から胸腰椎移行部に多い（化膿性脊椎炎は下部腰椎に好発する）．

TSは緩徐に進行し，脊椎後部への進展もときにある．傍脊椎組織には石灰化もしばしば認められる．傍脊椎の膿瘍が原発巣から遠い部位にまで進展する[1,3]．

5. BCG接種後のTS（BCG脊椎炎）

BCG（bacillus Calmette-Guérin）ワクチンは弱毒化した生菌のため，接種により，まれに結核菌感染症を起こすことがある．日本では過去10年間（1998〜2007年）で接種後の骨炎は22例あった．平均でBCG接種10万件対0.2の発生である．接種から発症までは平均約1年（9〜18カ月）である．結核菌感染との違いは，結核患者との接触がないこと，胸部単純X線像にて異常がないこと，ツベルクリン反応検査は陽性だがクオンティフェロン検査は陰性であることであり，これらが鑑別点となる．診断は骨病巣部位からBCG菌をポリメラーゼ連鎖反応（PCR：polymerase chain reaction）法にて検出し，同定することで行う[4]．

保科らはBCG骨髄炎27例について検討している．男18例，女9例である．大腿骨・上腕骨および脛骨などの長管骨に発生する例が多く，BCG接種部位に近い胸部の骨病変がそれに続いている．単一病変が多いが，5例では複数の骨に及んでいた．椎骨が侵される例はまれであり，報告でも2例のみである．そのうちの1例には免疫不全を認め，複数の部位に骨髄炎があった[5]．

画像所見

1. MRI

1）全体像

TSは緩徐に進行して，局所の骨破壊を示す．病巣の拡大とともに乾酪壊死に陥る．一方，結核性肉芽は椎体の骨皮質を破って，前縦靱帯下に膿瘍を形成する（**症例1，2**）．病変が椎体後方に進展すると，硬膜外腔に肉芽や膿瘍を形成する．椎体が広範に侵されると圧潰を起こす．椎体がつぎつぎに圧潰されると亀背となる．滞留膿瘍や流注膿瘍を生じやすく，それらは椎体の破壊あるいは症状の程度に比べて大きく，しかも原発巣から遠く離れた部位にまで進展することが特徴である（**症例2**）．石灰化を伴った腸腰筋の膿瘍を認めることもある[1,3]．

2) 椎体後方成分における病変

ときに，TSが椎体後方成分に初発することがある．椎弓・椎弓根の破壊，椎体後部および肋骨皮質の侵食像，傍脊椎の軟部腫瘤を呈する．椎間板には病変を認めない[3]．TSの3〜5%に存在する[1]．

3) 1椎体の病変

まれに，単一椎体の病変を示すことがある．成人および小児に生じ，扁平椎を示す．椎間板は比較的保たれる．小児ではLangerhans細胞組織球症（LCH：Langerhans cell histiocytosis）と類似した画像を示すことがある[3]．

4) 環椎軸椎病変

上部頸椎を侵すことはまれであり，TSの2%以下とされる．疼痛，首の回旋制限，嚥下障害，筋力低下をきたす．四肢麻痺を示すことがある．環椎軸椎-後頭骨の亜脱臼と，骨侵食像，椎体前方の軟部腫瘤を認める[3]．

5) BCG脊椎炎

詳細な画像所見を示した報告が少ない．梯らの報告では，患者は1歳6カ月の男児で，BCGワクチン接種後1年2カ月にて炎症性反応高値を伴う発熱を呈し来院した．傍脊椎膿瘍・硬膜外膿瘍を伴ったBCG脊椎炎となっているが，画像は載っていない[6]．Müller-Minyらの例ではリンパ節炎から始まり，骨盤から大腰筋に沿って後腹膜に膿瘍を形成し，硬膜外にさらに進展し，椎体の異常も認められた[7]．

一方，自験例ではTh5椎体に強い圧潰があって扁平椎となり，椎体後部の一部のみが残存している（**症例3**）．椎体の前方と後方に大きな軟部腫瘤を形成しているが，積極的に膿瘍と考えられる部位はない．Th4/5の椎間板隙は拡大しているが，Th5/6の椎間板は正常の椎間板の信号強度を失っており，異常である可能性が高い．しかし，Th5の破壊の程度，大きな軟部腫瘤に比べて，椎間板の異常は軽く，明らかな造影効果を同部位には認めていない．T2強調像ではTh6椎体上部にもわずかな高信号を認め，造影効果があるので，この椎体にも病変がある．脊髄後方にも軟部腫瘤がある．LCHを考えたが，Th5/6椎間板の正常信号強度の消失，Th6椎体も侵されていることを考えると，脊椎炎を考慮すべきであった．さらに，椎間板の侵され方が軽い脊椎炎であるため，TSを考慮すべき状態である．報告でも，幼時期に骨破壊を認めた際にはBCG骨髄炎も考慮すべきとされている[6]．通常のTSに比べて，膿瘍がない点が自験例の特徴である．

診断のキー

比較的に経過が長く，胸腰椎の脊椎炎で椎体後方成分も侵され，大きな軟部腫瘤を示す時には本症を考慮する．

亀背を示し，椎間板が比較的保たれ，大きな傍脊椎の膿瘍を認める際にも本症を考える．

鑑別診断

表1を参照[8]．

1. 化膿性脊椎炎

TSに比べてより急性である．TSは多椎体に及ぶことが多く，骨破壊の程度に比べて大きな傍脊椎膿瘍を伴う．メチシリン耐性黄色ブドウ球菌（MRSA）による化膿性脊椎炎では，TSと類似した画像を示した（本章の「1. 化膿性脊椎炎」の症例5を参照）．

2. ブルセラ脊椎炎

本章の「4. ブルセラ脊椎炎」を参照．

3. 転移性脊椎腫瘍

椎間板は保たれている．椎体に加えて，椎弓根，椎弓，棘突起も侵す．破壊された椎体から遠く離れた位置での軟部腫瘤はない．硬膜外および傍脊椎の膿瘍はない．

4. クリプトコッカス脊椎炎

TSと類似した画像．ヒト免疫不全ウイルス（HIV：human immunodeficiency virus）感染者に多い．TSの治療を行い，無効の際には本症を考慮する[9]．

5. Langerhans細胞組織球症（LCH）

LCHでは椎間板隙が保たれ，椎体後方成分を侵すことはまれであり，後弯がないのが特徴であるとされる[10]．しかし，椎体後方成分を侵す例も，後弯を認める例もある．扁平椎を示すと同時に，椎間板隙が拡大することがあり（**症例4**），これはTSにはない重要な特徴である．大きな軟部腫瘤の存在はLCHを否定する根拠にはならない（第3章の「4-(2) Langerhans細胞組織球症」を参照）．

表 1　非典型的結核性脊椎炎の鑑別診断（文献 8）より改変引用）

疾患名	好発部位	X 線	CT	MRI	造影効果	特　徴
非典型結核性脊椎炎	・胸腰椎 ・多椎体が侵される ・skip 病変の存在	・椎体の溶骨性病変 ・椎間板が保たれる ・傍脊椎陰影 ・骨硬化像はない	・椎体の破壊像 ・大きな傍脊椎膿瘍	・T2 では不均一な高信号 ・骨内および傍脊椎の膿瘍は T2 にて高信号，T1 では低信号 ・硬膜外に進展し脊髄を圧迫 ・急性期には拡散制限を認める ・慢性期には拡散制限はなく，ADC 値は上昇	・椎体に不均一な造影効果 ・骨内および傍脊椎の膿瘍では末梢辺縁に平滑な造影効果を認める	・椎体後方成分が侵される ・後弯 ・傍脊椎膿瘍には石灰化がある
化膿性脊椎炎	・腰椎，頸椎 ・単独の病変	・椎間板の高さの減弱と溶骨性病変 ・骨硬化像もあり	・小さな傍脊椎病変と硬膜外進展	・椎体・椎間板は T2 にて均一な高信号，T1 では低信号 ・急性期には拡散制限がある ・慢性期には拡散制限はない ・ADC 値は上昇	・椎体に均一な造影効果 ・傍脊椎病変/膿瘍には強い，境界不明瞭な造影効果がある	・急速な椎体破壊 ・骨硬化像 ・椎体後方成分は免れる ・後弯はない
ブルセラ脊椎炎	・腰椎に好発 ・多椎体もあり ・skip 病変もあり	・椎間板椎体境界部の溶骨性病変 ・骨硬化像 ・椎体前縁の骨棘形成	・椎体・椎間板に病変 ・小さな傍脊椎病変	・椎体，椎間板は T2 にて均一な高信号，T1 では低信号 ・小さな傍脊椎病変がある ・硬膜外への進展はない，あるいはわずか ・急性期には拡散制限がある ・慢性期には拡散制限はない ・ADC 値は上昇	・椎体・椎間板に均一な造影効果	・椎体前縁に"オウムの嘴状"の骨棘形成，椎間板内にガスを認める ・椎間関節に造影効果 ・後弯はまれ ・椎体後方成分は免れる
悪性リンパ腫	・skip 病変，連続性の多椎体病変がある	・大多数は溶骨性病変 ・まれに，溶骨性・骨硬化性病変の混在，骨硬化性病変のみもある	・椎体病変（椎体および後方成分） ・傍脊椎の腫瘤 ・硬膜外病変がある	・限局性あるいはびまん性の椎体病変 ・椎体と傍脊椎の病変はいろいろな高信号 ・STIR 法では高信号 ・T1 では低信号 ・拡散制限があり，ADC 値は低下	・不均一なびまん性の造影効果	・傍脊椎に腫瘤がある ・椎体病変がある ・強い骨皮質の破壊はない
転移性腫瘍	・胸椎に好発	・大多数は椎体に溶骨性病変 ・溶骨性・骨硬化性病変の混在，骨硬化性病変のみもある	・骨破壊と硬膜外腫瘤 ・骨硬化性病変もある	・椎体病変は T1 にて低信号，T2 と STIR 法では高信号 ・骨硬化性病変はすべてのシークエンスにて低信号 ・拡散制限があり，ADC 値は低下	・びまん性の造影効果	・椎体と後方成分を侵す ・椎間板は保たれる ・halo sign[注]
骨粗鬆性骨折	・中部胸椎と胸腰椎	・骨濃度の低下 ・椎体の高さの減弱と楔状変形	・椎体の楔状変形 ・椎体後部骨折と後方への突出	・T1 にて低信号 ・STIR にて高信号 ・傍脊椎/硬膜外腫瘤はない ・ADC 値は上昇	・椎体に軽度の造影効果	・楔状変形による進行性の後弯 ・椎弓根の骨折はある/なし両方あり ・fluid sign（液体徴候）あり

[注] halo sign：病巣周囲に高信号を T2 強調像にて認め，転移を示唆する所見とされる
ADC：apparent diffusion coefficient（見かけの拡散係数）

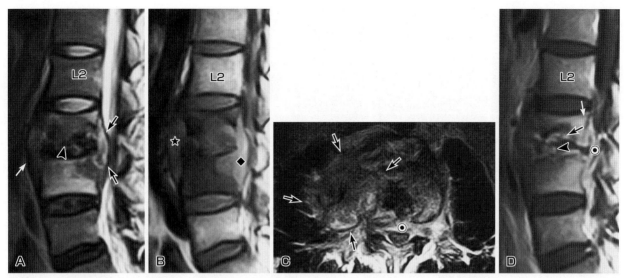

症例 1　結核性脊椎炎，30歳，外国人男性．数カ月以上にわたる腰痛と咳・痰を認める．

- **A**：T2強調矢状断像にてL3-4椎体の破壊があり，正常に比べて高信号と低信号が混在している．L3の終板は破壊されている．L3/4の椎間板は正常な信号強度を失い，高さが減弱し，病変の浸潤が認められる（▶）．L4/5，L5/S1の椎間板も異常な信号強度を示す．後方の硬膜外腔（→），および前縦靱帯下（⇒）にも異常な軟部組織があり，病変が浸潤している．
- **B**：T1強調矢状断像ではL3-4椎体の破壊があり，椎体は低信号を示す．終板と椎間板の境界は消失している．前縦靱帯下（★），椎体後方（◆）に異常な軟部腫瘤を認める．L3/4の椎間板は同定困難である．
- **C**：T2強調横断像（L3）にて椎体の破壊があり，椎体の右側には大腰筋に及ぶ大きな軟部腫瘤を認め（→），硬膜外腔（◉）にまで進展している．
- **D**：造影後T1強調矢状断像にて，L3-4の残っている椎体に造影効果を認める（⇒）．さらにL3/4の終板（→），椎間板内（▶），硬膜外腔（◉）に造影効果を認める．

補足：画像からはTSと化膿性脊椎炎との鑑別が困難な症例である．後者としては経過が長い．胸部単純X線にて結核の所見を認めた．

（国立病院機構東京病院放射線科　堀部光子先生のご厚意による）

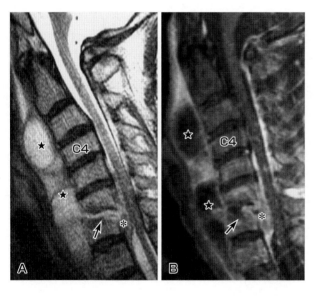

症例 2　結核性脊椎炎，64歳，男性．半年前からの不明熱，頸部リンパ節腫大を認める．

- **A**：T2強調矢状断像にてC6/7の椎間板の破壊と高信号を認め（→），上下の椎体終板も不鮮明となり破壊を認める．C6-7の椎体後方硬膜外には軟部腫瘤を認める（＊）．C1-7の椎体前方にも軟部腫瘤（★）を認める．
- **B**：造影後の脂肪抑制T1強調矢状断像にてC5-7の椎体には造影効果を認める．C6/7の椎間板にも造影効果があり（→），脊椎椎間板炎の所見である．さらに，C6-7の硬膜外腫瘤にも造影効果を認め，炎症が同部位にまで波及している（＊）．椎体前方の軟部腫瘤にも造影効果があり，造影効果のない部位は膿（☆）である．脊髄背側の硬膜外静脈叢が拡大している．

補足：比較的長い経過であることと，頸部リンパ節腫大により，TSと診断し確定された．頸部に痛みのないことが特徴的であった．TSは頸椎には比較的少ないが，それでも報告はある．

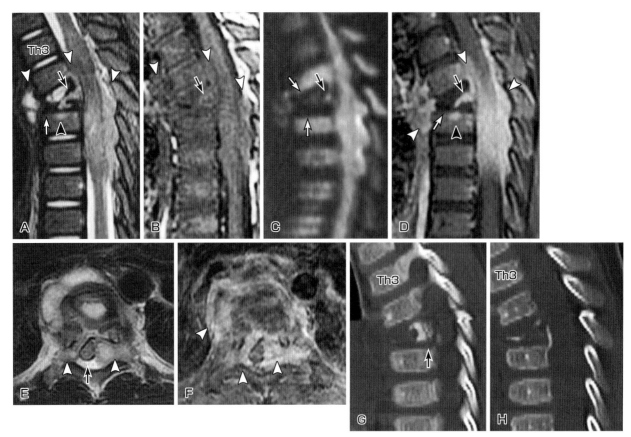

症例3 BCG 脊椎炎，2歳，女児．生来健康であったが，約40日前に発熱があり，2日間で下熱した．そのころより，抱っこをせがむことが増えた．半月前より歩行が不安定となり，徐々に悪化したため受診した．下肢の筋力低下，深部腱反射亢進があったが，上肢の運動は正常であった．

A：T2強調矢状断像にて，Th5椎体の前部に強い圧潰があり，楔状の高信号を示す（→）．Th4/5の椎間板隙は保たれ，拡大している．一方，Th5/6の椎間板は正常の信号強度が失われている（⇨）．Th6椎体上部には高信号を認め（▶），異常である．Th4-6椎体前方，Th4-5椎体後方，Th4-7脊髄後方には軟部腫瘤を認める（▷）．脊髄は前後径が増大している．

B：T1強調矢状断像にて，Th5椎体の輪郭が不明瞭である（→）．画像Aと同様に，椎体前方，椎体後方，脊髄後方に軟部腫瘤を認め，脊髄とほぼ等信号を示す（▷）．

C：拡散強調矢状断像にて，Th5椎体は一部に高信号を示す（→）．上下の椎間板には異常な高信号を認めない（⇨）．

D：造影後脂肪抑制T1強調矢状断像にて，圧潰したTh5椎体には造影効果を認める（→）．椎間板には異常な造影効果を認めない（⇨）．Th6椎体上部にも造影効果があり，病変がある（▶）．前述の椎体前方，椎体後方，脊髄後方の軟部腫瘤には造影効果を認める．

E：T2強調横断像（Th4/5）にて，脊髄（→）は周囲の硬膜外の軟部腫瘤（▷）によって強く圧排されている．椎体の前方から右にかけて軟部腫瘤を認める．

F：造影後脂肪抑制T1強調横断像（Th4/5）にて，脊柱管内硬膜外，および椎体前方から右にかけての軟部腫瘤には造影効果を認める（▷）．大きな膿瘍は指摘できない．

G，H：CT再構成矢状断像（画像G：正中より右，画像H：正中）にて，Th5椎体の圧潰があり，椎体後部の一部は高さが保たれている（→）．

補足：画像所見からはLCHや悪性腫瘍を疑い，入院翌日に生検と除圧のために腫瘍摘出術を施行した．病理像では肉芽腫性病変を認めたが，好酸球を認めず，LCHに特徴的な所見とは異なっており，診断は確定できなかった．非LCH性組織球増殖性疾患としてステロイド治療も検討した．病理組織からはTSも否定できなかったので，骨生検を施行したところ，BCG結核菌DNAがPCR法にて陽性であり，TSと診断した．生後3カ月にてBCGワクチン接種を受けており，それによる．

　症例4のLCHと比べると，椎体の圧潰があるが，椎体後部が比較的残って楔状になっている．ほぼ完全な扁平椎となっている**症例4**とは，その点で異なる．Th5/6の椎間板隙に拡大がなく病変の浸潤の可能性を否定できない点でも，LCHとは異なる．

鑑別診断の症例

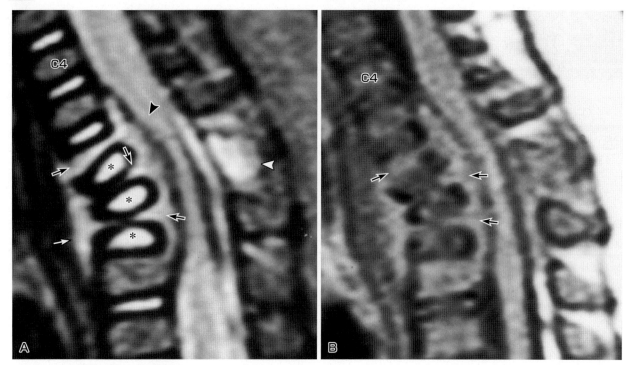

症例 4 Langerhans 細胞組織球症，10 カ月，女児．生後 8 カ月まで正常の発達であったが，9 カ月ごろより寝返りをしなくなり，うつぶせで，頭を上げられなくなった．

- **A**：T2 強調矢状断像にて，C6-Th1 の椎体が扁平化し，高信号を示す（→）．その間の椎間板隙は保たれ，正常よりも拡大している（*）．椎体後方の硬膜（▶）は後方に偏位し，椎体後方に軟部腫瘤を認める．椎体前方にも軟部腫瘤がある（⇢）．椎体後方成分（棘突起）にも高信号を認め，侵されている（▷）．脊柱管背側硬膜が前方に偏位し，その後ろにも軟部腫瘤がある．なお，Th11 にも扁平椎をきたす同様な病変がある（非掲載）．
- **B**：T1 強調矢状断像にて，C6-Th1 にかけて，椎体が扁平化している（→）．
- **補足**：連続する 3 椎体に扁平椎があり，大きな軟部腫瘤を呈し，脊髄圧迫を認め，脊髄症を示した症例である．そのほかに，離れた部位にも扁平椎があった．間にある椎間板隙が拡大しているのが特徴的であり，LCH に合致する所見である．大きな軟部腫瘤の存在は LCH を否定する根拠にはならない．

文 献

1) Shah LM：Tuberculous osteomyelitis. Ross JS, et al (eds)：Diagnostic Imaging — Spine 2nd ed. Amirsys, Salt Lake City, 2010, ppIV-1-10-13
2) Colmenero JD, et al：Pyogenic, tuberculous, and brucellar vertebral osteomyelitis：a descriptive and comparative study of 219 cases. *Ann Rheum Dis* **56**：709-715, 1997
3) Resnick D, et al：Tuberculous spondylitis. Resnick D (ed)：Diagnosis of Bone and Joint Disorders 3rd ed. W. B. Saunders, Philadelphia, 1995, pp2463-2474
4) 小山 明，他：BCG 接種後の骨炎．結核 **84**：125-132, 2009
5) 保科隆之，他：BCG 骨髄炎 27 例の検討．小児感染免疫 **23**：227-232, 2011
6) 梯 公彦，他：傍脊柱膿瘍・硬膜外膿瘍を伴った BCG 脊椎炎を発症した 1 歳 6 カ月男児．日本小児科学会雑誌 **117**：163-164, 2013.
7) Müller-Miny H, et al：Tuberculous spondylitis following BCG vaccination. *Radiologe* **30**：328-330, 1990
8) Momjian R, et al：Atypical imaging features of tuberculous spondylitis：case report with literature review. *J Radiol Case Rep* **8**：1-14, 2014
9) Bowen BC, et al：Spine Imaging — Case Review 2nd ed. Mosby, Philadelphia, 2008, pp215-216
10) Dähnert W：Eosinophilic granuloma. Dähnert W (ed)：Radiology Review Manual 5th ed. Lippincott Williams & Wilkins, Philadelphia, 2003, p108

4 ブルセラ脊椎炎

臨床

1. ブルセラ症（brucellosis）

イラクからソマリアおよびチュニジアにかけて多くみられ，わが国ではまれな人畜共通感染症である．特殊な行為ではなく，乳製品による経口感染にて発症する．感染動物の尿・便・乳，その他の分泌物に病原体が含まれる．この地域のラクダの2〜15%にはブルセラ菌に対する抗体を認める[1,2]．

発熱は多く，しばしば悪寒を伴う[1]．

ブルセラ菌は人体に入ると網内系に非乾酪性の非特異的な肉芽腫を形成する．肉芽腫はときに治癒し，ときに組織の破壊，膿瘍形成へと進行する．感染から症状発現までは1〜3週間が多い[2]．

2. ブルセラ脊椎炎（BS：brucellar spondylitis）

骨関節疾患は最も多い合併症である．脊椎をしばしば侵す．小児では仙腸関節を侵すことが多く，高齢者では脊椎を侵す[1]．肉芽腫性の脊椎炎である[3]．

ブルセラ菌を検査していた微生物研究室の技師が，その直後にBSに感染したという報告がある[4]．

画像所見

1. MRI

結核性脊椎炎（TS：tuberculous spondylitis）とよく似た画像を示すので，対比してMRI所見を記載する．

BSは下部腰椎に多く，TSは下部胸椎に多い．BSでは脊椎に骨髄炎を起こすことによる信号強度の異常はあるが，椎体の高さは保たれていることが多い（症例1, 2）．それに対してTSでは椎体の高さが著しく減弱し，亀背を示す．

また，BSでは椎体後方成分は保たれていることが多いが，TSでは侵されることもある[2,5,6]．

傍脊椎軟部組織は，BSではめったに侵されずTSでは冷膿瘍をつくるとされるが[2,5,6]，ShahはBSにて大腰筋内に大きな膿瘍を伴っている例を記載している[3]．BSでは椎間板内に空気を認めることがある[2,5,6]．

Shahによると，BSはL4レベルに発生することが最も多く，この部位の脊椎炎と両側の仙腸関節炎を伴っている際には本症を考慮する[3]．

Drapkinらによると，症状が出てから2〜8週間は，画像に異常所見が現れない．椎体の前部および上部の侵食像が認められる．病変の周囲には骨形成が起こり，前部椎体終板にオウムの嘴状（parrot-beak）の骨棘を形成する．TSの特徴が椎体の骨破壊とすると，BSの特徴は椎間板の破壊が認められることである[1]．

診断のキー

下部腰椎の脊椎炎にて脊椎輪郭が保たれ，信号強度の異常を認め，硬膜外に軟部腫瘤を認める時には本症を考慮する．中東，地中海沿岸への旅行歴に注意する．

鑑別診断

本章の「3. 結核性脊椎炎」の表1を参照．

1. 結核性脊椎炎

本章の「3. 結核性脊椎炎」を参照．

2. 化膿性脊椎炎

椎体・椎間板の破壊，軟部腫瘤の存在がみられる．

3. 転移性腫瘍，硬膜外悪性リンパ腫

これらの疾患でも椎間板あるいは終板に異常を認めず，硬膜外に腫瘤を認めることがある[4]．

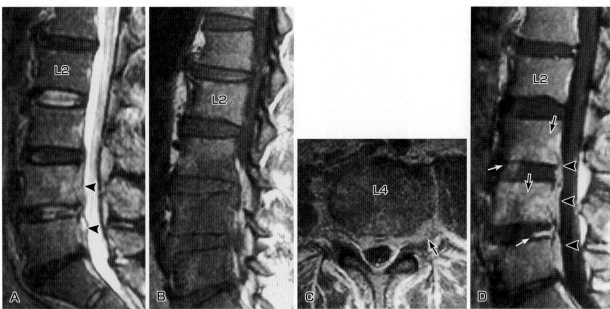
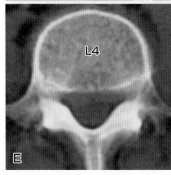

症例1　ブルセラ脊椎炎，64歳，男性．2カ月前より毎夜のように発熱を繰り返す．4カ月前に約10日間，イラクへの旅行歴がある．CTにて脾腫を認めている．

A：T2強調矢状断像にてL3-5の椎体に高信号を認める．椎体後方，硬膜外に軟部腫瘤を認める（▶）．L3/4, L4/5の椎間板に信号強度の低下を認める．椎体に大きな骨破壊はない．

B：T1強調矢状断像も画像Aと同様な所見である．L3-5の椎体が低信号を示し，椎体の後方に腫瘤を認める．

C：T2強調横断像（L4）では椎体に高信号があり，椎体後方左側の硬膜外に軟部腫瘤がある（→）．

D：造影後T1強調矢状断像ではL3-5の椎体（→），硬膜外の腫瘤（▶）および椎間板（⇒）に造影効果がある．

E：CT（L4）では大きな骨破壊像はない．

（都立駒込病院の症例　寺田一志先生のご厚意による）

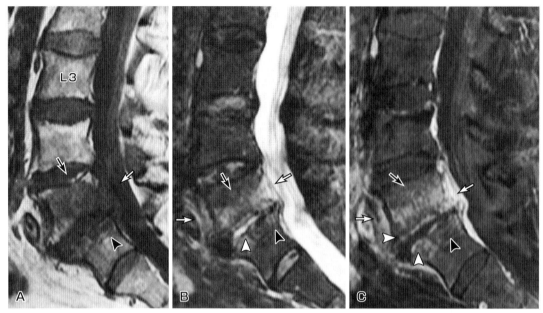

症例 2 ブルセラ脊椎炎，70歳，女性．約 11 週間前に発熱と悪寒を認め，下痢があり抗生物質を服用した．入院の 2 週間前に下部背部痛があり，左大腿に放散痛を認めた．しだいに痛みは増強し，歩けなくなった．治療により痛みはいったん改善したが，再発をした．アフリカ東部の生まれであり，50 代時に米国に移住した．4 年前に中東に行き，5 カ月前に再び米国に戻った．その間に低温殺菌をしていないラクダのミルクを飲んでいた．（文献 1）より引用）

- **A**：T1 強調矢状断像にて，L5 椎体に低信号を認め（→），椎体後方には軟部腫瘤を認める（⇒）．S1 椎体上部にも低信号がある（▶）．
- **B**：T2 強調矢状断像にて，L5（→）と S1（▶）の椎体内に高信号を認める．L5/S1 椎間板内に強い高信号を認める（▷），L5 椎体前方および後方には異常な高信号を認め，軟部組織の腫大が疑われる（⇒）．
- **C**：造影後脂肪抑制 T1 強調像にて，L5（→）および S1（▶）の椎体に造影効果がある．L5 椎体後方の硬膜外さらに椎体前方の軟部組織に造影効果を認める（⇒）．椎間板隙の狭小化があり，画像 B で椎間板の高信号を示す部位の上方と下方に造影効果がある（▷）．
- **補足**：L5，S1 椎体とその間の椎間板が侵されており，脊椎炎の画像である．椎体の破壊が少なく，しかし，硬膜外に腫瘤を形成している．椎間板隙の狭小化を認める．化膿性脊椎炎よりは，ゆっくりと進行する BS が考えられる．病歴が重要である．

文　献

1) Drapkin MS, et al：Case records of the Massachusetts General Hospital. Case 26-2012. A 70-year-old woman with fever and back pain. *N Engl J Med* **367**：754-762, 2012
2) 寺田一志，他：脊椎に病変を生じたブルセラ症の 2 例．臨放 **44**：953-956, 1999
3) Shah LM：Brucellar spondylitis. Ross JS, et al（eds）：Diagnostic Imaging — Spine 2nd ed. Amirsys, Salt Lake City, 2010, ppIV-1-14-15
4) Gerberding JL, et al：Case records of the Massachusetts General Hospital. Case 34-2008. A 58-year-old woman with neck pain and fever. *N Engl J Med* **359**：1942-1949, 2008
5) Resnick D, et al：Osteomyelitis, septic arthritis, and soft tissue infection：organisms. Resnick D（ed）：Diagnosis of Bone and Joint Disorders 3rd ed. W. B. Saunders, Philadelphia, 1995, pp2457-2459
6) Stäbler A, et al：Imaging of spinal infection. *Radiol Clin North Am* **39**：115-135, 2001

5 化膿性椎間関節炎

臨床

化膿性椎間関節炎（septic facet joint arthritis）は，椎間関節および周囲軟部組織の化膿性炎症である．発熱と腰痛を呈する．症状からは脊椎炎との区別が困難である．好発部位として97％が腰椎に発生し，単椎体であることが多い．年齢は50〜60代が多いが，若年者にも発生する．起炎菌は黄色ブドウ球菌が多く[1〜4]，25％に硬膜外膿瘍を伴う．

画像所見

1．MRI

椎間関節が拡大し，その内部にT2強調像にて高信号があり，周囲軟部組織にも高信号を認める（**症例1**）．接する骨の骨髄はT2強調像にて高信号を示す（**症例1**）．関節内には充実性あるいはリング状の造影効果がみられ，周囲軟部組織内にも造影効果を認める（**症例2, 3**）．硬膜外にも膿瘍を呈することがあり，硬膜には造影効果がある．本症を伴う時には，脊椎炎は結核性脊椎炎ではなく，化膿性脊椎炎であると報告されている（**症例3**）[2]．

診断のキー

椎間関節の造影効果と周囲軟部組織の造影効果は，本症の特徴である．

鑑別診断

1．椎間関節変形性関節症

造影効果を認めない．軟部組織の浮腫がない．

2．椎間関節嚢胞

接する骨の骨髄に異常を認めない．軟部組織の浮腫がない．

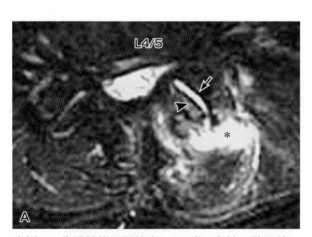

症例1 化膿性椎間関節炎，61歳，女性．数日前から腰痛，左股関節痛，発熱を認める．（文献4）より引用）
　A：脂肪抑制T2強調横断像（L4/5）にて左椎間関節に高信号を認め（→），軽く腫大している．その周囲の軟部組織内にも高信号を認める（＊）．関節に接する下関節突起の骨髄に高信号を認める（▶）．椎間関節，周囲の軟部組織には造影後T1強調像にて造影効果を認めた（非掲載）．化膿性椎間関節炎の所見である．
（昭和大学横浜市北部病院放射線科　藤澤英文先生のご厚意による）

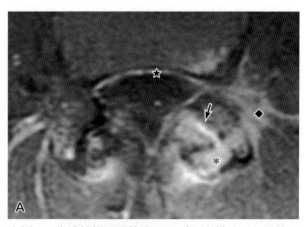

症例2 化膿性椎間関節炎，53歳，女性．1カ月前から腰痛と発熱があり，抗生剤を投与中である．
　A：造影後脂肪抑制T1強調横断像（下部腰椎レベル）にて，左椎間関節内に造影効果を認める（→）．周囲軟部組織にも造影効果を認める（＊）．脊柱管内の硬膜（★）に沿っても造影効果を認める．傍脊椎軟部組織（◆）にも造影効果がある．
（山口大学医学部放射線科　原田祐子先生のご厚意による）

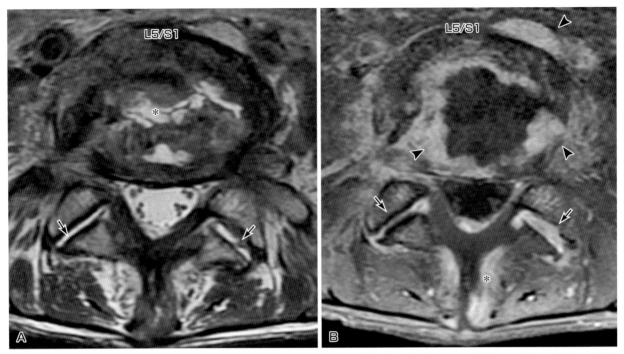

症例3 椎間板炎＋化膿性椎間関節炎，57歳，男性．Cushing 症候群の患者が3カ月前より腰痛を訴え，鎮痛剤でも改善しないため，脊椎 MRI を施行した．

A：T2 強調横断像（L5/S1）にて椎間板の破壊があり，高信号を認める（＊）．椎間関節にも病変があり，高信号を示す（→）．

B：造影後脂肪抑制 T1 強調横断像（L5/S1）にて椎間板に造影効果を認め，周囲軟部組織にも造影効果が認められる（▶）．両側の椎間関節にも造影効果を認め（→），椎間板炎に伴う化膿性椎間関節炎である．棘突起周囲の軟部組織にも造影効果があり（＊），炎症の波及と考える．

（山梨大学医学部放射線医学講座　石亀慶一先生のご厚意による）

文　献

1) Shah LM：Septic facet joint arthritis. Ross JS, et al（eds）：Diagnostic Imaging — Spine 2nd ed. Amirsys, Salt Lake City, 2010, ppⅣ-1-22-25
2) Harada Y, et al：Magnetic resonance imaging characteristics of tuberculous spondylitis vs. pyogenic spondylitis. *Clin Imaging* **32**：303-309, 2008
3) 藤澤英文，他：化膿性椎間関節炎の臨床と MRI 所見．日本医学放射線学会雑誌第66回抄録集，2007，pS368
4) 柳下　章：神経系における炎症および感染症の画像診断 — 総論．臨放　**53**：729-742，2008

6 傍脊椎膿瘍

臨床

1. 全体像

傍脊椎膿瘍（PA：paraspinal abscess）とは，脊椎の周囲軟部組織に起こる感染を指す．椎体前方の軟部組織に生じるものと，椎体周囲の筋肉（腸腰筋，脊柱起立筋）に生じるものとに大きく分けられる[1]．なお，腸腰筋とは大腰筋・小腰筋と腸骨筋の総称である[2]．

PAの好発年齢は50〜60代と，小児・若年者（特に10〜19歳）で，男女比は3：1である．骨折後に起こる化膿性脊椎炎から波及する病変の場合，起炎菌で多いのは黄色ブドウ球菌，結核菌，大腸菌である．素因としては経静脈性薬物乱用，免疫不全，糖尿病，アルコール中毒，肝硬変・慢性腎不全などの慢性疾患がある[1]．

2. PAは二次性が多い

一次性のPAはまれであり，感染源（化膿性脊椎炎，化膿性椎間関節炎，虫垂炎，憩室炎，炎症性腸疾患，腎周囲膿瘍）からの直接波及，遠隔部位からの血行性感染，深部組織への経皮感染などが多い．硬膜外膿瘍を合併することがある[1]．特に，PAを認めた際には化膿性脊椎炎を考慮し，近くの脊椎を注意深くみる必要がある[1]．

3. 骨折後に生じた化膿性脊椎炎

堀らは骨折後に生じた化膿性脊椎炎8例について報告している[3]．男女比は7：1で男性に多い．化膿性脊椎炎自体も男性に多く，21：9である．一方，脊椎の圧迫骨折のみは5：13で女性に多いとしている．

8例の罹患部位は下部胸椎から上部腰椎である．全例，PAを合併している．病状のある時点にて，微細な気泡を骨折部と椎体周囲の軟部陰影に確認でき，その後，気泡は消失していた．また，全例，数日単位で骨折部の骨破壊が進行し，骨折部に裂隙形成が生じていた．8例中7例にて，急速な骨破壊の進行を認めている．1例は発見が早く，骨破壊の進行を抑制できたとされる[3]．しかし，骨折のみか，それに化膿性脊椎炎が合併しているのかを，椎体のみから判断するのは大変難しい．

撮像法

傍脊椎軟部組織，特に，大腰筋の描出には冠状断像が有用である．また，拡散強調像が必要である．PA自体をみるのには冠状断像がわかりやすい．脊椎炎には矢状断像がよいので，両方撮像する．造影後には脂肪抑制が必要である．

画像所見

1. MRI

T2強調像にて傍脊椎の筋肉内に高信号を認め，膿瘍部位にはさらに強い高信号を認める（**症例1，2**）．T1強調像では正常筋肉と同様の信号強度を示すこともある．拡散強調像では膿瘍部位が強い高信号を示す（**症例1**）．造影後には，蜂窩織炎では全体に造影効果を認め，一方，膿瘍では膿の部位に造影効果がなく，その周囲に造影効果を認める（**症例1，2**）．

ほとんどの症例は化膿性脊椎炎所見を併発する（**症例1，2**）．また，脊柱管内硬膜外に，蜂窩織炎あるいは硬膜外膿瘍を合併することも多い（**症例1，2**）[1]．

2. CT

傍脊椎筋肉の腫大があり，内部に低吸収域を認める．ときに空気を認めることもある．石灰化を認めた例もある（**症例2**）．大腰筋内の石灰化は結核性脊椎炎の特徴の一つであるが[1]，化膿性脊椎炎でも認められた．

また，脊椎炎の部位から遠く離れた部位の膿瘍の存在も結核性脊椎炎の特徴であるが[1]，**症例2**では3椎体離れていた．

診断のキー

傍脊椎軟部組織内にて，周囲に造影効果を伴う液貯

留(膿)と化膿性脊椎炎が存在する場合には,PAを考える.PAをみたら,脊椎炎を考える.

圧迫骨折がある時には,注意して傍脊椎軟部組織をみる.大腰筋の腫大がある際には,本症の可能性を考慮し,脊椎炎の有無に注意する.

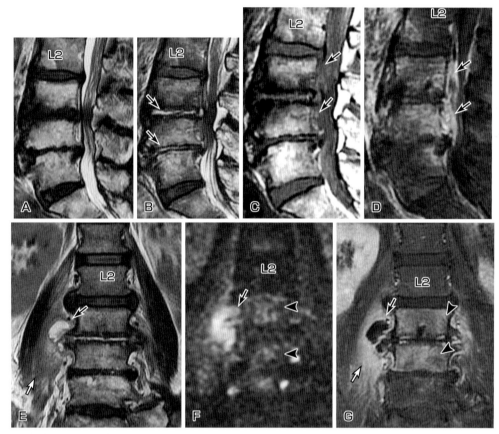

症例1 化膿性脊椎炎+傍脊椎膿瘍(大腰筋膿瘍),62歳,女性.半年ほど前より歩行障害があり,他院にて腰部脊柱管狭窄症と診断されたが,神経内科疾患の関与も疑われ,その精査のために入院した.腰椎MRIにて,腰椎症(画像A)を認め,他院の約4カ月前のMRIとほぼ同様であった.入院時には炎症を示す所見はなかった.しかし,初回のMRIより23日後,腰痛と発熱があり,白血球1万300/μl,CRP 26.2 mg/dlと上昇していた.CTにて,右優位に両側大腰筋内に膿瘍が疑われ,腰椎MRI(画像B〜G)を施行した.

A:入院時のT2強調矢状断像(1.5 T)にて,L3/4, 4/5を中心に椎間板の変性,椎体の変性,脊柱管の狭窄を認めるが,炎症を示す所見はない.

B:28日後のT2強調矢状断像(3 T)にて,L3/4, 4/5椎間板内に線状の高信号を認める(→).画像Aと比較し,臨床症状と対比すると,椎間板炎を示唆する所見である.

C:T1強調矢状断像にて,L3, 4椎体後方,硬膜外に異常な軟部組織を認める(→).

D:造影後脂肪抑制T1強調矢状断像にて,L3-4の椎体後方の硬膜外病変に造影効果を認め,一部に造影されない部位があり,硬膜外膿瘍と考える(→).

E:T2強調冠状断像にて,L3-4椎体の右方に強い高信号を認め,膿瘍の疑いがある(→).右大腰筋には高信号があり,腫大を認める(⇒).

F:拡散強調冠状断像にて,L3-4椎体右方に強い高信号を認める(→).膿瘍を示唆している.L3, 4椎体にも高信号があり,椎間板に接する部位のみではなく,びまん性に高信号を認める(▶).

G:造影後脂肪抑制T1強調冠状断像にて,右大腰筋には造影効果を認め(⇒),その一部に造影効果のない部位があり,膿瘍である(→).L3, 4椎体にも造影効果を認める(▶).なお,左大腰筋にも造影効果がある.

補足:入院中に突然発症した,化膿性脊椎炎とそれに合併した傍脊椎膿瘍(大腰筋膿瘍)である.起炎菌は同定できなかった.抗生物質にて回復している.

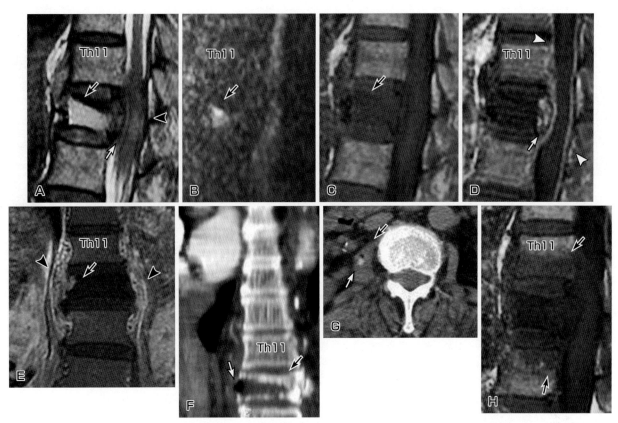

症例2　傍脊椎膿瘍，81歳，女性． 過去に脳動脈瘤に対する手術，8カ月前に脳梗塞の既往がある．幻覚，妄想もあった．約1カ月半前より腰痛を認め，歩行も介助が必要となった．入院2日前の朝より，急に立てなくなり，緊急入院となった．白血球1万4,900/µl，CRP 29.06 mg/dlと上昇を認めた．

A：T2強調矢状断像にて，Th12椎体に高信号を認め，高さの減弱がある（→）．椎体後方には異常な軟部組織があり（⇒），脊髄を圧排している．髄内に高信号を認める（▶）．なお，椎間板の高さは保たれている．

B：拡散強調矢状断像にて，Th12椎体前部に高信号を認める（→）．

C：T1強調矢状断像にて，Th12椎体は強い低信号を示し（→），椎間板との境界が不鮮明である．

D：造影後脂肪抑制T1強調矢状断像にて，Th12後方の軟部組織内に造影効果を認める（⇒）．脊柱管内の前部および後部硬膜に厚い造影効果を認める（▷）．Th11とL1の椎体に淡い造影効果がある．

E：造影後脂肪抑制T1強調冠状断像にて，Th12椎体右に造影効果を認める（→）．両側の傍脊椎軟部組織内に造影効果がある（▶）．

F：画像A～Eと同時期のCT再構成斜位矢状断像にて，Th12椎体に圧潰を認める（→）．右端に空気を認める（⇒）．

G：CT（L2）にて，右大腰筋の腫大を認め（→），小さな空気とその後方に石灰化を認める（⇒）．炎症が傍脊椎，大腰筋まで及んでいると考えた．

　入院時の血液培養にて大腸菌（*E. coli*）が陽性となり，さらにクオンティフェロン検査も陽性であった．感染症が大腸菌と結核菌のどちらによるものかの区別がつきにくい状態であった．16日後に再びMRIを施行した．

H：T1強調矢状断像にて，Th12のみではなく，Th11，L1椎体にも低信号を認め，炎症の進展がある（→）．
（次ページにつづく）

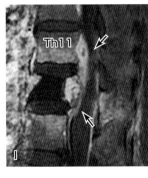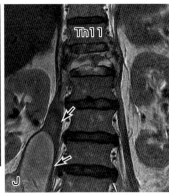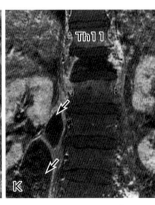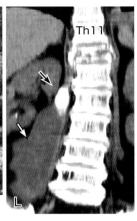

症例 2 傍脊椎膿瘍（つづき）

- I：造影後脂肪抑制 T1 強調矢状断像にて，椎体背側，硬膜外の軟部腫瘤の造影効果が増強している（→）．
- J：T2 強調冠状断像にて，右大腰筋内に膿瘍を認める（→）．
- K：造影後脂肪抑制 T1 強調冠状断像にて，右大腰筋内の膿瘍が造影効果のない部位として描出されている（→）．
- L：CT 再構成冠状断像にて，L2 椎体外側，大腰筋内に大きな石灰化がある（→）．膿瘍を認める（⇒）．
- 補足：診断に難渋した症例である．初回の MRI と CT にて，圧迫骨折のみか化膿性脊椎炎かを悩み，大腰筋の腫大と炎症所見があるので脊椎炎であると考えた．さらには，大きな石灰化（画像 L）を認め，脊椎の病変から離れた部位に膿瘍があるため，結核性脊椎炎の可能性も疑った．retrospective に考えると，結核性脊椎炎としては経過が早かったように思う．大腰筋の膿瘍を排膿し，抗生物質のみにて治癒した．抗結核薬は使用しなかったので，大腸菌による化膿性脊椎炎とそれからの炎症の波及が考えられた．

文 献

1) Shah LM：Paraspinal abscess. Ross JS, et al（eds）：Diagnostic Imaging—Spine 2nd ed. Amirsys, Salt Lake City, 2010, pp IV-1-26-29
2) 河合良訓（監），原島広至（著）：肉単—語源から覚える解剖学英単語集（筋肉編）．エヌ・ティー・エス，2004，p76
3) 堀 郁子，他：骨折後脊椎に生じた化膿性脊椎炎の CT・MRI 初期所見．臨放 **57**：1829-1835, 2012

第7章

脊髄の炎症・脱髄・感染・変性疾患

1 視神経脊髄炎

臨床

1. 診断基準

視神経脊髄炎（NMO：neuromyelitis optica）については，2006年にWingerchukらが示した診断基準がある（表1）[1]．視神経炎および急性脊髄炎を前提としたうえで，さらに3つの補助基準，すなわち「脊髄MRIにて3椎体以上の長大病変（long cord lesion）を有する」「脳MRI所見が多発性硬化症（MS：multiple sclerosis）の診断基準を満たさない」「血清NMO-IgG陽性」のうち2項目以上を満たすことを診断の要件としている[2]．

この診断基準はより確実にNMOを診断することを目的とし，かつ抗体検査が不可能である場合においても診断が可能である場合があること，あるいは抗体陰性のNMO症例（seronegative NMO）の存在を考慮したものとなっている[2]．

NMOでは初発時に視神経炎と脊髄炎を同時に発症することは比較的少なく，その後の経過における再発によってこの診断基準を満たす確定的NMO（definite NMO）に至る症例が多い．また，視神経炎あるいは脊髄炎のみを繰り返し発症する例も存在する[2]．

2. アクアポリン4（AQP4）

NMO-IgGに対応する抗原は，アストロサイト（星状膠細胞）の足突起に高頻度に発現する水チャンネル，アクアポリン4（AQP4：aquaporin-4）であることが判明している（すなわちNMO-IgG＝抗AQP4抗体）[2]．NMOはMSとは異なる病態であるとされ，NMOの脊髄病変および脳病変は，AQP4の多い部位に発生すると考えられている[3]．

炎症性脱髄性疾患であるMSとは異なり，NMOはアストロサイトの障害が重要な役割を示す[2]．

3. 臨床的特徴（表2）

発症年齢は乳幼児～80代で，平均年齢は35歳であ

表1 視神経脊髄炎（NMO）の診断基準[1]

確定的NMO
・視神経炎
・急性脊髄炎
・補助的診断（以下の3項目のうち2項目以上を満たす）
　①3椎体レベル以上にわたって連続的に広がる脊髄病変
　②脳MRI所見が多発性硬化症（MS）の診断基準[3]を満たさない（表2を参照）
　③NMO-IgG〔抗アクアポリン4（AQP4）抗体〕陽性

る．MSの平均年齢は25歳である．男女比は1：10で，圧倒的に女性に多い．MSでは1：3である．MSより重篤で難治性である[4]．NMOとMSとの差異を表2に示す[3,5]．

視神経病変として，視交叉病変により両側視神経障害が生じることはNMOに特徴的である．水平性半盲もまたNMOに特徴的とされる[4]．

大脳・脳幹病変としては，延髄背側最後野周辺の病変がNMOに特徴的であり，難治性の吃逆や嘔吐を呈する．頸髄炎に先行して吃逆や嘔吐が出現することもある[4]．視床下部病変に伴う二次性ナルコレプシーの報告や，内分泌障害などの報告もある[4]．

4. NMO関連疾患

近年では典型的なNMOと，NMOのなんらかの特徴を有するが前述の診断基準を満たさない症例を含めて，NMO関連疾患（NMO spectrum disorder）と呼ぶようになった[2]．NMO関連疾患には限局性NMO（再発性視神経炎あるいは横断性脊髄炎），脳幹病変（難治性吃逆，嘔気，嘔吐），視床下部病変〔抗利尿ホルモン分泌異常症（SIADH：syndrome of inappropriate secretion of antidiuretic hormone）〕があり，確定的NMOの発症前に起こる．その60％の例に脳MRIにて異常があるとされる[6]．

5. 抗AQP4抗体検査

抗体陰性例に関しては慎重に検討する必要がある．

表2　視神経脊髄炎（NMO）と多発性硬化症（MS）の鑑別（文献3, 5）より改変引用）

	NMO	MS
血液検査		
・抗アクアポリン4（AQP4）抗体	感度高く，特異的	陰性
・他の抗体	抗核抗体（ANA：antinuclear antibody），抗甲状腺抗体がしばしば陽性	まれ
髄液検査		
・細胞数増多	しばしばあり，ときに著増	少ない．まれに10〜20 WBC/mm³を超える（>100 WBC/mm³）
・蛋白	1 g/dlまでになることもある	上昇するのはまれ
・oligoclonal bands（OCB）	陽性はまれであり，経過とともに消失	通常陽性であり，永続する
脊髄MRI		
・横断像	中心部が侵され，辺縁部は保たれる	辺縁部が通常
・矢状断像	頸髄あるいは胸髄	頸髄が多い
・造影効果	通常ある．境界不明瞭	活動期にはあり，境界明瞭
・脊髄腫大	通常ある	少ない
・T1低信号	通常ある	まれ
脳MRI		
・Barkhof基準	まれにしか合致しない	しばしば合致する
・側脳室周辺病変	まれで非特異的	通常あり．直行する形態をとる
・特徴的な分布	視床/視床下部，中脳水道，第3および第4脳室周囲	側脳室周囲
・延髄〜上位頸髄	連続する病変をきたすことが多い	非常にまれ
・T1低信号	まれ	通常ある

測定法により感度が異なるので，陰性の際にはより感度の高い検査を行う必要性がある[2]．

6．抗MOG抗体

確定的NMO，NMO関連疾患に特有の新しい抗体として，抗MOG（myelin-oligodendrocyte glycoprotein）抗体がみつかっている．Kitleyらによる報告では，抗MOG抗体が陽性であったアジア人2名，白人2名の4例（男性3例，女性1例）の抗AQP4抗体は陰性であった．重篤な視神経炎，あるいは長大な病変を有する脊髄炎を認め，ステロイドあるいは血漿交換に反応した．治療により抗MOG抗体価は低下している[7]．

また，同著者らの別な報告では[8]，NMO関連疾患において，抗MOG抗体陽性例では脊髄円錐を侵される例が有意に多い．しかし，中心灰白質，脊髄浮腫，造影効果，T1強調像での低信号には抗MOG抗体陽性例と陰性例の両者で差異はない．そして，抗MOG抗体陽性例では急性散在性脳脊髄炎（ADEM：acute disseminated encephalomyelitis）様が多く（44％），深部灰白質，さらに第4脳室周囲も侵されている．

Satoらも，NMOは抗AQP4抗体陽性，抗MOG抗体陽性，両方とも陰性の3グループに分かれるとした[9]．両者ともに陽性の例はない．抗MOG抗体陽性例は16例であり，抗AQP4抗体陽性例（139例）と比較すると，男性が多く，脊髄炎よりも視神経炎が多く，両側同時の視神経炎が多く，1回の発作であり，脊髄炎は腰髄に多く，発作後の回復がよいとした．また，抗MOG抗体陽性例は再発性の脱髄よりはADEMに関連しているとしている[9]．

7．疲労と痛み

疲労と痛みはNMO関連疾患にはよく起こる[6]．

画像所見（表2も参照）

1．脊髄のMRI

1）3椎体以上の長大な脊髄病変（表3，症例1, 2）

NMOの診断基準にも明記されている，最も重要な画像所見である．しかし，表3に示すように，長大な脊髄病変を示す疾患は多数ある．その中で，炎症性疾患と非炎症性疾患とを分けて考えるのは妥当であり，NMOを含む多くの炎症性疾患は急性発症である[10]．90％は髄液細胞数の増多と蛋白量の増加をきたす．

長大な脊髄病変を有した成人76例の報告では58％

表3 長大な脊髄病変（横断性脊髄炎）を起こす疾患（文献10, 11）より改変引用）

炎症性	非炎症性
自己免疫性 1. 視神経脊髄炎（NMO） 2. Sjögren症候群 3. 全身性エリテマトーデス 4. 脊髄サルコイドーシス 5. 神経Behçet病 6. 多発性硬化症（MS） 7. 急性散在性脳脊髄炎 8. 横断性脊髄炎	腫瘍性 1. 髄内転移性腫瘍 2. 髄内腫瘍（星細胞腫，神経節膠腫） 3. 血管内悪性リンパ腫症 4. 傍腫瘍性脊髄症（抗CRMP5抗体など）
感染性	代謝性
1. 梅毒 2. 結核 3. HIV* 4. HAM** 5. 住血吸虫症 6. イヌ回虫およびブタ回虫症（寄生虫性脊髄炎） 7. 脊髄髄内膿瘍	1. 亜急性脊髄連合変性症 2. 銅欠乏性脊髄症
傍感染性	血管性
1. Epstein-Barrウイルス¹ 2. サイトメガロウイルス 3. 単純ヘルペスウイルス 4. マイコプラズマ 5. 帯状疱疹性脊髄炎¹ アトピー性脊髄炎 放射線脊髄症	1. 脊髄梗塞 2. 脊髄硬膜動静脈瘻*** 3. 脊髄髄内動静脈奇形 4. 脊髄髄内出血 5. CADASIL****11)

補足
*ヒト免疫不全ウイルス（HIV：human immunodeficiency virus）関連脊髄症
**ヒトTリンパ球向性ウイルス脊髄症（HAM：human T-lymphotropic virus type I associated myelopathy）
***脊髄表面動静脈瘻，脊髄硬膜外動静脈瘻も同様である
****cerebral autosomal dominant arteriopathy with subcortical infarcts and leukoencephalopathy
¹直接感染もありうる

が抗AQP4抗体陽性であり，NMO関連疾患であった。陽性例では，高齢発症，女性が多い，視神経炎の同時発症が少ない，脊髄円錐部の病変が少ない，他の自己免疫疾患の合併が多いという特徴があった[12]．そのほかには抗MOG抗体陽性例（6例），ADEM，特発性横断性脊髄炎，seronegative NMO（抗AQP4抗体および抗MOG抗体が陰性），感染，MS，他の炎症性疾患，傍腫瘍性神経症候群，血管炎などがある．

MSでも長い脊髄病変を示すことがあるが，平均4.5椎体で，NMOの7.1椎体に比べて短い．また，MSでは頸髄に多く，NMOでは胸髄に多いとされる[5]．

非炎症性疾患である髄内転移性腫瘍でも，急性発症で長大な病変を示した例があり（詳細は第3章の「5-(6) 髄内転移性腫瘍」を参照），注意が必要である[10]．

抗MOG抗体陽性例では前述のように，脊髄円錐あるいは腰髄の病変が有意に多い[7~9]．

2）3椎体未満の脊髄病変

Flanaganらは，初回の脊髄炎にて3椎体未満の短い範囲を侵された25例のNMO関連疾患について検討した[13]．調査対象となった，NMO関連疾患にて初回の脊髄炎を示した例の約14％にあたる．10例（40％）は脊髄炎が初発の症状であり，13例は視神経炎が先行し，2例は嘔気・嘔吐が先行した．その後，92％では3椎体以上の長い脊髄病変を起こした．

抗AQP4抗体陰性例の3椎体未満の脊髄炎と比較すると，3椎体未満の脊髄病変を有するNMO関連疾患では，強直性けいれん，共存する他の自己免疫，MRIでの脊髄中心部の病変，T1強調像での低信号，脳

MRIでのMSに合致しない病変，髄液でのoligoclonal bandsが陰性であることが特徴であった（症例3，6）．

3）bright spotty lesions

YonezuらはNMOにおける，強い高信号をT2強調像にて示す脊髄病変をbright spotty lesionsと呼んだ[14]．同様な病変に関して，Hyunらも報告している[15]．後者がより明快な定義である．Hyunらは，急性期（急性症状から3週間以内）に脊髄のMRIを施行した59例のNMO関連疾患，31例のMS，24例の特発性横断性脊髄炎（ITM：idiopathic transverse myelitis）を検討した．T2強調像にて髄液と同様な高信号を示し，T1強調像では髄液の信号強度より高いが，脊髄のそれよりも低信号を示す病変をbright spotty lesionsとした．NMOには59例で62回のMRIを施行し，17例（27.4%）に認められている．MSあるいはITMには認められなかった．急性期のみに認められ，それ以後には消失した．患者の重症度とは有意な相関はない．T1強調像で低信号を示す範囲の一部のみがbright spotty lesionsを示す．

一方，Yonezuらの報告では，NMO 24例中13例（54%），MS 34例中1例にbright spotty lesionsを認めている[14]．

自験例でも高頻度にbright spotty lesionsを認めている（症例2，6）．特に，3椎体未満の病変でもbright spotty lesionsがあれば，MSあるいはITMとの鑑別に有用である（症例6）．

4）脊髄円錐および神経根病変

Takaiらの報告によれば，316回の急性症状を示したNMO 52例中，5例のみが脊髄円錐を侵されていた．2例には頸髄から上部胸髄，そして脊髄円錐までに及ぶ長大な脊髄病変があった．1例は円錐のみに病変があった[16]．

しかし，神経根を侵されたのは2例のみで，脊髄円錐に高信号がT2強調像にてあり，さらに円錐と馬尾に造影効果を認めた．1例は剖検となり，NMOの病理所見に合致していた．

5）その他の特徴

横断像にてNMOの脊髄病変は灰白質を中心に存在する（症例1，2，6）．特に炎症性浮腫性変化の少なくなる慢性期には明らかである[3,4]．MS病変は中心部にもあるが，辺縁部に多い．T2強調像でのMS脊髄病変の多くは，横断面での面積は半分以下となるが，NMOの急性期では浮腫もあり，しばしば半分を超える．

急性期にT1強調像にて病変部に低信号を認めることも特徴である[3,5]．MSでは少ない．

脊髄腫大もMSに比べて強く，浮腫を認める．

造影効果は不明瞭が多く（症例1，2），辺縁が滑らかで境界明瞭なMSの造影効果と対比できる[4,5]．造影効果を脊髄辺縁部に認め，脊髄サルコイドーシスとの鑑別が困難な例もある．

2．頭部のMRI

1）はじめに

報告では日本人NMO患者の71%に脳病変があったとされており[17]，発生率は決して低くない．非特異的病変が多いとされていたが，以下に記すように特異的な病変も認められる．

2）延髄中心管周囲（延髄最後野）（症例4）

難治性の吃逆と嘔吐（IHN：intractable hiccup and nausea）はNMOを示唆する重要な症状である．Misuらは47例のNMO症例のうち，8例（17%）にIHNが認められ，全例が頸髄から延髄までの連続病変を呈したと報告している．一方，130例のMSではIHNを認めていない．IHNを起こした症例のMRIでは延髄中心管周囲から背内側に病変があり，最後野と孤束核は含まれるが，延髄背側の疑核には及んでいない．さらに，延髄背側はAQP4が豊富に発現し，解剖学的に血液脳関門がないという点が病態に関わると考察している[18]．さらに，呼吸困難とIHNを起こしたNMO例では延髄の呼吸中枢である疑核も含まれていた[19]．

最後野および疑核の解剖についてはClinical Memoを参照．

Clinical Memo

最後野の解剖（図1）

最後野は脳室周囲器官の一つであり，第4脳室の最下部で中心管の吻側端の背後にあり，閂を跨いで左右に広がっている小さな円形状の隆起である．血流が豊富で，血液脳関門を欠いている．嘔吐の神経センターは迷走神経背側核付近の網様体にあり，最後野にある化学受容体によって影響を受ける[20]．

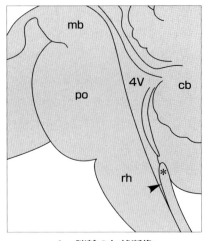
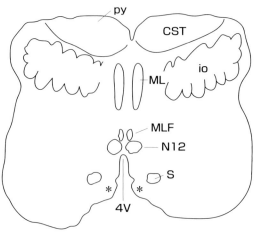

A. 脳幹の矢状断像　　B. 第4脳室下部のレベルにおける延髄横断像

図1　最後野の解剖（図Aは文献21）より改変引用）

最後野（＊）は第4脳室（4V）の最下部，中心管（▶）の吻側端の背後に位置し，両側にある．cb：小脳，mb：中脳，po：橋，rh：延髄，CST：皮質脊髄路，io：下オリーブ核，ML：内側毛帯，MLF：内側縦束，N12：舌下神経核，S：孤束，py：錐体

3）視床下部（症例5）

ナルコレプシーとは，日中に耐えがたい眠気と睡眠発作が慢性的に反復し，強い情動をきたす刺激が加わった際には脱力発作（情動脱力発作）が起こり，睡眠がレム睡眠より始まるなどを主症状とする慢性疾患である．NMO患者にはこのナルコレプシーが起こり，両側視床下部に病変を認める[19]．

NMOに関連する内分泌異常としては，甲状腺機能低下症，過食症による肥満，糖尿病，無月経-乳汁漏出症候群があり，視床下部に病変があるので，視床下部-下垂体機能障害が関連している．

4）PRES

NMO関連疾患をもち，PRES（posterior reversible encephalopathy syndrome）を呈した5例の報告がある[22]．突然の昏迷と意識の低下で発症し，7日以内に脳症は治癒している．起立性低血圧，血漿交換療法，免疫グロブリン静脈内投与療法，ステロイドパルス療法に関連している．前頭葉，頭頂後頭葉，小脳に高信号をT2強調像にて認め，3例は対称性であり，3例に造影効果を認めている．AQP4自己免疫による水循環の障害が，血圧の変動あるいは水の移動を引き起こす治療を受けた患者にPRESを起こすと考えられている[22]．

5）脳梁病変

NMO22例の報告では4例（18.2％）に脳梁病変を認め，ほとんどは急性期にあり，多発性で，10mm以上と大きく，浮腫を伴い，FLAIR（fluid-attenuated inversion recovery）法矢状断像で病変の辺縁部は高信号，中心部は低信号のmarbled pattern（大理石様）を示した．慢性期になるとこれらの病変は縮小あるいは消失し，NMOに特徴的であるとされている[23]．

6）MSとNMO関連疾患における大脳病変の差異

44例の抗AQP4抗体陽性のNMO関連疾患と，50例の再発寛解型のMS（RRMS：relapsing-remitting multiple sclerosis）とを比較をしている論文がある．NMO例では63％に脳病変があり，MS例では全例に脳病変がある．NMO関連疾患では27％がBarkhof基準の空間的多発性を満たす[24]．

T2強調像で側脳室体部に接する病変と下側頭葉白質病変の両方をそれぞれ1つ以上認める例は，MSでは39例あり，NMOでは1例のみである．

また，皮質下U線維型の病変，あるいは長軸が側脳室体部に直角に接する卵形病変（ovoid lesion）がある例は，MSでは41例あり，NMOでは1例もない．

T2強調像にて高信号がない時にはMSよりはNMOが考えやすい．また，前述した病変が一つもない際には86.2％の可能性でMSは否定的であり，NMOの可能性があるとしている[24]．

しかし，自験例のMSでは脊髄に病変があるのに，脳内には初期に病変を認めない例もあり，必ずしも，脳内に病変がないことより，MSを除外できない．

7）皮質脊髄路の病変

Kimらは抗AQP4抗体陽性患者78例について平均で6.3年間の検討をしている[25]．62例（79％）が脳MRI

にて病変があった．24例（31%）は発症時に異常があり，35例（45%）は脳症状を示した．脳の病変は5型に分かれた．①皮質脊髄路（内包後脚，大脳脚）を侵す病変（44%），②浮腫様の広範な大脳半球病変（29%），③中脳水道，第3および第4脳室の上衣周囲の病変（22%），④側脳室の上衣周囲の病変（40%），⑤延髄病変（しばしば頸髄へと連続する；31%）である．54例（69%）は少なくともこの5型の1つの型に属した．造影効果を示した10例では，境界不明瞭な多数の散在性造影効果を示した．

前述のように，経過中を合わせると，皮質脊髄路病変が多い．初回時は49例中4例（8%），経過中は78例中34例（44%），そのうち，片側性13例，両側性21例である．

山﨑らも，2回目の発作の際に左片麻痺を示した，右放線冠から大脳脚に至る錐体路病変を認めた[26]．

Kimらの別な報告によると[27]，皮質脊髄路病変はNMO関連疾患の23〜44%にあるとされ，連続性で縦に長いともされている．AQP4が多い部位ではなく，皮質脊髄路に病変が多い理由は不明である．

自験例でも両側皮質脊髄路を侵すNMO関連疾患を経験している（症例8）．MSでも皮質脊髄路を侵すことがあるが，点状であり，縦に長い病変ではない．

8）先行する感染の存在

症例8では髄膜炎が先行していた．Kogaらの報告によると，NMO急性期15例中7例に最近のウイルス感染を示唆する血清学的所見があった[28]．また，Wingerchukらの古典的な報告でも25%に先行感染があったとされており[29]，NMOの症例に先行する感染はありうる．

9）浮腫様の広範な大脳半球病変

Kimらは，浮腫様の広範な大脳半球病変は初回病変としては49例中5例（10%），経過中には78例中23例（29%）に認められたとしている[25]．Sawadaらは左半球に大脳白質病変を示したNMO関連疾患について報告し，患者は失語と失行を呈した[30]．

自験例においても，急性の失語症で発症し，初回病変として広範な大脳白質異常を示した例がある（症例7）．NMOにもこのような脳病変があることを知るのは大切である．脊髄病変があることも，NMOを示唆している．

10）その他

NMOの脳病変はcloud-like enhancementを示すとする論文がある．辺縁が不明瞭で，まるで淡い雲のような，複数の造影効果が近接部位に集簇していると定義されている[31]．自験例ではほとんど経験していない．

Huhらによると，軟膜の造影効果がNMO関連疾患患者では3%に認められている．しかし，MSでは軟膜の造影効果はなく，MSと診断するのは危険（red flag）とされる所見である[32]．

3．視神経・視交叉のMRI（症例6）

24例のNMO，55例のMSで視神経炎を発症した症例について検討した報告によると，両側の視神経炎はNMOに多い．視交叉はNMOの25%で侵されているが，MSでは侵されない．しかし，統計学的には有意ではないとされた[33]．

視交叉の両側にわたる軽い腫大と視交叉全体にわたる造影効果を認めたNMOの報告がある[34]．自験例でも視交叉の両側にわたるNMOの例がある（症例6）[35]．一方，MSでは視交叉の片側に病変を認める例はあるが，両側にわたる例はない．

診断のキー

1．脊　髄

急性に発症し，3椎体以上の病変で，横断像にて中心部を侵している際には常に本症を考慮する．bright spotty lesionsがあれば，より可能性が高い．3椎体未満でも，同様の所見があれば考慮する．

2．脳

視床下部，延髄背側，その他の"水周り"の病変を有する急性疾患では常に本症を考える．両側皮質脊髄路の縦に長い病変を有する際にも同様である．

3．視神経

視交叉の両側を侵す病変の際には本症を考える．

鑑別診断

表2および表3と，「画像所見」の「MSとNMO関連疾患における大脳病変の差異」を参照．

1．急性発症の脊髄腫大

まず，髄内出血を除外すること．それがない際にはNMOをはじめとする炎症性疾患が最も考えやすい．

髄内腫瘍は良性が多く，急性発症の場合は出血を伴う．悪性腫瘍は急性発症することがあるが，大変まれであり，多くは悪性の顔をしている（播種，強い浮腫，脊髄外発育など）．

2. 抗AQP4抗体陽性の髄内腫瘍

抗AQP4抗体陽性を示し，脊髄の長大病変があったが，髄内腫瘍（悪性の神経膠腫）であった若い女性例の報告がある．2カ月の経過で，進行する対麻痺があった．T2強調矢状断像にて，Th3-6の髄内に高信号と脊髄腫大がある．造影後にはTh3-5に矢状断像にて，境界明瞭な造影効果があり，横断像でも脊髄左に円形の境界明瞭な造影効果を認めている．5日間のステロイド治療で改善しないため，生検をしたところ，髄内腫瘍（未分化の神経膠腫）であった．14カ月後に死亡した[36]．経過が長い，造影効果の境界が非常に明瞭であるなどが，NMOとしては非典型的である．抗AQP4抗体の特異性は100%に近いとされるが[36]，偽陽性もありうるので，ステロイドの効果が不良な際には，臨床経過と画像所見を注意深くみることが必要である．

> **BOX**
> ■脊髄炎＋両側視神経炎
> 1. 視神経脊髄炎
> 2. 全身性エリテマトーデス（SLE）
> 3. 脊髄サルコイドーシス
> 4. 急性散在性脳脊髄炎
> 補足：多発性硬化症の視神経炎は通常，一側性

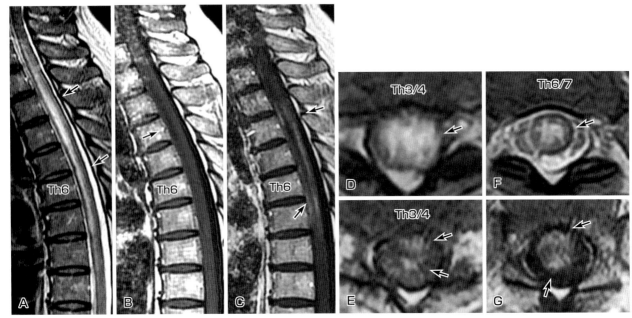

症例1 視神経脊髄炎関連疾患，52歳，女性．11日前に腰痛があり，抗炎症剤にて改善した．5日前，入浴時に左温度覚の低下があった．4日前より右下肢の脱力を感じた．前日には転倒し，尿意を感じず，便秘がちとなった．急速に進行する右下肢麻痺，深部腱反射の亢進，Th5以下の感覚障害，尿閉を認めた．OCB陰性，ANA陽性，抗AQP4抗体陽性である．視力は正常であったが，視覚誘発電位では左視神経の遷延を認めた．

A：T2強調矢状断像にて，Th1-7に及ぶ高信号が髄内にあり（→），同部位の腫大を認める．
B：T1強調矢状断像にて，Th3-7の脊髄前部に低信号を認める（→）．
C：造影後T1強調矢状断像にて，Th3-7の髄内に不均一な造影効果を認める（→）．
D：T2強調横断像（Th3/4）にて，中心灰白質および周辺部白質にも広範な高信号を認める（→）．
E：造影後T1強調横断像（Th3/4）にて，前索，中心灰白質に不鮮明な造影効果を認める（→）．
F：T2強調横断像（Th6/7）にて，灰白質を中心に高信号を認める（→）．
G：造影後T1強調横断像（Th6/7）にて，前索と後索に造影効果を認める（→）．

補足：急性発症，ANA陽性，OCB陰性，胸髄でのlong cord lesion，T1強調矢状断像での低信号の存在，T2強調横断像での灰白質を含む広範な高信号，不鮮明な造影効果より，MSではなく，NMO関連疾患を考慮すべき病態である．なお，4年後に胸髄の脊髄炎が再燃した．

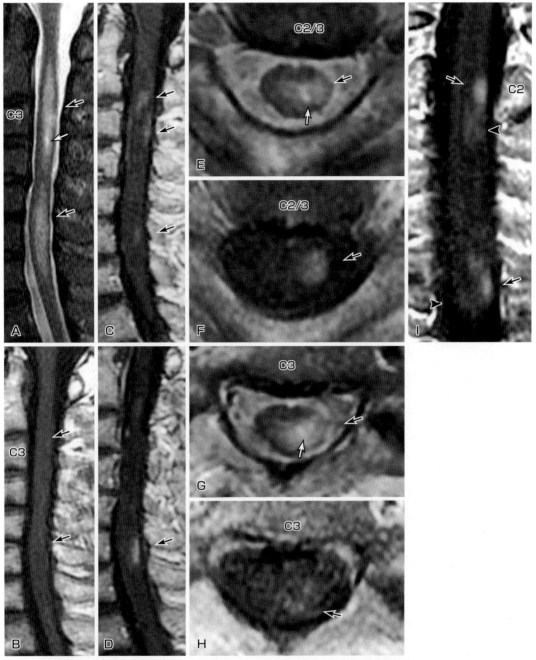

症例2 視神経脊髄炎関連疾患, 72歳, 男性. 18日前に, 左半身に力が入らなくなる. その後は悪化し, 1週間前ごろより転倒するようになったため, 当院に入院した. C3以下の左のみの筋力低下, 右の温痛覚低下を認めた. 抗AQP4抗体陽性であり, NMO関連疾患と診断された.

- **A**: T2強調矢状断像にて, C1-4, C5-7にかけてほぼ連続する高信号が髄内にあり, 脊髄の軽い腫大を認める (→). C3/4にはより強い高信号を認める (⇢).
- **B**: T1強調矢状断像では, 病変の一部のみに低信号があり, その他は等信号を示す (→).
- **C**: 造影後T1強調矢状断像にて, 病変の一部に不鮮明な造影効果を認める (→).
- **D**: 造影後T1強調矢状断像 (画像Cより左) にて, C6後索に造影効果を認める (→).
- **E**: T2強調横断像 (C2/3) にて, 中心灰白質から左側索に不均一な高信号を認める (→). 髄液に近い強い高信号を示すbright spotty lesionsを認める (⇢). 画像Aでの強い高信号と同一病変と考える.
- **F**: 造影後T1強調横断像 (C2/3) にて, 画像Eでの高信号のうち左側索を中心に造影効果を認める (→).
- **G**: T2強調横断像 (C3) にて, 中心灰白質, 後索から左側索にかけて高信号を認める (→). bright spotty lesionsを認める (⇢).
- **H**: 造影後T1強調横断像 (C3) にて, 左後索から側索にかけて不鮮明な淡い造影効果を認める (→).
- **I**: 造影後T1強調冠状断像にて, 比較的鮮明な造影効果 (→) と, 不鮮明な造影効果 (▶) が両方ともある.

補足: 急性発症のlong cord lesion, 中心部を主体とする高信号, bright spotty lesions, 造影効果が不鮮明な部位もあるなど, NMO関連疾患として特徴的である.

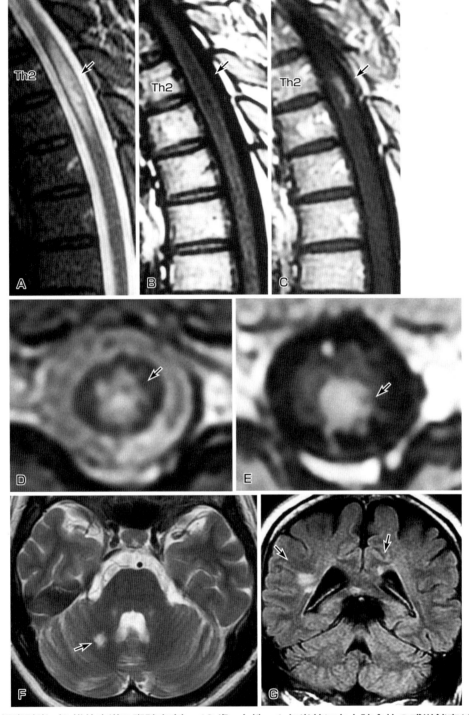

症例3 視神経脊髄炎（3椎体未満の脊髄病変），48歳，女性．1年半前に右上肢全体の感覚鈍麻が出現したが，無治療にて3日程度にて軽快した．約4カ月前に左眼視野の異常が出現し，他院にて左視神経炎，多発性硬化症といわれ，ステロイド治療にて軽快した．1週間前より，前胸部にしびれが出現し，その後，両足から殿部までしびれが進行したので，入院した．

- A：T2強調矢状断像にて，Th3-4の髄内中心部に高信号を認める（→）．2椎体強の長さである．軽い腫大を認める．
- B：T1強調矢状断像にて，画像Aの髄内病変は低信号を示し（→），脊髄の腫大がある．
- C：造影後T1強調矢状断像では，上記病変の一部，Th3/4を中心に造影効果を認める（→）．
- D：T2強調横断像（Th2）にて，髄内中心部に高信号を認める（→）．高信号は脊髄横断面の半分以上の面積を示す．
- E：造影後T1強調横断像（Th2，画像Dと同一部位）にて，髄内の病変に造影効果を認める（→）．
- F：T2強調横断像（頭部）にて，右歯状核外方に高信号を認める（→）．
- G：FLAIR法冠状断像（頭部）にて，側脳室周囲に高信号を認める（→）．

補足：無治療にて治った初回の病変は脊髄炎であった可能性があるが，確認がとれていない．確実な左視神経炎の後に，3椎体未満の長さの脊髄炎を認めている．病変は脊髄中心部にあり，その面積は脊髄半分以上を示す．T1強調像では明瞭な低信号を示す．3椎体未満ではあるが，MSよりはNMOをより示唆している．共存する自己免疫はないが，oligoclonal bandsは陰性で，脳MRIはMSの診断基準（空間的多発性）に合致する（傍側脳室病変＋小脳病変）．抗AQP4抗体が陽性であり，NMOであった．

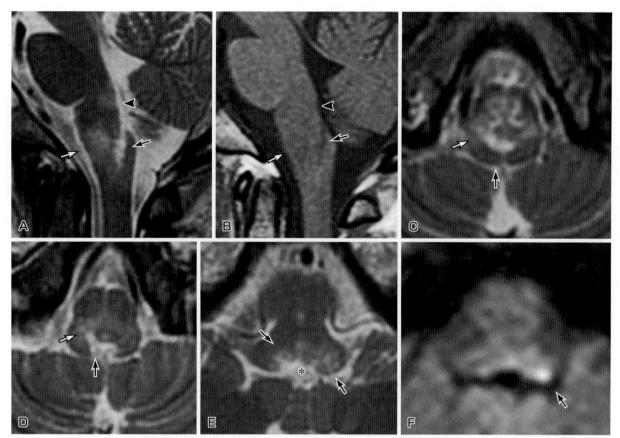

症例 4 視神経脊髄炎関連疾患，35歳，女性．約1ヵ月前から頻回の嘔吐が出現し，近医内科にてウイルス性胃腸炎として抗生剤・整腸剤の処方を受けるが，嘔気・食思不振が続いた．約3週間前より夜間のみの発熱があり，その後，全身のしびれ・浮動感・嚥下困難感を伴うようになり，13日前には全方向に複視を認めた．その後も前述の症状が持続し，9日前に食思不振・嘔気が持続していることから他院入院となる．電解質異常（低Na・K血症），誤嚥性肺炎などに対する治療を行うも，四肢脱力・嚥下困難感が増悪，3日前には呼吸苦が増悪したため，当院神経内科にて受診し，複視・眼振・嚥下障害・右不全麻痺・病的反射（両側の足底反射）を認めた．ステロイドパルス療法を開始した．同日夜間には気管内からの唾液・喀痰の排出が困難となり，動脈血ガス分析上 CO_2 の上昇も認めたため，気管内挿管の後，人工呼吸器管理となった．

- **A**：T2強調矢状断像にて，延髄中心管近傍（最後野を含む）に高信号を認める（→）．嘔吐に始まる症状に関係していると考えられる．延髄下部腹側にも高信号を認める（⇨）．延髄上部背側，第4脳室に接している部位にも淡い高信号を認める（▶）．
- **B**：T1強調矢状断像では，中心管周囲は強い低信号を示す（→）．延髄下部腹側にも淡い低信号を認める（⇨）．延髄上部背側の病変はほぼ等信号である（▶）．なお，これらの病変には明らかな造影効果はなかった（非掲載）．ステロイドパルス療法が開始されて，3日経過している点が関係していると考える．
- **C, D**：T2強調横断像（画像C：延髄中部，画像D：画像Cより少し上）にて，最後野に病変があり（→），さらに疑核（⇨）を含む広い範囲に高信号を認める．
- **E**：T2強調横断像（延髄橋移行部）にて，延髄背側，第4脳室（*）に接して高信号を認める（→）．NMOに比較的特徴的な所見である．
- **F**：拡散強調像（画像Eとほぼ同一部位）にて，高信号を病変の一部に認める（→）．なお，見かけの拡散係数（ADC：apparent diffusion coefficient）値はほぼ等信号であった（非掲載）．
- **補足**：中心管周囲の最後野を含む領域が侵されたことにより，最初の症状の嘔吐が起こったが，その後の嚥下障害，呼吸障害，右不全麻痺は，延髄疑核および皮質脊髄路を含むより広い範囲に病変が広がっていることによる．

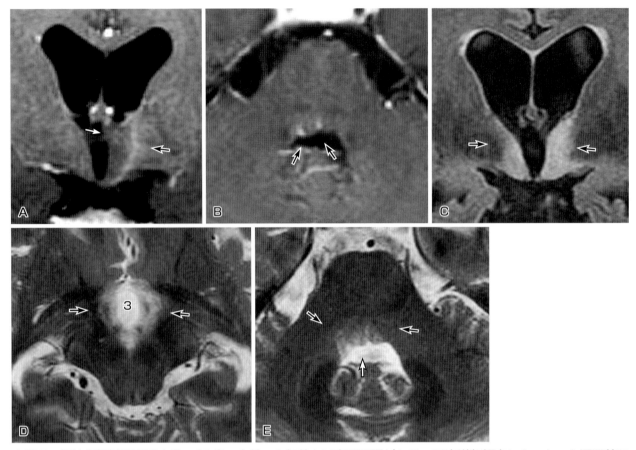

症例 5 視神経脊髄炎関連疾患，63 歳，女性．1 年前より夜間不眠があり，昼夜逆転傾向にあった．2 週間前に突然のめまい，ふらつきを自覚し，嘔気・嘔吐があり，下痢も出現し，近医にて受診した．症状改善がなく嘔吐が強いので，救急要請し，5 日前に他院入院した．

A：他院での造影後 T1 強調冠状断像にて，第 3 脳室の左視床下部に低信号があり（⇢），その外側には曲線状の造影効果を認める（→）．

B：造影後 T1 強調横断像にて，橋被蓋右に点状の造影効果を 2 カ所に認める（→）．なお，造影前の T1 強調像では視床下部右に明瞭な低信号，橋被蓋右には淡い低信号があった（非掲載）．さらに，T2 強調像および FLAIR 像では画像 C 以下と同様な高信号を認めた（非掲載）．そして，10 日後に当院入院した．外眼筋麻痺，垂直性眼振，意識障害（傾眠）があった．

C：約 10 日後の当院での FLAIR 法冠状断像にて，左優位に両側視床下部に高信号を認める（→）．

D：T2 強調横断像にて，第 3 脳室（3）の外側，視床下部に高信号を認める（→）．

E：T2 強調横断像にて，両側の内側縦束，外転神経核（⇢）を含む橋被蓋に右優位に高信号を認める（→）．

補足：視床下部および橋被蓋と，NMO に特徴的な病変がある．抗 AQP4 抗体が陽性となり，NMO 関連疾患であった．脊髄および視神経には異常を認めない．

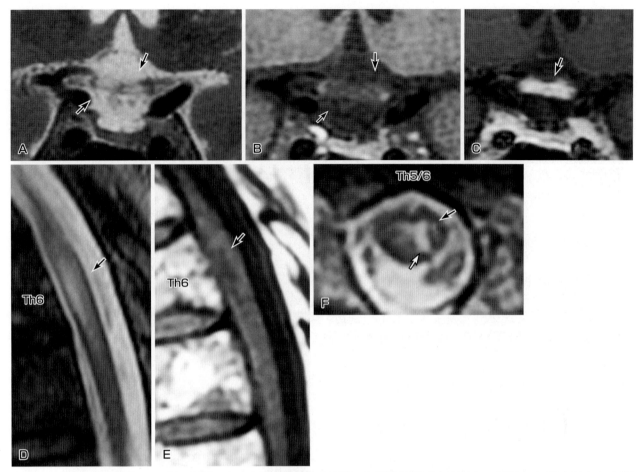

症例6 視神経脊髄炎，87歳，男性．3ヵ月前に両眼の霧視と左眼耳側半盲を認めた．MRIにて視交叉右に病巣があり，視交叉炎と考えられ，ステロイド治療にて改善した．今回，3日前より両眼の視野狭窄と左下肢の麻痺を呈し入院となる．抗AQP4抗体陽性で，NMOである．（文献24)より引用）

- **A**：脂肪抑制T2強調冠状断像（頭部）にて視交叉の両側にわたって高信号を認める（→）．わずかに両端に視交叉の正常信号強度が残存．
- **B**：T1強調冠状断像（頭部）では視交叉は両側にわたって低信号を示し（→），両端は正常の信号強度を残す．
- **C**：造影後T1強調冠状断像（頭部）にて視交叉全体にわたる造影効果を認める（→）．
- **D**：T2強調矢状断像にてTh6を中心に約2椎体の長さの高信号を脊髄内に認める（→）．脊髄には軽い腫大を認める．
- **E**：T1強調矢状断像にて，Th6の髄内には低信号を認める（→）．
- **F**：T2強調横断像（Th5/6）にて左灰白質優位に両側に高信号がある（→）．脊髄左に髄液と同様な強い高信号があり，bright spotty lesionsと考える（⇢）．なお，同部位はT1強調横断像では髄液よりは高い低信号を示し，空洞ではない（非掲載）．

補足：視交叉の両側にわたる高信号があり，造影効果を認める．MSではその一部にあることが多く，このような広範な例は経験がない．NMOに特徴的な病変と考える．脊髄炎も示したが，脊髄のT2強調像での高信号は3椎体未満（2椎体の長さ）である．同病変はT1強調像では低信号を示し，T2強調像での高信号は灰白質が中心となっている．bright spotty lesionsがあり，頭部MRIでは視交叉を除くと，MSとして合致する所見はない．3椎体未満の病変を示すNMOに特徴的な所見を示した．

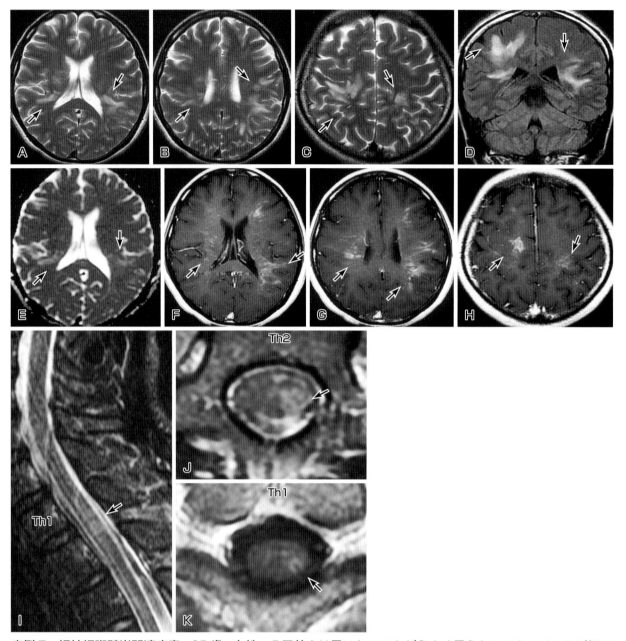

症例7 視神経脊髄炎関連疾患，35歳，女性．5日前より言いたいことがうまく言えないこと，メールが打てないこと，漢字の読み書きが困難なことに気がつく．3日前，患者がコップをケップというのに母が気がつき，他院を受診した．そのころより，左足にしびれがあった．当院では錯語，伝導性失語，聴理解障害，左優位の錐体路徴候を認めた．

A〜C：T2強調横断像（頭部）にて，両側側頭葉から頭頂葉にかけて，皮質下から側脳室白質に高信号を認める（→）．mass effect はなく，左右は非対称である．T1強調像では，病変は淡い低信号を示した（非掲載）．

D：FLAIR法冠状断像（頭部）にて，側脳室周囲から皮質下白質に高信号を認める（→）．

E：ADC mapでは，病変は高信号を示し（→），ADC値は上昇している．

F〜H：造影後T1強調横断像（頭部）にて，病変には境界不明瞭な線状・点状の造影効果を認める（→）．

I：T2強調矢状断像にて，Th1-2にかけて髄内に高信号を認める（→）．脊髄の腫大はない．

J：T2強調横断像（Th2）にて，左側索を中心に高信号を認める（→）．

K：造影後T1強調横断像（Th1）にて，左側索に淡い造影効果を認める（→）．なお，同部位はT2強調像では高信号を示した（非掲載）．

補足：T2強調像あるいはFLAIR像での高信号はKimらが記載している extensive, confluent hemispheric lesion に相当する[24]．また，失語を示したSawadaらの症例[29]に近いが，高信号が本症例はより広範である．造影効果が非常に特徴的で，刷毛ではいたような線状を示す．この造影効果は特徴的であるが，Kimらの症例の中には類似した例がない．リンパ腫様肉芽腫症（LYG：lymphomatoid granulomatosis）との鑑別が難しい．LYGとしては脳病変の造影効果が目立ちすぎであり，脊髄病変の造影効果が物足りないかもしれない．

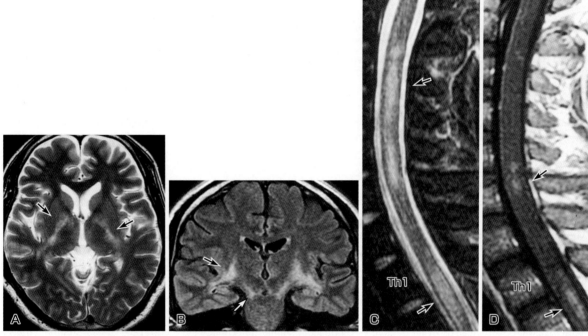

症例8 視神経脊髄炎関連疾患（皮質脊髄路病変），31歳，男性．3カ月半前より頭痛があり，2週間経過しても改善がないので，他院を受診し，髄液細胞数増多（862/μl，単核球優位）にて髄膜炎の診断を受けた．この時期の頭部MRIでは異常を認めていない．約7週間前より，右眼の視野全体で暗い感じがし，足がしびれるようになった．しびれが体幹にも広がったため，当院受診した．失調性歩行があり，上下肢ともに腱反射の亢進を認めた．Th11以下の感覚鈍麻があった．

A：T2強調横断像（頭部）にて，皮質脊髄路を含む両側内包後脚全体に高信号を認め，淡蒼球にも高信号が及んでいる（→）．

B：FLAIR法冠状断像（頭部）にて，両側淡蒼球および内包後脚に高信号を認める（→）．大脳脚の皮質脊髄路にも高信号を認める（⇢）．画像A，Bの両病変には造影効果を認めなかったが，左小脳および右側脳室外側白質に点状の造影効果を認めた（非掲載）．

C：T2強調矢状断像にて，C2/3-6，Th1-2にかけて，髄内中心部に高信号があり，脊髄の軽い腫大を認める（→）．

D：造影後T1強調矢状断像にて，C5-6，Th1-2にかけての病変に造影効果を認める（→）．

補足：髄膜炎が先行したと考えられるNMO関連疾患である．また，Kimらの報告にある，NMO関連疾患における皮質脊髄路を侵す病変と考えられる．同部位には造影効果がなかったが，他の部位に造影効果を認めた．このような頭部MRI病変の際にもNMOを鑑別疾患に入れる必要がある．なお，活動性視神経炎を示す所見はなかった．

文 献

1) Wingerchuk DM, et al：Revised diagnostic criteria for neuromyelitis optica. *Neurology* **66**：1485-1489, 2006
2) 高井良樹，他：NMO関連疾患と抗AQP4抗体. *Brain Nerve* **65**：333-343, 2013
3) 清水優子：NMOの脊髄・頭部MRI. 脊椎脊髄 **23**：749-755, 2010
4) 中島一郎，他：NMOの疾患概念―OSMSからの変遷と確立. *Brain Nerve* **62**：913-919, 2010
5) Kitley JL, et al：The differential diagnosis of longitudinally extensive transverse myelitis. *Mult Scler* **18**：271-285, 2012
6) Jacob A, et al：Current concept of neuromyelitis optica (NMO) and NMO spectrum disorders. *J Neurol Neurosurg Psychiatry* **84**：922-930, 2013
7) Kitley J, et al：Myelin-oligodendrocyte glycoprotein antibodies in adults with a neuromyelitis optica phenotype. *Neurology* **79**：1273-1277, 2012
8) Kitley J, et al：Neuromyelitis optica spectrum disorders with aquaporin-4 and myelin-oligodendrocyte glycoprotein antibodies：a comparative study. *JAMA Neurol* **71**：276-283, 2014
9) Sato DK, et al：Distinction between MOG antibody-positive and AQP4 antibody-positive NMO spectrum disorders. *Neurology* **82**：474-481, 2014
10) Bhargava P, et al：Clinical Reasoning：an unusual cause of transverse myelitis? *Neurology* **82**：e46-50, 2014
11) Hinze S, et al：Longitudinally extensive spinal cord infarction in CADASIL. *Pract Neurol* **15**：60-62, 2015
12) Kitley J, et al：Longitudinally extensive transverse myelitis with and without aquaporin 4 antibodies. *JAMA Neurol*

70：1375-1381, 2013
13) Flanagan EP, et al：Short myelitis lesions in aquaporin-4-IgG-positive neuromyelitis optica spectrum disorders. *JAMA Neurol* **72**：81-87, 2015
14) Yonezu T, et al："Bright spotty lesions" on spinal magnetic resonance imaging differentiate neuromyelitis optica from multiple sclerosis. *Mult Scler* **20**：331-337, 2014
15) Hyun JW, et al：Bright spotty lesions on the spinal cord：an additional MRI indicator of neuromyelitis optica spectrum disorder? J Neurol Neurosurg Psychiatry. 2015 Jan 9〔Epub ahead of print〕
16) Takai Y, et al：Two cases of lumbosacral myeloradiculitis with anti-aquaporin-4 antibody. *Neurology* **79**：1826-1828, 2012
17) Nakashima I, et al：Clinical and MRI features of Japanese patients with multiple sclerosis positive for NMO-IgG. *J Neurol Neurosurg Psychiatry* **77**：1073-1075, 2006
18) Misu T, et al：Intractable hiccup and nausea with periaqueductal lesions in neuromyelitis optica. *Neurology* **65**：1479-1482, 2005
19) 清水優子：NMO の頭部 MRI からみた臨床像の特徴. *Brain Nerve* **62**：933-943, 2010
20) Carpenter MB, et al：Human Neuroanatomy 8th ed. Williams & Wilkins, Baltimore, 1983, p24, pp326-328
21) Carpenter MB, et al：Human Neuroanatomy 8th ed. Williams & Wilkins, Baltimore, 1983, p23
22) Magaña SM, et al：Posterior reversible encephalopathy syndrome in neuromyelitis optica spectrum disorders. *Neurology* **72**：712-717, 2009
23) Nakamura M, et al：Occurrence of acute large and edematous callosal lesions in neuromyelitis optica. *Mult Scler* **15**：695-700, 2009
24) Matthews L, et al：Distinction of seropositive NMO spectrum disorder and MS brain lesion distribution. *Neurology* **80**：1330-1337, 2013
25) Kim W, et al：Characteristic brain magnetic resonance imaging abnormalities in central nervous system aquaporin-4 autoimmunity. *Mult Scler* **16**：1229-1236, 2010
26) 山﨑正禎, 他：インターフェロンα治療中に発症し，脳に長大な錐体路病変をみとめた NMO（neuromyelitis optica）spectrum disorder の 1 例. 臨神経 **52**：19-24, 2012
27) Kim HJ, et al：MRI characteristics of neuromyelitis optica spectrum disorder：an international update. *Neurology* **84**：1165-1173, 2015
28) Koga M, et al：A serological analysis of viral and bacterial infections associated with neuromyelitis optica. *J Neurol Sci* **300**：19-22, 2011
29) Wingerchuk DM, et al：The clinical course of neuromyelitis optica（Devic's syndrome）. *Neurology* **53**：1107-1114, 1999
30) Sawada J, et al：A case of pathology-proven neuromyelitis optica spectrum disorder with Sjögren syndrome manifesting aphasia and apraxia due to a localized cerebral white matter lesion. *Mult Scler* **20**：1413-1416, 2014
31) Ito S, et al："Cloud-like enhancement" is a magnetic resonance imaging abnormality specific to neuromyelitis optica. *Ann Neurol* **66**：425-428, 2009
32) Huh SY, et al：The usefulness of brain MRI at onset in the differentiation of multiple sclerosis and seropositive neuromyelitis optica spectrum disorders. *Mult Scler* **20**：695-704, 2014
33) Lim YM, et al：First-ever optic neuritis：distinguishing subsequent neuromyelitis optica from multiple sclerosis. *Neurol Sci* **35**：781-783, 2014
34) 柳村文寛, 他：視交叉に腫瘤性病変を認めた NMO（neuromyelitis optica）spectrum disorder の 1 例. 神経内科 **78**：570-574, 2013
35) 柳下　章：視神経脊髄炎. 柳下　章：神経内科疾患の画像診断. 学研メディカル秀潤社, 2011, pp258-267
36) Buch D, et al：Spinal cord tumour misdiagnosed as seropositive neuromyelitis optica spectrum disorder. *Pract Neurol* **15**：228-229, 2015

2 多発性硬化症

臨床

1. 概念

多発性硬化症（MS：multiple sclerosis）とは，原因不明の中枢神経系の炎症性脱髄性疾患で，その病変は中枢神経系に多巣性に分布する．臨床的には再発と寛解を繰り返し，病理学的には炎症性脱髄とグリオーシスで特徴づけられる．

MSの診断は臨床事項の組み合わせによる診断基準をもとになされる．その中核となる事項は中枢神経症候の再発と寛解を示すことと，中枢神経系に多巣性の病変を有することである．

臨床事項を重視した診断基準であるので，MSと診断された症例の中には多様な病態や疾患が含まれる可能性がある．MSの診断では他の疾患を除外することが重要である[1]．

2. 空間的多発性

2010年版のMSのMcDonald criteriaでは，空間的多発性は次のように定義されている[2]．4つの部位（傍側脳室，皮質直下，テント下，脊髄）のうち，少なくとも2つの部位にT2強調像にてそれぞれ1つ以上の病変を認める．ただし，脳幹症状あるいは脊髄症状のある患者では，同症状に関係する部位は除く．

3. 時間的多発性

次のように定義される[2]．基準となるMRIと比べてT2強調像での新しい病変，あるいは新たに造影効果を示す病変が認められる時に，時間的多発性があるとされる．また，いかなる時でも無症状の造影効果のある病変と造影効果のない病変が同時にあれば，時間的多発性を満たす．

4. 診断基準

2010年版のMSのMcDonald criteriaでは，以下のいずれかの項目を満たすとMSと診断できる[2]．

①2回以上の発作：2つ以上の病変があるとする客観的な臨床証拠，あるいは1つの病変があるとする客観的な臨床証拠と以前の発作に関する妥当な病歴上の証拠．

②2回以上の発作：1つの病変があるとする客観的な臨床証拠と，空間的多発性を示すMRI所見．

③1回の発作：2つ以上の病変があるとする客観的な臨床証拠と，時間的多発性を示すMRI所見．

④1回の発作：1つの病変があるとする客観的な臨床証拠（CIS：clinically isolated syndrome）と，空間的多発性および時間的多発性を示すMRI所見．

5. 一次性進行性MS

MSを示唆するゆっくりとした神経徴候の進展を認める際には，一次性進行性MS（PPMS：primary progressive multiple sclerosis）を考える．その診断基準を次に示す[2]．

1年間にわたる進行性症状（後方視的あるいは前方視的な判断）があり，以下の3項目のうち2項目以上を満たす．

A：空間的多発性を示す所見として，MSに特徴的なT2強調像での脳病変が1つ以上，3つの部位（傍側脳室，皮質直下，テント下）のうち少なくとも1つの部位にある．

B：空間的多発性を示す所見として，T2強調像での脊髄病変が2つ以上ある．

C：脳脊髄液所見が陽性である（oligoclonal bands and/or IgG index）．

撮像法

1. STIR法

脊髄に関しては高速スピンエコー法よりはSTIR（short tau inversion recovery）法によるT2強調像で，より明瞭に高信号を捉えられる．高速スピンエコー法を使用する際には，短いエコー時間と，より短いecho train を使用するのがよい．FLAIR 法は脊髄の MS の描出には不適当である[3]．

2. 撮像視野（FOV：field of view）

現在の MRI では撮像範囲を広くすることが可能であり，矢状断像にて，全脊髄が入るように撮像することも可能ではある．しかし，範囲が広くなるほど病変は小さくなり，病変の描出率は落ちる．MS の脊髄病変は小さいことが多く，大きな FOV では見落としたり，描出されなかったりすることも多い．東京都立神経病院（以下，当院）では脊髄の病変が疑われる際には，頸髄から上部胸髄（Th3 付近）までと，中部胸髄（Th4）から腰髄までの 2 つの部位に分けて撮像している．前者は FOV が 20 cm であり，後者は FOV が 30 cm となっている．

3. 造影剤

病変の活動性の診断には，造影剤は必須である．MS の造影効果は遅く出現するので，当院では造影剤投与 5 分後に撮像している．

4. 頻回のガドリニウム造影剤投与による副作用

MRI の造影剤であるガドリニウム造影剤は頻回の投与により，歯状核と淡蒼球に造影前の T1 強調像にて高信号を示すことがあり，造影剤が沈着したものと考えられている[4]．それに伴い症状が出現したという記載はないが，不要な造影剤投与は当然避けるべきである．

画像所見

1. 脊髄の MRI

1）全体像

68 例の報告によると，MS の脊髄病変は頸髄に多く，脊髄の長軸に沿った病変の長さは 90％が 2 椎体およびそれ以下である（**症例 1，2**）．横断面では病変は後索や側索に存在することが多い（それぞれ 44％，25％）．81％のプラークは脊髄の横断面積の半分以下の大きさである．それを超える時には，脊髄の腫大や萎縮を伴うことが多い[5]．病変は白質に限局せず，灰白質にまで及ぶことも多い[6]．

さらに，90％の患者には脳内にも脱髄巣を認め（**症例 1，2**），脊髄病変のみであった例は 10％であった．脳内に病変を認めない 6 例のうち 3 例は慢性進行性の MS であった．また，脳内に病変を認めない患者では，急性に脊髄の腫大を示す MS 病変はなかった．MS の脊髄病変は 12％に萎縮，6％に腫大を伴っていた．脊髄の腫大を伴う例は，すべて再発寛解型の MS（RRMS：relapsing-remitting multiple sclerosis）であった[5]．

2）信号強度と形態

脊髄の脱髄巣は，T2 強調像では高信号を示す．T1 強調像では等信号を示すことが多く，低信号を示すのはまれとされている[6]．自験例では，矢状断像で低信号を示す例もある（**症例 1，2**）．

白質の病変は楔型を呈し，頂点が中心に向かう．脊髄中心部に存在する脱髄巣は円形を示す．古い病変では萎縮を認める．

3）造影効果

MS の脊髄病変の進行は新たな高信号の出現か，もしくは高信号が大きくなることで判明する．造影効果のある時には，その病変は活動性があると考えられる．

造影効果は高信号の中心部に（**症例 1，2**），その高信号の大きさに比して小さな領域に認められる．比較的境界が明瞭な造影効果であることが多い．結節状あるいはリング状の造影効果を示す．脊髄病変の造影効果は横断像では 1 カ所のみに認められることが多く，同じ横断像の中に複数の造影効果を示す病変はまれである．この点が，頸椎症性髄内浮腫との鑑別に有用である（「鑑別診断」を参照）．造影効果の持続は，通常 2 カ月以内である[6]．

4）造影効果における注意点

MS の造影効果は，必ず T2 強調像にて高信号を示す部位にあるので，造影後の画像のみではなく，T2 強調像および FLAIR 像と比較しながら，造影効果の有無を診断することが重要である．高信号がないのに造影されている部位は，正常静脈である可能性が高い．造影前に脊髄に高信号がない MS 症例では，造影の必要性はないと考える．

5）画像と臨床症状の不一致

報告によると，臨床症状の改善もしくは不変があるにもかかわらず，35％の症例に画像所見の進行があった．臨床的に進行した多くの患者では，画像は不変であった．60％の症例に，MRI での経過と臨床徴候の進行との間に一致が認められた[7]．

治療したにもかかわらず，1 カ月以上経過しても，なお腫大のある脊髄病変は MS ではなく，他の疾患を

考慮して検索する必要がある[8].

2. 頭部のMRI

1) 全体像

側脳室周囲白質，脳幹，小脳，その他の大脳白質を中心に円形・楕円形の病巣を認める．MSの病巣は脳内のどこにでも存在しうる．皮質および基底核にも病変は存在することがある．

2) 卵形病変（ovoid lesion）

T2強調像にて，上衣下静脈の走行に一致して長軸が側脳室壁に直角な卵円形の高信号を示す病変（ovoid lesion）は，MSに比較的特徴的である[9〜11]．病理のDawson's fingerに対応している．

3) septal-callosal interface lesion

透明中隔と脳梁との間の領域にある病変（septal-callosal interface lesion）は特徴的と考えられている．脳室面から垂直に放散するように伸びる脳梁の線上病変であり，特に脳梁下面に多い[12]．

4) juxtacortical lesion

皮質から皮質下U線維にかけての病変（juxtacortical lesion）は，大脳皮質内静脈とU線維の灌流域に一致するとされる[10,13,14]．視神経脊髄炎（NMO：neuromyelitis optica）関連疾患には認められず，MSに特徴的とされる[10]．

5) T1強調像

T1強調像にて低信号を示すMSの病変には急性期病変と慢性期病変がある[15]．低信号を示す慢性期病変はT1-black holeと呼ばれ，T1強調像では皮質と髄液の中間の信号強度で，FLAIR像では高信号の中心に低信号を示す[16]．組織学的には慢性期の軸索消失と関連し[9]，臨床的に機能障害の程度とよい相関がある．一方，急性期病変は浮腫や炎症に伴う変化で，可逆性である[17]．

T1強調像では脱髄斑の周囲に淡い高信号とともに，造影効果を認めることがある．急性期脱髄斑のマクロファージ浸潤と関係があると考えられている[18]．

6) 造影効果

活動性のある病巣には造影効果を認める．均一に造影される結節型と周囲が造影されるリング状がある．病理との対応では，前者は炎症は強いが脱髄は軽度であり，後者は中心が髄鞘脱落で周囲は炎症とされる．また，造影効果のない病変は，髄鞘脱落はあるが炎症はほとんどない状態である[19]．

造影効果は通常4〜6週間続く．ときに6カ月に及ぶことがある[20]．リング状の造影効果のうち灰白質（皮質あるいは基底核）に面する部位に造影効果がないものはopen ring signと呼ばれ，MSをはじめとする脱髄性疾患に特徴的とされる[21]．造影効果は活動性に関係しており，積極的に治療を行う必要性を示唆する．最も重要な画像所見である．

7) 脳幹・小脳

脳幹，小脳にもMSの病変は存在する．MSの空間的多発性項目にも入っている．圧排効果（mass effect）がないか，あっても軽いことが特徴である．

8) 拡散強調像

自験例では，造影効果のある活動性病変の見かけの拡散係数（ADC：apparent diffusion coefficient）値は上昇していることが多い．ときに，その一部にADC値の低下を認める例もある．28例の均一に造影される活動性MS病変のうち，4例においてADC値の低下を認めたという報告がある[22]．リング状の造影効果を認めた11例にはADC値の低下を認めていない．MS病変の正確な発症時期はわからないこともあるので，急性期の病変に関しては不明な場合が多い．

9) NMO関連疾患とMSとの鑑別（本章の「1. 視神経脊髄炎」を参照）

Matthewsらによると，44例の抗アクアポリン4抗体陽性のNMO関連疾患では，ovoid lesionとjuxtacortical lesionは1例も認められなかった．一方，50例の再発寛解型のMS（RRMS）では41例に，ovoid lesionあるいはjuxtacortical lesionが認められており，その鑑別には有用としている[10]．

10) 撮像・読影に関する注意点

MSでは臨床症状とは無関係な部位にT2強調像あるいはFLAIR像での高信号があり，造影効果を認めることも多い．例えば，眼球運動障害があり，脳幹被蓋，内側縦束（MLF：medial longitudinal fasciculus）の障害が疑われる際に，T2強調像にて脳幹を薄いスライスで撮像することは重要であるが，必ず脳全体も撮像することが肝要である．

前回の脳MRIと比べて新しい病変があっても，その部位に必ずしも造影効果を認めないこともある．

診断のキー

急性期のMSは腫大を伴い，造影効果を示すので，

表1 経過とMRI所見による急性脊髄症の鑑別診断 (文献23, 24)より改変引用)

経 過	T2延長所見＜3椎体の長さ	T2延長所見≧3椎体の長さ
急性 (nadirは発症から3週間以内) あるいは	・特発性/傍感染性TM ・MS ・脊髄梗塞	・特発性/傍感染性TM ・NMO関連疾患 (NMO spectrum disorder) ・ADEM ・脊髄梗塞 ・傍腫瘍性脊髄症 (しばしば索路に限局的な異常を示す) ・全身性疾患に伴う脊髄炎
進行性 あるいは	・種々の脊髄圧排 (頸椎症性髄内浮腫, 転移性脊椎腫瘍など) ・慢性炎症 (HIV感染症, HAM, 梅毒など) ・脊髄髄内腫瘍 ・脊髄サルコイドーシス ・血管内悪性リンパ腫症 (複数の部位がありうる) ・アトピー性脊髄炎	・脊髄硬膜動静脈瘻 ・脊髄サルコイドーシス ・種々の脊髄圧排 ・脊髄髄内腫瘍 ・亜急性脊髄連合変性症 ・銅欠乏性脊髄症 ・アトピー性脊髄炎
再発寛解型	・MS ・脊髄サルコイドーシス	・NMO ・脊髄サルコイドーシス ・全身性疾患に伴う脊髄炎

nadir：症状の最悪点, TM：transverse myelitis (横断性脊髄炎), NMO：neuromyelitis optica (視神経脊髄炎), ADEM：acute disseminated encephalomyelitis (急性散在性脳脊髄炎), HIV：human immunodeficiency virus (ヒト免疫不全ウイルス), HAM：human T-lymphotropic virus type I associated myelopathy (ヒトTリンパ球向性ウイルス脊髄症)

脊髄髄内腫瘍との鑑別が重要である. 髄内腫瘍に比べて, より急な発症, T1強調像では等信号あるいは軽度の低信号, 腫大の程度が軽い, T2強調像での信号強度変化が脊髄横断面積で半分以下, などが参考になる[7].

鑑別診断 (表1を参照)

1. 脊髄梗塞

突然の発症. 発症はMSに比べて, より急性である. 前脊髄動脈梗塞では前角を中心に, 後脊髄動脈梗塞では後索から後角にかけて高信号を認める.

2. 視神経脊髄炎 (NMO) 関連疾患

長大病変 (long cord lesion), 灰白質中心の病変, bright spotty lesions, 造影効果の辺縁が不鮮明 (本章の「1. 視神経脊髄炎」の表2を参照).

3. 特発性横断性脊髄炎

病変が中心部にあり, 3～4椎体に及ぶ. 脊髄横断面積の2/3以上を占める. 頭蓋内病変を認めない.

4. 脊髄髄内腫瘍

「診断のキー」を参照.

5. 脊髄サルコイドーシス

髄膜に造影効果, 脊髄の周囲にびまん性の造影効果の存在を認める. 慢性の経過を示す例もある.

6. 頸椎症性髄内浮腫 (第4章の「2. 頸椎症性髄内浮腫」を参照)

MSに比べてより経過が長い, T2強調像での高信号は一側の側索と後索に限局することが多い, 造影効果もMSとは異なり, 1カ所ではなく側索と後索の2カ所, あるいは不明瞭な造影効果が前索にまで及ぶことがある (**症例3**を参照)[25,26].

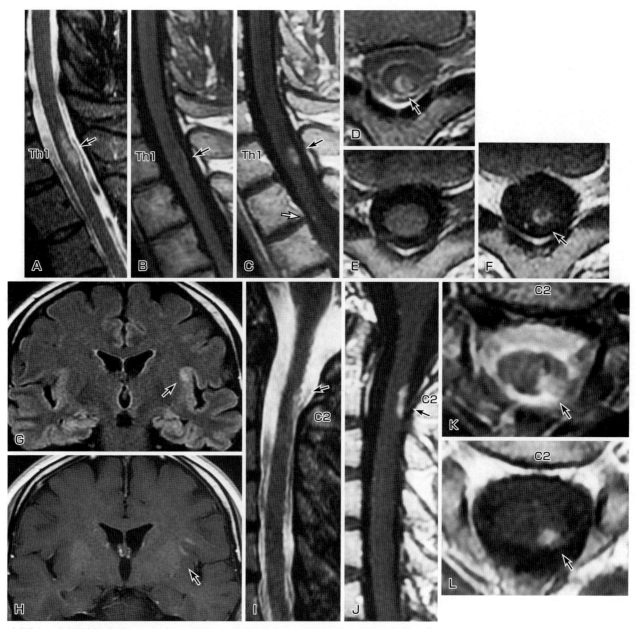

症例 1 多発性硬化症，30 歳，女性．1 週間前より，右足底と趾にしびれがあった．2 日ほどの経過で右下腿にまでしびれが広がり，左足底にもしびれが出現した．当院に入院し，MRI を撮像した．

- A：T2 強調矢状断像にて，Th1 を中心に脊髄の後部に高信号があり，軽い脊髄の腫大を伴っている（→）．
- B：T1 強調矢状断像では，Th1 に軽い低信号と，脊髄の腫大を認める（→）．約 1 椎体の長さである．
- C：造影後 T1 強調矢状断像にて，Th1 脊髄後部に造影効果を認める（→）．比較的境界が明瞭である．Th2/3 の点状の造影効果は同部位に高信号がないので，静脈と考える（⇒）．
- D：T2 強調横断像（Th1）にて，両側後索を中心に高信号を認める（→）．
- E：T1 強調横断像（Th1）にて，病変は他の部位と同じ信号強度を示し，病変を指摘できない．
- F：造影後 T1 強調横断像（Th1）にて，両側後索に造影効果を認める（→）．境界は明瞭であり，上部に造影効果のない，リング状を示す．
- G：FLAIR 法冠状断像（頭部）にて，左島回に高信号を認める（→）．この時点では傍側脳室に ovoid lesion はなく，juxtacortical lesion もほかにはなかった．
- H：造影後 T1 強調冠状断像（頭部）にて，画像 G の病変には造影効果を認める（→）．

さらに約 8 カ月後，入院し MRI を実施した．8 日前に左頸部の疼痛を自覚した．4 日前には痛みが肩に広がり，3 日前には肩から胸の感覚が鈍くなった．入院時，C2-Th3 の感覚鈍麻と，右上肢の腱反射亢進を認めた．

- I：T2 強調矢状断像（正中より左）にて，C2 脊髄後部に高信号を認める（→）．
- J：造影後 T1 強調矢状断像（正中より左）にて，C2 脊髄後部に境界明瞭な造影効果を認める（→）．
- K：T2 強調横断像（C2）にて，左側索から後索の一部に高信号を認める（→）．
- L：造影後 T1 強調横断像（C2）にて，左側索から後索にかけて境界明瞭な造影効果を認める（→）．

頭部 MRI にて傍側脳室に点状の高信号を 2 カ所に認めたが（非掲載），造影効果は認めていない．その後，約 11 カ月後に再発し，症状に関係した病変が頸髄にあり，造影効果を認めた（非掲載）．頭部 MRI でも病変を認めている．
（次ページにつづく）

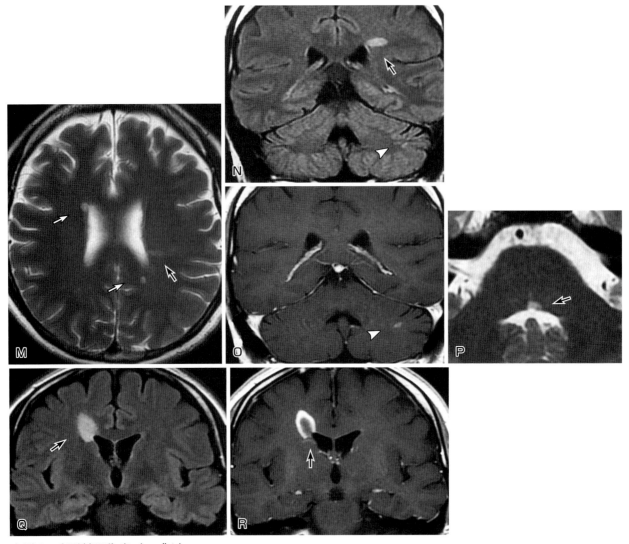

症例1 多発性硬化症（つづき）

- **M**：T2強調横断像（頭部）にて，側脳室周囲に淡い高信号を示すovoid lesionを認める（→）．そのほかにも円形状の高信号を認める（⇢）．
- **N**：FLAIR法冠状断像（頭部）では，ovoid lesionが明瞭である（→）．側脳室にはmass effectはない．左小脳半球皮質下に高信号を認め，MSの病変と考える（▷）．
- **O**：造影後T1強調冠状断像（頭部）にて，ovoid lesionには確実な造影効果はない．しかし，左小脳半球皮質下病変には造影効果を認める（▷）．造影後の小脳の横断像および冠状断像では，第4脳室レベルの横には静脈洞によるアーチファクトが生じることが多いので，常にT2強調横断像およびFLAIR法冠状断像と対比をし，高信号のある部位に一致した造影効果の有無を診断する必要がある．本症例では脊髄病変以外に，傍側脳室・皮質直下・テント下のうち2カ所に病変を認め，MSの空間的多発性が証明された．

　さらに2カ月後，眼球運動障害と体幹失調があり，緊急入院し，嘔気が出現したためMRIを実施した．

- **P**：T2強調横断像（頭部）にて，橋被蓋傍正中左に高信号を認める（→）．45日前のMRIでは認めず，今回の眼球運動障害に関係していると考えられる．しかし，造影効果はなかった（非掲載）．最後野を含めて，延髄には異常を認めなかった．
- **Q**：FLAIR法冠状断像（頭部）にて，右前角周囲に高信号を認める（→）．mass effectがなく，MSの病変と考えられる．
- **R**：造影後T1強調冠状断像（頭部）にて，同病変には周囲に造影効果を認める．基底核寄りの下部のみ造影効果が欠けているopen ring signを示し（→），脱髄病巣に特徴的な画像所見である．
- **補足**：再発と寛解を繰り返すMSである．抗アクアポリン4抗体は陰性である．

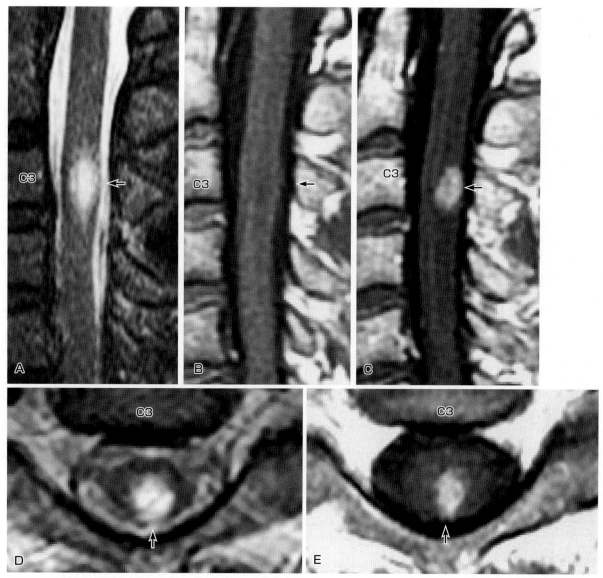

症例2 多発性硬化症，33歳，女性．約1.5ヵ月前，左下腿に重い感じがしたが，2週間にて自然に軽快した．18日前，体幹のしびれに気がつき，続いて両手掌から手指，両足底のしびれ感が出現し，当院入院した．神経学的所見として，両手掌，両下腿，Th5以下の体幹に感覚障害，右上肢に筋力低下を認める．なお，脳内にも多発性の病変が側脳室近傍，橋底部，大脳白質にあり，1ヵ所に造影効果を認めた．MSと診断した．

A：T2強調矢状断像にて，C3-4にかけて高信号を脊髄後部を中心に認める（→）．脊髄に軽い腫大がある．
B：T1強調矢状断像にて，同病変には軽い低信号と，軽い脊髄の腫大を認める（→）．
C：造影後T1強調矢状断像にて，病変には造影効果を認める（→）．
D：T2強調横断像（C3）にて，脊髄の中心部から後索，やや左寄りに高信号を認める（→）．高信号の大きさは脊髄横断面積の約半分である．
E：造影後T1強調横断像（C3）にて，画像Dで示す高信号の半分程度に造影効果を認める（→）．造影効果は境界が比較的明瞭である．

鑑別診断の症例

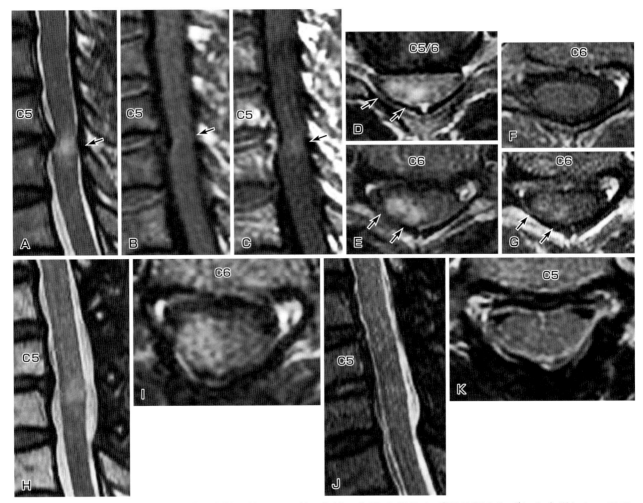

症例3 頸椎症性髄内浮腫，37歳，女性．約2カ月前，突然に右第4指および第5指のしびれを自覚した．その後，同部位の動かしづらさを自覚した．約1カ月前には，同部位を触ったり手を握ったりすると疼痛が誘発された．2週間前に他院整形外科を受診し，MRIにて異常を指摘された．右第4指と第5指の感覚鈍麻を認めた．

A：T2強調矢状断像にて，C5/6椎間板の突出と骨棘形成があり，頸髄に圧排と高信号を認める（→）．
B：T1強調矢状断像では，画像Aの高信号の部位の一部に低信号がある．脊髄には圧排を認める（→）．
C：造影後T1強調矢状断像にて，C5/6の圧排部位からC6上部にかけて造影効果を認める（→）．
D：T2強調横断像（C5/6）にて，脊髄は圧排され，扁平化している．右後索と右側索に高信号を認める（→）．
E：T2強調横断像（C6）では，画像Dより下部であり脊髄に圧排はないが，右後索と右側索に高信号を認める（→）．
F：T1強調横断像（C6上部）では，画像Eで示す病変は等信号を示す．
G：造影後T1強調横断像（C6上部）にて，右後索と右側索に造影効果を認める（→）．

　画像診断からは典型的な頸椎症性髄内浮腫と考えた．MSとしては経過がやや長く，画像では不明瞭な造影効果が2カ所にあり，合致しない．しかし，主治医はMSを考え，ステロイドパルス療法とステロイドの内服を1週間行ったが，画像所見の変化はなかった．さらにoligoclonal bands陰性であり，炎症性脱髄性疾患を示唆する検査所見もなかったので，頸椎症として手術となった．約2カ月半後に頸椎症に対する手術（椎弓形成術など）が施行された．術後1カ月にてしびれは改善した．初回のMRIより約4.5カ月後（術後約2カ月）にMRIの再検をした．

H：T2強調矢状断像にて，C5/6の脊髄圧排は解消されている．淡い高信号がC5/6-6にかけて残存している（→）．
I：T2強調横断像（C6上部）にて，脊髄右（後索から側索）にかけて高信号が残存している．
　さらに，10カ月後（手術後約1年）にMRIを撮像した．
J：T2強調矢状断像にて，脊髄内の高信号は消失している．
K：T2強調横断像（C6上部）にて脊髄内の高信号は消失した．

補足：頸椎症があり，それに対応して，頸椎症性髄内浮腫を示した症例である．MSとの鑑別に重要なことは，頸椎症があり，それによる脊髄圧排の強い部位の直下に造影効果のある部位が限局して存在すること，造影効果が不明瞭で，1つのスライスに1カ所ではなく，2カ所に存在することである（第4章の「2．頸椎症性髄内浮腫」を参照）．

文 献

1) 中島一郎,他:NMO の疾患概念—OSMS からの変遷と確立. *Brain Nerve* **62**:913-919, 2010
2) Polman CH, et al:Diagnostic criteria for multiple sclerosis:2010 revisions to the McDonald criteria. *Ann Neurol* **69**:292-302, 2011
3) Hittmair K, et al:Spinal cord lesions in patients with multiple sclerosis:comparison of MR pulse sequences. *AJNR Am J Neuroradiol* **17**:1555-1565, 1996
4) Kanda T, et al:High signal intensity in the dentate nucleus and globus pallidus on unenhanced T1-weighted MR images:relationship with increasing cumulative dose of a gadolinium-based contrast material. *Radiology* **270**:834-841, 2014
5) Tartaglino LM, et al:Multiple sclerosis in the spinal cord:MR appearance and correlation with clinical parameters. *Radiology* **195**:725-732, 1995
6) Shah LM:Multiple sclerosis. Ross JS, et al (eds):Diagnostic Imaging—Spine 2nd ed. Amirsys, Salt Lake City, 2010, ppIV-2-2-5
7) Trop I, et al:Multiple sclerosis of the spinal cord:diagnosis and follow-up with contrast-enhanced MR and correlation with clinical activity. *AJNR Am J Neuroradiol* **19**:1025-1033, 1998
8) Bowen BC:Spine Imaging—Case Review. Mosby, Philadelphia, 2001, pp89-90, 153-154, 169-170
9) Horowitz AL, et al:The ovoid lesion:a new MR observation in patients with multiple sclerosis. *AJNR Am J Neuroradiol* **10**:303-305, 1989
10) Matthews L, et al:Distinction of seropositive NMO spectrum disorder and MS brain lesion distribution. *Neurology* **80**:1330-1337, 2013
11) 柳下 章:多発性硬化症. 柳下 章:神経内科疾患の画像診断. 学研メディカル秀潤社, 2011, pp242-58
12) Jackson A, et al:The callosal-septal interface lesion in multiple sclerosis:effect of sequence and imaging plane. *Neuroradiology* **35**:573-577, 1993
13) Kidd D, et al:Cortical lesions in multiple sclerosis. *Brain* **122** (Pt 1):17-26, 1999
14) Miki Y, et al:Isolated U-fiber involvement in MS:preliminary observations. *Neurology* **50**:1301-1306, 1998
15) 高橋昭喜:多発性硬化症. 高橋昭喜(編):脳 MRI 2. 代謝・脱髄・変性・外傷・他. 秀潤社, 2008, pp231-249
16) Fazekas F, et al:The contribution of magnetic resonance imaging to the diagnosis of multiple sclerosis. *Neurology* **53**:448-456, 1999
17) van Walderveen MA, et al:Histopathologic correlate of hypointense lesions on T1-weighted spin-echo MRI in multiple sclerosis. *Neurology* **50**:1282-1288, 1998
18) Nesbit GM, et al:Multiple sclerosis:histopathologic and MR and/or CT correlation in 37 cases at biopsy and three cases at autopsy. *Radiology* **180**:467-474, 1991
19) He J, et al:Relapsing-remitting multiple sclerosis:metabolic abnormality in nonenhancing lesions and normal-appearing white matter at MR imaging:initial experience. *Radiology* **234**:211-217, 2005
20) Grossman RI, et al:Perspectives on multiple sclerosis. *AJNR Am J Neuroradiol* **19**:1251-1265, 1998
21) Masdeu JC, et al:The open ring. A new imaging sign in demyelinating disease. *J Neuroimaging* **6**:104-107, 1996
22) Roychowdhury S, et al:Multiple sclerosis:comparison of trace apparent diffusion coefficients with MR enhancement pattern of lesions. *AJNR Am J Neuroradiol* **21**:869-874, 2000
23) 柳下 章:脊髄梗塞. 柳下 章:神経内科疾患の画像診断. 学研メディカル秀潤社, 2011, pp589-593
24) Schmalstieg WF, et al:Approach to acute or subacute myelopathy. *Neurology* **75** (18 Suppl 1):S2-8, 2010
25) 柳下 章:MRI が特に有用な疾患とその周辺 頸椎症性髄内浮腫. 脊椎脊髄 **26**:517-523, 2013
26) Flanagan EP, et al:Specific pattern of gadolinium enhancement in spondylotic myelopathy. *Ann Neurol* **76**:54-65, 2014

3 急性散在性脳脊髄炎

臨床

1. 診断基準

International Pediatric Multiple Sclerosis Study Group による小児の急性散在性脳脊髄炎（ADEM：acute disseminated encephalomyelitis）の診断基準を表1に示す[1]．この診断基準では，ADEM を特異的な疾患とするよりは症候群とすべきとしている．また，「脳症（encephalopathy）」に関しては，発熱，全身症状，けいれん後では説明のつかない意識の変容（昏迷，嗜眠）と行動異常を指している．ADEM は単相性であるが，その確認は後方視的であり，長い経過観察が必要であるとしている[1]．

2. multiphasic ADEM

recurrent ADEM という用語は，診断基準からは削除された．3 カ月以上経過して 2 回目の ADEM の発作が起こった際には multiphasic ADEM としている．それ以上の発作があった時には，ADEM ではなく，慢性的な病態〔多発性硬化症（MS：multiple sclerosis）あるいは視神経脊髄炎（NMO：neuromyelitis optica）〕を考慮する[1]．

3. 小児 MS を考慮すべき状態

初回の発作にて ADEM と診断したが，2 回目の発作があり，次の項目をすべて満たす際には MS を考える[1]．
①脳症所見がない．
②最初の神経症状から 3 カ月以上経過している．
③新しい MRI 所見があり，それが空間的多発性を満たす．

MS の 2010 年版の診断基準では，空間的多発性は次のように定義されている[2]．4 つの部位（傍側脳室，皮質直下，テント下，脊髄）のうち，少なくとも 2 つの部位に T2 強調像にてそれぞれ 1 つ以上の病変を認める．ただし，脳幹症状あるいは脊髄症状のある患者では，同症状に関係する部位は除く．

表 1 小児急性散在性脳脊髄炎の診断基準[1]

- 初回の発作時に，多巣性に広がる炎症性脱髄性病変が疑われる中枢神経系の症状がある
- 発熱では説明できない脳症がある
- 発症から 3 カ月以上経過して，臨床上および MRI 上の新しい所見がない
- 急性期（3 カ月）には，頭部 MRI は異常所見を示す
- MRI 上の典型的所見
  ①びまん性の境界不明瞭な，1～2 cm 以上の大きさの，主として大脳白質を侵す病変
  ②大脳白質の T1 強調像での低信号はまれである
  ③深部灰白質病変（視床あるいは基底核）はありうる

4. 成因

自己免疫が炎症を引き起こすとされる．疾病素因には，ウイルス感染，ワクチン接種（ポリオ，狂犬病，ジフテリア，百日咳，風疹などのワクチン），経静脈性免疫グロブリン投与がある[3]．さらに，傍腫瘍性神経症候群として ADEM を示した例がある[4]．

5. 検査所見

抗アクアポリン 4 抗体は陰性である．抗 MOG（myelin-oligodendrocyte glycoprotein）抗体は存在することもあるが，一過性である．髄液中の oligoclonal bands が陽性であることはまれである（抗 MOG 抗体については本章の「1. 視神経脊髄炎」の本文を参照）[1]．

Baumann らの報告によれば，33 例の ADEM のうち，19 例は抗 MOG 抗体陽性で，14 例は陰性であった．19 例の陽性例のうち，15 例は単相性の経過をたどり，4 例には連続するさらなる症状があった．陽性例の抗体価は低下していった．全例に脳症と局所症状があり，MRI 所見は ADEM に合致した[5]．

抗 MOG 抗体陽性例には MRI にて，不鮮明で両側性の，境界不明瞭な病変があった．さらに脊髄がより高頻度に侵され，3 椎体以上の病変（long cord lesion）を伴っていた．これらの信号強度異常は一過性であり，経過を追うと消失し，予後がよい．

一方，抗MOG抗体陰性例では高信号が残存することが多い．抗MOG抗体陰性例では，ADEMの診断はより慎重にする必要がある．経過を追って他の疾患と診断された例は，すべて抗MOG抗体陰性例であったとしている[5]．

6. 病理

静脈周囲の脱髄がADEMの病理学的な特徴であり，MSでは融合性の脱髄が特徴である．ADEMでは白質病変にリンパ球浸潤を認め，軸索は保たれる．静脈周囲の脱髄巣を示す13例の報告では6例に，皮質に小膠細胞の活性化と集合があるが，皮質では脱髄を認めなかった．この6例全例に脳症があり，そのうち4例に意識低下を認めている．この皮質病変は融合性脱髄を示す例には認められない．ADEMにおける脳症とこの皮質病変には関係があるとされる[6]．

7. 臨床症状

小児と若年成人に好発する．既往に感染あるいはワクチン接種がある例では，2～15日ほどして発症する例が多い[7]．

臨床所見からは脳炎との鑑別が難しいことがある．特に，初回のMRIにてADEMを示す大脳白質病変がない時には，鑑別が必要である（「画像所見」を参照）．両者ともに意識障害を呈するが，脳炎では病初期から意識障害が前景に立つ．それに対してADEMでは，意識障害よりも局所神経症状が先行すると報告されている[8]．

画像所見

1. MRI

1）脳病変

白質および皮質を侵す（症例1）．白質では皮質下と深部白質を主に侵すが，側脳室周囲白質が侵される例は半数ほどである．脳梁の病変は少ない．T2強調像およびFLAIR像にて高信号を示し，T1強調像では通常等信号であるが，大きな病変ではわずかな低信号を示す．

基底核と視床の病変は40%に認められる（症例1）[6]．白質病変が非対称性であるのに対して，基底核の病変はしばしば対称性である．

脳幹と小脳の病変は50%に認められる（症例2）[6]．まれではあるが，皮質下白質，基底核，脳幹が左右対称性に侵されることもある．

ADEMの病変は，少なくとも1つの病変が1 cmを超えることが多い．境界は不明瞭で圧排効果（mass effect）はないことが多い．

造影効果は通常ないが，ある時には一様とされている（症例2）．しかし，大きな病変での造影効果は明らかであるが，小さな病変では血液脳関門が修復されるため，急速に造影効果が消失する．発症から初回のMRIまでの期間も関係するが，自験例では必ずしも全部の病巣が造影されるわけではない．ときにmass effectを認めることがあり，MSと同様に腫瘍様（tumefactive ADEM）となることがある[7]．

2）症状よりも遅れてMRIでの異常所見が出現

ADEMでは臨床症状出現と同時に病変が現れ，症状の改善とともに病変が退縮するのが通常であるが，しばしば臨床症状出現からMRIにて異常所見が出てくるまでの期間が成人では1カ月かかる例もあり，小児でも同様な例を認める[3,7,9]．初回のMRIにて異常がなくてもADEMを否定する根拠にはならない．前述したように，発熱後に局所神経症状がある時には，脳炎との鑑別には厳密な経過観察のMRIが必要である．

自験18例のうち6例において，臨床症状が改善しているにもかかわらず，MRI所見の悪化が認められている．その6例はいずれも治療開始前にMRIが撮像されている．そのうち3例では，発症3日以内に撮像された初回のMRIにて異常を認めていない．残りの3例はいずれも基底核に病変を認めている．6例において，発症後12～82日に再検の画像が撮像され，全例に画像所見の悪化が認められた．その内容として，1例は頸髄に，5例は脳内に新しい病変を認め，3例は側脳室周囲に，3例は中脳から延髄にかけて病変があった．2例は初回のMRIにて認めた基底核の病変が消失した．

以上より，ADEMにおいては臨床症状の改善があっても，MRI所見にて悪化を認める場合がある．そのことによって，ステロイドの増量，治療方針の変更，入院期間の延長をする必要はない[7]．

3）MSにおける脳病変との鑑別

ADEMはびまん性で，境界不明瞭，大きな（1～2 cm以上）病変である．大脳白質の病変では，T1低下（T1-black hole）はまれである．深部灰白質病変（視床，基底核）がある[1]．

4）脊髄病変

脊髄は腫大，または正常大である．腫大した際には正常の楕円形ではなく，円形を示すことが多い（**症例1,2**）．T1強調像では，脊髄が腫大している場合には病変が低信号を示すことが多く，正常大では等信号を示すことが多い．T2強調像では高信号を示す．脊髄内の白質と灰白質の区別を保ちながら高信号を示すことが多く，さらに白質よりも灰白質が，より高信号を示す（**症例1,2**）．

T2強調矢状断像では上下に長いlong cord lesionを示すことが多い（**症例1,2**；long cord lesionについては本章の「1．視神経脊髄炎」の表3を参照）．MSとの鑑別点になる．また，スキップ状の多発性病変を示すこともある．

造影効果はさまざまであるが，一部に造影効果を認める例もある．脊髄辺縁部に造影効果を示すことが，ADEMの脊髄病変の特徴であり[10]，自験例も同様であった（**症例1**）．診断基準ではMRIにて脳内にも病変を認めることが必須要項である[1]．

5）末梢神経病変の合併

前根および後根に造影効果を認めることがある（**症例1, 2**）．前根の造影効果は必ずしも前角の病変を伴わないので，前角障害による二次性変化ではない[7]．

急性脊髄炎に末梢神経障害を合併する例はWest Nileウイルス，ポリオウイルス，ポリオ様ウイルスなどへの感染や，ある種のワクチン接種，ライム病にて報告がある[11]．DeSenaらは末梢神経障害を伴った横断性脊髄炎とADEMの5例について報告している．これらの5例はいずれも夏に発生しており，共通のおそらくウイルス性疾患に関係していると推測されている．ADEMは1例であり，29カ月の女児で，発熱性疾患後に歩行不安定から48時間で歩くことを拒否した．初期には感覚は正常であったが，その後，筋力，協調運動，感覚のすべてに障害を認めた．MRIでは大脳，小脳，後索にT2強調像にて多巣性の高信号を認め，造影効果があった．馬尾にもびまん性の造影効果を認めている．ADEMを含む横断性脊髄炎では，馬尾に造影効果を認めることがある[11]．

ADEMの剖検例にて末梢神経系に属する馬尾にも脱髄が認められたという報告があり[12]，脱髄は中枢神経系と末梢神経系の両者に起こりうる．神経根の造影効果は，それを示している可能性がある．なお，Guillain-Barré症候群においても脳内に脱髄巣を伴うことがある（第12章の「6．Guillain-Barré症候群」の症例3を参照）．

 診断のキー

急性の発症であり，比較的上下に長い病変で脊髄の腫大を認める．T2強調像にて脊髄内の白質と灰白質の区別を保ちながら，高信号を示す．診断基準上，すべての症例に頭部MRIにて異常を認める．

鑑別診断

長大な脊髄病変を起こす疾患については本章の「1．視神経脊髄炎」の表3を参照．

1．ウイルス性脊髄炎

ADEMは診断基準上，脳病変があることが必要である．

2．多発性硬化症（MS）

脳病変の鑑別については本文を参照．脊髄病変に関しては，ADEMは矢状断像にて上下に長く，横断像ではびまん性で，T2強調像にて灰白質がより高信号を示す．

3．脊髄硬膜動静脈瘻

脊髄表面のflow voidsおよび造影効果．T2強調像では中心部は高信号であり，表面は低信号である．

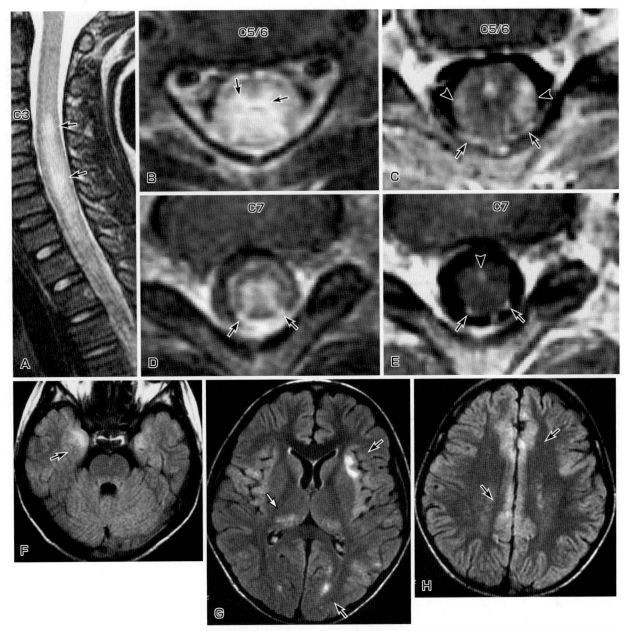

症例1　急性散在性脳脊髄炎，10歳，男子． 17日前より4日間発熱，2日前より両腋窩および上腕の痛みを認め，上肢には脱力感があった．両側とも握力はゼロ，腱反射は上下肢とも亢進．髄液細胞数は266/3 μl，ほとんどリンパ球であった．頸椎MRI（画像A〜E）を撮像し，2日後に頭部MRI（画像F〜H）を撮像した．

- **A**：T2強調矢状断像にて，C3以下の頸髄に腫大と高信号を脊髄中心部に認める（→）．
- **B**：T2強調横断像（C5/6）にて，脊髄内の白質と灰白質の区別を保ちながら，高信号と腫大を示す．灰白質（→）が白質より高信号である．
- **C**：造影後T1強調横断像（C5/6）にて，脊髄の左側索，中心部，右外側に造影効果を認める（▶）．両側の後根にも造影効果を認める（→）．
- **D**：T2強調横断像（C7）にて灰白質が高信号を示し，後根にも高信号を認める（→）．
- **E**：造影後T1強調横断像（C7）にて脊髄内前部（▶）と両側の後根（→）に造影効果を認める．
- **F**：FLAIR法横断像にて，両側側頭葉内側部に高信号を認める（→）．
- **G**：FLAIR法横断像にて，左島回，左後頭葉白質に高信号を認める（→）．両側視床背側にも高信号がある（⇢）．
- **H**：FLAIR法横断像にて，両側帯状回にも高信号を認める（→）．なお，脳内病変には造影効果を認めなかった．

補足：ステロイド治療により改善を示し，その後，再発はない．

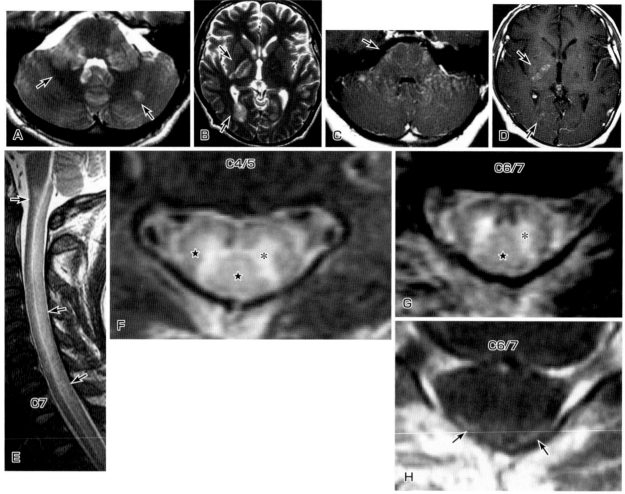

症例2 急性散在性脳脊髄炎，25歳，男性．20日前より発熱，2週間前より排尿困難，12日前より尿閉を認め，11日前より両下肢，続いて両上肢に力が入らなくなる．5日前に意識障害および呼吸障害にて当院入院し，頭部MRI（画像A〜D）を撮像した．さらに，5日後に頸椎MRI（画像E〜H）を撮像した．

A：T2強調横断像にて，両側中小脳脚と左小脳に高信号を認める（→）．中小脳脚には軽い腫大がある．
B：T2強調横断像にて，右内包後脚，右側脳室後角周囲に高信号を認める（→）．
C：造影後T1強調横断像にて，両側中小脳脚には造影効果を認める（→）．
D：造影後T1強調横断像にて，右内包後脚，右後頭葉には造影効果を認める（→）．
E：T2強調矢状断像にて，延髄下部からC7付近まで，脊髄中心部の高信号と脊髄の腫大を認める（→）．
F, G：T2強調横断像（画像F：C4/5，画像G：C6/7）にて，脊髄内の白質と灰白質の区別を保ちながら，両者ともに高信号を示す．脊髄の腫大を認める．灰白質（＊）が白質（★）より強い高信号を示す．前索は信号強度が保たれている．
H：造影後T1強調横断像（C6/7）にて，脊髄内には造影効果を認めない．腫大した脊髄の外後方において，両側後根に造影効果を認める（→）．
補足：ステロイド治療により，脳症状，歩行障害の順番で回復した．最初の症状である膀胱直腸障害のみが残存した．灰白質および白質の構造を保ちながら，T2強調像にて高信号を示す脊髄の所見は，髄内腫瘍ではないことを示す．

文 献

1) Krupp LB, et al: International Pediatric Multiple Sclerosis Study Group criteria for pediatric multiple sclerosis and immune-mediated central nervous system demyelinating disorders: revisions to the 2007 definitions. *Mult Scler* **19**: 1261-1267, 2013
2) Polman CH, et al: Diagnostic criteria for multiple sclerosis: 2010 revisions to the McDonald criteria. *Ann Neurol* **69**: 292-302, 2011
3) Shah LM: ADEM. Ross JS, et al (eds): Diagnostic Imaging—Spine 2nd ed. Amirsys, Salt Lake City, 2010, ppIV-2-14-17
4) Summerfield R, et al: Small cell lung carcinoma presenting with acute disseminated encephalomyelitis. *Br J Radiol* **83**: e54-57, 2010
5) Baumann M, et al: Clinical and neuroradiological differences of paediatric acute disseminating encephalomyelitis with and without antibodies to the myelin oligodendrocyte glycoprotein. *J Neurol Neurosurg Psychiatry* **86**: 265-272, 2015
6) Young NP, et al: Perivenous demyelination: association with clinically defined acute disseminated encephalomyelitis and comparison with pathologically confirmed multiple sclerosis. *Brain* **133** (Pt 2): 333-348, 2010
7) 柳下 章:急性散在性脳脊髄炎. 柳下 章:神経内科疾患の画像診断. 学研メディカル秀潤社, 2011, pp267-273
8) 道具伸浩, 他:神経内科地域基幹教育病院における, 成人発症急性脳炎と臨床的に診断した症例の, 臨床・画像・予後に関する検討. 臨神経 **46**: 533-539, 2006
9) Honkaniemi J, et al: Delayed MR imaging changes in acute disseminated encephalomyelitis. *AJNR Am J Neuroradiol* **22**: 1117-1124, 2001
10) Bowen BC, et al: Spine Imaging—Case Review 2nd ed. Mosby, Philadelphia, 2008, pp319-320
11) DeSena A, et al: Transverse myelitis plus syndrome and acute disseminated encephalomyelitis plus syndrome: a case series of 5 children. *JAMA Neurol* **71**: 624-629, 2014
12) Kinoshita A, et al: Inflammatory demyelinating polyradiculitis in a patient with acute disseminated encephalomyelitis (ADEM). *J Neurol Neurosurg Psychiatry* **60**: 87-90, 1996

4 横断性脊髄炎

臨床

1. 概念

横断性脊髄炎（TM：transverse myelitis）は、急性および亜急性に発症する炎症性疾患であり、脊髄の運動・感覚障害あるいは自律神経障害（膀胱直腸障害、性機能障害）を示す不均一な症候群である。脊髄横断面における、上行あるいは下行する神経線維路の遮断によって、臨床症候が引き起こされる。TMの原因は種々であり、感染あるいはワクチン接種後の自己免疫、直接の感染、全身性自己免疫性疾患、後天性脱髄性疾患〔多発性硬化症（MS：multiple sclerosis）など〕、視神経脊髄炎（NMO：neuromyelitis optica）関連疾患などが原因となる。しかし、15～30％は原因不明であり、特発性と分類される。好発年齢は10～19歳と30～39歳の二峰性になる[1]。

2. 診断基準

TMの診断基準を表1に示す。

3. その他の特徴

特発性TMの脊髄病変は、MRIにて少なくとも2椎体以上の長さを有する[1]。画像上も病理学的にもTMの病巣は横断面全体にわたるものではない。しかし、感覚障害のレベルがあることが診断に重要であり、transverseという用語が残されている[2]。

急性脊髄症では、常に脊髄梗塞を考慮する必要がある[2]。亜急性脊髄症では、髄液白血球増多（$\geq 10/\mu l$）は炎症性脊髄症（TMを含む）の可能性が高い。しかし、傍腫瘍性脊髄症でも52％が亜急性発症であり、77％はリンパ球優位の細胞増多を示し、92％は蛋白増加を示す[3]。

急性の部分的なTMは、MSへ移行する可能性が高い。特に、頭部MRI所見がMS様である際にはその可能性が高い[2]。TMを起こす主たる原因を表2に示す。

表1 横断性脊髄炎の診断基準（文献1）より改変引用）

1. 両側性の感覚・運動系および自律神経系の脊髄機能不全がある。両側性ではあるが、必ずしも対称性ではない
2. 明瞭な感覚障害のレベルがある
3. 進行性であり、nadir（症状の最悪点）が発症から4時間～21日である
4. 脊髄の炎症所見がある。髄液検査にて細胞増多、IgG指数の上昇、あるいはMRIにて脊髄病変の造影効果を認める
5. 非炎症性疾患（圧迫性病変、放射線治療後、腫瘍、血管障害）を除外する
- なお、病理所見はリンパ球・単球浸潤、脱髄、軸索障害と、星細胞と小膠細胞の活性化である

表2 横断性脊髄炎の鑑別（文献1, 3）より改変引用）

原因
1. 感染
   - 細菌：ライム病、梅毒、結核、マイコプラズマ
   - ウイルス：サイトメガロ、単純ヘルペス、水痘・帯状疱疹、C型肝炎、HIV
   - 真菌：コクシジオイデス症
   - 寄生虫：神経囊虫症
2. 全身性自己免疫、炎症性疾患
   - 全身性エリテマトーデス、Sjögren症候群、混合性結合組織病
3. 傍腫瘍性
   - 肺癌・乳癌に伴うことが多い。52％は亜急性発症
   - 孤立した線維路を侵し、運動障害のみのこともある
   - 側索（25％）、後索（20％）、中心灰白質（20％）が侵される
4. 脱髄性疾患
   - 多発性硬化症（MS）、視神経脊髄炎（NMO）関連疾患
5. 感染後・ワクチン後
   - 急性散在性脳脊髄炎
6. 急性特発性
   - 上記の原因が不明な例

HIV：human immunodeficiency virus（ヒト免疫不全ウイルス）

4. 小児例

Alperらは18歳以下の、診断基準を満たした35例のTMに関して報告している。6例はMRIが最初の4週間に撮像されていないので、除外されている。2例は後に視神経炎を含む再発をし、抗アクアポリン4抗

体陽性で，NMOと診断されたので除外された．残りの27例は，経過を平均で5.2年にわたってみているが，単相性で，再発がない．平均年齢は9.5歳（0.5〜16.9歳）で，男女はほぼ同数である．74％は対麻痺を示す．5例のみ，その間に抗アクアポリン4抗体を調べている[5]．

画像所見

1. MRI

原因が不明なTMである特発性急性横断性脊髄炎（idiopathic acute transverse myelitis）の特徴を以下に示す．

1）最も特徴的な所見

2椎体以上の長さをもち，脊髄中心部の病変（**症例1**）で，偏心性の造影効果を示すことが最も特徴的である[4]．

2）部位と大きさ

胸髄が多く，頸髄は10％とされる．横断像では脊髄中心部が侵され，病変の大きさは脊髄横断面積の2/3以上になる．3〜4椎体の長さを示すことが多い．比較的境界は明瞭とされる．

3）信号強度，造影効果

病変は脊髄灰白質を含み，その周囲に浮腫を認める．T2強調像では高信号を示す（**症例1**）．

造影効果はさまざまであり，40〜50％は造影効果がない．髄膜の造影効果を認めることがある．脊髄腫大のある例に，より造影効果を認める．T2強調像での高信号に比して造影効果は目立たない[4]．

4）小児例

前述のAlperらの27例の検討では，21例に脊髄のMRIにて異常を認めている．30個の病変が認められ，7例（33％）は多巣性である．横断像では中心灰白質のみが14例（66.7％），中心灰白質と白質が7例（33.3％）で，白質のみは1例もない．3椎体未満の長さを示した例が7例，3椎体以上は14例である．胸髄のみは6例で，頸髄から胸髄にかけて病変が及ぶ例が7例ある．脊髄の腫大は21例中9例に認められている．造影効果は21例中4例（19％）のみである[5]．

5）馬尾に造影効果を伴う例

急性脊髄炎に末梢神経障害を伴う例があり，馬尾に造影効果を認める（本章の「3．急性散在性脳脊髄炎」の本文を参照）[6]．

診断のキー

急性発症で，胸髄灰白質に高信号をT2強調像にて示し，2椎体以上の長さを示す病変がある時に考慮する．常に，NMOとの鑑別が必要である．

鑑別診断

1. 多発性硬化症（MS）

脊髄横断面の中心部ではなく，辺縁部に病変が多い．病変の長さは2椎体以下，脊髄横断面積の半分以下の病変である．90％の症例で頭蓋内に病変を認める．寛解と再発を繰り返す．

2. 脊髄髄内腫瘍

発症がゆっくりで，慢性である．脊髄腫大が必ず存在する．びまん性あるいは結節状の造影効果，腫瘍周囲の浮腫が著明である．嚢胞の合併．

3. 脊髄梗塞

超急性の発症，前脊髄動脈梗塞では脊髄前角，後脊髄動脈梗塞では後索から後角に病変を認める．

4. 視神経脊髄炎／視神経脊髄炎関連疾患

急性に発症し，脊髄中心部を侵し，bright spotty lesionsを認める際にはNMO/NMO関連疾患を考える．

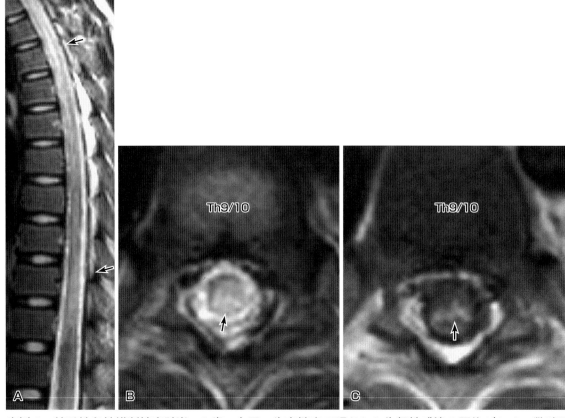

症例1 特発性急性横断性脊髄炎，9歳，女子．生来健康で明らかな先行性感染の既往がなく，数時間の経過で両下肢末梢から脱力・感覚消失が上行し，歩行不能となった．腸腰筋以下の筋力低下，L3以下の感覚脱失，膀胱直腸障害を認める．脳のMRIは正常であった．
A：T2強調矢状断像にて胸髄に散在性の高信号を認める（→）．脊髄の軽い腫大がある．
B：T2強調横断像（Th9/10）では脊髄の辺縁部を残して，中心部に高信号を認める（→）．
C：造影後T1強調横断像（Th9/10）では脊髄中心部に造影効果を認める（→）．

文 献

1) Frohman EM, et al：Clinical practice. Transverse myelitis. *N Engl J Med* **363**：564-572, 2010
2) Scott TF, et al：Evidence-based guideline：clinical evaluation and treatment of transverse myelitis：report of the Therapeutics and Technology Assessment Subcommittee of the American Academy of Neurology. *Neurology* **77**：2128-2134, 2011
3) Gummadavelli A, et al：Clinical reasoning：A 64-year-old woman with progressive quadriparesis. Transverse myelitis（TM）. *Neurology* **81**：e89-94, 2013
4) Shah LM：Idiopathic acute transverse myelitis. Ross JS, et al（eds）：Diagnostic Imaging — Spine 2nd ed. Amirsys, Salt Lake City, 2010, ppIV-2-10-13
5) Alper G, et al：Idiopathic acute transverse myelitis in children：an analysis and discussion of MRI findings. *Mult Scler* **17**：74-80, 2011
6) DeSena A, et al：Transverse myelitis plus syndrome and acute disseminated encephalomyelitis plus syndrome：a case series of 5 children. *JAMA Neurol* **71**：624-629, 2014

5 亜急性脊髄連合変性症

臨床

1. ビタミン B_{12} の病態生理

亜急性脊髄連合変性症（SCD：subacute combined degeneration of the spinal cord）は，ビタミン B_{12} 欠乏による脱髄性疾患である．ビタミン B_{12} は，2つの酵素（methionine synthase と L-methylmalonyl-coenzyme A mutase）の共同因子（cofactor）である．葉酸あるいはビタミン B_{12} が欠乏すると細胞分裂がうまくいかないために，骨髄中の赤芽球が大きくなり（巨赤芽球），巨赤芽球性貧血を起こす．ビタミン B_{12} は中枢神経系の髄鞘の発達と髄鞘化に必須である．不足すると，頸髄および胸髄の後索と側索の脱髄（脊髄連合変性症）が起こり，ときに中枢神経系および末梢神経系の脱髄も起こる．その主な臨床症状を **表 1** に示す[1]．

ビタミン B_{12} が欠乏する原因としては自己免疫性胃炎が最も多く，重篤な不足を起こす[1]．自己免疫性胃炎は胃壁細胞を壊し，ビタミン B_{12} と結合する内因子の欠乏を起こすことで，結果としてビタミン B_{12} の吸収不全をもたらす．その内因子欠乏により起こった貧血が悪性貧血である．その他の原因を **表 2** に示す[2]．胃切除も大きな原因の一つである[1,2]．

血中（血清）ビタミン B_{12} 濃度が極端に低下する例（≤ 100 pg/ml）はまれであり，偽陽性（false positive）および偽陰性（fasle negative）が 50％程度に起こりうる．有用な検査は，治療開始前に血清メチルマロン酸と総ホモシステインを測定することであり，98％以上の患者において両者は上昇する．巨赤芽球性貧血あるいは脊髄症を有するほとんどすべての患者において，メチルマロン酸は 500 nmol/l 以上の上昇があり，86％は 1,000 nmol/l を超えるという報告がある[1]．一方，ホモシステインは特異度が落ち，葉酸欠乏，ホモシスチン尿症，腎不全においても上昇する[1]．

別な報告では，血清ビタミン B_{12} が 100 pg/ml 以下ならば欠乏，400 pg/ml 以上ならば欠乏していない，100〜400 pg/ml の範囲では，血清総ホモシステインが上昇していれば組織内のビタミン B_{12} が欠乏していると考えるとしている[2]．

2. 病理

急性期には脊髄は腫大する．髄鞘が浮腫を起こし，崩壊する過程が観察される[3]．障害が髄鞘にとどまっている場合に的確な治療が行われれば，軸索障害には至らない．なお，SCD の急性期の病理所見については，第 1 章の「2. 成人の正常解剖」の図 7 を参照．

SCD は後索と側索を侵す代表的な疾患である（BOX

表 1 ビタミン B_{12} 欠乏による臨床症状（文献 1）より改変引用）

1. 脳
   - 意識障害，認知症，"megaloblastic madness"：うつ，マニア，易刺激性，パラノイア，昏迷，情動不安定
2. 脊髄
   - 脊髄症 空胞変性
3. その他
   - 視神経萎縮，嗅覚脱失，味覚障害，舌炎

表 2 ビタミン B_{12} 欠乏の原因（文献 2）より改変引用）

1. 摂取不足
   極端な菜食主義（日本にはまれ）
2. 吸収不全
   a．抗内因子抗体・抗胃壁抗体陽性
   b．胃・回腸術後
   c．胃 癌
   d．萎縮性胃炎
   e．ピロリ菌感染（議論あり）
   f．腸内細菌異常増殖（盲係蹄症候群：小腸憩室など）
   g．Crohn 病
   h．膵機能不全
   i．広節裂頭条虫感染
3. 薬 物
   H_2 ブロッカー，プロトンポンプ阻害剤，コルヒチン，ネオマイシン，PAS，亜酸化窒素（笑気），メトホルミン（糖尿病治療薬）
4. 先天性
   トランスコバラミン II 欠損，内因子欠損

PAS：*p*-aminosalicylic acid（パラアミノサリチル酸）

を参照)[3,4]．前索も侵されることがある．髄鞘内浮腫，間質性浮腫が動物実験では認められる[3,4]．

3．症　状

位置覚および振動覚の障害と錐体路徴候を主とする症状である[2]．

4．臨床診断のポイント

①亜急性の発症，②胃切除後を見逃さない，③赤血球の大きさ〔平均赤血球容積（MCV：mean corpuscular volume)〕に注意する（大球性貧血を伴うことが多いが，伴わないことも25％くらいある）[2]．

5．笑　気

血清ビタミンB_{12}濃度が境界領域の患者に笑気（亜酸化窒素）にて吸入麻酔をすると，酸化が進み，ビタミンB_{12}の不活性化が起こり，SCDを発症することがある[5,6]．

6．銅欠乏性脊髄症

銅欠乏性脊髄症においても，SCDに臨床および画像所見が類似した所見を示す（本章の「6．銅欠乏性脊髄症」を参照)[7]．

画像所見

1．MRI

1）commonな所見

自験例では，頸髄の楔状束に対称性の高信号（ハの字型）をT2強調像にて認める例が最も多い（**症例1，2**）．次に，後索全体（両側の薄束＋楔状束）の高信号（**症例2，3**）であり，そして両側側索の順である（**症例3**）．

楔状束のみが侵されている部位と，後索全体が侵されている部位とが混在している例もある（**症例2**）．矢状断像では3椎体以上の連続する高信号を認める例が多い（**症例1～3**）．側索のみに高信号を認める例はまれである．高信号は脱髄，Waller変性，グリオーシスを示すとされる[7]．病変に軽い腫大を認めることがある（**症例3**）．

2）uncommonな所見

脊髄の腫大[8]，造影効果を認める例[9]，前索にも高信号を認める例がある[10]．また，脳にも病変が及び，脳幹の皮質脊髄路に病変を認めた例がある[11]．

診断のキー

T2強調横断像にて楔状束にハの字型の高信号を認める時にはSCDを考える．

鑑別診断

1．銅欠乏性脊髄症

SCDとの鑑別は困難なことが多いので，SCDを考慮する状態では常に，銅も測定する．

2．HIV感染に伴う空胞性脊髄症

後索を侵す．病理的にも近い．ヒト免疫不全ウイルス（HIV：human immunodeficiency virus）の有無をみる．

3．多発性硬化症

病変は左右非対称が多い．急な発症．造影効果がある．

4．Waller変性

後索の二次変性であり，下部に基礎疾患を認める．

5．後脊髄動脈脊髄梗塞

急な発症．左右非対称である．

6．Sjögren症候群

後索，後根を侵す疾患である．まれに，楔状束に限局した高信号をT2強調像にて示す例がある[12]．

後索を侵すその他の疾患についてはBOXを参照．

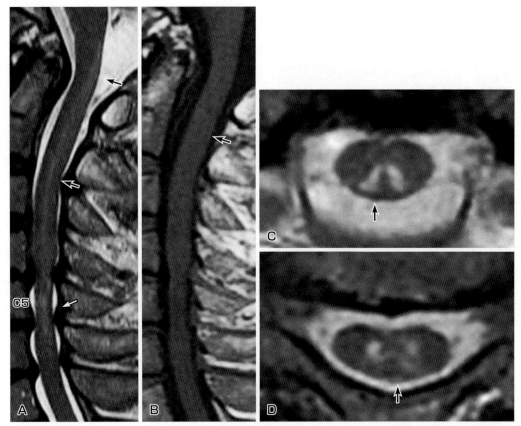

症例1 亜急性脊髄連合変性症，79歳，男性．約9カ月前より，ゴルフのクラブが持ちにくくなった．5カ月前より味覚障害が現れ，さらに麻雀牌をつかむのに不自由を感じた．当院受診時，両上肢深部感覚優位の感覚障害，両手の巧緻運動障害，味覚障害を認めた．大球性貧血があり，抗内因子抗体陽性，血清ビタミンB_{12}は50 pg/ml 以下で，総ホモシステインは109.6 nmol/ml（正常値：3.7～13.5 nmol/ml）と高値を示した．

A：T2強調矢状断像にて，延髄背側からC4まで髄内に高信号を認める（→）．C4/5に椎間板の膨隆と黄色靱帯の肥厚があり，頸髄に圧排がある．C5-6にかけての髄内高信号（⇒）は，横断像（画像D）では灰白質にあるので，頸椎症による脊髄軟化と考えられる．

B：T1強調矢状断像では，前述の病変はほぼ等信号を示し（→），脊髄に腫大はない．

C：T2強調横断像（C1）にて，両側の楔状束を中心にハの字型の高信号を認める（→）．

D：T2強調横断像（C5）にて，両側灰白質に高信号を認め（→），脊髄軟化と考える．

BOX

■後索を侵す疾患

- 亜急性脊髄連合変性症
- 葉酸欠乏症
- 銅欠乏性脊髄症
- HIV感染に伴う空胞性脊髄症
- 帯状疱疹
- 脊髄癆
- アトピー性脊髄炎
- 脳腱黄色腫症
- 癌性神経根症
- Charcot-Marie-Tooth病
- Machado-Joseph病
- Sjögren症候群
- 急性自律性感覚性ニューロパチー
- 傍腫瘍性感覚性ニューロパチー
- 多発性硬化症
- 脊髄損傷，脊髄腫瘍
- 毒物
  - クリオキノール〔亜急性脊髄視神経症（SMON：subacute myelo-optico-neuropathy）〕
  - 有機リン酸
  - タリウム
  - ビンクリスチン
  - メトトレキサート
- leukoencephalopathy with brainstem and spinal cord involvement and high lactate（LBSL）[13,14]
- adult-onset autosomal dominant leukodystrophy with autonomic symptoms[15,16]

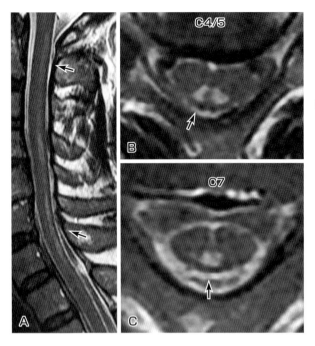

症例2 亜急性脊髄連合変性症，72歳，男性．12年前に胃癌にて胃切除術を受けている．4カ月前より両手の指先がしびれ，徐々に手首まで広がった．両下肢にもしびれが出現し，目を閉じるとふらつきを感じた．両手指の異常感覚，深部腱反射の低下，左上肢にて振動覚低下を認めた．大球性貧血があり，血清ビタミン B_{12} は92 pg/ml と低下していた．

A：T2強調矢状断像にて，C1-7の脊髄後部に高信号をほぼ連続性に認める（→）．
B：T2強調横断像（C4/5）にて，ハの字型の高信号を両側楔状束の中心に認める（→）．
C：T2強調横断像（C7）にて，両側後索に対称性の高信号を認める（→）．薄束と楔状束の一部を含んでいると考える．

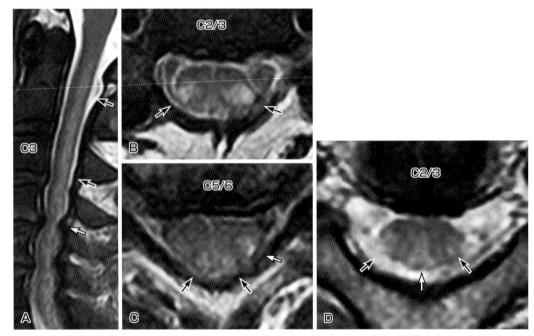

症例3 亜急性脊髄連合変性症，63歳，男性．約5カ月前より両膝のしびれを自覚した．2カ月前より足を引きずるようになり，徐々に立てなくなり，歩行困難となった．1カ月前に他院にて，下肢筋力低下，腱反射の亢進，巧緻運動障害を認めた．両側下肢，両手のしびれもあった．他院にてMRIを撮り（画像A～C），後索の異常を指摘され，当院に入院した．大球性貧血，抗内因子抗体陽性，当院入院2週間前よりビタミン B_{12} は内服中であったが血清濃度は290 pg/ml と正常値下限であり，総ホモシステインは32.7 nmol/ml と上昇していた．ビタミン B_{12} 筋肉注射により症状の改善がみられ，SCDと診断した．

A：他院でのT2強調矢状断像にて，C1-4にかけて髄内に高信号を認める（→）．C4/5-5/6にかけて，頸椎症による脊髄圧排がある（⇒）．C5以下にも高信号が疑われるが，頸椎症によるものかどうかの判断が難しい．
B：T2強調横断像（C2/3）にて，両側側索に高信号があり（→），軽い腫大が疑われる．両側後索にも高信号がある．
C：T2強調横断像（C5/6）にて，両側後索に高信号を認める（→）．左側索にも高信号がある（⇒）．SCDの病変と考えられる．
D：約1カ月後の当院でのT2強調横断像（C2/3）にて，両側側索（→）と後索（⇒）に高信号がある．さらに，後索から中心部にも高信号が及んでいる．画像Bと比べて，側索の腫大が消失している．画像Dの前に，他院にてビタミン B_{12} の内服が開始されていた．
補足：高信号を示す側索と後索が腫大していた症例である．早い時期にMRIが撮像されると，腫大が認められる可能性が大きい．

文 献

1) Stabler SP : Clinical practice. Vitamin B_{12} deficiency. *N Engl J Med* **368** : 149-160, 2013
2) 福武敏夫：脊椎疾患とビタミン B_{12} 欠乏症. 脊椎脊髄 **20**：163-166, 2007
3) 村山繁雄, 他：亜急性連合性脊髄変性症. 脊椎脊髄 **17**：1099-1102, 2004
4) Harper C, et al : Vitamin B_{12}. Graham DI, et al (eds) : Greenfield's Neuropathology 7th ed. Arnold, London, pp628-630, 2002
5) Ilniczky S, et al : MR findings in subacute combined degeneration of the spinal cord caused by nitrous oxide anaesthesia—two cases. *Eur J Neurol* **9** : 101-104, 2002
6) Bowen BC : Spine Imaging—Case Review. Mosby, Philadelphia, pp229-230, 2001
7) Kumar N, et al : Imaging features of copper deficiency myelopathy : a study of 25 cases. *Neuroradiology* **48** : 78-83, 2006
8) Larner AJ, et al : MRI appearances in subacute combined degeneration of the spinal cord due to vitamin B12 deficiency. *J Neurol Neurosurg Psychiatry* **62** : 99-100, 1997
9) Küker W, et al : MRI demonstration of reversible impairment of the blood-CNS barrier function in subacute combined degeneration of the spinal cord. *J Neurol Neurosurg Psychiatry* **62** : 298-299, 1997
10) Katsaros VK, et al : MRI of spinal cord and brain lesions in subacute combined degeneration. *Neuroradiology* **40** : 716-719, 1998
11) 江郷茉衣, 他：神経画像アトラス 脳内錐体路に異常を認めた亜急性脊髄連合変性症の1例. *Brain Nerve* **66**：70-71, 2014
12) 本郷 悠, 他：MRI上亜急性連合性脊髄変性症類似の病変を呈した Sjögren 症候群の67歳男性例. 臨神経 **52**：377, 2012
13) van der Knaap MS, et al : A new leukoencephalopathy with brainstem and spinal cord involvement and high lactate. *Ann Neurol* **53** : 252-258, 2003
14) Linnankivi T, et al : Five new cases of a recently described leukoencephalopathy with high brain lactate. *Neurology* **63** : 688-692, 2004
15) Sundblom J, et al : MR imaging characteristics and neuropathology of the spinal cord in adult-onset autosomal dominant leukodystrophy with autonomic symptoms. *AJNR Am J Neuroradiol* **30** : 328-335, 2009
16) Melberg A, et al : MR characteristics and neuropathology in adult-onset autosomal dominant leukodystrophy with autonomic symptoms. *AJNR Am J Neuroradiol* **27** : 904-911, 2006

6 銅欠乏性脊髄症

臨床

1. 全体像

　銅欠乏性脊髄症（CDM：copper deficiency myelopathy）と亜急性脊髄連合変性症との鑑別は容易ではない．CDM は早期治療により進行を止めることができるので，ビタミン B_{12} を補充しても改善しない亜急性脊髄連合変性症に類似した症例では，CDM を直ちに考慮しなければならない．また，本疾患の存在を考慮した栄養管理により予防に努めることが重要である[1]．

2. 原因

　銅はシトクロム C 酸化酵素による電子伝達と酸化的リン酸化を介して，ミトコンドリア呼吸鎖に関連している．この過程の機能障害は後索の変性による感覚失調を起こす．それゆえに，MRI では CDM による後索の異常と同様な所見がミトコンドリア病でも認められる．leukoencephalopathy with brainstem and spinal cord involvement and high lactate (LBSL) および Leber 遺伝性視神経症である．

　銅は十二指腸近位部と胃から吸収される．銅の不足は日常の食事をとっているかぎり，まれである．なんらかの吸収障害あるいは医原性要因（銅が不足している完全静脈栄養）などによって起こる[2]．

　米国からの報告では，胃潰瘍あるいは重度肥満患者に対する胃の手術が銅不足の原因として多い[2]．重度肥満者には胃バイパス手術が行われ，その合併症として最も多いのが脊髄症であり，ビタミン B_{12} と亜鉛の欠乏による．術後，10 年以上経過してから発症する例もある[3]．セリアック病による十二指腸での銅吸収障害を原因とする CDM もある[2]．

　血清中では銅の 90％がセルロプラスミンに結合しており，残りはアルブミンに結合している．銅と拮抗して銅とセルロプラスミンとの結合を阻害する亜鉛の過剰摂取でも銅欠乏が起こる．亜鉛製剤は味覚障害に対して使用され，精力増強剤にも含まれている．また，義歯接着剤にも使用されている[4]．そのほかには，先天性代謝障害である Menkes 病や Wilson 病の銅過剰制限治療に伴うこともある[1]．

3. 症状

　初発年齢は平均 55 歳（30〜82 歳）で，女性が男性の 3.6 倍である．初発症状は亜急性に始まる歩行障害が多く，下肢の感覚障害を伴う．下肢深部感覚障害のため Romberg 徴候が陽性で，下肢の痙性も認められる[1]．

　23 年前に胃全摘術を受け，その後に末梢神経障害，脊髄症，小脳失調，潜在的視神経症を呈した 61 歳男性例の報告がある[5]．

　25 例の CDM（男性 5 例，女性 20 例）についての報告では，発症から診断までの経過は 2 カ月〜10 年となっている[6]．急性発症はない．

4. 検査所見

　貧血と白血球減少がしばしば認められる．貧血は大球性，正球性，小球性すべてありうる[1]．亜鉛を調べた例では 11 例中 7 例の血清亜鉛濃度が異常に高い，あるいは正常でも高いレベルにあった[7]．

　25 例の CDM では，発症時に血清ビタミン B_{12} 濃度は正常であったが，9 例にビタミン B_{12} 不足の既往があり，そのうち 7 例には胃手術の既往がある[6]．

　血清セルロプラスミン濃度も低下する[2]．

画像所見

1. MRI

　25 例の CDM の報告では 11 例に，脊髄 MRI にて異常を認めている[6]．最も多い所見は T2 強調像での髄内高信号である．頸髄が最も多く侵され，10 例に高信号を認めた．胸髄は 6 例で，両方に認めた例が 5 例である．6 例は，3 椎体以上の長さの高信号を示した（**症例 1**）[6]．

　横断像では後索に好発し，脊髄中心部に広がる例もある．脊髄中心部のみに高信号を示した例が 2 例ある．

11例のうち10例で造影後のT1強調像が撮像されたが，造影効果を示した例は1例もなかった．血清銅濃度が改善するとともに後索の高信号は消失した[6]．

楔状束に限局したハの字型の高信号を示す例もある（**症例1**）[6,8]．両側の後索と側索に高信号を認める例もあり，さらに，脳幹に及び延髄から中脳まで，両側の皮質脊髄路を含む高信号を認めた例もある[9]．同例では高信号のある脊髄側索と脳内の皮質脊髄路に軽い腫大が疑われる．まれに，前索に及ぶ例もあるとされる[6]．

亜急性脊髄連合変性症では脊髄腫大，造影効果のある例が報告されている．その点ではCDMと異なっている[6]．

 ### 診断のキー

脊髄後索を障害しうるその他の脊髄疾患を鑑別する際に，栄養障害に結びつく病歴や亜鉛過剰摂取の有無が本疾患を疑うきっかけになる．

 ### 鑑別診断

本章の「5．亜急性脊髄連合変性症」を参照．

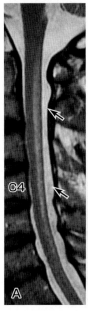
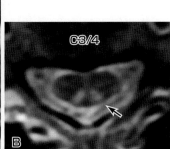

症例1 銅欠乏性脊髄症，69歳，男性．3カ月前より，両上肢のしびれが出現した．その1カ月後には両下肢に広がった．S状結腸捻転術後，癒着性イレウスになり，小腸切除後で，在宅での中心静脈栄養（IVH：intravenous hyperalimentation）管理を受けていた．入院時，深部腱反射低下（遠位部），手袋靴下型の異常感覚，体幹と四肢の失調を認めた．検査所見では白血球1,500/μl，赤血球271万/μl(大球性貧血)と低下しており，血清銅5.0μg/dl（正常値：70〜132μg/dl），亜鉛47.0μg/dl（正常値：64〜111μg/dl）と低下していた．

A：T2強調矢状断像にて，延髄背側から頸髄後部にかけて連続性にC6まで高信号を認める（→）．
B：T2強調横断像（C3/4）にて，両側楔状束に高信号があり（→），ハの字型の高信号を示す．
補足：在宅でのIVH管理を受けていたが，銅の一日投与量は0.08 mgと少なかった．なお，推奨量は0.7〜0.8 mgである．
（福井大学医学部放射線科 山元龍哉先生のご厚意による）

文　献

1) 安井敬三，他：銅欠乏性ミエロパチー．神経内科 **77**：30-34，2012
2) Flanagan EP, et al：Clinical reasoning: a 55-year-old man with weight loss, ataxia, and foot drop. *Neurology* **82**：e214-219, 2014
3) Juhasz-Pocsine K, et al：Neurologic complications of gastric bypass surgery for morbid obesity. *Neurology* **68**：1843-1850, 2007
4) Stephen CD, et al：Clinical case conference: a 41-year-old woman with progressive weakness and sensory loss. *Ann Neurol* **75**：9-19, 2014
5) 稲葉明子，他：胃全摘術後23年後に末梢神経障害，脊髄症，小脳失調，潜在的視神経症を呈した銅欠乏の1例．臨神経 **51**：412-416, 2011
6) Kumar N, et al：Imaging features of copper deficiency myelopathy：a study of 25 cases. *Neuroradiology* **48**：78-83, 2006
7) Kumar N, et al：Copper deficiency myelopathy produces a clinical picture like subacute combined degeneration. *Neurology* **63**：33-39, 2004
8) Goodman BP, et al：Copper deficiency myeloneuropathy resembling B_{12} deficiency：partial resolution of MR imaging findings with copper supplementation. *AJNR Am J Neuroradiol* **27**：2112-2114, 2006
9) Kumar G, et al：Copper deficiency myelopathy can also involve the brain stem. *AJNR Am J Neuroradiol* **32**：E14-15, 2011

7 メトトレキサート脊髄症

臨床

1. 剖検例

メトトレキサート（MTX：methotrexate）は，葉酸代謝拮抗作用を示す抗癌剤である．MTXによる脊髄症（methotrexate myelopathy）の剖検例がある[1]．Down症候群がある23歳の女性が，Bリンパ芽球性白血病の治療にてMTXの経静脈投与と髄腔内投与，および骨髄移植を受けた後に亜急性脊髄症を呈し，その後，死亡した．剖検にて，延髄から腰髄に至る側索と後索に脱髄性空胞性脊髄症を認めた．亜急性脊髄連合変性症に類似した所見を示した．Down症候群患者では，MTXに対する感受性が増加する．MTXに対する排出遅延，MTXのポリグルタミル化，葉酸不足の増強などが起こり，MTXの副作用が増加する[1]．

2. 臨床例

Burkitt白血病を有する13歳の患者がMTXを含む抗癌剤の髄腔内投与後に，排尿障害，失調歩行，両下肢の筋力低下をきたした．T2強調像にて，全脊髄にわたる高信号を両側後索に認めている[2]．また，脳悪性リンパ腫の患者にMTXを含む抗癌剤の髄腔内投与を行った例では，その1カ月後に両下肢のしびれ感を認めた．MRIでは異常がなかった．初回の髄腔内投与より9カ月後に不安定歩行を示し，下肢の軽い筋力低下，感覚性運動失調歩行を示した．Th10レベル以下の痛覚，触覚，振動覚および位置覚の障害を認めた．大球性貧血があった．T2強調像では胸髄にて両側後索と側索に高信号を認めている[3]．

画像所見

1. MRI

両側の後索，あるいは後索と側索に，T2強調像にて高信号を認める[2,3]．

 診断のキー

MTXを使用している患者に，T2強調像にて後索と側索に高信号を認める際には本症を考慮する．

文献

1) Satomi K, et al：Myelopathy mimicking subacute combined degeneration in a Down syndrome patient with methotrexate treatment for B lymphoblastic leukemia：report of an autopsy case. *Neuropathology* **34**：414-419, 2014
2) Yi Y, et al：Progressive myelopathy mimicking subacute combined degeneration after intrathecal chemotherapy. *J Child Neurol* **30**：246-249, 2014
3) Saito F, et al：Lateral and dorsal column hyperintensity on magnetic resonance imaging in a patient with myelopathy associated with intrathecal chemotherapy. *Case Rep Neurol* **5**：110-115, 2013

8 神経 Behçet 病による脊髄炎

臨床

神経 Behçet 病（NBD：neuro-Behçet disease）による脊髄炎（MABD：myelitis associated with Behçet's disease）は，まれである．Yesilot らの報告によると，脳実質内に異常を示す NBD 216 例のうち 24 例（11％）に脊髄病変を認めている．症状で最も多いのは感覚・運動障害，膀胱直腸障害，性機能障害である．障害は重篤であり，7 例が一次性進行性で，11 例は初回の発作後，二次的に進行している[1]．

Fukae らによると，2010 年までに詳細な病歴と MRI 所見の記載がある英文報告は 9 例ある[2]．年齢は 10〜65 歳にわたり，7 例が 40 歳以下である．男性が 6 例，女性が 3 例である．その後，症例報告が毎年出ている．

画像所見

1. MRI

長大病変（long cord lesion）を示す疾患の一つである．Fukae らの 9 例では，病変の長さは 1 例が 1 椎体であるが，その他は 3 椎体以上を示している．頸髄が 3 例，胸髄が 3 例，頸胸髄が 2 例である．延髄から全脊髄にかけては 1 例ある[2]．

横断像を示している報告では，脊髄中心部に病変を認める例が多い[2,3]．作田らの症例は 64 歳の男性例であり，経過 1 日で急速に進行した横断性脊髄炎で，痛みを伴っていない．Th8〜脊髄円錐にかけて，灰白質を中心とする高信号を T2 強調像にて認めている．脊髄の極軽度の腫大が疑われる．拡散強調像では有意な所見はなく，造影効果もない[3]．

診断のキー

Behçet 病の患者において，横断性脊髄炎を呈した際には本症を考える．

文献

1) Yesilot N, et al：Clinical characteristics and course of spinal cord involvement in Behçet's disease. *Eur J Neurol* **14**：729-737, 2007
2) Fukae J, et al：Subacute longitudinal myelitis associated with Behçet's disease. *Intern Med* **49**：343-347, 2010
3) 作田健一，他：痛みをともなわず 1 日で横断性脊髄症を生じ広範な脊髄病変を呈した神経 Behçet 病の 1 例．臨神経 **54**：16-21, 2014

9 Sjögren 症候群による脊髄症

臨床

1. はじめに

Sjögren 症候群（SJS：Sjögren syndrome）では約 20％の症例において，神経系が侵される．25〜92％の患者において，ドライアイとドライマウス（sicca 徴候）より神経症状が先行する[1]．

報告によると，神経症状を有する SJS 82 例において 57％は診察時に神経症状があり，36％は神経症状のみを有した．44％は sicca 徴候を有するが，神経症状は約半数（47％）において 6 年先行している．81％の患者において神経症状が先行し，最終的に SJS と診断されている．神経症状を有する SJS 患者のうち 21％のみに，抗 SSA（Sjögren syndrome antigen A；Sjögren 症候群抗原 A）/抗 Ro 抗体あるいは抗 SSB（Sjögren syndrome antigen B；Sjögren 症候群抗原 B）/抗 La 抗体を診察時に認めた．その後，7 年間のうちに抗体が陽性となった例は半分以下（43％）であった[1]．

2. 中枢神経系病変

中枢神経系では脊髄，視神経，小脳および大脳半球が侵される．SJS 1,010 例のうち 2％が中枢神経系を侵されている．SJS による中枢神経症状は，SJS の診断に至るまで，80％の患者で 2 年先行している．中枢神経症状を示す合併症には横断性脊髄炎，視神経脊髄炎（NMO：neuromyelitis optica），NMO 様の脳病変がある[1]．

1）横断性脊髄炎

横断性脊髄炎は，急性ないしは亜急性に発症する脊髄の炎症性疾患である．SJS に伴う横断性脊髄炎は，3 椎体以上の長さ（long cord lesion）を示す．急性脊髄炎患者の 1〜5％は，SJS を合併している．一方，SJS 患者のうち脊髄炎を起こす例は，おそらく 1％以下であるとされている[1]．

SJS に伴う横断性脊髄炎で長大な脊髄病変を認める例の 78％（41 例中 33 例）には sicca 徴候を認め，60％は再発を繰り返し，54％には視神経炎を認め，89％は NMO-IgG〔抗アクアポリン 4（AQP4：aquaporin-4）抗体〕が陽性である[1]．

2）脊髄の病巣部位

34 例の SJS 関連脊髄炎のうち 15％は頸髄病変のみ，21％は胸髄病変のみ，59％は病変が頸髄から胸髄にわたっている．6％が全脊髄に及ぶ[1]．

3）脳病変

再発性の中枢神経系病変（脳，脊髄）を有する 12 例では，全例において脳病変を認め，そのすべてが NMO の特徴部位（脳幹，視床下部，第 3 脳室および第 4 脳室近傍）にあった．67％は脊髄炎を，50％は視神経炎を，42％は両方を有している．初期には 42％が脳病変を有し，25％は脊髄病変が最初である．報告では結論として，NMO を示唆する脳病変がある SJS では，長大な脊髄病変がなくても抗 AQP4 抗体を調べるべきであるとしている[1]．

4）SJS と NMO の異同

SJS で脊髄炎を認める 8 例と，NMO で SJS を伴わない 8 例とを比べると，再発回数，oligoclonal bands 陽性率，脳 MRI 病変，脊髄病変の長さ，造影効果のある病変，抗 AQP4 抗体陽性率について差がない．差があるのは発症年齢で，SJS は 46.9±12.3 歳，NMO は 34.4±6.3 歳である．髄液中蛋白含量も SJS が高い[1]．

5）NMO と SJS の共存

リウマチ性疾患〔SJS や全身性エリテマトーデス（SLE：systemic lupus erythematosus）〕があり，NMO の臨床徴候のある患者は，NMO が共存していると考える．一方，NMO の患者にて，非特異的自己抗体（抗核抗体，抗 SSA 抗体，抗 SSB 抗体）があるのみでは，リウマチ性疾患が合併しているとは考えなくてよい[1]．

3. 末梢神経障害

1）頻度

SJS 1,010 例のうち 11％に，ニューロパチーを認めている．また，ニューロパチーを認めた 82 例のうち

93%は，SJSと診断する前に発症している．sicca徴候は，ニューロパチー発症以前と以後で同数（37.5%）であり，同時発症が16%である[1]．

2）亜型

ニューロパチーを有するSJS 92例のうち，最も多いのはsensory ganglionopathy（39%）とpainful small fiber neuropathy（20%）であり，そのほかには三叉神経障害16%，多発性単神経障害12%，多発性脳神経障害5%などとされている[1]．

4．神経病理

病理学的には，SJSによる脊髄病変は灰白質および白質ともに侵され，髄鞘と軸索の両者が障害される軟化壊死傾向の強い病変である．軟化壊死を免れた病変は，背景組織に粗鬆化とグリオーシスを認めるが髄鞘は保たれており，多発性硬化症とは異なる病変である．

これまでに報告されたSJSの病理所見としては，多発性軟化壊死巣，血管壁の肥厚，脊髄くも膜下出血，前脊髄動脈のフィブリノイド壊死，血管炎，血管周囲の炎症細胞浸潤などがある[2]．

別な報告では，主たる病理所見は血管炎ではなく軸索変性であり，海綿状変化と軸索腫脹を伴っているとしている[3]．

いずれもNMOが一般的になる以前の例であり，その合併の有無に関しては記載がない．

画像所見

1．脊髄のMRI

1）全体像

3椎体以上の長さの脊髄病変が特徴である（**症例1**）[1]．

2）抗AQP4抗体の有無による病変の違い

Estiasariらは日本からの報告において，抗AQP4抗体陽性SJSの7例と，同抗体陰性SJSの15例とを比較している．3椎体以上のlong cord lesionは抗体陽性群7例のうち4例であり，抗体陰性群では14例中2例である．両者で脊髄のMRIに関して有意な差異があったのは頸髄後索病変のみで，抗体陽性群は7例中5例で病変があり，抗体陰性群では14例中2例のみであった．中心灰白質も侵され，頸髄前索が抗体陰性群で侵されていないことを除くと，他の索路も侵されている[4]．これらの病変が全例で横断性脊髄炎を呈していたわけではない．

3）Waller変性による後索病変（症例2）

Chadらは，52歳の女性で左右非対称の感覚障害dorsal-root ganglionopathyを示した例を報告している．dorsal-root ganglionopathyは後根神経節に存在する感覚ニューロンが侵される疾患である．このニューロンが侵されると，Waller変性が後索と末梢神経に起こる．T2強調像およびT2*強調像にて，後索が中心灰白質と同様な高信号を示す[5]．横断像ではT2*強調像にて異常を示すとされているが，T2強調像でも十分に認められる．

4）楔状束

本郷らは脊髄楔状束に病変を呈したSJS例を報告している．67歳の男性であり，65歳時にSJSと診断された．上肢の感覚性運動失調が出現し，下肢の深部感覚は保たれている．楔状束に高信号をT2強調像にて認めた．血清中のビタミンB_{12}や葉酸の欠乏はなく，末梢組織でのビタミンB_{12}利用障害を示唆する所見はなかった[6]．

2．脳

EstiasariらはSJS 22例の報告において，大脳病変を11例（50%）に認めている．抗AQP4抗体陽性例では7例中6例に異常があり，抗AQP4抗体陰性例では15例中5例（大脳2例，脳幹2例，小脳2例）に異常を認めている．大脳病変，視神経病変，脳幹病変はいずれも有意に抗AQP4抗体陽性例で異常頻度が高い．大脳では，抗AQP4抗体陽性例は7例中6例，脳幹も同7例中6例（中脳2例，橋被蓋1例，延髄3例）に異常がある．視神経は，抗AQP4抗体陽性例では7例中4例が侵されている[4]．抗AQP4抗体陰性例では，視神経については調べられていない．おそらく視神経症状がなかったと考えられる．自験例において，延髄から上部頸髄にかけて病変を認め，SJS＋NMO関連疾患と診断した例がある（**症例3**）．

3．耳下腺

発症早期では両側性・びまん性の腫大と，T2強調像での粟粒性・嚢胞性の高信号を認める．慢性期ではCTにて両側性にびまん性の点状の石灰化を認め，耳下腺は萎縮し，脂肪組織に置換され，残存耳下腺組織および血管が小結節状に認められる．salt and pepper appearanceを示す[7]．

診断のキー

3椎体以上の脊髄病変を示す脊髄炎を有する際にはSJSを考える．sicca徴候はない時もある．後根障害が臨床で疑われ，後索に淡い高信号があり，二次変性の疑いがある際にもSJSを考える．SJSがあり，NMOを疑わせる臨床あるいは画像上の所見がある際には，抗AQP4抗体を調べることが必要である．

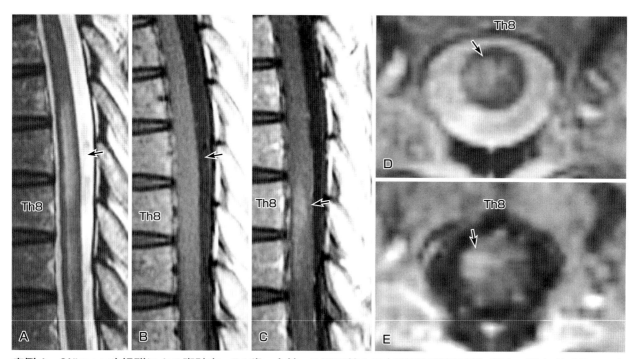

症例1　Sjögren症候群による脊髄症，54歳，女性．3週間前より右腹部に異常感覚（臍レベルに約15cmの厚さで帯状）が出現する．皮疹はない．約10日前より右下肢筋力低下を自覚し，その後，左下肢全体の異常感覚と解離性感覚障害も出現する．

A：T2強調矢状断像にてTh6-8脊髄中心部に高信号を認め，軽い腫大がある（→）．Th9-10にかけても脊髄前部に高信号を認める．
B：T1強調矢状断像にてTh6-8にかけて軽い腫大を認める（→）．信号強度に異常はない．
C：造影後T1強調矢状断像にてTh8の病変に造影効果を認める（→）．
D：T2強調横断像（Th8）にて脊髄右側に高信号を認める（→）．
E：造影後T1強調横断像（Th8）にて髄内右側に造影効果を認める（→）．
補足：古い症例ということもあるが，抗AQP4抗体に関しては調べられていない．
（提供：森　墾）

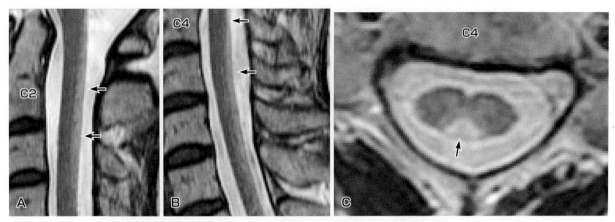

症例2 Sjögren症候群の末梢神経障害による後索のWaller変性，35歳，女性．約2年半前に発熱・腹痛に続いて，突然脊柱に沿う痛みが始まり，5日後に四肢末梢まで広がった．温度覚の異常があり，蛋白細胞解離が認められた．全脊髄のMRIが他院にて施行され，異常を認めていない．約1カ月後に当院に入院し，SJSの診断基準を満たした．軽度筋力の低下，深部腱反射の消失，痛覚脱失，振動覚・位置覚の障害があり，SJSによる末梢神経障害と診断された．その後，1年半前よりしびれ感が増強しているため，MRIを施行した．

A，B：T2強調矢状断像にて頸髄後部に高信号を認める（→）．
C：T2強調横断像（C4）にて後索に限局した高信号を認める（→）．C1-Th3にかけて，全スライスで同様な高信号を認めた（非掲載）．
補足：後索の高信号は，2年半前のSJSに伴う末梢神経障害（後根あるいは後根神経節障害）による後索のWaller変性と考えられる．

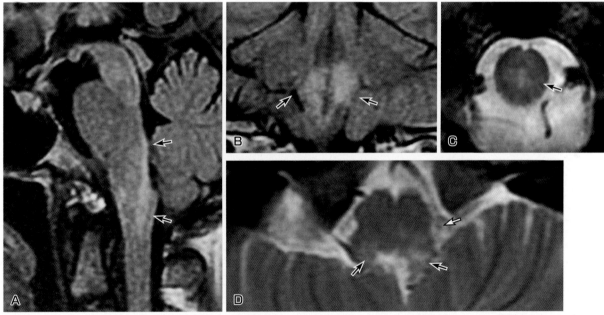

症例3 Sjögren症候群＋視神経脊髄炎関連疾患，43歳，女性．在日23年のフィリピン人である．数年前よりドライアイがあった．約1カ月前より嘔吐・吃逆があり，10日前より痰が絡み，舌がもつれた．5日前より四肢のしびれが出現し，当院入院してMRIを施行した．

A：FLAIR法矢状断像にて第4脳室底の橋被蓋から延髄被蓋，C1の髄内にかけて高信号を認める（→）．大きな圧排効果（mass effect）はない．
B：FLAIR法冠状断像にて，第4脳室底，延髄被蓋の両側に高信号を認める（→）．
C：T2強調横断像（C1）にて，脊髄中心部に高信号を認める（→）．
D：T2強調横断像にて，延髄被蓋（第4脳室外側）両側に高信号を認める（→）．左は延髄被蓋の前部にも高信号がある（⇒）．

（次ページにつづく）

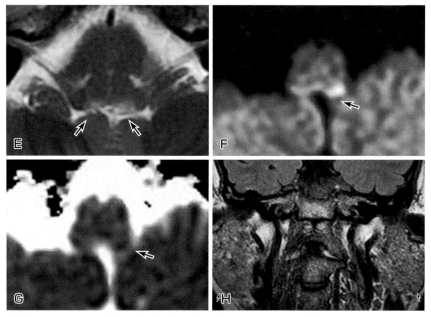

症例 3　Sjögren 症候群 + 視神経脊髄炎関連疾患（つづき）

- **E**：T2 強調横断像（延髄橋移行部）にて，延髄被蓋両側に高信号を認める（→）．
- **F**：拡散強調横断像（延髄，画像 D と同一部位）にて，延髄被蓋左の病変は高信号を示す（→）．
- **G**：ADC（apparent diffusion coefficient；見かけの拡散係数）map では，延髄被蓋左の病変に ADC 値の低下を認める．
- **H**：FLAIR 法冠状断像にて両側耳下腺の腫大があり（→），内部に不均一な高信号を認める．
- **補足**：嘔吐・吃逆で発症し，延髄被蓋に病変があり，抗 AQP4 抗体が陽性であり，NMO 関連疾患と考えられる．一方，ドライアイの既往，両側耳下腺の腫大があり，抗 SSA 抗体と抗 SSB 抗体が陽性となり，口唇腺の生検により SJS と考えられる所見を認めた．以上より，SJS+NMO 関連疾患と診断した．

文　献

1) Berkowitz AL, et al：The neurology of Sjögren's syndrome and the rheumatology of peripheral neuropathy and myelitis. *Pract Neurol* **14**：14-22, 2014
2) 吉田眞理, 他：Sjögren 症候群による脊髄障害. 脊椎脊髄 **20**：881-885, 2007
3) Yaguchi H, et al：An autopsy case of Sjögren's syndrome with acute encephalomyelopathy. *Intern Med* **47**：1675-1680, 2008
4) Estiasari R, et al：Comparison of clinical, immunological and neuroimaging features between anti-aquaporin-4 antibody-positive and antibody-negative Sjögren's syndrome patients with central nervous system manifestations. *Mult Scler* **18**：807-816, 2012
5) Chad DA, et al：Case records of the Massachusetts General Hospital. Case 14-2011. A woman with asymmetric sensory loss and paresthesias. *N Engl J Med* **364**：1856-1865, 2011
6) 本郷　悠, 他：MRI 上亜急性連合性脊髄変性症類似の病変を呈した Sjögren 症候群の 67 歳男性例. 臨神経 **52**：377, 2012
7) Harnsberger HR：Sjögren syndrome, parotid gland. Harnsberger HR, et al（eds）：Diagnostic Imaging—Head and Neck. Amirsys, Salt Lake City, 2004, ppIII-7-12-15

10 全身性エリテマトーデスによる脊髄症

臨床

1. 主症状

全身性エリテマトーデス (SLE：systemic lupus erythematosus) による脊髄症 (myelopathy associated with SLE) は，まれ (SLE 患者の 1% 以下) ではある．しかし，重要な疾患であり，20〜40 代の女性に多い．症状は突然発症の対麻痺，レベルのある感覚障害，膀胱直腸障害であり，しばしば短期間に病態が完成する．発熱や背部痛を伴うこともある．横断性脊髄炎がSLE の初発症状であり，SLE の診断がついていないこともある[1]．

2. 灰白質群と白質群

Birnbaum らは，SLE で脊髄炎を示した 22 例について報告している．11 例は灰白質徴候を示し (灰白質群)，弛緩性麻痺と反射低下が特徴である．不可逆性の対麻痺を呈しやすい．単相性と多相性の両者がある．SLE の活動性は高く，髄液検査では細菌性髄膜炎と区別しにくい．発熱と排尿障害が，対麻痺に先行する．発症は急性であり，nadir (症状の最悪点) までは 6 時間以内であり，最悪時には対麻痺となる[2]．一方，11 例は白質徴候を示し (白質群)，痙性と反射亢進が特徴である．視神経脊髄炎 (NMO：neuromyelitis optica) の診断基準を満たすことが多く，また，抗リン脂質抗体が陽性となることが多い[2]．より緩やかな発症であり，nadir が 72 時間以内の例はない．

3. 病態機序

血管炎に基づく脊髄の虚血壊死が考えられている．血管炎，血栓形成，血管周囲の炎症細胞浸潤，微小出血，硬膜下血腫などが認められる[1]．

画像所見

1. MRI

1) 灰白質群と白質群との違い

前述の Birnbaum らの報告では，灰白質群では 12 回，白質群では 23 回の MRI 検査が行われている．脊髄腫大は灰白質群が多く，91.7% に腫大を認める．一方，白質群では 21.7% のみである．造影効果は，灰白質群では 25% のみであるが，白質群では 42.9% に認めている．3 椎体以上の脊髄病変は両群とも多く，灰白質群は 91.7%，白質群は 73.9% である[2]．

2) 再発性横断性脊髄炎

4 例の SLE 患者 (33〜47 歳) に横断性脊髄炎が発症した際の MRI 検査 8 回の所見について報告がある[3]．3 例は再発があり，そのうちの 1 例は再々発である．8 回の MRI 検査において，すべてに T2 強調像での高信号を認めた (症例 1，2)．高信号は約 4 椎体に及ぶ．脊髄の腫大は 6 回の検査で認め，造影効果は造影検査を施行した 6 回のうち，3 回に認めている (症例 1)．治療による症状の改善とともに，脊髄の腫大と造影効果は消失した．しかし，2 カ月以内に行った 3 回の検査において，異常高信号は残存していた[3]．

3) 髄内出血

髄内に出血を認めた SLE 症例もあり，MRI 所見はメトヘモグロビンによる T1 強調像での高信号と，ヘモジデリン沈着による T2 強調像での低信号であった[2]．なお，SLE による硬膜外血腫の報告が 1 例ある[4]．

診断のキー

20〜40 代の女性において，急性横断性脊髄炎にて発症し，上下に長い高信号を認めた際には本症を考慮する．

鑑別診断

1. 視神経脊髄炎
NMO-IgG（抗アクアポリン4抗体）の有無，SLE症状の有無をみる．

2. 多発性硬化症
脊髄病変がより短い．

3. 脊髄硬膜動静脈瘻
flow voids の存在．より経過が長い．

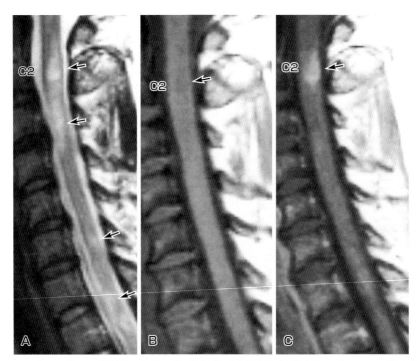

症例1 全身性エリテマトーデス，47歳，女性．約2年前より SLE を発症し，ネフローゼ症候群で内科に通院中である．5カ月前より両手・両足底にしびれ感が出現し，以後，首を前屈すると背部に電気が走るような痛みがある．さらに3カ月前には排尿困難も出現し，2カ月前にステロイドパルス療法を1回受け，排尿困難は軽快，その際に MRI を撮像した．

A：T2強調矢状断像にて C2-4，C6，C7-Th1 にかけて髄内に多発性の高信号を認める（→）．軽い腫大を脊髄に認める．
B：T1強調矢状断像では脊髄に軽い腫大があり，C2-3 にかけて軽度低信号を示す（→）が，その他の部位は等信号である．
C：造影後 T1強調矢状断像にて C2 に造影効果を認める（→）．
（大阪市立大学の症例　井上佑一先生のご厚意による）

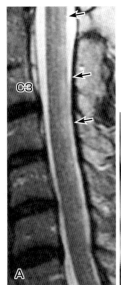
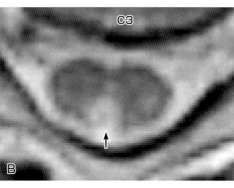

症例2 全身性エリテマトーデス，44歳，女性．4年前発症の SLE．四肢のしびれ，深部感覚低下を認める．

A：T2強調矢状断像にて C2-4 にかけて脊髄後部に高信号を認める（→）．
B：T2強調横断像（C3）にて両側の脊髄後索に高信号を認める（→）．
（提供：森　墾）

文 献

1) 清水 潤：膠原病（SLE, MCTD, PN）によるミエロパチー．脊椎脊髄 20：1089-1093, 2007
2) Birnbaum J, et al：Distinct subtypes of myelitis in systemic lupus erythematosus. *Arthritis Rheum* 60：3378-3387, 2009
3) Provenzale JM, et al：Lupus-related myelitis：serial MR findings. *AJNR Am J Neuroradiol* 15：1911-1917, 1994
4) Law EM, et al：Non-traumatic spinal extradural haematoma：magnetic resonance findings. *Australas Radiol* 43：192-196, 1999

11 抗リン脂質抗体症候群による脊髄症

臨床

抗リン脂質抗体症候群（APS：antiphospholipid syndrome）は，ループスアンチコアグラント（LA：lupus anticoagulant）と抗カルジオリピン抗体（aCL：anticardiolipin antibody）により動・静脈血栓症，習慣性流産，血小板減少症などのさまざまな臨床症状を呈する病態である．aCL には IgG，IgM，IgA の 3 種の亜型がある[1]．

APS による脊髄症 15 例の検討[1]では女性に多く，平均年齢は 42.9 歳であるが，6〜83 歳にわたり幅広く発症している．発生様式は，血栓症を疑わせる急性発症（脊髄梗塞）と，急性進行性の脊髄炎様のタイプがある．脊髄での発生率は，頸髄 27％，胸髄 80％，腰髄 13％であり，3 椎体以上が 67％である．また，LA 陽性が 27％，aCL-IgG 陽性が 47％，aCL-IgM 陽性が 40％，抗核抗体陽性が 53％である．髄液所見は正常が 53％，細胞数上昇が 33％であり，その他の合併症としては深部静脈血栓症，脳梗塞，狭心症，網状皮斑（livedo reticularis）がある．再発することも多い[2,3]．

画像所見

1. MRI

3 例について，詳細な画像所見の記載がある[2]．年齢は 24 歳，11 歳，25 歳の，いずれも女性であり，aCL が陽性である．再発する横断性脊髄炎を認めている．

1 例目は，最初の発症から 1 年後の画像所見で Th6-8 にかけて高信号を認め，横断像では高信号は脊髄の中央にあった．また，脊髄の腫大はなく，全体に造影効果を認めた．その後，脊髄は萎縮し，3 回目の再発の際には Th7/8 に造影効果を認めている．

2 例目は，初回発作の画像所見にて，全頸髄と胸髄に T2 強調像にて高信号があり，腫大を認めている．C3，C4-5 に結節性の造影効果があった．2 回目の発作では C1-5 にかけて高信号を T2 強調像にて認め，一部嚢胞状であった．

3 例目の初回発症の画像所見では，Th7-9 にかけて高信号を T2 強調像にて認め，同部位の脊髄前部に造影効果があった．

診断のキー

再発する脊髄炎，脊髄梗塞の際には本症を考慮する．

鑑別診断

1. 視神経脊髄炎

NMO-IgG（抗アクアポリン 4 抗体）の有無，視神経炎の有無をみる．

2. 多発性硬化症

病変の長さ，APS の有無をみる．

文献

1) 堤由紀子：抗リン脂質抗体症候群による脊髄症．脊椎脊髄 **20**：1095-1100，2007
2) Campi A, et al：Recurrent acute transverse myelopathy associated with anticardiolipin antibodies. *AJNR Am J Neuroradiol* **19**：781-786，1998
3) 高瀬敬一郎，他：再発性前脊髄動脈症候群を呈した原発性抗リン脂質抗体症候群の 1 成人例．臨神経 **41**：136-139，2001

12 脊髄サルコイドーシス

臨 床

1. 全体像

サルコイドーシスは，リンパ節，肺，眼，皮膚，心臓，神経系など多臓器を侵し，病巣部に活性型 T-リンパ球の集積を伴い，非乾酪性類上皮細胞肉芽腫が出現する原因不明の全身性疾患である[1]．

2. 神経系の病変

神経病変の頻度は，サルコイドーシス全体の約 5〜10％とされ，脊髄サルコイドーシス（spinal sarcoidosis）は神経サルコイドーシスの 5〜10％，サルコイドーシス全体の 1％以下とされる．発症年齢は若年から高年齢にまで及び，男女差はない．

脊髄サルコイドーシスのうち，他臓器サルコイドーシスの診断前に脊髄症状にて発症する場合が 1/2〜2/3 と多く，診断上での最大の問題となっている[2]．脊椎・脊髄のサルコイドーシスは，脊髄以外にも硬膜内髄外，硬膜外，椎体および椎間板を侵す．

近年の MRI での報告によれば，障害レベルは脊髄では中下位頚髄が最も多い．ときに馬尾障害もきたす[2]．

3. 症 候

症候学的には頚髄病変の場合でも，下肢の感覚障害，次いで運動障害で発症し，上肢徴候より下肢徴候が前景に立つことが多いとされる．これは病変が髄膜から脊髄表面へと拡大する傾向を示すためであり，中心灰白質よりも周辺部の白質が先に障害され，上肢の髄節徴候よりも下肢の長索路症候が出やすいためと考えられる．ただし，頚髄後面に病変がある場合は後索症候としてのしびれが出現しやすい[2]．

4. 発症様式

発症様式は，急性・亜急性のものから緩徐進行性のものまでさまざまである．まれに多発性硬化症のように自然寛解し，再増悪する[2]．

表 1 サルコイドーシスの全身反応を示す検査所見

1. 両側肺門リンパ節腫脹
2. 血清 ACE 活性高値
3. ツベルクリン反応陰性
4. gallium-67 citrate シンチグラムにおける著明な集積所見
5. 気管支肺胞洗浄検査でリンパ球増加または CD4/CD8 比高値
6. 血清あるいは尿中カルシウム高値

ACE：angiotensin converting enzyme（アンギオテンシン変換酵素）

5. 病理所見

脊髄は，急性期・亜急性期では浮腫により腫大し，慢性期になると脊髄実質の破壊により萎縮を示す[1]．病変はくも膜と脊髄実質内，神経根に認められ，炎症細胞浸潤が活動期では強く，髄膜，脊髄，神経根に非乾酪性類上皮細胞肉芽腫を示す[1]．

6. 全身反応を示す検査所見

表 1 に示す検査所見のうち，2 項目以上を認めることを診断基準では求めている[3]．この診断基準ではガリウムシンチグラフィーの有用性が述べられているが，CT にて明らかな肺門などのリンパ節腫大，頚部リンパ節腫大がある際に，ガリウムシンチグラフィーが必要かどうかは疑問が残る．CT にて生検部位を同定し，生検をすることがより重要と考える．ただし，筋肉サルコイドーシスに関しては無症候性もあり，有用であるとする報告が多い[3]．

撮像法

脊髄サルコイドーシスにおける造影後の T1 強調像にて，脂肪抑制を使用している報告をときに認めるが，脊髄病変には不要であり，画質が落ちるので使用すべきではない．

画像所見

1．脊髄のMRI

1）脊髄腫大と斑状の造影効果

脊髄が数椎体レベル以上にわたり腫大し，髄内高信号をT2強調像にて認める．造影後には髄膜に沿った線状の造影効果と，多発性の斑状の造影効果が脊髄実質内に髄膜に接して認められる（**症例1**）[3,4]．最も本症に特徴的な画像所見である．

横断像では，白質あるいは中心灰白質に限局しない広範な高信号を示す．ときに，その中でも灰白質の高信号がより強いこともある．

各種脊髄炎や視神経脊髄炎との鑑別が問題になる．脊髄炎は急性経過のことが多いのに対して，脊髄サルコイドーシスは亜急性から緩徐進行性の経過であるが，鑑別が困難な場合がある[3]．

2）頸椎症を伴う脊髄サルコイドーシス

単なる頸椎症による脊髄圧迫では脊髄が変形し，圧迫部位に限局した高信号をT2強調像にて認める．脊髄腫大はない[5]．

しかし，頸椎症性髄内浮腫（詳しくは，第4章の「2．頸椎症性髄内浮腫」を参照）があると，圧迫部位の近く（多くは圧迫部位の下部，ときに上部も）に脊髄の腫大があり，T2強調像にて3椎体未満の高信号と，腫大した部位（ほぼ1スライス）に限局した造影効果を認める[5〜7]．この造影効果は後索から側索に限局し，結節状を示すことが多いが，ときに斑状で，灰白質を除く脊髄全体に及ぶこともある（**症例6**）[5,6,8]．この造影効果はパンケーキ様（pancake-like）とも呼ばれる[8,9]．そのような際には脊髄サルコイドーシスとの鑑別が非常に困難になる．

一方，頸椎症に脊髄サルコイドーシスが合併すると，その多くはT2強調像での高信号が脊髄圧迫部位に限局せず，3椎体以上になり，造影効果も1スライスに限局せず広い範囲に，あるいは複数あるので，頸椎症性髄内浮腫との鑑別はできる（**症例2，3**）．

3）狭窄部位に好発する造影効果

脊髄サルコイドーシスにおいて造影効果のある病変は，変形性頸椎症の狭窄部位に好発するとする報告がある[10]．すべての脊髄サルコイドーシスではないが，狭窄部位にしばしば認められる（**症例2，3**）．**症例3**はすでに後方除圧後ではあるが，狭窄があったと考えられる部位3カ所に造影効果を認めている．

また，胸髄においても，椎間板の突出がある部位に造影効果を認めた脊髄サルコイドーシスの報告がある[11,12]．患者は7カ月程度の慢性的な経過で上腹部痛と両下肢の倦怠感，温痛覚の異常を認めた40代の男性である．広範な髄内高信号（C7-Th12）をT2強調像にて認め，Th2，Th5-7の髄内に造影効果を認めている．Th6/7では椎間板突出による脊髄圧迫があり，同部位にも造影効果がある[11,12]．

4）鑑別困難な例

ときに脊髄サルコイドーシスにおいて，造影効果が限局性で，頸椎症性髄内浮腫との鑑別が脊髄のMRIのみではできない例がある（**症例4**）．そのような際には，サルコイドーシスも考えて全身のCTを撮り，リンパ節腫大を探すことが必要になる．リンパ節腫大がある際には，可能なかぎり生検を行い，肉芽腫の存在を確認する必要がある．

脊髄サルコイドーシスの診断の決め手は，確実には脊髄病変の生検によって肉芽腫を認めることにある．しかし，脊髄生検のリスクを考慮すると，他の部位での生検が可能であれば，それが望ましい．

5）経過観察の必要性

他の部位での生検によって脊髄サルコイドーシスと診断された際には，ステロイドによる反応などを経過観察する．他の部位にてサルコイドーシスを示す肉芽腫が認められても，脊髄病変がサルコイドーシスとは限らないことを把握しておく必要がある（**症例6**）[13]．ステロイドの効果が不十分な際には診断を再考することも必要である．

6）結節状の造影効果

造影効果が髄内に結節状を示す例がある[3]．単独あるいは複数の結節状の造影効果を認める（**症例5**）．髄膜からの進展ではなく，純粋に髄内病変を示す例があるとされており[14]，それを示している可能性がある．また，結節状の病変ではT2強調像にて，中心部が比較的低信号で辺縁部が高信号の肉芽腫としての要素を示すこともある[14]．ときに腫瘍との鑑別が困難で，生検が必要な例もある[3]．

7）その他の画像所見

造影効果のある部位が造影前にT1強調像にて高信号を示すこともある（**症例3，5**）．造影前のT1強調像は必須である．脳においても，同様の高信号を示すことがある（**症例5**）．

自験例において，脊髄の斑状の造影効果と連続する

形で，一側の神経根に造影効果を認めた例が1例あった（症例4）．

8) FDG-PET

脊髄サルコイドーシスでは^{18}F-FDG-PET（^{18}F-fluorodeoxyglucose-positron emission tomography）にて脊髄病変が陽性となり，有用との報告がある[15,16]．しかし，頸椎症性髄内浮腫においても，FDG-PETが陽性になったという報告があり[8,17]，この点のみで脊髄サルコイドーシスとの鑑別を行うことは困難である．

9) ステロイドの効果

脊髄サルコイドーシスにステロイドを使用すると，MRI上の腫大および高信号が改善する．早期に使用すると，臨床症状も改善する．初期からステロイドによる治療効果がなく，画像の改善がない時には診断を再考する必要がある[3]．特に頸椎症性髄内浮腫の可能性がある際には，頸椎症に対する手術が必要になることがあり，不必要なステロイド投与を長期にわたって続けることは避けるべきである[6]．

脊髄サルコイドーシスのステロイド治療に際し，ステロイド減量中に再発することがある．神経症状の悪化よりも，MRI所見の悪化が先行する傾向があるとされる[3]．それゆえに，神経症状の悪化がなくても減量中は定期的にMRIを撮像する必要がある．

2. 硬膜内髄外病変

硬膜内髄外の腫瘤を認める場合があり，T1強調像では等信号，T2強調像では脊髄より低信号を呈し，髄膜腫に近い信号強度を示すこともある[18]．bilobed（脊髄の両側に）intradural massを認める場合もある[19]．症例5Hの画像に類似するが，髄外にある．

3. 脳病変の合併

髄膜に沿った造影効果，髄膜から連続する実質内の結節性病変，脳実質内のT2強調像での高信号と結節状の造影効果などを認める（症例6）．しかし，脊髄サルコイドーシスにおいて脳病変の合併は少ない[2]．

4. 筋肉

筋肉サルコイドーシスは無症候性と症候性に大別される．症候性はさらに，腫瘤型，急性筋炎型，慢性ミオパチー型の3型に分類される[20]．

1) 腫瘤型

腫瘤型は最も多く，無痛性の限局性の腫瘤を形成する．あらゆる筋肉に発生するが，下肢に多い[20]．腫瘤型筋肉サルコイドーシスの特徴的な所見として，T1強調像，T2強調像，プロトン密度強調像のいずれにおいても辺縁部が高信号，中心部が低信号を示す結節像を認める．横断像では，中心部の低信号は，しばしば星型を示し，dark starと呼ばれる．冠状断像では，筋線維に沿った3層構造の帯状の病変を示し，中心部は低信号，両端は高信号を呈する（three-stripes）．中心部の低信号は線維化，両端の高信号は肉芽腫性炎症病変と考えられ，中心部には造影効果がなく，両端のみが造影される．治療後は造影されない[21,22]．これらの所見は確定診断にも迫る特異性の高い重要な所見であるとされている．

2) その他の型

急性筋炎型や慢性ミオパチー型ではT2強調像においてびまん性の高信号を認めるが，非特異的である[21]．

3) 無症候性

無症候性においても，筋肉サルコイドーシスがある際には骨格筋MRIやガリウムシンチグラフィーで検出される[3,20]．その際には筋症状はなく，筋電図は正常である．自験例では1例が大腿筋にT2強調像にて高信号を示した（症例3）．

脊髄サルコイドーシスを疑う症例では，大腿および下腿のMRIを撮り筋肉サルコイドーシスを確認することが，生検部位の選定に有用と考える．

5. 馬尾と脊髄円錐

1) 馬尾

馬尾に播種様の結節状の造影効果を認めることがある[23,24]．この所見は，悪性腫瘍の播種以外に感染症，炎症性疾患にも認められる．特に，肉芽腫性疾患（サルコイドーシス，結核，真菌症）に多い．馬尾に病変のあるサルコイドーシスでは約60％が脊髄病変を合併するとされる[24]．

感覚性運動失調，下肢の感覚消失，反射消失を12カ月の経過で示した46歳の女性にて，L2-3にかけて馬尾の軽い腫大と造影効果をびまん性に認めている．馬尾の造影効果は結節状ではない．さらに，肺門リンパ節の腫大を認めたサルコイドーシスの例がある[25]．

感覚性運動失調で髄液蛋白の上昇がある際には，病巣として，腰仙椎での神経根を考えることが重要であり，MRIにて馬尾に異常があれば，可能性はより高くなる．腫大し，造影効果のある神経根では神経サルコ

2）馬尾と脊髄円錐

馬尾のみではなく，脊髄円錐も一緒に侵す例がある[26,27]．さらに最近の報告では，脊髄円錐を侵し，皮膚病変（大腿部皮疹）を伴った例がある[28]．脊髄円錐に軟膜の造影効果を伴っている例ではサルコイドーシスも考慮すべきとしている．

6. 硬 膜

神経サルコイドーシスが脊髄肥厚性硬膜炎を示すことがある（本章の「25．脊髄肥厚性硬膜炎」の症例2を参照）．

7. 椎 体

下部胸椎から上部腰椎が多い．脊椎病変はまれではあるが，活動に伴った腰痛を示す．椎体は硬化性あるいは，硬化性と融解性とが混合した病変を示す．造影効果を示すことが多い[24]．後方成分にも病変が及び，円形状の造影効果を認めることがある[29]．

診断のキー

脊髄の腫大を示し，T2強調像にて髄内に高信号があり，造影後に多巣性の斑状・点状の造影効果を脊髄周囲に認める際には本症を考慮する．

高信号が限局性（3椎体未満）で，造影効果も1スライスにとどまる例（パンケーキ様の造影効果）では，たとえ脊髄以外の部位に肉芽腫がみつかっても，頸椎症性髄内浮腫の可能性を否定できないので，経過を慎重に追う必要がある．

鑑別診断

1. 脊髄髄内腫瘍

軟膜に沿った点状・線状の造影効果は髄内腫瘍にはない．播種を有する腫瘍，例えば毛様細胞性星細胞腫などでは鑑別が困難なこともある．囊胞，出血の存在は腫瘍を示唆する．

2. 多発性硬化症

軟膜に沿った造影効果はない．造影効果は比較的境界明瞭である．横断像にて，T2強調像での高信号は脊髄の半分以下である．1スライス面に多発性の造影効果は認めない．

3. 脊髄への播種

髄膜転移の病変は髄膜に厚い造影効果を呈し，軟膜進展ではより結節状の造影効果を示す．

4. 頸椎症性髄内浮腫

T2強調矢状断像にて脊髄圧迫の最強部位より1スライス下方のみに高信号が限局し，T2強調横断像では高信号が側索と後索に限局する際には，頸椎症性髄内浮腫の可能性が高い（本項および第4章の「2．頸椎症性髄内浮腫」の本文を参照）．

BOX

■脊髄髄膜の造影効果をきたす非腫瘍性・非感染性の疾患（文献23）より引用）

1. くも膜下出血
2. 術後の変化
3. 放射線治療後
4. 髄中化学療法
5. 脊髄サルコイドーシス

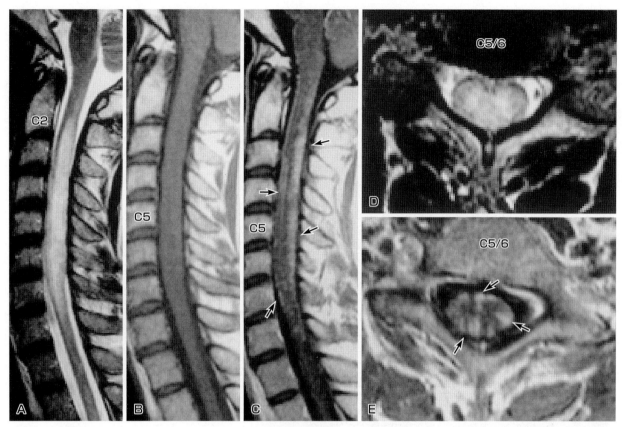

症例 1 脊髄サルコイドーシス，44 歳，男性．約 2 カ月前より両下肢のしびれを自覚，20 日前より筋力低下を認め，さらに歩行障害が悪化したために入院した．Th6 以下の触覚・痛覚の低下，両足の振動覚・位置覚の低下を認める．

A：T2 強調矢状断像にて C2-Th1 にかけて脊髄の腫大と，髄内に高信号を認める．
B：T1 強調矢状断像では，同領域はほとんど等信号である．
C：造影後 T1 強調矢状断像にて同部位の脊髄表面には点状，線状，結節状の造影効果を認める（→）．
D：T2 強調横断像（C5/6）にて脊髄の腫大があり，その表面を除いて中心部に高信号を認める．
E：造影後 T1 強調横断像（C5/6）では脊髄の表面に点状の造影効果を認める（→）．

補足：脊髄生検により脊髄サルコイドーシスと診断された例である．画像も典型的である．
（安城更生病院神経内科　安藤哲朗先生のご厚意による）

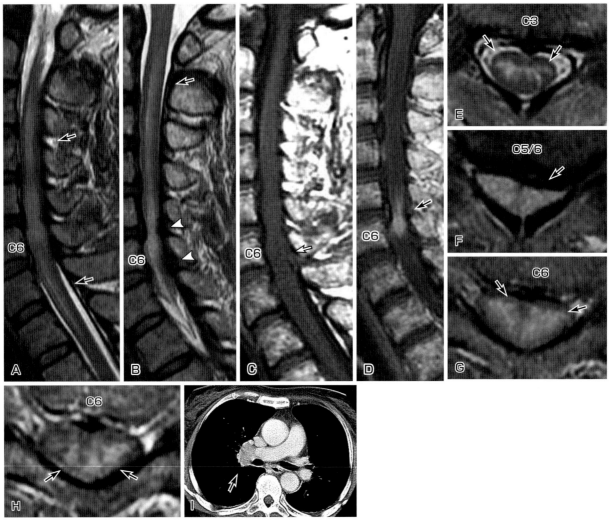

症例 2 脊髄サルコイドーシス＋頸椎症，53歳，女性．50日前ごろより誘因なく両手の肘以遠のしびれを自覚し，握力も低下した．11日後に他院にて受診．右足が重くなり，階段を上るのに，鉄の下駄を履いているように感じた．さらに，左足の脱力が出現した．MRIにて髄内病変が疑われ，プレドニゾロン10 mgを2週間ほど服用した．20日ほど前より一人では歩けなくなり，残尿感があり，膀胱内留置カテーテルを開始，オムツを着用した．他院を経て，当院に入院し，MRIを施行した．両下肢痙性．反射は右上肢で低下，左上腕二頭筋で亢進，下肢は両側亢進．左優位の筋力低下，頸部以下の感覚低下．髄液検査は細胞数 33/μl，単核球 31/μl，蛋白 1,554 mg/dl である．

A, B：T2強調矢状断像にて，脊髄の腫大があり，C1-Th1まで高信号を髄内に認める（→）．C5/6，C6/7には椎間板の突出と黄色靱帯の肥厚があり，頸髄を圧迫している（画像B：▷）．

C：T1強調矢状断像では，脊髄の腫大を認める．C6-7にかけて淡い低信号を認める（⇢）．しかし，腫大している他の部位は正常脊髄と等信号を示す．

D：造影後T1強調矢状断像では，C5-6にかけて，髄内に狭窄部位を中心に造影効果を認める（→）．髄膜には明瞭な造影効果はない．頸椎症性髄内浮腫としては造影効果が上下に長すぎる．

E：T2強調横断像（C3）にて，両側灰白質を中心に対称性の高信号を示す（→）．腫瘍らしくない所見である．

F：T2強調横断像（C5/6）にて，椎間板と黄色靱帯により頸髄は圧迫を受け，変形している（→）．髄内にはほぼ全体に高信号を示す．

G：T2強調横断像（C6）にて，前索の一部を残して全体に高信号があり，脊髄は腫大している（→）．

H：造影後T1強調横断像（C6）にて，脊髄の後部を中心に境界が不明瞭で不均一な造影効果を認める（→）．急性の発症，不均一な造影効果，高信号が病変の上部では灰白質中心，造影効果のある部位では脊髄のほぼ全体にあり，脊髄サルコイドーシスを疑った．

I：胸部造影CTにて肺門リンパ節の腫大が明瞭であり，頸部リンパ節の生検にて肉芽腫性炎症所見を認め，サルコイドーシスと診断された．ステロイドによって症状の改善があった．リンパ節も縮小し，脊髄病変もサルコイドーシスによると考えた．

（次ページにつづく）

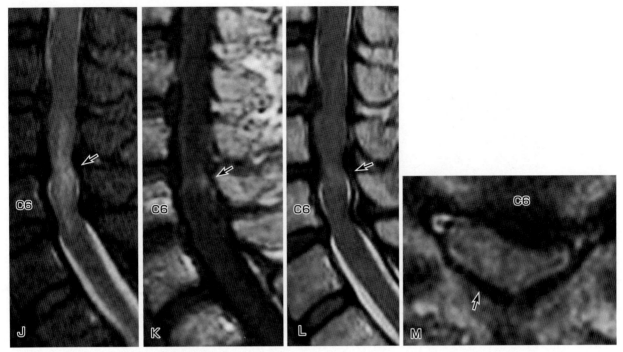

症例2　脊髄サルコイドーシス＋頸椎症（つづき）

初回のMRIより45日目に再検をした．

- J：T2強調矢状断像では，高信号は縮小し，C5-6に限局した（→）．
- K：造影後T1強調矢状断像では，C5/6に一部造影効果が残存した（→）．脊髄サルコイドーシスによる変化あるいは頸椎症性髄内浮腫による変化と考えた．

さらに4カ月後に経過観察のMRIを施行した．

- L：T2強調矢状断像では，高信号はC5/6に限局し，脊髄の腫大と浮腫は消失しており（→），頸椎症による変化と考えた．
- M：T2強調横断像（C6）では椎間板と黄色靱帯による圧迫を頸髄に認め，髄内には高信号を認める（→）．
- 補足：頸椎症を合併した脊髄サルコイドーシスと診断した．頸椎症性髄内浮腫のみにしてはT2強調像での高信号の範囲が広く，造影効果の部位が長いので，髄内病変の合併が考えられる．造影後横断像での境界不明瞭な造影効果がサルコイドーシスを示唆している．肺門リンパ節の腫大もあり，生検にて肉芽腫を認めた．ステロイドに順調に反応し，臨床症状とT2強調像での高信号の改善を認めた．画像L，Mに認められる残存する高信号はおそらく頸椎症によると考える．

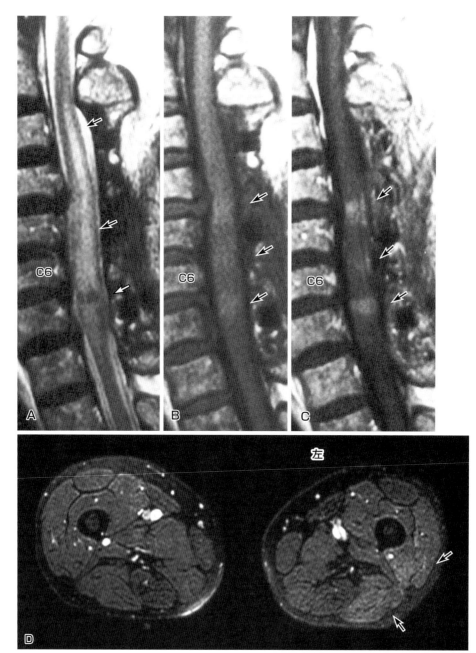

症例3 サルコイドーシス（筋肉サルコイドーシス＋脊髄サルコイドーシス），71歳，男性．当院入院2年前より両視野に雲がかかったようになり，ぶどう膜炎と診断された．1年4カ月前に両上肢の疼痛と右半身のしびれが出現し，続いて排尿障害も出現した．1年前に他院にて後縦靱帯骨化症と診断され，椎弓切除術を受けた．その後，しびれは軽減したが排尿障害は悪化し，さらに10カ月前からは歩行障害と右上肢のしびれが増悪した．8カ月前に他院にてMRIを撮像した（画像A～C）．脊髄炎との診断のもとにステロイド投与を受け，症状は改善したが，ステロイドを減量あるいは休薬すると症状の悪化を繰り返し，当院に入院した．

A：T2強調矢状断像にて，脊髄は腫大し，C3-Th1にかけて高信号を認める（→）．C4/5に突出した椎間板による前方からの圧迫がある．頸椎症あるいは後縦靱帯骨化症による脊髄病変としては高信号の範囲が広すぎる．C6/7にて髄内に低信号（⇨）を認める．なお，後方除圧後である．

B：T1強調矢状断像にて，脊髄の腫大をC3-7に認める．画像Cにて造影効果のある髄内C4/5，C5/6，C6/7には軽度高信号を認める（→）．C4/5，C6/7では椎間板の突出がある．

C：造影後T1強調矢状断像では，C4/5，C5/6，C6/7にて，脊髄の前部から後部まで全体に造影効果を認めている（→）．当院入院し，大腿筋のMRIを施行した．なお，同部位は無症候であった．

D：大腿筋の脂肪抑制T2強調像にて，左大腿四頭筋（外側広筋）と大腿二頭筋に高信号を認める（→）．

補足：左大腿四頭筋の生検にて肉芽腫を認めたので，筋肉サルコイドーシスと診断した．2カ月前にガリウムシンチグラフィーを施行したが，大腿には異常を認めていない．脊髄も脊髄サルコイドーシスを疑い，ステロイドにて改善したので，脊髄サルコイドーシスであったと考えている．椎間板の突出部位にほぼ一致して，造影効果を髄内に認めた．同部位は造影前のT1強調像では軽い高信号を示した．

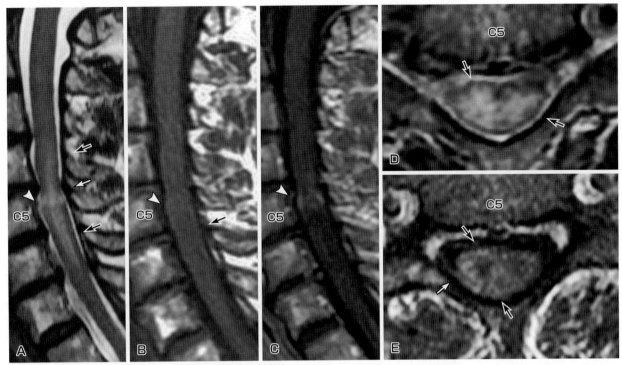

症例4 脊髄サルコイドーシス＋頸椎症，50歳，女性．約6カ月前から歩行時のふらつきと右大腿のしびれ感があり，休み休みでないと歩行できなくなった．4カ月前より，右上肢のしびれ感が出現した．右筋力低下もあり，箸が持ちにくい．1カ月前より目のかすみが強くなる．20日前より左上肢のしびれと筋力低下が出現した．

A：T2強調矢状断像では，C4/5にて頸髄の軽い圧迫がある（⇢）．頸髄の軽い腫大と，脊髄中心部に高信号（約3椎体）を認める（→）．さらに，C5上部では脊髄の中心部のみではなく，その前後にも高信号を認める（▷）．
B：T1強調矢状断像にて，脊髄中心部は淡い低信号を示す（→）．C5上部には軽い腫大が脊髄にある（▷）．
C：造影後T1強調矢状断像では，C5上部レベルにて髄内に造影効果を認める（▷）．
D：T2強調横断像（C5上部）にて，脊髄の辺縁部を除く髄内に高信号を，灰白質および白質内にびまん性に認める（→）．
E：造影後T1強調横断像（C5上部）にて，灰白質の一部を残して，白質を中心に斑状の造影効果を認める（→）．前索にも造影効果がある．右後根にも造影効果を認める（⇢）．

補足①：ぶどう膜炎の既往がMRI検査後に判明した．胸部CTにて肺門をはじめとする縦隔リンパ節の腫大があり，気管支リンパ節の生検にて肉芽腫がみつかったため，サルコイドーシスの生検診断となった．脊髄もステロイドに反応し，投与開始直後より臨床症状の改善とMRI所見の改善があり，脊髄サルコイドーシス＋頸椎症と診断された．脊髄の画像上は頸椎症性髄内浮腫との鑑別が困難である．下肢の症状から始まっている点が，自験例の頸椎症性髄内浮腫とは異なる特徴であった．

（次ページにつづく）

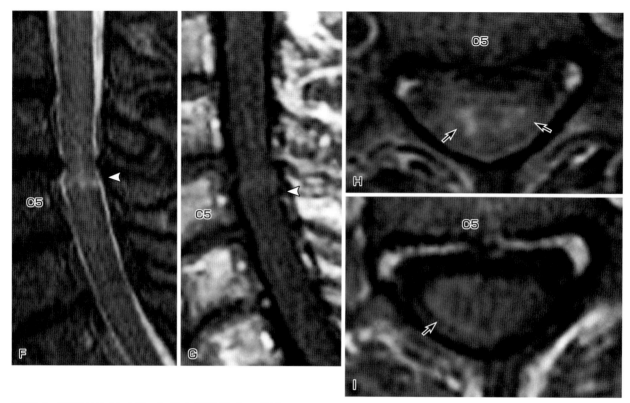

症例4　脊髄サルコイドーシス＋頸椎症（つづき）

22日後にMRIの再検を行った．

- **F**：T2強調矢状断像では，高信号がC5上部に帯状に残存しているが（▷），画像Aに比べて中心部の高信号はほとんど消失している．
- **G**：造影後T1強調矢状断像では，造影効果がC5上部に帯状に残存している（▷）．
- **H**：T2強調横断像（C5上部）にて，脊髄中心部，主に灰白質に高信号が残存（→）．頸椎症による脊髄軟化が残存している可能性が高い．
- **I**：造影後T1強調横断像（C5上部）にて，脊髄の右辺縁部に造影効果を認める（→）．この造影効果はおそらく頸椎症に関係していると考えているが，脊髄サルコイドーシスによる可能性も否定できない．さらに2週間後に再検をしたが，同様な所見であった（非掲載）．
- **補足②**：頸椎症とそれによる脊髄圧迫を伴い，さらに脊髄サルコイドーシスを合併していると考えた．ステロイドの反応がよく，サルコイドーシスによるT2強調像での脊髄中心部の高信号はほとんど消失したが，頸椎症による変化が残存していると考えられる．ほかの部位に肉芽腫がみつかっても，ステロイドの反応と画像所見の変化を慎重に追う必要がある．

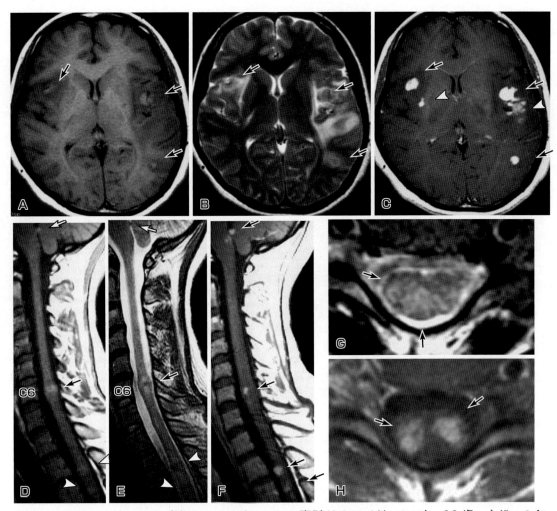

症例5 サルコイドーシス（脳サルコイドーシス＋脊髄サルコイドーシス），30歳，女性．1年前，肺門リンパ節・縦隔リンパ節腫大，ぶどう膜炎があり，血清ACE活性33 IU/*l*（正常値：8.3～21.4 IU/*l*）と高値を示し，気管支肺胞洗浄検査にてリンパ球が64％と増加，CD4/CD8比が35.37と上昇していたため，サルコイドーシスと診断され，ステロイド治療を受けて改善した．1カ月前より前頭部痛，吃逆，右大腿から足背にかけての違和感があり，他院にて脳内に多発性の腫瘤を指摘され，当院に入院した．右筋力の低下，右手・大腿に感覚異常を認める．血清ACE活性36.8 IU/*l*と上昇し，リゾチームの上昇も認めるが，C反応性蛋白（CRP：C-reactive protein）は正常である．

- **A**：T1強調横断像（頭部）にて，両側Sylvius裂，左側頭葉内の脳溝に接して高信号を認める（→）．
- **B**：T2強調横断像（画像Aと同位置）にて，上記の病変は皮質とほぼ等信号を示し，その周囲にて浮腫が高信号を示している（→）．
- **C**：造影後T1強調横断像（画像Aと同位置）にて，T1強調像での高信号の部位に境界明瞭な造影効果を認める（→）．T1強調像では信号強度変化のない部位にも造影効果がある（▷）．くも膜下腔に近い部位に境界明瞭な結節状の造影効果を認め，脳のサルコイドーシスに典型的な画像所見である．結節の中心部がT2強調像にて比較的低信号，周囲の浮腫がより高信号を示すことは，肉芽腫に特徴的である．
- **D**：T1強調矢状断像にて，C6に明瞭な腫大と高信号を認める（→）．Th2,3にも高信号を認め，軽い腫大がある（▷）．第4脳室下部に高信号を示す結節を認める（⇒）．
- **E**：T2強調矢状断像にて，C6の病変は中心部が脊髄よりも軽度低信号を示し，辺縁部は高信号を示す（→）．Th2,3の病変は脊髄よりも低信号を示す（▷）．第4脳室下部の病変は軽度低信号を示す（⇒）．
- **F**：造影後T1強調矢状断像にて，上記の病変には結節状の境界明瞭な造影効果を認める（→）．
- **G**：T2強調横断像（C6）にて脊髄に腫大があり，広範に高信号を認める（→）．
- **H**：造影後T1強調横断像（C6）にて，脊髄内に2カ所の大きな結節状の造影効果を認める（→）．
- **補足**：肺を中心とするサルコイドーシスの存在があらかじめあり，神経サルコイドーシスとして再発し，脳および脊髄に病変が出現した．脳も脊髄も結節状の造影効果を示し，肉芽腫としての特徴を呈している．脊髄のサルコイドーシスも髄膜からの進展というよりは，純粋に髄内から発生した可能性がある．

鑑別診断の症例

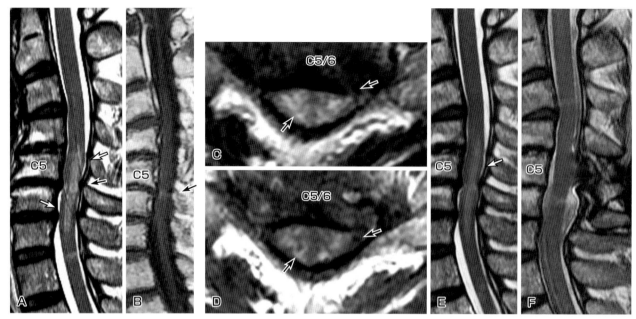

症例6 頸椎症性髄内浮腫，51歳，男性．8カ月前より階段を上れなくなる．7カ月前には右手のしびれが出現し，徐々に悪化した．3カ月前より両側の手から前腕尺側のしびれが出現し，平地でも走れなくなった．2カ月前には普通の歩行にも支障が出た．他院にてステロイドパルス療法を5日間施行されたが，効果ははっきりしなかった．

- **A**：T2強調矢状断像にて C5-7 にかけて髄内に高信号を認め，同部位に軽い腫大がある（⇒）．C5/6 には椎間板の突出と黄色靱帯の肥厚があり，頸髄に軽い圧迫がある（→）．
- **B**：造影後 T1 強調矢状断像にて，C5/6 の圧迫部位に一致して，限局したパンケーキ様造影効果を認める（→）．
- **C**：T2 強調横断像（C5/6）では，脊髄内に高信号が灰白質および白質ともに存在する（→）．
- **D**：造影後 T1 強調横断像（C5/6）にて，髄内の辺縁部を中心に不鮮明で境界不明瞭な造影効果を認める（→）．

補足①：入院中に左結膜炎を発症した．2年ほど前より同様の症状を繰り返しており，ぶどう膜炎の疑いにて結膜の生検を行い，サルコイドーシスに矛盾しない肉芽腫と診断された．脊髄病変も脊髄サルコイドーシスと考えたが，他の部位にはサルコイドーシスを示唆する所見はなかった．当院でもステロイドを投与したが，臨床症状の改善も不十分であった．

- **E**：約半年後の T2 強調矢状断像にて，高信号にほとんど変化がなく（⇒），脊髄サルコイドーシスとは合致しない所見であった．頸椎症の関与を考え，6カ月後に頸椎後方拡大術を行った．歩行の改善がみられ，しびれも軽快した．手術直後には T2 強調矢状断像での高信号が残存し，造影効果も残ったが，2年後には T2 強調像での高信号は消失した．
- **F**：手術2年後の T2 強調矢状断像にて，高信号は消失，脊髄の腫大も消失した．C6 の高信号は金属によるアーチファクトである．

補足②：手術後，3年10カ月経過したが，脊髄サルコイドーシスとしての再発はない．以上の経過と，ステロイドの効果が MRI 上で認められず症状の改善も不十分であったことから，本症例は脊髄サルコイドーシスではなく，最初から頸椎症性髄内浮腫であったと考える．脊髄の高信号が2.5椎体，造影効果が圧排部位に限局している，ステロイドにて画像の改善がない，手術にて症状の改善を認めている，術後サルコイドーシスの再発がない，などが診断には重要である．**症例4**と**症例6**との鑑別は脊髄の画像所見のみでは困難である．ステロイドの反応，画像所見の変化などが参考になるので，経過観察をして，診断を見直すことが重要である．なお，本書の第2版では本症例を脊髄サルコイドーシス+頸椎症として記載した．筆者が当時は脊髄サルコイドーシスと頸椎症性髄内浮腫を十分に知らなかったことによる．

文 献

1) 橋詰良夫, 他:脊髄サルコイドーシス. 脊椎脊髄 **20**:769-772, 2007
2) 亀山 隆, 他:脊髄サルコイドーシス. 脊椎脊髄 **20**:1063-1068, 2007
3) 安藤哲朗, 他:脊髄サルコイドーシスの診療. 神経内科 **77**:72-81, 2012
4) Nesbit GM, et al:Spinal cord sarcoidosis:a new finding at MR imaging with Gd-DTPA enhancement. *Radiology* **173**:839-843, 1989
5) 柳下 章:頸椎症の画像診断―鑑別診断を含めて. *Brain Med* **25**:125-132, 2013
6) 柳下 章:MRIが特に有用な疾患とその周辺―頸椎症性髄内浮腫. 脊椎脊髄 **26**:517-523, 2013
7) 吉藤和久, 他:頸椎変性疾患による浮腫性髄内病変. 脊椎脊髄 **23**:129-134, 2010
8) Flanagan EP, et al:Specific pattern of gadolinium enhancement in spondylotic myelopathy. *Ann Neurol* **76**:54-65, 2014
9) Flanagan EP, et al:Teaching neuroimages:"pancake-like" gadolinium enhancement suggests compressive myelopathy due to spondylosis. *Neurology* **80**:e229, 2013
10) 関口兼司, 他:脊髄サルコイドーシスのGd造影病変は変形性頸椎症の狭窄部位に好発する. 臨神経 **44**:1190, 2004
11) 中山 学:脊髄サルコイドーシス. Spine & Spinal cord imaging clubにて症例提示. 東京, 2014年4月
12) 先成裕介, 他:Longitudinally extensive spinal cord lesionを呈した神経サルコイドーシスの一例. 臨神経 **54**:530, 2014
13) 安藤哲朗, 他:MRIが特に有用な疾患とその周辺―脊髄サルコイドーシス 頸椎症性髄内浮腫との鑑別診断. 脊椎脊髄 **26**:491-495, 2013
14) Bowen BC:Spine Imaging―Case Review. Mosby, Philadelphia, 2001, pp123-124
15) 小笠原淳一, 他:圧迫性脊椎脊髄疾患と鑑別を要する神経・筋疾患―脊髄サルコイドーシス. 脊椎脊髄 **25**:123-130, 2012
16) Sakushima K, et al:FDG-PET SUV can distinguish between spinal sarcoidosis and myelopathy with canal stenosis. *J Neurol* **258**:227-230, 2011
17) Floeth FW, et al:Prognostic value of ^{18}F-FDG PET in monosegmental stenosis and myelopathy of the cervical spinal cord. *J Nucl Med* **52**:1385-1391, 2011
18) Hamasaki T, et al:Intradural extramedullary mass formation in spinal cord sarcoidosis:case report and literature review. *Spine (Phila Pa 1976)* **28**:E420-423, 2003
19) Connor SE, et al:MRI of a spinal intradural extramedullary sarcoid mass. *Neuroradiology* **43**:1079-1083, 2001
20) 熊本俊秀:筋肉サルコイドーシスの臨床と筋の崩壊機序. 日サ会誌 **28**:25-31, 2008
21) Otake S:Sarcoidosis involving skeletal muscle:imaging findings and relative value of imaging procedures. *AJR Am J Roentgenol* **162**:369-375, 1994
22) Otake S, et al:Muscular sarcoidosis:findings at MR imaging. *Radiology* **176**:145-148, 1990
23) Bowen BC, et al:Spine Imaging―Case Review 2nd ed. Mosby, Philadelphia, 2008, pp41-42
24) Shah LM:Sarcoidosis. Ross JS, et al (eds):Diagnostic Imaging―Spine 2nd ed. Amirsys, Salt Lake City, 2010, pp Ⅳ-2-26-29
25) Goodman BP, et al:A case of gait unsteadiness―an atypical manifestation of an unusual disease. *Lancet Neurol* **6**:1029-1032, 2007
26) Kaiboriboon K, et al:Cauda equina and conus medullaris syndrome in sarcoidosis. *Neurologist* **11**:179-183, 2005
27) Prelog K, et al:Neurosarcoidosis of the conus medullaris and cauda equina. *Australas Radiol* **47**:295-297, 2003
28) 佐藤亮太, 他:脊髄円錐部病変を呈した脊髄サルコイドーシスの41歳男性例. 臨神経 **54**:363, 2014
29) Lury KM:Sarcoidosis. Naidich TP, et al (eds):Imaging of the Spine. Saunders, Philadelphia, 2011, pp460-461

13 脊髄髄内結核腫

臨床

脊髄髄内結核腫（intramedullary tuberculoma）は，インドからの報告が多い．Sharma らによる 10 例の報告[1]によると，年齢は 18〜45 歳（平均 29.7 歳）であり，6 例が男性，4 例が女性で，診断までの有症期間は 3〜20 カ月（平均 11.5 カ月）である．好発部位は，胸髄＞頸髄＞頸胸髄移行部＞胸腰髄移行部となっている．また，10 例中の 3 例には肺，頸部リンパ節，脳に結核性病変を認め，1 例は結核性髄膜炎の既往がある．別の 7 例の報告では，6 例で他の部位に結核性病変を認めている[2]．

画像所見

1. MRI

7 例の脊髄髄内結核腫の報告[2]では，病変は全例単独であった．6 例に紡錘状の脊髄腫大を認めている．T1 強調像では，肉芽腫の部位に境界不明瞭な等信号を 4 例に，高信号を 3 例に認めた．同領域は T2 強調像では低信号を 2 例に，低信号〜等信号を 5 例に認めた（**症例 1**）．前者には円形状の造影効果を 2 例に，後者にはリング状の造影効果を 5 例に認めている（**症例 1**）．また，3 例は造影効果が 1 椎体にとどまり，2 椎体に及んだ例が 3 例，3 椎体に及んだ例が 1 例であった．ただし，全例で近接した領域に浮腫を認めた（**症例 1**）．2 例には，髄膜に造影効果を認めた．

診断のキー

紡錘状の脊髄腫大と，T2 強調像での低信号，リング状の造影効果をみた時には，結核腫を考慮し，胸部単純 X 線を撮影する．

鑑別診断

肉芽腫性脊髄炎は，結核菌，スピロヘータ（梅毒，ライム病），真菌，トキソプラズマ，寄生虫が原因となって発症する疾患であるが，同様な画像所見を示すとする報告もある[3]．

1. 梅毒性脊髄炎

軟膜と神経根（前根および後根）の造影効果を認める例[4]，脊髄実質内に造影効果を認める例もある（本章の「14. 梅毒性脊髄炎と脊髄癆」を参照）．

2. ライム病

軟膜と神経根に造影効果を認める[4]．

3. 脊髄サルコイドーシス

軟膜の広い範囲に造影効果を認め，髄内にも及ぶ．

4. 血管芽腫

小さな腫瘍では T2 強調像で高信号を示し，均一な造影効果を認める．

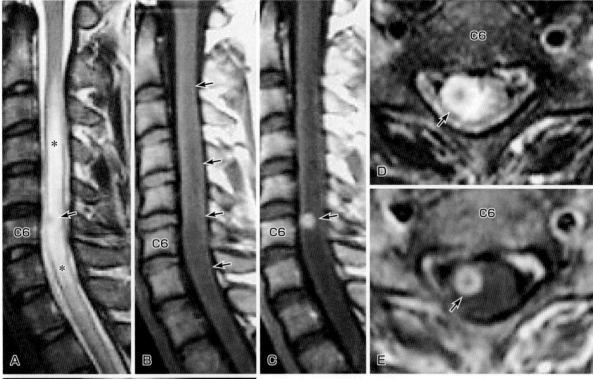

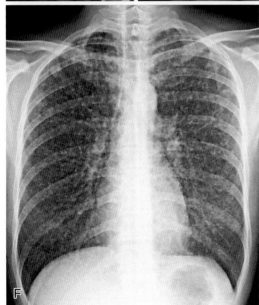

症例1 脊髄髄内結核腫, 31歳, 女性. 約1ヵ月半前から発熱し, 1ヵ月前から咳が持続した. 約10日前から右頸部, 右上肢の痛みが出現した. MRIと胸部単純X線より脊髄髄内結核腫を考え, 結核として治療を開始した. その間, 喀痰より結核菌が検出された. 治療後のMRIで腫瘤は消失していた.

A：T2強調矢状断像にて頸髄は腫大し, C6にて脊髄の前部に小さな等信号（→）を認める. その上下の脊髄内には高信号を認め, 浮腫と考えられる（*）.
B：T1強調矢状断像では脊髄は腫大し, C2以下の髄内に低信号を認める（→）.
C：造影後T1強調矢状断像にて, T2強調像での等信号に一致してC6に境界明瞭な造影効果を認める（→）.
D：T2強調横断像（C6）にて脊髄内の右側に, 辺縁部から中心部に向かって高度高信号, 軽度高信号, 等信号を示す腫瘤を認める（→）.
E：造影後T1強調横断像（C6）にて, T2強調像で軽度高信号を示す領域にリング状の造影効果を認める（→）.
F：胸部単純X線では粟粒結核を認める.
（大阪市立大学の症例　井上佑一先生のご厚意による）

文献

1) Sharma MC, et al：Intramedullary tuberculoma of the spinal cord：a series of 10 cases. *Clin Neurol Neurosurg* **104**：279-284, 2002
2) Parmar H, et al：Intramedullary tuberculomas. MR findings in seven patients. *Acta Radiol* **41**：572-577, 2000
3) 寺江　聡：脊髄・脊椎感染症. 日獨医報 **47**：318-329, 2002
4) Mendonca RA：Spinal infection and inflammatory disorders. Atlas SW（ed）：Magnetic Resonance Imaging of the Brain and Spine 3rd ed. Lippincott Williams & Wilkins, Philadelphia, 2002, pp1855-1972

14 梅毒性脊髄炎と脊髄癆

■梅毒性脊髄炎

臨床

梅毒性脊髄炎（syphilitic myelitis）は非常にまれな疾患である。レベルのある感覚障害、下肢筋力低下、錐体路徴候、多発ニューロパチーを示す。梅毒性脊髄病変の病理としては、髄膜脊髄炎、髄膜血管炎と脊髄萎縮（脊髄癆）があり、そのほかに脊髄に関係する病理としてはゴム腫あるいは梅毒性骨炎による脊髄圧迫を示すことがある[1]。

画像所見

1. MRI

病変は脊髄内と軟膜表面にあり、結節状あるいは線状の種々の造影効果を示す[2]。T2強調像にて脊髄中心部に高信号を認め、それが脊髄、特に胸髄の多椎体に及ぶ例が多い[1~5]。脊髄の表面に造影効果を認める例（T2強調像での高信号が中心部で、造影効果が辺縁部と対照的）では、髄膜および軟膜下の炎症が脊髄表面の造影効果として反映されているとされ[3]、髄膜血管炎との関係で捉えられている。また、脊髄内の高信号も可逆性の脊髄虚血あるいは炎症とされている。髄膜主体の造影効果を認める例では他の肉芽腫、サルコイドーシスと類似した画像所見を示す。ヒト免疫不全ウイルス（HIV：human immunodeficiency virus）陽性患者で、急性発症の両側多発ニューロパチーを示した例にて、脊髄軟膜と神経根（後根および前根）に造影効果を認めている[5]。一方、造影効果が髄膜ではなく脊髄実質内にあり、脊髄腫大があり、治療によりその後に腫大および造影効果の消失した例では、脊髄病変は虚血ではなく髄膜脊髄炎であった可能性が高いとされる[1]。この際には画像所見は非特異的であり、他のウイルス性脊髄炎との鑑別が困難である。

【側索に高信号を呈した例】

60歳の男性の例では、筋力低下が進行し、初診時に四肢に左優位の筋力低下と萎縮があり、反射の亢進を認めた。筋萎縮性側索硬化症の可能性が考えられたが、神経梅毒であった。頭部MRIでは右頭頂葉皮質下にも高信号があり、神経梅毒による病変と考えられた。頸髄では左優位に両側側索に高信号があり、神経症候に関係している。なお、髄膜の造影効果に関しては記載がない。脊髄MRIにて、側索に限局した神経梅毒はまれである[6]。

■脊髄癆

臨床

神経梅毒の7～10%に脊髄癆（tabes dorsalis）が起こるといわれている。多くは30～50代に発症する。進行麻痺と同様に近年ではまれな疾患である。下肢の疼痛、腕や体幹の痛み、眼のかすみ、尿失禁、歩行障害や性欲障害などが初発症状である。その他、運動失調は約1/4に認められ、Argyll Robertson瞳孔は70～85%に認められる[7]。疼痛は症例の90%に起こり、後根病変によると考えられている。脊髄の後索と後根に病変の首座がある。病変の性格は変性であって炎症ではない。病理所見として、脊髄軟膜は後側に強い混濁と肥厚を示す。後索は細くなり、褐色調を示す。薄束は楔状束よりも病変が強い[7]。

画像所見

1. MRI

両側後索に限局した対称性の高信号をT2強調像にて認める（**症例1**）。mass effectはない[8]。

診断のキー

後索を侵す疾患の一つである（後索を侵す疾患については，本章の「5. 亜急性脊髄連合変性症」のBOXを参照）．

鑑別診断

後索を侵す疾患が鑑別疾患となる．後索を侵す疾患については，本章の「5. 亜急性脊髄連合変性症」のBOXを参照．

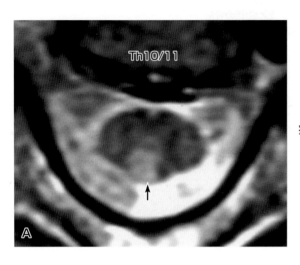

症例1 脊髄癆，77歳，男性．28年前に無症候性梅毒と診断される．10年前より書字の際に右手がふるえる．4カ月前より歩行時のふらつきを指摘される．下肢の筋緊張低下，開脚歩行，Romberg徴候陽性，下肢振動覚の低下，腱反射消失を認めた．体性感覚誘発電位は，下肢無反応にて後索病変を示唆される．
A：T2強調横断像（Th10/11）にて，両側後索に限局した左右対称性の高信号を認める（→）．腫大はない．

文献

1) Chilver-Stainer L, et al：Syphilitic myelitis：rare, nonspecific, but treatable. *Neurology* **72**：673-675, 2009
2) Ross JS：Syphilitic myelitis. Ross JS, et al（eds）：Diagnostic Imaging—Spine 2nd ed. Amirsys, Salt Lake City, 2010, ppIV-1-70-71
3) Nabatame H, et al：MRI of syphilitic myelitis. *Neuroradiology* **34**：105-106, 1992
4) Strom T, et al：Syphilitic meningomyelitis. *Neurology* **41**〔2（Pt 1）〕：325-326, 1991
5) Mendonca RA：Spinal infection and inflammatory disorders. Atlas SW（ed）：Magnetic Resonance Imaging of the Brain and Spine 3rd ed. Lippincott Williams & Wilkins, Philadelphia, 2002, pp1855-1972
6) 鈴木将史，他：脊髄MRIで側索に信号変化を認め運動障害を主徴とした神経梅毒の一例．臨神経 **55**：196, 2015
7) 柳下三郎：脊髄癆．脊椎脊髄 **20**：103-106, 2007
8) Stepper F, et al：Neurosyphilis mimicking Miller-Fisher syndrome：a case report and MRI findings. *Neurology* **51**：269-271, 1998

15 脊髄髄内膿瘍

臨床

脊髄髄内膿瘍（intramedullary spinal abscess）は，まれな疾患で，急速な進行を示す場合は予後不良である．小児では脊椎癒合不全がある場合に，感染が直接進展する例が多い．皮膚洞が関係することもある．一方，成人では他の感染巣（心肺）からの血行性感染が最多で，起炎菌はブドウ球菌，連鎖球菌が多い[1,2]．急性発症の脊髄症，発熱，疼痛を認める．しかし，この3徴すべてを認めるのは25％のみと報告されている[1]．

画像所見

1．MRI

脊髄に腫大を認める．T2強調像では辺縁部に低信号または高信号を，中心部には高信号を示す．T1強調像では辺縁部に等信号〜やや高信号を，中心部には低信号を示す．辺縁部には比較的厚いリング状の造影効果を認めるが，中心部の膿には造影効果を認めない（症例1，2）．

脳膿瘍と同様に中心部の膿には，拡散強調像にて高信号，および見かけの拡散係数（ADC：apparent diffusion coefficient）値の低下を認める（症例2）．脳膿瘍に近い画像所見を示すこともあるが，非特異的な腫瘤としての所見を示すこともある[1〜4]．

診断のキー

脊髄の腫大を伴い，T2強調像にて辺縁部に低信号または高信号，中心部に高信号を示し，不均一なリング状の造影効果を認める際には本症を考慮する．拡散強調像にて高信号を示すことが多い．

鑑別診断

1．上衣腫
腫瘍からの出血が上下の脊髄にヘモジデリン沈着として認められるが，同部位には造影効果を認めない．

2．血管芽腫
境界明瞭な造影効果がみられる．

3．脊髄海綿状血管腫
上下の脊髄にヘモジデリン沈着を示すが，造影効果はまれである．

4．悪性黒色腫
T1強調像での高信号の存在，造影効果がみられる．

5．脊髄髄内結核腫
結節性の境界明瞭な造影効果がみられる．

6．多発性硬化症
リング状の造影効果を認めることがある[5]．完全なリングは少なく，open ring型が多い．

BOX
■髄内にリング状の造影効果を認める腫瘤
1．上衣腫
2．転移性髄内腫瘍
3．脊髄髄内膿瘍
4．脊髄髄内結核腫
5．多発性硬化症[5]

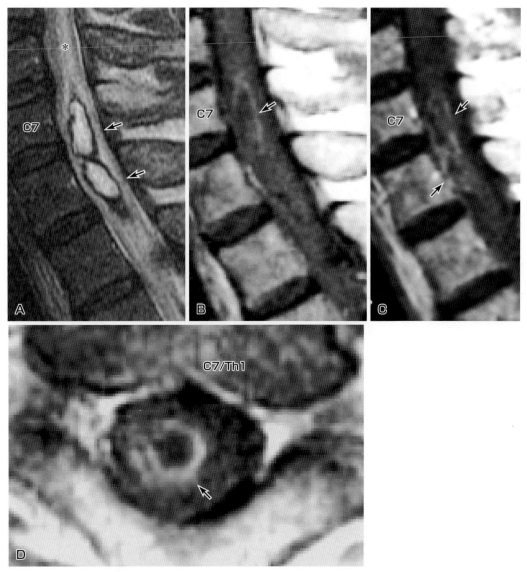

症例 1 脊髄髄内膿瘍, 58 歳, 男性. 9 日前に背部痛, 右肩の激痛, 下肢対麻痺, 排尿障害が出現し, 翌日より Th7 以下の感覚障害としびれを認める. 髄液所見で細胞数, 蛋白の増加を認めたことにより髄膜炎の治療を行ったが症状は改善せず, 当院に転院. 小児期より蓄膿症があり, 発症の 1 カ月前と 1 週間前に 39℃ の発熱があるが, いずれも 1 日で解熱. 髄液所見は細胞数 110/3/μl (好中球 89%, リンパ球 11%) ↑, 蛋白 68 mg/dl↑, 糖 62 mg/dl であった.

A：T2 強調矢状断像にて脊髄には軽い腫大があり, C7-Th1 にかけて辺縁部に低信号, 中心部に高信号を示す腫瘤を認める (→). 団子状に 2 個並んでいる. 脊髄には広い範囲に浮腫を示す高信号を認める (＊).

B：T1 強調矢状断像にて脊髄には軽い腫大を認める. C7-Th1 にかけて辺縁部に淡い高信号, 中心部に低信号を示す腫瘤がある (→).

C：造影後 T1 強調矢状断像にて C7-Th1 にかけての腫瘤は, 辺縁部には比較的厚い造影効果があり, 中心部に造影されない部位を認める (→).

D：造影後 T1 強調横断像 (C7/Th1) にて脊髄右側に, 辺縁部にリング状の造影効果のある腫瘤を認める (→).

補足：脊髄髄内膿瘍と診断され, 抗生物質の点滴静注と内服による治療を開始する. 発症 2 カ月後の頸椎 MRI で脊髄髄内膿瘍は著明に縮小し, 造影効果も消失した. したがって, 副鼻腔炎からの脊髄髄内膿瘍と診断した. なお, 入院中に肺癌もみつかり, 免疫不全があった可能性もある.

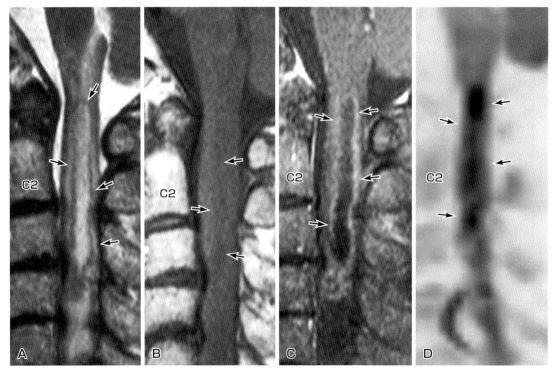

症例2 脊髄髄内膿瘍,76歳,女性.4日前より上肢挙上困難,左肩甲骨周囲の痛み,母趾のしびれを認めた.さらに,嘔気が続き,食事摂取不能,左上肢の筋力低下を認める.CRP 4.2 mg/dl,白血球9,300/μl(好中球84%),血沈亢進.既往に関節リウマチがあり,ステロイドを経口摂取していた.気管支拡張症と脳膿瘍の既往がある.MRI施行後,抗生物質にて治療したが,呼吸状態が悪化したため,5日後に手術を施行し,膿を穿刺吸引した.起炎菌は溶血連鎖球菌であった.

- **A**:T2強調矢状断像にて頚髄の腫大を認め,高信号が延髄から頚髄全体にある.C1-3/4にかけて高信号の周囲に低信号を認める(→).
- **B**:T1強調矢状断像にてC1-3/4にかけて髄内に低信号を認める(→).
- **C**:造影後T1強調矢状断像にて,画像Aでの低信号にほぼ一致して造影効果を認める(→).中心部には造影効果を認めない.
- **D**:拡散強調矢状断像(白黒反転画像)にてC1-3には高信号があり(→),膿を示す.なお,ADC値の低下を認めた(非掲載).横断像では,腫瘍は中心よりやや左側に位置した(非掲載).
- **補足**:急激な発症,CRPの高値,T2強調像での高信号周囲の低信号の存在,リング状の造影効果,拡散強調像での高信号が脊髄髄内膿瘍の診断に重要であった.

文 献

1) Murphy KJ, et al:Spinal cord infection:myelitis and abscess formation. *AJNR Am J Neuroradiol* **19**:341-348, 1998
2) Ross JS:Abscess, spial cord. Ross JS, et al(eds):Diagnostic Imaging—Spine 2nd ed. Amirsys, Salt Lake City, 2010, ppⅣ-1-50-53
3) Tacconi L, et al:Intramedullary spinal cord abscess:case report. *Neurosurgery* **37**:817-819, 1995
4) Simon JK, et al:Intramedullary abscess of the spinal cord in children:a case report and review of the literature. *Pediatr Infect Dis J* **22**:186-192, 2003
5) Klawiter EC, et al:Spinal cord ring enhancement in multiple sclerosis. *Arch Neurol* **67**:1395-1398, 2010

16 ヒトTリンパ球向性ウイルス脊髄症

臨床

1. 定義

ヒトTリンパ球向性ウイルス脊髄症(HAM：human T-lymphotropic virus type I associated myelopathy)は，ヒトTリンパ球向性ウイルスI型（HTLV-I：human T-lymphotropic virus type I）感染に伴う病態である．HTLV-Iが直接神経細胞に感染して障害を引き起こすのではなく，感染リンパ球の活性化とそれに対する免疫担当細胞の反応，それらの脊髄組織への浸潤，周辺組織細胞にもたらす障害が脊髄障害に関わるとされている[1,2]．このウイルスは日本の南西部に多く，また，マレーシア，カリブ海諸国，アフリカの一部の国に認められる．感染経路は授乳，輸血，性交渉および不潔な注射針による注射である．日本におけるHAMとカリブ海諸国での熱帯性痙性不全対麻痺症（TSP：tropical spastic paraparesis）とは，臨床的・病理学的に同一の疾患であり，HAM/TSPと呼ばれるべきである．

2. 神経症状

緩徐進行性の痙性対麻痺を示し，多くの症例は膀胱直腸障害を伴う．25～60歳の女性に多いが，小児にも認められる．HAMに合併する疾患としてはSjögren症候群，関節症，成人T細胞白血病，Tリンパ球性肺胞症，ぶどう膜炎などがある．

3. 病理および検査所見

脊髄の硬膜は肥厚し，特に下部胸髄は萎縮を示す．肉眼的に側索の変性を認める．また，髄鞘および軸索の脱落が側索および前索に認められる[1,2]．検査所見では，血清および脳脊髄液中の抗HTLV-I抗体が陽性であり，髄液IgG産生亢進，血清IgE低値を認めることがある[1,2]．

画像所見

1. MRI

1) 脊髄

発症後，数年以上経過した症例では胸髄の萎縮が認められる（症例1）．信号強度異常は認められないことが多い．発症後1年以内の症例では，脊髄の腫大とT2強調像での高信号を頸髄から胸髄にかけて認める（症例2，3）[2~5]．ただし，頸髄のみに認められることもある[3]．横断像では両側の側索あるいは後索に高信号を認める（症例4）．造影後には高信号の部位に造影効果を認める（症例2）[2~5]．

2) 大脳病変

大脳白質に非特異的高信号をT2強調像にて認めることがある．内包後脚内での皮質脊髄路，および頸髄右側索を含む，より広い範囲に高信号を認める例もある（症例3，4）．

3) キャリアー

HTLV-Iキャリアーではあるが脊髄症を有していない患者の脳MRIにて，非典型的な画像所見を示したとの報告がある．症例はHTLV-Iに関連したぶどう膜炎を有し，両下肢に感覚異常を呈した62歳の女性で，錐体路徴候は認めていない．画像所見では両側放線冠，内包後脚，橋底部にかけて錐体路を含むより広範な領域と，両側中小脳脚に，対称性の高信号をT2強調像およびFLAIR像にて認めている．さらに上小脳脚，上小脳脚交叉，橋被蓋にも高信号があった．見かけの拡散係数（ADC：apparent diffusion coefficient）値の低下はない．脳幹および小脳には萎縮を認めず，脊髄にも萎縮と信号強度異常を認めていない[6]．したがって，両側中小脳脚と内包後脚に病変を認める疾患として鑑別疾患に入る．

診断のキー

九州出身者で脊髄側索の高信号をみたら本症を考える．

鑑別診断

1. 筋萎縮性側索硬化症
両側側索にT2強調像にてまれに高信号を示す．造影効果はない．

2. 多発性硬化症
両側側索に限局することはまれである．

3. 亜急性脊髄連合変性症
側索以外に後索にも病変を認める．

4. 副腎脊髄ニューロパチー
両側側索のみに高信号を認めるのはまれである．

5. 傍腫瘍性脊髄症
両側対称性に側索に高信号を認めることがある．

6. 側索の二次変性
一側側索に破壊性の病変があり，それより下部の側索にT2強調像にて連続性に高信号を認める際には二次変性を考慮する．

BOX

■両側皮質脊髄路にT2強調像にて異常高信号を認める疾患

- ヒトTリンパ球向性ウイルス脊髄症*
- 筋萎縮性側索硬化症*
- 亜急性脊髄連合変性症*
- 脳腱黄色腫症*
- 副腎脊髄ニューロパチー*
- Waller変性*
- トルエン（シンナー）中毒
- Sjögren-Larsson症候群
- 傍腫瘍性脊髄症*
- 副腎白質ジストロフィー
- Krabbe病*
- 異染性白質ジストロフィー
- Refsum病
- 神経梅毒（梅毒性脊髄炎）*（本章の「14. 梅毒性脊髄炎と脊髄癆」を参照）[7]
- leukoencephalopathy with brainstem and spinal cord involvement and high lactate（LBSL）[8,9]
- adult-onset autosomal dominant leukodystrophy with autonomic symptoms[10,11]

*：脊髄内の皮質脊髄路にも病変を認める．

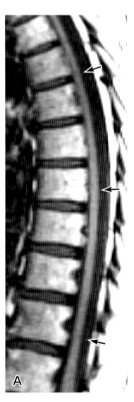

症例1 ヒトTリンパ球向性ウイルス脊髄症，50歳，女性．16年前より徐々に歩行障害が進行し，昨年より歩行ができず，這って移動している．抗HTLV-I抗体は陽性である．

A：T1強調矢状断像にて下部頸髄から胸髄にかけての萎縮を認める（→）．T2強調像では信号強度異常はない（非掲載）．

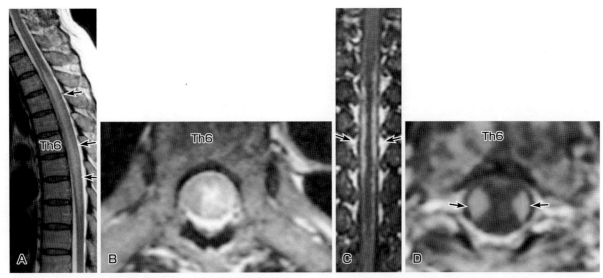

症例 2 ヒトTリンパ球向性ウイルス脊髄症，50代，女性．約1年前より右手のふるえを自覚，5カ月前より歩行障害，さらに排尿障害，便秘が出現した．両側上・下肢の腱反射は亢進，病的反射は陽性．髄液細胞数は増加（24/3/μl），蛋白は増加（74 mg/dl）．血清，髄液ともに抗 HTLV-I 抗体は陽性である．

A：T2強調矢状断像にて Th3-9 にかけて髄内高信号と脊髄の腫大を認める（→）．なお，T1強調矢状断像では病変部は低信号を示した（非掲載）．
B：胸髄 T2強調横断像（Th6）にて脊髄の腫大と中心部を中心とする高信号を認める．
C：造影後 T1強調冠状断像にて胸髄外側に造影効果を認める（→）．
D：造影後胸髄 T1強調横断像（Th6）にて側索を含む両側外側部に対称性の造影効果を認める（→）．
（熊本大学医学部附属病院の症例　平井俊範先生，内野誠先生のご厚意による）

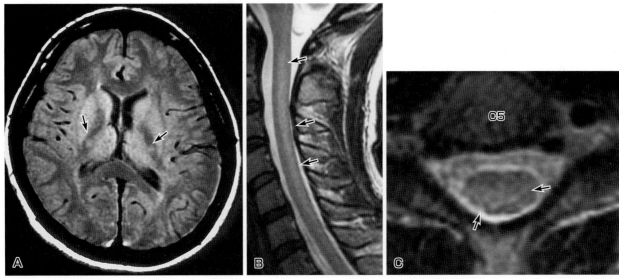

症例 3 ヒトTリンパ球向性ウイルス脊髄症，37歳，女性．父親が成人T細胞白血病にて死亡．3年前より坂道の歩行がつらくなり，徐々に悪化し，四肢痙性麻痺を指摘される．血清，髄液ともに抗 HTLV-I 抗体は陽性である．

A：脳のプロトン密度強調像（TR=2,000，TE=20）にて内包後脚内の皮質脊髄路に高信号があり（→），皮質脊髄路の異常を示す．
B：T2強調矢状断像では頸髄髄内後部に高信号を認める（→）．軽い脊髄の腫大がある．T1強調像では等信号を示した（非掲載）．
C：T2強調横断像（C5）では右側索を含んで，より広い範囲に高信号を認める（→）．なお，造影効果は認めない（非掲載）．

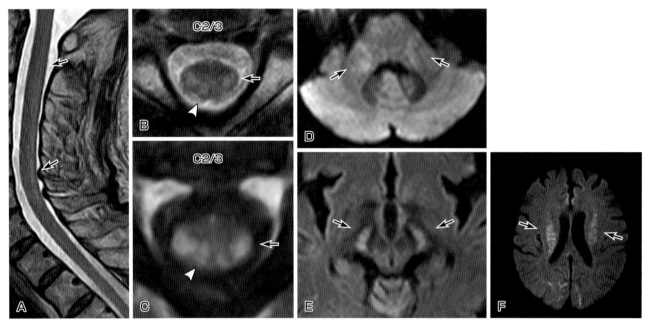

症例4 ヒトTリンパ球向性ウイルス脊髄症，60代，女性．約4年前に左乳房原発の悪性リンパ腫にて，化学療法，自己末梢血幹細胞移植を受け完全寛解となる．2年前より歩行困難，ふらつきを自覚し，徐々に増悪し，杖歩行となった．脊髄MRI（非掲載）では頸髄から腰髄にT2強調像にて高信号（造影効果なし）を認めた．悪性リンパ腫髄腔内進展と判断され，放射線照射と抗癌剤治療（髄注）を施行されたが，歩行障害は改善しなかった．約8カ月前には両下肢完全麻痺，約7カ月前には両上肢の巧緻運動障害，脱力を自覚した．両上肢の筋力低下が進行したため頸髄MRIが施行され異常が認められた（画像A～C）．その後，症状に著変はなかったが，約2年後に誤嚥性肺炎を起こし，神経学的に咽頭反射消失，軽度構音障害を認めたため，頭部MRIが施行された（画像D～E）

A：頸髄T2強調矢状断像（正中）にて，脊髄背側を中心に淡い高信号を認める（→）．
B：T2強調横断像（C2/3）にて，両側側索（→）と後索（▷）に高信号を認める．
C：造影後T1強調横断像（C2/3）にて，両側側索（→）と後索（▷）に造影効果を認める．
D：約2年後の頭部拡散強調横断像にて，両側中小脳脚に高信号を認める（→）．
E：拡散強調横断像にて，両側大脳脚に高信号を認める（→）．
F：拡散強調横断像にて，側脳室周囲白質にも高信号を認める（→）．

補足：放射線照射前の他院画像（非掲載）でも髄内高信号を認め，その時点で，HAMがすでに発症していたと推測される．時期が異なるが，大脳脚と中小脳脚に病変を認めている．

（ももち浜福岡山王病院の症例　藤井暁先生のご厚意による）

文献

1) Araujo AQ, et al：The HTLV-1 neurological complex. *Lancet Neurol* **5**：1068-1076, 2006
2) 北島美香, 他：HAM. 第1回 Spine & Spinal cord imaging club, 東京, 2008年4月（症例2に関しての発表）
3) 梅原藤雄：HTLV-I associated myelopathyの病態と臨床的多様性. 柳澤信夫, 他（編）：Annual Review 神経2008. 中外医学社, 2008, pp246-254
4) Umehara F, et al：Abnormalities of spinal magnetic resonance images implicate clinical variability in human T-cell lymphotropic virus type I -associated myelopathy. *J Neurovirol* **13**：260-267, 2007
5) Shakudo M, et al：HTLV-I -associated myelopathy：acute progression and atypical MR findings. *AJNR Am J Neuroradiol* **20**：1417-1421, 1999
6) Yata S, et al：HTLV-I carrier with unusual brain MR imaging findings. *Neuroradiology* **46**：755-758, 2004
7) 鈴木将史, 他：脊髄MRIで側索に信号変化を認め運動障害を主徴とした神経梅毒の一例. 臨神経 **55**：196, 2015
8) van der Knaap MS, et al：A new leukoencephalopathy with brainstem and spinal cord involvement and high lactate. *Ann Neurol* **53**：252-258, 2003
9) Linnankivi T, et al：Five new cases of a recently described leukoencephalopathy with high brain lactate. *Neurology* **63**：688-692, 2004
10) Sundblom J, et al：MR imaging characteristics and neuropathology of the spinal cord in adult-onset autosomal dominant leukodystrophy with autonomic symptoms. *AJNR Am J Neuroradiol* **30**：328-335, 2009
11) Melberg A, et al：MR characteristics and neuropathology in adult-onset autosomal dominant leukodystrophy with autonomic symptoms. *AJNR Am J Neuroradiol* **27**：904-911, 2006

17 ヒト免疫不全ウイルス関連脊髄症

臨床

ヒト免疫不全ウイルス（HIV：human immunodeficiency virus）による脊髄障害である．次のような病変がある[1]．①空胞性脊髄症：14～54%，②HIV 脊髄炎：5～8%，③日和見感染：8～15%（サイトメガロウイルス：3～8%，単純ヘルペスウイルス：2%，水痘・帯状疱疹ウイルス：1%，真菌：4%，細菌：2%，トキソプラズマ：1%），④非特異性脊髄炎：7～36%，⑤悪性リンパ腫：2～8%，⑥その他：1～8%．多くの患者は2つ以上の病変を有しており，50～60%の患者の脊髄は正常である．なお，空胞性脊髄症および HIV 脊髄炎は，ゆっくり進行する痙性対麻痺を呈し，膀胱直腸障害，失調を認めることが多い[2]．

画像所見

1. MRI

1) 空胞性脊髄症

頸髄から胸髄の側索や後索に生じることが多い．T2 強調像では，びまん性で左右対称性の高信号を示し，脊髄の腫大および造影効果を認めない[3]．

2) HIV 脊髄炎

HIV 脳症に合併することが多い．主に，脊髄の灰白質を侵す．病変は局所的で，非対称性の高信号が多発性に認められることがある．通常，脊髄の腫大および造影効果はない．

3) トキソプラズマ脊髄炎

脊髄は腫大することが多く，T2 強調像では高信号で，一部分に造影効果を認める．ときに，病変が脊髄に多発する．造影効果はさまざまで，均一，不均一，斑状，結節状などが報告されている．脳にもトキソプラズマ症病変を合併していることが多い．髄液検査では明らかな異常をきたさないことも多く，診断が困難なことが少なくない．トキソプラズマ脊髄炎が疑われるが確定できない場合には，トキソプラズマ症に対する治療を開始し，治療効果がみられた時にトキソプラズマ症と診断することも多い．

4) 他のウイルス性脊髄炎

サイトメガロウイルスや単純ヘルペスウイルスは，多発性神経炎，脊髄神経根炎，脊髄炎を引き起こす．サイトメガロウイルスによる脊髄炎は，トキソプラズマ脊髄炎と同様であるが，リング状の造影効果も報告されている．多発性神経根炎では，馬尾の腫大やびまん性の造影効果が認められる[1]．

診断のキー

HIV 感染者において，脊髄内に高信号を示し，脊髄腫大と造影効果を認めない症例では，空胞性脊髄症，HIV 脊髄炎および進行性多巣性白質脳症を考慮する．

鑑別診断

1. 亜急性脊髄連合変性症

空胞性脊髄症ではビタミン B_{12} の利用障害が起こり，同様な病態をとる．HIV の有無を確認する．

2. 悪性リンパ腫

著明な浮腫と造影効果がみられる．

文献

1) Bowen BC：Spine Imaging—Case Review. Mosby, Philadelphia, 2001, pp103-104, pp145-146
2) Katzman GL：HIV. Ross JS, et al（eds）：Diagnostic Imaging—Spine. Amirsys, Salt Lake City, 2004, ppⅢ-1-38-41
3) Thurnher MM, et al：MRI of infections and neoplasms of the spine and spinal cord in 55 patients with AIDS. *Neuroradiology* **42**：551-563, 2000

18 脊髄前角炎

臨床

1. poliomyelitis-like syndrome

非対称性の弛緩性の麻痺を示す脊髄炎の代表疾患はポリオであるが，近年ではワクチンの導入により，ポリオウイルス感染はほとんどみられなくなっている．その一方，ポリオウイルス以外のウイルスに感染することによる脊髄前角炎（anterior horn myelitis）が報告され，ポリオと同様な病態を示し，poliomyelitis-like syndromeと呼ばれている[1~3]．

2. 脊髄前角炎を起こすウイルス

エンテロウイルス，単純ヘルペスウイルス，エコーウイルス，ウエストナイルウイルス，およびダニ媒介性脳炎（TBE：tick-borne encephalitis）ウイルス（後述）[4]などが脊髄前角炎を起こす．一般的にはポリオより軽症である[1~4]．

3. エンテロウイルス

エンテロウイルス71感染症は，過去に手足口病として大流行し，多数の中枢神経系感染症（脳炎および脊髄前角炎）を合併して死亡する例も認められた．手足口病は，エンテロウイルス71やコクサッキーA16などが原因であり，小児によくみられる．ほとんどの感染症は，1週間～10日程度で自然治癒するが，前述のように死亡例も報告されている[2,3]．

4. ワクチン関連麻痺性ポリオ（vaccine-associated paralytic poliomyelitis）

生ワクチンを使用している症例として，わが国からの報告が1例ある[5]．4月上旬に患者（30代，男性）の実子が予防接種のため弱毒経口ポリオ生ワクチン（OPV：oral poliovirus vaccine）を内服した．その約3週間後には患者本人が水痘・ムンプスワクチンを左上腕に筋肉注射された．患者本人にはワクチン接種の約3日後から38℃台の発熱が出現し，5日間程度で自然解熱した．解熱5日後の5月上旬から左上肢と右下肢の筋力低下が出現し，5月中旬に病院にて受診した．下旬には筋力が自然回復したが，6月上旬から左上肢と右下肢を中心とした筋力低下が再び出現し，歩行困難となった．OPV接種後，便中にポリオウイルスが排泄される期間は少なくとも3カ月とされており，そのポリオウイルスが筋肉から前角細胞内に入ったと考えられる．ポリオウイルス曝露期間中に施行した左上腕への筋肉注射と，右大腿直筋への針筋電図処置に関係があった可能性があるとしている[5]．原画像ではT2強調像にて脊髄前角（C3/4左，C5/6両側，Th12/L1～L1両側）に高信号，前根に造影効果を認め，本項症例のエンテロウイルス71による脊髄前角炎と同様な画像所見を示している．

米国からも同様な症例報告がある．患者は44歳の女性であり，分類不能型免疫不全症（common variable immunodeficiency）に罹患していた．実子のOPV接種の約12年後にポリオを発症し，死亡した[6]．

5. ダニ媒介性脳炎に脊髄炎を伴う例

49歳のドイツ人の症例である．2週間ほどの発熱の後に，両側の腕の麻痺が起こり，感覚障害はない．MRIにてC3-7の両側前角にT2強調像で高信号を認めた．ポリオは小児期にワクチンを打っているので，否定される[4]．髄液は細胞数$291/\mu l$で，67%リンパ球優位である．アルブミンが131 mg/dlと上昇しており，髄膜脳炎に合致する．IgMの上昇があり，確定診断された．その後，顔面神経麻痺を示した．

ドイツのババリア地方では，ボレリアによるダニ媒介性脳炎が存在する．一部に脊髄炎を伴い，さらに，その一部は脊髄炎が主体となる．日本にも道南地域にあるとされている．

画像所見

1. MRI

ここではエンテロウイルス71による脊髄前角炎の所見を記すが，他のウイルスでも同様な画像所見を示す．

1) 急性期

T2強調横断像にて，両側あるいは片側の脊髄前角に高信号を認める（症例1）．軽い腫大を認めることがある．急性期から亜急性期にかけて造影後のT1強調像では，異常な脊髄前角と，両側あるいは片側の前根の造影効果を認める（症例1）．この原因は，前根にも炎症が及んだことと，前角の二次変性の2つの可能性がある．

2) 慢性期

脊髄前角の高信号は残存することも（症例2），消失することもある．また患側の前根が高信号を示し，T2強調像では前根の数が減少してみえる（症例1）．なお，支配筋である大腰筋には萎縮を認めた（症例1）．

診断のキー

発熱の既往があり，非対称性・弛緩性の急性麻痺の症例にて，T2強調像で脊髄前角に高信号を認めた際には，脊髄前角炎を考慮する．

鑑別診断

1. 脊髄梗塞

超急性の発症である．発熱はなく，疼痛を伴うことが多い．高齢者に多いが，若年者にも発症する．

2. Hopkins症候群

気管支喘息患者にみられる，脊髄前角の高信号を認める疾患である．

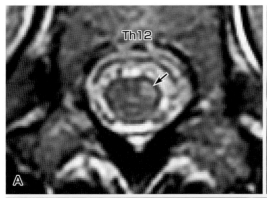
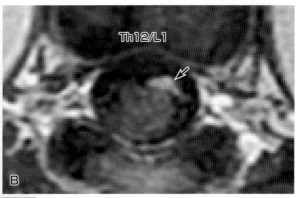
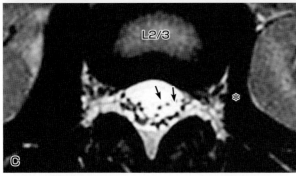

症例1 エンテロウイルス71による脊髄前角炎，9歳，女子．20日前に発熱があり，嘔吐する．発疹はなく，翌日解熱した．16日前より左大腿痛と脱力を訴え，左跛行を認め，改善をせず当院入院となり，MRIを施行した．

A：T2強調横断像（Th12）にて左脊髄前角に高信号を認める（→）．なお，この高信号は1週間後には消失した．

B：造影後T1強調横断像（Th12/L1）にて左前根に造影効果を認める（→）．左脊髄前角の病変には造影効果はない．この造影効果は1カ月間強続いた．

C：約1カ月後のT2強調横断像（L2/3）にて左大腰筋の萎縮を認める（＊）．左前根は信号強度がやや高く，前根の数が減少してみえる（→）．

補足：画像上は脊髄梗塞（前脊髄動脈症候群）と区別はできないが，エンテロウイルス71抗体価の上昇（256倍），脊髄梗塞の際にみられるような超急性の発症ではないこと，高信号が急激に消失することなどにより脊髄前角炎と診断した．

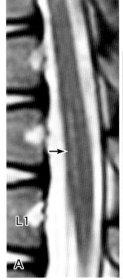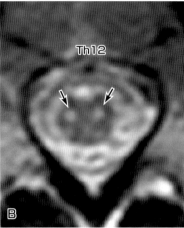

症例2　エンテロウイルス71による脊髄前角炎（慢性例），6歳，男児．4歳時に手足口病に罹患し，3日間発熱があり，その間は歩行不能になる．解熱後，数日して立てるようになり，さらに数週間後には歩けるようになった．その後も右足を引きずり，尖足位で走るようになった．
A：T2強調矢状断像にて，Th12-L1にかけて脊髄前部に線状の高信号を認め（→），脊髄前角に一致する．
B：T2強調横断像（Th12）にて両側前角に高信号を認める（→）．
（国立成育医療研究センター放射線治療科　堤義之先生のご厚意による）

BOX

■脊髄前角にT2強調像にて高信号を認める病態

1. 頸椎症などにおける，脊髄前部の骨・軟骨による圧迫（脊髄損傷も含めて）
2. 前脊髄動脈（脊髄）梗塞（通常は両側性で，一側性もありうる．急性）
3. 平山病（患側萎縮を伴う．一側性）
4. 硬膜外くも膜囊胞（脊髄前角への圧迫による；duropathies）
5. 脊髄ヘルニア（脊髄前角に限局せず，嵌入した脊髄前部；duropathies）
6. 脊髄前角炎〔エンテロウイルスなどによる脊髄灰白質炎様症候群（poliomyelitis-like syndrome）．急性〕
7. Hopkins症候群（通常は両側性）
8. 脊髄性進行性筋萎縮症（両側性）
9. 多髄節性筋萎縮症（前部硬膜外液貯留を伴う；duropathies）
10. 頸椎屈曲性脊髄症（第15章の「4．平山病と頸椎屈曲性脊髄症」を参照）

・なお，筋萎縮性側索硬化症では高信号を認めない．

文献

1) 柳下　章：神経系における炎症および感染症の画像診断―総論．臨放　**53**：729-742, 2008
2) Chen CY, et al：Acute flaccid paralysis in infants and young children with enterovirus 71 infection：MR imaging findings and clinical correlates. *AJNR Am J Neuroradiol* **22**：200-205, 2001
3) Shen WC, et al：MR imaging findings of enteroviral encephalomyelitis：an outbreak in Taiwan. *AJNR Am J Neuroradiol* **20**：1889-1895, 1999
4) Seliger C, et al：Clinical reasoning：a 49-year-old man with fever and proximal weakness of his arms. *Neurology* **82**：e65-69, 2014
5) 大石真莉子，他：二相性の運動麻痺をきたしたワクチン関連麻痺性ポリオ（Vaccine-associated paralytic poliomyelitis, VAPP）の38歳男性例．臨神経　**52**：744-749, 2012
6) DeVries AS, et al：Vaccine-derived poliomyelitis 12 years after infection in Minnesota. *N Engl J Med* **364**：2316-2323, 2011

19 帯状疱疹性脊髄炎

臨床

1. はじめに

帯状疱疹性脊髄炎（herpes zoster myelitis）は水痘・帯状疱疹ウイルス（VZV：varicella-zoster virus）による脊髄炎であり，比較的まれである．その病態機序は一様ではなく，ウイルスの脊髄への直接浸潤のほかに，壊死を伴う血管炎，免疫学的機序が考えられている[1,2]．髄節性の筋力低下・筋萎縮を生じる segmental zoster paresis や，Brown-Séquard 症候群を呈する例，重篤な壊死性脊髄炎となる例などがある[3]．

2. 病理

Devinsky らの報告では，皮疹の髄節に一致した脊髄の後根入口部と後索にて最も病変が強く，脊髄内では水平に前角・前根，前索，側索へ進展し，さらに垂直性にも進展するとしている．局所性脱髄，壊死，血管炎を認めている[4]．

3. 発症様式

急性，亜急性，慢性，そして再発性ないし，寛解・増悪性のものがある．通常，皮疹発現から数日～数週間で発症することが多い．皮疹は先行することもあるが，免疫不全患者では皮疹を欠くこともある．皮疹は胸髄部に多く，頸髄部，腰仙髄部と続く．皮疹と脊髄病変は対応することが多いが，対応しないこともある．主症状は，対麻痺，感覚障害，括約筋障害である[1,2]．

4. 検査所見

帯状疱疹性脊髄炎の診断は皮疹との時間関係によりなされる．髄液における VZVDNA〔ポリメラーゼ連鎖反応（PCR：polymerase chain reaction）法〕が陽性であれば，皮疹のない急性あるいは再発性の脊髄炎としての診断ができる．時期により同検査が陰性のこともしばしばあるので，陰性でも帯状疱疹性脊髄炎の診断は否定できない．特に，血管炎による場合には十分ありうる．その際には，髄液における VZV 抗体価の上昇が診断に有用である．水痘既感染のことが多いので，血清抗 VZV 抗体だけでは判断しにくい[1]．

5. 皮疹のない例

VZV による神経障害で皮膚症状を伴わない例があり，無疱性帯状疱疹（zoster sine herpete）と呼ばれる．VZV は後根神経節細胞から中枢側と末梢側に広がるので，中枢側に限局すれば皮疹なしに神経合併症が出現する[1]．痛みが特徴とされる．免疫が正常な 55 歳の女性例で皮疹がなく，C2-3 皮膚分節のびりびりとした異常感覚で発症し，約 3 週間で 2～6 領域まで拡大して，触覚と痛覚の鈍麻を認めたという報告がある．髄液中の VZV の抗体価指数の上昇を認め，帯状疱疹性脊髄炎と診断された．2004 年までのわが国の報告 28 例中，皮疹のない脊髄炎は 2 例のみである[3]．

画像所見

1. MRI

頸髄あるいは胸髄髄内に T2 強調像にて高信号を認める．高信号は後索にもみられるが（症例 1），同部位よりも広い範囲に広がっていることが多い．3 椎体以上の広がりをみせた例（症例 2）や，離れた部位（3 カ所）に認められた例もある．脊髄内の造影効果もさまざまである[1,2,5,6]．症状側の後根にも造影効果を認める例がある（症例 1，2）[7]．

診断のキー

単一の感覚神経に支配される皮膚分節内に疼痛を伴う皮疹の既往があり，後索中心に脊髄に病変を認めたら本症を考慮する．

鑑別診断

Epstein-Barr（EB）ウイルスによる脊髄神経根炎においても，脊髄にT2強調像にて高信号を示し，後根に造影効果を認める例がある（本章の「31. Epstein-Barrウイルスによる神経感染症」を参照）．

後索を侵す疾患については，本章の「5. 亜急性脊髄連合変性症」のBOXを参照．

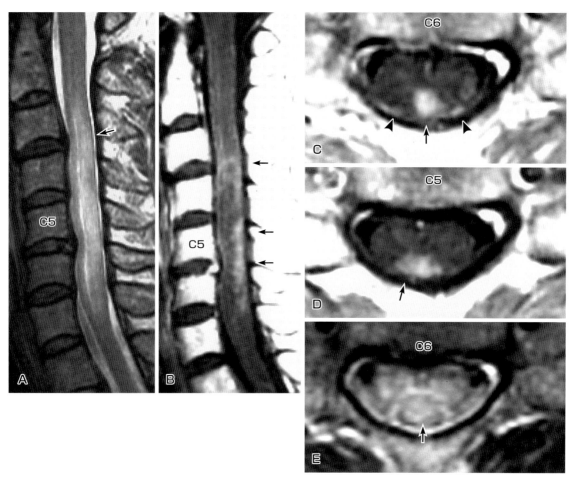

症例1　帯状疱疹性脊髄炎疑い，52歳，女性．約1カ月前に右上肢に皮疹が出現し，帯状疱疹の診断を受ける．その約2週間後に，急に両手，両足，前胸部のしびれ感が出現し，右手足の筋力が低下する．

A：T2強調矢状断像にてC3-7に軽い脊髄の腫大と，脊髄後部を中心とする高信号を認める（→）．
B：造影後T1強調矢状断像にて，C3-6の脊髄後部を中心に斑状・点状の造影効果を髄内に認める（→）．
C：造影後T1強調横断像（C6）にて両側の後索を中心に造影効果があり（→），両側後根にも造影効果を認める（▶）．
D：造影後T1強調横断像（C5）では造影効果は右側に，より広がっている（→）．
E：T2強調横断像（C6）では脊髄全体に高信号を認める（→）．既存の構造は保たれている．
補足：5カ月後の再検では，脊髄の腫大および造影効果は消失し，T2強調像での高信号は後索に，より限局した．先行感染としての帯状疱疹がC5-6にあり，同領域を含む後索および後根に腫大と造影効果をMRIにて認めた．リンパ球優位に細胞数が増加し，VZV抗体価の上昇および抗VZV抗体は認められなかったが，帯状疱疹による脊髄炎と考えた．脳内には著変を認めない．

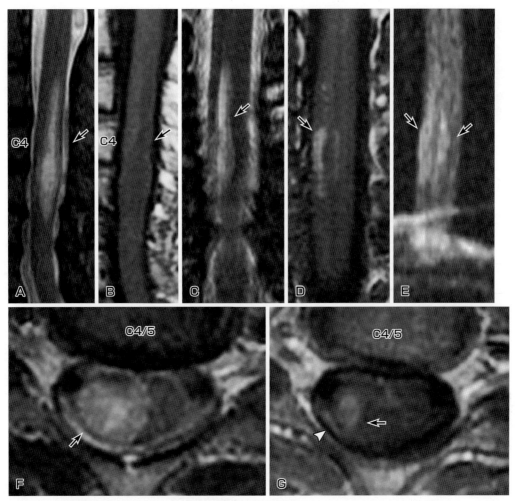

症例2 帯状疱疹性脊髄炎，64歳，女性．23日前より右上肢に皮疹が出現した．14日前に皮膚科にて右上肢ほぼ全体に及ぶ帯状疱疹として治療を受けた．11日前より右上肢の脱力を自覚し，6日前より右手首以遠が動かず，物を持てなくなり，神経障害精査目的で当院を受診した．右C6-Th1での筋力低下，右下肢にも軽度の筋力低下，右上肢腱反射減弱，C5-6の触覚・痛覚消失を認めた．髄液検査にて細胞数61/3/μl（単核球優位），VZV-IgGおよびVZV-IgEの上昇を認め，帯状疱疹性脊髄炎と診断した．

A：T2強調矢状断像にて，C3-6にかけて，脊髄の腫大と高信号を髄内に認める（→）．
B：T1強調矢状断像にて，画像Aの病変は低信号を示す（→）．
C：T2強調冠状断像にて，C2-5にかけて脊髄中央から右に高信号を認める（→）．
D：造影後T1強調冠状断像にて，髄内右に明瞭な造影効果を認める（→）．
E：拡散強調冠状断像にて，C4-5の髄内中央と右に高信号を認める（→）．
F：T2強調横断像（C4/5）にて，脊髄の腫大と，脊髄右に高信号を認める（→）．
G：造影後T1強調横断像（C4/5）にて，脊髄右に造影効果を認める（→）．明らかな右後根の造影効果があり（▷），右前根にも造影効果の疑いがある．
補足：帯状疱疹が右上肢にあり，対応して，右後根の造影効果と脊髄右の腫大，さらにT2強調像にて高信号を示す病変がある．典型的な帯状疱疹性脊髄炎の画像と考える．

文　献

1) 福武敏夫：水痘-帯状疱疹ウイルス脊髄炎．神経内科 **66**：422-430, 2007
2) 中里良彦：脊髄外の所見が診断に重要なミエロパチー——帯状疱疹性脊髄炎．脊椎脊髄 **20**：1077-1081, 2007
3) 犬飼　晃，他：抗体価指数による髄腔内抗体産生の評価が病因診断確定に有用であったzoster sine herpeteにともなう脊髄炎の1例．臨神経 **50**：634-640, 2010
4) Devinsky O, et al：Herpes zoster myelitis. *Brain* **114** (Pt 3)：1181-1196, 1991
5) Friedman DP：Herpes zoster myelitis：MR appearance. *AJNR Am J Neuroradiol* **13**：1404-1406, 1992
6) Tajima Y, et al：Longitudinally disseminated spinal cord lesions (moth-eaten appearance) in varicella-zoster myelitis. *Intern Med* **50**：2059-2060, 2011
7) 黒川隆史，他：脊髄後根に造影効果を認めた帯状疱疹性脊髄炎．神経内科 **73**：99-100, 2010

20 寄生虫性脊髄炎

■日本人の寄生虫性脊髄炎

臨床

日本人の寄生虫性脊髄炎（parasitic myelitis）は，主にイヌ回虫およびブタ回虫による幼虫移行症（larva migrans）である．それぞれ，イヌ回虫による脊髄炎（Toxocara canis myelitis），ブタ回虫による脊髄炎（Ascaris suum myelitis）と呼ばれる．

1. イヌ回虫

イヌ回虫の終宿主はイヌであり，ヒトに感染しても成虫とはならず，幼虫のまま諸臓器を移行し，障害を引き起こす（幼虫移行症）．成犬は幼虫包蔵卵を放出せず，子犬のみが糞便中に幼虫包蔵卵を排出するため，その感染経路としては子犬との接触が重要となる．また，砂場などもイヌ回虫の虫卵で汚染されており，ヒトでの抗イヌ回虫抗体陽性率は0.7～6.1％とされている[1]．

2. ブタ回虫

ブタ回虫による脊髄炎の報告もある．ブタ回虫もイヌ回虫と同様に，幼虫移行症により脊髄炎を引き起こす．ブタ回虫症は，牛の生レバーなどの生食によることが多い[1]．

3. 幼虫移行症による脊髄炎

イヌ回虫，ブタ回虫の両者ともに，脊髄炎の臨床的特徴としては亜急性あるいは慢性の経過を示し，軽微な感覚障害が多い．誘因としては，子犬飼育（イヌ回虫），レバ刺し生食（ブタ回虫）などがあげられるが，誘因がないこともある．症状の割にT2強調像での高信号が広範囲に及ぶが，造影効果の範囲は小さい．そのほか，頭部MRIでは著変を認めない．髄液に好酸球が認められることがあり，認められない時にでもTh2サイトカインが上昇していることがある．血清，髄液で抗イヌ回虫・ブタ回虫抗体が陽性であり，治療により臨床症状，MRI所見ともに改善する．イヌ回虫症，ブタ回虫症にて通常認められる肺炎，肝機能障害などはみられないことが多い．血清IgE上昇や末梢血好酸球増多がみられることが多いが，軽度であるか，みられないこともある[1]．

イヌ回虫による脊髄炎は，文献で報告されている10例では年齢23～65歳（平均45歳）で，性別は男性6例，女性4例であり，病変部位は頸髄2例，胸髄5例，頸胸髄にまたがるものが3例であった[2]．

イヌ回虫による脊髄炎に関しては，再発しMRI所見の異常が再度出現した症例の報告もある[3]．

画像所見

1. MRI

T2強調像での高信号と脊髄の軽度腫大を認める．小副川[1]は，症状は軽度であるがT2強調像での高信号が3椎体以上にわたる long cord lesion を10例中5例に認めたと報告している．脊髄病変には全例で造影効果を認めているが，造影効果の範囲は高信号に比べて小さい[1～4]．

診断のキー

末梢血好酸球増多を伴う脊髄炎をみたら，本症あるいはアトピー性脊髄炎を考慮する．

鑑別診断

1. アトピー性脊髄炎

画像からは鑑別が困難であり，アトピーの既往の有無を確認する．

2. 脊髄髄内腫瘍

脊髄の腫大の程度がより大きく，病変の境界もより明瞭である．

■マンソン住血吸虫脊髄炎

臨床

マンソン住血吸虫脊髄炎（髄膜神経根脊髄炎）の原因となるマンソン住血吸虫は，アフリカ，中近東および中南米に広く分布する．淡水巻貝を中間宿主とした後に淡水中を浮遊してヒトに皮膚感染し，門脈内で生育・産卵する．主な症状は腸炎，肝硬変であるが，脊髄静脈から脊髄へ進入し，住血吸虫性髄膜神経根脊髄炎を引き起こすことがある．神経症状は腰痛，感覚異常，下肢の麻痺が3徴である[5~8]．

画像所見

1. MRI

1) 脊髄

脊髄円錐を中心として脊髄下部に腫大と高信号をT2強調像にて認め，造影効果を認める．造影効果は脊髄中心部で，横断像では米粒様であり，脊髄の表面や馬尾にも認められる[5~10]．

2) 脳

脳にも病変を認める例がある．報告では，不規則な点状の造影効果を小脳中央部に認めている．大脳および小脳に腫瘍様の病変を認めることがある[10]．

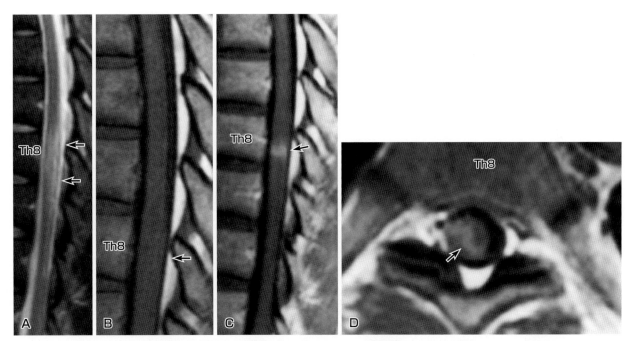

症例1 イヌ回虫による脊髄炎，30代，男性．半年前より右下腿外側にしびれが始まり，左殿部にしびれ感が拡大した．2カ月前ごろより右下肢の筋力低下を自覚．末梢血にて白血球数は正常であるが，好酸球が8.1%と増加し，IgE抗体の上昇も認める．

A：T2強調矢状断像にてTh8-9にかけて脊髄の軽い腫大と高信号を認める（→）．
B：T1強調矢状断像にてTh8に脊髄の軽い腫大がある（→）．病変はほぼ等信号である．
C：造影後T1強調矢状断像にてTh8に造影効果を認める（→）．
D：造影後T1強調横断像（Th8）にて脊髄内右側に造影効果を認める（→）．

補足：血清および髄液中の抗イヌ回虫抗体が陽性であり，イヌ回虫に伴う脊髄炎と診断した．アルベンダゾール，プレドニゾロンによる治療を開始し，その後プレドニゾロンを漸減した．投薬開始後，下肢筋力はほぼ正常化し，両下肢の感覚障害も9/10程度まで改善した．投薬は約2カ月継続した．13カ月後のMRIでは脊髄の信号変化はほぼなくなった[2]．

（大阪大学医学部附属病院放射線部　田中壽先生のご厚意による）

文 献

1) 小副川学：寄生虫性脊髄炎．脊椎脊髄　**20**：1083-1087，2007
2) 田中　壽：第66回日本医学放射線学会総会　イメージ・インタープリテーション・セッション─症例と解答．2007，pp14-8
3) Umehara F, et al：MRI studies of spinal visceral larva migrans syndrome. *J Neurol Sci*　**249**：7-12, 2006
4) Kumar J, et al：MR in Toxocara canis myelopathy. *AJNR Am J Neuroradiol*　**15**：1918-1920, 1994
5) Murphy KJ, et al：Spinal cord infection：myelitis and abscess formation. *AJNR Am J Neuroradiol*　**19**：341-348, 1998
6) Bennett G, et al：Schistosomal myelitis：findings at MR imaging. *Eur J Radiol*　**27**：268-270, 1998
7) 竹内智哉，他：マンソン住血吸虫性脊髄神経根症の1女児例．脳と発達　**41**：S326, 2009
8) 渡辺賢一，他：脊髄マンソン住血吸虫症の1例．第38回日本神経放射線学会抄録集，2009，p173
9) 柳下　章：神経内科疾患の画像診断．学研メディカル秀潤社，2011，pp194-195．
10) Ross JS：Schistosomiasis. Ross JS, et al（eds）：Diagnostic Imaging─Spine 2nd ed. Amirsys, Salt Lake City, 2010, ppIV-1-70-71

21 癒着性くも膜炎

臨床

1. 定義

癒着性くも膜炎（AA：adhesive arachnoiditis）は，種々の原因で生じる脊柱管内のくも膜下腔および軟部組織の慢性炎症であり，硬膜から脊髄表面までの空間が癒着し，髄液の灌流障害を引き起こして，くも膜下腔の血管，神経根の障害のみならず，脊髄実質の変化，続発性脊髄空洞症の合併を伴う重篤な疾患である[1]．

2. 病理所見

硬膜とくも膜が強固に癒着し，厚い線維性結合織が脊髄周囲を取り巻き，髄膜は白濁する．くも膜下腔の血管，神経根も一塊となって結合織内に埋没する．ところどころで，くも膜下腔が限局性に嚢胞状拡張を示す．くも膜下腔の動脈には著変を認めないことが多いが，静脈は外膜の線維性肥厚が目立ち，またうっ血が強く内腔が拡張する．前根も後根も有髄線維の脱落を示す．軟膜も線維性肥厚を示し，くも膜と癒着する[1]．

3. 脊髄病変

限局性の海綿状壊死から横断性壊死を示すものまでさまざまである．この壊死は，くも膜下腔の血管の血流障害や，硬膜外組織による圧迫のため生じるものである[1]．

4. 脊髄空洞症

AAの合併症としては脊髄空洞症がある．空洞は癒着部位の上下髄節レベルに広がり，横断面では主として後索から後角に空洞形成が生じやすく，空洞が大きくなると前角まで広がる．この空洞はくも膜下腔と交通をもたず，また中心管とは関連を示さない．空洞壁は線維性グリオーシスからなる．癒着による二次的な循環障害により，後索から後角に生じた壊死巣から上下髄節レベルへ空洞が進展・拡大していくことが考えられる[1]．

5. 原因

原因としては，くも膜下腔への注入物（造影剤，麻酔薬物，ステロイド），感染，外傷，硬膜内外の手術と硬膜内の出血があり，原因不明なこともある．以前は感染症が多かったが，近年は手術によることが多い[2~5]．AAの中に周産期障害あるいは出産時仮死の既往例がまれにある．これは当時の出血あるいは髄内の軟化などが原因となっている可能性がある．くも膜下出血は，AAの原因の一つではあるが，その頻度は高くはない．後頭蓋窩の動脈瘤からの出血，大量のくも膜下出血，脊髄腔ドレナージが大きな因子と報告されている[5]．このほか，過去に使用された油性造影剤（iophendylate：商品名 Pantopaque，Myosil）が原因と考えられる症例もある[6~8]．

AAをまれに起こす疾患として強直性脊椎炎があり，馬尾症候群を呈する．CT，MRIにて脊髄背側にくも膜憩室が発生し，AAによる硬膜の石灰化を認める[9]．

6. 家族性脊髄癒着性くも膜炎

4世代にわたり，成人にてAAを発症している1家系がある．成人発症の浸透性の高い常染色体優性遺伝の疾患であり，共通の祖先を宮城県にもち，発症部位は胸髄レベルである[10]．最近になり，ベルギーの1家系に発症している家族性のAAが報告された[11]．日本人家系例とは無関係である．

画像所見

1. MRI

AAの画像所見は大きく2つの部位に分けて考えることができる．一つは脊髄のある部位であり，主として胸髄レベルである．もう一つは脊髄のない下部腰椎レベルであり，神経根の所見が重要である．

両部位の共通の所見として，正常のくも膜下腔の消失がある．くも膜下腔の限局性の嚢胞状拡張があり，

くも膜下腔内に隔壁構造を認める．正常では認められる神経根がみえなくなる[2~4,6]．

1) 胸髄および頸髄レベル（脊髄の変化）

T2強調像にて，脊髄と髄液のあるくも膜下腔とは正常では明瞭な境界があるが，AAではその境界の不明瞭化と消失をきたす（症例1，2）．さらに髄内に高信号を示し，浮腫，グリオーシス，壊死などの可能性がある．脊髄空洞症を伴うことも多い．脊髄空洞症を画像診断するうえではT1強調像にて，境界明瞭で，髄液と同様な低信号が存在する時のみに空洞を考える（症例1，2）．T2強調像での高信号のみから，空洞症と診断してはならない[2~4,6]．

くも膜下腔の拡張がある部位では脊髄が圧排され（下記のBOXを参照），外科用メスのような形状を示すので「scalpel sign」と呼ばれる．Reardonらは，scalpel signを胸髄背側のarachnoid webに特徴的な画像所見とした（後述）[12]．本来のscalpel signは拡張したくも膜下腔が脊髄の背側にあり，症例1で示すくも膜下腔の拡張は脊髄の前部にあるので，scalpel signとは少し所見が異なる．

胸髄レベルの脊髄空洞症があり，Chiari奇形，脊髄腫瘍，外傷の既往がない時には，空洞症の原因として，AA，硬膜内くも膜囊胞，dorsal thoracic arachnoid webを考慮する．脊髄の輪郭が不明瞭な部位があれば，AAである可能性は高い（症例1，2）[6]．

2) 短時間内における脊髄空洞の変化

症例1では1回のMRI検査の途中で，脊髄空洞とその前にあるくも膜下腔の大きさが変化した．結果的に，くも膜下腔にあった髄液が脊髄空洞内に入り込み，空洞が拡大し，くも膜下腔が小さくなっている（症例1）．造影剤投与はその変化の後に施行しているので，変化が起こった時間には患者は装置内にとどまり，外的な要因は考えにくい．しかも検査が行われている途中である．呼吸による胸腔内圧の変化などが考えられるが，詳細は不明である．AAに伴った空洞(その一部)の大きさが短時間内に変わる点は興味深い[6]．

3) 油性造影剤

水溶性造影剤の導入前には，油性造影剤（iophendylate，商品名Pantopaque，Myosil）が脊髄造影（ミエログラフィー）と脳室造影に使用されていた．この造影剤は親油性・疎水性であり，くも膜下腔からの吸収が非常にゆっくりと起こる．それゆえ，検査後には髄液腔からの除去が必要であったが，完全な回収は行われなかった．この検査が行われた患者の頭蓋内あるいは脊柱管内には現在でも造影剤が残り，体内に残存する造影剤によりAAを起こした例の報告もある[6~8]．

この造影剤による臨床的に意義のあるAAの発生は約1%であるとされる．血液の混入が同時にある場合（腰椎穿刺や脊髄手術の際の出血）は，AAの発生がより多くなるともされている[2,7]．iophendylateは水より重いので，通常は腰椎レベルに認められることが多く，胸髄レベルでの造影剤を原因とするAAの発生はまれである[2]．

iophendylateは脂肪成分を含むため，くも膜下腔内で円形・楕円形を示し，T1強調像では高信号，T2強調像では低信号として描出される（症例2）[2,13]．単独で大きい際には脂肪腫と間違えないようにすることが重要である（脊柱管内のT1短縮（高信号）を示す疾患については第3章の「5-(11) 脊髄メラニン細胞腫」のBOXを参照）[2]．ヨードを含むので，X線吸収率が高く，単純X線撮影が役に立つ（症例2）．

自験例は44年前に造影剤が使用され，14年前より症状が出てきた．癒着そのものは軽いが，油性造影剤が髄液の自然な流れを阻害し，空洞症になったと推測されている[8]．

4) 腰椎レベル（神経根の変化）

神経根の癒着・集合，程度が強いと硬膜内での塊形成を認める．また，神経根の硬膜囊への癒着，硬膜囊の肥厚がみられ，程度が強いと硬膜内の端のみに神経根が集まり，中央部には神経根がみえなくなる〔empty (thecal) sac appearance〕，くも膜囊胞の形成を示す．ときに異常な神経根は造影効果を示すことがある[2~4]．

5) scalpel sign

Reardonらは14例の胸髄背側のarachnoid webについて記載している[12]．年齢は31~67歳で女性が9例である．背部痛，上下肢の脱力，しびれをきたし，14例とも上部胸髄に外科用メスに似た変形（scalpel sign）を示した．arachnoid webのある部位にて脊髄が圧迫され，くも膜下腔が拡張している．7例では脊髄内にT2強調像にて高信号を示し，圧排所見の近くに空洞を認めた．3例ではT2強調像にて高信号のみを認めた．5例は手術にてarachnoid webであることが確認されている．手術所見では硬膜内に白いくも膜のバンドがあり脊髄背側を横断し，脊髄を圧迫しているとされた．

このscalpel signはdorsal thoracic arachnoid web

のみではなく，硬膜内くも膜嚢胞にも認められている[14,15]．症例1で示すように，くも膜下腔の拡張が脊髄の前部にある点がscalpel signとは異なるが，AAでもありうる所見であると考える．

6）arachnoid web

arachnoid webにより，髄液の上方への流れが阻害される．Changらは2例の報告を行い，その阻害を，髄液の流れを定量的にみるMRIにより捉えられるとした[16]．そのうちの1例はarachnoid webにより髄液の流れが阻害されることで，脊髄後部のくも膜下腔が拡張し，脊髄に圧排所見がある．残りの1例は脊髄空洞症を示しているが，くも膜下腔の拡張や，脊髄の圧排所見はない．2例ともscalpel signは示していない．

装置の制約があり，どの施設でも髄液の流れの定量的なMRI検査ができるわけではないが，胸髄での原因不明のくも膜下腔の拡張や脊髄空洞症においては，このarachnoid webも鑑別疾患に入れる必要がある．

2．脊髄造影（ミエロ）後CT

馬尾神経の配列・走行の乱れ，くも膜下腔内の結節状あるいは索状の腫瘤性病変（充盈欠損），神経根の硬膜嚢への癒着〔empty（thecal）sac appearance〕，くも膜嚢胞様病変による脊髄の圧排，くも膜嚢胞様病変内の造影剤排出遅延がみられる．

診断のキー

胸髄にて拡張したくも膜下腔，脊髄空洞症，髄内のT2強調像での高信号があり，T2強調横断像にて脊髄とくも膜下腔との境界が不明瞭になった際にはAAを考慮する．

鑑別診断（BOXを参照）

1．脊柱管狭窄症

神経根の集合はあるが，変性所見が明瞭である．

2．硬膜内の腫瘍，癌性転移，くも膜播種

神経根にて造影効果がより明瞭であり，局所的な結節の形成を認める．

3．脊髄髄内腫瘍

髄内腫瘍では空洞のない部位でも腫大がより強い．AAでは脊髄輪郭の不明瞭な部位をみつける．

BOX

■胸髄での局所的なくも膜下腔の拡張と脊髄圧排を認める疾患
1. 硬膜内くも膜嚢胞＊
2. arachnoid web[16]＊
3. 脊髄ヘルニア
4. 癒着性くも膜炎＊
5. 胚腫（脊髄には圧排ではなく，腫瘍による萎縮があり，それによるくも膜下腔の拡張である．ただし，腫瘍そのものは初期には認めず，後に出現したという報告がある．第3章の「5-（9）胚腫」の症例5を参照）[17]

＊：脊髄空洞症を伴うことがある

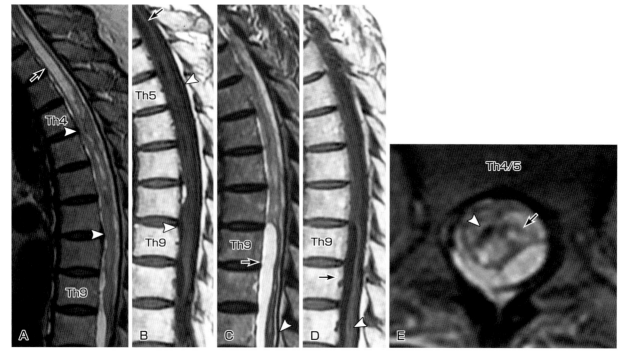

症例1 癒着性くも膜炎＋脊髄空洞症，63歳，女性．約2年ほど前より，歩きづらさを自覚した．だんだんと進行し，約1年後には伝い歩きの状態になった．右下肢の熱感を感じ，尿失禁を起こすようになった．約10年前，突然に頸部から背部にかけて疼痛があり，2週間歩行ができないことがあった．元どおりになるまで2カ月を要したが，改善しており，詳細は不明である．ただし，今回画像上では確実な髄内出血の痕はなく，陳旧性くも膜下出血の所見もない．（文献6）より引用）

A：T2強調矢状断像にて，Th1-4上部にかけて，境界明瞭な高信号を髄内に認める（→）．同部位はT1強調矢状断像（画像B）でも髄液と同様な信号強度を示すので，空洞と考えられる．Th4/5以下の脊髄はその輪郭が不整であり（▷），内部に高信号を伴っている．

B：T1強調矢状断像にて，Th3-5上部には髄液と同様な信号強度があり，空洞を認める（→）．それ以下でも脊髄の輪郭は不整である（▷）．

C：T2強調矢状断像（正中より右）にて，Th8/9以下の脊髄の前部に拡張したくも膜下腔があり，囊胞状を示す（→）．その後部の脊髄にも高信号があり，空洞が疑われる（▷）．この下部胸髄の画像所見は外科のメス様であり，"scalpel sign"と呼ばれる所見に近い．ただし，拡張したくも膜下腔が脊髄の前部にある点がscalpel signとは異なる．

D：T1強調矢状断像（正中より右）にて，拡張したくも膜下腔は髄液と同様な信号強度を示す（→）．後部脊髄も髄液と同様な信号強度を示すので，空洞がある（▷）．

E：T2強調横断像（Th4/5）にて，脊髄の輪郭が不明瞭となり，くも膜下腔との境界も不明瞭である（→）．AAを示す．脊髄内の高信号は浮腫，グリオーシス，空洞などの可能性がある．髄内右の低信号（▷）は，T1強調横断像（画像F）でも低信号を示すので，髄液の流れによるアーチファクトと考える．

（次ページにつづく）

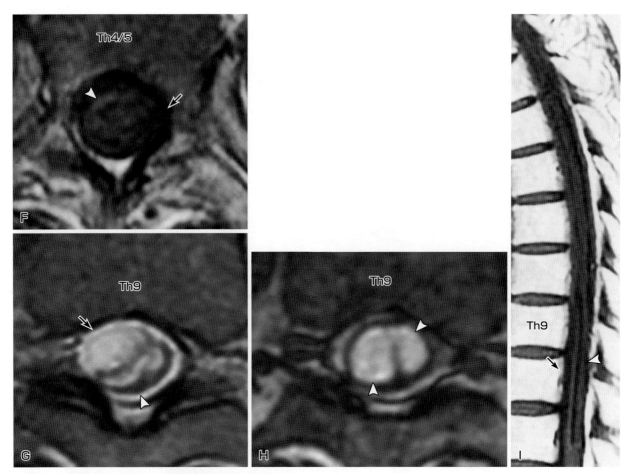

症例1 癒着性くも膜炎＋脊髄空洞症（つづき）

F：T1強調横断像（Th4/5，画像Eと同一部位）にて，脊髄の輪郭は不明瞭である（→）．内部にある明瞭な低信号は髄液と同様であり，空洞を示す（▷）．

G：T2強調横断像（Th9下部）にて，画像Cにて認められた拡張したくも膜下腔が脊髄の右前方にあり（→），脊髄を左後方に圧排している．その脊髄内にも高信号がある（▷）．

H：FIESTA法横断像（Th9下部；一度の検査ではあるが，画像Gより後に施行）にて，脊髄内の空洞が拡大し（▷），画像Gで認められた拡張したくも膜下腔がほとんど消失している．

I：造影後T1強調矢状断像（画像Hより後に施行）にて，画像Hと同様に，Th9-11の脊髄内の空洞が拡大し（▷），拡張していた脊髄前部のくも膜下腔は縮小している（→）．異常な造影効果を認めない．

補足：MRI検査の途中で，拡張し囊胞状を呈したくも膜下腔が縮小し，同一部位の脊髄内の空洞が拡大する珍しい所見を示した．AAが基礎にあると考えられる．scalpel signに関しては本文を参照．

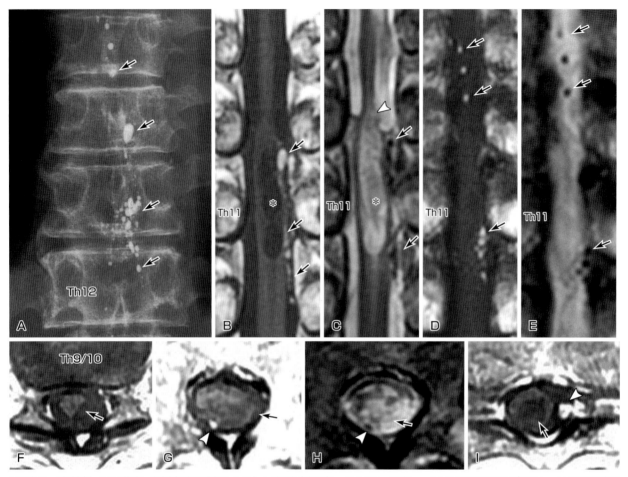

症例 2 癒着性くも膜炎（油性造影剤による）＋脊髄空洞症，74 歳，男性．44 年前に腰痛があり，油性造影剤（iophendylate）による脊髄造影を施行されているが，特に病変は認められなかった．その後約 30 年間は無症状であったが，10 年以上前より右下肢の冷感を覚え，1 年半前より右足の着地感が消失し，跛行が出現した．右足の脱力，感覚障害を認める．（文献 6）より引用）

A：胸椎単純 X 線正面像にて円形・楕円形の高吸収値を示す油性造影剤を Th9-12 の脊椎中央部に認める（→）．

B：T1 強調冠状断像にて Th10-11 にかけて脊髄の腫大と，脊髄中心部に髄液と同様な低信号があり（＊），空洞を示す．Th10-12 の脊髄左側に多数の点状・楕円形の高信号を認める（→）．手術所見および画像 A と対比すると，これは過去の脊髄造影時にくも膜下腔に残存した油性造影剤である．

C：T2 強調冠状断像（画像 B と同位置）にて Th10-11 の髄内には高信号がある．T1 強調像にて髄液と同様な低信号を示す部位（＊）は空洞である．一方，上部（▷）は高信号ではあるが，空洞ではない．髄内の軟化，グリオーシス，浮腫などの可能性がある．脊髄の左側くも膜下腔には点状の低信号が多数あり（→），油性造影剤による．

D：T1 強調冠状断像（画像 B より背側）にてくも膜下腔（Th9-10，Th11-12）に高信号を示す油性造影剤を認める（→）．画像 A での高吸収値を示す病変とほぼ同一部位にある．

E：T2 強調冠状断像（画像 D と同位置）にて低信号を示す油性造影剤を認める（→）．

F：T1 強調横断像（Th9/10）にて脊髄の変形を認める（→）．脊髄内には小さな空洞の疑いがある．

G：T1 強調横断像（Th10 上部）にて脊髄の腫大を認めるが（→），髄内に空洞はない．脊髄右背側に点状の高信号があり（▷），油性造影剤と考える．

H：T2 強調横断像（画像 G と同一部位，画像 C の▷のレベルに相当する横断像）にて，脊髄の腫大があり，高信号を髄内に認める（→）．脊髄左側の輪郭が不明瞭であり，くも膜下腔との区別がつかない．AA を示す所見である．髄内の高信号は空洞ではなく，AA による髄内変化（浮腫，グリオーシス，軟化など）である．脊髄右背側に点状の油性造影剤を認める（▷）．

I：T1 強調横断像（Th11）にて脊髄内に空洞を認める（→）．油性造影剤をくも膜下腔に認める（▷）．

補足：T2 強調像では髄内に高信号があるが T1 強調像ではほとんど信号強度変化のない部位（画像 H と画像 I）に注意することが，AA の診断のキーである．冠状断像の T2 強調像と T1 強調像において，Th10 上部における信号強度の違いも同じことを指している．また，AA や脊髄空洞症の診断に T1 強調像が重要であることを示している．

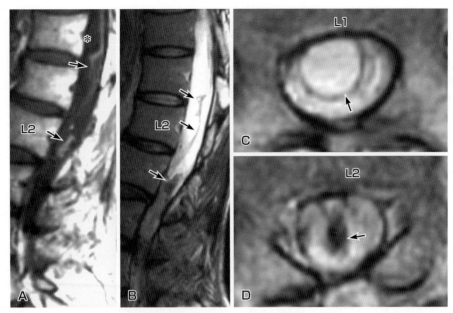

症例3　癒着性くも膜炎（腰椎レベル），51歳，男性．5歳から右下肢，続いて両下肢の感覚障害，胼胝，潰瘍形成を認め，10歳から排尿障害が出現し，15歳時に理由不明だが，腰椎の椎弓切除術を受けている．

A：T1強調矢状断像にて正常の馬尾神経および脊髄円錐を認めず，正常よりも信号強度の高い馬尾神経が一塊となって存在する（→）．Th12ではくも膜嚢胞（＊）を認める．

B：T2強調矢状断像にて下部胸髄レベルから腰髄レベルにかけて，脊髄円錐部が変形し，正常の馬尾を認めず，一塊ないしは線状の構造として馬尾が認められる（→）．さらに，下部腰椎レベルでは正常の髄液腔を認めない．

C：T2強調横断像（L1）では硬膜嚢の周囲に神経根が癒着し，中央部は空洞状で empty（thecal）sac appearance を示している（→）．

D：T2強調横断像（L2）では硬膜嚢の中央部に神経根が一塊となって集合している（→）．

文　献

1) 橋詰良夫, 他：脊髄の炎症性疾患─癒着性くも膜炎. 脊椎脊髄 **19**：1023-1026, 2006
2) Bowen BC, et al：Spine Imaging─Case Review 2nd ed. Mosby, Philadelphia, 2008, pp47-48, pp177-178, pp217-218, pp337-338
3) Borg B：Lumbar arachnoiditis. Ross JS, et al（eds）：Diagnostic Imaging─Spine 2nd ed. Amirsys, Salt Lake City, 2010, ppⅦ-1-42-45
4) Mendonca RA：Spinal infection and inflammatory disorders. Atlas SW（ed）：Magnetic Resonance Imaging of the Brain and Spine 3rd ed. Lippincott Williams & Wilkins, Philadelphia, 2002, pp1855-1972
5) 久保田基夫：癒着性くも膜炎について. 脊椎脊髄 **25**：365-372, 2012
6) 柳下　章：髄膜の病態が重要な疾患─癒着性くも膜炎の画像. 脊椎脊髄 **27**：502-507, 2014
7) Shah J, et al：Arachnoiditis associated with arachnoid cyst formation and cord tethering following myelography：magnetic resonance features. *Australas Radiol* **45**：236-239, 2001
8) Kubota M, et al：Syringomyelia caused by intrathecal remnants of oil-based contrast medium. *J Neurosurg Spine* **8**：169-173, 2008
9) Bilgen IG, et al：Adhesive arachnoiditis causing cauda equina syndrome in ankylosing spondylitis：CT and MRI demonstration of dural calcification and a dorsal dural diverticulum. *Neuroradiology* **41**：508-511, 1999
10) 梅原　淳, 他：家族性脊髄癒着性くも膜炎. 神経内科 **77**：92-97, 2012
11) Pasoglou V, et al：Familial adhesive arachnoiditis associated with syringomyelia. *AJNR Am J Neuroradiol* **35**：1232-1236, 2014
12) Reardon MA, et al：Dorsal thoracic arachnoid web and the "scalpel sign"：a distinct clinical-radiologic entity. *AJNR Am J Neuroradiol* **34**：1104-1110, 2013
13) Mamourian AC, et al：Appearance of Pantopaque on MR images. *Radiology* **158**：457-460, 1986
14) 稲垣智則：硬膜内くも膜嚢胞に伴った脊髄空洞症の2症例. 第53回 Spinal Cord Club, 2013
15) 安田宗義, 他：硬膜内くも膜嚢胞と脊髄空洞症の合併. 脊椎脊髄 **27**：523-529, 2014
16) Chang HS, et al：Dorsal spinal arachnoid web diagnosed with the quantitative measurement of cerebrospinal fluid flow on magnetic resonance imaging. *J Neurosurg Spine* **20**：227-233, 2014
17) Madhukar M, et al：Primary intramedullary spinal cord germinoma. *J Neurosurg Pediatr* **11**：605-609, 2013

22 骨化性くも膜炎

臨床

骨化性くも膜炎（arachnoiditis ossificans）とは，慢性感染症と線維化による硬膜下の骨化を指す．その病態機序は，化生（metaplasia）によると考えられる．好発部位は報告によると，胸椎（66％）および腰椎（24％）であり，下部頸椎に発生した例は2例のみである．腰椎では下部背部痛を示すことが多いが，胸椎では進行する脊髄症を呈する[1～3]．

画像所見

1. MRI

骨化自体はT2強調像あるいはT1強調像で種々の信号強度を呈する．

1) 腰 椎

くも膜炎の所見を示し，神経根が集合して一塊となる．嚢胞を形成することもある．

2) 胸 椎

癒着性くも膜炎の所見を示し，さらに脊髄空洞症を合併することがある（症例1）．その他，脊髄の輪郭が不整になり，脊髄は腫大あるいは萎縮を示す．また，脊髄後方の硬膜下に三日月状の骨化を認め，T2強調像では低信号を示すことが多い（症例1）．矢状断像では脊髄背側の硬膜に沿って小円形状の低信号（症例1），横断像では三日月状の低信号を後部硬膜に沿って認める[1～3]．嚢胞を伴うこともある．

2. CT

1) 腰 椎

後部硬膜に沿った形態を示す骨化を認める[2]．

2) 胸 椎

後部硬膜に沿った三日月状の骨化を認める（症例1）[1,3]．

診断のキー

癒着性くも膜炎があり，CTにて硬膜下に骨化を認めた場合は本症を考える．

鑑別診断

1. iophendylateなどの油性造影剤

T1強調像では高信号，T2強調像では低信号〜等信号を認める（本章の「21. 癒着性くも膜炎」を参照）．

2. 硬膜の石灰化

無症状，薄い石灰化を認める．

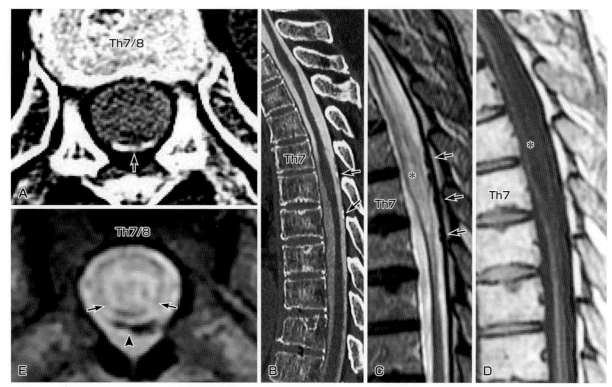

症例 1　骨化性くも膜炎による脊髄空洞症，70 歳，女性．30 代から臍周囲に疼痛があった．3 年ほど前より背部痛が悪化，さらに下肢のしびれが出現した．徐々に進行する対麻痺を認め，入院となった．なお，脊椎手術，脊髄造影の既往はない．

- **A**：CT（Th7/8）にて後部硬膜に沿って三日月状の石灰化あるいは骨化を認める（→）．
- **B**：ミエロ後 CT 矢状断像にて脊髄の輪郭が不整であり，脊髄空洞症もしくは癒着性くも膜炎の疑いがある．ただし，くも膜下腔には造影剤を認める．Th7/8，Th8/9 において，くも膜下腔の後部に石灰化もしくは骨化を認める（→）．4 時間後の delayed CT にて脊髄内に造影剤の流入を認め，脊髄空洞症と診断した（非掲載）．
- **C**：T2 強調矢状断像にて Th6-8 にかけて，脊髄背側の硬膜の直前に小円形状の低信号を認め（→），CT での骨化に対応する所見である．脊髄には腫大と萎縮を認め，脊髄空洞症（*）である．
- **D**：T1 強調矢状断像にて Th4-8 にかけて脊髄内には脊髄空洞症を認める（*）．
- **E**：T2 強調横断像（Th7/8）にて脊髄の腫大と高信号を内部に認め，脊髄の輪郭が不明瞭である（→）．これは癒着性くも膜炎の所見である．また，後部硬膜に沿って低信号があり（▶），骨化あるいは石灰化に対応した所見と考える．
- 補足：手術にて Th7-8 にかけての左椎弓を切除した．硬膜とくも膜（硬膜側）との癒着が著明で，石灰化を硬膜下くも膜に認め，病理にて骨化性くも膜炎と診断される．なお，脊髄側のくも膜はきれいで，髄液の流通も一部残っている．

文献

1) Toribatake Y, et al：Symptomatic arachnoiditis ossificans of the thoracic spine. Case report. *Paraplegia* **33**：224-227, 1995
2) Frizzell B, et al：Arachnoiditis ossificans：MR imaging features in five patients. *AJR Am J Roentgenol* **177**：461-464, 2001
3) Papavlasopoulos F, et al：Arachnoiditis ossificans with progressive syringomyelia and spinal arachnoid cyst. *J Clin Neurosci* **14**：572-576, 2007

23 アトピー性脊髄炎

臨床

1. 診断基準

アトピー性脊髄炎（atopic myelitis）の診断基準案は表1のようにまとめられる[1]．

2. 症状の特徴

平均発症年齢は34〜36歳で，男性にやや多い．

①症例の70〜80％において，アトピー性疾患が先行し，その増悪後に発症することが多い．
②発症は急性ないしは亜急性で階段状に進行することが多い．その後，症状は慢性・動揺性を示す．
③四肢遠位部の異常感覚（ジンジン感）を主徴とする．
④四肢腱反射の亢進を伴うことが多いが，明らかな運動麻痺や病的反射の出現は少ない．
⑤臨床徴候からみた病巣は頸髄が多い．

3. 検査所見

全体の80〜90％で高IgE血症を認める．ヤケヒョウダニやコナヒョウダニに対する抗原（アレルゲン）特異的IgEを85％以上の症例で有する．

約60％に末梢血中の好酸球増多を認める．髄液中の細胞数は正常であることが多い．約1/4の症例で軽度（<50/μl）の細胞増多を認める．髄液蛋白も約1/4の症例で軽度（<100 mg/dl）の増加を認めるのみである．末梢神経伝導検査や誘発電位検査では，約20〜

表1 アトピー性脊髄炎診断基準案（文献1）より転載）

主要診断項目	1．特発性脊髄炎 2．アレルゲン特異的IgEが陽性
主要組織所見	脊髄生検所見で種々の程度の好酸球浸潤を伴う炎症巣を認め，髄鞘も軸索もともに脱落する．肉芽腫を伴うこともある
補助診断項目	1．アトピー性疾患の合併または既往 2．髄液 oligoclonal bands が陰性，かつ以下の免疫マーカーのいずれかを認める 　①高IgE血症（>240 U/ml） 　②末梢血好酸球増多症（>500/ml） 　③髄液 IL-9（interleukin-9）高値（>14.0 pg/ml），または髄液 eotaxin 高値（>2.2 pg/ml） 3．以下の生理マーカーのいずれかを認める 　①上肢運動誘発電位（MEP）による中枢神経異常の存在 　②神経伝導検査または運動/感覚誘発電位検査（MEP または SEP）による潜在的末梢神経異常の存在 　③視覚誘発電位（VEP）が正常 4．以下の画像マーカーのいずれかを認める 　①頸髄 MRI での後索主体の病巣 　②MRI で多発性硬化症診断基準を満たす脳病変が存在しない
除外診断項目	以下の疾患が除外されること．寄生虫性脊髄炎，多発性硬化症，膠原病，ヒトTリンパ球向性ウイルス脊髄症（HAM），サルコイドーシス，視神経脊髄炎，神経梅毒，頸椎症性脊髄症，脊髄腫瘍，脊髄血管奇形（脊髄動静脈瘻）
診断確実	1．主要診断項目の1と2があり，除外診断項目を満たし，脊髄生検所見で主要組織所見を認める 2．主要診断項目の1と2があり，除外診断項目を満たし，補助診断項目4項目のうち3項目以上を満たす
疑い	1．主要診断項目の1と2があり，除外診断項目を満たし，補助診断項目4項目のうち2項目以下しか満たさない 2．主要診断項目の1と2があり，除外診断項目を満たし，補助診断項目4項目のうち3項目以上を満たすが，除外診断項目にあげられているものの除外が不十分である

MEP：motor-evoked potential, SEP：sensory-evoked potential, VEP：visual-evoked potential, HAM：human T-lymphotropic virus type I associated myelopathy

40％で潜在的な末梢神経病変の合併が認められる[1].

Isaacsらによる2011年の報告では，アトピー性脊髄炎の日本からの報告は約100例ある．一方，非日本人からの報告はそれまでは2例で，いずれも西ヨーロッパからである．同著者らは日本に住んでいるヨーロッパ人の1例について報告をしている．ステロイドにより部分的な改善を認め，5年にわたって臨床的・画像的な病変の広がりはなかったが，その後に脳幹症状が現れ，MRIにて延髄に新しい病変を認めている．原因不明の脊髄炎では，血清IgEを測定することが重要である．さらに，アトピー性脊髄炎の独立性は確立されていないので，多発性硬化症あるいはCIS（clinically isolated syndrome）との区別をなお，研究する必要があるとしている[2].

4．病　理

生検によって得られた所見ではさまざまな程度の好酸球浸潤を認める．小静脈，毛細血管周囲，脊髄実質の炎症である．血管壁の破壊を伴うこともある．軸索は破壊され，髄鞘構造も脱落する．好酸球浸潤の目立たない症例においても，活性化好酸球の産物である好酸球カチオン性蛋白質（eosinophil cationic protein）の沈着を認める．まれに肉芽腫形成が認められる[1].

画像所見

1．MRI

全体の約60％に病変が認められ（**症例1, 2**），その70％が頸髄病変で，特に後索寄りに多いとされている[1]．Kiraらによると，13例中12例にT2強調像にて高信号を認め，全例とも頸髄にあった．高信号の長さは1～5椎体に及んでいる．また，4例に脊髄の腫大を，3例に造影効果を認めている．病巣は後索主体が4例，中心部主体が4例であった[3].

自験1例は脊髄生検により，好酸球浸潤を伴うアレルギー性炎症であることが確認されている．2椎体弱に及ぶT2強調像での高信号と，脊髄の腫大を胸髄に認め，左側索から後索に造影効果を認めた．さらにスキップした病変（約1椎体強の長さ）が上部胸髄にあったが，この病変には造影効果はなかった（**症例1**）.

田中らは，23歳の女性で超急性に発症した本症を報告している．MRIでは初期に脊髄円錐の腫脹を認めたが，T2強調像では高信号を認めず，発症21日目以降に円錐中心部にて高信号を認めている[4].

診断のキー

アトピー性疾患の既往のある患者の脊髄炎では本症を考慮する．

鑑別診断

1．イヌ回虫あるいはブタ回虫による脊髄炎

ともに好酸球が増加する脊髄炎である．画像からは鑑別は困難であり，抗体検査が必要である（本章の「20．寄生虫性脊髄炎」を参照）.

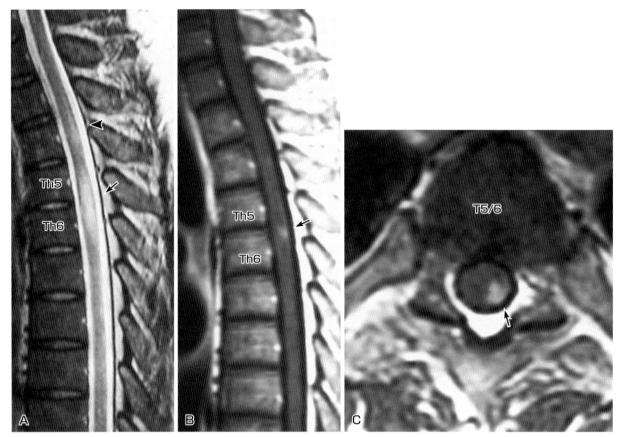

症例1 アトピー性脊髄炎，44歳，男性．約2年の経過で，下肢に温痛覚の障害と筋力低下を認め，膀胱直腸障害がある．半年の間に進行している．生検を施行し，病理は好酸球の多いアレルギー性炎症であった．アトピー性疾患の既往があり，術後の検索でダニ抗原が陽性反応であったため，アトピー性脊髄炎と診断した．

A：T2強調矢状断像にてTh5-6にかけて髄内に高信号を認め，軽い脊髄の腫大がある（→）．少し離れて，Th4付近にも背側に高信号を認める（▶）．

B：造影後T1強調矢状断像にてTh5/6左背側に造影効果を認める（→）．

C：造影後T1強調横断像（Th5/6）では脊髄側索から後索にかけて造影効果を認める（→）．

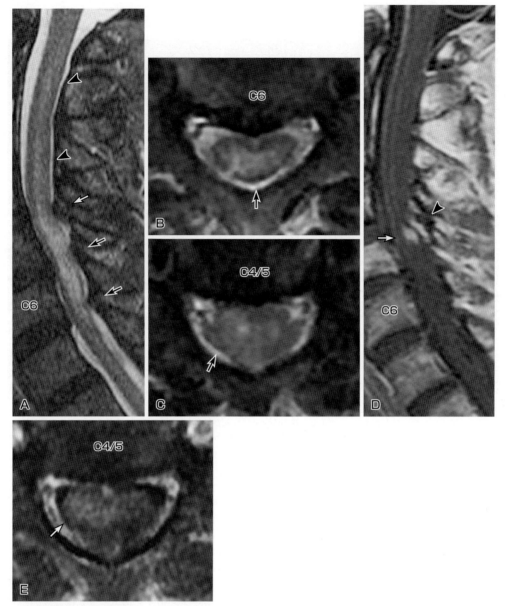

症例2 アトピー性脊髄炎＋頸椎症，78歳，男性．約8カ月前より歩行障害と両手のしびれを自覚した．4カ月前より両側足底が熱く感じるようになった．両下肢のつっぱり感があり，夜寝ているときに足がピクッと動くことが多くなったと家族からいわれている．2カ月前より手の力の入りにくさを認め，ボタンがとめられない．入院時神経学的所見は，右優位の痙性四肢麻痺，右上肢遠位部の筋力低下，巧緻運動障害，四肢深部腱反射亢進，病的反射陽性，右優位の両側手指先における温痛覚・触覚低下，びりびりとした異常感覚，両側頭骨茎状突起での振動覚低下を認め，筋力低下はC8-Th1，感覚障害はC6が中心であった．脊髄症があり，スギと小麦に対する特異的IgEが陽性で，アレルギー性鼻炎の既往がある．髄液 oligoclonal bands が陰性で，高IgE血症（2,391 U/ml）があり，末梢神経伝導検査にて潜在的末梢神経障害があるとされ，アトピー性脊髄炎の診断基準（表1）を満たした．

A：T2強調矢状断像にて，C4/5-6/7にかけて脊髄の軽い腫大と高信号を認める（→）．C4/5には頸椎症による頸髄圧排がある（⇒）．C2-4にかけて脊髄内に淡い高信号を認める（▶）．

B：T2強調横断像（C6）にて，脊髄中心部（後索と灰白質）に高信号を認める（→）．骨棘による軽い脊髄の圧排がある．

C：T2強調横断像（C4/5）にて，右優位の高信号を両側灰白質と，右後索から側索にかけて認める（→）．脊髄には軽い腫大がある．

D：造影後T1強調矢状断像にて，C4/5の脊髄後部に造影効果を認める（⇒）．同部位では硬膜外静脈叢にも造影効果がある（▶）．

E：造影後T1強調横断像（C4/5）にて，脊髄に右優位の造影効果を認める（⇒）．ステロイドパルス療法2クール後，後療法としてプレドニゾロンを内服した．握力の改善があったが，自覚症状に関してはあまり改善がなかった．

（次ページにつづく）

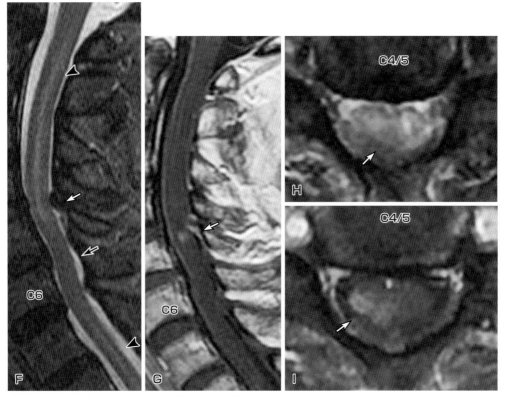

症例 2　アトピー性脊髄炎＋頸椎症（つづき）

- **F**：初回の MRI（画像 A～E）から 3 週間後の T2 強調矢状断像にて，画像 A で認められた C5-6 の髄内の高信号はほとんど消失し，脊髄の腫大もほとんど消失していた（→）．C4 から上と C7 以下の高信号は残存（▶）．頸椎症も残存している（⇨）．
- **G**：造影後 T1 強調矢状断像では，C4/5 に造影効果が残存している（⇨）．
- **H**：T2 強調横断像（C4/5）にて，両側中心灰白質を中心に高信号が残存している（⇨）．
- **I**：造影後 T1 強調横断像（C4/5）にて，右後索から側索にかけて造影効果が残存している（⇨）．頸椎症に対する手術は施行されていない．約 1 年半後の T2 強調像にて，C4/5 の高信号は残存しているが，C4 から上の高信号，C7 以下の高信号は消失した（非掲載）．
- **補足**：頸椎症性髄内浮腫を伴う頸椎症がある．2 回目の MRI にて残存していた C4/5 を中心とする高信号および造影効果は，頸椎症性髄内浮腫によるものである可能性が高い．C5-6 を中心とする高信号は頸椎症性髄内浮腫の関与を否定できないが，同病態にはステロイドは無効である．本症例ではステロイドパルス療法にて高信号が消失しているので，アトピー性脊髄炎による変化と考えている．同様に，後日になって消失した C4 から上と C7 以下の高信号もアトピー性脊髄炎によるものである可能性が高い．なお，頸椎症に対する手術はしていない．本症例の抗アクアポリン 4 抗体は陰性であった．頸椎症性髄内浮腫については第 4 章の「2．頸椎症性髄内浮腫」を参照．

文　献

1) 磯部紀子, 吉良潤一：アトピー性脊髄炎. *Clin Neurosci* **28**：842-843, 2010
2) Isaacs JD, et al：Atopic myelitis in a European woman residing in Japan. *J Neurol Neurosurg Psychiatry* **82**：1022-1024, 2011
3) Kira J, et al：Clinical, immunological and MRI features of myelitis with atopic dermatitis (atopic myelitis). *J Neurol Sci* **162**：56-61, 1999
4) 田中公二, 他：急性に発症し非典型的な病巣分布を示したアトピー性脊髄炎の 1 例. 臨神経 **48**：130-134, 2008

24 傍腫瘍性脊髄症

臨床

1. 症状

傍腫瘍性脊髄症（paraneoplastic myelopathy）は，癌に関連した脊髄の炎症性機能障害である．多巣性の神経障害として，脳症，末梢神経障害，小脳失調と一緒に起こることが多い[1]．しかし，孤立性運動障害のように孤立性の索路障害を起こすことが傍腫瘍性脊髄症にはある．他の原因による横断性脊髄炎とは運動と感覚の連合性症状を示す点が異なる．基礎疾患は肺癌と乳癌が多い[1,2]．傍腫瘍性脊髄症31例（中位年齢は62歳）の報告では，52％が亜急性の進行性経過をとった．23例に喫煙歴がある[1]．

2. 検査所見

髄液検査では31例中22例（70.9％）が蛋白上昇（>45 mg/dl）を示し，15例（48.3％）がリンパ球優位の細胞増多を示した．oligoclonal bandsは7例に異常高値を認めた．20例（64.5％）に，腫瘍に強い関連のある抗体を認めている．傍腫瘍性神経症候群の抗体がみつからなくても，傍腫瘍性脊髄症を否定する根拠にはならない[1]．

抗体としては，antineuronal nuclear autoantibody type 1〔ANNA-1（anti-Hu；11〜60％）〕，anti-amphiphysin（24％），ANNA-2（anti-Ri；18％），ANNA-3（18％），anti-CRMP5（16％），PCA-2（10％），PCA-1（anti-Yo；5％），anti-Ma（4％），anti-Ta（3％）が認められており，NMO-IgGも陽性となる[2]．

3. 報告例

Gummadavelliらの例は64歳の女性であり，1週間の経過で歩行時の筋力低下を示した．右腓腹筋の筋力が4/5であり，歩行が不安定であった．その後，症状が進行し，手の筋力低下が出現し，排尿障害が出現した．両側腕の筋力は4/5，両脚の筋力は2/5と低下した．感覚障害はなく，左足の反射が消失した．四肢麻痺と膀胱機能障害を認め，中位頸髄の病変が疑われた．

髄液所見では，リンパ球優位の細胞増多（103/μl，94％リンパ球）があり，蛋白は118 mg/dlと増加し，oligoclonal bandsも陽性であった．IgGも増加していた．胸部CTにて肺野に結節があり，陽電子断層撮影（PET：positron emission tomography）にて陽性であった．肺の部分切除にて，小細胞癌が認められた[2]．

画像所見

1. MRI

31例の傍腫瘍性脊髄症において，20例にMRIにて異常を認め，そのうちの14例は3椎体以上の長大病変（long cord lesion）を示した．中位数は6.5椎体である．15例にはT2強調像にて対称性の高信号を索路あるいは灰白質に認めている．側索に5例，後索に4例，中心灰白質に4例，後索と側索に1例，後索と灰白質に1例である．造影効果は13例に認めた．対称性の造影効果が8例，非対称性が5例である[1]．前述の臨床例ではC2-5の両側側索に，右優位に造影効果を認めている[2]．非対称性もある．また，Schmalstiegらは発症から3週間以内にnadir（症状の最悪点）が来る急性疾患の鑑別（本章の「2．多発性硬化症」の表1を参照）において，3椎体以上のlong cord lesionを示す疾患の中に傍腫瘍性脊髄症を入れている．しばしば，索路に限局する高信号をT2強調像にて認める，あるいは造影効果を認めるとしている．画像では腎癌の症例で，胸髄のT2強調矢状断像にて髄内に長い領域にわたる高信号を，造影後の横断像では両側側索に対称性の造影効果を認めている[3]．

診断のキー

索路あるいは中心灰白質に対称性の病変を認め，亜急性あるいは急性に発症し，進行性の脊髄症を示す40歳以上の症例では本症を考える．肺癌，乳癌が多い．

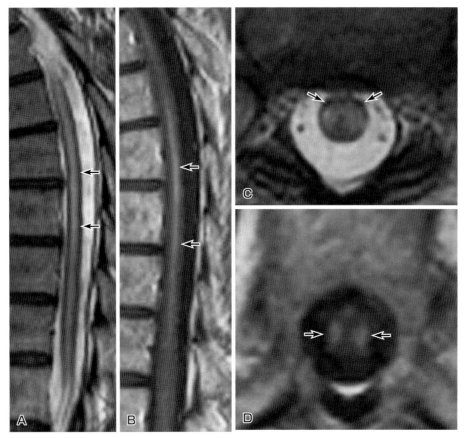

症例 1 傍腫瘍性脊髄症，69 歳，男性．進行性の脊髄症を認め，扁桃の扁平上皮癌がみつかる．癌に特異的な抗原を認めていない．髄液は異常である．癌の治療，ステロイドとアザチオプリンによって改善し，MRI 所見も改善した．（文献 1）より引用）

A：T2 強調矢状断像にて胸髄中心部に高信号を認め（→），7 椎体以上になる．脊髄の腫大はない．
B：造影後 T1 強調矢状断像にて，病変に造影効果を認める（→）．
C：T2 強調横断像にて，両側側索から灰白質にかけて対称性の高信号を認める（→）．
D：造影後 T1 強調横断像にて，両側側索に造影効果を認める（→）．

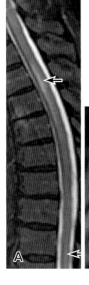
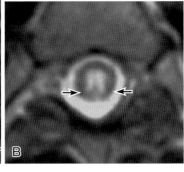

症例 2 傍腫瘍性脊髄症，64 歳，女性．進行性の脊髄症があり，乳癌を認めている．癌に特異的な抗原を認めていない．髄液検査は未施行である．ステロイド治療を行ったが 32 カ月後に死亡している．（文献 1）より引用）

A：T2 強調矢状断像にて，胸髄に高信号を認める（→）．文献 1）には 13 椎体に及ぶと記載されている．軽い脊髄の腫大が疑われる．
B：T2 強調横断像にて中心灰白質に高信号を認める（→）．

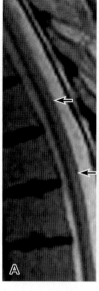
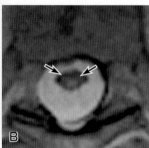

症例3 傍腫瘍性脊髄症，67歳，女性．進行性の脊髄症があり，乳癌を認めている．癌に特異的な抗原を認めていない．髄液は異常である．ステロイド治療を行ったが，神経症状の改善を認めていない．（文献1）より引用）

A：T2強調矢状断像にて，脊髄の後部に高信号を認める（→）．脊髄の萎縮を伴っている．

B：T2強調横断像にて，脊髄後索に対称性の高信号（→）があり，脊髄に萎縮がある．なお，後索には造影効果を認めた（非掲載）．

文 献

1) Flanagan EP, et al：Paraneoplastic isolated myelopathy：clinical course and neuroimaging clues. *Neurology* **76**：2089-2095, 2011
2) Gummadavelli A, et al：Clinical reasoning：A 64-year-old woman with progressive quadriparesis. *Neurology* **81**：e89-94, 2013
3) Schmalstieg WF, et al：Approach to acute or subacute myelopathy. *Neurology* **75**（18 Suppl 1）：S2-8, 2010

25 脊髄肥厚性硬膜炎

臨床

頭蓋内および脊柱管内の肥厚性硬膜炎（HP：hypertrophic pachymeningitis）は，まれな炎症性疾患であり，局所的あるいはびまん性の硬膜肥厚をきたす[1]．

1. 日本人における概説[1]

2005～2009年に，十分な記載のあったHPは159例あり，発症年齢は58.3±15.8歳であった．頭蓋内が135例（84.9％），脊柱管内が14例（8.8％），両方が7例（4.4％）で，原因不明の特発性は70例（44％），抗好中球細胞質抗体（ANCA：antineutrophil cytoplasmic antibody）関連HPが54例（34％），IgG4/multifocal fibrosclerosis関連HPが14例（8.8％）である．原因がわかった例ではこの2疾患が多い．そのほかに，中耳炎が3例，Sjögren症候群が2例，結核が2例，アスペルギルス症が2例ある．

ANCA関連HPは女性優位，高齢発症，耳症状が多く全身性炎症所見が強い，複視は特発性に比べると少ないなどの特徴がある．ANCA関連HPのうち，頭蓋内が47例，脊柱管内が3例，両方が2例であった．一方，IgG4/multifocal fibrosclerosis関連HPは男性優位である．14例は全例頭蓋内のみであった．

2. IgG4関連疾患診断基準

IgG4関連疾患の診断基準として，以下を満たすものと定義されている[2]．

①血清IgG4濃度が135 mg/dlを超える．
②IgG4陽性細胞がIgG陽性形質細胞の40％を超え，かつ生検標本の強拡大視野あたり10個を超える．

3. 症状

初期症状としては頭痛56例（35.2％），視力障害21例（13.2％），複視20例（12.6％），耳症状15例（9.4％）である．全経過をとおしての症状としては，頭痛113例（71.1％），脳神経麻痺99例（62.3％），視力障害52例（32.7％），複視46例（28.9％），感覚障害45例（28.3％）などがある[1]．

4. 病理所見（全体像）

肥厚した硬膜に，線維化と慢性炎症細胞浸潤を認める．その中にはリンパ球，形質細胞，好酸球などが含まれる．中心部は線維化がより強く，辺縁部は炎症成分がより強いとされる[3]．

5. 病理所見（脊髄）

硬膜は2～8 mmの線維性肥厚を示し，脊髄をリング状に取り巻いている．くも膜や軟膜とも癒着を示すことがある．脊髄神経根は肥厚した硬膜との癒着を示す．組織学的には，硬膜は線維性組織の増殖により肥厚し，リンパ球，形質細胞，好中球，マクロファージの浸潤を認める．症例によっては，多核巨細胞を伴う類上皮肉芽腫の形成とともに斑状の壊死巣や石灰沈着を認める．小動脈，静脈に血管炎が認められ，血栓形成を示す例もある．

報告では，脊髄に横断性壊死を認め，その上下の髄節レベルには鉛筆状軟化巣を認めている．脊髄自体には炎症を認めず，肥厚した硬膜による圧迫に加えて，くも膜下腔の血管炎，血栓形成による二次的循環障害が脊髄壊死の原因と考えられた．また，神経根にも炎症が波及し，肥厚した硬膜との癒着を示し，著明な有髄神経線維脱落を伴っていた[2]．

6. 脊髄HPの臨床症状

脊柱管内のHP（脊髄HP）は，頭蓋内に比べてまれである．病変は慢性進行性の経過をたどり，神経根症，脊髄症，あるいはその両方を示す．頸髄から胸髄，あるいは頭蓋内および脊柱管内の両方を侵すこともある[4,5]．頭蓋内と同様にANCA関連HPがあり[6,7]，そのほかにH鎖病（heavy-chain disease）に関連したHPの報告もある[8]．

画像所見

1. MRI

脊柱管内の硬膜を基底部とした，T2強調像にて低信号を示す腫瘤あるいは肥厚した膜様構造として認められる（**症例1，2**）．数椎体を侵し，強い造影効果を認める[9,10]．通常は辺縁部のみに造影効果を認め，中心部は線維化により造影効果がないとされる[11]．しかし，中心部にも造影効果を認める例もある．このような例では悪性リンパ腫との鑑別が難しいが[12]，悪性リンパ腫ではT2強調像にて，脊髄HPほど低信号にはならない．脊髄圧迫が長く続くと脊髄内にうっ血が起こり，T2強調像にて脊髄の腫大と高信号を認める（**症例1，2**）．

診断のキー

T2強調像にて，低信号を示す肥厚した硬膜に強い造影効果を認める際には本症を考える．

鑑別診断

造影効果のある肥厚した硬膜を認める疾患が鑑別疾患となる（BOXを参照）．

BOX

■**造影効果のある肥厚した硬膜を認める疾患**（文献9）より改変引用）

1. 特発性肥厚性硬膜炎（頭蓋内および脊柱管内）
2. 脳脊髄液漏出症〔低髄液圧症候群（硬膜下血腫の合併，頭蓋内構造の下垂など）〕
3. IgG4関連疾患/multifocal fibrosclerosis
4. 感染症
   - ライム病
   - 梅毒
   - 結核
   - 真菌症（アスペルギルス症，海外渡航歴のある症例ではヒストプラズマ症も考慮する）
   - 神経嚢虫症
   - ヒトTリンパ球向性ウイルス脊髄症（HAM）
   - 悪性壊死性外耳炎
5. 全身性自己免疫性/血管性疾患（肉芽腫性変化を伴う時にはより可能性が高い）
   - 多発血管炎性肉芽腫症（旧名：Wegener肉芽腫症；本章の「32. 多発血管炎性肉芽腫症」を参照）
   - 関節リウマチ（リウマチ因子陽性）
   - 神経サルコイドーシス
   - 神経Behçet病
   - Sjögren症候群
   - 側頭動脈炎（慢性頭痛がある部位や強さは種々．リウマチ性多発筋痛症を伴う）
   - Churg-Strauss症候群（好酸球が増多）
6. 悪性腫瘍（巣状で限局的に拡大した肥厚）
   - 硬膜への転移（肺癌，前立腺癌，悪性黒色腫，白血病）
   - 頭蓋骨への転移
   - 悪性リンパ腫[4]
   - 形質細胞腫（骨髄内および骨髄外）
7. 原発性腫瘍〔髄膜腫（en plaque meningioma），孤立性線維性腫瘍〕
8. 開頭術後
9. SAPHO症候群（骨および髄膜に進展；第5章の「3. SAPHO症候群」を参照）

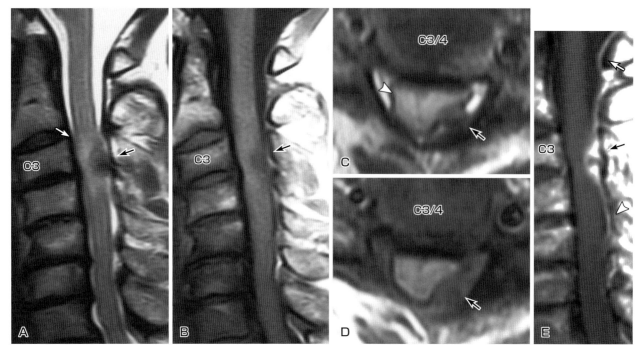

症例1 特発性脊髄肥厚性硬膜炎，63歳，男性．約1カ月前より腰痛が出現し，3週間前より左足が出にくい．さらに左上肢の挙上ができなくなり，当院に入院した．

A：T2強調矢状断像にて，脊髄（C3）の背側に低信号を認め（→），その近傍の髄内には高信号を認める（⇢）．
B：T1強調矢状断像にて，T2強調像にて低信号を示すC3背側の病変は，同様に低信号を示す（→）．
C：T2強調横断像（C3/4）にて，脊髄の左後方に低信号を示す腫瘤があり，肥厚した硬膜を示す（→）．脊髄を圧排し，髄内には高信号を認める（▷）．
D：T1強調横断像（C3/4）にて，脊髄の左後方を中心に硬膜の肥厚を認める（→）．肥厚した硬膜は脊髄に比して不均一な低信号を示す．
E：造影後T1強調矢状断像にて，肥厚した硬膜には造影効果を認める（→）．他の部位にも軽い硬膜の肥厚がある（▷）．
補足：本症例の鑑別疾患は硬膜外血腫であるが，比較的ゆっくりとした経過であり，血腫であればT1強調像にて高信号を示すのに本症例は低信号であることが異なる．当院入院時にはすでに症状も軽快しており，MRIの異常所見も小さくなっていたので，経過をみているうちに改善した．

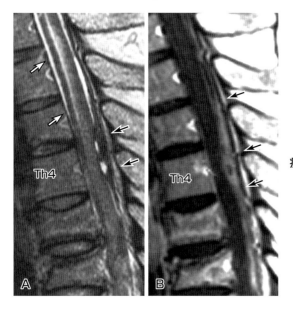

症例2 脊髄肥厚性硬膜炎（神経サルコイドーシス），42歳，男性．約2年の経過にて両側失明と感覚障害を有する例で，脳内にもサルコイドーシスの病変を認める．

A：T2強調矢状断像にて，Th3-4の胸髄背側に低信号を示す肥厚した硬膜を認める（→）．脊髄には圧排があり，髄内には高信号を認め（⇢），浮腫と考えられる．
B：造影後T1強調矢状断像にて，肥厚した硬膜には広範に造影効果を認める（→）．なお，ステロイドによる骨粗鬆症と椎体圧迫骨折がある．

文　献

1) Yonekawa T, et al：A nationwide survey of hypertrophic pachymeningitis in Japan. *J Neurol Neurosurg Psychiatry* **85**：732-739, 2013
2) 橋詰良夫：髄膜の病態が重要な疾患―脊髄肥厚性硬膜炎の病理．脊椎脊髄　**27**：541-545, 2014
3) 長嶋淑子：肥厚性脳・脊髄硬膜炎の神経病理．神経内科　**55**：207-215, 2001
4) Case records of the Massachusetts General Hospital. Weekly clinicopathological exercises. Case 8-2001. A 61-year-old man with transient quadriplegia and apnea. *N Engl J Med* **344**：832-839, 2001
5) Pai S, et al：Idiopathic hypertrophic spinal pachymeningitis：report of two cases with typical MR imaging findings. *AJNR Am J Neuroradiol* **28**：590-592, 2007
6) Smucker JD, et al：Hypertrophic spinal pachymeningitis with thoracic myelopathy：the initial presentation of ANCA-related systemic vasculitis. *J Spinal Disord Tech* **24**：525-532, 2011
7) 薬師寺祐介，他：MPO-ANCA関連の脊髄肥厚性硬膜炎の1例．臨神経　**42**：873-877, 2002
8) Yunokawa K, et al：Hypertrophic spinal pachymeningitis associated with heavy-chain disease. Case report. *J Neurosurg Spine* **7**：459-462, 2007
9) 柳下　章：神経内科疾患の画像診断．学研メディカル秀潤社，2011, pp214-218
10) Lowden MR, et al：Teaching NeuroImage：idiopathic hypertrophic spinal pachymeningitis. *Neurology* **72**：e27, 2009
11) van der Pol CB, et al：Case 216：hypertrophic spinal pachymeningitis. *Radiology* **275** 303-307, 2015
12) Hsu HT, et al：Teaching NeuroImages：Idiopathic hypertrophic spinal pachymeningitis mimicking epidural lymphoma. *Neurology* **84**：e67-68, 2015

26 放射線脊髄症

臨床

　放射線脊髄症（radiation myelopathy）は，放射線障害による比較的まれな脊髄症である．その発生頻度は総線量，分割線量，照射を受けた脊髄の長さによって異なる．脊髄が68〜73 Gyの線量を受けた時の放射線脊髄症の発生頻度は50%であり，57〜71 Gyでは5%である．中枢神経系の放射線障害は，照射から発症までの期間と病理学的所見によって，①急性反応（acute reaction），②遅発性反応（delayed reaction）に分類される．後者はさらに，早期晩発性障害（early delayed reaction）と晩発性壊死（late necrosis）に分類される[1]．

1．晩発性壊死

　晩発性壊死は，放射線治療終了後4カ月〜数年後に発症し，非可逆的である．放射線によって生じる血管壁の障害または神経細胞障害が原因と考えられている．異常感覚で発症することが多く，手足のしびれ感やピリピリ感を訴える．初期には，下肢から始まる解離性感覚障害（温痛覚が侵され，触覚は保たれる），ならびに下肢の脱力や歩行障害が現れる．Lhermitte徴候を伴うことも少なくない．はじめから左右対称性に障害されることもあるが，通常は一側性である．しかし，進行すると両側性になる[1〜5]．

2．診断基準

　晩発性脊髄壊死による放射線脊髄症の診断には，以下の3点を満たす必要がある[5]．
　①脊髄が放射線照射野に含まれている．
　②神経学的障害が放射線照射を受けた脊髄髄節に対応している．
　③転移あるいは他の原発性脊髄病変が除外される．
　病理学的には白質が特に侵されやすく，凝固壊死を示す．また，毛細血管や小静脈のフィブリノイド変性を認める．その他，脱髄，小血管増生，浮腫がある．診断には線量分布が重要である[2〜5]．放射線治療終了後から脊髄症状が発生するまでの期間は数週間から12年までである．しかし，大多数は6カ月から2年の間である[4]．照射線量は50 Gy以上が多いが，それ以下でも起こる．分割照射では1回線量が2 Gy以上の際に発生する[2]．

画像所見

1．MRI

1）放射線脊髄症（晩発性壊死）

　脊髄内にT2強調像で高信号，T1強調像で低信号〜等信号を示し，脊髄は腫大または正常大で，造影効果を示すこともある（症例1，2）．種々の原因による脊髄炎と同様な所見で，鑑別が困難である．また，造影効果のある時には髄内腫瘍や脊髄転移との鑑別が困難である．鑑別には，赤色髄（造血髄）が脂肪髄に置換されるために，照射野の椎体はT1強調像では高信号（BOXを参照）を示すこと（症例1），病歴が参考になる[1〜3]．脊髄症状発症後3年以上経過した放射線脊髄症では脊髄は萎縮し，髄内に異常信号を示さないことが多い[4]．

2）早期晩発性障害

　放射線治療終了後1〜6カ月後に発症し，多くは2カ月以内に回復する．脊髄においては一過性放射線脊髄症として知られており，Lhermitte徴候を示すことが特徴とされている．MRIでは脊髄に異常を認めない[1〜3]．

3）急性反応

　放射線治療後の数日以内に現れ，多くは可逆性である．臨床上問題になることはほとんどない．

診断のキー

　放射線治療の既往があり，椎体がT1強調像にて高信号を示し，脂肪髄化している症例で，おおよそ，その範囲内の脊髄の腫大と高信号をT2強調像にて認めた際には本症を考慮する．

鑑別診断

1. **特発性急性横断性脊髄炎**
   発症が急性，感染の既往を認める．

2. **多発性硬化症**
   横断面では脊髄の半分以下の面積を侵す．

3. **脊髄梗塞**
   急性，血管支配に一致した領域を侵す．

4. **脊髄髄内腫瘍**
   より明瞭な腫大を認める．

5. **脊髄硬膜動静脈瘻**
   flow voids を認める．

BOX

■ T1 強調像にて椎体が高信号を示す疾患[4]
- 放射線照射
- 加齢による脂肪髄
- 変性（終板の変性，ModicⅡ型）
- 血管腫
- 骨 Paget 病
- 線維性骨異形成
- Cushing 病に対するステロイド治療
- 出血

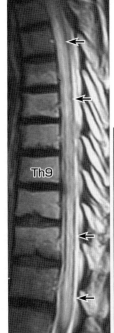
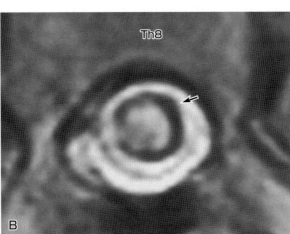
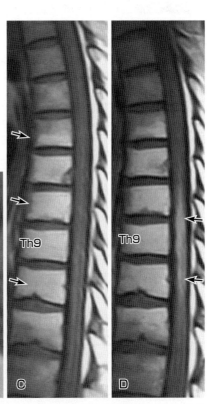

症例1 放射線脊髄症，61歳，女性．乳癌により11年前に左乳房切除術，7年前に右乳房切除術，約2年3カ月前に左胸壁および椎体骨転移に対して，化学療法および放射線治療を施す．胸壁には計54 Gy，Th7-10 に対しては 36 Gy，L2-4 に対しては 36 Gy を照射した．3週間前より左足の脱力と感覚低下に気づく．右足にも同様な障害が2週間前に出現し，MRIを施行した．

A：T2強調矢状断像では Th4-L1 の脊髄に腫大と高信号を認める（→）．脊髄辺縁部には低信号がある．
B：T2強調横断像（Th8）では脊髄の中心部に高信号を認め，辺縁部には低信号がある（→）．
C：T1強調矢状断像では Th4 以下の脊髄は腫大し，等信号を示す．Th6 椎体の下半分から Th11 椎体上半分までが高信号を示し（→），放射線治療による骨髄の脂肪化を表している．
D：造影後 T1 強調矢状断像にて Th8-10 にかけて髄内に造影効果を示す（→）．
補足：20日後の MRI では T2 強調像にて高信号の範囲，造影効果の範囲が縮小した．よって，放射線脊髄症と診断した．

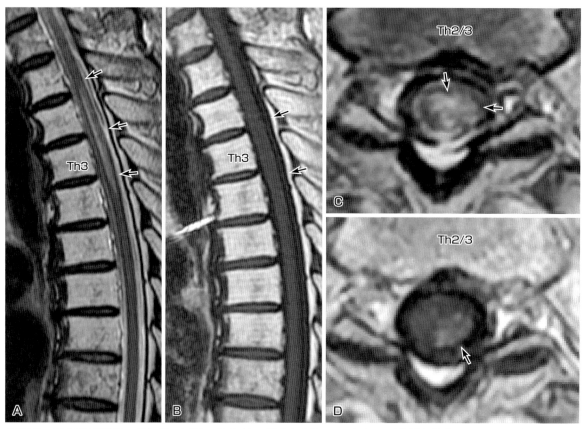

症例2 放射線脊髄症，74歳，男性．5年前，肺癌に対して50 Gyの照射を施行している．半年前より左下肢の安静時のしびれ，脱力を自覚している．現在は，左下肢の軽い麻痺，左胸部以下の触覚の低下，右胸部以下の温痛覚の低下を認める．

- A：T2強調矢状断像にてTh1-7椎体に高信号を認める．Th1/2-4にかけて髄内に高信号を認め，軽度の腫大がある（→）．
- B：T1強調矢状断像にてTh1-7椎体に高信号を認める．椎体が放射線治療により脂肪髄に変化したためであり，照射領域を示す．Th1/2-4に軽い脊髄の腫大があり，同部位は脊髄と等信号となっている（→）．
- C：T2強調横断像（Th2/3）では髄内に不均一な信号強度分布を示し，灰白質および左白質に高信号を認める（→）．臨床症状に合致する所見である．
- D：造影後T1強調横断像（Th2/3）では脊髄内左後部に造影効果を認める（→）．
- 補足：脊髄病変が照射野内に含まれており，神経学的所見も今回の脊髄病変で説明できる．ゆっくりとした発症，軽度の脊髄腫大，T1強調像での等信号などにより，脊髄腫瘍および脊髄炎を除外した．さらに，その後，腫大は消失し，放射線脊髄症と診断した．

文献

1) 寺江 聡：脊髄の画像診断—腫瘍および類似疾患．放射線科専門医会ミッドサマーセミナー抄録集，1997，pp21-44
2) Moore KR：Radiation myelopathy. Ross JS, et al（eds）：Diagnostic Imaging—Spine 2nd ed. Amirsys, Salt Lake City, 2010, ppVII-3-2-5
3) Okada S, et al：Pathology of radiation myelopathy. *Neuropathology* **21**：247-265, 2001
4) Bowen BC, et al：Spine Imaging—Case Review 2nd ed. Mosby, Philadelphia, 2008, pp265-266
5) 嶋崎晴雄，他：放射線照射による脊髄障害と神経叢障害．*Brain Nerve* **60**：115-21, 2008

27 副腎脊髄ニューロパチー

臨床

副腎白質ジストロフィー（ALD：adrenoleukodystrophy）は極長鎖脂肪酸をペルオキシゾームに転送する機構の障害により、大脳白質の広範な脱髄と副腎皮質機能不全を生じるX染色体連鎖劣性遺伝性疾患である。ABCD1遺伝子変異によって起こる[1,2]。

成人で発症する例では、痙性対麻痺、排尿障害、陰萎、軽度の末梢神経障害を呈する副腎脊髄ニューロパチー（AMN：adrenomyeloneuropathy）が最も多い。主に男性に発症する[1]。

【女性ヘテロ】

最近では女性ヘテロ型のALDに関する報告が多い。EngelenらはABCD1遺伝子変異を有する女性46例に関して検討した[1]。年齢は22～76歳である。46例中29例（63％）は脊髄症を有し、26例（57％）は末梢神経障害をもっている。便失禁は13例（28％）に認められた。女性ヘテロの症状は年齢と大きな関係があり、年齢を重ねると、有症状となる。

女性の慢性の脊髄症および末梢神経障害、特に初期に便失禁を有する例ではAMNを鑑別疾患に入れるべきであり、ABCD1遺伝子変異を調べる必要がある[1]。

一方、Bargielaらは4例の女性AMNについて報告している[2]。年齢は49～69歳であり、臨床症状はゆっくりと進行し、漠然とした症状が多い。その中でも歩行障害と排尿障害が主体であり、多発性硬化症や遺伝性痙性対麻痺と誤診されることがある。家族歴が重要であるが、しばしば家族歴がないこともある。副腎の障害はまれである。MRIはしばしば正常である。

極長鎖脂肪酸の測定が診断につながるが、15％の女性ヘテロは境界領域の値となるので、繰り返しの検査が必要となる。遺伝子検査が必須である[2]。

画像所見

1. MRI（表1を参照）

Kumarらは症状がある成人ALD164例（男性119例、女性45例、19～74歳、平均年齢は男性35.2歳、女性47歳）の画像所見について記載している[3]。神経

表1 164例の成人ALDの分類[3,4]

分類	臨床像・病理所見	MRI所見
"pure" AMN（65人）	・ゆっくり進行する痙性対麻痺、感覚障害、膀胱直腸障害 ・脱髄性の脊髄症	・胸髄の萎縮 ・頭部MRIは異常がない
AMN（16人） （線維路の障害を伴う）	・慢性進行性の高度の痙性対麻痺 ・向中心性の線維路の脱髄、主として皮質脊髄路	・胸髄の萎縮 ・脳内の線維路（皮質脊髄路、脊髄視床路、視覚路聴覚路）の脱髄
AMN（32人） （大脳白質の障害を伴う）	・初期には高度の痙性対麻痺、後期には進行が早くなる ・認知障害を伴うことが多い ・白質の炎症性脱髄	・胸髄の萎縮 ・線維路の脱髄 ・白質の高度の脱髄
adult cerebral ALD（6人）	・一次的な精神神経障害 ・急速に進行する炎症性疾患	・白質の高度の脱髄 ・高度の萎縮を伴う
有症状のヘテロ（女性、45人）	・非常にゆっくりと進行する痙性対麻痺 ・慢性脱髄性脊髄症	・胸髄萎縮 ・脳のMRIの異常はまれ

学的異常の初発年齢は男性が28.4歳，女性が38歳である．164例の分類とその概要を表1にまとめる．

1）脊髄病変

Kumarらの報告では，20例のAMN症例に関して脊髄のMRIが施行され，18例に胸髄の萎縮を認めている．10例の女性ヘテロでは6例に胸髄の萎縮がある．脊髄内には異常信号を認めていない．頸髄では，頸髄MRIを施行した8例中4例に萎縮を認めている[3]．自験例では後索に高信号を認めた例がある[4]．

2）脳病変

AMNのうち，脳内に病変がない例はpure AMNと呼ばれる．初期のうちはpure AMNであるが，進行すると脳内にも病変を示す（症例1）．

Kumarらの記載では脳のMRIにて異常を認めたAMN 48例のうち，16例は病変が白質線維路に限局しており，AMN with tract involvementと呼ばれる．両側皮質脊髄路を侵す画像所見はAMN with tract involvementに特徴的なものであるとしている．これは末梢から変性が始まる，線維路のdying back現象によって起こるとされる．1例に小脳の脱髄が認められるが，小脳萎縮は認めていない[3]．

一方，32例は白質線維路にとどまらず，びまん性に白質病変を認めている．AMN with lobar involvementと呼ばれる．両側頭頂後頭葉の白質に広範な病変を伴うことが多い[3]．初期の痙性対麻痺から進行して，後期には大脳機能の低下を認める．

自験例でも，早期には線維路のみに異常があり，進行し，大脳白質病変を伴ってくる例が多い．線維路の病変でも，その最も新しい病変と考えられる部位には造影効果を認めることが多い．また，小脳萎縮を認めることが多い（症例1）[4]．同様な報告がある[5]．

3）女性ヘテロ

前述のように，女性ヘテロでも胸髄萎縮を認めることがある[1,3]．

診断のキー

若年男性で痙性対麻痺にて発症し，胸髄萎縮を認めた際にはAMNを考慮する．

女性ヘテロ型でも胸髄萎縮を認めるので，早期に便失禁があり，高齢の痙性対麻痺を示す女性ではAMNを鑑別診断に入れ，*ABCD1*遺伝子を調べる．

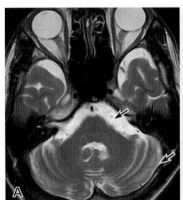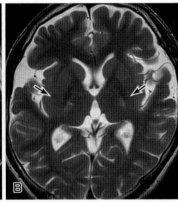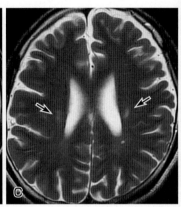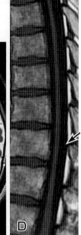

症例1 副腎脊髄ニューロパチー（AMN with tract involvement），29歳，男性．10年前より，右足がつまずくようになる．その後，徐々に歩行障害が進行する．他院にて下肢の痙性を指摘され，当院入院し，極長鎖脂肪酸の検査にてAMNと診断された．下肢の高度の痙性，腱反射の亢進，両側Babinski反射陽性，Th10以下の感覚障害（表在感覚および深部感覚ともに低下）を認めた．胸髄にMRIにて，萎縮を認めた（非掲載）．頭部MRI（非掲載）ではその当時は異常がなかったので，pure AMNと診断された．しかしさらに，8年後，両下肢の高度の痙縮が進行し，自立歩行不能になる．

A：T2強調像にて，小脳および橋の萎縮を認める（→）．
B：T2強調像にて，内包後脚内での皮質脊髄路に異常な高信号を両側に認める（→）．正常の皮質脊髄路に比べて大きく，高信号が強い．両側側頭葉の軽度の萎縮がある．
C：T2強調像にて，両側放線冠に高信号を認め（→），皮質脊髄路の変性と考えられる．両側前頭葉に軽い萎縮がある．なお，造影後のT1強調像では造影効果を認めていない（非掲載）．
D：T1強調矢状断像（胸椎）にて，胸髄に強い萎縮を認める（→）．T2強調横断像では異常信号を認めていない（非掲載）．
補足：初期には異常所見が脊髄内に限局し，胸髄萎縮を示し，脳には異常を認めないpure AMNであった．しかし，臨床症状の進行とともに脳内にも病変が出現し，T2強調像にて皮質脊髄路の高信号と小脳・脳幹・大脳萎縮を認めた例である．皮質脊髄路は正常に比較して大きく，しかもT2強調像では正常よりも高信号を示すことが，本症の特徴である．多くは病変の先進部に造影効果を伴うが，この症例では造影効果を認めていない．

文献

1) Engelen M, et al：X-linked adrenoleukodystrophy in women：a cross-sectional cohort study. *Brain* **137**（Pt 3）：693-706, 2014
2) Bargiela D, et al：An under-recognised cause of spastic paraparesis in middle-aged women. *Pract Neurol* **14**：182-184, 2014
3) Kumar AJ, et al：MR findings in adult-onset adrenoleukodystrophy. *AJNR Am J Neuroradiol* **16**：1227-1237, 1995
4) 柳下　章：副腎白質ジストロフィ．柳下　章：神経内科疾患の画像診断．学研メディカル秀潤社，2011，pp286-290
5) Mo YH, et al：Adrenomyeloneuropathy, a dynamic progressive disorder：brain magnetic resonance imaging of two cases. *Neuroradiology* **46**：296-300, 2004

28 筋萎縮性側索硬化症

臨床

筋萎縮性側索硬化症（ALS：amyotrophic lateral sclerosis）は，上位および下位運動ニューロンがほぼ選択的に障害される神経変性疾患である．主に中年以降に発症する．大脳皮質では運動皮質V層のBetz細胞および大型錐体細胞の変性・脱落があり，脳幹では眼球支配以外の運動神経核の変性・脱落，脊髄では側索と前索の錐体路に線維脱落とグリオーシス（**症例1**），前角の扁平化と大型前角細胞の変性・脱落を認める．上位運動ニューロンの変性による症状としては腱反射の亢進，痙縮，Babinski徴候，Chaddock反射，強制泣き・笑いなどがある．下位運動ニューロン変性の所見としては，四肢・体幹の筋萎縮，筋力低下，構音障害・嚥下障害などの球症状，舌萎縮，全身骨格筋の線維束性収縮，呼吸筋力低下がある[1]．

画像所見

1. 脊髄のMRI

脊髄側索での皮質脊髄路の変性がT2強調像にて高信号として認められることがまれにある（**症例2, 3**）[2,3]．脊髄に変性が認められる例では，脳内の錐体路にも変性を認める[2,4]．錐体路徴候に左右差がある時には，皮質脊髄路の高信号にも左右差を認める（**症例2**）．

前角および錐体前索路の変性が高信号として認められることは，さらにまれである．前角に高信号を示すALSの報告はあるが[5]，自験のALS例ではなく，前角の高信号を認めた際には，慎重に他の鑑別疾患も考える必要がある（脊髄前角にT2強調像にて高信号を認める病態については，本章の「18. 脊髄前角炎」のBOXを参照）．

2. 頭部のMRI

1）運動皮質

ALSの運動皮質がT2強調像〔スピンエコー（SE：spin echo）法〕にて低信号を示すことはよく知られている[6]．しかし，60歳以上になると，加齢により健常者でも低信号を示し，その区別は難しいことがある[2]．運動皮質の低信号とともに，プロトン密度強調像（3T，TR＝2,000，TE＝10.06）における内包後脚内での皮質脊髄路の変性を認めれば，ほぼ間違いなく，ALSの診断をつけることができる[2,4]．

2）fast SE法とSE法

T2強調像を高速スピンエコー法（fast SE法；東京都立神経病院では，1.5TでTR＝4,000，TE＝99.09；3TでTR＝5,024，TE＝104.52）にて現在では一般的に撮像しているが，運動皮質の低信号はSE法に比べて明らかに感度が落ちる．当院では通常はfast SE法，ALSが疑われる際にはSE法（3T，TR＝3,000，TE＝89）にて撮像している（**症例2, 3**）．

3）3T装置

3TのMRI装置を使用すると，ALSおよび加齢による運動皮質の低信号がより鋭敏に認められるようになる．さらにSE法を使用すると，より若い年齢，例えば50代の健常者でも運動皮質が低信号を示すことがあり，ALSの診断には十分な注意が必要である．運動皮質以外の他の皮質に同時に低信号がある際には，加齢によるものである可能性が高い．また，低信号が非常に明瞭な際にはALSの可能性が高いが，年齢を十分考慮する必要がある．前述のように，プロトン密度強調像にて内包後脚内での皮質脊髄路の変性を注意深くみつけることが重要でもある（**症例2**）．

4）皮質脊髄路（プロトン密度強調像）

プロトン密度強調像は，TRとTEの関係により脳脊髄液および内包後脚内白質の信号強度が変わってくるが，前述の条件で行うと，脳脊髄液は十分な低信号を示し，内包後脚内の白質は一様に皮質よりも低信号を示すため，正常例では皮質脊髄路を同定できない．前述の条件で撮像されたプロトン密度強調像にて，皮質脊髄路のみが高信号を内包後脚内で示す際には，明らかに異常で，皮質脊髄路の変性を示している（**症例**

2）.正常な皮質脊髄路と同じ大きさで，皮質脊髄路に限局した高信号があることが，ALSの変性した皮質脊髄路の特徴である[2,4]．ときに，臨床症状で錐体路徴候に左右差がある際には，異常な皮質脊髄路の高信号にも左右差が認められることがある．

5）T2*強調像，SWI

T2*強調像あるいは磁化率強調像（SWI：susceptibility-weighted imaging）でも同様に，加齢によるものとの区別が難しいことが多い．ときに運動皮質の低信号がT2強調像より認めやすいという利点もあり，それによってT2強調像での運動皮質に注意することができる（症例2）．

6）重要なこと

繰り返すが，運動皮質の低信号に関して重要なことは，50代以上では加齢によるものとの区別が最も重要であること，シークエンスとしては，可能ならば，ALSを疑う際には3TのSE法T2強調像とプロトン密度強調像を撮像することである．どの撮像法が最も低信号にみえるのかは重要ではない．運動皮質のみではなく，内包後脚内での皮質脊髄路の変性にも注目する必要がある．

7）両側皮質脊髄路の異常高信号

両側皮質脊髄路にT2強調像にて異常高信号を認める疾患については，本章の「16. ヒトTリンパ球向性ウイルス脊髄症」のBOXを参照．

診断のキー

錐体路徴候を示す症例において，両側側索の皮質脊髄路に高信号をT2強調像にて認めたら本症を考慮する．頭部MRIが必要である．

鑑別診断

1. 亜急性脊髄連合変性症
側索のみは少なく，後索にも高信号を認める．

2. 副腎脊髄ニューロパチー
脊髄の萎縮を認める．

3. 平山病
硬膜の変化があり，患側の脊髄萎縮，患側の前角に高信号を認めることもある．

4. ヒトTリンパ球向性ウイルス脊髄症
急性期に側索の高信号を認めることがあり，脊髄腫大と造影効果を認めることがある．

5. 頸椎症
脊髄軟化（myelomalacia）により前角に高信号を認める際には，脊髄の変形・萎縮を伴う．

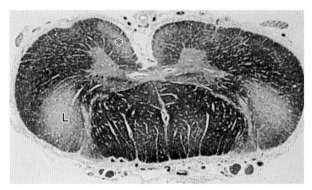

症例1 筋萎縮性側索硬化症（剖検例），Klüver-Barrera染色．両側の錐体側索路（L）と錐体前索路（*）に変性を認め，髄鞘が脱落している．

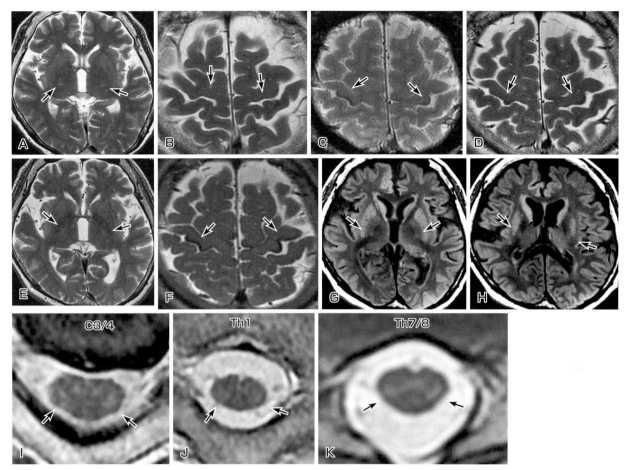

症例2 筋萎縮性側索硬化症，58歳（初回のMRI時），女性．1年ほど前より歩行障害が徐々に悪化した．四肢腱反射の亢進，痙性があった．初回の頭部MRI（画像A，B）が施行された．

A：1.5Tのfast SE法T2強調像では，内包後脚内の皮質脊髄路は皮質と等信号であり（→），正常である．

B：1.5Tのfast SE法T2強調像にて，運動皮質には軽い低信号があるが，正常と判断した．retrospectiveにみても，異常と判断をするのは困難と考える．

　60歳以下の頭部MRIでは当時，ルーチンとしてのT2*強調像の撮像は行っていない．あとから考えると，錐体路徴候があるのでプロトン密度強調像を撮像すべきであった．なお，患者はうつ，転換性障害があり，精神科病院に入院中であった．その後，左下肢が上がりにくくなり，約2年後に当院入院し，頭部MRIを撮像した（画像C～K）．入院時の診断はALSではなく，異なる疾患であった．錐体路徴候は左優位であった．

C：T2*強調像にて，右優位に両側運動皮質に低信号を認めた（→）．この症例の読影者は画像Cをみて，画像Dの異常に気がついている．

D：1.5Tのfast SE法T2強調像にて，右優位に両側運動皮質に低信号を認め（→），他の皮質にはなく，60歳ではあるが異常の可能性が高いと判断した．

E：1.5Tのfast SE法T2強調像にて，内包後脚内の皮質脊髄路は正常である（→）．

　ALSの疑いがあるので，SE法によるT2強調像と，プロトン密度強調像にて再検をした．

F：3TのSE法T2強調像では，両側運動皮質に明瞭な低信号があり（→），他の皮質には認められない．運動皮質の変性があると考える．

G，H：3Tのプロトン密度強調像にて，両側内包後脚内の皮質脊髄路に明らかな高信号があり（→），異常である．皮質脊髄路の変性を示している．

　以上より，ALSと診断した．あとに針筋電図，その他の検査にて，ALSの診断が確定している．

I～K：1.5Tのfast SE法T2強調横断像にて，C3/4（画像I），Th1（画像J），Th7/8（画像K）に，左優位に両側側索の皮質脊髄路に高信号を認め（→），同部位に変性があると考える．

補足：1.5Tに比べて，3Tでは運動皮質の低信号が明らかに捉えやすい．この症例にて，その差異は病態が進行したことよりも，磁場強度の差と考えられる．T2強調像に比べて，3Tでのプロトン密度強調像は皮質脊髄路の変性に対する優位性があることも理解されると考える．両側錐体路徴候がある例では，プロトン密度強調像を積極的に使用すべきと考える．なお，本症例では脳幹部の皮質脊髄路の変性はMRIでは認めていない．それでも，脊髄の皮質脊髄路には変性を認めた例である．

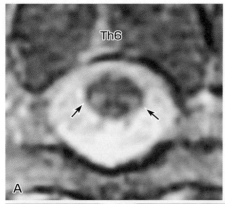
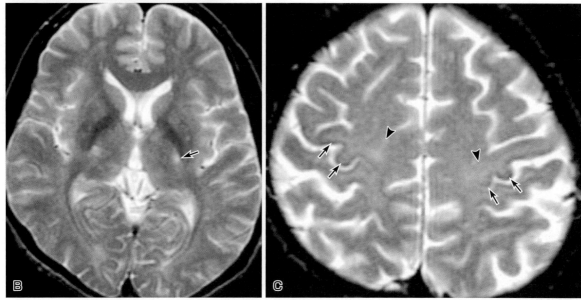

症例3 筋萎縮性側索硬化症，44歳，女性．5カ月前より両下肢に痙性が出現．上腕二頭筋の反射亢進を認め，感覚障害がないことからALSを疑ったが，針筋電図にて限局的な所見となり，確定はできなかった．

A：T2強調横断像（Th6）にて両側の側索に高信号を認める（→）．

B：SE法T2強調像（大脳）にて両側皮質脊髄路に皮質よりも高信号を認め，皮質脊髄路の変性を認める（→）．

C：SE法T2強調像にて両側運動皮質に低信号を（→），中心前回白質には高信号を認める（▶）．これは運動皮質を含む中心前回の変性を示し，ALSの特徴的な画像所見である．

補足：画像からはALS以外は考えられないといえる所見であった．約1年半後の再入院にて症状はさらに進行し，舌，上・下肢の筋肉萎縮を認め，針筋電図も異常を示し，確定的ALS（definite ALS）と診断された．

文献

1) 祖父江元：筋萎縮性側索硬化症．矢﨑義雄（総編集）：内科学 第10版．朝倉書店，2013，pp2178-2180
2) 柳下 章：神経内科疾患の画像診断．学研メディカル秀潤社，2011，pp107-111
3) Mascalchi M, et al：Corticospinal tract degeneration in motor neuron disease. *AJNR Am J Neuroradiol* **16**（4 Suppl）：878-880, 1995
4) Yagishita A, et al：Location of the corticospinal tract in the internal capsule at MR imaging. *Radiology* **191**：455-460, 1994
5) Sharma S, et al：Teaching NeuroImages：snake eyes appearance in MRI in patient with ALS. *Neurology* **81**：e29, 2013
6) Oba H, et al：Amyotrophic lateral sclerosis：T2 shortening in motor cortex at MR imaging. *Radiology* **189**：843-846, 1993

29 Hopkins症候群（急性喘息後萎縮症）

臨床

Hopkins症候群（Hopkins syndrome）は，気管支喘息発作後に体幹の急性弛緩性麻痺をきたす，まれな病態である．典型例では1肢のみに運動麻痺を呈し，感覚障害を認めない．脊髄前角の運動神経細胞障害と考えられる[1〜3]．通常は13歳未満に発症し，男児に多い．これらの小児例では気管支喘息発作から1〜18日後に発症しており，1肢のみの罹患例が過半数であるが，両側例や上・下肢に1肢ずつの例もある．また，誘因となる気管支喘息発作の程度もさまざまである．病因は免疫性機序（parainfectious）によると考えられている[1〜3]．

画像所見

1. MRI

両側あるいは片側の脊髄前角にT2強調像にて高信号を認める．

診断のキー

気管支喘息患者で急性弛緩性麻痺を示し，脊髄前角に高信号を認めた場合は本症を考える．

鑑別診断

1. 脊髄前角炎

脊髄前角，前根に造影効果を認めることが多い．ウイルス抗体価の上昇を認める．

2. 脊髄梗塞

発症早期には脊髄前角に限局せず，より広い範囲に異常信号（浮腫）を認める．

脊髄前角にT2強調像にて高信号を認める病態については，本章の「18. 脊髄前角炎」のBOXを参照．

症例1　Hopkins症候群，10歳，男子．5日前に気管支喘息発作のため入院．2日前に下肢の脱力，筋痛を認めた．MRI撮像当日は両下肢の完全麻痺があり，感覚障害は認めなかった．
A：T2強調矢状断像にてTh11-L1にかけて脊髄の前部に高信号を認める（→）．
B：T2強調横断像（Th11/12）では両側の脊髄前角に限局した高信号を認める（→）．
C：T1強調横断像（Th11/12）では両側の脊髄前角に低信号を認める（→）．
（奈良県立医科大学放射線医学教室の症例　坂本雅彦先生のご厚意による）

文献

1) 目崎高広，他：Hopkins症候群（急性喘息後萎縮症）．領域別症候群シリーズ　**31**：581-583, 2000
2) Arita J, et al：Hopkins syndrome：T2-weighted high intensity of anterior horn on spinal MR imaging. *Pediatr Neurol* **13**：263-265, 1995
3) Liedholm LJ, et al：Acute postasthmatic amyotrophy（Hopkins' syndrome）. *Muscle Nerve* **17**：769-772, 1994

30 Waller 変性

臨床

　軸索変性と脱髄を起こす Waller 変性（wallerian degeneration）は，脊髄の上行路では病変の頭側の後索および脊髄小脳路，脊髄視床路に起こり，下行路では病変の尾側の錐体側索路および錐体前索路に起こる．

　後根の神経線維は，後索に入ると下からの線維がより内側を上行する．Th6 以上では，より内側に薄束が位置し，より下方からの線維がより内側に位置する．外側には楔状束があり，腕神経叢からの神経線維が上行する[1]．薄束と楔状束は，延髄の尾側端でそれぞれ対応する神経核に終止する．

　外傷による脊髄後面の損傷あるいは手術による後根の損傷が Waller 変性の最も多い原因と報告されている．脊髄損傷患者 13 例の脊髄 MRI の経過観察を外傷後 1 日〜4 年にわたって施行した研究では，外傷部位より上部の後索に，T2 強調像およびプロトン密度強調像にて高信号を外傷後 10 週間〜12 カ月の間に認めている．ただし，側索には高信号を認めていない[1]．ホルマリンに固定された脊髄を使用した同様の研究では，側索にも病変が MRI にて認められている[2]．

　後根および後根神経節に病変を認める感覚性ニューロパチーでは，後日，後索に二次変性を MRI にて認めることがある（本章の「9. Sjögren 症候群による脊髄症」を参照）[3,4]．

画像所見

1. MRI

　側索では，原発性病変の頭側に高信号を T2 強調像にて認める（**症例 1**）．後索では原発性病変と同位置，あるいはそれより尾側に高信号を T2 強調像にて認める（**症例 1**）．

　感覚性ニューロパチーでは，後根あるいは後根神経節に対応した部位の後索に二次変性が起こり，T2 強調像にて高信号を後日に認めることがある（**症例 2**）．

診断のキー

　外傷・手術後に新たに生じた側索に及ぶ後索病変，および感覚性ニューロパチー後の後索病変では，本症を考慮する．

鑑別診断

　後索を侵す疾患については本章の「5. 亜急性脊髄連合変性症」の BOX を，両側皮質脊髄路に T2 強調像にて異常高信号を認める疾患については本章の「16. ヒト T リンパ球向性ウイルス脊髄症」の BOX を参照．

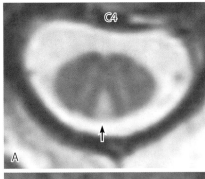
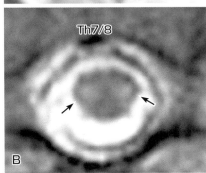

症例1 Waller 変性，49歳，女性．約半年前より歩行障害が出現し，MRI にて Th4-7 に後縦靱帯骨化症が認められた．Th6/7 には脊髄軟化（myelomalacia）があったが，それ以下および以上の髄内には MRI にて異常を認めていない．手術直後より歩けなくなり，対麻痺となる．Th4 および Th6 に脊髄損傷があり，病変部にはほぼ全体に高信号を認めた．約3カ月後，上肢にもしびれが出現し，MRI の再検となった．

A：T2 強調横断像（C4）にて両側後索（薄束）に限局した高信号を認める（→）．なお，Th3-C1 まで薄束に高信号を認めた（非掲載）．

B：病変部の下部の Th7/8 では両側の側索に一致して高信号を認める（→）．また，それより下部，胸髄全体の側索に一致して高信号を認める（非掲載）．

補足：手術による脊髄損傷に起因する Waller 変性と考えている．

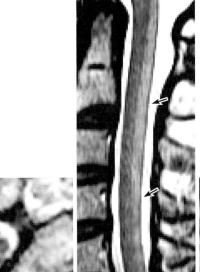
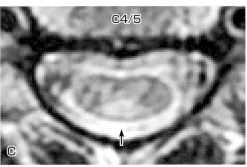

症例2 Waller 変性（後根神経節障害による後索の変性），35歳，女性．10日前より発熱，頭痛，咳，全身の痛み，下痢を認めた．3日前より四肢のしびれ・脱力が出現し，入院当日，下肢の脱力の進行と腱反射の低下を認めた．髄液検査は正常．腰椎の MRI にて馬尾神経，主として後根に造影効果を認め，後根ニューロパチーと診断された．入院2週間後に頸髄 MRI（画像 A）を施行した．

A：造影後 T1 強調横断像（C4/5）にて両側の後根に造影効果を認める（→）．T2 強調横断像（非掲載）にて硬膜はより後方に位置するため，この造影効果は硬膜ではない．延髄および脊髄内には T2 強調横断像にて高信号を認めていない（非掲載）．

B：5カ月後の再検時の T2 強調矢状断像にて，延髄背側から頸髄後部にかけて高信号を認める（→）．

C：画像 B と同時の T2 強調横断像（C4/5）にて，頸髄後索（薄束および楔状束の両方）に高信号を認める（→）．なお，全脊髄後索に高信号を認めた（非掲載）．

文 献

1) Carpenter MB, et al：Human Neuroanatomy 8th ed. Williams & Wilkins, Baltimore, 1983, pp265-289
2) Terae S, et al：MRI of wallerian degeneration of the injured spinal cord. *J Comput Assist Tomogr* **17**：700-703, 1993
3) Becerra JL, et al：MR-pathologic comparisons of wallerian degeneration in spinal cord injury. *AJNR Am J Neuroradiol* **16**：125-133, 1995
4) Mori K, et al：The wide spectrum of clinical manifestations in Sjögren's syndrome-associated neuropathy. *Brain* **128** (Pt 11)：2518-2534, 2005
5) Lin CC, et al：Teaching NeuroImage：Cervical cord atrophy with dorsal root ganglionopathy in Sjögren syndrome. *Neurology* **70**：e27, 2008

31 Epstein-Barr ウイルスによる神経感染症

臨床

Epstein-Barr（EB）ウイルスは主に唾液から感染し，輸血あるいは骨髄移植でも感染する．感染は小児期早期に多く，次に，思春期の遅い時期に起こる．成人の90％以上がすでに感染し，抗体を有している．無症状でも90％以上のヒトはEBウイルスを唾液内に出しており，潜伏感染状態にある[1]．

EBウイルスは神経系の多発部位に感染を起こし，髄膜，脳，脊髄から末梢神経系の障害を起こすことがある．項部硬直，意識障害，横断性脊髄炎および末梢神経障害による運動・感覚異常をきたす[2]．

1. 脊髄，神経根

MajidらはEBウイルスによる脊髄神経根炎/脳脊髄神経根炎4例についてまとめている．4例全例に髄液検査にて，単核球優位の細胞増多，蛋白上昇，糖正常を認めた．4例のうち，1例は19歳の女性で急性脊髄神経根炎，1例は57歳の女性で急性脳脊髄神経根炎，1例は38歳の男性で急性髄膜脳脊髄神経根炎，1例は42歳の女性で亜急性髄膜脊髄神経根炎であった[2]．

2. 脳

EBウイルスによる脳病変としては髄膜炎，髄膜脳炎，小脳炎，視神経炎（視神経と視交叉），ときおり脳幹脳炎がある[3]．

画像所見

1. MRI

1）脊髄，神経根

Majidらの報告では，4例中2例にMRI画像上での異常を認めている．1例はT2強調像にて脊髄円錐に高信号があり，前根および後根に造影効果を認めている．他の1例は馬尾に造影効果を認め，頸髄背側にも造影効果を認めている[2]．

Mühlauらの報告でも，腰仙髄の神経根の造影効果を認めている[4]．

自験例ではT2強調像にて脊髄中心部に高信号があり，両側後根入口部と脊髄に造影効果を認めた（**症例1**）．

なお，EBウイルスによる傍感染性脊髄炎は3椎体以上の長大な脊髄病変を示すことがある（本章の「1. 視神経脊髄炎」の表3を参照）[5]．

2）脳

Baskinらによると，病変は線条体と視床にあることが多く，そのほかには皮質下白質，島回，小脳灰白質と白質，視神経と視交叉にあり，まれに脳幹にも認められる．脳病変に拡散制限はなく，血液脳関門は破壊されない．MRスペクトロスコピーではN-acetylaspartate（NAA）の低下と，ミオイノシトールとアミノ酸の上昇があるとされる[3]．3例の画像があり，1例目はFLAIR像にて両側基底核（被殻と淡蒼球）に対称性の高信号を認め，それに加えて，皮質下に多数の高信号がある．他の2例は視神経に造影効果と腫大を認めている[3]．

Onoらも8歳の女児例を報告している[6]．発熱，けいれん，意識障害を呈し，T2強調像にて両側尾状核と被殻にほぼ限局した高信号があり，同部位には軽い腫大が疑われる．1カ月後のMRIでは正常となった．自験例（**症例2**）と同様な画像であった．

*AJNR*のCase of the Weekにもほぼ同様な8歳の男児例が掲載されている[7]．被殻と尾状核にほぼ対称性の高信号と腫大がT2強調像にて認められ，皮質にも腫大があり，基底核および皮質には造影効果を認めていない．EBウイルスは基底核を好んで侵し，ADC値は上昇と低下の両方がありうるとされる．

Hagemannらの1例では脳梁膨大部とその近傍白質に拡散制限のある病変を認め，造影効果はなく，可逆性であった[8]．自験例でも可逆性の拡散制限のある脳梁膨大部病変を伴っていた（**症例2**）．

さらに，MRIにて線条体に病変を認めた例がある．

35歳の女性で腎移植後に発語不良，傾眠をきたし，T1強調像およびT2強調像にて線条体に限局した高信号があった．その後，同部位に萎縮をきたし，パーキンソン症状，無動性無言を呈した[9]．T1強調像にて線条体に高信号と，特異的な画像であり，さらに萎縮が進行している．自験例と類似していた（症例2）．

黒質に限局した高信号をT2強調像にて示す例があり，パーキンソン症状を呈した[10,11]．1例のパーキンソン症状が可逆性であった[11]．

診断のキー

脊髄および神経根にT2強調像での高信号あるいは造影効果を認める脊髄神経根炎では本症を考慮する．基底核（被殻と尾状核）を対称性に侵す脳炎においても本症を考える．

鑑別診断

1．脊髄，神経根

脊髄神経根炎は種々の疾患で起こる．帯状疱疹性脊髄炎がよく知られているが，ブタ回虫幼虫移行症[12]，ダニ媒介性脳炎[13]，Takaiらによれば視神経脊髄炎でもきわめてまれに脊髄神経根炎を示す（本章の「1．視神経脊髄炎」を参照）[14]．

2．脳

両側対称性の基底核病変を主徴とする急性脳炎の原因としては，肺炎連鎖球菌，マイコプラズマ，麻疹，単純ヘルペス脳炎などが報告されている[15]．

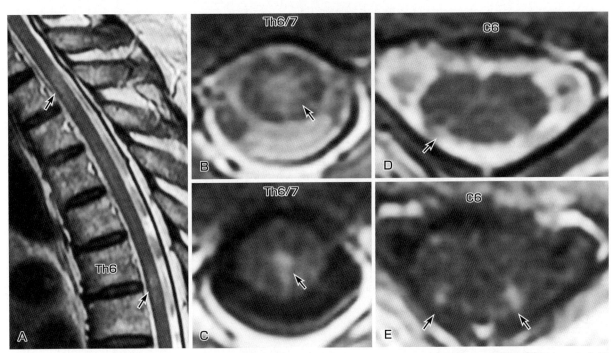

症例1 Epstein-Barrウイルスによる脊髄神経根炎，74歳，男性．約1カ月半前より発熱を認めた．1カ月前より寝込むようになり，排尿困難を自覚した．17日前に他院受診し，緊急入院となった．髄液所見にて単核球優位の細胞増多，蛋白上昇があり，髄液PCR法にてEBウイルスが陽性となり，中枢神経系EBウイルス感染症と診断された．下熱し，改善傾向であったが，5日前よりトイレ歩行時のふらつき，4日前より排尿障害の増悪を認め，尿閉となり，パーキンソン症状も出現したために，当院入院となった．MRIを撮像した．
- A：T2強調矢状断像にて，Th2とTh6-7にかけて，髄内に高信号を認める（→）．
- B：T2強調横断像（Th6/7）にて，髄内中心部に高信号を認める（→）．
- C：造影後T1強調横断像（C6/7）にて，髄内中心部に造影効果を認める（→）．
- D：T2強調横断像（C6）にて，右後根入口部に高信号の疑いがある（→）．
- E：造影後T1強調横断像C6）にて，両側後根入口部から後索にかけて造影効果を認める（→）．

補足：ポリメラーゼ連鎖反応（PCR：polymerase chain reaction）法にて，EBウイルスが髄液より検出されている．両側後根入口部，脊髄内に造影効果を認め，髄内に高信号をT2強調像にて認めるので，脊髄神経根炎と考えられる．経過が亜急性でもあり，ウイルスの直接浸潤以外にも，脱髄などの免疫反応が加わっている可能性がある．

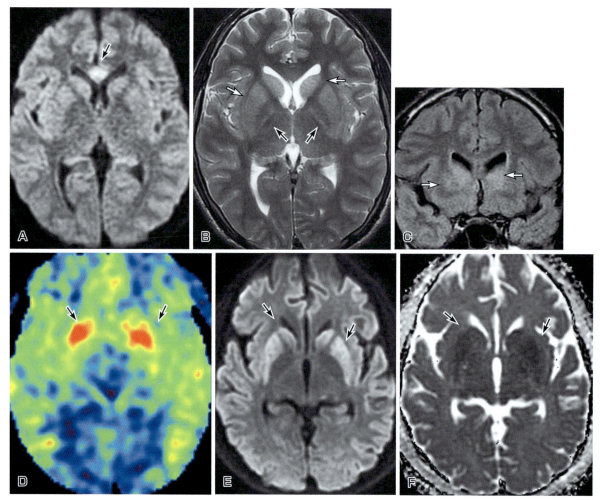

症例 2 線条体脳炎，16 歳，男性．4 日前より発熱があり，学校を休んだ．1 日前にも下熱せず，近医にて点滴を受けた．その夜に突然叫び出し，歩行困難となり，当院緊急入院した．髄液検査にて細胞増多（2020/3 μl，多核球優位），蛋白増加を認め，糖は正常であった．当日の頭部 MRI（非掲載）では拡散強調像にて脳梁膝部に淡い高信号があったが，基底核は正常であった．4 日後に 2 回目の頭部 MRI を施行した（画像 A～C）．

A：拡散強調像にて，脳梁膝部に明瞭な高信号を認め（→），見かけの拡散係数（ADC：apparent diffusion coefficient）値の低下があった（非掲載）．脳梁膨大部にも高信号を拡散強調像にて認めている（非掲載）．基底核には異常を認めない．

B：T2 強調像にて，両側淡蒼球に線状の高信号を認める（→）．両側尾状核および被殻にも軽い高信号があり，軽度の腫脹が疑われる（⇨）．

C：FLAIR 法冠状断像にて，両側尾状核および被殻に高信号と軽い腫脹を認める（⇨）．

　3 日後に 3 T MRI での再検を施行した（画像 D）．

D：ASL 法にて，両側線条体前部に高血流を認める（→）．

　さらに，その 20 日後に頭部 MRI を施行した（画像 E，F）．

E：拡散強調像にて，両側淡蒼球と被殻に高信号を認める（→）．明らかな腫大も萎縮も線条体には認めない．内包前脚は保たれている．

F：ADC map では両側線条体に拡散制限を認める（→）．

（次ページにつづく）

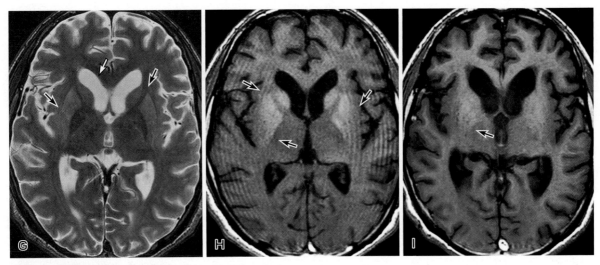

症例2　線条体脳炎（つづき）

さらに，約25日後に再検をした（画像G, H）．この前後より下肢の固縮が出現し，L-DOPA が有効であり，パーキンソン症状があったと考えられる．

G：T2強調像にて，画像Bと対比すると，側脳室前角の拡大（⇨），脳溝の拡大が明瞭となる．両側尾状核および被殻に萎縮を認める（→）．

H：T1強調像にて，両側尾状核，被殻，淡蒼球に高信号を認める（→）．

再び，約1カ月後に再検をした（画像I）．

I：T1強調像にて，脳溝拡大がより明瞭となり，大脳萎縮が進行している．基底核の高信号は薄くなり，不明瞭となっている（→）．

補足：脳梁の一過性の拡散制限のある病変，基底核に限局した病変があり，その後，基底核にT1強調像での高信号が存在したこと，その当時はパーキンソン症状があったこと，その後に，基底核を含めた大脳萎縮が進行したことなどは，Epstein-Barr ウイルスによる線条体脳炎に合致する所見と考える．しかし，EB ウイルス感染を示す所見はIgG の上昇のみであった．経過の途中で，拡散制限が出現したことも興味深い．その他の鑑別点については本文を参照．

文献

1) Cohen JI：Epstein-Barr virus infections, including infectious mononucleosis. Longo DL, et al（eds）：Harrison's Principles of Internal Medicine 18th ed. McGraw-Hill, 2012, pp1467-1471
2) Majid A, et al：Epstein-Barr virus myeloradiculitis and encephalomyeloradiculitis. *Brain* **125**（Pt 1）：159-165, 2002
3) Baskin HJ, et al：Neuroimaging of herpesvirus infections in children. *Pediatr Radiol* **37**：949-963, 2007
4) Mühlau M, et al：Seronegative Epstein-Barr virus myeloradiculitis in an immunocompetent 72-year-old woman. *Neurology* **65**：1329-1330, 2005
5) Bhargava P, et al：Clinical Reasoning：an unusual cause of transverse myelitis? *Neurology* **82**：e46-50, 2014
6) Ono J, et al：Characteristic MR features of encephalitis caused by Epstein-Barr virus：a case report. *Pediatr Radiol* **28**：569-570, 1998
7) Rawal S, et al：Epstein-Barr Encephalitis. Case of the Week. *AJNR Am J Neuroradiol* July 16, 2015
8) Hagemann G, et al：Multiple reversible MR signal changes caused by Epstein-Barr virus encephalitis. *AJNR Am J Neuroradiol* **27**：1447-1449, 2006
9) Espay AJ, et al：Postencephalitic parkinsonism and basal ganglia necrosis due to Epstein-Barr virus infection. *Neurology* **76**：1529-1530, 2011
10) Alarcón F, et al：Encephalitis lethargica due to Epstein-Barr virus infection. *Mov Disord* **26**：2132-2134, 2011
11) Guan J, et al：Reversible parkinsonism due to involvement of substantia nigra in Epstein-Barr virus encephalitis. *Mov Disord* **27**：156-157, 2012
12) 吉田園代, 他：ブタ回虫幼虫移行症による myeloradiculitis を呈した1例．臨神経 **44**：198-202, 2004
13) Fauser S, et al：Unusual case of tick borne encephalitis with isolated myeloradiculitis. *J Neurol Neurosurg Psychiatry* **78**：909-910, 2007
14) Takai Y, et al：Two cases of lumbosacral myeloradiculitis with anti-aquaporin-4 antibody. *Neurology* **79**：1826-1828, 2012
15) 荒井洋実, 他：両側大脳基底核に左右対称性の病変を認めた急性散在性脳脊髄炎．脳と発達 **45**：457-460, 2013

32 多発血管炎性肉芽腫症

臨床

多発血管炎性肉芽腫症（GPA：granulomatosis with polyangitis）は壊死性の，肉芽腫を形成する炎症であり，上気道（鼻，副鼻腔，中耳，眼窩），下気道（気管支，肺）を侵す．中～小血管（毛細血管，小静脈，小動脈，動脈および静脈）の壊死性血管炎を認める．腎も侵す（壊死性糸球体腎炎）．眼血管炎と出血を伴う肺の毛細血管炎をしばしば伴う．以前の名称であるWegener 肉芽腫症から多発血管炎性肉芽腫症（GPA）へと，名称が変更された[1]．

GPA の診断基準を表1に示す[2]．

GPA と顕微鏡的多発血管炎の相違は，抗好中球細胞質抗体（ANCA：antineutrophil cytoplasmic antibody）対応抗原ではなく，肉芽腫性病変の有無による．日本ではPR3（proteinase 3）-ANCA 陽性のGPA が多い．中枢神経系の合併症としては脳血管障害，肥厚性硬膜炎，けいれん発作，PRES（posterior reversible encephalopathy syndrome）の報告がある[2]．肥厚性硬膜炎は頭蓋内が多いが，まれに脊柱管内の硬膜を侵すことがある[3,4]．

画像所見

1. MRI

画像所見について，2例の詳細な報告がある[3,4]．Mentzel らの例は59歳の女性で鼻出血の既往があり，発熱と頭痛にて入院し，肺に浸潤影と結節影を認め，

表1 多発血管炎性肉芽腫症の診断基準：厚生省 1998年（文献2）より改変引用）

主要症状	
1．上気道（E）	眼（眼痛，視力低下，眼球突出），耳（中耳炎），鼻（膿性鼻漏，出血，鞍鼻），口腔・咽頭痛（潰瘍，嗄声，気道閉塞）
2．肺（L）	血痰，咳嗽，呼吸困難
3．腎（K）	血尿，蛋白尿，急速に進行する腎不全，浮腫，高血圧
4．血管炎症状	①全身症状：発熱（38℃以上，2週間以上），体重減少（6カ月以内に6kg以上），②臓器症状：紫斑，多関節炎（痛），上強膜炎，多発性神経炎，虚血性心疾患（狭心症・心筋梗塞），消化管出血（吐血・下血），胸膜炎
主要組織所見	
1．E，L，K の巨細胞を伴う壊死性肉芽腫性炎	
2．免疫グロブリン沈着を伴わない壊死性半月体形成腎炎	
3．小・細動脈の壊死性肉芽腫性血管炎	
主要検査所見	
PR3-ANCA（蛍光抗体法で cytoplasmic pattern；C-ANCA）が高率に陽性を示す	

- 確実（definite）：主要症状の3項目以上（E，L，K のおのおのの症状を含む），主要症状の2項目以上＋主要組織所見，主要症状の1項目以上＋主要組織所見＋C-ANCA 陽性
- 疑い（probable）：主要症状の2項目以上，主要症状の1項目＋主要組織所見，主要症状の1項目＋C-ANCA 陽性
- 参考となる検査所見：白血球増多，CRP 上昇，BUN・血清クレアチニン上昇
- 鑑別：肉芽腫性疾患（サルコイドーシスなど），他の血管炎症候群（顕微鏡的多発血管炎，好酸球性肉芽腫性多発血管炎など）
- E，L，K のすべてがそろっている場合を全身型，E，L にとどまる場合を限局型とする

CRP：C-reactive protein（C反応性蛋白），BUN：blood urea nitrogen（血液尿素窒素）

生検にて壊死性血管炎とされた．腎障害を伴っていた．さらに，対麻痺があり，脊髄症と診断された．T2強調矢状断像ではC2-7にて脊髄背側に，上下に長い硬膜外の腫瘤があり，辺縁部は低信号，中心部は高信号を示した．T1強調矢状断像では脊髄と等信号～軽度高信号を示した．造影後には強い造影効果があったが，内部に造影されない部位もあった．肥厚性硬膜炎に近い所見であった．椎弓切除術が施行され，術中には黄色い壊死性の液が硬膜外から流れ出た．病理は壊死性血管炎であった[3]．

Albayramらの例は52歳の男性であり，脱力，頭痛，血痰，強度の頸部痛を呈した．ANCA陽性であり，GPAと診断された．頸部痛に対してMRIが施行された．T2強調矢状断像ではC1-2とTh1-4にて，硬膜外に低信号を示す病変が認められた．T2強調横断像では硬膜外に，脊髄の後方と外側を取り囲むような腫瘤性病変があり，辺縁部に造影効果を認めている[4]．ステロイドとシクロホスファミドにて，治癒している．

大変まれではあるが，胸椎硬膜内に出血を呈したGPA例がある[5]．

診断のキー

脊柱管内の肥厚性硬膜炎の鑑別診断では，GPAを考慮する必要がある．

文献

1) Jennette JC, et al：2012 revised International Chapel Hill Consensus Conference Nomenclature of Vasculitides. *Arthritis Rheum* **65**：1-11, 2013
2) 朝倉邦彦，他：ウェゲナー肉芽腫症と神経合併症．*Brain Nerve* **65**：1311-1317, 2013
3) Mentzel HJ, et al：MR Imaging in Wegener granulomatosis of the spinal cord. *AJNR Am J Neuroradiol* **24**：18-21, 2003
4) Albayram S, et al：MR imaging findings of spinal dural involvement with Wegener granulomatosis. *AJNR Am J Neuroradiol* **23**：1603-1606, 2002
5) Guilfoyle MR, et al：Spinal intradural haemorrhage in a patient with Wegener's Granulomatosis. *Clin Neurol Neurosurg* **112**：341-343, 2010

第8章

頭蓋頸椎移行部疾患

1 頭蓋底部奇形

臨床

　頭蓋底陥入の定義を再確認すると，basilar invaginationは先天性頭蓋底陥入症であり，後頭骨もしくは環椎の発生異常による頭蓋底陥入を指す．basilar impressionは後天性頭蓋底陥入症であり，後天性疾患による頭蓋底陥入症に相当する．また，platybasiaは扁平頭蓋底で，Weckler頭蓋底角〔Weckler basal angle；nasion（鼻根点）-トルコ鞍中心点（もしくは鞍結節）と，トルコ鞍中心点-basion（基底点；大後頭孔前縁＝斜台下端）の角度〕の開大した状態である．ただし，前二者は同義で使うこともある．なお，頭蓋頸椎移行部を評価する各種計測線については本章の「5. 環軸椎亜脱臼」の図1を参照のこと．

　ここでは，軟骨形成不全症を取り上げる．軟骨形成不全症は，四肢短縮型と体幹短縮型に分類され，四肢短縮型はさらに近位肢節短縮型（上腕，大腿），中間肢節短縮型（前腕，下腿），遠位肢節短縮型（手足の短縮が目立つ型）に分けられる．軟骨無形成症（achondroplasia）は，四肢（近位肢節）短縮型の中で最も頻度が高く，新生児期に好発する．常染色体優性遺伝を示すが，約90％は弧発例である．この疾患では，線維芽細胞増殖因子受容体3（*FGFR3*：fibroblast growth factor receptor 3）遺伝子変異があり，FGFR3蛋白の膜貫通領域に異常を生じることが発症の原因である．FGFR3蛋白は，内軟骨性骨化過程で重要な役割を果たしているため，内軟骨性骨化が障害される．一方，膜性骨化はほぼ正常に保たれる．その結果，四肢は長軸方向の成長障害が生じて太く短肢となるほか，脊椎では椎弓の形成不全や腰椎椎弓根間距離の短縮などをきたし，脊柱管狭窄となる．

画像所見

1. MRI

　頭蓋底は内軟骨性骨化の障害により低形成であり，大後頭孔は狭小化し（**症例1A**），脳幹や上部頸椎の圧迫，水頭症の原因となる．歯突起低形成や環軸椎亜脱臼の合併も多い．

　椎体終板も内軟骨性骨化で成長するため，椎体は減高して椎間板隙は拡大し，小弾丸状（bullet-shaped）の変形を呈する．椎弓の成長遅延は脊柱管狭窄となり，脳脊髄液の拍動によって椎体後縁の後方陥凹（posterior scalloping）が起きる．

2. 単純X線

　骨の成長板は中央部が内軟骨性骨化，辺縁部が膜性骨化により成長するため，中央部の成長が遅延して骨幹端の盃状変形（metaphyseal cupping）が生じる．骨単純X線で，大腿骨頸部や頸骨粗面部の盃状変形を正面からみると帯状の骨透亮像として認められる．そのほか，短縮した頭蓋底，大後頭孔の狭窄，脊柱管前後径の短縮，腰椎の椎弓根間距離の短縮，胸腰椎移行部椎体の楔状変形，シャンペングラス状の小骨盤腔，股関節の水平臼蓋，小さい坐骨切痕などの特徴がある．

診断のキー

　頭蓋底部奇形をきたす疾患には，軟骨形成不全症，骨形成不全症やムコ多糖症などがある．

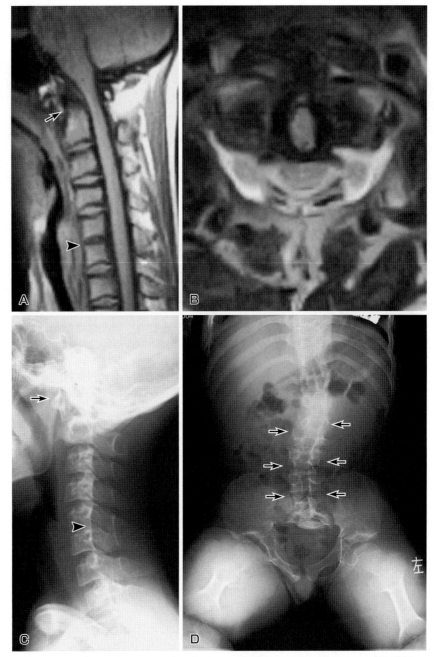

症例1 軟骨無形成症，10代，男子．両足底にしびれがあり，頸椎単純X線側面像で環軸椎亜脱臼を指摘される．

- **A**：T1強調矢状断像では軸椎歯突起の低形成があり（→），軸椎は環椎に対して背側に偏位している．また，大後頭孔自体も前後径が短い．これらの変化により，延髄頸髄移行部を圧排変形させている．なお，C5-6は癒合椎であり，C5/6椎間レベルで椎体の前後径が短縮する，いわゆるスズメバチの腰状変形（wasp-waist appearance）を呈している（▶）．
- **B**：T2強調横断像（C1）では歯突起と環椎後弓に挟まれて脊髄の扁平化がある．
- **C**：頸椎単純X線側面像では環椎歯突起間距離が拡大し（→），同レベルの脊柱管前後径は短い．C5-6癒合椎には神経孔がある（▶）．
- **D**：腹部単純X線正面像では腰椎椎弓根間距離の短縮（→）のほかに，胸腰椎移行部椎体の楔状変形による前弯，股関節の水平臼蓋，長管骨の短縮と弯曲などが認められる．

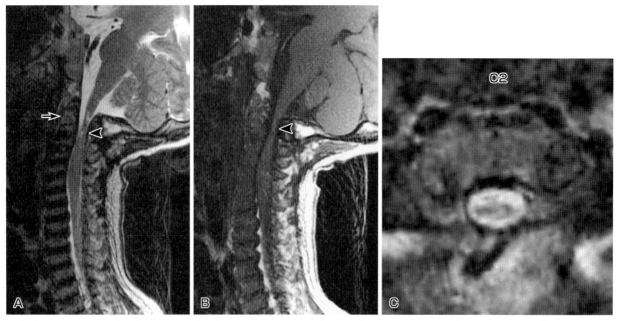

症例2 Morquio病(ムコ多糖症Ⅳ型),20代,女性.四肢不全麻痺,頸部痛を認める.C1/2椎弓切除および後頭骨-C2骨移植後.

A:T2強調矢状断像では軸椎歯突起の低形成,軸椎椎体の肥厚がある(→).C3椎体にも変形がありC2-3で脊柱管が著しく狭小化している(▶).延髄頸髄移行部は扁平化して,内部には過去の機械的圧迫による高信号を認める.その他のレベルでも椎体に変形があり,配列も不整だが脊柱管の前後径は保たれている.斜台の直立化を伴う頭蓋底の扁平化も著しい.

B:T1強調矢状断像では,脊髄損傷部は索状の低信号を呈している(▶).

C:T2強調横断像(C2)では,脊髄はいびつに変形し,内部は高信号である.

文献

1) Lemyre E, et al:Bone dysplasia series. Achondroplasia, hypochondroplasia and thanatophoric dysplasia:review and update. *Can Assoc Radiol J* **50**:185-197, 1999
2) Colamaria V, et al:Irreversible respiratory failure in an achondroplastic child:the importance of an early cervicomedullary decompression, and a review of the literature. *Brain Dev* **13**:270-279, 1991
3) Thomas IT, et al:Magnetic resonance imaging in the assessment of medullary compression in achondroplasia. *Am J Dis Child* **142**:989-992, 1988

2 環軸椎奇形

臨床

1. 環椎奇形

環椎の先天性奇形では，さまざまな程度の後弓欠損（4％）や後頭骨化（occipitalization, assimilation；0.75％），環椎軸椎癒合，前弓欠損（0.1％）などの頻度が高いが，まれなものとして環椎低形成がある．

環椎低形成は，軟骨形成不全症〔ある種の点状軟骨異形成症（chondrodysplasia punctata）など〕で合併が報告されている．環椎の輪状構造の破綻はなく，全体的に径が縮小した形態をしている．これによってもともと脊柱管が狭小化しているため，軽微な外傷で脊髄損傷をきたしやすい．

2. 軸椎奇形

軸椎奇形には，歯突起欠損を含む歯突起形成不全，歯突起骨や歯突起終末小骨などが含まれる．

歯突起骨は，軸椎椎体と歯突起が分離している状態である．多くは歯突起基部で分離し，分離部表面は線維軟骨で覆われて関節を形成している．原因としては先天性発育不全説と外傷後偽関節説がある．発生学的に歯突起には先端に 1 個，体部に一対の計 3 個の骨化中心がある．先端骨化中心は小さいので，この部分の癒合不全では歯突起終末小骨となっても歯突起骨にはならない．なぜなら，歯突起体部と椎体との癒合不全とする場合，椎体から頭側に突出した歯突起基部の存在が説明できないからである．したがって，後天性の可能性が高い．環軸椎の不安定性が高度になると，環椎-歯突起骨の軸椎椎体に対しての偏位が大きくなり，上部頸髄への圧迫が生じる．また，椎骨動脈の狭窄によって椎骨脳底動脈循環不全をきたす．

歯突起骨は 10～30 代に偶然に発見されることが多い．外傷を契機として頭頸部痛や四肢運動麻痺で発症することもある．男女差は認められない．Down 症候群に多いとされる．

画像所見

1. 環椎低形成

1）MRI

MRI は脊柱管狭窄の程度や，それによる脊髄の二次性変化の評価に適している（症例 1A，B）．また，環椎以下でも限局性に脊髄腹側の変形・萎縮が認められる場合があり，環椎の狭窄に伴う前脊椎動脈不全，脊髄浮腫に伴う静脈性うっ滞や脊髄空洞症などによる脊髄前角障害，もしくは頸椎の狭窄に固定された脊髄に微細な外傷が加わることによる牽引損傷を引き起こした可能性がある．

2）単純 X 線

その他の脊椎低形成や形成異常を合併する可能性がある．また，なんらかの系統的骨疾患の部分症状をみている可能性があるため，骨の全身検索が必要である．特に，単純 X 線で骨端部に多数の点状石灰化巣があれば点状軟骨異形成症である（症例 1F）．

2. 歯突起骨

1）MRI

MRI の役割は，歯突起骨自体の描出ではなく，環軸椎亜脱臼や延髄～頸髄の状態などをみることにある．歯突起骨は全周性に皮質の低信号帯があり，急性期骨折のような皮質の破綻がない．軸椎椎体と偽関節を形成し，急性期骨折のような骨髄自体の異常信号もない．環椎前弓の過形成を伴うことが多い．撮像時の中間位では，亜脱臼は過小評価されるが，偏位の大きい場合は脊髄圧迫の状態がよくわかる．脊髄内部に強い圧迫の既往による脊髄軟化（myelomalacia）を認めることもある．また，他の頭蓋頸椎移行部異常を合併することも多い．

2）単純 X 線

頸椎単純 X 線側面像で，歯突起骨は円形もしくは卵円形の小骨として軸椎体部の頭側にあり，歯突起と軸椎体部の間には線状もしくは帯状の骨透亮像を認める

（症例2A）．環軸椎間の偏位は，前後ばかりでなく左右にも生じるため，開口位正面像での評価も必要である．頸椎前後屈機能撮影で不安定性の評価をする必要があるが，脊髄圧迫症状が増悪して四肢麻痺を生じる危険もある．なお，歯突起終末小骨は8～12歳で歯突起と癒合する歯突起先端の小さな骨化中心であり，歯突起骨や骨折との鑑別を要する（症例3）．

診断のキー

1．頭蓋頸椎移行部奇形

1）頭蓋底部奇形

頭蓋底陥入症，Chiari 奇形，扁平頭蓋底，後頭顆形成不全，後頭椎骨などがある．

2）環軸椎奇形

環椎後頭骨癒合，環椎後弓欠損，環椎二分脊椎，環椎後小橋，環軸椎分節異常，軸椎歯突起形成不全，軸椎二分脊椎，軸椎分離辷り症などがある．

3）頸椎奇形を伴うことが多い奇形症候群

染色体異常（Down 症候群，Turner 症候群），骨系統疾患（Morquio 病，軟骨形成不全症，骨形成不全症，脊椎骨端形成異常症）などがある．

鑑別診断

1．歯突起骨折（症例4）

急性期では骨折部に骨皮質は認めないが，慢性期では骨硬化像が骨皮質と紛らわしいことがある．

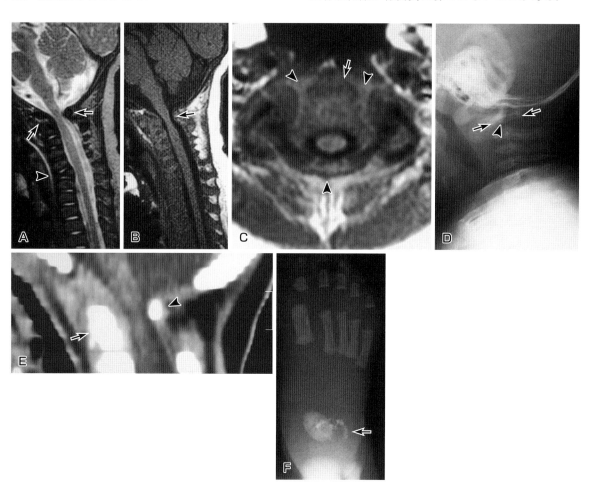

症例1　点状軟骨異形成症に伴う環椎低形成，7カ月，男児．
- **A**：T2強調矢状断像では環椎レベルの脊柱管前後径が軸椎レベル以下に比して著しく短縮している（→）．延髄頸髄移行部の異常信号は明らかではない．C6椎体の楔状変形（▶）があるほか，各頸椎椎体にも変形がある．
- **B**：T1強調矢状断像でも，環椎レベルで脊髄前後径が狭小化している（→）．
- **C**：T1強調横断像（C1）では歯突起骨があり（→），また環椎前弓および後弓には欠損がある（▶）．
- **D**：頸椎単純X線側面像では環椎に対して正中からやや外れた像（off-lateral view）であり，前弓および後弓の部分欠損によって左右の弓に分かれている（→）．歯突起骨もある（▶）．
- **E**：CT再構成矢状断像では大後頭孔の前後径は正常である．しかし，歯突起骨（→）と環椎後弓（▶）に挟まれた脊髄に狭小化がある．環椎前弓は描出されていない．
- **F**：足部単純X線正面像で骨幹端の点状石灰化が目立つ（→）．

（提供：神奈川県立こども医療センター）

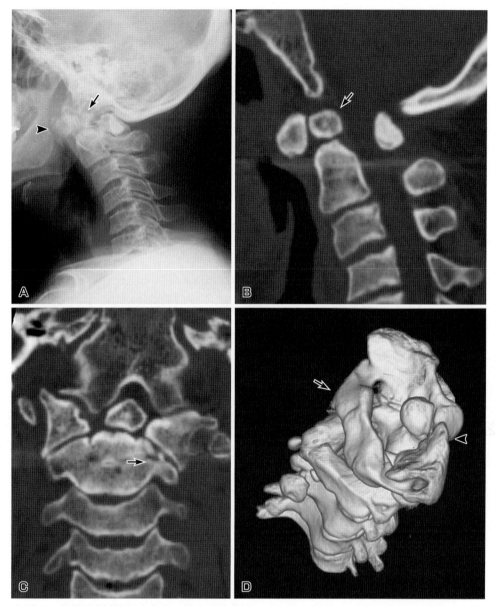

症例2　脊椎骨幹端異形成症に伴う歯突起骨，20代，男性．四肢不全麻痺を認める．

A：頸椎単純X線側面像では，軸椎の歯突起が軸椎体部と癒合せずに結節状の骨構造として認められる（→）．腹側には環椎前弓の肥大を伴っている（▶）．斜台は頸椎に対して直立している．また，環椎も頸椎体軸に対して傾斜しており，これらの変化によって頭蓋頸椎移行部で脊柱管が狭窄している．

B：CT再構成矢状断像では正中部での位置関係がよくわかる．歯突起骨の骨皮質は全周性に保たれている（→）．

C：CT再構成冠状断像では軸椎外側塊の低形成もある（→）．

D：3D-CT画像では環椎前弓の部分欠損（▶）や，大後頭孔後縁による環椎後弓の変形（→）などの変異もわかりやすい．

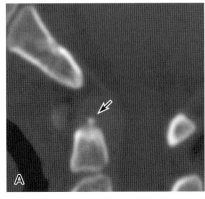
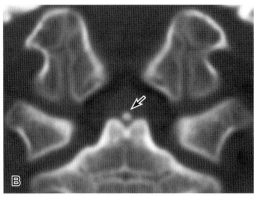

症例3 　歯突起終末小骨，4歳，男児．
A：CT再構成矢状断像で歯突起上端に癒合前の骨化中心（＝歯突起終末小骨）を認める（→）．
B：CT再構成冠状断像のほうがその位置関係がわかりやすい（→）．

鑑別診断の症例

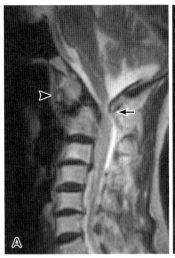
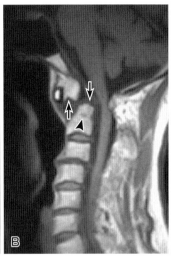
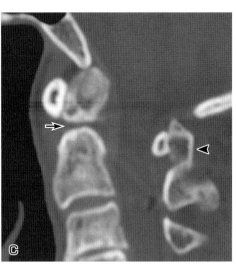

症例4 　歯突起骨折による環軸椎亜脱臼，70代，男性． 30年前，階段から転落した際に頸部を損傷した既往がある．10年前から右前腕部にしびれが出現し，半年前から両手足にしびれが広がった．後頭部痛・頸部痛もあり，牽引やリハビリなどの保存療法を受けたが軽快しなかった．

A：T2強調矢状断像では歯突起骨の骨折があり，軸椎体部は歯突起骨片に対して背側に偏位し，環軸椎亜脱臼となっている．延髄頸髄移行部は，軸椎体部と環椎後弓に挟まれ，信号上昇を伴って扁平化している（→）．なお，環椎前弓の肥大はない（▶）．
B：T1強調矢状断像では歯突起骨骨折部の骨髄信号は正常であり（→），最近の骨折ではない．軸椎の歯突起基部には，横走する線状の軟骨結合遺残がある（▶）．
C：環軸椎固定術後のCT再構成矢状断像では歯突起と軸椎体部の位置関係が整復されている（→）．環椎後弓背側には移植骨がある（▶）．慢性期の歯突起骨折では骨折面にも骨皮質があり，偽関節を形成している（→）．

文献

1) Swischuk LE：Imaging of the Cervical Spine in Children. Springer, New York, 2002, pp39-56
2) Menezes AH：Craniovertebral junction anomalies：diagnosis and management. *Semin Pediatr Neurol* **4**：209-223, 1997
3) Clements WD, et al：Os odontoideum—congenital or acquired？—that's not the question. *Injury* **26**：640-642, 1995

3 Down 症候群

臨 床

 Down 症候群（Down syndrome, trisomy 21）は，第21染色体のトリソミー，転座やモザイクなどの染色体異常によって，特徴的な顔貌，低身長，知能発達遅延や全身関節弛緩を呈する症候群であり，新生児期や乳児期に診断される．

 環軸椎亜脱臼は20～30％に発生する．原因は環椎横靱帯弛緩や，歯突起骨など歯突起形成不全によると考えられる．もともとの関節靱帯弛緩に加え，易感染性から扁桃腺炎や中耳炎など頸部周辺の炎症を起こしやすく，そのために頸部周辺の靱帯を弛緩させやすい．

画像所見

1. MRI

 環椎横靱帯弛緩などの環軸椎不安定性による環軸椎亜脱臼の所見（症例 1A, B）に加えて椎体高増加，椎体前後径短縮（＝立方形の椎体）や歯突起～環椎後弓低形成を伴うことが多い．

 環軸椎亜脱臼における関節と脊髄の動態は，頭部前屈位での評価が有効であるが，コイルの制限により十分な屈曲位がとれない場合が多い．また，脊髄圧迫症状出現の危険があるので注意深い施行が必要である．

2. 単純 X 線

 単純 X 線で，小頭症，頭蓋縫合閉鎖遅延，副鼻腔低形成，高口蓋，肋骨 11 対，胸骨柄の二分骨化，腸骨翼の開大，臼蓋角の減少，斜指，短指などを認める．

診断のキー

 頭蓋頸椎移行部異常を伴う代表的な先天性疾患には Down 症候群のほかに，軟骨形成不全症，骨形成不全症，ムコ多糖症や Ehlers-Danlos 症候群などがある．

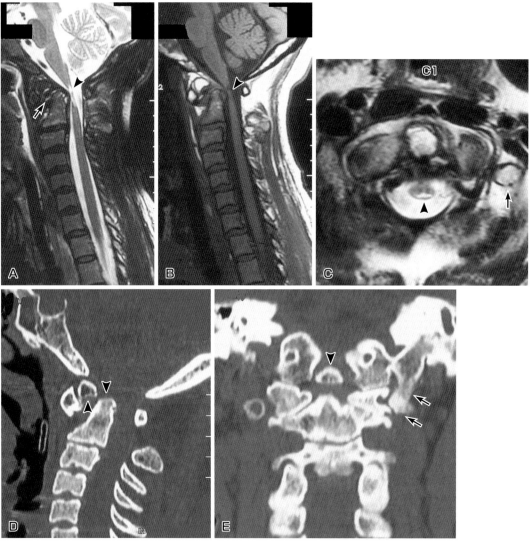

症例1 Down症候群に伴う環軸椎亜脱臼,30代,女性.25歳まで歩行に問題はなかったが,徐々にふらつきや跛行が出現し,29歳で要介助となる.このころから,トイレで四肢脱力を伴う意識消失発作を繰り返す.朝,座卓にうつ伏せで意識消失・呼吸停止しているのを発見され,直ちに施行された蘇生術で意識は回復したが,自発呼吸はなく,四肢不全麻痺や膀胱直腸障害が残った.

A:T2強調矢状断像では陳旧性の歯突起骨折があり(→),軸椎体部は背側に偏位して環軸椎亜脱臼となっている.軸椎と環椎後弓の間で下部延髄〜上部頸髄は扁平化し,内部には骨破壊性変化による空洞様構造がある(▶).

B:T1強調矢状断像では扁平化した延髄頸髄移行部に索状の低信号を認める(▶).

C:T2強調横断像(C1)でも脊髄内背側寄り前後に扁平な空洞様構造がある(▶).後頭顆左外側に正常変異の傍後頭顆突起(paracondylar process)を認める(→).

D:CT再構成矢状断像では歯突起分離縁で骨皮質が途絶しており,歯突起骨ではなく骨折であることが確認される(▶).

E:CT再構成冠状断像では後頭顆間部に歯突起骨片を認める(▶).後頭顆〜環椎左外側に傍後頭顆突起がある(→).

(提供:東京都立神経病院)

文献

1) Capone GT:Down syndrome:advances in molecular biology and the neurosciences. *J Dev Behav Pediatr* **22**:40-59, 2001
2) Smoker WR:MR imaging of the craniovertebral junction. *Magn Reson Imaging Clin N Am* **8**:635-650, 2000
3) Brockmeyer D:Down syndrome and craniovertebral instability. Topic review and treatment recommendations. *Pediatr Neurosurg* **31**:71-77, 1999

4 crowned dens 症候群

臨床

　冠状の石灰化巣が軸椎歯突起周囲を取り巻く，いわゆるcrowned dens像は高齢女性の数％に認められる．このうち，誘因なく急性の頸部痛や頭痛が出現し，発熱や炎症反応を伴うものはcrowned dens 症候群と呼ばれる．発症機序としては，環軸十字靱帯にピロリン酸カルシウム（CPPD：calcium pyrophosphate dehydrate）やハイドロキシアパタイトが沈着することにより，結晶誘発性関節炎の症状として急性の後頭部痛〜頸部痛が引き起こされる．関節リウマチ，フッ素沈着症，多発性硬化症などの膠原病や外傷にも合併する．
　治療は非ステロイド性抗炎症薬（NSAIDs：nonsteroidal antiinflammatory drugs）が著効する．投与開始から数日で頸部痛は軽快し，数週間以内に炎症反応も正常化する．

画像所見

1. MRI
　歯突起周囲に靱帯肥厚や滑膜肥厚があり（症例1A, B），造影剤異常増強効果も認める．環軸関節周囲の液体貯留や，歯突起骨髄の異常信号が付随することもある．

2. CT
　歯突起周囲を取り巻くように冠状，馬蹄様もしくはハロー様の特徴的な石灰化沈着を認める（症例1C）．石灰化検出の感度はMRIに優る．歯突起に骨びらん（erosion）を伴うこともある（症例1C）．NSAIDsの投与により，症状の消退とともに歯突起周囲の石灰化巣は数カ月〜数年で減少する．

3. 核医学検査
　骨シンチグラフィーでは，活動期の異所性石灰化巣へ標識物質の集積があるため，頸部痛の原因部位を同定できる．また，その他の部位での偽痛風による関節炎も全身スクリーニングすることができる．

診断のキー

　高齢女性で急性発症の頸部痛があり，四肢に急性単関節炎を伴う場合，結晶誘発性関節炎として偽痛風やハイドロキシアパタイト沈着症を疑う．

鑑別疾患

1. 側頭動脈炎
　リウマチ性多発筋痛症の症状を呈する．環軸椎の異常は認めない．

2. 髄膜炎
　髄液に炎症所見を認める．髄膜の異常増強効果はびまん性である．

3. 石灰化頸長筋腱炎
　より若年の成人に発症する．環軸椎前面の石灰化巣や後咽頭腔の拡大を認める．

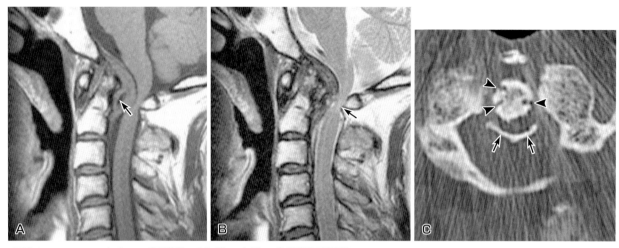

症例1　crowned dens 症候群，60代，女性．主訴は頸部痛．
　A：T1強調矢状断像にて歯突起は，パンヌス様の軟部組織に取り巻かれている．歯尖靱帯や環椎横靱帯に沿った低信号を認める（→）．
　B：T2強調矢状断像では環椎レベルで扁平化した頸髄内に脊髄軟化（myelomalacia）に相当する高信号がある（→）．
　C：CT（C2歯突起レベル）で，歯突起は弧状の石灰化巣に取り巻かれている（→）．歯突起皮質には骨びらんも認める（▶）．

文　献

1) Goto S, et al：Crowned dens syndrome. *J Bone Joint Surg Am*　**89**：2732-2736, 2007
2) Wu DW, et al：The crowned dens syndrome as a cause of neck pain：report of two new cases and review of the literature. *Arthritis Rheum*　**53**：133-137, 2005

5 環軸椎亜脱臼

臨床

環軸椎脱臼（atlanto-axial dislocation），環軸椎亜脱臼（atlanto-axial subluxation），環軸椎回旋位固定（atlanto-axial rotatory fixation）などを総称して，atlanto-axial dissociationという．このうち環軸椎亜脱臼には，水平性亜脱臼，垂直性亜脱臼のほかに回旋など，いろいろな病態が含まれる．

なお，外傷性の環軸椎脱臼・亜脱臼については第13章の「2-A-(2) 環軸椎脱臼」を参照．

画像所見

1．MRI

骨の位置関係の同定は主に単純X線やCTで行う．MRIでは脊髄の圧迫の程度，脊髄軟化症の評価や，軸椎では歯突起周囲の偽腫瘍など軟部組織病変の合併の有無を検索する．

2．単純X線

環軸椎亜脱臼の初期の段階では，通常の頸椎単純X線像で見逃されることがあり，疑われる場合には注意深く前屈位を含む頸椎機能撮影を行う．成人の場合は，前屈位側面像で環椎前弓後面下端と歯突起前面との距離〔環椎歯突起間距離（ADD：atlanto-dental distance, ADI：atlanto-dental interval)〕が2.5〜3 mm以上の場合は前方亜脱臼である．ADDが8 mm以上，もしくは歯突起後面と後弓内面との距離（SAC：space available for the cord）が13 mm以下になると，頸椎の屈曲による頸髄圧迫障害発現の可能性がある．進行すると軟部組織の腫脹，関節裂隙の狭小化，骨粗鬆症，骨びらん，関節の強直などが認められる．歯突起の評価には開口位正面像が重要である．

垂直性亜脱臼の評価は以下の3法で行う．

① McGregor法：硬口蓋後端と後頭骨下端を結ぶMcGregor線（図1）から歯突起先端までの距離が4.5 mm以上の場合．

② Ranawat法（図2）：環椎前弓と後弓のそれぞれ中心を結ぶ線と軸椎椎体部の椎弓根影の中心にあたる点との距離が13 mm以下の場合．

③ Redlund-Johnell法（図3）：軸椎椎体下縁中央からMcGregor線までの距離が男性34 mm，女性29 mm以下の場合．

ただし，McGregor法やRedlund-Johnell法は後頭環椎間の変化も含まれる．

このほか，McRae線（大後頭孔前後径）を歯突起が越えているか，Chamberlain線（硬口蓋後端-大後頭孔後縁）を歯突起が3 mm以上越えているか，という評

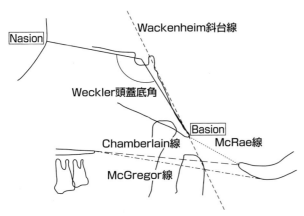

図1　頭蓋頸椎移行部評価線のまとめ

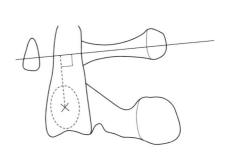

図2　Ranawat法

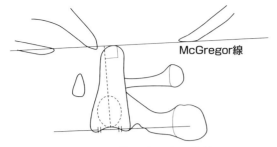

図3 Redlund-Johnell法

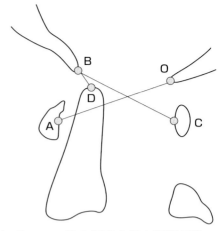

図4 Powers比と基底点歯突起間距離
A：環椎前弓後縁，B：大後頭孔前縁（Basion），C：環椎後弓前縁，D：歯突起上縁，O：大後頭孔後縁．Powers比（Powers ratio）=BC/OA，基底点歯突起間距離（basion-dental distance）=BD

価方法もある．ただし，実用的にはChamberlain線よりも前述のMcGregor線のほうが使いやすい．

後頭環椎亜脱臼はPowers比や基底点歯突起間距離などで評価する（図4）．Powers比は大後頭孔前縁-環椎後弓前縁間距離を大後頭孔後縁-環椎前弓後縁間距離で除した値であり，前方脱臼では1.0以上となる（正常平均は0.77）．基底点歯突起間距離は小児では10 mm未満が正常である．なお，斜台後縁に沿ったWackenheim斜台線の下方延長は歯突起と接するか横切るのが正常であり，そうでなければ軸椎後頭骨脱臼を示唆している．

下部頸椎亜脱臼の診断は，椎体後下縁と下位椎体後上縁との距離が3 mm以上のものとする．

3．環軸椎亜脱臼に伴う慢性血腫

大変まれではあるが，環軸椎亜脱臼に伴って出血性病変を頭蓋内にきたした例の報告があり[3]，自験例も含めて，ここに記載する．

報告例は76歳の男性例であり，夜中に頸部痛，上下肢の感覚異常，構音障害，嚥下障害にて発症し，翌朝は車いすにて他院を受診したが改善せず，別の病院を受診し，手術になった．環軸椎亜脱臼に伴う慢性の機械的刺激により，環椎横靱帯の変性・肥大が起こり，さらに，小血管を伴う肉芽腫形成に及んだことで，その小血管から微小出血が繰り返され，大きな囊胞形成となったとされている[3]．

この症例では変性・壊死した線維性軟骨性肉芽腫があり，ヘモジデリン沈着を伴っていた．炎症細胞浸潤はない．弾性組織があり，肉芽腫内には小血管の増生があった．ムチンや滑膜はない．組織診断では変性した靱帯組織が認められ，慢性の再発性の微小出血と肉芽腫形成であるとされた．腫瘤は硬膜外にあった[3]．

自験例は症例1に記載するように，被包化した慢性血腫であった．環軸椎亜脱臼に伴い，前述の報告例と同様な機序で成立したと考えている．

🔑 診断のキー

環軸椎亜脱臼を合併する疾患には関節リウマチのほかに，Down症候群，軟骨形成不全症，骨形成不全症，ムコ多糖症，Ehlers-Danlos症候群，乾癬性関節炎，Reiter症候群や強直性脊椎炎といったその他のリウマチ因子陰性脊椎関節症，化膿性関節炎，透析性脊椎関節症や外傷などがある．

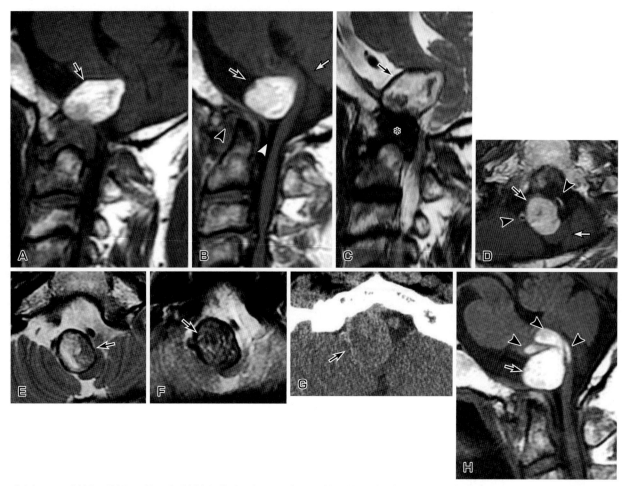

症例1　環軸椎亜脱臼に伴う慢性被包化血腫，67歳，男性．約3年前に指先の感覚がおかしくなり，様子をみていた．最近，右肩から末梢全体にしびれを自覚し，対側にも同様の症状が生じてきた．また顔の感覚の異常を自覚して，当院に入院し，画像検査を施行した（画像A〜G）．

A，B：T1強調矢状断像（画像A：正中より右，画像B：正中）にて，歯突起の上後方，頭蓋内に，境界明瞭な楕円形の高信号を示す腫瘤を認める（→）．延髄に強い圧排所見を認める（⇢）．環軸椎亜脱臼を認める（▶）．歯突起の後上方への偏位があり，大後頭孔は狭小化している（▷）．

C：T2強調矢状断像（正中より右）にて，腫瘤の中心部は不均一な高信号を示し，一部に低信号があり，辺縁部には強い低信号を認める（→）．歯突起周囲には低信号を示す病変がある（＊）．

D：T1強調横断像（延髄下部レベル）にて，腫瘤（→）は高信号を示し，延髄（⇢）を後左方に圧排し，両側椎骨動脈（▶）の間にある．椎骨動脈から出た動脈瘤ではない．なお，MRAでは血管に異常はなく，動脈瘤の可能性は低い（非掲載）．

E：T2強調横断像（延髄下部レベル）にて，腫瘤内部は不均一な高信号で，辺縁部には低信号を認める（→）．

F：T2*強調GRE法横断像（延髄下部レベル）にて，腫瘤内部では低信号が強くなり（→），慢性血腫に合致した所見である．

G：CT（延髄下部レベル）にて，血腫の周囲は一部高吸収域を示すが，主体は脳実質とほぼ同様〜軽い高吸収域を示す（→）．境界が明瞭である．

入院後，新たに頭痛，右手の動かしづらさ，構音・嚥下障害が出現したので，初回のMRIから10日後にMRIの再検を行った（画像H）．

H：T1強調矢状断像（正中）にて，既存の慢性血腫（→）から離れて3カ所に新たな血腫が出現した（▶）．しかし，T1強調像にて高信号を示すので，急性期ではなく，亜急性期（1週間ほど経過した）血腫と考えられる．

補足：脳神経外科医は延髄腹側の血腫とともに，血腫表面の厚く硬い膜様構造を認めた．おそらくは血腫の肥厚した被膜と考えられる．病理所見は時期の異なる凝血塊で，通常の慢性硬膜下血腫の被膜に認められるものと同様な所見であり，小血管増生と軽度の慢性炎症細胞浸潤を伴っていた．被膜の背側にもわずかな血腫（破綻した血腫成分と考えられる）があった．血管腫/血管奇形，腫瘍病変はなかった．

脳神経外科医は，腫瘤は硬膜外にあったと考えている．画像A〜Gまでの画像所見は硬膜外腫瘤としても合致するが，画像Hの新たに破綻した血腫の脳実質寄りに硬膜が同定できず，硬膜外の診断が難しい．なお，同様な例の報告[3]では腫瘤は硬膜外にあったと明記されている．

文 献

1) Yang SY, et al：A review of the diagnosis and treatment of atlantoaxial dislocations. *Global Spine J* **4**：197-210, 2014
2) Oostveen JC, et al：Magnetic resonance imaging in rheumatic disorders of the spine and sacroiliac joints. *Semin Arthritis Rheum* **30**：52-69, 2000
3) Takeuchi M, et al：A large retro-odontoid cystic mass caused by transverse ligament degeneration with atlantoaxial subluxation leading to granuloma formation and chronic recurrent microbleeding case report. *Spine J* **11**：1152-1156, 2011

6 periodontoid pseudotumor (pseudopannus)

臨床

periodontoid pseudotumor（retroodontoid pseudotumor）は，環軸関節の不安定性（慢性の機械的ストレス）に関連して軸椎歯突起後方を主体に生じる非腫瘍性の腫瘤（pseudopannus）である．これに対し，関節リウマチ患者では炎症性腫瘤（パンヌス）を認める．最近では環軸椎不安定性を伴わない症例での報告も増えている．変形性変化，前縦靱帯骨化〔強直性脊椎骨増殖症（ASH：ankylosing spinal hyperostosis；Forestier病），びまん性特発性骨増殖症（DISH：diffuse idiopathic skeletal hyperostosis）〕，歯突起骨，歯突起骨折，環椎低形成や長期血液透析などに合併する．後頭骨頸椎後方固定術後や環軸椎固定術後に偽腫瘤の縮小をみることが多い．また，環軸椎不安定性がない場合でも後方固定が有効である．したがって，水平性の環軸椎亜脱臼のみならず，環軸関節を中心とする前後屈運動による動的因子も偽腫瘤形成に関与している．偽腫瘤が大きくなると脊柱管を狭窄させ，脊髄症に至る．

偽腫瘤の病理組織は，環椎十字靱帯周囲の炎症所見を伴わない線維軟骨組織であるが，炎症性肉芽腫〔偽痛風によるピロリン酸カルシウム（CPPD：calcium pyrophosphate dehydrate）沈着症〕も含まれる．発生要因として，歯突起周囲の靱帯における機械的ストレスや，変性による微小損傷の修復機転がもたらす靱帯肥厚が考えられている．

画像所見

1. MRI

軸椎歯突起後方を主体とする歯突起周囲の腫瘤は，線維化や石灰化の程度により，T1強調像で低信号～淡い高信号，T2強調像で低信号～高信号を示す（**症例1**）．造影MRIでは辺縁部のみに異常増強効果を示す．偽腫瘤もしくは近接する関節に囊腫を合併することがあり，特に長期透析患者で認めることが多い．

腫瘤が大きい場合は，脊髄への強い圧迫により脊髄症を引き起こす．

2. 単純X線およびCT

炎症性腫瘤の場合は，石灰化成分が目立たない．ただし，歯突起の骨びらんによる骨破壊を認めることがある．一方，非炎症性の線維軟骨組織の場合は，内部に高吸収値を示す石灰化成分を伴う．

診断のキー

歯突起周囲の偽腫瘤で造影剤異常増強効果を伴う場合は，関節リウマチに関連したパンヌスを，増強効果に乏しい場合は，periodontoid pseudotumorを疑う．

鑑別診断

1. 関節リウマチのパンヌス形成（症例2）

炎症性腫瘤であり，造影剤で腫瘤内部に異常増強効果を示す．

2. 偽痛風によるCPPD沈着症

periodontoid pseudotumorの一部はCPPD沈着症とオーバーラップしており，区別がつかない．滑膜での軟骨形成が顕著な場合は，滑膜軟骨腫症（synovial chondromatosis）と病理診断されることもある．

3. 滑膜囊腫

囊胞成分が小さく，軟部組織成分が増生している場合はperiodontoid pseudotumorと区別がつかない．

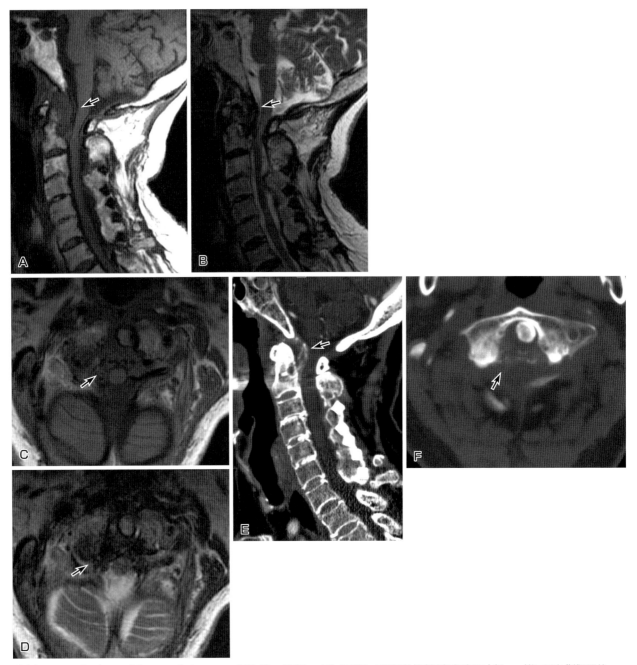

症例1 periodontoid pseudotumor，70代，男性．19年前に頸部脊柱管狭窄症に対し，椎弓形成術既往．

A：T1強調矢状断像では，軸椎歯突起後方に，脳・脊髄実質より淡い低信号を示す腫瘤（→）があり，脊柱管内へ突出して頸髄を圧迫している．歯突起には骨びらんを認める．

B：T2強調矢状断像でも，腫瘤は靭帯と同程度の低信号を示す（→）．圧迫された頸髄内には脊髄軟化症に相当する高信号を認める．

C：T1強調横断像（歯突起レベル）では，腫瘤辺縁部に低信号を示す領域があり（→），石灰化巣に相当する．

D：T2強調横断像（歯突起レベル）でも，石灰化巣はより強い低信号を示している（→）．

E：CT再構成矢状断像では，椎弓形成術後の頸椎が強直してみえる．歯突起周囲の腫瘤には石灰化巣を認める（→）．

F：CT（歯突起レベル）でも，腫瘤の辺縁部を主体とする石灰化巣が目立つ（→）．

鑑別診断の症例

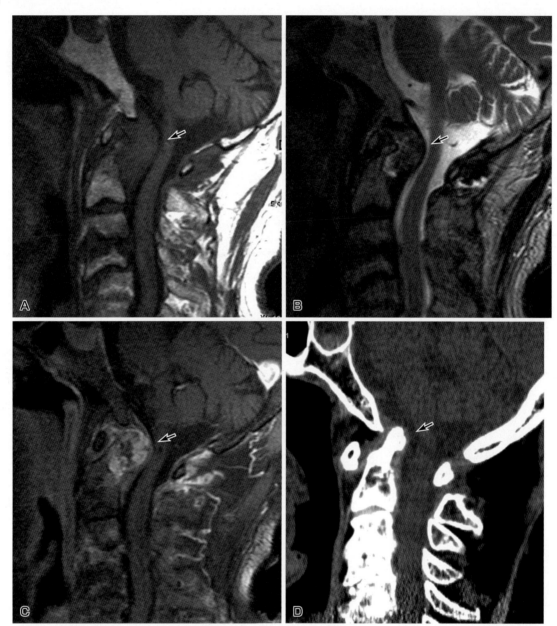

症例2 関節リウマチのパンヌス形成，70代，男性．13年前発症の関節リウマチ．頸部痛．
- **A**：T1強調矢状断像では，歯突起の骨びらんを伴った歯突起周囲のパンヌス（→）が靭帯と等信号を示している．
- **B**：T2強調矢状断像では，腫瘤内部は一部高信号となっている（→）．
- **C**：造影後T1強調矢状断像では，不均一ながら腫瘤内部に異常増強効果を認める（→）．
- **D**：CT再構成矢状断像では，原病の加療により腫瘤も縮小している（→）．

文献

1) Sono T, et al：Radiographic risk factors and surgical outcomes for retroodontoid pseudotumors. *J Spinal Disord Tech* **27**：E193-198, 2014
2) Tojo S, et al：Factors influencing on retro-odontoid soft-tissue thickness：analysis by magnetic resonance imaging. *Spine (Phila Pa 1976)* **38**：401-406, 2013
3) Tanaka S, et al：Retro-odontoid pseudotumor without atlantoaxial subluxation. *J Clin Neurosci* **17**：649-652, 2010
4) Chikuda H, et al：Radiographic analysis of the cervical spine in patients with retro-odontoid pseudotumors. *Spine (Phila Pa 1976)* **34**：E110-114, 2009

第9章

脊髄血管障害

1 脊髄血管解剖

脊髄の動脈

1. 名　称

脊髄に関係する動脈の名称には種々があり，混乱している．ここではKringsら[1]の名称を採用する．単純にして，明快である．

根動脈（radicular artery）は神経根と硬膜を栄養する動脈であり，脊髄には関与しない．すべての体節に存在する．

前根髄質動脈（anterior radiculomedullary artery）は脊髄を栄養する分枝が残った根動脈であり，前根に沿い，脊髄の前部表面を縦走する動脈（すなわち，前脊髄動脈）と結合する．前根髄質動脈はさらに，脊髄表面軟膜を覆う血管ネットワークの腹側部分の一部を栄養している．すべての体節には存在していない（図1）．

後根髄質動脈（posterior radiculomedullary artery）は脊髄を栄養する分枝が残った根動脈であり，後根に沿い，縦走する後外側脊髄動脈（後根進入部の外側に位置する），後脊髄動脈（後根進入部の内側に位置する）に結合する．これらの動脈は主として，脊髄表面軟膜の血管ネットワークを栄養するが，後角（灰白質）にも小さな枝を送っている．それゆえに，根髄質動脈である．すべての体節には存在していない（図1）．

2. ポイント

後根髄質動脈は主として脊髄表面（すなわち，白質）を栄養し，前根髄質動脈は主として灰白質を栄養している．

1）前脊髄動脈と後脊髄動脈

前脊髄動脈の頭側は，大後頭孔レベルで両側椎骨動脈の第4セグメント（硬膜内）から分岐した1対の下行枝が分岐後に1本になることで形成されるが，これ

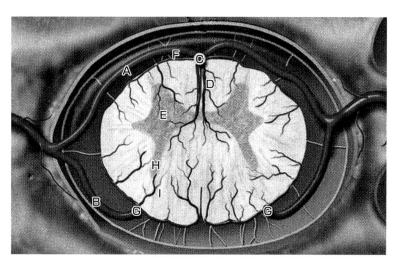

図1　脊髄の動脈支配（文献3）より改変引用）
前根髄質動脈（**A**）と後根髄質動脈（**B**）を認める．さらに，前者は脊髄腹側中央部を頭尾方向に縦走する前脊髄動脈（**C**）に移行し，その動脈から中心溝動脈（**D**）が出て，前正中裂の底を貫き，主として前角（**E**）を中心とする灰白質を養う．前根髄質動脈はさらに，脊髄表面軟膜を覆う血管ネットワークの腹側部分の一部を栄養している（**F**）．すべての体節には存在していない．
後根髄質動脈からは後外側脊髄動脈（**G**）あるいは後脊髄動脈を出し，脊髄の後部白質を主に養うが，後角（**H**）にも小さな枝（**I**）を出し，栄養している．後根髄質動脈もすべての体節に存在しているのではない．正中枝も両側が常にあるのではない．

ら左右の下行枝の径には違いがあることが多い.

前脊髄動脈は脊髄の前正中裂の中を縦走する．後脊髄動脈は後外側溝（posterolateral sulcus）に沿って，脊髄の後面の傍正中に1対存在するが，常に2本の動脈があるのではなく，脊髄表面に動脈叢があると考えるのがよいとされる[2]．

前脊髄動脈と後脊髄動脈は最も尾側の脊髄円錐で吻合し，W字を呈する円錐アーケード（conus arcade）を形成する．これより尾側には終糸動脈がある[2]．

2) Adamkiewicz動脈（artery of the lumbar enlargement, あるいは artery radiculomedullaris magna：大根髄質動脈）

Adamkiewicz動脈は脊髄の下位半分の前脊髄動脈を栄養する太い根髄質動脈で，Th9とL1の間のレベルで左側から分岐することが多い．左Th10からの分岐が最も多く，右からの分岐は17～30％である[2]．

頸髄での太い根髄質動脈は artery of the cervical enlargement と呼ばれ，椎骨動脈よりも上行頸動脈や深頸動脈から分岐することが多い[1]．

3) 髄内の動脈（図1）

前脊髄動脈は各分節レベルで両側中心溝動脈（sulcal artery）と軟膜動脈叢への外側枝を分岐し，脊髄の腹側2/3の主に灰白質を遠心性に栄養する．2本の中心溝動脈が前脊髄動脈から直接分岐し，左右の脊髄を栄養する．前脊髄動脈から1本の共通管が分岐し，左右の中心溝動脈に分岐する場合もある．

前脊髄動脈と後脊髄動脈を結び，脊髄の全周を取り囲む軟膜動脈叢から分岐する多数の穿通枝が白質を求心性に貫き，脊髄背側1/3を栄養する[1]．

脊髄の静脈

脊髄実質内からの血液は根静脈を介して硬膜外静脈叢へと向かう．動脈系と異なり，静脈系は必ずしも神経に沿ってはいない．すなわち体節性ではない．

脊髄実質内の血液は遠心性に脊髄表面に向かう．軟膜のレベルにて血液は縦走する前正中脊髄静脈（anterior median spinal vein）と後正中脊髄静脈（posterior median spinal vein）とに集中する．前者は軟膜下で前脊髄動脈の深部に存在する．後者は後脊髄動脈とは独立した走行を示す．胸腰髄膨大部の後正中脊髄静脈は大きく，くも膜下腔に存在し，正常構造として造影後のMRIにて認められる[1]．

縦走する前・後正中脊髄静脈は大後頭孔にて，脳幹の静脈と頭蓋底の静脈叢に結合する．

脊髄からの血液は根静脈を介して硬膜静脈叢に向かうが，その逆流は大変まれなこととされている．これらの静脈には逆流防止弁はないが，硬膜貫通部には生理的狭窄とジグザグ走行があり，これが弁機能を果たしている．

硬膜外静脈叢は逆流弁のない，壁の薄い伸縮自在な血管からなり，仙椎から頭蓋底まで連続している．腰椎部では，硬膜外静脈叢は上行腰静脈につながり，最終的には右は奇静脈，左は半奇静脈へと流れる．胸椎部では奇静脈もしくは半奇静脈へと流れ，頸椎部では椎骨静脈あるいは深頸静脈へと流れる[1]．

椎骨動脈

1. V1～V4

椎骨動脈は4つのセグメントに分かれる．第1セグメント（V1）とは起始部より頸椎の横突孔に入るまでである．C6の横突孔に入るのが88％とされる[3]．

第2セグメント（V2）は椎骨動脈が上行し，軸椎（C2）の横突起に至るまでである．

第3セグメント（V3）は軸椎を出て，脊柱管内に入るまでである．軸椎の横突孔を出た後，椎骨動脈は外側，後方に移行し，環椎（C1）の横突孔を通る．その後，椎骨動脈は後方，内側に寄り，環椎後弓上面の水平の溝の中を通り，脊柱管内に入る．このV3には重複，窓形成（0.9％）があり，後頭動脈あるいは後下小脳動脈が起始することもある．後者は1.1％にあると報告されている[4]．

第4セグメント（V4）は硬膜を貫き，大後頭孔に入る部位である．延髄前部に位置し，対側椎骨動脈と合流して，脳底動脈となる．

2. 遺残第1体節間動脈（persistent first intersegmental artery）

軸椎横突孔を出た後に，椎骨動脈が環椎の横突孔を通らずに，環椎の下方を走り，脊柱管内に入る走行をとる．3～4％にあるとされる（**症例1**）[3]．両側性も存在する[4]．

頭蓋頸椎移行部の奇形や骨折があり，スクリューなどを入れる際には，常にこの動脈変異の有無を調べておく必要がある[5,6]．

3. 椎骨動脈弯曲による神経根症（vertebral artery loop formation causing severe cervical nerve root compression）

椎骨動脈が横突孔を通過していく場所には，神経根がすぐ近くにある．その椎骨動脈が弯曲することによって，神経根を椎間孔にて圧迫し，神経根症を生じることがまれにある（症例2）．MRIでは患側椎間孔内で，ループを形成した椎骨動脈を認め，CTアンギオグラフィー（CTA）では内側に偏位してループを形成している状態が描出される（症例3）[7,8]．

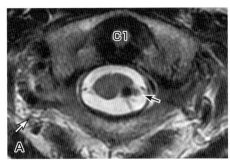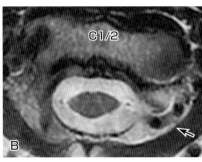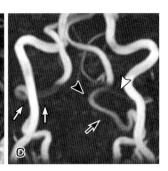

症例1 遺残第1体節間動脈，44歳，女性．右上肢脱力感をきたして来院．おそらく症状とは無関係で，この変異による臨床症状はないと考えられる．

　A：T2強調横断像（C1）にて，脊髄左後外方に動脈を認め，脊髄に圧排所見がある（→）．右椎骨動脈は正常の走行を示し，環椎後弓上面を通っている（⇒）．
　B：T2強調横断像（C1/2，画像Aより下部）にて，左椎骨動脈が環椎の下部から脊柱管内に向かっているのが認められる（→）．
　C：MRAにて，左椎骨動脈は軸椎横突孔を出た後に内側に向かい（→），環椎の横突孔を通らずに脊柱管内に入り，脊髄に接する（▶）．第1体節間動脈（first intersegmental artery）が遺残したことによる変異である．本来の走行を示す椎骨動脈が残り，窓形成を示す（▷）．一方，右椎骨動脈は正常の走行を示し，環椎横突孔を出た後に，内側に向かい脊柱管内に入る（⇒）．

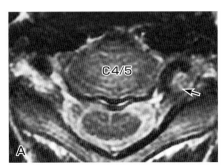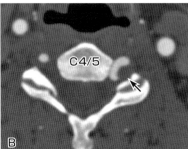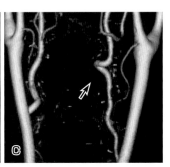

症例2 椎骨動脈弯曲，51歳，男性．4～5年前より左上肢のしびれ，3カ月前より左肩の痛みを認めた．

　A：T2強調横断像（C4/5）にて，左椎間孔に弯曲した左椎骨動脈を認める（→）．
　B：CTA基画像（C4/5）にて，左椎骨動脈がC4/5の椎間孔にて弯曲している（→）．
　C：CTAにて，左椎骨動脈の弯曲を認める（→）．
　補足：本症例はC6神経根症と診断され，C5/6に突出した椎間板があることが大きな原因と考えられた．おそらく，この椎骨動脈の異常は症状には関係ないと推測している．

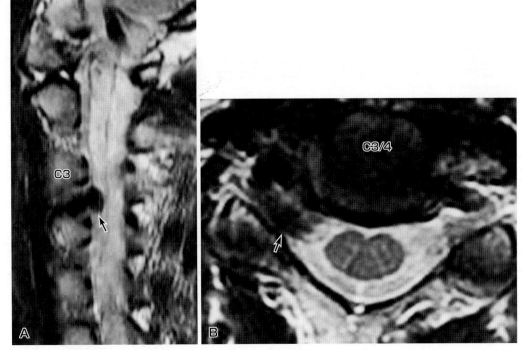

症例3 椎骨動脈ループ形成，52歳，女性．3カ月前より右上肢のしびれがあり，その後，四肢のしびれを認めている．
 A：T2強調矢状断像（正中より右）にて，C3/4右椎間孔から内側に突出した右椎骨動脈を認める（→）．
 B：T2強調横断像（C3/4）にて，右椎間孔から内側に右椎骨動脈が突出し，ループを形成している（→）．
 補足：おそらく症状とは無関係と考えられている．

文 献

1) Krings T, et al：Spinal vascular anatomy. Naidich TP, et al (eds)：Imaging of the Spine. Saunders, Philadelphia, 2011, pp185-199
2) 小宮山雅樹：脊髄・脊椎の機能血管解剖. *Neurol Surg* **41**：481-492, 2013
3) Ross JS：Vascular anatomy. Ross JS, et al (eds)：Diagnostic Imaging — Spine 2nd ed. Amirsys, Salt Lake City, 2010, ppV-3-2-3
4) Uchino A, et al：Vertebral artery variations at the C1-2 level diagnosed by magnetic resonance angiography. *Neuroradiology* **54**：19-23, 2012
5) Lee SH, et al：Posterior C1-2 fusion using a polyaxial screw/rod system for os odontoideum with bilateral persistence of the first intersegmental artery. *J Neurosurg Spine* **14**：10-13, 2011
6) Carmody MA, et al：Persistent first intersegmental vertebral artery in association with typeⅡodontoid fracture：surgical treatment utilizing a novel C1 posterior arch screw：case report. *Neurosurgery* **67**：210-211, 2010
7) Fink JR, et al：Vertebral artery loop formation causing severe cervical nerve root compression. *Neurology* **75**：192, 2010
8) Hage ZA, et al：Surgical management of cervical radiculopathy caused by redundant vertebral artery loop. *J Neurosurg Spine* **17**：337-341, 2012

2 脊髄血管奇形

（1）脊髄硬膜動静脈瘻

脊髄血管奇形の分類

脊髄血管奇形は，大きく動静脈奇形（AVM：arteriovenous malformation）と動静脈瘻（AVF：arteriovenous fistula）に分かれる．さらに，シャントの存在部位により，動静脈瘻は脊髄硬膜動静脈瘻（DAVF：dural AVF），脊髄硬膜外動静脈瘻〔extradural（epidural）AVF〕，脊髄表面動静脈瘻（perimedullary AVF）に分かれる．さらに，まれな脊椎骨内動静脈奇形がある．脊髄髄内動静脈奇形は，glomus type と juvenile type とに分かれる．

以下，脊髄DAVFについて記載する．

臨　床

1. 胸・腰髄DAVF

脊柱管内の血管奇形では最も高頻度に認められ，中年以上の男性に多い．胸腰椎部（Th5-L3）が好発部位であり，運動で悪化する下肢の筋力低下にて発症する．そのほかに腰痛，膀胱直腸障害，陰萎をきたす．

シャントは硬膜内に存在し，根動脈の硬膜枝が栄養血管となり，根髄質静脈，前正中あるいは後正中脊髄静脈（median spinal vein），さらに脊髄表面の冠状静脈叢（coronal venous plexus）へと直接に導出される．そのため脊髄の静脈圧が上昇し，灌流圧の低下，静脈性うっ滞あるいは静脈性梗塞を起こし，症状が出現する[1,2]．しばしば，動静脈瘻の部位と臨床症状を示す高位との間には解離がある．

剖検所見では脊髄背側に拡張した血管を認め，灰白質には壊死を示す神経細胞の消失とグリオーシスがある．白質には髄鞘の消失がある．脊髄実質内には硝子化した多数の血管を認める[2]．

現在の新しいMRI装置では少ないが，過去にはflow voidsがMRIにて認められないDAVFもあった[3,4]．臨床経過より本症を疑えば，積極的にCTアンギオグラフィー（CTA），MRアンギオグラフィー（MRA），さらには血管造影を施行することが必要になる．

DAVFに対してステロイド投与をすると，まれではあるが臨床症状の悪化を示すことがある[5]．報告によると，60代の男性が進行性の脊髄症をきたした．痙性対麻痺があり，T2強調像ではTh6以下の脊髄に高信号と軽い腫大がある．しかし，T2強調像および造影後にDAVFを示唆するflow voidsや，造影される脊髄表面の異常血管を認めず，血管造影でもDAVFを認めなかった．横断性脊髄炎の診断のもとに，ステロイド投与を施行すると，1.5時間後に対麻痺の急性悪化を示した．さらにその後，もう一度同様なことが起こった．別の病院にて血管造影を再試行し，DAVFがみつかった．

静脈性圧上昇をきたす状態，Valsalva法，運動，歌唱，さらにまれではあるが，ステロイド投与によってDAVFの脊髄症が悪化することがある．ステロイド投与がDAVFを悪化させる理由は，ステロイドによる一過性の体液貯留が起こり，さらにその後に，食塩水の注入によって静脈怒張が起こり，静脈からの血流流出が阻害され，脊髄浮腫が悪化するからであると考えられる．

報告では結論として，ステロイド投与によって悪化する脊髄症があり，脊髄円錐に病変をMRIにて認める時には，たとえ脊髄表面の異常血管を認めなくても，DAVFを考えるとしている[5]．

2. 頸髄DAVF

Kimらは12例の頸髄DAVFについて述べている[6]．基本的にはまれな疾患である．男女比は8：4であり，平均年齢は56.5歳である．5例（41.7％）が出血にて発症している．くも膜下出血が4例，小脳出血が1例である．頭蓋内DAVFあるいは脳動静脈奇形を合併していた例が5例ある．12例中10例は症状を呈し，2例はくも膜下出血あるいは他の疾患の原因精査の際にみつかっている．

まれに延髄症状を呈する例がある．上行性のDAVF

からの導出静脈があるために，延髄に静脈性のうっ血をきたし，延髄症状を示すものである．一般的にDAVFは慢性の経過をたどることが多いが，頸髄DAVFでは，特に延髄に静脈性うっ滞が及ぶと急激な進展を示すことがある[7]．

なお，後頭蓋窩にDAVFがあり，静脈性の浮腫が延髄から頸髄に及ぶことがある[8]．その画像所見は頸髄DAVFと類似しており，MRIにて両者を鑑別することは困難である．急激に症状が進行することが多いので，速やかな血管造影が必要である．

撮像法

胸腰椎部では脊髄円錐を含んで，なるべく小さな撮像視野〔FOV：field of view；東京都立神経病院（以下，当院）では通常30 cmだが，本症を疑う際には24 cm〕，薄いスライス厚（3 mm）を使用し，MRI矢状断像を撮像する．

なお，flow voidsの確認には，FIESTA（fast imaging employing steady state acquisition）法や造影後のT1強調矢状断像も有効である．

画像所見

【胸・腰髄DAVF】

1．MRI（表1）

1）基本所見

脊髄下部の軽い腫大と，脊髄円錐を含む髄内のT2強調像での高信号を認める（症例1～3，5，6）[1]．脊髄辺縁部はT2強調像にて低信号を示す（症例1～3，5，6）[9]．高信号は静脈性うっ滞による浮腫を示し，きわめてまれな例[10]を除いて連続性である．辺縁部の低信号は静脈性うっ滞によるデオキシヘモグロビンを示すと考えられている．

脊髄の背側，前面には多数の異常なflow voidsがあり，拡張蛇行した冠状静脈叢を示す（症例1～6）．

下肢の症状にて発症することが多いので，初回のMRIは腰椎MRIとなる．その際に，通常は約3椎体（L1-Th11）分の脊髄が撮像範囲に入っている．典型的なDAVFでは，その脊髄の異常所見，すなわち，髄内に高信号があり，脊髄表面は低信号を示す．脊髄の背側あるいは前面に異常なflow voidsがある（症例1）．以上の所見を見逃さないことが必要である．ときに，

表1　脊髄硬膜動静脈瘻の画像所見

1. T2強調像での脊髄内の高信号
2. T2強調像での脊髄辺縁部の低信号
3. 脊髄の腫大
4. くも膜下腔の異常血管（造影前あるいは造影後）
5. 脊髄内の造影効果
6. 脊髄内のT2*強調像での低信号（脊髄静脈性梗塞・静脈性出血）

位置どりが悪く，脊髄が1椎体のみしか描出されていないこともあるが，脊髄下部の高信号を見逃さないことが重要である（症例2）．日ごろより，腰椎MRIでは脊髄を必ずみる習慣をつけることが肝要である．

造影後には脊髄表面のflow voidsに造影効果を認める（症例3，4）．ときに，髄内にも造影効果を認めることがある（症例3，5）．造影前に同部位に他の部位とは異なる強い高信号がある時，あるいは出血がある時には静脈性梗塞である可能性が高い（症例4）．

2）脊髄円錐での高信号の存在

胸・腰髄DAVFでは高信号が脊髄円錐まで連続して存在することが多く（症例1～3，5，6），造影効果も脊髄下部にある（症例3）．また，静脈性梗塞と考えられる病変も同様に脊髄下部にある（症例5）．立位となった時に脊髄の静脈圧は脊髄円錐が最も高い．そのために，多くの患者は脊髄円錐の症状を示すとされる[11]．さらに，下部胸髄は他の分節部位に比べて，静脈の流出路が少ないことも関係があるとされる．

3）long cord lesion

T2強調像にて脊髄内に3椎体以上の高信号を示す病変（long cord lesion）は多数の疾患で認められる．しかし，高信号が脊髄円錐まで連続して存在すること，さらに脊髄内の造影効果が脊髄下部にあることは，本症の重要な特徴である（症例3）．

逆にいえば，脊髄円錐まで高信号があっても，脊髄下部以外の髄内に造影効果がある際にはDAVFの可能性は低い．

4）高信号を認めない例

Satoらによると，32例の脊髄DAVFのうち，10例は上部胸椎レベルにシャントがあった[12]．そのうち2例（50歳の女性，52歳の男性）には神経症状がなく，flow voids（1例はC5-Th3，他の1例はC4-上部胸髄）はあるが，T2強調像にて脊髄内に高信号を認めていない．血管造影にて，この2例では拡張した脊髄表面静脈から根静脈，さらに，外側傍脊椎静脈叢へと流れ

る血流を認めている．この脊髄表面から脊柱管外へと流れていることが，静脈性うっ滞を防ぎ，神経症状がないこと，およびT2強調像にて高信号にならないことの理由であると考えられている[12]．

van Rooijらも，非特異的腰痛を呈した4例の胸・腰髄DAVFと，一過性脳虚血発作にてみつかった1例の頸髄DAVFについて報告している．5例とも脊髄内に高信号や腫大を認めず，静脈性うっ滞による症状も認めていない[13]．血管造影にて脊髄DAVFは確認されているが，前述した脊柱管外に出ていく静脈については記載がない．治療によって，異常静脈の消失を確認している．

自験例でも，T2強調像にて脊髄内に高信号を認めない胸髄DAVF例がある（症例4）．血管造影では確認できなかったが，手術では硬膜シャント部位近くに，脊髄から硬膜外へと流れる根静脈を認め，Satoらと同様な所見と考えられた．なお，この症例には後に筋萎縮性側索硬化症がみつかり，DAVFによる症状があったかどうかは確認できない．

自験例でT2強調像での高信号を認めない他の1例は，DAVFに関係した症状はあったが，比較的軽い例であった．

5) flow voids

以前の報告では，脊髄DAVFにおける異常なflow voidsのMRIでの描出率は40〜80%となっていたが[14]，MRI装置の向上によって，胸・腰髄DAVFにおける同描出率も向上していると考えられる．最近の症例ではすべて，異常なflow voidsを脊髄表面に認めている．シャント後の血流（静脈）がゆっくりであり，脊髄表面の拡張した静脈が造影されるので，造影後のT1強調矢状断像が有効である（症例3，4）[15]．

6) 静脈性梗塞

Larssonらは脊髄内に造影効果（1.5〜3椎体の長さ）のあった3例の胸髄DAVFについて記載している[16]．正確な高位に関する記載はない．静脈性うっ滞による慢性的な虚血が静脈性梗塞を起こし，症状の回復が悪く，痛みの原因になると考えている．一方，脊髄内の造影効果は慢性的な静脈性うっ滞による血液脊髄関門の破綻によるとする説もあり[15]，必ずしも非可逆性の梗塞になったとは限らない．

自験例でも，下部胸髄から脊髄円錐にかけて，横断像にて脊髄全体に造影効果を認めた例がある（症例3）．その後の経過観察では，T2強調像での高信号の残存が他の症例に比べて長く続き，強い脊髄萎縮をきたしていた．患者は車いす状態であったが，手術により独歩可能となった．しかし，下肢の違和感，両足の痙性が残り，夜間は足のぴくつきがある．強い脊髄萎縮に関係していると考える．

明らかな出血を伴う静脈性梗塞をきたした例（症例5）では，左不全麻痺，排尿障害があり，術後の改善が軽度であった．脊髄円錐左の静脈性梗塞が予後に関係していると考える．

7) 髄内出血を伴った例

大変まれではあるが，胸髄DAVFにて髄内出血を認めた例がある[17]．49歳の男性で，体幹と両下肢の異常感覚，歩行困難があり，左胸痛を認めた．T2強調像にて脊髄背側に異常なflow voidsとTh6に限局した高信号を認めた．同部位には他の部位よりも拡張した楔状の導出静脈があった．手術の予定であったが，その間に突然の背部痛，異常感覚の悪化，左下肢の筋力低下を認めた．T2強調像にて，Th6に髄内出血があり，その周囲には高信号がより広い範囲に明瞭に認められた．造影後の画像では，前回よりも拡張して静脈瘤様になった導出静脈が脊髄に食い込むように存在していた．手術にて，静脈瘤は軟膜と脊髄組織との間にあった．

静脈性うっ滞が続くと，導出静脈は拡張し，静脈瘤を形成することがある[17]．腰髄DAVFではくも膜下出血を起こした例が1例報告されている[18]．胸髄DAVFでは出血はまれではあるが，起こりうる．

8) flow voidsと髄内高信号は非特異的

静脈性うっ滞による脊髄の腫大，T2強調像での高信号，flow voidsの存在はDAVFに特有のものではなく，脊髄表面動静脈瘻，脊髄硬膜外動静脈瘻，脊椎骨内動静脈奇形などでも同様な画像所見を示す．そのため血管造影，CTAなどの読影が重要である．

9) シャント部位とT2強調像での髄内高信号の解離

C5にシャントがあり，T2強調像での高信号がTh7-12に認められ，脊髄背側の異常なflow voidsが脊髄円錐から下部頸髄まで認められた脊髄DAVFの症例がある[19]．51歳の男性で，4カ月の経過で進行性の両下肢脱力と，尿失禁，便秘，両殿部のしびれを認めている．C6のシャントを詰めることで臨床症状と画像所見の改善を認めており，C6のシャントが責任病変と考えられた．

シャントの部位が遠くにあっても，そこからの導出静脈が脊髄下部にまで伸びている際には，T2強調像

での脊髄下部の高信号と，同部位での症状が出現する．そのため，前述の例のように，髄内高信号の部位とシャントの部位に高位の違いがある例が存在する．おそらく，重力の関係により，脊髄下部の症状および髄内高信号が出現したものであると考えている．

2. 血管造影

DAVFは根動脈の硬膜枝と根髄質静脈の直接吻合であり，シャントは椎間孔付近の硬膜内に存在する（症例 1, 3, 6）. DAVFではこのシャントの部位にて血管が狭窄し，その後の静脈は拡張する．この口径の変化が起こることが，脊髄DAVFに特徴的な血管造影所見である．おそらく口径が変化する部位は硬膜貫通部に相当する（症例 1, 3, 6）. それに対して，脊髄表面動静脈瘻では肋間動脈あるいは腰動脈などの体節動脈から出た根髄質動脈がそのまま，滑らかに，狭窄することなく，脊髄表面の前脊髄動脈あるいは後脊髄動脈に移行する．この差異は血管造影以外では，明瞭ではなく，今でも血管造影が脊髄動静脈瘻ではgold standardである．

シャント後の拡張した根髄質静脈の走行は前根髄質動脈と類似しており，両者の鑑別はDAVFと脊髄表面動静脈瘻との鑑別に重要である．根髄質静脈は，脊髄表面に流入する際にヘアピンカーブが緩く，脊髄静脈への移行部が直角に近い．さらに根髄質静脈は動脈に比べてより太く，蛇行が認められるなどが鑑別点である（症例 3）[20]．

3. CTA

多列CT装置を使用し，脊髄血管を同定するCTAが多くの施設で可能になった．当院でも使用している．まだ経験は少ないが，今まで使っていたMRAに比べて，より有効であると考えている．栄養動脈を同定できることがある（症例 6）．

4. MRA

Mullらの報告では，血管造影にて確認された31例の脊髄血管奇形の症例すべてにおいて，MRAにて拡張した脊髄静脈を確認している[21]．1例は小脳テントにあった．また，DAVF 24例中19例にて，動静脈瘻の部位を正確に同定することができている．ただし，5例では患側は指摘できたが，高位に関しては1椎体のミスマッチが起こっている．Mullらの推奨する方法は頭尾方向に50 cmの大きなFOVを使用すること，造影剤を0.3 mmol/kgと大量使用すること，ボーラス注入やサブトラクション法を使用することである．

当院でもMRAを血管造影前に施行している．栄養動脈の同定に役立つ例もある（症例 7）．しかし，同定が困難な症例も多い．

【頸髄DAVF】

1. MRI

胸・腰髄DAVFと同様な所見を頸髄に認める（症例 8）．ときに，延髄にも所見が及ぶことがある．延髄症状が主体で，頭部MRIを最初に撮像した時にはflow voidsがみえにくく，DAVFの診断が困難なこともある（症例 7）．

Kimらの12例の報告では，主栄養動脈は椎骨動脈が10例，甲状頸動脈が1例，肋頸動脈が1例である．10例はC1-2に存在し，2例はC8にあった[6]．

シャントが頭蓋内（後頭蓋窩）にあるDAVFにおいても，T2強調像にて延髄内に高信号，さらに頸髄にも広範な腫大と高信号を認めることがある[8]．早期に血管造影を行い，DAVFの診断をすることが必要である．

頸髄DAVFと後頭蓋窩DAVFの合併例において，延髄および上部頸髄中心灰白質にT2*強調像にて出血を認めた症例がある[22]．静脈性梗塞に陥り，出血を伴った例と考える．

その傍証になるが，生前に延髄のT2強調像にて高信号を認め，その後剖検になった頭蓋内DAVF症例にて，延髄に静脈性梗塞があり，出血を認めている[23,24]．

診断のキー

進行する下肢筋力低下を有する50歳以上の患者には，常に本症を考慮する．最初に撮像されるのは腰椎MRIである．画像の上部に撮像されている脊髄下部に注意し，脊髄病変（脊髄円錐のT2強調像での高信号とflow voids；症例 1, 2）を見逃さないことが肝要である．

脊髄円錐まで連続するlong cord lesionがあり，辺縁部に低信号を伴い，円錐を中心とする脊髄下部に造影効果を認める際にも本症を考慮する．

鑑別診断

【脊髄円錐の腫大と高信号を認める疾患】

1. 脊髄硬膜動静脈瘻
馬尾に造影効果を認めることはない．flow voids が存在する．

2. 血管内悪性リンパ腫症
馬尾に造影効果を認める．病変が離れた部位（脊髄あるいは脳内）に存在することがある．

3. 脊髄梗塞
急激な発症．急性期を過ぎると高信号は前角に限局し，脊髄の腫大は消失する．

【脊髄の腫大と flow voids を認める疾患】

1. 脊髄表面動静脈瘻
ときに静脈性うっ滞による脊髄の腫大，T2 強調像での高信号と flow voids を示す．シャントが脊髄の表面にあり，栄養動脈が前・後脊髄動脈である．血管造影，CTA などの読影が重要である．

2. 脊髄硬膜外動静脈瘻
ときに静脈性うっ滞による同様な所見を示す．MRI 横断像にて拡張した硬膜外静脈の存在がある（本章の「2-(2) 脊髄硬膜外動静脈瘻」を参照）．

3. 下大静脈閉塞
下大静脈閉塞により，硬膜外静脈叢と脊髄静脈の拡張を認めることがある[25]．

4. 脊椎骨内動静脈奇形
脊髄に静脈性うっ滞を認める例もある[26]．脊椎椎体に異常を認める．

【硬膜内静脈の拡張】

Burtis らは 45 歳の女性で低髄液圧症候群を示した症例にて，硬膜外液貯留，硬膜外静脈叢の拡張，さらに，後脊髄静脈の拡張を認めている．脊髄 DAVF と間違えやすいが，脊髄症がないことは鑑別点になる．また，脊髄内に高信号を T2 強調像にて認めていない[27]．

自験例では，シャントからの髄液の引きすぎによる低髄液圧症候群にて，硬膜内静脈および硬膜外静脈叢の著明な拡張を認めている（第 14 章の「1. 脳脊髄液漏出症（低髄液圧症候群）」の症例 10 を参照）．脊髄内には高信号を認めない．脊髄血管奇形と誤診しないことが重要である．

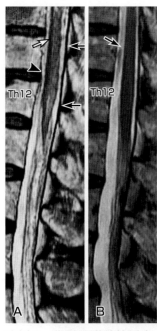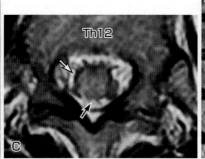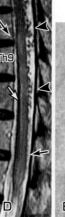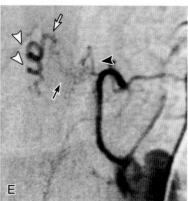

症例1　脊髄硬膜動静脈瘻（胸・腰髄），60歳，女性．1年半前より右足のすねから足先までのしびれがあり，足の裏には砂利を踏んだような感じがあった．半年前より症状がさらに悪化した．

- **A**：腰椎T2強調矢状断像にて，Th11以下の髄内に高信号を認める（→）．脊髄前部には低信号がある（⇢）．脊髄表面にはflow voidsが疑われる点状の低信号を認める（▶）．
- **B**：ほぼ同年齢の正常コントロールのT2強調矢状断像では，脊髄内はほぼ等信号であり（→），画像Aの脊髄の異常がわかる．また，脊髄表面の異常なflow voidsも認めない．
- **C**：T2強調横断像（Th12）にて，髄内に高信号を認める（→）．辺縁部は低信号を示す（⇢）．
- **D**：胸椎T2強調矢状断像にて，Th8以下の髄内に高信号があり（→），脊髄前部には低信号を認める（⇢）．脊髄背側にはflow voidsを認める（▶）．
- **E**：左第7肋間動脈造影にて，肋間動脈の硬膜枝（あるいは根動脈；▶）を認め，口径が狭小化するシャント（→）を経て，拡張した根髄質静脈を認める（⇢）．脊髄表面の拡張した脊髄静脈（▷）へと血流が流れるDAVFである．
- **補足**：血管造影にて左第7肋間動脈から栄養されるDAVFを認めた．初回のT2強調矢状断像あるいはT2強調横断像にて，動静脈瘻の存在に気がつくことが肝要である．腰椎MRIでは常に，脊髄下部を確認することが必要である．

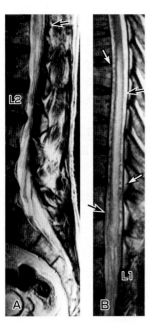

症例2　脊髄硬膜動静脈瘻（胸・腰髄），72歳，男性．7カ月前より両膝のピリピリ感があった．4カ月前より便秘と排尿困難を自覚した．他覚的には異常を認めなかった．腰椎MRI（画像A）を施行した．

- **A**：腰椎T2強調矢状断像にて，Th12以下の脊髄が描出され，髄内に高信号を認める（→）．この撮像は位置どりが悪く，仙椎側にかたより，胸椎下部が十分に入っていない．それでも脊髄内の高信号が認められることに，診断時は気がついていなかった．なお，同部位の横断像は撮像されていない．その後，患者は間欠性跛行を呈し，約半年後には下肢筋力低下を認め，胸椎MRI（画像B）が撮像された．
- **B**：胸椎T2強調矢状断像（画像Aより半年後）にて，Th6以下，脊髄円錐に至るまでの連続性の高信号（→），脊髄の軽い腫大があり，脊髄表面には異常なflow voidsを認める（⇢）．
- **補足**：左第10肋間動脈より栄養される胸・腰髄DAVFであった．初回のT2強調像にて，脊髄内の高信号を捉えるべきであった．また，腰椎MRIの位置決めの重要性を技師に周知徹底する必要性を感じた症例であった．

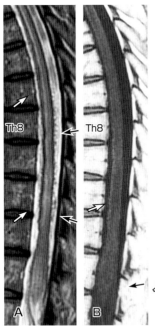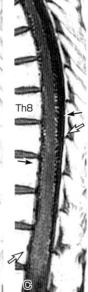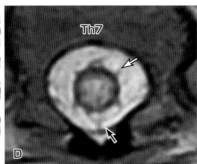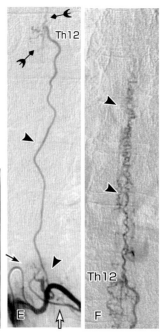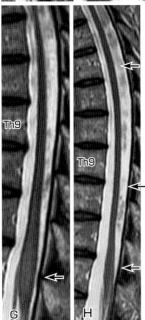

症例3 脊髄硬膜動静脈瘻（胸・腰髄），68歳，女性．4カ月前より歩行障害があり，進行している．右足趾の違和感があり，その後，数分間足が動きにくい．

- **A**：T2強調矢状断像にて，脊髄円錐を含めてTh4付近まで連続的に髄内に高信号を認め，脊髄には軽い腫大がある．脊髄の背側を中心に異常なflow voidsが多数認められる（→）．脊髄表面には低信号（⇒）を認める．DAVFを示唆する所見である．
- **B**：T1強調矢状断像にて，脊髄円錐には軽い腫大がある（→）．Th8-11にかけて，髄内に低信号を認める（⇒）．
- **C**：造影後T1強調矢状断像にて，脊髄表面には点状の造影効果があり（→），拡大した冠状静脈叢あるいは前脊髄静脈を示す．Th8以下の脊髄には，淡い造影効果を髄内に認める（⇒）．強い静脈性うっ滞があると考えられる．
- **D**：T2強調横断像（Th7）にて脊髄中心部に高信号（→）を認め，辺縁部には低信号（⇒）を認める．
- **E**：腰動脈造影（動脈相）にて左第4腰動脈より，硬膜枝（あるいは根動脈；⇒）を介してシャント（→）があり，拡張・蛇行した根髄質静脈（▶）を認める．このシャント部位にて，血管の狭窄と，狭窄以後の口径の変化があることがDAVFの血管造影の特徴である．硬膜貫通部に関係があると考えられる．脊髄表面動静脈瘻ではこの血管の狭窄と口径の変化はない．さらに根髄質静脈は脊髄表面に達し，脊髄静脈（↣）へと連続する．ヘアピンカーブを形成せず，直角に根髄質静脈から脊髄静脈へと連続する．
- **F**：腰動脈造影（静脈相）にて拡張・蛇行した脊髄静脈を認める（▶）．
- **G**：術後約2カ月のT2強調矢状断像にて，Th11以下の髄内に高信号が残存し，脊髄円錐の軽い腫大も認められる（→）．flow voidsは消失している．脊髄背側の低信号は髄液の流れによるアーチファクトである．
- **H**：6年後のT2強調矢状断像にて，脊髄は強い萎縮を示している（→）．明らかな高信号はない．静脈性うっ滞による脊髄組織の損失のため，萎縮が起こったと考える．

補足：Th8以下の髄内に造影効果を認めた．強い静脈性うっ滞があったと考えられる．術後，その他の症例に比べて髄内高信号が長く残存し，脊髄円錐の腫大も残った．6年後には脊髄萎縮が認められている．強い静脈性うっ滞と関係があると考える．

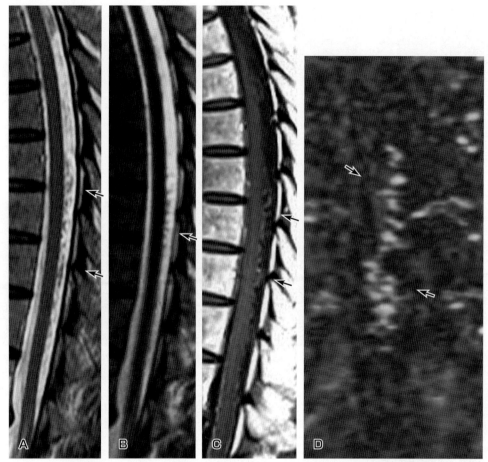

症例4　脊髄硬膜動静脈瘻（胸髄），63歳，女性．4年前より歩行障害を認める．徐々に進行して杖と介助歩行が必要となり，他院にて脊髄DAVFと診断され，当院に入院した．

- **A**：T2強調矢状断像にて，脊髄には高信号はなく，腫大もない．脊髄背側に異常に拡大した flow voids を認める（→）．
- **B**：FIESTA 法矢状断像でも，画像Aとほぼ同じ部位に flow voids があり（→），異常であると考えられる．
- **C**：造影後T1強調矢状断像にて，拡張した異常血管に造影効果を認める（→）．動静脈瘻による拡張した静脈と考えられる．
- **D**：MRA（冠状断像）にて，脊髄表面に異常に拡張した静脈を認める（→）．動静脈瘻があることは確認できたが，栄養動脈を同定することはできなかった．
- **補足**：血管造影にて，左第8肋間動脈より栄養される胸髄 DAVF であった．T2強調像にて高信号を認めていない．血管造影では確認できないが，手術では Th8 近くにて，脊髄から根静脈への流れを確認でき，これによって脊髄の静脈性うっ滞が緩和されていたと考えられる．なお，術後に症状は軽度改善にとどまり，その後も症状が進行し，精査により筋萎縮性側索硬化症がみつかっている．胸髄 DAVF の症状がどの程度関与していたかは不明である．

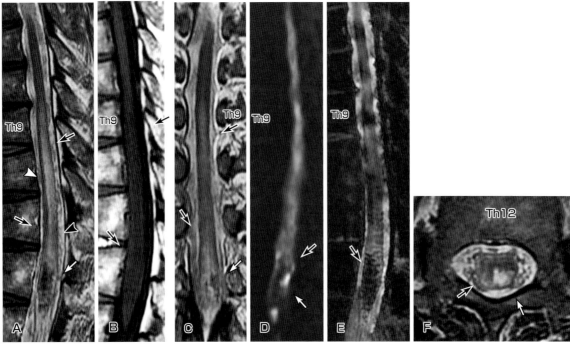
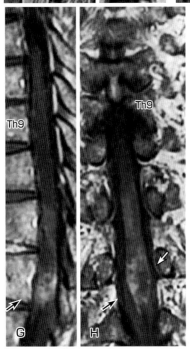

症例5 脊髄硬膜動静脈瘻（胸・腰髄），79歳，男性．2年前より，尿が出しにくい．また，左不全麻痺を認めた．他院にて腰部脊柱管狭窄症として手術を受けた．その後，左下肢のしびれが再燃した．4カ月前には右下肢にもしびれが及ぶ．

A：T2強調矢状断像にて，脊髄下部の軽い腫大と，脊髄円錐からTh9までの連続性の高信号を認め（→），Th12では一部に低信号を認める（⇨）．脊髄前部には低信号を認める（▷）．脊髄背側には拡張したflow voidsを認める（▶）．

B：T1強調矢状断像にて，脊髄下部の腫大を認める（→）．同部位はわずかに低信号を示す．

C：T2強調冠状断像にて，脊髄下部には髄内に高信号を認める（→）．Th12にて髄内左には低信号があり，出血を伴った静脈性梗塞が疑われる（⇨）．

D：拡散強調矢状断像にて，Th12の病変は主体は低信号（→）であるが，後部の一部に高信号を認める（⇨）．

E：T2*強調矢状断像にて，Th12の病変は低信号を示し，出血があったと考える（→）．その他の部位はおそらくアーチファクトであると考えられる．

F：T2強調横断像（Th12）にて，脊髄は腫大し，全体に高信号を示す（→）．その中で，髄内左後部にはより強い高信号とその前部には低信号があり（⇨），静脈性梗塞と考える．

G：造影後T1強調矢状断像にて，Th12の病変には造影効果を認める（→）．

H：造影後T1強調冠状断像にて，画像Cと対比をすると，Th12髄内左の静脈性梗塞には造影効果がなく（⇨），その周囲に造影効果を認めている（→）．

補足：右L2とTh12から栄養されるDAVFであった．術後，下肢筋力の軽度の改善はあったが，排尿障害は改善していない．おそらく，静脈性梗塞が悪影響を与えていると考えられる．Limらは排尿障害が運動障害より先行することが，終糸における動静脈瘻の特徴であるとしているが[28]，排尿障害が先行することはDAVFでもありうる．

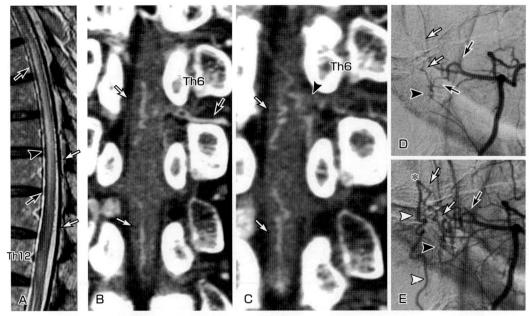

症例6 脊髄硬膜動静脈瘻（胸・腰髄），72歳，男性．半年前より，立ち上がろうとする際に左足の力が抜ける感じで転倒するようになった．さらに，間欠性跛行が出現して徐々に進行し，現在では歩行可能な時間は10分，1,000歩ほどになった．便秘がある．

- **A**：T2強調矢状断像にて，Th7以下の髄内に高信号を認め（→），脊髄の軽い腫大がある．脊髄背側に拡張したflow voidsを認める（⇒）．脊髄前部には低信号を認める（▶）．
- **B，C**：CTAでは，Th6-7間にて左第6肋間動脈より栄養される血管が拡張し（画像B：→），その後，もやもやした異常血管が椎間孔近くに認められる（画像C：▶）．脊髄表面には拡張した脊髄静脈を認める（⇒）．左第6肋間動脈から栄養される動静脈瘻と考えられる．
- **D**：左第6肋間動脈造影正面像（早期相）にて，肋間動脈から出ている根動脈（→）があり，その後，口径の狭小化，もやもやしたシャント部位を認める（▶）．そのシャント部位から拡張した根髄質静脈（⇒）が脊髄に向かっている．
- **E**：左第6肋間動脈造影正面像（後期相）にて，シャント部位（▶）からの拡張した根髄質静脈（⇒）が脊髄の表面に達し（＊），脊髄静脈（▷）へと流れる．DAVFである．

補足：CTAにて，栄養動脈が左第6肋間動脈であることが予想でき，血管造影での負担の軽減に役立った．MRAでは有用な情報を得られなかった．

症例7 脊髄硬膜動静脈瘻（胸・腰髄），72歳，男性．約1年前より両側大腿前面にしびれがある．2カ月前より入浴中に両下肢の脱力が起こり，歩行困難となる．

- **A**：左第1腰動脈造影にて，カテーテルの先端はL1下部にある（▷）．椎間孔付近にシャント（→）があり，根髄質静脈（⇒）が蛇行し，ほぼ直角の角度をもって，Th12上部にて脊髄表面に達する（＊）．そこから上下に伸びる脊髄静脈（▶）へと連続する．血管造影装置が古く，シャントの様相がわかりにくい．手術にてこの部位でのDAVFであることを確認し，術後の症状の改善，T2強調像での異常に拡張したflow voidsと髄内高信号の消失を認めており（非掲載），これらもDAVFによるものであったと考えている．
- **B**：MRAにて，脊髄表面を走っている拡張した脊髄静脈を認める（▶）．Th12上部（＊）にて，そこに入ってくる血管（⇒）を同定できる．この血管と脊髄静脈とでなす角度が直角に近いので，根髄質動脈ではなく，根髄質静脈であると考えられる．
- **C**：MRAにて，根髄質静脈（⇒）をたどっていくとL1/2で左椎間孔（→）に伸びているので，左第1腰動脈が栄養動脈であることを疑った．血管造影にて左第1腰動脈が栄養動脈であった．

補足：MRAが栄養動脈の位置を示唆することができた症例である．しかし，当院の経験ではMRAの有用性は限局的である．栄養動脈の同定が困難なことが多い．

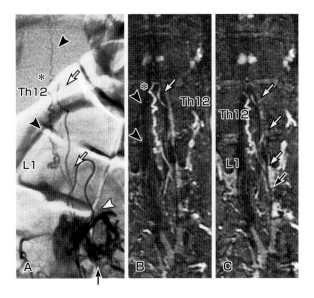

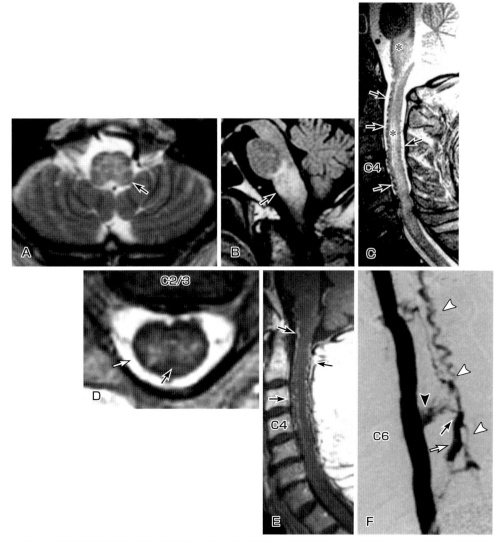

症例8 脊髄硬膜動静脈瘻（頸髄），76歳，男性．1週間前より失調，筋力低下，排尿障害を認め，前日より呼吸抑制，四肢麻痺が急速に出現した．

- A：T2強調横断像にて延髄全体にわたる高信号（→）と，軽い腫大を認めた．周囲には正常の信号強度が残っている部位もある．異常なflow voidsを認めない．
- B：FLAIR法矢状断像にて延髄の腫大と高信号を認める（→）．
- C：T2強調矢状断像にて延髄から頸髄にかけて軽い腫大と高信号を認める（＊）．脊髄の主として前面にflow voidsを多数認める（→）．
- D：T2強調横断像（C2/3）にて，脊髄中心部には高信号（→），辺縁部には低信号（⇢）があり，動静脈瘻を示唆する所見である．
- E：造影後T1強調矢状断像にて，脊髄表面に多数の点状の造影効果があり（→），拡大した脊髄冠状静脈叢を示す．動静脈瘻を表す所見である．
- F：左椎骨動脈造影側面像にて，C6から分岐する硬膜枝（▶）と，血管径の狭小化部位があり，シャントの部位を示す（→）．DAVFである．同部位から拡張した根髄質静脈（⇢），さらに前脊髄静脈（▷）へと血流が流れている．シャントの部位にて血管が狭窄し，その後に拡張した静脈が出現する．DAVFに特徴的な所見である．おそらく硬膜貫通部に相当する．この拡張した静脈は延髄腹側に至る（非掲載）．手術にて左第7頸髄神経根でのDAVFが確認されている．

補足：本症例は延髄症状が主体であったために，最初に頭部MRIが撮像された．延髄の腫大と高信号を認めたがflow voidsを認めず，DAVFの診断はできなかった．高信号が脊髄に連続しているようにみえたので，頸髄のMRIを行い，診断が可能になった．延髄に高信号が及ぶDAVFは，シャント部位が脊柱管内でも頭蓋内にあっても症状が急速に進行することがあり，慢性の経過をたどる胸・腰髄のDAVFとは異なる[2]．延髄から頸髄に連続する高信号をT2強調像にて認めた際には動静脈瘻も考慮する．延髄全体あるいは部分的に高信号があり，周囲に低信号が残存する際にも動静脈瘻を考える必要がある．造影後にflow voidsが明瞭にならない例もあり，CTAあるいは血管造影の適応を考える必要もある．

文献

1) Gilbertson JR, et al：Spinal dural arteriovenous fistulas：MR and myelographic findings. *AJNR Am J Neuroradiol* **16**：2049-2057, 1995
2) Matsuo K, et al：Venous congestive myelopathy：three autopsy cases showing a variety of clinicopathologic features. *Neuropathology* **28**：303-308, 2008
3) Sugawara T, et al：Angiographically occult spinal dural arteriovenous fistula located using selective computed tomography angiography. Case report. *J Neurosurg Spine* **7**：215-220, 2007
4) 大本周作, 他：Foix-Alajouanine syndrome の65歳男性例. 脊椎脊髄 **20**：1031-1037, 2007
5) O'Keeffe DT, et al：Corticosteroid-induced paraplegia — a diagnostic clue for spinal dural arterial venous fistula. *JAMA Neurol* **72**：833-834, 2015
6) Kim DJ, et al：Angiographic characteristics and treatment of cervical spinal dural arteriovenous shunts. *AJNR Am J Neuroradiol* **31**：1512-1515, 2010
7) Kimura A, et al：Venous congestive myelopathy of the cervical spinal cord：an autopsy case showing a rapidly progressive clinical course. *Neuropathology* **27**：284-289, 2007
8) van Rooij WJ, et al：Intracranial dural fistulas with exclusive perimedullary drainage：the need for complete cerebral angiography for diagnosis and treatment planning. *AJNR Am J Neuroradiol* **28**：348-351, 2007
9) Hurst RW, et al：Peripheral spinal cord hypointensity on T2-weighted MR images：a reliable imaging sign of venous hypertensive myelopathy. *AJNR Am J Neuroradiol* **21**：781-786, 2000
10) Aoyama T, et al：Rare intramedullary tandem lesion on MRI due to spinal arteriovenous fistula. *Neurology* **71**：1198-1199, 2008
11) Hetts SW, et al：Spinal dural arteriovenous fistulas and intrathecal venous drainage：correlation between digital subtraction angiography, magnetic resonance imaging, and clinical findings. *J Neurosurg Spine* **16**：433-440, 2012
12) Sato K, et al：Asymptomatic spinal dural arteriovenous fistulas：pathomechanical considerations. *J Neurosurg Spine* **16**：441-446, 2012
13) van Rooij WJ, et al：Spinal dural fistulas without swelling and edema of the cord as incidental findings. *AJNR Am J Neuroradiol* **33**：1888-1892, 2012
14) Bowen BC, et al：Spine Imaging — Case Review 2nd ed. Mosby, Philadelphia, 2008, pp123-124
15) Krings T, et al：Spinal dural arteriovenous fistulas. *AJNR Am J Neuroradiol* **30**：639-648, 2009
16) Larsson EM, et al：Venous infarction of the spinal cord resulting from dural arteriovenous fistula：MR imaging findings. *AJNR Am J Neuroradiol* **12**：739-743, 1991
17) Narisawa A, et al：Spinal dural arteriovenous shunt presenting with intramedullary hemorrhage：case report. *J Neurosurg Spine* **20**：322-326, 2014
18) Koch C, et al：Dural arteriovenous fistula of the lumbar spine presenting with subarachnoid hemorrhage. Case report and review of the literature. *J Neurosurg* **100**：385-391, 2004
19) Geibprasert S, et al：Cervical spine dural arteriovenous fistula presenting with congestive myelopathy of the conus：case report. *J Neurosurg Spine* **11**：427-431, 2009
20) 宮坂和男, 他：脊髄血管のマルチディテクター CT angiography. 脊椎脊髄 **21**：129-135, 2008
21) Mull M, et al：Value and limitations of contrast-enhanced MR angiography in spinal arteriovenous malformations and dural arteriovenous fistulas. *AJNR Am J Neuroradiol* **28**：1249-1258, 2007
22) 榎園美香子, 他：T2*WI で延髄から頸髄に低信号域を認めた硬膜動静脈瘻の2例. 第38回日本神経放射線学会抄録集, 2009, p156
23) 池村雅子, 他：上位頸髄・延髄に主病変を有する dural AVF と考えられる63歳男性剖検例. 日本病理学会会誌 **98**：298, 2009
24) 池村雅子, 中野今治（私信）, 2009
25) Jacob JN, et al：Congestive radiculopathy. *Neurology* **70**：734, 2008
26) Jin YJ, et al：Spinal intraosseous arteriovenous fistula in the fractured vertebral body. *AJNR Am J Neuroradiol* **31**：688-690, 2010
27) Burtis MT, et al：Intradural spinal vein enlargement in craniospinal hypotension. *AJNR Am J Neuroradiol* **26**：34-38, 2005
28) Lim SM, et al：Spinal arteriovenous fistulas of the filum terminale. *AJNR Am J Neuroradiol* **32**：1846-1850, 2011

2 脊髄血管奇形

(2) 脊髄硬膜外動静脈瘻

臨床

脊髄硬膜外動静脈瘻〔SEAVF：spinal extradural (epidural) arteriovenous fistula〕は，硬膜外の動静脈にシャントがあり，硬膜外静脈叢あるいは椎体周囲の硬膜外静脈に流出する動静脈瘻である．傍椎体動静脈瘻 (paraspinal AVF) ともいう．

拡大した硬膜外静脈叢により神経根症を呈したり，根髄質静脈に逆流し，さらに，脊髄静脈の拡張，静脈性うっ滞による脊髄症を呈したりする[1~4]．外傷が原因となることもある．硬膜外静脈叢から根髄質静脈，脊髄静脈への逆流がある例は intradural medullary venous drainage といわれる．静脈性うっ滞による脊髄症を呈する[5]．

本症はまれに神経線維腫症1型（NF1：neurofibromatosis type 1）に合併することがあり，椎骨動脈の第2セグメント（V2）から硬膜外静脈叢にシャントを認める[6,7]．NF1 による結合織の異常に関係し，内膜の肥厚，中膜の菲薄化，あるいは血管壁の Schwann 細胞の増殖により血管が弱くなり，動脈瘤形成とその静脈への破裂を起こし，動静脈瘻が形成されるとする説がある．NF1 を伴わない SEAVF に比べて女性に多く，神経症状の合併も多い．また，静脈瘤形成もより多く認められる．

【Huang らの総説】[8]

101 例の SEAVF についての総説である．平均年齢は 45.9 歳で，51％が男性であり，3 例のみが無症状である．10 例が出血で発症し，そのうち 5 例がくも膜下出血で，全例頸髄 SEAVF である．残りの 5 例は硬膜外出血をきたしている[8]．

外傷の病歴は 10％にあり，NF1 は 16％にある．

最も多い部位は頸髄（54 例，53％）であり，次が腰仙髄（29 例，30％）である．腰仙髄 SEAVF は平均年齢が 58.7 歳と年齢が高く，男性優位（70％）である．一方，頸髄 SEAVF は女性優位（63％）で，NF1 に関係している例は全例，頸髄 SEAVF である．

四肢麻痺は頸髄 SEAVF の 6 例にあり，他の部位の SEAVF にはない．対麻痺は，頸髄 SEAVF では 8 例あり，腰仙髄 SEAVF では 22 例（73％）ある．膀胱直腸障害は，頸髄 SEAVF では 3 例のみであるが，腰仙髄 SEAVF では 20 例に認められる[8]．

画像所見

1. 血管造影

以下に示すように，硬膜外にある種々の動脈から硬膜外静脈叢へのシャントを認める（症例 1～4）．NF1 に伴う例では静脈瘤も認められる（症例 4）．

Huang らの報告によると，栄養動脈は頸髄 SEAVF では椎骨動脈が最も多く（80％），次に甲状頸動脈（24％），肋頸動脈（24％），外頸動脈（13％），内頸動脈（4％）である．胸髄 SEAVF および腰仙髄 SEAVF では分節動脈（それぞれ 94％と 87％）が栄養動脈となることが多い[8]．

頸髄 SEAVF 54 例中，50 例（92％）の導出静脈は硬膜外のみにあり，4 例（7％）は硬膜内にも導出静脈が及ぶ．胸髄 SEAVF 17 例では，導出静脈が硬膜外のみにあるものが 12 例，硬膜内にも及ぶものが 5 例ある．腰仙髄 SEAVF では 29 例のうち，11 例が硬膜外のみで，18 例（62％）は硬膜内にも及ぶ[8]．

2. MRI

根髄質静脈から脊髄静脈への逆流，または硬膜外静脈叢の圧上昇が原因で静脈性うっ滞による脊髄症を呈し，脊髄の腫大，T2 強調像での髄内の高信号と，脊髄表面の多数の flow voids を認める（症例 1）[1~3,5]．

静脈性うっ滞が強いと，脊髄下部の髄内に造影効果を認めることがある（症例 1，2）．

なお，これらの画像所見は脊髄動静脈瘻による静脈性うっ滞に共通する所見である．本症ではそれ以外に硬膜外静脈叢の拡大を認めることが，脊髄硬膜動静脈

瘻および脊髄表面動静脈瘻との鑑別に重要である（症例 1，2）．また外傷が原因となることや，圧迫骨折を認めることもある（症例 1）[1〜3]．

椎間孔付近にある硬膜外静脈叢が拡大し，神経根症を呈する時には椎間孔の拡大があり，同部位に拡大した静脈叢を認めることもある（症例 3）[4]．

診断のキー

椎体周囲，硬膜外静脈叢の著明な拡大を認める時には SEAVF を考慮する．

鑑別診断

【硬膜外静脈叢の拡大を認める疾患】

1．脊髄硬膜外動静脈瘻

椎体周囲の静脈叢も拡大する．

2．低髄液圧症候群

硬膜外静脈叢，特に頸部腹側の両側硬膜外静脈叢が拡大し，硬膜に左右対称性の圧排所見を呈する．硬膜外に髄液貯留を認める．

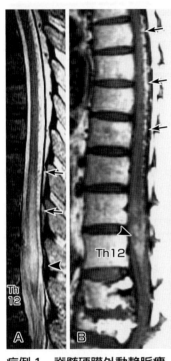
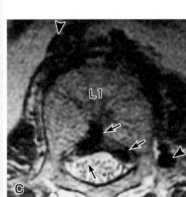
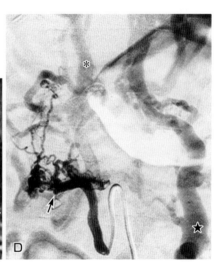

症例 1　脊髄硬膜外動静脈瘻，68 歳，男性．12 年前にバイクにて転倒事故，4 年前より歩行障害，2 年前より膀胱直腸障害が進行する．

- A：T2 強調矢状断像にて，脊髄円錐から下部胸髄にかけて軽い腫大と髄内の高信号を認める（▶）．脊髄背側に flow voids を認める（→）．
- B：造影後 T1 強調矢状断像にて L1-2 椎体に圧迫骨折を認める．脊髄円錐から下部胸髄にかけて髄内に淡い造影効果を認める（▶）．静脈性うっ滞が強いことを示す．脊髄背側の flow voids に造影効果を認める（→）．
- C：T2 強調横断像（L1）にて両側に硬膜外静脈叢の拡大（→），椎体周囲の静脈の拡張（▶）を認める．
- D：右第 2 腰動脈造影にて腰動脈分枝からシャントが起こり（→），拡大した硬膜外静脈叢（＊），上行腰静脈（★）が早期に認められる．さらに上行し，奇静脈，半奇静脈へと灌流している．両側第 1 および第 2 腰動脈が栄養動脈となっていた（非掲載）．

補足：この症例では血管造影にて，硬膜外静脈叢から根髄質静脈への逆流は確認されていないので，脊髄静脈のうっ滞は硬膜外静脈叢の拡大によると考えられている．

（血管造影は順天堂大学大学院医学研究科　飯塚有応先生のご厚意による）

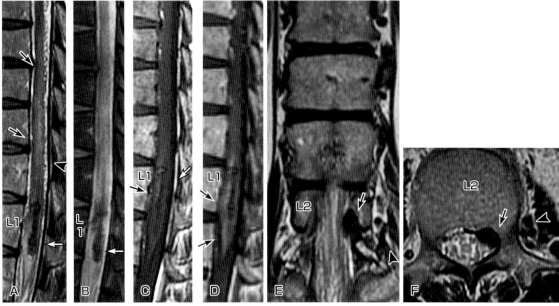
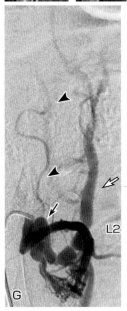

症例2 脊髄硬膜外動静脈瘻，54歳，男性．6年前に建設現場の4階から転落し，骨盤骨折の既往がある．その後，杖歩行であるが，両足の力が抜けるようになった．1年9カ月前より，両下肢のしびれと下腿の浮腫が出現した．腰椎MRIにて異常を認め，他院を経て，当院に入院した．

A：T2強調矢状断像にて，Th9以下の髄内に高信号を認める（→）．脊髄背側にはflow voidsを認める（▶）．L1では髄内に低信号があり，陳旧性出血を認めた（⇨）．

B：T2*強調矢状断像にて，L1の髄内に陳旧性出血を認める（⇨）．

C：T1強調矢状断像にて，L1の髄内に低信号があり，血腫による（⇨）．その前部に淡い高信号がある（→）．メトヘモグロビンによる可能性がある．

D：造影後T1強調矢状断像にて，Th12/L1以下の髄内に造影効果を認める（→）．血液脊髄関門の破綻があり，強い静脈性うっ滞をきたしたことによる．

E：T2強調冠状断像にて，左硬膜嚢近傍に大きなflow voidsを認める（→）．その外側，脊柱管外にも拡張したflow voidsがある（▶）．

F：T2強調横断像（L2）にて，脊柱管内左に拡大した硬膜外静脈叢を認める（→）．その外側，脊柱管外にも拡張した血管がある（▶）．

G：左第2腰動脈造影にて，拡大した硬膜外静脈叢（→），さらに，上行腰静脈（⇨）を経て，半奇静脈へと血流が流れている．一方，脊髄静脈（▶）が描出され，perivenous medullary drainageを認める．それによる静脈性うっ滞があり，脊髄内に高信号とflow voidsを認める．

補足：脊髄円錐における陳旧性出血は明らかな病歴上の急性悪化がなく，発症機転などが不明である．周囲の造影効果もあり，出血を伴った静脈性梗塞の可能性もある．

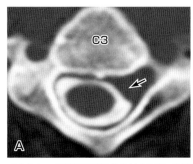
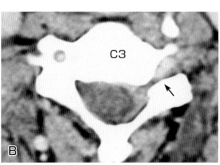
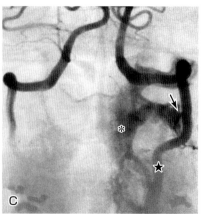

症例3 脊髄硬膜外動静脈瘻（頸髄），51歳，男性．2カ月以前より左上肢の筋力低下を認める．

A：ミエロ後CT（C3）にて硬膜外左側に腫瘤を（→），左前部くも膜下腔に腫瘤による圧排を認める．

B：CT（C3）にて左椎間孔内から脊柱管内左硬膜外に拡大した硬膜外静脈叢を認める（→）．

C：左椎骨動脈（★）の根動脈（→）より異常血管が出て，内椎骨静脈叢（*）へと灌流している．硬膜内静脈には逆流を認めない．なお，T2強調像にて脊髄内には高信号を認めない（非掲載）．

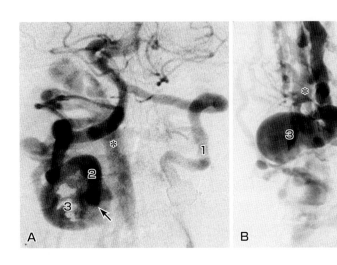

症例4 神経線維腫症1型に伴う脊髄硬膜外動静脈瘻（頸髄），24歳，女性．1カ月ほど前より右頸部の腫瘤に気がつく．皮下に多数の軟部腫瘤があり，カフェオレ斑（café au lait spot）を有するNF1の患者であった．

- **A**：右椎骨動脈造影正面像では，C3にて右椎骨動脈（**2**）から椎骨静脈叢への動静脈瘻を認め（→），静脈瘤（**3**）を形成し，さらに硬膜外静脈叢（＊）へと血流が流れている．**1**は左椎骨動脈．
- **B**：右椎骨動脈造影側面像（静脈相）にて静脈瘤（**3**），硬膜外静脈叢（＊）が描出されている．

（順天堂大学大学院医学研究科 飯塚有応先生のご厚意による）

文献

1) Asai J, et al：Exclusively epidural arteriovenous fistula in the cervical spine with spinal cord symptoms：case report. *Neurosurgery* **48**：1372-1375, 2001
2) Chuang NA, et al：Slow-flow spinal epidural AVF with venous ectasias：two pediatric case reports. *AJNR Am J Neuroradiol* **24**：1901-1905, 2003
3) 飯塚有応，他：脊髄動静脈奇形/動静脈瘻．臨放 **51**：1345-1357, 2006
4) Kohno M, et al：A cervical dural arteriovenous fistula in a patient presenting with radiculopathy. Case report. *J Neurosurg* **84**：119-123, 1996
5) Clarke MJ, et al：Spinal extradural arteriovenous malformations with parenchymal drainage：venous drainage variability and implications in clinical manifestations. *Neurosurg Focus* **26**：E5, 2009
6) Paolini S, et al：Extradural arteriovenous fistulas involving the vertebral artery in neurofibromatosis Type 1. *J Neurosurg Spine* **8**：181-185, 2008
7) Cluzel P, et al：Vertebral arteriovenous fistulae in neurofibromatosis：report of two cases and review of the literature. *Neuroradiology* **36**：321-325, 1994
8) Huang W, et al：Spinal extradural arteriovenous fistulas：clinical article. *J Neurosurg Spine* **19**：582-590, 2013

2 脊髄血管奇形

(3) 脊髄表面動静脈瘻

臨床

硬膜内の脊髄血管奇形は，脊髄動静脈奇形（arteriovenous malformation of spinal cord）と脊髄表面動静脈瘻（PAVF：perimedullary arteriovenous fistula）に分かれる．PAVFは脊髄表面（軟膜），あるいはくも膜下腔にシャントを有する血管奇形である．毛細血管を介さず，前脊髄動脈あるいは後脊髄動脈と脊髄静脈とのシャントが硬膜内髄外にある．通常は，拡張した前脊髄動脈と冠状静脈叢との間に起こる．全脊髄血管奇形の10～20％を占める[1,2]．主として胸腰髄，特に脊髄円錐付近に多く，そのほかには終糸と上部頸髄に発生する．乳幼児から成人まで認められる．

Merlandら[2]は治療の観点から3種に分類している．

1型は単純で小さな動静脈瘻であり，通常は前脊髄動脈の末梢に発生する．ときに，後脊髄動脈が関与することがある．シャント量は少なく，シャント後の血流はゆっくりである．

2型は1ないし2本の主栄養動脈から栄養され，いくつかの部位にシャントがある．拡張・蛇行した導出静脈を有する．

3型は大部分のPAVFが入る．1つのシャントがあり，いくつかの後脊髄動脈および前脊髄動脈が栄養動脈となって1本の大きく拡張した静脈へと流れ，静脈瘤様になる[2]．

2および3型では，出血あるいは拡張した静脈の圧迫による脊髄症を呈する．しかし，どの型に関しても多い症状は出血ではなく脊髄症であり，初発から5～7年かけて対麻痺が進行する[3,4]．

Rendu-Osler-Weber症候群（遺伝性出血性毛細血管拡張症）を伴うことがある[5]．

脊髄上にシャントがある時には治療は困難なことが多いが，終糸上にある際には摘出術が可能である．MRIおよび血管造影での確実な診断が特に重要である．

【終糸の動静脈瘻】

Limらは終糸の動静脈瘻4例について報告している．この動静脈瘻は前脊髄動脈から連続する単一の動脈から栄養され，単一のシャントを有する動静脈瘻であり，単一の静脈（脊髄周囲静脈）へと流出する[6]．

臨床症状は脊髄硬膜動静脈瘻に類似している．脊髄に強い静脈性うっ滞をきたすので，治療が必要である．4例中2例において，運動障害よりも尿路徴候が先行した．これは脊髄硬膜動静脈瘻では通常はない．診断時に尿失禁があり，それは運動徴候よりも回復が遅かったとしている[6]．

しかし，本章の「2-(1) 脊髄硬膜動静脈瘻」にて記載したが，脊髄硬膜動静脈瘻でも排尿障害が先行する例があり，そのことのみから終糸上の動静脈瘻であるとの診断は困難である．終糸の動静脈瘻もPAVFの中に入れるべきというのが多数の意見である．

画像所見

1. 血管造影

前脊髄動脈あるいは後脊髄動脈から毛細血管を介さずに，直接シャントが硬膜内髄外（脊髄表面）に存在し，早期に拡張した脊髄静脈が出現する（症例1～3）．

血管造影では分節動脈などの栄養動脈から，脊髄硬膜動静脈瘻に認められるような狭窄を伴わないで，脊髄表面に向かう根髄質動脈が造影される．強い蛇行がなく，鋭角な角度をもち（ヘアピンカーブを形成して），脊髄表面を頭尾方向に走る動脈（前・後脊髄動脈）へと連続する．その後にシャントを介して，蛇行・拡張した導出静脈が出現する．そのシャントが脊髄軟膜上，あるいはくも膜下腔にあることが最も重要な所見である（症例1～3）．脊髄表面に拡張した静脈が認められるが，そこから硬膜外静脈叢へと向かう静脈は通常は認められない．脊髄髄内動静脈奇形に認められるようなnidusはない．

2. MRI

脊髄表面の拡張した静脈を反映する flow voids と脊髄静脈性のうっ滞を反映する髄内の T2 強調像での高信号を認める（症例 2, 3）．これは脊髄動静脈瘻に共通する所見である．終糸にシャントがあっても，脊髄に高信号を示すことがある（症例 2, 3）．ときに，シャント量が非常に少ない時には，異常な flow voids および T2 強調像での高信号を認めないこともある[7]．脊髄内出血にて発症する PAVF 例は頸髄に多いと報告されており[8]，flow voids がみえなくても血管造影が必要である．（脊髄髄内出血にて発症した PAVF については，本章の「5-(1) 脊髄髄内出血」を参照）．このほか，拡大した静脈瘤が大きな flow voids として認められることがある（症例 1）．

3. CTA

根髄質動脈を経て，ヘアピンカーブを描いて前脊髄動脈あるいは後脊髄動脈が拡張し，拡張した脊髄静脈に移行する．ときに静脈瘤（varix）を認める．

 診断のキー

T2 強調像での脊髄内の高信号と flow voids の存在は，脊髄動静脈瘻に共通する所見である．PAVF の診断には詳細な血管造影の読影が必須である．

鑑別診断

1. 終糸の血管芽腫

充実性腫瘍を認める（本章の「5-(2) 脊髄くも膜下出血」を参照）[9]．

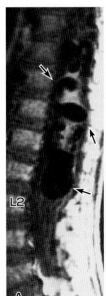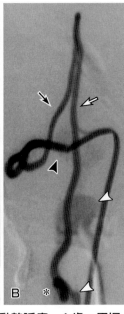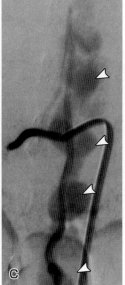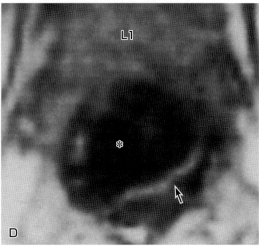

症例 1　脊髄表面動静脈瘻，4 歳，男児．歩行障害と排尿障害があり，下肢筋の萎縮を認める．
- **A**：T1 強調矢状断像にて，拡大した脊柱管内に多数の拡張した flow voids（静脈瘤）を L1/2 以上に認める（→）．
- **B**：右肋間動脈造影正面像（早期相）にて，右肋間動脈（▶）から血管の狭小部位を伴わず，拡張した右根髄質動脈（→）が描出され，さらに，ヘアピンカーブを形成し，拡張した前脊髄動脈（⇢）が下行している．その最下部にはシャント（＊）があり，直接拡張した静脈（▷）へと連続する．PAVF の所見である．
- **C**：右肋間動脈造影正面像（後期相）にて，多数の静脈瘤（▷）が造影されている．T1 強調矢状断像にて認められた flow voids はこの静脈瘤である．
- **D**：T1 強調横断像（L1）にて脊柱管内に静脈瘤（＊）を認め，その後方に圧排された脊髄（→）を認める．なお，脊髄内には異常な flow voids はない．

補足：古い MRI であり，T2 強調像での脊髄内の高信号については不明である．

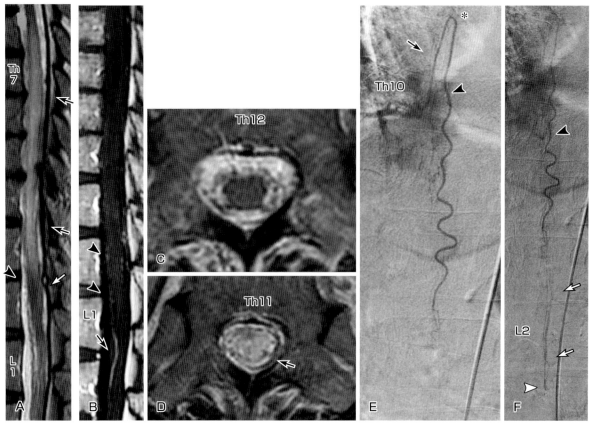

症例 2 脊髄表面動静脈瘻（終糸），73歳，男性．20 年前，就寝中に突然左肩甲骨部に激痛が走り，左から右へと四肢麻痺が拡大した．脳梗塞の診断で入院となったが，精査を受けず，排尿障害と左片麻痺を残し，右手の巧緻運動障害もあった．6 年ほど前より両下肢の脱力発作を自覚した．2 年ほど前より歩行障害が悪化した．排便困難となった．症状が徐々に進行し，他院を経て，当院に入院した．両下肢筋力低下，温痛覚の低下があり，足が地面についていることがわからない．

A：T2 強調矢状断像にて，Th6 以下の髄内に高信号を認め，軽い脊髄の腫大がある（→）．Th12 では髄内に低信号を認める（⇒）．Th12 にて，脊髄表面に異常な flow voids を認める（▶）．

B：造影後 T1 強調矢状断像にて，Th12 を中心に脊髄表面に点状の造影効果を認め，拡張した静脈を示唆している（▶）．さらに，L1-2 には拡張した異常血管を認める（→）．

C：T2 強調横断像（Th12）では，髄内に確実な高信号および低信号を認めず，矢状断像での低信号の意味が不明である．

D：T2 強調横断像（Th11）にて，髄内には高信号があり，静脈性うっ滞を示す（→）．

E：右第 10 肋間動脈造影正面像（早期相）にて，肋間動脈から狭小化を伴わず，拡張した右根髄質動脈（→）が描出され，ヘアピンカーブ（＊）をつくって，拡張した前脊髄動脈（▶）に移動し，脊髄表面を下行している．

F：右第 10 肋間動脈造影正面像（後期相）にて，下行する前脊髄動脈（▶）があり，L2/3 にはシャントがある（▷）．同部位より上行する静脈を認める（⇒）．終糸における動静脈瘻であり，手術にて，同部位にシャントを確認している．

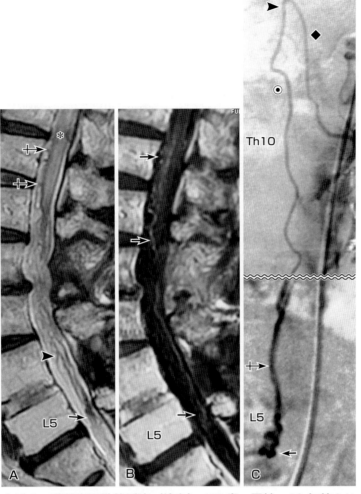

症例 3 脊髄表面動静脈瘻（終糸），76 歳，男性．12 年前より徐々に進行する両下肢以下のしびれ感を認める．10 年前に他院にて腰椎脊柱管狭窄症の診断にて手術．7 年前，他院にて脊髄髄内動静脈奇形の診断にて放射線治療を行うが，症状が改善しないため来院した．

- **A**：T2 強調矢状断像にて脊髄内に高信号を認める（＊）．その前面には小さな点状・線状の flow voids を認める（⇸）．脊髄終糸に沿うように線状の構造を認め（▶），L5 にて点状（→）となり，終わっている．脊髄は静脈性うっ滞を示唆する所見である．
- **B**：造影後 T1 強調矢状断像にて血管，特に拡張した静脈が造影されている（→）．画像 A と合わせると，終糸に関係する血管奇形が示唆される．
- **C**：左第 10 肋間動脈より根髄質動脈（◆）を介してヘアピンカーブを形成し（▶），前脊髄動脈（⊙）が終糸まで下り，シャントを形成し（→），脊髄静脈（⇸）となって上行している．
- **補足**：古い症例であり，脊髄髄内動静脈奇形と考えられて，他院にて放射線治療となった例である．血管造影を正確にみれば，シャントが L5 で，脊髄とは離れた部位にあり，手術が可能であることがわかる．なお，肋間動脈から根髄質動脈への移行部に狭小化はなく，ほぼ同様な口径をもって，脊髄表面を走る血管に移っており，すべて動脈で，根髄質動脈，前脊髄動脈である．

文 献

1) Krings T, et al：Imaging in spinal vascular disease. *Neuroimaging Clin N Am* **17**：57-72, 2007
2) Merland JJ, et al：Intraspinal extramedullary arteriovenous fistulae draining into the medullary veins. *J Neuroradiol* **7**：271-320, 1980
3) Tender GC, et al：Spinal intradural arteriovenous fistulas acquired in late adulthood：absent spinal venous drainage in pathogenesis and pathophysiology. Report of two cases. *J Neurosurg Spine* **3**：488-494, 2005
4) Inoue T, et al：Congestive myelopathy due to cervical perimedullary arteriovenous fistula evaluated by apparent diffusion coefficient values-case report. *Neurol Med Chir (Tokyo)* **46**：559-562, 2006
5) Mont'Alverne F, et al：Giant spinal perimedullary fistula in hereditary haemorrhagic telangiectasia：diagnosis, endovascular treatment and review of the literature. *Neuroradiology* **45**：830-836, 2003
6) Lim SM, et al：Spinal arteriovenous fistulas of the filum terminale. *AJNR Am J Neuroradiol* **32**：1846-1850, 2011
7) Hida K, et al：Corpectomy：A direct approach to perimedullary arteriovenous fistulas of the anterior cervical spinal cord. *J Neurosurg* **96** (2 Suppl)：157-161, 2002
8) Sasamori T, et al：Cervical perimedullary arteriovenous fistula in an infant presenting with subarachnoid hemorrhage — case report. *Neurol Med Chir (Tokyo)* **48**：409-413, 2008
9) Wong GK, et al：Hemangioblastoma of filum terminale associated with arteriovenous shunting. *Surg Neurol* **68**：211-214, 2007

2 脊髄血管奇形

(4) 脊髄髄内動静脈奇形

臨床

脊髄髄内動静脈奇形（IAVM：intramedullary arteriovenous malformation of spinal cord）は，glomus type と juvenile type とに分かれる．両者ともに，nidus が脊髄内に存在する．

glomus type は前脊髄動脈あるいは後脊髄動脈が栄養動脈となり，毛細血管を介さずに nidus を経て脊髄静脈へと灌流する血管奇形であり，nidus は脊髄内にあるが，比較的単純な構造をとる．成人に多い．皮膚の血管腫，Klippel-Trenaunay-Weber 症候群，Rendu-Osler-Weber 症候群を合併することがある[1]．

juvenile type はより複雑な構造の nidus を有し，多数の動脈が栄養動脈となり，髄外，硬膜外，ときに脊柱管外にも動静脈奇形を伴うことがある．小児および若年成人に多い．この nidus 内には脊髄実質がありうる[2]．また，最もまれな脊髄血管奇形であり，脊髄，骨，皮膚の同一体節部位の血管奇形（metameric AVM；Cobb 症候群）を合併することがある[3]．

glomus type および juvenile type は，ともに栄養動脈に動脈瘤を合併することがある[4]．

症状は出血，盗血，脊髄への圧排による．出血では急性発症を示す．IAVM においても静脈性うっ滞による脊髄症が報告されている[5]．

画像所見

1. 血管造影

IAVM のうち glomus type では，前脊髄動脈あるいは後脊髄動脈から1本の栄養動脈が出て，nidus を脊髄内に形成し，導出静脈（冠状静脈叢）が描出される（症例1）．

juvenile type では大きく複雑な nidus を脊髄内につくり，多数の栄養動脈があり，nidus が髄内から髄外，ときに脊柱管外にも及ぶことがある（症例2, 3）．

2. MRI

T1強調像では腫大した脊髄と，髄内に不均一な血液産物による信号強度（最近あるいは過去の髄内出血の所見），拡張した栄養動脈と nidus を示す flow voids が多数認められる（症例1〜3）．

T2強調像では nidus 近くの脊髄内に浮腫，梗塞などを示す高信号（症例2, 3），さらに，血液の存在を示す混在した不均一な信号強度を認める．くも膜下腔内には導出静脈の flow voids が認められ（症例3），拡張，圧排効果（mass effect）および血栓形成がその内部に認められる（症例3）．

造影後のT1強調像では脊髄，血管内に種々の程度の造影効果を認める（症例2, 3）[1,2,6]．nidus そのものを示す，あるいはゆっくりとした血流を示す．

まれではあるが，脊髄空洞症を合併することがある[7]．

 診断のキー

脊髄髄内に flow voids を認め，さらに多数の異常血管が脊髄表面にあれば，本症の可能性が高い．

鑑別診断

1. 血管が豊富な脊髄髄内腫瘍

髄内に腫瘍本体を示す軟部腫瘤があり，強い造影効果を認める．

2. 脊髄表面動静脈瘻

flow voids が脊髄髄内ではなく，脊髄表面に存在する．鑑別には脊髄血管造影の評価が必要なこともある．

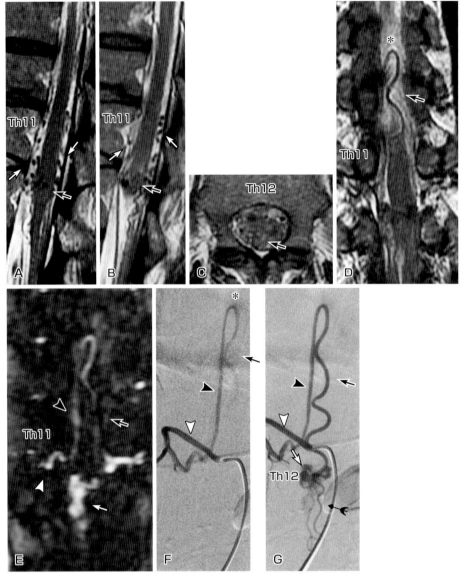

症例1 脊髄髄内動静脈奇形，47歳，女性．3年ほど前より右体幹部の疼痛を自覚していた．1ヵ月半前に背部痛および腰痛があり，MRIにて異常を指摘され，当院に入院した．

A, B：T2強調矢状断像（画像A：正中，画像B：正中より右）にて，脊髄表面に多数のflow voidsを認める（⇨）．Th12では髄内にも明らかなflow voidsがある（→）．IAVMを示す所見である．

C：T2強調横断像（Th12）では髄内にflow voidsを認める（→）．

D：T2強調冠状断像にて，ヘアピンカーブを形成し（＊），脊髄表面を下行する血管（→）を認める．

E：造影MRAにて，右第11肋間動脈（▷）より，根髄質動脈（▶），前脊髄動脈（→）が描出され，nidus（⇨）が認められる．

F：右第11肋間動脈造影正面像（早期相）にて，肋間動脈（▷）が造影され，狭窄部位がなく，根髄質動脈（▶）が描出され，ヘアピンカーブを形成し（＊），前脊髄動脈（→）へと移行する．

G：右第11肋間動脈造影正面像にて，前脊髄動脈（→）より，nidus（⇨）が異常な血管の塊として描出され，さらに導出静脈（↣）が認められる．IAVM（glomus type）の血管造影所見である．

補足：毛細血管を介さない，動静脈の直接シャントであり，脊髄内に存在し，前脊髄動脈の1本が栄養動脈となる比較的単純な構造をとっているので，glomus typeの動静脈奇形である．

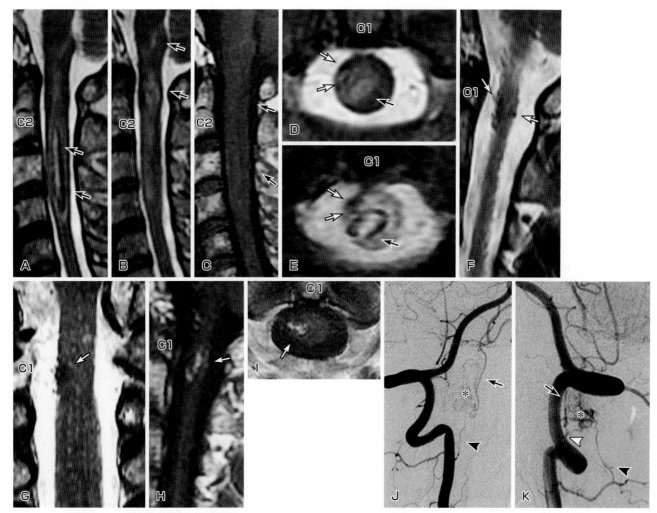

症例2 脊髄髄内動静脈奇形, 48歳, 男性. 突然の疼痛が出現し, 目覚めた. 約2時間後より, しびれが広がり, 右優位の両側四肢麻痺が出現した. 最初の搬送先で画像検査中に呼吸停止となり, 気管挿管された. 他院に搬送途中に意識は戻った. 他院での発症当日のMRI（画像A〜E）と, 約1カ月後の当院でのMRIおよび血管造影を示す.

A: T2強調矢状断像（正中）にて, C2-4に髄内出血があり, 前部は高信号, 後部は低信号を示した（→）. C1-4での脊髄腫大がある. C1にも淡い高信号を認める.

B: T2強調矢状断像（正中より右）にて, C1および延髄にも出血によると考えられる高信号を認める（→）. なお, 頭部CTにて, 延髄右背側に高吸収域を認め, 出血と考えられる（非掲載）.

C: T1強調矢状断像にて, C1-4の腫大を認めるが, 信号強度異常はない（→）. 発症当日の出血に合致する所見である.

D: T2強調横断像（C1）にて, 中心部に高信号を認める（→）. 髄内右に点状のflow voidsを認める（⇢）.

E: T2*強調横断像（C1, 画像Dと同位置）にて, 中心部には高信号, 周囲に低信号があり, 出血と考えられる（→）. 右前部にはflow voidsを認める（⇢）.

F, G: 約1カ月後のT2強調矢状断像（画像F, 正中より右）とT2強調冠状断像（画像G）にて, 異常なflow voidsをC1の髄内に認める（⇢）.

H: 造影後T1強調矢状断像（正中より右）にて, C1-2の髄内のnidusに造影効果を認める（⇢）.

I: 造影後T1強調横断像（C1）にて, 髄内右に造影効果を認め（⇢）, nidusの造影効果と考える.

J: 右椎骨動脈造影正面像にて, 右椎骨動脈から下行する前脊髄動脈（→）が栄養動脈となり, 髄内にnidus（*）を形成している. そのほかに, C3レベルから出る椎骨動脈の筋枝より根髄質動脈が出て（▶）, 栄養動脈として働いている.

K: 右椎骨動脈造影側面像にて, 前脊髄動脈（→）, C2レベルの筋枝から出る根髄質動脈（▷）, C3レベルから出る根髄質動脈（▶）が栄養動脈となり, nidus（*）をつくる.

補足: 栄養動脈が1本ではないので, juvenile typeに属する.

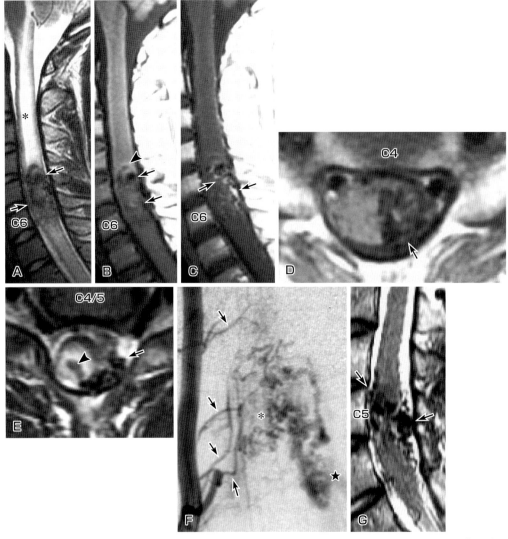

症例3 脊髄髄内動静脈奇形（juvenile type）. 13歳, 男子. 5日前より下肢のしびれが出現し, 悪化して歩けなくなる. MRIの前日に入院し, 意識清明, 四肢に痙性不全麻痺がある. C3以下の感覚障害, 四肢の腱反射の亢進を認めた.

A：T2強調矢状断像にてC4-6にかけて髄内に多数のflow voidsがあり（→）, 脊髄は全体に腫大し, 上部頸髄は高信号（＊）を示す.

B：T1強調矢状断像では低信号を示すflow voids（→）を認める. C4-5では髄内にわずかに高信号（▶）を認め, 出血の疑いがある.

C：造影後T1強調矢状断像ではflow voidsの周囲に点状の造影効果を認め（→）, 髄内の異常な静脈による造影効果と考える.

D：T1強調横断像（C4）にて髄内に異常血管を認める（→）.

E：T2強調横断像（C4/5）にて脊髄の左髄外にも異常血管を認める（→）. 髄内には低信号を認め（▶）, 画像Bと合わせると, 最近の出血によるデオキシヘモグロビンを示すと考える. その周囲の髄内には浮腫と考えられる高信号を認める.

F：右椎骨動脈造影正面像にて複数の根髄質動脈（→）から異常血管が出て, 髄内にnidus（＊）を形成し, 導出静脈（★）へとつながる. juvenile typeのIAVMである.

G：10年後のT2強調矢状断像にてIAVM（→）を認める. 浮腫は消失している. その後, 出血はない. GRE法ではC4/5に低信号があり, 10年前の出血を示す（非掲載）.

文 献

1) Ross JS : Type 2 vascular malformation (AVM). Ross JS, et al (eds) : Diagnostic Imaging—Spine 2nd ed. Amirsys, Salt Lake City, 2010, ppV-3-14-17
2) Ross JS : Type 3 vascular malformation (AVM). Ross JS, et al (eds) : Diagnostic Imaging—Spine 2nd ed. Amirsys, Salt Lake City, 2010, ppV-3-18-21
3) Maramattom BV, et al : Segmental cutaneous hemangioma and spinal arteriovenous malformation (Cobb syndrome). Case report and historical perspective. *J Neurosurg Spine* **3** : 249-252, 2005
4) Biondi A, et al : Aneurysms of spinal arteries associated with intramedullary arteriovenous malformations. I. Angiographic and clinical aspects. *AJNR Am J Neuroradiol* **13** : 913-922, 1992
5) Kataoka H, et al : Venous congestion is a major cause of neurological deterioration in spinal arteriovenous malformations. *Neurosurgery* **48** : 1224-1229, 2001
6) Krings T, et al : Imaging in spinal vascular disease. *Neuroimaging Clin N Am* **17** : 57-72, 2007
7) Srivatanakul K, et al : Spinal arteriovenous malformation associated with syringomyelia. Report of 4 cases. *J Neurosurg Spine* **10** : 436-442, 2009

2 脊髄血管奇形

(5) 脊椎骨内動静脈奇形

臨床と画像所見

脊椎骨内動静脈奇形（SIAVM：spinal intraosseous arteriovenous malformation）は，脊椎の骨内に nidus あるいはシャントを有する動静脈奇形，あるいは動静脈瘻であり，非常にまれである[1,2]．外傷の既往歴があり，椎体に骨折を伴っている例もある[1,2]．導出静脈が硬膜外静脈から脊髄静脈へと逆流し，脊髄に静脈性うっ滞をきたし，T2強調像にて高信号を髄内に呈することもある[1]．

また，血管造影では分節動脈から栄養されるシャントが脊椎椎体内にあり，椎体周囲の静脈に導出される．

拡張した血管によりCTでは，椎体に侵食像(erosion)を認めることが多い[1,2]．診断では，造影前にはMRIにてflow voidsを認めること，造影後には強い血管を疑わせる造影効果が椎体内にあり，椎体周囲にも拡張した静脈を認めることがある．確定診断には血管造影が必須であり，椎体内に nidus あるいはシャントをみつけることで確定できる．

伊藤ら[3]は34歳の女性例を報告している．半年前より続く右腰背部痛を呈していた．外傷歴はなく，神経学的には著変を認めない．CTにてL2椎体に溶骨性変化を認め，境界は明瞭であった．同部位はT2強調像，T1強調像ともに低信号を示し，一部は flow voids 様にみえる．椎体後方，脊柱管内硬膜外にも小さな軟部病変を認めている．造影後には椎体内の病変は不均一ではあるが，強く造影された．血管造影にて，右L2腰動脈を栄養動脈とし nidus を有する動静脈奇形を椎体内に認めた．NBCA（n-butyl-2-cyanoacrylate）を使用した塞栓術が施行され，腰背部痛は軽快した．

文献

1) Jin YJ, et al：Spinal intraosseous arteriovenous fistula in the fractured vertebral body. *AJNR Am J Neuroradiol* **31**：688-690, 2010
2) Imajo Y, et al：Large spinal intraosseous arteriovenous fistula：case report. *J Neurosurg Spine* **22**：406-408, 2015
3) 伊藤圭介，他：難治性腰痛を呈した spinal osseous AVM の1例．第57回 Spinal Cord Club，東京，2015年7月

3 海綿状血管腫

（1）脊髄海綿状血管腫

臨床

　脊髄海綿状血管腫（spinal cavernous hemangioma）あるいは脊髄海綿状血管奇形（spinal cavernous malformation）は，分葉状の薄い sinusoid（洞様）構造を有する脊髄内の血管性病変であり，新生物ではなく，血管奇形である．内部には神経組織を認めない．

　本症 53 例の報告[1]によると平均年齢は 40.2 歳（11～80 歳）であり，男女比は 26 対 27 である．その内訳は，進行性の脊髄症が 32 例，急性の脊髄症が 20 例，無症状が 1 例である．また，脊髄圧迫による症状が 27 例，出血が 22 例である．発生部位は胸髄に 41 例，頸髄に 12 例であり，最大径の平均サイズは 16.3 mm である．そのほかには，脊髄円錐にも認められる[2]．

　本症の 10～30％は多発性・家族性で常染色体優性遺伝を示し，脳内にも多発する．出血しやすく，新しい血管腫が出現する頻度も高い．若年者の発症が多い．

　家族性の本症の中で，カフェオレ斑（café au lait spot）を伴う例がある[3]．ただし，神経線維腫症 1 型ではない．

　脊髄への放射線照射後に，髄内の海綿状血管腫が新たに発生することがある[4]．

　18 歳以下の本症は成人に比べると少ない．2007 年の報告では 17 例あり，成人に比べて，出血により急性発症する例が多い[5]．

撮像法

　脊髄の腫瘍には，T2*強調像は必須である．特に，T2 強調像にて腫瘍の一部，あるいは辺縁部に低信号を認める際には T2*強調像を加える．

　まれではあるが，静脈性血管奇形の合併も考慮すると，造影後の MRI も必要である．

画像所見

1．MRI

1）信号強度，造影効果

　丸い境界明瞭な腫瘤であり，1 cm 以下が多い．辺縁部に強い低信号を T2 強調像にて示す（症例 1, 3）．中心部は T2 強調像にて高信号を示すが，不均一な信号強度を示すこともある（症例 1）．T1 強調像では低信号を示す（症例 1～3）．T2*強調像では腫瘤全体に強い低信号を示し，blooming effect により，他のシークエンスより腫瘤が大きくみえる（症例 1～3）．出血がない時には浮腫はなく，脊髄の腫大もほとんどない（症例 3）．造影効果はないか，あっても軽度である．この造影効果がないことは鑑別診断に有用である[4~8]．

2）脊髄髄内あるいは軟膜下にある

　脊髄髄内あるいは軟膜下にあり，後者では脊髄の外側に飛び出している部位がある（症例 1）．

3）出血と液面形成

　出血にて発症することが多い．腫瘤上下の脊髄内に浮腫を示す（症例 1）．亜急性期では T1 強調像にて高信号を示す出血が腫瘤の上下に広がる（症例 2）．

　出血があると，血管腫も出血も T2*強調像では強い低信号を示し，境界が不明瞭となる．T2 強調像あるいは T1 強調像にて，脊髄髄内出血や浮腫と区別して，血管腫本体がどこにあるのかを注意して読影することが重要である．

　海綿状血管腫の出血は急性発症することもあるが，症例 2 のように 3 カ月程度の経過で進行性の時もある．脊髄腫瘍との鑑別が必要である（じわじわと出る脊髄海綿状血管腫からの脊髄髄内出血については，本章の「5-（1）脊髄髄内出血」の症例 2 も参照）．

　出血が比較的遠いところにまで達するのも本症の特徴である．T1 強調像での高信号あるいは T2*強調像での低信号が原発巣から離れた部位に認められる（症例 2）．本症には注意深い経過観察が必要である．

　血液による液面形成（fluid-fluid levels）を示すと記

載している報告もあるが[6]，自験例では液面形成を認めた例はない．囊胞を伴い，その囊胞内に出血し，液面形成を示した症例は上衣腫であった（**症例5**）．

4）家族性

多発性の海綿状血管腫を，脳内および脊髄内に認めることがある．その多くは家族性である．

5）静脈性血管奇形の合併

脳実質内の海綿状血管腫に静脈性血管奇形が合併するのは衆知のことである．8〜26％に合併するとされる．脊髄の海綿状血管腫にも"cryptic venous anomalies"が合併している2例をPearlらは報告している[9]．1例はTh7に海綿状血管腫があり，Th7/8にて脊髄右のくも膜下腔内に拡張した血管構造がT2強調像にてflow voidsとして認められ，造影後には拡張した静脈として認められた．Pearlらの使用しているflat-panel catheter angiotomographyによって，その血管奇形が静脈性血管奇形であることが認められている．他の1例はTh1に海綿状血管腫があり，拡張した前脊髄静脈が造影後のT1強調横断像にて認められ，前述の血管造影にて静脈性血管奇形であることが確認された[9]．

Vishtehらは手術を施行し，病理所見の確認がとれた脊髄海綿状血管腫17例中，16例にcryptic venous malformationを認めている．16例は血管造影にて異常がなく，術前のMRIでも描出されていない．静脈性血管奇形を合併している海綿状血管腫の摘出術はリスクがより高いとしている[10]．

自験例（**症例4**）では8年の経過があり，脊髄内に海綿状血管腫と考えられる病変があったため，血管腫の摘出術を施行した．その際に血管腫の周囲に静脈性血管奇形を認め，術後のMRIでも静脈性血管奇形を認めた．術前には造影MRIを施行していない．なお，**症例4**は病理学的には海綿状血管腫と診断できていない．

脊髄海綿状血管腫はほとんど造影されないので，通常は造影MRIは不要であるが，摘出術の前には造影MRIを施行し，静脈性血管奇形の合併を確認する必要があると考える．

6）原因不明の脊髄髄内出血

脊髄髄内出血があり，血管造影にて異常を認めず，腫瘍もない症例では，その原因として海綿状血管腫を考える．しかし，手術にて明瞭な出血源を認めず，病理でも血管腫と診断できる所見を認めない例がある．出血によって血管腫が壊れたのか，手術部位が間違っているのか，あるいはほかの原因があるのか，不明な例もある．

診断のキー

脊髄髄内あるいは軟膜下にある腫瘤で，圧排効果（mass effect）が小さく，中心部に不均一な信号強度，辺縁部にヘモジデリン沈着による低信号をT2強調像にて示し，造影効果を認めないか，認めてもわずかな時には本症を考える．

鑑別診断

1．脊髄髄内出血

境界明瞭な低信号をT2強調像にて示し，前述の海綿状血管腫の所見を認めない．脊髄髄内出血では出血の原因が不明な例も多い．

2．上衣腫

明らかな造影効果のある腫瘍の存在．囊胞を伴うことがある．腫瘍の上下に古い出血を伴うことが多い（**症例5**）．

3．血管芽腫

ときに，くも膜下出血にて発症することがある．脊髄髄内出血はまれである．著明な造影効果，異常血管の存在を認める．

4．脊髄髄内動静脈奇形

脊髄内に多数の異常な血管（flow voids）を認める．

5．脊髄静脈静脈瘤

陳旧性出血があり，その中に強く造影される腫瘤があり，静脈瘤であった症例を経験している（**症例6**）．静脈瘤が単独にあったとするよりは，おそらくなんらかの血管奇形があり，その導出静脈に静脈瘤が形成され，そこからの出血があったと考えている．脊髄髄内出血があり，その中に強く造影される構造がある際には，静脈瘤を考慮することが必要である．

なお，脊髄表面動静脈瘻ではときに[11]，また脊髄硬膜動静脈瘻においては非常にまれではあるが[12,13]，導出静脈に静脈瘤が形成されることがある．脊髄硬膜動静脈瘻においても，大変まれではあるが，静脈瘤からの脊髄髄内出血の報告がある（本章の「2-(1) 脊髄硬膜動静脈瘻」を参照）[12,13]．

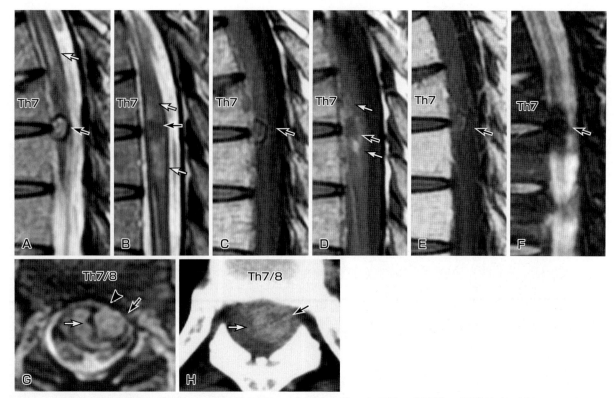

症例1　脊髄海綿状血管腫（最近の出血を伴う例），32歳，女性．6日前に左下肢の運動障害，臍以下の感覚障害にて突然発症し，翌日より尿閉となる．カフェオレ斑を伴う．（本章の「5-(1) 脊髄髄内出血」の症例3と同一症例）

A：T2強調矢状断像（正中より左）にて，Th7/8に腫瘤があり（→），辺縁部に低信号，中心部に高信号を示す．脊髄の外に飛び出しているようにみえ，軟膜下腫瘤と考えられる．このような境界明瞭で辺縁部に強い低信号を示す腫瘤がある時には，脊髄海綿状血管腫と診断でき，腫瘤本体の位置を正確に読影できる．Th6には最近の出血による浮腫を示す高信号がある（⇒）．

B：T2強調矢状断像（正中）にて，Th7/8に海綿状血管腫の一部分が低信号として認められる（→）．その上下には高信号と脊髄の軽い腫大があり（⇒），浮腫である．

C：T1強調矢状断像（正中より左，画像Aと同位置）にて，Th7/8に境界明瞭な腫瘤があり（→），辺縁部は低信号，中心部は淡い高信号を示す．海綿状血管腫本体を示している．

D：T1強調矢状断像（正中，画像Bと同位置）にて，腫瘤本体の一部が低信号（→）としてTh7/8に認められる．その上部および下部には高信号があり，血管腫からの亜急性期の出血を示す（⇒）．

E：造影後T1強調矢状断像（画像Cと同位置）にて，腫瘤には造影効果を認めない（→）．脊髄海綿状血管腫は明瞭な造影効果を示さないため，腫瘤に明瞭な造影効果があり明らかなmass effectをその部位に認める際には，他の疾患を考慮すべきである．

F：T2*強調矢状断像にて，Th7/8の腫瘤は強い低信号を示す（→）．blooming effectにより，実際の大きさより大きく認められる．

G：T2強調横断像（Th7/8）にて，脊髄の左前部に腫瘤があり（→），辺縁部には低信号を認める（⇒）．一部は脊髄の輪郭の外側にあり（▶），軟膜下腫瘤を示唆する．

H：CT（Th7/8）にて，腫瘤の中心部は低吸収値を示し（→），辺縁部には出血による高吸収値を示す（⇒）．

補足：脊髄髄内出血を示す病変の中で，画像A, Cのように境界明瞭で，T2強調像で辺縁部に低信号を示し，画像Eのように造影効果のない病変は海綿状血管腫と診断できる．なお，本症例の腫瘤は冠状断像でも境界明瞭であり，本章の「5-(1) 脊髄髄内出血」の症例3に同一症例の冠状断像が掲載されている．MRI施行の約1カ月後に手術が施行され，血管腫は軟膜下に位置していた．血管腫の周辺にはもはや明らかな血腫は存在していない．病理でも海綿状血管腫と診断された．

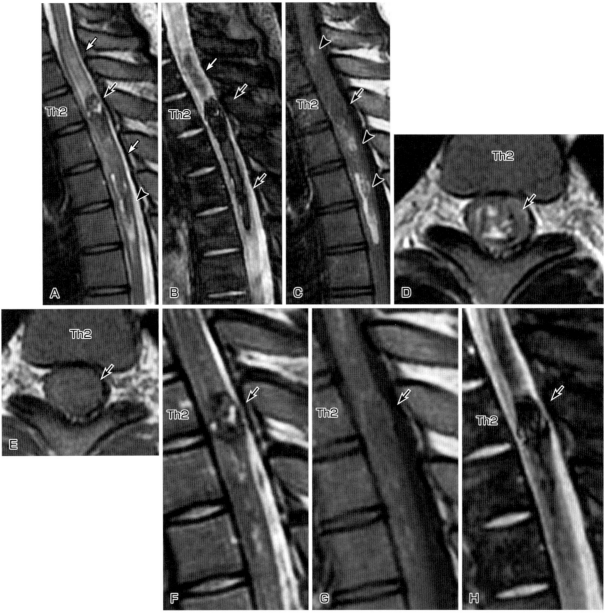

症例2 脊髄海綿状血管腫，19歳，女性．約3カ月前より左小趾にしびれを認め，徐々に広がった．さらに，左側胸部から背部にかけてのしびれと疼痛が出現して他院受診し，左下肢の明らかな筋力低下と感覚障害を認めて当院受診となり，MRIを施行した．歩行は可能であるが，つま先立ちは左はできない．Th5以下の左半身のしびれ，温痛覚低下を認め，触覚・位置覚・振動覚も低下していた．ときどき背部痛がある．

- **A**：T2強調矢状断像にて，Th2の髄内に低信号を中心とする不均一な信号強度を示す病変がある（→）．C7-Th6にかけて脊髄は腫大し，髄内には高信号を認める（⇒）．Th4-6にかけて高信号が強く，その一部には低信号を示す．出血とそれに伴う浮腫と考える（▶）．
- **B**：T2*強調矢状断像にて，Th2-5にかけて髄内に強い低信号があり（→），出血を示す．Th1にも低信号を認める（⇒）．
- **C**：T1強調矢状断像にて，Th2下部の病変は脊髄に比べて淡い低信号を示し（→），辺縁部は淡い高信号を示す．海綿状血管腫本体がこの部位にあると考える．髄内に高信号があり，メトヘモグロビンを反映する亜急性期の血腫である（▶）．
- **D**：T2強調横断像（Th2下部）にて，髄内に高信号と低信号の混在した病変があり（→），血管腫本体をみていると考える．
- **E**：T1強調横断像（画像Dと同位置）にて，血管腫は脊髄よりもわずかに低信号を示す（→）．

26日後にMRIの再検を行った．

- **F**：T2強調矢状断像にて，脊髄の腫大と浮腫は軽減している．海綿状血管腫がより明瞭になっている（→）．
- **G**：T1強調矢状断像にて，血管腫が脊髄よりも低信号として認められる（→）．
- **H**：T2*強調矢状断像にて，血管腫は強い低信号を示す（→）．
- **補足**：3カ月の経過で慢性進行性に悪化した症例である．海綿状血管腫からのじわじわとした出血が考えられる．出血の中で，血管腫本体がどこにあるのかを読影することが重要である．浮腫がとれ，出血が少なくなると，血管腫が明瞭となることが多い．

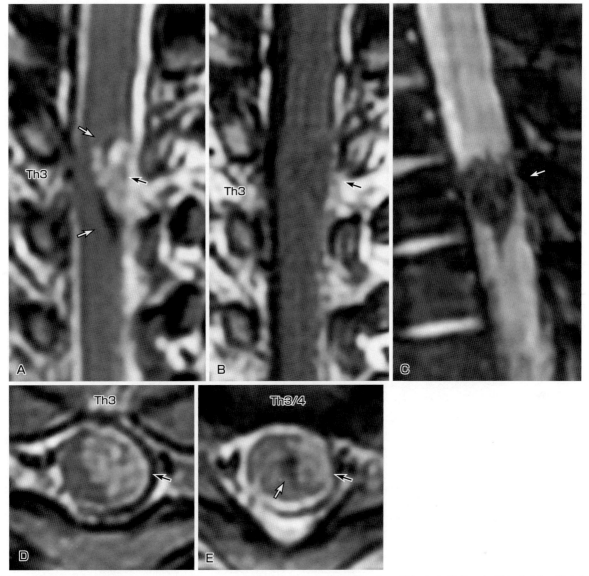

症例 3 脊髄海綿状血管腫, 6 歳, 男児. 約 3 カ月前の小学校入学時, ランドセルを背負った時に左足の筋力低下に気づく. 後からみると, わずかな筋力低下が 1 年ほど前よりあった.

A: T2 強調冠状断像にて Th3 の髄内左側に高信号を示す病変がある (→). 病変内側の下部と上部には低信号を認める (⇒).

B: T1 強調冠状断像にて Th3 の病変は脊髄よりも低信号を示す (→). 軽い脊髄の腫大を伴っている. 確実な造影効果を認めない (非掲載).

C: T2*強調矢状断像にて, 腫瘍全体が強い低信号を示し, 脊髄海綿状血管腫である (⇒).

D: T2 強調横断像 (Th3) にて, 脊髄の左側に高信号を示す病変がある (→).

E: T2 強調横断像 (Th3/4) にて, 病変の下部では腫瘍 (→) の内側部に低信号を認める (⇒). CT ではほぼ脊髄と等吸収値を示し, 同定できない (非掲載).

補足: 脊髄海綿状血管腫は T1 強調像および T2 強調像で, ともに不均一な信号強度を示すことが特徴であるが, 本症例は比較的均一であった. T2 強調像での腫瘍内側部の低信号の存在より本症と考え, T2*強調像を追加し, 全体に低信号を示したため海綿状血管腫と診断した. 脳神経外科医は手術所見として「血管腫はほとんど血液が入った成分でできており, 血栓化ないしは石灰化した部分がほとんどない」「血管腫の壁が成人のそれよりも脆く, つかむとすぐ壊れてしまう」「正常組織と血管腫周囲のグリオーシスによる境界も不明瞭で, 周辺との剥離は難しかった」「腫瘍は軟膜下に主としてあった」と記載している. 病理所見では「周囲組織内にて出血やヘモジデリン沈着は目立たない」とされている. おそらく「若い」血管腫であり, 出血や血栓形成などの変化がたいへん少ない例と推測している.

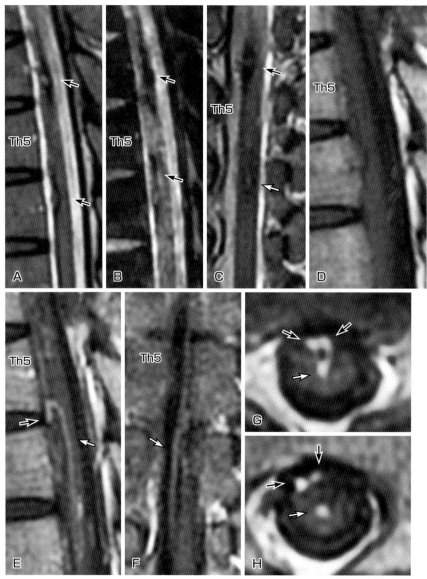

症例4 海綿状血管腫（疑い）＋静脈性血管奇形，47歳，男性．約8年前に右下肢の感覚が悪化し，歩行障害が出現した．その2年後，他院受診し，右下肢の錐体路徴候と振動覚の低下があり，多発性硬化症と診断され，一時的に改善した．5年前より歩行障害の悪化があり，別の病院にて脊髄腫瘍と診断された．手術は施行されず，今年になり，当院受診した．

A：T2強調矢状断像にて，Th4, 6に別々に陳旧性の髄内出血がある（→）．
B：T2*強調矢状断像にて，画像Aで低信号を示す部位を中心により広い範囲に低信号を認める（→）．
C：T2強調冠状断像にて，Th4の病巣は脊髄右側にある（→）．Th6の病巣は中心部にある（⇨）．
　　手術後，MRIの再検をした．
D：T1強調矢状断像にて，脊髄内には異常血管を認めない．
E：造影後T1強調矢状断像にて，異常血管が造影されている．Th5/6では脊髄表面にあり（→），冠状断像と横断像を合わせると，その他の部位は脊髄内部にある（⇨）．
F：造影後T1強調冠状断像にて，異常血管が造影されている（⇨）．
G：造影後T1強調横断像（Th5/6）にて，脊髄前部に2個の異常に拡張した静脈を認める（→）．脊髄中心部にも拡張した異常静脈を認める（⇨）．
H：造影後T1強調横断像（Th6）にて，脊髄前部右寄りに異常血管を認める（→）．脊髄中心部にも造影される異常血管を認める（⇨）．静脈性血管奇形と考える．
補足：Th4の腫瘤は一部，髄外に突出する形をとり，海綿状血管腫との術中診断であったが，病理では血管腫とは診断できなかった．手術所見として，その周囲の髄内に怒張した静脈を多発性に認めた．術前には造影後のMRIを撮像していなかったので，術後に造影後のMRIを再検すると，静脈性血管奇形と考えられる構造が出現した．MRIにて認められた静脈性血管奇形と手術にて認めた静脈性血管奇形とは場所が異なり，おそらく別の病変であると考えられる．静脈性血管奇形からの出血の可能性もあるが，Th4の病変は海綿状血管腫に合致すると考えている．

鑑別診断の症例

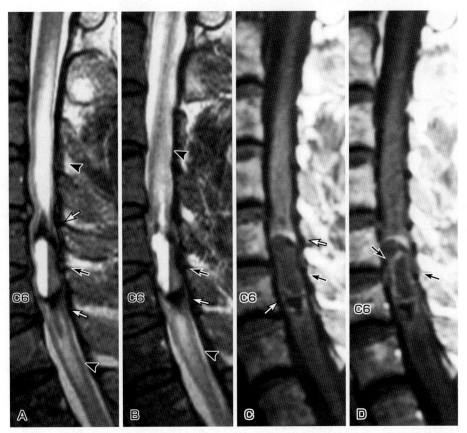

症例5 上衣腫，46歳，女性．1年半前より下肢の緩徐に進行する強い感覚異常と筋力低下，便通の異常を認め，この1ヵ月の間に進行した．MRIの病巣に比して症状は軽度であった．

- **A, B**：T2強調矢状断像（画像A：正中，画像B：正中より左）にて，C5-6に液面形成を伴う囊胞を認める（→）．液面形成の後部は低信号を示し，血腫内の重い成分が考えられ，前部は高信号を示し，軽い成分が考えられる．囊胞の上下には三角形状の低信号（⇒）があり，陳旧性の出血（ヘモジデリン沈着）によるcap signを示す．さらにその上下には浮腫を示す高信号（▶）を認める．
- **C**：T1強調矢状断像（画像Bに近い位置）にてC5-6に囊胞があり，低信号を示す（→）．その上下には高信号を認め，出血によるメトヘモグロビン（⇒）を示す
- **D**：造影後T1強調矢状断像（画像Cと同位置）にてC5-6の囊胞壁に造影効果を認め（→），腫瘍と考える．造影効果のある部位は境界明瞭である．液面形成を伴う囊胞，cap sign，明らかな囊胞壁の造影効果より，上衣腫と考えられる．
- **補足**：囊胞の左壁に赤褐色の腫瘍を認め，周囲との剥離は容易であった．病理にて上衣腫と診断された．

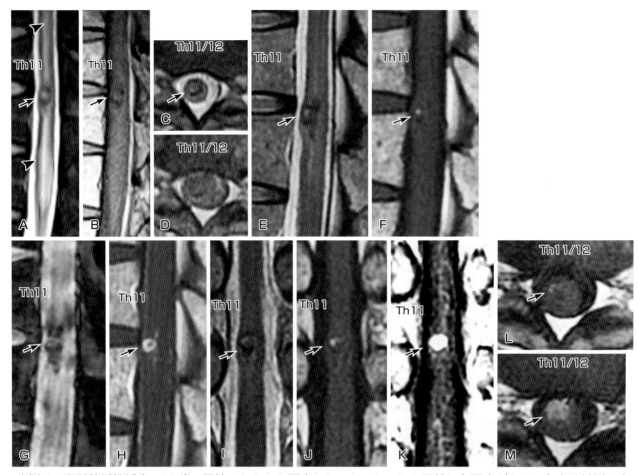

症例6 脊髄静脈静脈瘤，42歳，男性．もともと腰痛もちであった．5カ月前に左腰痛があり，左大腿外側に痛みとしびれが出現した．4カ月半前に他院にてMRIを施行し（画像A〜D），腫瘤を指摘され，2カ月前に当院受診した．その際にはしびれも腰痛も改善していたが，左大腿のしびれ感が残っていた．当院に入院し，MRIを撮像した（画像E〜M）．

- **A**：T2強調STIR法矢状断像（4カ月半前の他院での撮像）ではTh11/12にて，中心部に高信号，辺縁部に低信号を示す腫瘤が中心より右にある（→）．その上部と下部には高信号を髄内に認め（▶），進行性ではない腰痛があり改善している病歴と合わせると，出血による浮腫と考えられる．
- **B**：T1強調矢状断像にて，Th11/12の腫瘤は中心部が等信号で，辺縁部に低信号を認める（→）．脊髄には軽い腫大がある．
- **C**：T2強調横断像（Th11/12）にて，脊髄前右に腫瘤があり，中心部は軽度高信号，辺縁部には低信号を認める（→）．
- **D**：T1強調横断像（Th11/12）にて，画像Cの腫瘤は辺縁部は低信号で，中心部は等信号を示す（→）．
- **E**：T2強調矢状断像（当院での撮像）にて，画像Aで認められた浮腫は消失していた．腫瘤がTh11/12の脊髄前部にあり（→），辺縁部の低信号がより目立つ．中心部は高信号を示す．腫瘤のある部位の脊髄は明らかに腫大している．
- **F**：T1強調矢状断像では，腫瘤内上部に高信号を認め（→），血栓あるいは出血の疑いがある．
- **G**：T2*強調GRE法矢状断像にて，腫瘤は辺縁部に強い低信号を示し，中心部は高信号〜等信号である．画像Eと比べると，腫瘤以外の低信号は少なく，広範な髄内出血が起こったのではないことがわかる．画像Aでの高信号は浮腫が主体と考えられる．
- **H**：造影後T1強調矢状断像にて，腫瘤にはリング状の造影効果を認める（→）．造影されない部位は画像Fでの高信号にほぼ一致する．
- **I**：T2強調冠状断像にて，Th11/12髄内右に腫瘤がある（→）．Th11/12の脊髄には確実に腫大がある．
- **J**：T1強調冠状断像にて，腫瘤内には高信号を認める（→）．
- **K**：造影後T1強調冠状断像にて，腫瘤には強い造影効果を認める（→）．
- **L**：T1強調横断像（Th11/12）にて，脊髄右の腫瘤は輪郭が不鮮明である．小さな高信号を脊髄右前部に認める（→）．
- **M**：造影後T1強調横断像（Th11/12）にて，脊髄右前部にはほぼ全体に造影される腫瘤を認める（→）．

補足：腫瘤からの出血にて発症し，MRIでも脊髄髄内出血があり，それに伴う広い範囲の浮腫が脊髄に認められる．T2強調像にて辺縁部に低信号があり，中心部には高信号を認める腫瘤がある．その後，状態が良くなっている．ともに，海綿状血管腫からの出血に合致する所見であった．しかし，当院でのMRIにて明らかな造影効果が腫瘤にあり，脊髄髄内の海綿状血管腫としては合致しにくい．脊髄の腫大も出血が引いた後の血管腫としてはやや強い印象がある．CTでは石灰化はなかった．

手術では，脊髄切開後に髄内に陳旧性出血があり，その周囲に異常血管を認め，血管奇形が疑われた．さらに，腫瘤に到達し膜を切開すると出血があり，出血は動脈性であった．しかし，その腫瘤は病理にて内弾性板が明らかではないので動脈ではなく，静脈瘤と考えられた．血管造影が未施行であり詳細な診断はできないが，造影効果のあった腫瘤は静脈瘤で，なんらかの血管奇形があり，その導出静脈にできたと考えられる．

文 献

1) Labauge P, et al：Outcome in 53 patients with spinal cord cavernomas. *Surg Neurol* **70**：176-181, 2008
2) Obermann M, et al：Cavernous malformation with hemorrhage of the conus medullaris and progressive sensory loss. *Clin Neuropathol* **25**：95-97, 2006
3) Musunuru K, et al：Widespread central nervous system cavernous malformations associated with café-au-lait skin lesions. Case report. *J Neurosurg* **99**：412-415, 2003
4) Bowen BC, et al：Spine Imaging — Case Review 2nd ed. Mosby, Philadelphia, 2008, pp199-200
5) Santoro A, et al：Intramedullary cavernous angioma of the spinal cord in a pediatric patient, with multiple cavernomas, familial occurrence and partial spontaneous regression：case report and review of the literature. *Childs Nerv Syst* **23**：1319-1326, 2007
6) Ross JS：Cavernous malformation, spinal cord. Ross JS, et al（eds）：Diagnostic Imaging — Spine 2nd ed. Amirsys, Salt Lake City, 2010, ppV-3-26-29
7) Krings T, et al：Imaging in spinal vascular disease. *Neuroimaging Clin N Am* **17**：57-72, 2007
8) Chabert E, et al：Intramedullary cavernous malformations. *J Neuroradiol* **26**：262-268, 1999
9) Pearl MS, et al：Angiographic detection and characterization of "cryptic venous anomalies" associated with spinal cord cavernous malformations using flat-panel catheter angiotomography. *Neurosurgery* **71**（1 Suppl Operative）：125-132, 2012
10) Vishteh AG, et al：Surgical resection of intramedullary spinal cord cavernous malformations：delayed complications, long-term outcomes, and association with cryptic venous malformations. *Neurosurgery* **41**：1094-1100, 1997
11) Cohen JE, et al：Pediatric perimedullary arteriovenous fistula of the conus medullaris supplied by the artery of Desproges-Gotteron. *J Neurosurg Pediatr* **11**：426-430, 2013
12) Narisawa A, et al：Spinal dural arteriovenous shunt presenting with intramedullary hemorrhage：case report. *J Neurosurg Spine* **20**：322-326, 2014
13) Minami M, et al：Spinal dural arteriovenous fistula with hematomyelia caused by intraparenchymal varix of draining vein. *Spine J* **9**：e15-19, 2009

3 海綿状血管腫
(2) 硬膜内髄外海綿状血管腫

臨床

　Nozakiらによると，硬膜内髄外海綿状血管腫(intradural extramedullary cavernous angioma) の報告21例の検討では，好発年齢は20〜60代である．部位は腰椎が9例，胸椎が8例，頸椎が3例，胸腰椎が1例であり，下部胸椎から腰椎が多い．急性の疼痛にて発症が13例，くも膜下出血が9例である(1例は両方)．7例には進行性の神経根症と脊髄症を認めている．3例には膀胱直腸障害がある．発生部位に関して記載のある18例のうち，神経根と記載されている例が11例，神経根/脊髄が2例，脊髄が2例，終糸あるいは硬膜，神経根/歯状靱帯がそれぞれ1例ずつある[1]．

　Nieらによると，馬尾に発生した海綿状血管腫の報告は2010年1月までに17例ある．18〜75歳に及び，平均は46.8歳である．症状としては，出血あるいは血腫形成による馬尾の圧迫症状がほとんどとされる．5例はくも膜下出血にて発症し，2例が水頭症を示している[2]．

画像所見

1. MRI

　Nozakiらによると，MRI所見の記載のある9例について，T1強調像にて高信号との記載のある例が3例あり，そのうちの1例はT2強調像でも高信号を示した．T1強調像およびT2強調像ともに混在した信号強度を示した例が3例ある．T1強調像のみ混在した信号強度を示した例は1例である．造影効果に関しては4例に記載があり，3例は造影効果があり，1例は造影効果がないとされている．報告では，血腫あるいは種々の経過を示す分解産物があれば，MRI所見は診断に有効であるとしている[1]．

　報告からは，脳内の海綿状血管腫に近い画像所見を示すことが示唆される．T2強調像での低信号，あるいはT1強調像での高信号がある際には本症を考慮し，T2*強調像を加えることが必要と考えられる．馬尾には軽いmass effectがある．

　なお，脳表ヘモジデリン沈着症を起こした例についても報告がある[3]．

診断のキー

　海綿状血管腫の画像所見の本質を把握する．好発部位でない部位でも，その本質を示す画像所見があれば，その診断を考えて，PubMedにて過去症例を調べる．

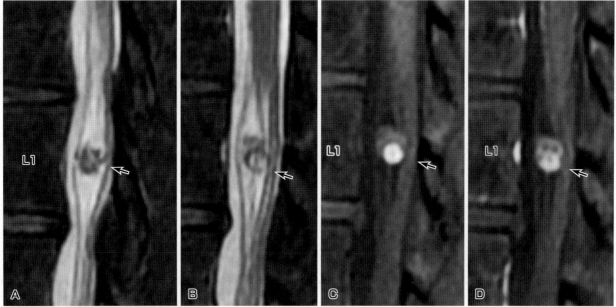
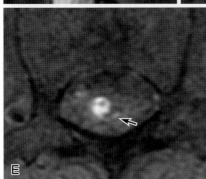

症例1 硬膜内髄外海綿状血管腫，59歳，男性．30年ほど前より腰痛があったが，1カ月ほど前より腰痛が増強し，両下肢にしびれが出現したために受診した．

A，B：T2強調矢状断像にて，L1の馬尾の間（硬膜内髄外）に，脊髄とほぼ等信号〜低信号を示す腫瘤（→）がある．馬尾には軽い圧排を認める．
C：脂肪抑制T1強調矢状断像にて，L1の腫瘤には強い高信号をその下部に認める（→）．上部は脊髄とほぼ等信号を示す．
D：造影後脂肪抑制T1強調矢状断像では，腫瘤にはほとんど造影効果を認めない．
E：脂肪抑制T1強調横断像（L1）にて，腫瘤内に強い高信号を認める（→）．
補足：馬尾に発生した海綿状血管腫であった．
（福井大学医学部放射線科 山元龍哉先生のご厚意による）

文　献

1) Nozaki K, et al：Spinal intradural extramedullary cavernous angioma. Case report. *J Neurosurg* **99** (3 Suppl)：316-319, 2003
2) Nie QB, et al：Cavernous angioma of the cauda equina：a case report and systematic review of the literature. *J Int Med Res* **40**：2001-2008, 2012
3) Jin YJ, et al：Spinal intradural extramedullary cavernoma presenting with intracranial superficial hemosiderosis. *J Korean Neurosurg Soc* **49**：377-380, 2011

4 毛細血管腫

臨床

脊髄の毛細血管腫（capillary hemangioma of the spinal cord）は，主として小児の皮膚および軟部組織に認められる良性の血管奇形である毛細血管腫が脊髄に発生するものであり，まれである．脊髄の毛細血管腫も皮膚の毛細血管腫と同様な構造を示す．栄養血管をもち，毛細血管からなる分葉構造を示し，線維性の皮膜で覆われている[1]．

1. 脊髄髄内毛細血管腫

1）疼痛

Roncaroli らは4例の脊髄毛細血管腫を報告している[1]．年齢は42～64歳，男性が3例，女性が1例である．病変が浸潤性でないことを反映し，症状に重度の障害はない．全例が痛みを伴っている．下部背部痛が1例，足の痛みが2例，腹部痛が1例である．**症例1**も主訴は左脇腹の痛みであり，この痛みがあることは重要な臨床所見と考える．

発生部位は4例とも脊髄下部で，Th11が2例，Th10が1例，脊髄円錐が1例である．すべての所見が血管豊富な腫瘍を示唆し，血管奇形，あるいは血管性腫瘍と術前診断がなされている．同著者は4例とも脊髄の背側にあったとしているが，示されている画像において，脊髄円錐の毛細血管腫は比較的前部に認められる．なお，flow voids に関しては記載がないが，示されている画像には認められない．

2）軟膜下

手術所見では，毛細血管腫は脊髄表面にみえており，赤あるいは青色の軟膜下の結節を示す．脊髄実質との境界は明瞭で，軟らかい[1]．

3）他の血管奇形との鑑別

脊髄の動静脈奇形と毛細血管拡張症は分葉構造がなく，神経組織が介在している．海綿状血管腫では拡張してヒアリン化した血管があり，血栓形成をしばしば認める．血管周囲にはヘモジデリン沈着と石灰化がある．血管外皮腫と異なり，毛細血管腫は分葉構造を示し，細網線維（reticulin fibers）がない．

4）乳児例

3カ月の乳児例の報告がある[2]．水頭症を伴う脊髄髄内腫瘍が胸髄（Th4-7）にあり，強い造影効果と多数の flow voids が腫瘍内に認められる．腫瘍は脊髄の外側後部軟膜下にあった．脊髄病変自体は無症状であったが，水頭症によって気がつかれた．間質に泡沫細胞（foamy stromal cell）がないことが血管芽腫との鑑別点である．

5）他の報告

Wu らの5例についての報告では，胸髄が4例，頸胸髄が1例である．胸髄内の部位はさまざまで，必ずしも下部ではない[3]．髄内腫瘍で，脊髄との境界は明瞭となっているが，軟膜下腫瘍とは記載されていない．詳細な記載のある1例は脊髄の前部にある．髄内の毛細血管腫では，急性の神経症状の悪化については報告がないので，出血の危険性は低いとされている．

2. 脊髄髄外毛細血管腫

硬膜内髄外が多いが[4,5]，硬膜外[6]にも毛細血管腫が認められる．

画像所見

1. MRI

1）脊髄髄内毛細血管腫

Wu らの例では，T1強調像で脊髄と等信号が5例（うち3例は不均一），T2強調像で高信号が4例（うち3例は軽度），不均一であるが等信号が1例であった．造影効果は全例にあり，均一が2例，不均一が3例となっている[3]．広範な浮腫を伴う例もある（**症例1**）．

2）脊髄髄外毛細血管腫

T1強調像では脊髄と等信号を示し，T2強調像では高信号を示す．均一な強い造影効果を認める．Choi らの硬膜内の3例では，2例に dural tail sign を認めてい

る．囊胞の記載はない[4]．脊髄に圧排による浮腫を認める例や，造影後に腫瘍の周囲に拡張した点状の静脈を認める例もある[5]．

また，硬膜外にあり，脊柱管の内外に伸びる鉄亜鈴型を示した例がある[6]．

硬膜内髄外の神経鞘腫，髄膜腫との鑑別は難しい．

診断のキー

疼痛にて発症し，脊髄下部で強い造影効果があり，囊胞を伴わない軟膜下腫瘍では本症を疑う．周囲に導出静脈や flow voids を認めないことが多い．

髄外性の毛細血管腫は他腫瘍との鑑別が困難である．

鑑別診断

1. 血管芽腫

腫瘍周囲に拡張した静脈による点状の造影効果を伴う．毛細血管腫よりも平均発症年齢が若い．

2. 髄内転移性腫瘍

rim sign と flame sign の存在．軟膜下腫瘍の形態を示すことはまれである．

3. 髄内神経鞘腫

経過が長い（平均 37.4 カ月）．脊髄上部に多い傾向で，後根に沿った腫大を示す例もある（20 例中 1 例）．腫瘍周囲に囊胞を伴うことがある（20 例中 8 例）[7]．

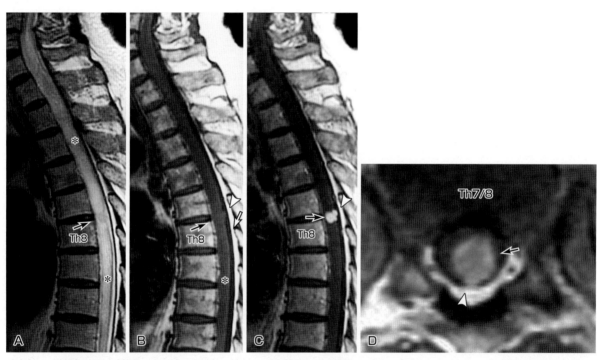

症例 1 脊髄毛細血管腫，76 歳，男性．約 1 カ月前より左脇腹の痛みがある．その後，左下肢の筋力低下を自覚した．神経学的検査では，Th7-8 領域左側に帯状の疼痛域，同部位より下位ではしびれと表在感覚低下，左下肢の振動覚の低下，左下肢の軽度の筋力低下を認めた．左下肢腱反射は亢進，左 Babinski 反射は陽性であった．

A：T2 強調矢状断像では，Th7-8 にて，正常脊髄よりも高信号を示す腫瘍を脊髄内に認める（→）．その他の脊髄には広範な高信号があり，腫大を認める（＊）．

B：T1 強調矢状断像にて，同腫瘍は脊髄と等信号を示す（→）．腫瘍後部は髄外に出ている（▷）．同部位の上下のくも膜下腔には軽い拡大がある（⇢）．その他の脊髄は低信号であるが，髄液よりも高信号なので，浮腫と考えられる（＊）．

C：T1 強調矢状断像では，腫瘍には強い均一な造影効果を認める（→）．腫瘍は分葉状である．腫瘍後部は髄外に出ている（▷）．

D：造影後 T1 強調横断像（Th7/8）にて，腫瘍に造影効果を認める（→）．腫瘍後部は髄外に出ている（▷）．腫瘍の周囲には拡張した血管を認めない．

補足：手術にて，オレンジ色をした分葉状腫瘍の一部が，脊髄軟膜を越えて外方へ突出していた．腫瘍の深部は脊髄内にあった．腫瘍は左神経根を巻き込んでいたため，それも切断し，腫瘍と一塊に摘出した．広範な浮腫を伴い，均一に造影される腫瘍であり，血管芽腫との鑑別が難しい．血管芽腫では導出静脈が腫瘍の周囲に点状に造影されることが多いが，本症例ではそれを認めない．血管芽腫としては高齢である．疼痛で発症していることが毛細血管腫と診断できる比較的特徴的な点であると考えられる．

（滋賀医科大学 北原均先生のご厚意による）

文 献

1) Roncaroli F, et al：Capillary hemangioma of the spinal cord. Report of four cases. *J Neurosurg* **93**（1 Suppl）：148-151, 2000
2) Iannelli A, et al：Intramedullary capillary hemangioma associated with hydrocephalus in an infant. *J Neurosurg* **103**（3 Suppl）：272-276, 2005
3) Wu L, et al：Intramedullary spinal capillary hemangiomas：clinical features and surgical outcomes：clinical article. *J Neurosurg Spine* **19**：477-484, 2013
4) Choi BY, et al：Spinal intradural extramedullary capillary hemangioma：MR imaging findings. *AJNR Am J Neuroradiol* **22**：799-802, 2001
5) Abdullah DC, et al：Thoracic intradural extramedullary capillary hemangioma. *AJNR Am J Neuroradiol* **25**：1294-1296, 2004
6) Badinand B, et al：Dumbbell-shaped epidural capillary hemangioma. *AJNR Am J Neuroradiol* **24**：190-192, 2003
7) Yang T, et al：Clinical features and surgical outcomes of intramedullary schwannomas. *Acta Neurochir（Wien）* **156**：1789-1797, 2014

5 脊柱管内出血

（1）脊髄髄内出血

臨床

脊髄髄内出血（spinal intramedullary hemorrhage）は急性発症し，痛みを伴い，大多数の患者がその日のうちに強い四肢麻痺あるいは対麻痺を示す．脊髄海綿状血管腫による出血では比較的軽い症状を示すこともある．

急性の脊髄髄内出血とは別に，慢性進行性の髄内出血（chronic progressive hematomyelia）がある[1]．中年に多く，2カ月～6年（平均17カ月）の経過で進行性に発症する．急性に比べて予後が良好で，病理ではときに脊髄海綿状血管腫がみつかるが，多くは出血源が不明である．

原因

1. 脊髄髄内動静脈奇形（本章の「2-(4) 脊髄髄内動静脈奇形」の症例2, 3を参照）
2. 脊髄表面動静脈瘻（症例1を参照）
3. 脊髄硬膜動静脈瘻（本章の「2-(1) 脊髄硬膜動静脈瘻」を参照）
4. 脊髄海綿状血管腫（症例2, 3を参照）
5. 上衣腫（第3章の「5-(1) 上衣腫」の症例8と，本章の「3-(1) 脊髄海綿状血管腫」の症例5を参照）
6. 血管芽腫（まれである）
7. 黒色腫[2]，脊髄メラニン細胞腫（第3章の「5-(11) 脊髄メラニン細胞腫」の症例1を参照）
8. 抗凝固療法，血液疾患などの出血性素因
9. 血管炎
10. 大動脈縮窄症
11. 脊髄動脈動脈瘤
12. 脊髄静脈静脈瘤（本章の「3-(1) 脊髄海綿状血管腫」の症例6を参照）
13. 外傷

撮像法

MRIではグラディエントエコー（GRE：gradient echo）法が必須である．原因となる腫瘍を描出するために造影剤の投与が必要なこともある．

小さな動静脈奇形あるいは動静脈瘻の場合，異常血管がMRIではみえないこともある[3]．よって，MRIのみに頼ることなく，血管造影を考慮する．

画像所見

1. MRI

急性期には，出血および浮腫により脊髄の腫大を示す（症例1～3）．T2強調像では，低信号と高信号が混在する．低信号はデオキシヘモグロビンを，高信号は浮腫および血漿成分を示す．T1強調像では低信号～等信号で，浮腫もしくは血漿成分を示す（症例1, 2）．数日後には，メトヘモグロビンの増加によりT1強調像にて高信号を示す（症例2, 3）．T2強調像では，血腫は低信号～高信号に変化する．亜急性期から慢性期には，T2強調像では血腫周囲に低信号が出現し，ヘモジデリン沈着を示す．T1強調像では低信号～高信号に変化する．頸髄の脊髄表面動静脈瘻では，くも膜下出血もしくは脊髄髄内出血での発症が多く[2]，異常血管がみえないこともある（症例1）．

脊髄海綿状血管腫による脊髄髄内出血では，臨床的に大きな変化がないのに，MRIでは脊髄腫大をきたすような出血を認めることがある．本症の経過観察ではわずかな症状でもMRIを撮像することが必要である（症例2）．

脊髄髄内出血にて発症した画像については，本章の「3-(1) 脊髄海綿状血管腫」の「鑑別診断」および症例，「2-(4) 脊髄髄内動静脈奇形」の症例も参照．

18椎体レベルにわたり広がった非外傷性脊髄髄内出血の1例についての報告がある[4]．抗血栓薬使用に関連して発症した脊髄髄内出血であるが，もともと存

在した海綿状血管腫から出血し，ワルファリンとアスピリンの影響によって出血が持続し，約2週間にわたり，症状が進行した可能性があるとされている．

【脊髄静脈静脈瘤からの出血】

脊髄静脈静脈瘤からの出血については，本章の「3-(1) 脊髄海綿状血管腫」の症例6を参照．

また脊髄硬膜動静脈瘻においては，非常にまれではあるが，導出静脈に静脈瘤を形成することがある．その静脈瘤が脊髄に食い込んでおり，そこからの出血によって脊髄髄内出血を呈した例が報告されている（本章の「2-(1) 脊髄硬膜動静脈瘻」を参照）[5,6]．

診断のキー

急性発症と脊髄の腫大，およびT1強調像では脊髄とほぼ等信号，T2強調像では浮腫の存在を示す時に，脊髄髄内出血を考える．

脊髄海綿状血管腫による脊髄髄内出血は，ときに，症状が非常に軽いのに，脊髄腫大をきたすような出血を認めることがある．

鑑別診断

1. 脊髄海綿状血管腫による脊髄髄内出血

血管腫本体が腫瘤として確認できる．血管腫はT2強調像にて低信号のみではなく高信号を伴うことがあり，T1強調像でも複雑な信号強度を示すことが多い．

2. 脊髄髄内動静脈奇形

脊髄内に拡張・蛇行した異常血管を認める．

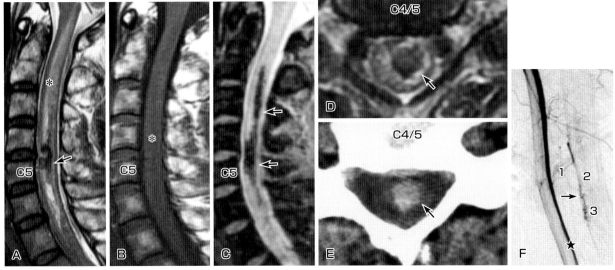

症例1 脊髄表面動静脈瘻による脊髄髄内出血，61歳，男性．2日前に，左肩甲骨周囲に疼痛が出現し，四肢脱力も自覚する．その2日後に当院に入院し，MRIを撮像した．左上肢筋力低下，腱反射の消失，温痛覚脱失を認めた．

A：T2強調矢状断像にてC4-5の髄内に低信号（→）を認め，隣接した髄内には広範囲の浮腫性変化があり（＊），脊髄は腫脹している．異常なflow voidsを認めない．
B：T1強調矢状断像では脊髄の腫大を認める（＊）．脊髄はほぼ等信号を示す．
C：T2*強調矢状断像ではC2-6に低信号を示す（→）．他のスライスを加えるとC2-Th1の髄内に広範囲に低信号を認めた（非掲載）．
D：T2強調横断像（C4/5）にて中心より左側に低信号を認め（→），急性期の血腫である．
E：CT（C4/5）にて髄内に高吸収域を認め（→），急性期の血腫が疑われる．
F：左椎骨動脈造影側面像ではC4/5にて椎骨動脈（★）の筋枝（1）より，前脊髄動脈（2）が描出され，シャント（→）を経て，拡張した前脊髄静脈（3）へとつながる脊髄表面動静脈瘻を認める．その破綻による脊髄髄内出血であった．

補足：シャントは前正中裂内に主座があり，その導出静脈の一部が軟膜を越えて髄内に存在したことによって脊髄髄内出血を発症したと考えられる．脊髄表面動静脈瘻の過去の報告にて，本症例のようにMRIで脊髄髄内出血が認められたが，異常血管が同定できなかった例がある[3]．脊髄髄内出血をみた時は，MRIで異常なflow voidsや異常血管が同定されない場合でも脊髄表面動静脈瘻の可能性があり，血管造影を考慮すべきと考えられる．

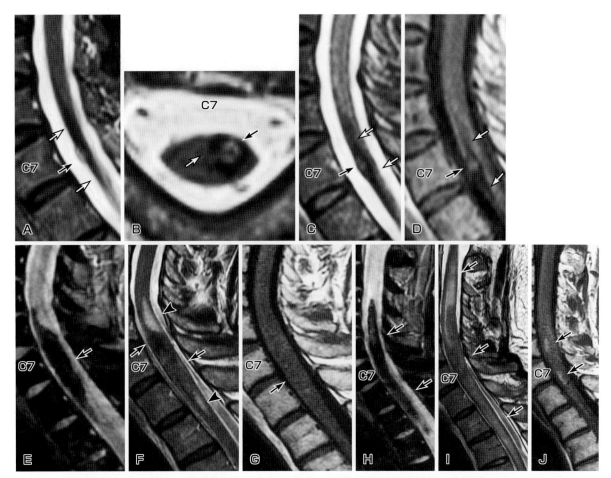

症例2 脊髄海綿状血管腫による脊髄髄内出血．48歳，男性．約8カ月前に突然の左握力の低下があり，箸をやっと持てる状態であった．1カ月ほどで改善した．約5カ月前に初回のMRIを他院にて施行した（画像A，B）．約1カ月前に2回目のMRIを撮像した（画像C，D）．当院受診する2週間ほど前に，軽い頸部痛があった．3回目のMRIを当院にて撮像した（画像E～G）．

A：約5カ月前のT2強調矢状断像（正中より左）にて，脊髄より突出する形で，腫瘤を認める（→）．周囲には低信号があり，ヘモジデリン沈着が疑われる（⇒）．

B：T2強調横断像（C7）にて，脊髄左前部の中心部に高信号（→），辺縁部に低信号を認め（⇒），脊髄海綿状血管腫と考える．脊髄には軽度の腫大がある．

C：約1カ月前のT2強調矢状断像にて，画像Aとほぼ同様な所見である．C7に高信号があり（→），その周囲に低信号を認める（⇒）．

D：T1強調矢状断像でも，脊髄よりわずかに高信号を中心部が示し（→），周囲には低信号がある（⇒）．

E：当院でのT2*強調矢状断像にて，臨床的には大きな変化があったとは考えられていなかったが，C6-Th1にかけて強い低信号があり（→），出血を示す．

F：T2強調矢状断像では，出血部位は低信号と淡い高信号の混在となっている（→）．脊髄は腫大している．さらに，出血部位の上下に高信号があり（▶），浮腫と考える．

G：T1強調矢状断像では，脊髄は腫大し，出血部位は淡い低信号～等信号を示す．メトヘモグロビンを示す高信号はほとんどなく，新しい出血を示す．

H：さらに，1週間後のT2*強調矢状断像にて，出血を示す低信号は広がり（→），C4-Th3付近まで認める．しびれが左手と右下肢に強くなり，排便・排尿障害を認めた．

I：T2強調矢状断像にて，脊髄腫大も広がり，C2-Th4まで認める（→）．

J：T1強調矢状断像では，亜急性期の出血を示す高信号をC6-Th1にかけて認める（→）．

補足：外来にて脳神経外科医が初診をし，MRIを依頼して撮像されるまでの12日間に脊髄髄内出血が起こっている．症状は軽い頸部痛のみであった．脊髄海綿状血管腫からの出血はじわじわと出ると考えられる．この症例のように，MRIを撮像しないと出血が起こっていることもわかりにくい例がある．脊髄海綿状血管腫では経過観察をする際に頻繁なMRI検査が必要となる．また，初回と2回目のMRIでは出血源である脊髄海綿状血管腫の位置が明瞭であるが，3回目と4回目では出血源の位置がわかりにくい．手術の適応を考えると，大きな出血を生じる前の画像を取り寄せることが必要となる．

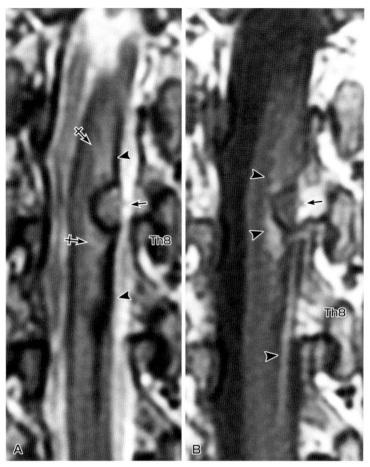

症例 3 脊髄海綿状血管腫による脊髄髄内出血，32 歳，女性．6 日前に左下肢の運動障害，臍以下の感覚障害にて突然発症し，翌日より尿閉となる．

- **A**：T2 強調冠状断像では Th7-8 にて左髄内に腫瘤があり（→），中心部は高信号，辺縁部は低信号を示す．脊髄全体には軽い腫大があり，浮腫と考えられる高信号（⇸）を認める．腫瘤の上下，脊髄内左側には出血によるヘモジデリン沈着あるいはデオキシヘモグロビンを示す低信号を認める（▶）．
- **B**：T1 強調冠状断像では腫瘤を認め（→），その周囲および左下方に向かう線状の高信号がある（▶）．これはメトヘモグロビンによるものである．脊髄海綿状血管腫からの最近の出血を手術にて確認している．

文　献

1) Matsumura A, et al：Chronic progressive hematomyelia：case reports and review of the literature. *Surg Neurol* **51**：559-563, 1999
2) Denaro L, et al：Primary hemorrhagic intramedullary melanoma. Case report with emphasis on the difficult preoperative diagnosis. *J Neurosurg Sci* **51**：181-183, 2007
3) Hida K, et al：Corpectomy：a direct approach to perimedullary arteriovenous fistulas of the anterior cervical spinal cord. *J Neurosurg* **96**（2 Suppl）：157-161, 2002
4) 鈴木将史，他：18 椎体レベルにわたり広がった非外傷性脊髄内出血の 1 例．臨神経 **53**：536-542, 2013
5) Narisawa A, et al：Spinal dural arteriovenous shunt presenting with intramedullary hemorrhage：case report. *J Neurosurg Spine* **20**：322-326, 2014
6) Minami M, et al：Spinal dural arteriovenous fistula with hematomyelia caused by intraparenchymal varix of draining vein. *Spine J* **9**：e15-19, 2009

5 脊柱管内出血

(2) 脊髄くも膜下出血

臨床

脊髄くも膜下出血（SSH：spinal subarachnoid hemorrhage）は脊髄くも膜下腔への出血である．突然の腰痛および神経根痛にて発症する．ときに感覚障害や麻痺を伴う．原因の半分以上は外傷によるとされる[1]．SSHの好発部位は腰椎＞胸椎＞頸椎の順で，頻度は全くも膜下出血の1％以下である[1,2]．

腰椎穿刺によってSSHが起こることがある．神経根に伴ってくも膜下腔に入る血管の損傷によって起こるとされる．SSHが起こっても，血腫を形成することは通常まれである．髄液中の出血は急速に薄まり，拡散されるので，通常は固まって凝血塊となることはない[2]．

腰椎穿刺による出血では，脊髄硬膜下血腫とSSHが，明らかな交通がなく両方存在することがある．SSHが先にあり，その後に血液がくも膜を破って硬膜下に侵入したと考えられる．ときに，くも膜下腔の血液が髄液によって流れて消失し，硬膜下のみに血腫が残る例もある[2]．

腰椎穿刺によるSSH 17例のうち，12例は抗凝固療法あるいは凝固異常があったとされている[2]．

SSHには，以下のように多くの原因がある[1〜8]．

原因

1. 外傷
   ・術後
   ・腰椎穿刺後（**症例1, 2**）
2. 脳内のくも膜下出血の波及
3. 脊髄髄内動静脈奇形
4. 脊髄硬膜動静脈瘻（頭蓋頸椎移行部，上部頸髄に多い）
5. 脊髄表面動静脈瘻
6. 脊髄腫瘍
   ・上衣腫
   ・粘液乳頭状上衣腫
   ・神経鞘腫
   ・血管芽腫（第3章の「5-(5) 血管芽腫」の症例6を参照）
   ・星細胞腫（まれ）
7. 出血傾向
8. 抗凝固療法
9. 感染（肺炎球菌，ヘルペス）
10. 脊髄動脈動脈瘤（脊髄髄内動静脈奇形，脊髄表面動静脈瘻および大動脈縮窄症に伴う）
11. 全身性疾患（全身性エリテマトーデス，結節性多発性動脈炎に伴う）
12. 子宮内膜症（まれ）
13. 特発性

画像所見

1. MRI

1) 形態

SSHは腰椎では，硬膜嚢内で硬膜と接しないで，液面形成を呈するのが特徴である（**症例1**）．矢状断像と横断像にて，硬膜に接していない所見を確認することが重要である．また，馬尾と馬尾の間に混じって存在することもある（**症例2**）．一方，脊髄硬膜下血腫は馬尾とは離れて，その外側部は硬膜に広く接し，硬膜の形をなぞる形態をとる（**症例2**）．そこが2つの出血の鑑別点である．

脊髄の存在する部位では，SSHにて出血と硬膜との間にくも膜下腔を認めることがある．腰椎と同様に，脊髄硬膜下血腫では硬膜の形をなぞる．

2) 信号強度

出血の時期によりさまざまな信号強度を示す．発症早期の超急性期では，T2強調像にてSSHは脊髄あるいは馬尾よりも高信号を示し，髄液よりも低信号を示す（**症例1**）．オキシヘモグロビンによると考えられる．

腰椎穿刺によるSSHを呈した**症例2**において，穿刺

2日後のT2強調像ではSSHは強い低信号を示し，デオキシヘモグロビンによる．T2*強調像では低信号を示す（症例2）．

亜急性期ではメトヘモグロビンによるT1強調像での高信号が目立つようになる．造影後には二次性の反応として馬尾に軽い造影効果を伴うことがある[1]．原因となる腫瘍，血管奇形を認めることがある（第3章の「5-(5) 血管芽腫」の症例6を参照）．

2．CT

急性期では硬膜嚢内にびまん性の高吸収域を認める（症例2）．

診断のキー

SSHは硬膜と離れて存在し，液面形成を呈する，あるいは馬尾と馬尾との間に混在する出血である．脊髄硬膜下血腫は硬膜に広く接し，その外縁が硬膜をなぞる形になる．

鑑別診断

1．脊髄硬膜下血腫

髄外の血腫に合致する信号強度異常，外縁に硬膜の存在，血腫と脊髄の間にくも膜下腔を認める．

2．脊髄硬膜外血腫

上下に伸びる腫瘤，硬膜および脊髄の反対側への偏位を認める．

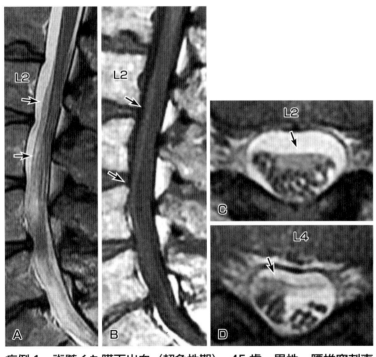

症例1　脊髄くも膜下出血（超急性期），45歳，男性．腰椎穿刺直後より，右膝裏から下腿外側部にかけての疼痛を認める．穿刺の約4時間後にMRIを撮像した．

A：T2強調矢状断像にて，L2-4にかけて馬尾の前方に，馬尾および脊髄より高信号で髄液よりは低信号の病変を認める（→）．
B：T1強調矢状断像にて，画像Aの病変は脊髄と等信号を示し，髄液よりは高信号を示す（→）．
C：T2強調横断像（L2）にて，硬膜嚢内にて左右と後方に馬尾を認め，その中央に，馬尾よりも高信号を示し髄液よりは低信号の病変がある（→）．髄液との間に液面形成を呈し，硬膜とは離れており，SSHである．
D：T2強調横断像（L4）にて，硬膜とは離れて，馬尾の前方に馬尾よりも高信号を示すSSHを認める（→）．超急性期であり，オキシヘモグロビンによると考える．

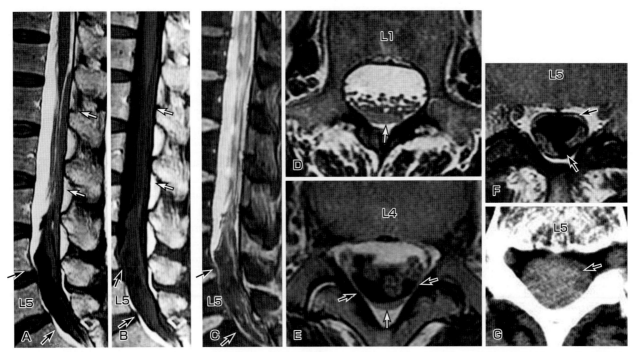

症例2 脊髄くも膜下出血＋脊髄硬膜下血腫（腰椎穿刺後），70代，女性．昼ごろ，食事の支度ができず，時間や日付がわからなくなった．他院を受診し，白血球1万6,470/μlと上昇，記憶障害と炎症反応の上昇を認めたので，その日に救急外来を受診した．一過性全健忘あるいは髄膜炎が疑われたので，腰椎穿刺を施行し，当院入院となった．当日の頭部MRIでは特異的な所見はなく，加齢による変化のみであった．翌日には便失禁があった．さらに，翌々日の朝より，右下肢の筋力低下，立位困難，尿閉を認めた．右下肢筋力低下，右アキレス腱反射の消失があり，腰椎MRI（画像A～F）を施行した．

- **A**：T2強調矢状断像にて，L4-S1にかけて，脊柱管内に強い低信号を示す血腫がある（→）．Th12下部からL5にかけて，硬膜内に境界明瞭な血腫があり（⇨），馬尾とは離れており硬膜に接しているので，硬膜下血腫と考えられる．
- **B**：T1強調矢状断像にて，L4-S1にかけての血腫は髄液よりも高信号を示すが，不均一である．馬尾との境界が不明瞭である（→）．Th12-L5にかけての硬膜下血腫も髄液よりは高信号を示す（⇨）．
- **C**：T2*強調矢状断像にて，L4-S1にかけての血腫は不均一な低信号を示す（→）．Th12-L5にかけての血腫は不明瞭となっている．
- **D**：T2強調横断像（L1）にて，硬膜囊内後部に，馬尾とは境界明瞭な血腫があり，その背側は硬膜に接しており，硬膜下血腫である（⇨）．
- **E**：T2強調横断像（L4）にて，硬膜囊内背側にはわずかに硬膜下血腫がある（⇨）．馬尾に混じって強い低信号があり，SSH（→）である．
- **F**：T2強調横断像（L5）にて，硬膜囊内にSSHを認める（→）．
- **G**：CT（L5）にて，硬膜囊内は高吸収域を示し，SSHを示す（→）．

補足：硬膜を切開すると血液が流れ出し，硬膜下血腫があった．さらに，硬膜囊内の圧が高く，くも膜を通して，出血が認められた．大部分はSSHであった．明らかな出血源は認められていない．MRI上，T2強調像では強い低信号を示し，T1強調像では高信号を示していないので，急性期の血腫に合致した．出血傾向はなく，血管奇形の存在もなかった．硬膜下血腫は後方のみであった．腰椎穿刺の針穴が皮膚に7つあり，2日前に施行した腰椎穿刺によるSSHおよび脊髄硬膜下血腫と考えられた．

文　献

1) Ross JS : Subarachnoid hemorrhage. Ross JS, et al (eds) : Diagnostic Imaging—Spine 2nd ed. Amirsys, Salt Lake City, 2010, ppV-3-36-39
2) Scott EW, et al : Spinal subarachnoid hematoma complicating lumbar puncture : diagnosis and management. *Neurosurgery* **25** : 287-292, 1989
3) Kai Y, et al : Arteriovenous fistulas at the cervicomedullary junction presenting with subarachnoid hemorrhage : six case reports with special reference to the angiographic pattern of venous drainage. *AJNR Am J Neuroradiol* **26** : 1949-1954, 2005
4) Do HM, et al : Dural arteriovenous fistula of the cervical spine presenting with subarachnoid hemorrhage. *AJNR Am J Neuroradiol* **20** : 348-350, 1999
5) Koch C, et al : Dural arteriovenous fistula of the lumbar spine presenting with subarachnoid hemorrhage. Case report and review of the literature. *J Neurosurg* **100** (4 Suppl Spine) : 385-391, 2004
6) Sasamori T, et al : Cervical perimedullary arteriovenous fistula in an infant presenting with subarachnoid hemorrhage—case report. *Neurol Med Chir (Tokyo)* **48** : 409-413, 2008
7) Little AS, et al : Evaluation of patients with spontaneous subarachnoid hemorrhage and negative angiography. *Neurosurgery* **61** : 1139-1150, 2007
8) Parmar H, et al : Spinal schwannoma with acute subarachnoid hemorrhage : a diagnostic challenge. *AJNR Am J Neuroradiol* **25** : 846-850, 2004

5 脊柱管内出血

(3) 脊髄硬膜外血腫

臨床

脊髄硬膜外血腫〔spinal extradural (epidural) hematoma〕は脊柱管内硬膜外の血腫である。血腫部位からの突然の放散痛の後，運動麻痺と感覚障害が進行するまれな疾患である。基本的には脊髄の圧迫病変による対麻痺および四肢麻痺を呈するが，片麻痺のこともあり，突然発症するため，脳卒中との鑑別が重要となる。外傷性や症候性のこともあるが，半数以上は原因が明確でない特発性である。特発性では脳梗塞と誤診する可能性がある[1]。

原らの特発性脊髄硬膜外血腫16例の報告では，10例（62.5%）が初診時に片麻痺を示した。Horner症候群を4例（25%）で呈し，無痛性の発症を1例（6.3%）に認めている。また，激痛発症で迷走神経反射による意識障害をきたした，くも膜下出血様の症例もあった。発症は活動時に多く，関連要因としては抗血栓剤内服，C型肝炎，慢性腎不全などがあった[1]。Horner症候群は頸髄交感神経節前線維の障害によって起こる。

病変部位は，特発性では頸髄から上部胸髄であり，原らの報告でも下部頸髄に好発していた。

血腫はほとんどが楕円形の形を示す。硬膜外静脈叢は脊柱管の外側で発達しており，左右どちらかの静脈叢から出血するとされているので，脊髄圧迫が片側に強く，片麻痺を呈する[1]。

全年齢に認められる。痛みがあるため，成人では大動脈解離と誤診されることがある（**症例1**）。特に重要な点は，小児期でも発症し，Guillain-Barré症候群と誤診される場合があることであり，注意が必要である。

1. 慢性腰椎硬膜外血腫

自験例の慢性硬膜外血腫は頸椎に発症した例（**症例3**）であるが，慢性腰椎硬膜外血腫の報告が比較的多い[2~4]。腰椎での慢性血腫は，比較的ゆっくりと出血を繰り返した可能性が高い。診断には血腫の信号強度を認めることが重要であり，T1強調像での高信号，T2強調像での辺縁部の低信号がキーとなる。周辺椎体にscallopingを呈する例もある[3]。

2. 内頸静脈閉塞との関係

56歳の女性に発症した例では，いすから立ち上がった際に頭部から頸部にかけて背部痛を認め，左上肢の筋力低下をきたした。左内頸静脈に血栓症，C3-5の左硬膜外に血腫があり，軽い左片麻痺を呈した。左内頸静脈血栓の自然融解により，症状が改善した。5日目には血腫は消失した。報告では，内頸静脈血栓症により硬膜外静脈叢の圧上昇が起こり，破綻して硬膜外血腫になったとしている[5]。調べた範囲では同様な報告はなく，大変まれなものと考えられる。

撮像法

急性の硬膜外病変を認めたら，血腫も考慮しT2*強調矢状断像を追加する。

画像所見

1. MRI

硬膜外に両凸レンズ状および多房性の腫瘤を呈する（**症例1, 2**）。硬膜外腫瘤としての特徴は，硬膜を脊髄側に圧排し，硬膜外脂肪が腫瘤の上下でキャップ状に認められることである（cap sign）。48時間以内の急性期には，T1強調像で脊髄と等信号，T2強調像で脊髄よりも高信号を示し，その内部にデオキシヘモグロビンによる低信号が認められる（**症例1, 2**）。それ以後は，T1強調像では高信号を示し，T2強調像では中心に高信号，辺縁部に低信号を認める（**症例3**）。

脊髄内にT2強調像にて高信号を認めることがあり，脊髄の圧迫による浮腫あるいは静脈性梗塞を示す（**症例2**）。この高信号は，急性期に認められることはまれで，予後が不良なことが多い。造影後のT1強調像にて梗塞に造影効果を認めることもある[6~8]。

造影後のT1強調像では，接する硬膜に造影効果を認め，これは反応性の充血と考えられる．硬膜の隔壁や血管に線状の造影効果を認めることもある[8]．

2．CT

脊髄の外に高吸収域を示す腫瘤として認められる（症例1〜3）．急性期では明瞭な高吸収域を示す（症例1，2）．慢性期では不明瞭であるが，認められることもある（症例3）

診断のキー

痛みを伴って急性に発症し，顔面の麻痺を認めず，片麻痺，対麻痺，四肢麻痺を呈した際には脊髄血管障害を考慮する．特に，治療可能な脊髄硬膜外血腫を見逃さないことが重要であり，脳梗塞と考えて頭部画像検査のみで終わらせてはならない．

鑑別診断

【硬膜外腫瘤の鑑別】

1．硬膜外転移性腫瘍

破壊性の骨病変の存在，著明な造影効果を認める．

2．悪性リンパ腫

T1強調像では低信号を示す．著明な造影効果を認める．

3．硬膜外膿瘍

感染性脊椎炎，椎間板炎を伴う．腹側硬膜外に多く，造影効果を認める．

【血腫部位の鑑別】

1．脊髄硬膜下血腫

硬膜内に存在するので，外縁は硬膜の形を保つ（本章の「5-(4) 脊髄硬膜下血腫」を参照）．

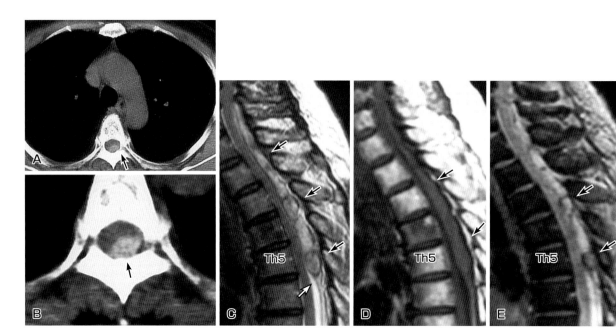

症例1 脊髄硬膜外血腫，74歳，女性．深夜に心窩部痛が出現し，徐々に首から肩にかけての痛みが増強し，救急外来にて受診した．両下肢対麻痺があったが，2時間ほどで回復したので，帰宅した．その当日の朝に再び来院し，入院となった．Th6以下の痛覚低下，両下腿の冷覚低下を認め，筋力低下はなかった．主治医が大動脈解離とそれによる脊髄梗塞を疑い，胸部のCTが最初に撮像された．もちろん，最初に神経症状を呈した脊髄病変の確認のために，脊髄MRIを施行すべきであった．

A：CTでは，造影後の検査（非掲載）も含め，大動脈には異常がなかったが，上部胸椎脊柱管内の背側に高吸収域を認め（→），脊髄硬膜外血腫を疑った．
B：CT（画像Aの拡大像）にて，脊髄背側の血腫が明らかである（→）．
C：T2強調矢状断像にて，C7-Th5の脊髄背側に不均一な信号強度を示す血腫を認める（→）．高信号と低信号が混在している．硬膜（⇢）は血腫により前方に圧排されている．脊髄内には異常信号を認めない．
D：T1強調矢状断像（正中より左）にて，血腫は脊髄と等信号を示す（→）．異常な造影効果は認めない（非掲載）．
E：T2*強調矢状断像にて，血腫の一部に強い低信号を認める（→）．

補足：主治医が診断の方向性を間違えても，注意深く読影すれば，正しい診断ができる．MRI施行後，軽快したので保存的に治療し，回復した．

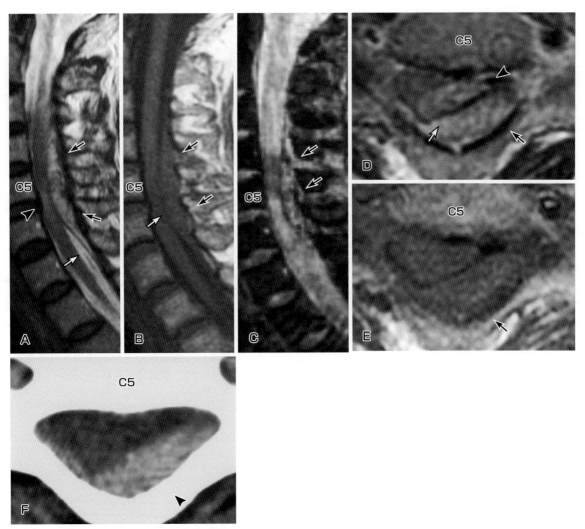

症例2 脊髄硬膜外血腫，63歳，女性．深夜に頸部，両肩，背部に強い痛みが出現した．救急車を要請し，その中で徐々に左上下肢の力が入らなくなった．来院時，左上下肢に感覚障害を伴わない下肢優位の筋力低下を認めた．入院後に MRI および CT を施行した．顔面に麻痺はない．

- **A**：T2強調矢状断像にて，C4-7 にかけて脊髄背側硬膜（⇨）を前方に圧排する．脊髄よりも高信号を示す腫瘤があり，脊髄硬膜外血腫である（→）．血腫内の一部に低信号がある．脊髄内 C5/6 にも高信号があり（▶），血腫の圧排による浮腫などを示す．
- **B**：T1強調矢状断像にて，C4-7 にかけて脊髄と等信号を示す硬膜外血腫がある（→）．急性期の脊髄硬膜外血腫は，T1強調像で脊髄と等信号を示す．血腫と脊髄との間には境界があり，脊髄背側の硬膜を示す（⇨）．
- **C**：T2*強調矢状断像にて，血腫の一部は低信号を示す（→）．
- **D**：T2強調横断像（C5）にて，脊髄の左，硬膜外に高信号を示す血腫を認める（→）．血腫と脊髄との間に硬膜を認める（⇨）．脊髄は血腫寄りで高信号を示し（▶），浮腫などが疑われる．左片麻痺を示すことが理解できる．
- **E**：T1強調横断像（C5）にて，血腫は脊髄と等信号である（→）．
- **F**：CT（C5）にて，脊柱管内左，脊髄背側に血腫を認める（▶）．急性期の脊髄硬膜外血腫は CT でも診断できることが多い．MRI が撮れない時には，至急に CT を撮ることも重要である．

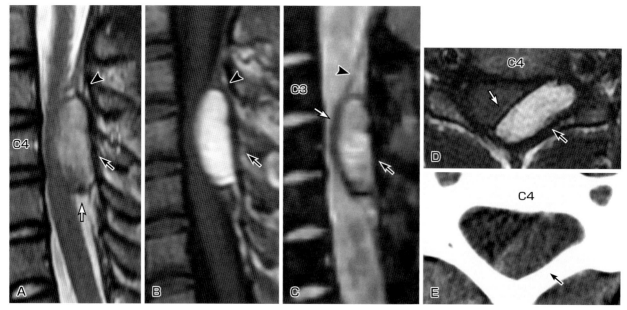

症例3 脊髄硬膜外血腫（慢性），17歳，女性．約40日前に突然の頸部痛にて発症した．翌日に痛みが増強したので，他院受診した．脊髄硬膜外血腫と診断された．症状に変化はなかったが，1カ月後のMRIでも血腫が残存し，当院受診した．左三角筋に軽度の筋力低下があり，頸部から左肩の痛みを認めた．

- **A**：T2強調矢状断像（正中より左）にて，脊髄後方，硬膜外に腫瘤があり（→），中心部は脊髄より高信号，辺縁部に低信号を認める（⇨）．腫瘤の上部では硬膜外静脈叢が拡大している（▶）．
- **B**：T1強調矢状断像にて，腫瘤はほぼ均一な高信号を示す（→）．脊髄硬膜外血腫である．上部に硬膜外静脈叢の拡大を認める（▶）．
- **C**：T2*強調矢状断像にて，腫瘤中心部は高信号を示し（→），辺縁部は強い低信号を示す（⇨）．腫瘤上部，C3にて，脊髄背側硬膜の前方への偏位があり（▶），腫瘤が硬膜外にあることが明瞭である．
- **D**：T1強調横断像（C4）にて，脊髄左後方，硬膜外に高信号を示す腫瘤があり（→），血腫である．脊髄との境界は明瞭で，硬膜を認める（⇨）．
- **E**：CT（C4）にて，脊柱管内左にわずかに高吸収域を示す腫瘤を認める（→）．
- **補足**：手術にて，脊髄硬膜外血腫を認めた．病理では幼若線維芽細胞と毛細血管の増生からなる層があり，リンパ球，好中球，好酸球の浸潤がみられ，新旧の出血を伴っている．この変化は頭蓋内の慢性硬膜下血腫の血腫被膜と同様であるとされた．

文 献

1) 原 直之, 他：特発性脊髄硬膜外血腫の16症例の臨床分析―脳卒中との類似点を中心に．臨神経 **54**：395-402, 2014
2) Vázquez-Barquero A, et al：Chronic nontraumatic spinal epidural hematoma of the lumbar spine：MRI diagnosis. *Eur Radiol* **10**：1602-1605, 2000
3) Fuster S, et al：Spontaneous chronic epidural hematoma of the lumbar spine mimicking an extradural spine tumour. *Eur Spine J* **22**（Suppl 3）：S337-340, 2013
4) 由留部崇, 他：腫瘍との鑑別を要した慢性腰椎硬膜外血腫の1例．整形外科 **58**：165-168, 2007
5) Ishida A, et al：Cervical spontaneous spinal epidural hematoma with internal jugular vein thrombosis. *J Neurosurg Spine* **15**：187-189, 2011
6) Ross JS：Spontaneous epidural hematoma. Ross JS, et al（eds）：Diagnostic Imaging―Spine 2nd ed. Amirsys, Salt Lake City, 2010, ppV-3-40-43
7) Holtås S, et al：Spontaneous spinal epidural hematoma：findings at MR imaging and clinical correlation. *Radiology* **199**：409-413, 1996
8) Chang FC, et al：Contrast enhancement patterns of acute spinal epidural hematomas：a report of two cases. *AJNR Am J Neuroradiol* **24**：366-369, 2003

5 脊柱管内出血

(4) 脊髄硬膜下血腫

臨床

脊髄硬膜下血腫（spinal subdural hematoma）は，脊柱管内および硬膜嚢内，くも膜外の血腫である．

急性発症の頸部痛あるいは腰痛を示す．神経根痛を起こすこともある．ときに，数時間から1週間程度の症状の遅延を示すことがある．臨床症状が脊髄くも膜下出血に似ていることもある．

外傷の既往あるいは凝固系の異常を示すことが多い．好発部位は胸腰椎＞腰椎・腰仙椎＞頸椎と報告されている[1~3]．

撮像法

血腫はデオキシヘモグロビンの存在によって著明な低信号を示すので，GRE法（T2*強調像）を加える．

画像所見

1. MRI

手術にて脊髄硬膜下血腫を確認されている症例については，本章の「5-(2) 脊髄くも膜下出血」の症例2を参照．

血腫の外縁が硬膜に沿って存在することが最も重要な脊髄硬膜下血腫の所見である．横断像および矢状断像で，ともに硬膜に接している所見がある（**症例1**，本章の「5-(2) 脊髄くも膜下出血」の症例2を参照）．血腫の内側にはくも膜下腔を認めることもある（**症例1B**）．一方，脊髄くも膜下出血では，出血と硬膜との間にくも膜下腔が認められる（**症例1H**）．

信号強度は，急性期ではT1強調像で脊髄とほぼ等信号，T2強調像で低信号を示す（本章の「5-(2) 脊髄くも膜下出血」の症例2を参照）．亜急性期ではT1強調像で高信号，T2強調像で低信号を示す（**症例1**）．

さらに髄液の流れによるアーチファクトと異なり，脊髄および馬尾に圧排効果（mass effect）を示す[1~3]．

T2*強調像（GRE法）が有効である．デオキシヘモグロビンを含む血腫が低信号として認められ，高信号を示すくも膜下腔との区別が明瞭となる．

2. CT

脊柱管内に高吸収域を示す腫瘤として認められる（**症例1**）．低吸収域を示す硬膜外脂肪とは明確に区別がつき，脂肪によるcap signを認めない．その外縁は硬膜嚢に沿っている．それに対して脊髄硬膜外血腫は両凸レンズ状の腫瘤を呈し，脊柱管の骨に接する[2]．ただし，CTのみでは硬膜の内側と外側の鑑別は難しいので，MRIが必要である．

診断のキー

急性発症の硬膜内髄外の腫瘤で，T1強調像では脊髄と等信号，T2強調像では低信号を示す時に本症を考える．

鑑別診断

1. 髄液の流れによるアーチファクト
mass effectがない．

2. 脊髄くも膜下出血
くも膜下出血では，出血と硬膜との間にくも膜下腔が認められる．馬尾と馬尾との間に混在する出血はくも膜下出血である．

3. 脊髄硬膜外血腫
硬膜が血腫と脊髄の間に存在する．

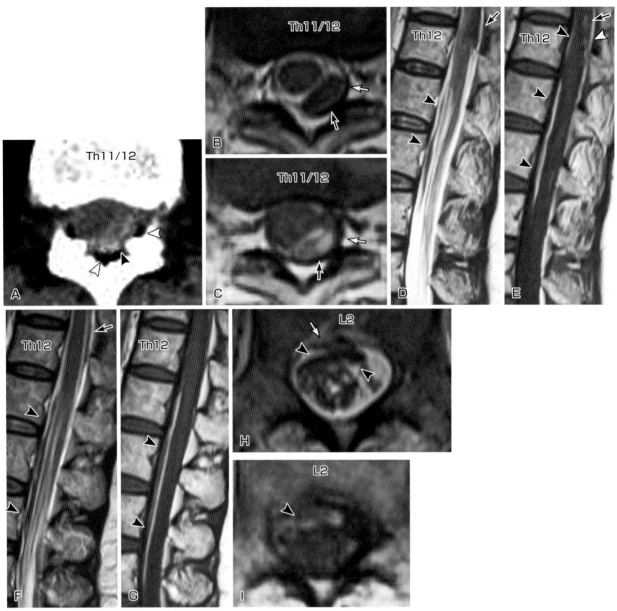

症例1 脊髄硬膜下血腫＋脊髄くも膜下出血，60歳，女性．朝食後に嘔吐し，その後に背部痛が出現した．他院受診し，大動脈瘤を疑われ，CT（画像A）を撮像された．4日後に再び，腰部から大腿後面に痛みが出現し，後頸部痛もあった．排尿困難があり，項部強直，反射の減弱を認めた．さらに5日後，腰椎MRI（画像B～I）を施行した．

A：発症当日のCT（Th11/12）にて，脊柱管内左後部に高吸収域を認め（▶），髄外出血と考えられる．硬膜外脂肪（▷）には著変を認めないので，硬膜内の可能性がある．

B：初回の発作から9日後のT2強調横断像（Th11/12）では，脊柱管内左後部にて，硬膜（⇨）に接して低信号を示す硬膜下血腫を認める（→）．画像Aとほぼ同位置である．

C：T1強調横断像（Th11/12）にて，硬膜（⇨）に接する血腫は不均一な高信号を示す（→）．

D：T2強調矢状断像（正中より左）では，Th11-12にかけて，硬膜下血腫を認める（→）．なお，硬膜の後方の高信号はT1強調矢状断像（画像E）と対比をすると，硬膜外脂肪である．L1-3にも低信号を示す血腫（▶）があるが，その前部に髄液を示す高信号があり，くも膜下出血と考えられる．

E：T1強調矢状断像（画像Dと同位置）にて，Th11-12の硬膜下血腫は高信号を示し（→），不鮮明である．背後にある高信号は硬膜外脂肪である（▷）．脊髄および馬尾の前面には高信号を示すくも膜下出血を認める（▶）．

F：T2強調矢状断像（正中より右）にて，Th11-12の後部硬膜は厚く，薄い硬膜下血腫が疑われる（→）．L1-4に低信号を示すくも膜下出血がある（▶）．

G：T1強調矢状断像（画像Fと同位置）にて，馬尾前部L1-4に高信号を示すくも膜下出血を認める（▶）．

H：T2強調横断像（L2）では，馬尾の前部にて，前部硬膜（⇨）とは離れて低信号を示すくも膜下出血を認める（▶）．

I：T1強調横断像（画像Hと同位置）にて，くも膜下出血は不均一な高信号を示す（▶）．

補足：初回の造影CT（非掲載）では，Th12にて，脊髄の左前方に点状の造影効果を認め，血管奇形の疑いがあったが，その後の検索ではそれに該当する拡張した異常血管を認めなかった．症状も改善し，再発がなく，経過観察をしている．

文 献

1) Ross JS : Subdural hematoma. Ross JS, et al(eds) : Diagnostic Imaging — Spine 2nd ed. Amirsys, Salt Lake City, 2010, ppV-3-44-47
2) Boukobza M, et al : Spinal subdural haematoma : a study of three cases. *Clin Radiol* **56** : 475-480, 2001
3) Post MJ, et al : Acute spinal subdural hematoma : MR and CT findings with pathologic correlates. *AJNR Am J Neuroradiol* **15** : 1895-1905, 1994

脊柱管内出血

(5) 黄色靱帯内血腫

臨床

黄色靱帯内血腫（ligamentum flavum hematoma）は下位腰椎に発症することが多く，腰痛や下肢痛の原因となるまれな疾患である．12例の文献報告では，年齢は平均58.5歳（30～76歳），全員男性，平均罹病期間は17.9週間（2週間～2年）であった[1]．血腫の存在部位あるいは隣接する椎間には軽度のすべりが6例に認められた．胸椎に発症した例の報告もある[2]．さらに，まれではあるが，抗凝固療法を受けていた患者に頸椎部黄色靱帯内血腫を認めた例がある[3]．

画像所見

1. MRI

椎弓部黄色靱帯あるいは関節包部黄色靱帯内に血腫を形成する[1,4]．血腫形成からMRI検査までの期間により，さまざまな所見を呈する．T1強調像では高信号，T2強調像では辺縁部に低信号を示すことが多い（**症例1**）．造影効果についても種々である．

診断のキー

黄色靱帯に接し，T1強調像にて高信号を示す腫瘤である．

鑑別診断

1. 滑膜嚢胞

T1強調像にて高信号を示すことはまれである．T2強調像では，辺縁部に低信号，中心部に高信号が多くの症例で認められる．

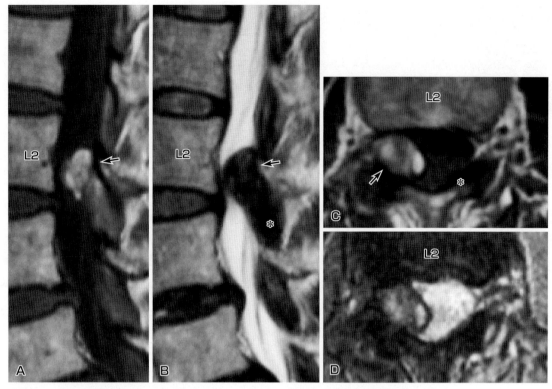

症例1　黄色靭帯内血腫，54歳，女性．3カ月前より，右大腿部痛を認める．
- **A**：T1強調矢状断像にて，L2椎体後方，脊柱管内に高信号を示す腫瘤を認める（→）．
- **B**：T2強調矢状断像にて腫瘤は低信号を示す（→）．黄色靭帯（＊）と連続しているように認められる．
- **C**：T1強調横断像（L2）にて脊柱管内の右に高信号を示す腫瘤があり（→），その内側部にはより高信号を認める．＊は黄色靭帯．
- **D**：T2＊強調横断像（L2）にて腫瘤は不均一な低信号を示す．なお，腫瘤には造影効果を認めない（非掲載）．手術にてL2/3右黄色靭帯の膨隆があり，硬膜を著明に圧排していた．切除すると黄色靭帯内に血腫が認められた．

（杏林大学医学部の症例　里見和彦先生，土屋一洋先生のご厚意による）

文献

1) 北浜義博, 他：腰椎黄色靭帯内血腫. 脊椎脊髄　**20**：143-150, 2007
2) Miyakoshi N, et al：Ligamentum flavum hematoma in the rigid thoracic spinal segments：case report. *J Neurosurg Spine* **2**：495-497, 2005
3) Kotani Y, et al：Spinal cord compression by hematoma in the cervical ligamentum flavum：a case report. *Spine J* **12**：e18-21, 2012
4) Keynan O, et al：Spontaneous ligamentum flavum hematoma in the lumbar spine. *Skeletal Radiol* **35**：687-689, 2006

6 脊髄梗塞

臨床

脊髄梗塞（spinal cord infarction）は，血管の閉塞による脊髄の壊死を指す．典型的には前脊髄動脈症候群（anterior spinal artery syndrome）に認められるように，脊髄前角を中心とする前部2/3領域の梗塞である．後脊髄動脈領域にも起こるが，その範囲は脊髄後部1/3の周辺部である．

1. 脊髄梗塞診断のポイント

井上は，以下の点に留意すれば脊髄梗塞の診断は比較的簡単であるとしている[1]．

①突然の発症であることが多い．数時間から，ときに1～2日間かかって症状が完成することもある．
②疼痛が初発の訴えであることが多い．患者は訴えなくても，よく聞けば多くの例でなんらかの痛みを経験している．疼痛部位は病巣としての脊髄高位を示していることが多いので，しつこく聞き出すことが大切である．これはMRIの撮像部位に関係するので，重要である．
③Brown-Séquard症候群は，脊髄の障害以外には考えられない特異的な症状である．
④感覚障害と運動障害が同側に認められることも脊髄ではありえる．
⑤灰白質（髄節性）症状と長索路（long tract）症状とにこだわって診察する．
⑥膀胱直腸障害について忘れずに尋ねる．

50歳以上の高齢者においては，突然の痛み，麻痺と感覚障害が代表的な症状である．前脊髄動脈症候群では，麻痺，温痛覚の障害，膀胱直腸障害を示す[1,2]．

2. 後脊髄動脈梗塞

後索や後角を主病変とし，基本的な症候としては以下のものがあげられる．

①後索病変による病変レベル以下の深部感覚障害．
②後角病変による病変髄節レベルでの全感覚脱失．
③病変が後側索にまで波及すると，錐体路障害による種々の程度の運動麻痺．
④早期からの膀胱直腸障害．

これらの症状が突然に疼痛とともに出現するのが特徴である．後脊髄動脈症候群27例中2例が一側性，25例は両側性であったと報告されている[3]．前脊髄動脈梗塞に比して，後脊髄動脈梗塞はnadir（症状の最悪点）までの経過が少し長い．2日ほどかかることもある．

3. 脊髄梗塞の原因

不明が多いが，動脈硬化，胸・腹部大動脈瘤，大動脈手術，全身性低血圧，感染症，塞栓症（線維軟骨塞栓を含む），脊髄動静脈奇形，血管炎，動脈解離（椎骨動脈および大動脈），潜函病（減圧症），凝固障害，麻酔術による合併症（硬膜外注入，腹腔神経叢ブロック）などがある[4]．

4. 線維軟骨塞栓症

まれではあるが，椎間板の軟骨が塞栓子となることがあり，線維軟骨塞栓症（FCE：fibrocartilaginous embolism）と呼ばれる[5,6]．髄核の破片が直接に根動脈あるいはその枝に入るとする説と，椎体終板を越えて，垂直的に椎間板の一部分が静脈に入るとする説がある．剖検所見では動脈性および静脈性のFCEが両方認められている[7]．

Reisnerらは3例のFCEと考えられる症例について報告している．3例とも女子で，8歳，8カ月，12歳である．1例はダンス中に発症，その他の2例には軽い外傷があった．1例のみに痛みを認めている[7]．

5. 透析中の脊髄虚血

透析から24時間以内に脊髄に虚血が起こった5例についての報告がある[8]．透析中に急性発症し，痛みのない対麻痺と感覚低下をきたす．5例全例で，透析中に平均血圧の低下を認めている．低灌流による虚血と

考えられる．4例の MRI では，胸腰椎にて中心灰白質に高信号を認めている．

6. 軽微な外傷を契機に発症する小児脊髄梗塞

安井らは，8歳の男子で倒立訓練後に突然の腰痛が出現し，約1時間後に両下肢の脱力としびれが出現した脊髄梗塞の例を報告している[9]．鼠径部以下の解離性感覚障害（痛覚障害優位，深部感覚正常）と完全対麻痺，下部深部反射消失，足底反射無反応，尿閉を認めた．T2強調像にて両側灰白質の高信号と前根および後根の造影効果を認めている．

軽微な外傷を契機に発症した若年者12例の脊髄梗塞がまとめられている．頸髄に病変を認める例が7例（54％）で，脳幹に病変が及ぶと死亡率が高い．下部胸髄が4例（31％）である．臨床的には背部痛の後，数時間〜2日以内に病変部以下の運動麻痺，感覚障害，膀胱直腸障害が相次いで出現して病像が完成する．それらのうち，剖検にて確認された FCE が4例ある[9]．

自験例でも同様な例（第15章の「3. 脊髄鉛筆状軟化」の症例2を参照）があるが，椎間板の異常は認めていない．

7. 椎体梗塞

脊髄と同じ分節動脈の支配を受ける椎体の梗塞を合併することがある[10,11]．椎体梗塞は脊髄梗塞発症4日目以降に認められることが多い．新鮮な椎体梗塞があれば，同時に起こった脊髄病変は脊髄梗塞であることが確実である．それゆえに，画像診断で椎体梗塞をみつけることは重要である．脊髄と椎体の位置関係のために，椎体梗塞よりも脊髄梗塞がより高位に認められる[11]．

撮像法

拡散強調像を撮像する．可能ならば，ADC（apparent diffusion coefficient；見かけの拡散係数）map も作成する．

合併することがある椎体梗塞の描出には T1強調像を注意深くみることが重要である．STIR（short tau inversion recovery）法が有用であるので，追加する．また，初回の MRI で椎体梗塞の合併が疑われた際には経過観察の MRI を撮像すると，より明瞭になる．

画像所見

1. MRI

1）脊髄と前根

急性期では T2強調像にて，脊髄内の高信号と脊髄の軽い腫大を認める（症例1〜4）．1週間程度の亜急性期から慢性期では高信号がより限局し，前脊髄動脈梗塞では脊髄前角を中心に限局する（症例5）．脊髄の腫大も消失してくる．

脊髄円錐部では，脊髄梗塞で灰白質がより広く侵され，H字型の高信号を T2強調像にて示すことが多い（症例1, 2）．

造影後の T1強調像では，亜急性期に脊髄内の梗塞部位に造影効果を認める（症例1, 2）．

脊髄円錐を中心とする前脊髄動脈梗塞では，脊髄前根に造影効果を認める（症例2）．前根の造影効果は脊髄内のそれよりも長く続く．自験例では，脊髄後根には造影効果を認めていない．頸髄の梗塞では，前根の造影効果を認めない．後脊髄動脈梗塞でも脊髄後根に造影効果を認めた症例はない．しかし，脊髄円錐部の梗塞で後根にも造影効果を認めたという報告はある[9]．

なお，臨床症状にて脊髄梗塞が疑われても，MRIにて異常を認めないことがあり，10％は MRI で陰性とされている[12]．

2）拡散強調像

ほとんどの MRI 装置にて脊髄の拡散強調像を撮像できるようになっている．ADC 値の測定も可能になった．脊髄梗塞では拡散強調像にて，大多数の急性期症例が梗塞部位に高信号を示す（症例3, 4, 7）[13]．しかし，拡散強調像にて高信号を示さなくても，梗塞を否定することはできない．また，高信号は脊髄梗塞に特異的（pathognomonic）な所見ではない．

3）後脊髄動脈梗塞

後脊髄動脈梗塞では，後索に T2強調像にて高信号を認める（症例6, 7）．後角を含むことも多く，ときに，側索を含むこともある[1〜3]．

4）椎体梗塞

亜急性期から慢性期にかけて，近接する椎体の梗塞が明瞭になり，T2強調像あるいは STIR 法にて高信号を認めるようになる（症例1）[10,11]．急性期には，拡散強調像にて椎体梗塞も高信号を示す（症例3）．

椎体梗塞では，T2強調像にて高信号，T1強調像にて低信号を認める．椎体の上縁・下縁を底辺とし，椎

表1 脊髄梗塞と脊髄炎との鑑別（文献12)より改変引用）

	脊髄梗塞	脊髄炎
経　過	・症状の最悪点（nadir）が12時間以内 ・より長いこともある	・12時間以上の経過
先行するTIA	・まれにある	・ない
症　状	・前脊髄動脈症候群 37% ・片側脊髄症候群 30% ・その他の症候群 33%	・種々，部分的あるいは完全な脊髄症候群があり，原因による ・前脊髄動脈症候群はまれ
痛　み	・80%	・通常はない
画像所見	・鉛筆状の高信号が複数の椎体に及ぶ ・フクロウの目徴候を示すことがある ・正常例が10%にある ・椎体梗塞を伴うことがある ・脊髄腫大は20%以下	・病変の長さは原因による ・3椎体以上の病変もあるが，血管の支配領域に合致しない ・造影効果，脊髄腫大を認めることもある
髄液検査	・細胞増多はない ・軽度の蛋白上昇が50%	・細胞増多，蛋白上昇 ・IgG指数の上昇 ・oligoclonal bands 陽性 ・正常もある

TIA：transient ischemic attack（一過性脳虚血発作）

体中央を頂点とする三角形の病変を示すことがある．椎体の血管支配が，前方からの前中心動脈，後方からの後中心動脈のいずれも椎体の中央に分布するため，椎体の上縁・下縁の血流が乏しく，さらに椎体の中央は両血管の境界領域となるために，このような特徴的な画像所見となる[11]．前脊髄動脈梗塞のみではなく，後脊髄動脈梗塞においても，椎体梗塞を認めることがある．

5）線維軟骨塞栓症（FCE）

脊髄梗塞ではFCEを考慮し，椎間板の信号強度に注意することが必要である．Reisnerらの3例では，症例1は脊髄梗塞がC2-Th1にあり，C3/4の椎間板にてT2強調像での正常の高信号が低下していた．症例2ではC2-Th1の脊髄梗塞で，C2/3とC6/7の椎間板にてT2強調像での信号低下があり，症例3ではC1-4に脊髄梗塞があり，C3/4の椎間板にてT2強調像での低信号を認めている[7]．

6）頸部の過屈曲を契機に発症した脊髄と傍脊柱筋の循環障害

18歳の男性例の報告がある[14]．酒を大量に飲み，その後，トイレの中で立ったまま，頸部を過屈曲した同じ姿勢で6時間いた．友人に促されて目を覚ましたが，四肢麻痺を呈していた．そのほかに，感覚の麻痺，反射の消失，肝機能異常，クレアチンフォスフォキナーゼ（CPK：creatine phosphokinase）の上昇を認めた．

MRIでは脊髄前角と後索に高信号をT2強調像にて認め，拡散強調像でも同部位には高信号があった．脊髄前角と前根に造影効果がある．さらに，脊柱管背側筋肉にも異常を認め，左優位に後頸筋にも造影効果を認めた．

自験例でも，同様な例がある（**症例8**の病歴を参照）．大量飲酒後，長時間過屈曲の姿勢をとった後に起こった，脊髄と脊柱管背側筋群の異常である．脊髄病変の広がりは前脊髄動脈の支配領域を越えており，前脊髄動脈梗塞の所見とは合致しないと考える．さらに，左優位の傍脊柱起立筋に起こった病変も，前脊髄動脈梗塞に伴うものではない．一つの動脈の障害では説明できない所見であるが，静脈性梗塞といえる根拠もなく，原因を同定できない．自験例では左椎骨動脈がC5/6と比較的高い位置から横突孔に入っているが，椎骨動脈は開存しており，この病態に関係しているとは考えにくい．

サーファー脊髄症に類似して，ある姿勢を長くとったために起こった，脊髄と筋肉の循環障害と考えている．

2．血管造影

多くの症例では異常を認めないが，前脊髄動脈に閉塞を認めた例もある．

診断のキー

急性の発症で，脊髄前角に高信号を T2 強調像にて認める時には，前脊髄動脈梗塞を考える．脊髄前根に造影効果を認める．

鑑別診断

1. 脊髄梗塞と脊髄炎との鑑別
表 1 を参照．

2. 脊髄梗塞と視神経脊髄炎との鑑別

視神経脊髄炎（NMO：neuromyelitis optica）は高齢者に多く，痛みを伴うことがある．また，発症が超急性のこともあり，脊髄梗塞との鑑別が難しい例がある．3 椎体以上の long cord lesion では，超急性の発症で痛みを伴う際，NMO を考慮する必要がある．抗アクアポリン 4 抗体の特異度は 100％に近く，偽陽性は非常にまれとされる[12]．

画像では NMO は灰白質中心であるが，灰白質のみに限局することはまれである．左右対称性に病変がみられる例も多くはない．

3. 脊髄円錐と脊髄前角に高信号を認める疾患

脊髄円錐の高信号については本章の「2-(1) 脊髄硬膜動静脈瘻」の「鑑別診断」を参照．脊髄前角の高信号については第 7 章の「18. 脊髄前角炎」の BOX を参照．

4. その他の主な鑑別疾患

1) 多発性硬化症
血管支配によらない．多くは末梢に T2 強調像での高信号が認められる．ただし中心部もある．灰白質に限局しない．

2) 横断性脊髄炎
脊髄の中心部に高信号を認め，横断面での面積がより広い範囲に及び，血管支配に無関係である．痛みを伴うことは少なく，脊髄梗塞に比べて経過はよりゆっくりである．髄液の細胞数が上昇することが多い（表 1 を参照）．

3) 脊髄前角炎
エンテロウイルス 71 による脊髄前角炎が，脊髄梗塞と同様な画像所見を示す（第 7 章の「18. 脊髄前角炎」を参照）．脊髄梗塞に比べて，経過がよりゆっくりである（表 1 を参照）．

BOX

■ 椎体梗塞の危険因子（文献 15) より引用）
1. 大動脈手術
2. 大動脈解離，大動脈瘤
3. 長期のステロイド使用
4. 鎌状赤血球症
5. 急性椎間板ヘルニア
6. 糖尿病
7. 妊娠

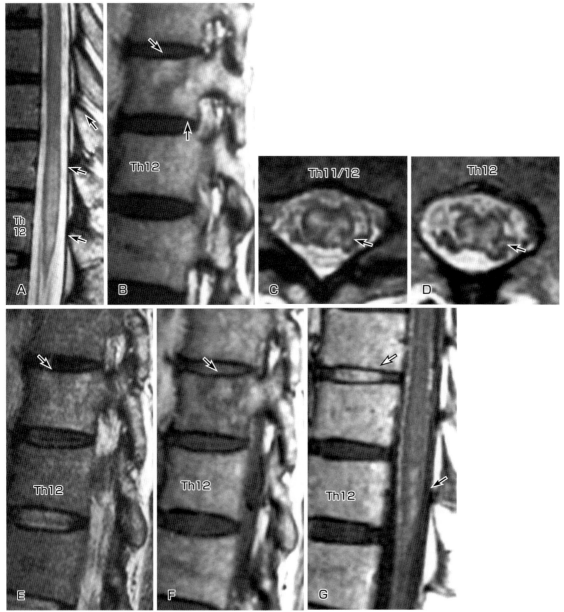

症例1 脊髄梗塞および椎体梗塞，75歳，男性．前日の午後，突然両下肢が熱くなり，トイレに座った後から両下肢の力がまったく入らず，感覚もなかった．救急外来にて，待つ間に徐々に右下肢は動くようになり，感覚も戻ってきた．当日に入院した．左優位の両下肢筋力低下，下肢腱反射の消失，両下肢感覚障害（翌朝の所見：触覚，左L1以下の低下，右も境界不明瞭で軽度に低下している．痛覚，左L2以下の低下，右はすね以下の低下），尿閉を認めた．発症翌日にMRIを撮像し（画像A〜D），2週間後に再検をした（画像E〜G）．

- **A**：T2強調矢状断像にて，Th10/11以下の髄内に高信号を認める（→）．
- **B**：造影後T1強調矢状断像（正中より左）にて，Th11椎体に不均一な信号強度を認め，椎体梗塞と考えられる（→）．なお，同日に施行された他のシークエンスではTh11椎体の異常を指摘できない．脊髄梗塞自体には造影効果を認めないが，前根には造影効果を認めた（非掲載）．
- **C**：T2強調横断像（Th11/12）にて，両側前角と左後角に高信号を認め（→），脊髄梗塞と考えられる．症状の左優位と合致する．
- **D**：T2強調横断像（Th12）にて，脊髄の末端に近い部位の灰白質全体に高信号を認める（→）．脊髄最下部の梗塞ではこのように，脊髄の灰白質全体に高信号を示すことが多い．
- **E**：2週間後のT2強調矢状断像（正中より左）にて，Th11椎体に高信号を認め（→），椎体梗塞と考えられる．
- **F**：同時期のT1強調矢状断像（正中より左）にて，Th11椎体の不均一な信号強度を認め（→），椎体梗塞である．
- **G**：造影後T1強調矢状断像（正中）にて，Th12の脊髄梗塞に造影効果を認める（→）．Th11の椎体梗塞は均一な信号強度を示し，梗塞はわからなくなっている．Th10/11の椎間板は正中部のみに高信号を造影前，初回のMRIから示している（⇢）．その病的意味は不明である．
- **補足**：脊髄円錐での前脊髄動脈梗塞は灰白質全体に高信号を示し，H字型を呈することが多い．この症例のように，椎体梗塞が正中部では認められず左右に偏って出現することもあるので，正中部のみではなく傍正中部の矢状断像にも注意することが必要である．なお，画像Gでの脊髄前部の造影効果は，横断像と合わせると，静脈である可能性が高い．しかし，前根にも造影効果を認めている．

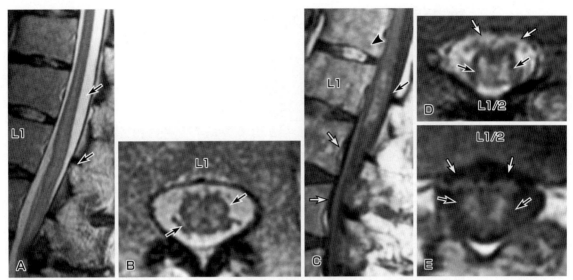

症例2 脊髄梗塞，78歳，男性．突然発症の両下肢弛緩性対麻痺，全感覚脱失，両下肢深部腱反射の消失，尿閉を認めた．発症当日（画像A, B），13日目（画像C, D）にMRIを撮像した．

A：発症当日のT2強調矢状断像にて，Th11/12以下の髄内に高信号を認める（→）．

B：T2強調横断像（L1）にて，両側灰白質に限局する高信号を認める（→）．両側の後角も含んでいる．なお，この時点の造影後T1強調像では，脊髄および前根には造影効果を認めていない（非掲載）．

C：発症13日目の造影後T1強調矢状断像にて，L1を中心とする脊髄梗塞に造影効果を認める（→）．さらに，前根にも造影効果がある（⇒）．Th12/L1の椎間板は造影前のT1強調像にて，正中部は高信号を示す（▶）．

D：T2強調横断像（L1/2）にて，両側灰白質に高信号を認める（→）．初回よりも高信号がより明瞭になっており，両側前根を認める（⇒）．

E：造影後T1強調横断像（L1/2）にて，脊髄梗塞に造影効果を認める（→）．両側前根にも造影効果がある（⇒）．

補足：前根の造影効果はおそらく，前角病変の二次変性であると考える．血液神経関門（blood-nerve barrier）は強くはなく，比較的よく造影効果を認める．

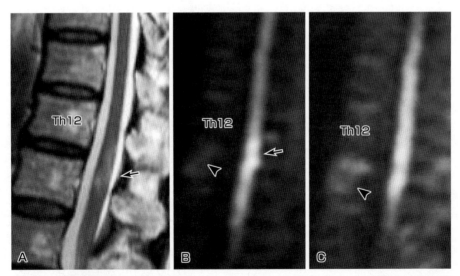

症例3 脊髄梗塞および椎体梗塞，75歳，男性．2日前より，右下肢の麻痺と膀胱直腸障害を認める．

A：T2強調矢状断像にて，Th12-L1にかけて髄内に高信号を認める（→）．

B：拡散強調矢状断像にて，画像Aの高信号にほぼ一致して脊髄内に高信号を示し（→），梗塞の可能性が高いと考えられる．さらに，L1椎体にも淡い高信号（▶）を認める．

C：拡散強調矢状断像（画像Bより左側）にてL1椎体に高信号（▶）を認め，椎体梗塞を合併している．よって，脊髄病変も梗塞と考える．

補足：症例1と同様に，椎体梗塞は正中部ではなく傍正中部のみに認められることもあり，矢状断像をみる際に注意が必要である．

（東京慈恵会医科大学放射線医学講座　松島理士先生のご厚意による）

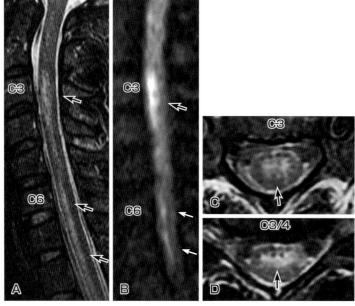

症例4 前脊髄動脈梗塞，28歳，男性．前日の朝9時ごろより首に痛みが走り，両手の指先が動かなくなった．午前11時ごろには両手が動かなくなり，他院受診した．14時ごろには右足が動かなくなり，尿失禁が起こり，さらに左足が動かない．MRIを撮像後，髄内病変が疑われ，当院に入院した．触覚は両側首以下でほとんど消失．痛覚は両側首以下，Th9付近まで高度低下，それ以下は消失していた．入院翌日にMRIを撮像した（画像A〜D）．

- A：T2強調矢状断像にて，C3-Th2まで，脊髄の前部を中心に高信号を認める（→）．
- B：拡散強調矢状断像にて，C3-4の髄内に明瞭な高信号を認める（→）．C6-7にも高信号がある（→）．臨床症状（痛みにて発症，超急性の経過）と合わせて，脊髄梗塞と診断した．
- C：T2強調横断像（C3）にて，両側脊髄灰白質に高信号を認める（→）．
- D：T2強調横断像（C3/4）にて，両側前角に高信号を認める（→）．点状の低信号は正常構造と考えられる．

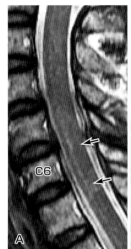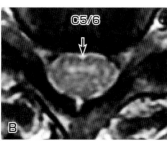

症例5 前脊髄動脈梗塞（慢性期），57歳，男性．約2カ月前，朝起床時に右膝・右足関節に力が入らず転倒した．その後，右足の筋力低下は持続．翌日の入浴時，右下肢の熱感と左下肢の冷感に気づいた．また，右下肢のぴくつきがあった．翌日に他院ERを受診し，脳梗塞が疑われ，頭部MRIを撮ったが異常なしであった．別の病院の整形外科を受診し，Brown-Séquard症候群が疑われ，当院神経内科受診となった．右下肢筋力低下，Th10以下の左半身温覚の低下，下肢の触覚低下を認め，脊髄梗塞が疑われた．腰髄・胸髄，頭部，頸髄の順番にMRIを撮り，頸髄にて異常所見を認めた．

- A：T2強調矢状断像にて，C5/6-7にかけて，脊髄前部に高信号を認める（→）．
- B：T2強調横断像（C5/6）にて，脊髄前角に限局した高信号を認め（→），前脊髄動脈梗塞と考えられる．
- 補足：2カ月経過した前脊髄動脈梗塞である．病巣部位が頸髄であった．急性期を過ぎると浮腫がなくなり，梗塞の部位が前角に限局していることが明瞭にわかる．

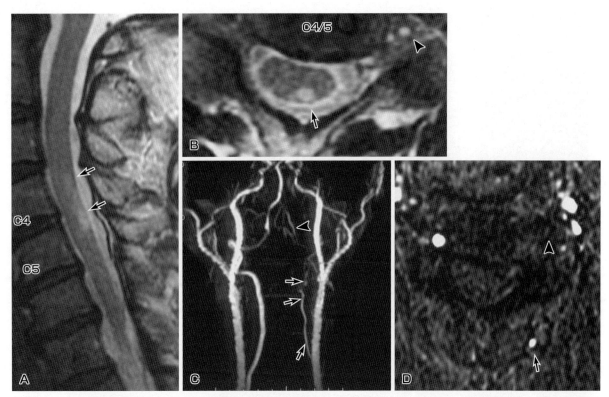

症例6 後脊髄動脈梗塞，73歳，男性．突然に左肩をカッターで切られるような痛みがあり，その2日後より左足のしびれと歩行障害を発症した．診察にて左足の麻痺と腱反射の亢進，振動覚・位置覚の障害を認めた．発症9日目にMRIを撮像した．

A：T2強調矢状断像にて，C4-5の脊髄後部に高信号を認める（→）．
B：T2強調横断像（C4/5）にて，左後索から後角にかけて高信号を認める（→）．左椎骨動脈は正常のflow voidsが消失し，高信号を示しており，閉塞していると考えられる（▶）．なお，造影後T1強調像では造影効果を認めない（非掲載）．
C：MRAでは左椎骨動脈は起始部より認めず，C1付近にて再開通している（▶）．その間には左深頸動脈が拡張し，側副路になっている（→）．
D：MRA基画像（C3/4）では左椎骨動脈の血流を認めず（▶），左深頸動脈（→）が拡張している．

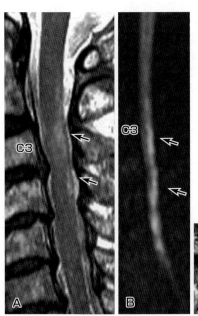

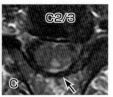

症例7 後脊髄動脈梗塞，81歳，男性．3日前に頸部痛にて発症し，前日に左下肢麻痺が出現した．その後も徐々に麻痺が進行し，入院当日の朝には上肢も動かしにくくなった．入院時は尿閉であった．下肢優位の左半身麻痺，左側胸部以下の触覚低下，右前胸部以下の温痛覚の低下，両下肢深部感覚消失，不完全型Brown-Séquard症候群を示した．入院当日にMRIを撮像した．

A：T2強調矢状断像にて，C2-4にかけて脊髄背側に高信号を認める（→）．
B：拡散強調矢状断像にて，同部位に高信号を認める（→）．
C：T2強調横断像（C2/3）にて，両側脊髄後索に左優位に高信号を認める（→）．

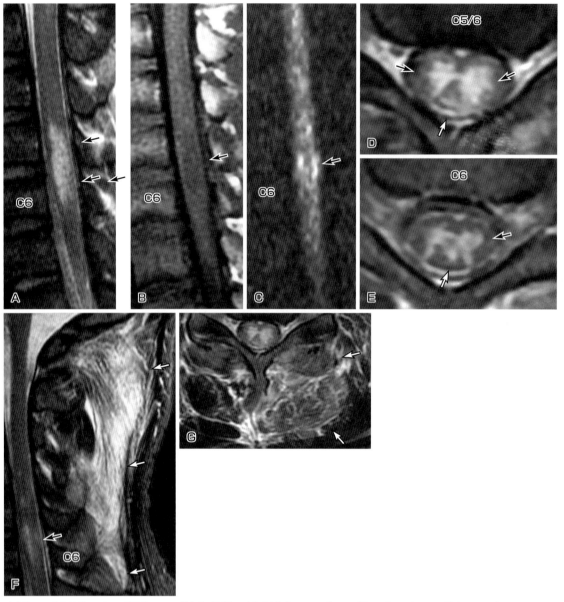

症例 8 過屈曲による脊髄および傍脊柱筋の循環障害，20 歳，男性．夜間大量に飲酒し，寝たために，友人が部屋の壁にもたれさせた．両足を真っすぐに伸ばし，壁から腰を少し離し，浅く寄りかかり，首は真下に垂れた状態で，12 時間寝ていた．翌日，目が覚めたが，四肢が動かせなかった．尿意を自覚したが，排尿ができない．他院に搬送された，38℃台の発熱があり，上肢の筋力は改善し始めた．翌日，さらに別の病院に搬送された．発熱と頸部硬直，四肢麻痺を認めた．同日，発症 2 日目に当院に入院し，MRI を撮像した．CPK 上昇，肝機能酵素上昇がある．髄液細胞数 7/μl，蛋白は正常であった．

- A：T2 強調矢状断像にて，C5-6 にかけて髄内に高信号を認める（→）．前部に限局していない．
- B：T1 強調矢状断像にて，C5-6 に低信号を認める（→）．
- C：拡散強調矢状断像にて，C5-6 の髄内に線状の高信号を前後の 2 本認める（→）．
- D，E：T2 強調横断像（画像 D：C5/6，画像 E：C6）にて，脊髄灰白質全体に高信号を認め（→），さらに，後索にも高信号がある（⇒）．前脊髄動脈梗塞としては，病巣の範囲が広すぎると考える．
- F：T2 強調矢状断像（正中より左）にて，C5-6 の髄内に高信号がある（→）．後頭骨後方から C7 にかけて，正中より左の後頭筋から傍脊柱起立筋に高信号を認める（⇒）．
- G：T2 強調横断像（C5/6）にて，左傍脊柱起立筋を中心に広範な高信号を筋肉に認める（⇒）．

補足：急性の発症であり，脊髄の循環障害を考えた．部位は異なるが，サーファー脊髄症に近く，長時間の過屈曲姿勢が脊髄と筋肉の循環障害を引き起こしたのではと推測している．なお，椎間板の異常はない．最近，脊髄円錐梗塞において大腰筋，脊柱起立筋に梗塞巣が及んだ例が報告された[16]．

文　献

1) 井上聖啓：脊髄梗塞の新しい展開—脊髄梗塞の神経症状と鑑別診断．脊椎脊髄　**21**：982-991, 2008
2) 橋詰良夫, 他：脊髄梗塞の新しい展開—脊髄梗塞の病理．脊椎脊髄　**21**：997-1002, 2008
3) 守谷　新, 他：後脊髄動脈症候群の2例．臨神経　**51**：699-702, 2011
4) Ross JS：Spinal cord infarction. Ross JS, et al（eds）：Diagnostic Imaging—Spine 2nd ed. Amirsys, Salt Lake City, 2010, ppV-3-32-35
5) 朴　月善, 他：脊髄の循環障害—線維軟骨塞栓による脊髄梗塞症．脊椎脊髄　**21**：891-895, 2008
6) Duprez TP, et al：Fibrocartilaginous embolization to the spinal cord：serial MR imaging monitoring and pathologic study. *AJNR Am J Neuroradiol*　**26**：496-501, 2005
7) Reisner A, et al：Spinal cord infarction following minor trauma in children：fibrocartilaginous embolism as a putative cause. *J Neurosurg Pediatr*　**11**：445-450, 2013
8) Honig A, et al：Spinal ischemic stroke following dialysis：clinical and radiologic findings. *Neurology*　**80**：865-866, 2013
9) 安井敬三, 他：脊髄梗塞の新しい展開—症例報告　軽微な外傷を契機に発症する小児の脊髄梗塞．脊椎脊髄　**21**：1003-1007, 2008
10) Yuh WT, et al：MR imaging of spinal cord and vertebral body infarction. *AJNR Am J Neuroradiol*　**13**：145-154, 1992
11) 杉浦　真, 他：脊髄梗塞の新しい展開—症例報告　椎体梗塞を合併した脊髄梗塞の2症例．脊椎脊髄　**21**：1008-1014, 2008
12) Brownlee WJ, et al：An elderly woman with leg weakness. *Pract Neurol*　**14**：119-122, 2014
13) Thurnher MM, et al：Diffusion-weighted MR imaging（DWI）in spinal cord ischemia. *Neuroradiology*　**48**：795-801, 2006
14) 菅　信一, 他：頸部の過屈曲を契機に発症した脊髄梗塞の1例．脊椎脊髄　**24**：893-899, 2011
15) Bowen BC, et al：Spine Imaging—Case Review 2nd ed. Mosby, Philadelphia, 2008, pp293-294
16) 今野卓哉, 他：腰椎と大腰筋・脊柱起立筋に梗塞巣が及んだ脊髄円錐梗塞の1例．臨神経　**55**：661-664, 2015

7 サーファー脊髄症

臨床

Changらはサーフィンの最中に起こった脊髄症（surfer's myelopathy）の19例について報告している[1]。男性が14例であり，15～46歳の患者群である．突然発症の背部痛があり，その後，両側性の下肢のしびれ感，対麻痺が10～60分間に進行性に起こる．すべての患者はサーフィンの初心者である．17例は初回のサーフィンであった．初回の診察の際に重症であった例は，ほとんど回復はなかった．血圧，ステロイドの使用，画像所見は神経学的予後に関係がなかった．

サーファー脊髄症は原因が判明していないが，急激な発症，拡散制限があることより，虚血であると考えられる．入院時の重症度がそのまま神経機能欠損に直結するとされている[1]．

Chungらは，サーフボードの上で腹臥位となり脊髄が過伸展の状態で長時間漕ぎ，板の上に立ち上がる際にValsalva法が行われることによって脊柱管内圧が上昇し，脊髄梗塞が起こるとしている[2]．Nakamotoらも腹臥位での脊髄の過伸展が原因としている[3]．Nakamotoらの23例中22例が急性の下部背部痛にて発症している．

一般的には，発症時の重症度がそのまま予後に直結すると考えられている[1]．しかし，予後改善が認められた例の報告もある．稲垣らが報告した約半年間のサーフィン経験がある22歳の女性の例では，サーフボードの上で腹臥位となり上半身を反らすパドリング動作を長時間繰り返して行っていたところ，突然腰背部痛が出現した．その後，約1時間でTh12以下の感覚障害，高度対麻痺が出現し，膀胱直腸障害も生じたが，発症後24日で独歩可能となり，回復している（症例1）[4]．

結論として，サーファー脊髄症は急性発症であり，痛みを伴っており，脊髄梗塞であると考えられている[1~4]．しかし，発症機転や，動脈性か静脈性かについては議論が残っている．

【静脈性梗塞】

サーファー脊髄症は，静脈性梗塞が原因となって発症している可能性もある[4]．静脈性脊髄梗塞はまれであり，その多くは脊髄硬膜動静脈瘻などの血管奇形や脊髄硬膜外血腫，あるいは蓄膿に伴って起きる．しかし，それらに合併しない症例もある．椎体周囲の静脈に弁がないことが静脈性梗塞を起こす原因となる[5]．

肝硬変で食道静脈瘤から出血し，その硬化療法中に脊髄梗塞と椎体梗塞を発症した例がある．食道静脈瘤は奇静脈，半奇静脈につながり，さらに肋間静脈，椎間静脈を介して根静脈へと連続しているので，門脈圧亢進があり治療のために血栓形成促進剤を投与している状況において，硬化剤が奇静脈からさらに脊髄静脈へと逆流し，静脈性梗塞が起こったと考えられる[5]．静脈性梗塞でも椎体梗塞が合併しうる．

Kimらは非出血性脊髄梗塞について報告している[6]．19例の病理学的に確定した静脈性脊髄梗塞を分類し，8例が出血性，7例が非出血性，4例が塞栓性とした．出血性は発症が急で，背部痛を伴い，進行が早く，灰白質を侵し，脊髄中心部に病変がある．非出血性は背部痛は伴わず，進行がゆっくりで，脊髄の辺縁部を侵す．塞栓性は出血性・非出血性の両方があり，小さく，境界明瞭で，頸髄に多いとされている[6]．Kimらの剖検例において脊髄梗塞の広がりは脊髄のレベルによって異なり，下部胸髄では後索，上部腰髄では脊髄前部からほぼ全体，下部腰髄では脊髄前部全体にわたっている．閉塞した脊髄静脈によって梗塞位置が異なっている．

画像所見

1. MRI

Changらの19例全例に，下部胸髄から脊髄円錐にかけての高信号をT2強調像にて認めている．10例では拡散強調像が撮像され，そのうち6例には拡散制限を同部位に認めた．脊髄の血管障害と考えられている[1]．

Nakamotoらの23例の報告では，発症24時間以内のT2強調像にて中部胸髄から脊髄円錐まで鉛筆状の高信号を認め，紡錘状の脊髄腫大を伴っている．脊髄円錐からTh5-10まで高信号が及ぶ．T1強調像では，信号強度は正常であった．造影効果はほとんどなかったが，わずかな造影効果を認めた例もある．脊髄円錐に高信号がみられない例や，前根に造影効果が及ぶ例も報告されているが，本研究にはなかった．MRI所見と予後との関係はなかったとされている[3]．

　前述の稲垣らの例（**症例1**）では発症約7時間後の脊髄MRIにて，Th9-12の脊髄は腫大し，T2強調像では脊髄の辺縁部を除いた全体に高信号を認める．灰白質の形態が比較的保たれている．造影効果は認められない．その後のMRI（入院29日目）にて，T2強調像での高信号は消失した[4]．

　本症は脊髄硬膜動静脈瘻における脊髄内の高信号と類似しており，脊髄辺縁部を除いた脊髄全体に高信号を認める．腹臥位での背部の過伸展に，肝臓の圧迫による下大静脈閉塞，Valsalva法による胸腔内圧の上昇，さらに長時間のサーフィンによる脱水が加わり，二次的な硬膜外静脈叢の静脈圧上昇をきたし，静脈性脊髄梗塞が出現したと推測されている[4]．

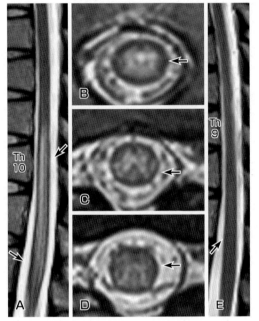

症例1 サーファー脊髄症，22歳，女性．サーフィン歴は約半年．発症前約5時間，サーフィンでパドリング（腹臥位で背部を過伸展し，サーフボードの上に乗る）をしていたが，突然腰背部痛が出現し，その後約1時間で対麻痺・感覚障害が出現した．神経学的には背部痛があり，運動系はほぼ完全な対麻痺があり，感覚障害・痛覚過敏があり，深部感覚は保たれている．膝蓋腱反射は両側＋＋，アキレス腱反射も両側＋＋，膀胱直腸障害がある．末梢血では白血球が1万900/μlと上昇，髄液では蛋白が78 mg/dlと上昇した．発症7時間後にMRI（画像A〜D）を撮像した．

A：T2強調矢状断像にて，Th9以下の髄内に高信号を認める（→）．軽い脊髄の腫大が疑われる．

B〜D：T2強調横断像（それぞれ，Th10，Th11，Th12）にて，灰白質にとどまらず，脊髄の辺縁部を除いた全体に高信号を認める（→）．灰白質の形態が比較的保たれている．造影後には有意な造影効果を認めない（非掲載）．

　グリセオール点滴とステロイドパルス療法を行い，入院30日で独歩可能となり，転院した．入院29日目にMRI（画像E）を再検した．

E：T2強調矢状断像にて，髄内の高信号は消失した（→）．

補足：サーファー脊髄症は発症時の症状がそのまま予後に直結するとされているが，本症例のように著しい改善を示す例もある．カンファレンスにて，同様に臨床症状が改善し，MRI上も高信号が消失した例を経験した．

（安城更正病院神経内科　安藤哲朗先生のご厚意による）

文献

1) Chang CW, et al：Surfers' myelopathy：a case series of 19 novice surfers with nontraumatic myelopathy. *Neurology* **79**：2171-2176, 2012
2) Chung HY, et al：Non-traumatic anterior spinal cord infarction in a novice surfer：a case report. *J Neurol Sci* **302**：118-120, 2011
3) Nakamoto BK, et al：Surfer's myelopathy：a radiologic study of 23 cases. *AJNR Am J Neuroradiol* **34**：2393-2398, 2013
4) 稲垣智則, 他. Surfer's myelopathy. 第52回 Spinal Cord Club, 東京, 2012年12月7日
5) Heller SL, et al：Spinal cord venous infarction following endoscopic sclerotherapy for esophageal varices. *Neurology* **47**：1081-1085, 1996
6) Kim RC, et al：Nonhemorrhagic venous infarction of the spinal cord. *Ann Neurol* **15**：379-385, 1984

椎骨動脈解離

臨床

椎骨動脈解離（vertebral artery dissection）は，解離の部位により頭蓋外と頭蓋内とに分かれる．

頭蓋外の椎骨動脈解離は中膜に起こり，原因不明あるいは外傷が原因で，頭蓋内の解離よりは多い．ときに無症状のこともあるが，めまいなどの非特異的な臨床症状，あるいは椎骨脳底動脈系の脳梗塞を呈する．

頭蓋内の解離は内膜下に起こり，外膜へと進展する．原因は不明なことが多い．梗塞あるいはくも膜下出血を呈し，無症状の例はない．

頸動脈および椎骨動脈解離は，全血管障害の約2％であるが，若年および中年では全梗塞の原因の10～25％を占める．また，外傷を受けやすい以下の部位に多い[1,2]．

①近位部：鎖骨下動脈起始部からC6横突起まで．
②遠位部：頭蓋内硬膜内に入る前，頭蓋からC2横突起まで．

Hosoyaらは，Wallenberg症候群を呈しMRIにて延髄外側に梗塞を認めた16例について報告している[3]．7例に明確な椎骨動脈解離を認めている．臨床症状の特徴としては，7例中6例に急激な後頭部痛もしくは後頸部痛が，神経症状より前あるいは神経症状と同時に認められている．

さらに，解離は狭窄型と動脈瘤型とに分かれる．狭窄型は椎骨動脈全セグメントに及び，動脈瘤型は椎骨動脈第4セグメント（V4；大後頭孔にて硬膜内に入り，脳底動脈合流部まで）に限局する．

1. 椎骨動脈解離による神経根症

32歳の男性が仕事中に強い左頸部痛にて発症した．2日後に左腕の筋力低下を認めた．さらに，左顎のしびれを呈した．左椎骨動脈第2セグメント（V2；C6横突孔からC2横突起まで）での解離と，C5神経根の圧迫を認めた[4]．

2. ゴルフによる椎骨動脈解離

ゴルフに関連した動脈解離は，右利きでは右の頭蓋外，C1直下の椎骨動脈に負荷がかかるため，同部位に起こる[5]．

撮像法

頸部椎骨動脈における壁内血腫の描出には，脂肪抑制T1強調横断像が必要である．

画像所見

1. MRI

以下の所見を認める（症例1）．
①動脈外周の大きさの増加．
②壁内の血腫．
③血管腔の狭小化．

flow voidsの狭小化は非特異的な所見で，血管の閉塞でも認められる．それに対して動脈外周の大きさの増加は，特異的な所見である．

壁内血腫は，数日は周囲の筋肉と等信号のこともあるが，それ以後はT1強調像およびT2強調像にて高信号を示す．数カ月は高信号のまま残存する．この血腫の描出には，頸部の脂肪抑制を加えたT1強調横断像が診断に最も有用である．壁内血腫と血管腔との間に低信号を示す領域はintimal flap（剝離内膜）と考えられている[1,2,6]．

Kimらは頭蓋内椎骨動脈解離での壁内血腫について，磁化率強調像（SWI：susceptibility-weighted imaging）を用いている[7]．椎骨動脈解離10例のうち9例では，SWIにて壁内血腫は低信号を示し，位相画像では高信号を示した．さらに，CTでは石灰化を認めていない．一方，非解離性の群の29例中1例のみに，壁内血腫に相当するSWIでの低信号と位相画像での高信号を認めている．

2. MRA

動脈外周の大きさの増加，血管壁内の高信号，血管腔を示す信号範囲の狭小化を認める（症例1）．

血管腔における血流自体は，壁内血腫よりもより高信号としてMRA（time-of-flight法）基画像において描出される[1,2,4]．

椎骨動脈（V2）での解離は，診断が困難である．血管腔の大きさは正常でも左右差があることが多く，また椎骨動脈は少量の脂肪によって囲まれているからである．横突孔での椎骨動脈の周囲には静脈叢があり，静脈叢のflow related enhancement（流域信号増強）を解離と間違えないようにする必要がある．

椎骨脳底動脈系の多発性梗塞を示した例は，すべて椎骨動脈解離であったとする報告もあり，若年におけるこの領域の梗塞では，頭蓋内および頭蓋外の椎骨動脈の観察が必要である[1,2,6]．

3. 血管造影[2]

以下の所見を認める（症例2）
① C1-2が最も多い．
② 滑らかな，もしくはやや不規則な血管腔の狭小化．
③ 軽度の狭窄＞string sign（長い距離の狭窄所見）＞完全閉塞．
④ 偽性動脈瘤（25～35％）．
⑤ 剥離内膜（10％），二重の血管腔．
⑥ 塞栓による動脈枝の閉塞．

頭蓋内動脈解離に関する所見では，紡錘状あるいは不規則な動脈瘤様拡張が動脈の分岐部以外にあり，狭窄を伴っている（pearl & string sign）時には解離を示唆する．しかし，狭窄がないと非特異的な所見となるとされる[8]．

4. CTA

CTAが本症には血管造影あるいはMRA，MRIより

も有用であると報告されている[9]．

診断のキー

T1強調像にて高信号を示す壁内血腫を認めた場合は，本症を考える．

動脈瘤様拡張と，その近くに狭窄（pearl & string sign）が動脈にある際にも本症を考える．

鑑別診断

1. 動脈硬化性病変[2]
① 椎骨動脈起始部．
② より局所的な病変．
③ 壁内血腫は存在しない．

2. 線維筋異形成症[2]
① 局所的な血管病変を呈しうる．
② 椎骨動脈の病変は少なく（7％），総頸動脈が多い（85％）．
③ 壁内血腫は存在しない．

BOX

■椎骨動脈解離の危険因子[5,10]
1. 線維筋異形成症
2. Marfan症候群
3. Ehlers-Danlos症候群
4. 高血圧
5. 経口避妊薬
6. 片頭痛
7. 外傷
8. 指圧療法（頸部の）
9. ゴルフ

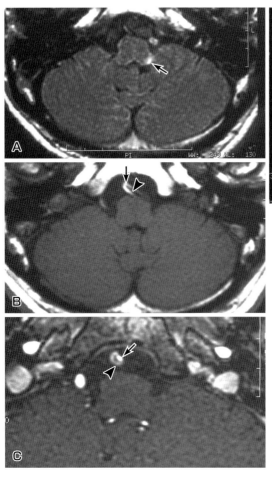
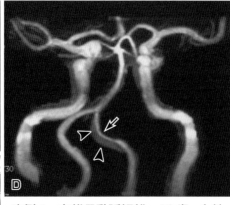

症例1　左椎骨動脈解離，46歳，女性．1週間前にめまいと左小脳症状にて発症．

A：FLAIR法横断像にて左延髄下小脳脚に高信号があり（→），梗塞と考えられる．

B：T1強調横断像では左側の椎骨動脈に偏心性の高信号を認め（→），動脈解離による壁内血腫と考えられる．その内側にはflow voidsがある（▶）．

C：造影剤投与後のMRA基画像では，左椎骨動脈解離がある．椎骨動脈の右側には，やや高信号を示す壁内血腫があり（▶），その左側には狭小化した血管腔が血腫よりも高信号として認められる（→）．さらに，その間には剥離内膜と考えられる低信号がある．

D：MRAでは，狭小化した流れのある血管腔が高信号として左椎骨動脈遠位端に認められる（→）．その右側には壁内血腫と考えられる高信号があり，血管腔よりは低い信号強度を示す（▶）．その2つを合わせた動脈の外周は，より近位端の椎骨動脈の外周よりも拡大している．血腫と血管腔との間には低信号があり，剥離内膜と考えられる．

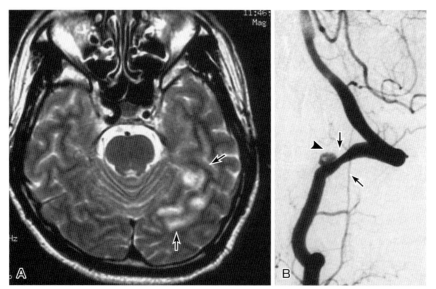

症例2　右椎骨動脈解離，32歳，男性．4日前に，首を回すことによって一過性脳虚血発作を発症．翌日もしびれがあり，ろれつが回らないため入院した．

A：T2強調横断像にて左側頭・後頭葉に梗塞を認める（→）．視床および右後頭葉にも同様な所見があった（非掲載）．

B：右椎骨動脈造影側面像ではC1レベルにて椎骨動脈に滑らかな狭窄像があり（→），その近位には偽性動脈瘤を認め（▶），頭蓋外ではあるが，pearl & string signを示し，椎骨動脈解離と考えた．

文 献

1) Mascalchi M, et al：MRI and MR angiography of vertebral artery dissection. *Neuroradiology* **39**：329-340, 1997
2) Chen MZ：Vertebral artery dissection. Ross JS, et al（eds）：Diagnostic Imaging — Spine. Amirsys, Salt Lake City, 2004, ppII-1-130-133
3) Hosoya T, et al：Intracranial vertebral artery dissection in Wallenberg syndrome. *AJNR Am J Neuroradiol* **15**：1161-1165, 1994
4) Quinn C, et al：Vertebral artery dissection causing an acute C5 radiculopathy. *Neurology* **81**：1101, 2013
5) Choi MH, et al：Preferential location for arterial dissection presenting as golf-related stroke. *AJNR Am J Neuroradiol* **35**：323-326, 2014
6) Lévy C, et al：Carotid and vertebral artery dissections：three-dimensional time-of-flight MR angiography and MR imaging versus conventional angiography. *Radiology* **190**：97-103, 1994
7) Kim TW, et al：Intramural hematoma detection by susceptibility-weighted imaging in intracranial vertebral artery dissection. *Cerebrovasc Dis* **36**：292-298, 2013
8) Debette S, et al：Epidemiology, pathophysiology, diagnosis, and management of intracranial artery dissection. *Lancet Neurol* **14**：640-654, 2015
9) Gottesman RF, et al：Imaging characteristics of symptomatic vertebral artery dissection：a systematic review. *Neurologist* **18**：255-260, 2012
10) Bowen BC, et al：Spine Imaging — Case Review 2nd ed. Mosby, Philadelphia, 2008, pp61-62

9 ボウハンター症候群

臨床

ボウハンター症候群（bow hunter syndrome）とは，弓矢を射る姿勢のように頸部回旋した時の，椎骨動脈の機械的閉塞ないしは狭窄による椎骨脳底動脈循環不全である．C1-2が最も多い．しかし，頸椎症，環椎軸椎不安定，環椎後頭膜の肥大，傍脊椎筋膜の肥厚などにより，どの部位でも起こりうる．反対側の椎骨動脈の低形成や狭窄があると，反対側からの供血がなくなり，本症が発生しやすい[1]．

20年前に椎間板摘出術と脊椎前方固定術を受けた52歳の男性が，頸部左回旋に伴いめまいを示した．血管造影では，頸部左回旋時に左椎骨動脈がC3-4にて閉塞していた．右椎骨動脈にも狭窄があった[2]．C4では横突孔と鈎状突起が近いので，頸椎症などの変性により本症が起こりやすいとされている．血管造影での血流停滞部位と実際の椎骨動脈圧迫部位とが異なることもあるので，反対側の椎骨動脈および両側の内頸動脈を含めて，十分な検討が必要であるとされる[2]．

Zaidiらの報告では11例の血管造影にて，椎骨動脈の動的圧迫が認められている．C1-2とC5-7がそれぞれ同程度にある．左椎骨動脈が72.7％であり，54.5％は反対側への頸部回旋により症状が出ているとしている[3]．

Koonceらの報告では，原因は種々あり，そのうち多いのは線維性バンド，骨棘とC1-2の過運動性であったとしている．また，神経症状が出現する程度まで患者の頭部を患側に向けないと，血管造影にて椎骨動脈の狭窄は出現しないとし，症状出現後，造影剤は手押しで注入し，なるべく早期に撮像をすることが重要としている[4]．

画像所見

1．血管造影

頸部回旋時に，一側の椎骨動脈の閉塞あるいは狭窄を血管造影にて認める（**症例1**）[1]．強い頸部回旋が可能な血管造影にて，異常所見が最もよく出現する[4]．

Koonceらの症例①は72歳の男性で，頭部を右に向けると失神寸前状態になる．右椎骨動脈造影の正面像では異常がないが，右45°の斜位像ではC5にて軽度の狭窄，右75°では強い狭窄が出現している．さらに，CTAの頭部を右に向けた斜位像では，C5横突孔の直下の横断像にて，大きな骨棘と椎間関節との間で右椎骨動脈に狭窄を認める．左椎骨動脈は低形成であり，後下小脳動脈に終わっている．後交通動脈は小さい．

症例②は38歳の男性で，失神寸前状態と一過性の視力異常を頭部を右に向けた時に起こしている．左椎骨動脈造影にて，正面像では異常がないが，頭部を45°右に向けると，左椎骨動脈はC1-2にて高度狭窄を示し，70°右に向けると完全閉塞になった．右椎骨動脈は後下小脳動脈以降は閉塞し，後交通動脈は両側とも欠損していた．

症例③は65歳の男性で，頭部を右に向けると失神寸前状態になった．右椎骨動脈造影にて，正面像では正常であるが，右を向くと，C4-5にて椎骨動脈が完全閉塞になった．左椎骨動脈は小さく，後下小脳動脈に終止し，両側の後交通動脈は欠損していた[4]．

2．MRA

MRAでは回旋が不十分となりやすい．

診断のキー

頸部回旋時に症状が出現し，回旋した体位での血管造影にて椎骨動脈に閉塞ないしは強い狭窄が認められ，通常の体位で閉塞あるいは狭窄がなければ，本症と診断できる．反対側の椎骨動脈にも低形成や狭窄があることが多い．

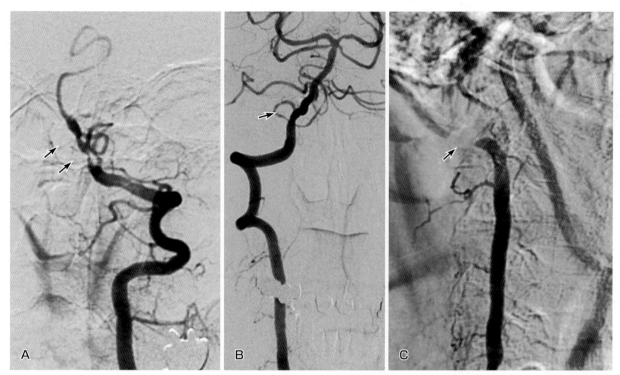

症例1 ボウハンター症候群，71歳，男性．心筋梗塞にて冠状動脈ステント留置術後である．退院数日後から，左方向に頭を回した時に耐えがたいめまいを生じるようになった．
A：左椎骨動脈造影正面像では，頭蓋内にて左椎骨動脈に高度狭窄を認める（→）．
B：右椎骨動脈造影正面像にて，頭蓋外の椎骨動脈には著変を認めない．椎骨動脈遠位部に軽い狭窄の疑いがある（→）．
C：右椎骨動脈造影（左方向へ頸部回旋時）では，右椎骨動脈がC2/3椎間にて閉塞している（→）．
補足：患側は右椎骨動脈であり，左椎骨動脈には高度の狭窄がある．左を向くと，右椎骨動脈に強い狭窄が起こり，めまいを呈する．ボウハンター症候群である．

文献

1) Ross JS：Bow hunter syndrome. Ross JS, et al（eds）：Diagnostic Imaging—Spine 2nd ed. Amirsys, Salt Lake City, 2010, ppV-3-54-55
2) Buchanan CC, et al：Rotational vertebral artery occlusion secondary to adjacent-level degeneration following anterior cervical discectomy and fusion. *J Neurosurg Spine* **20**：714-721, 2014
3) Zaidi HA, et al：Diagnosis and management of bow hunter's syndrome：15-year experience at Barrow Neurological Institute. *World Neurosurg* **82**：733-738, 2014
4) Koonce JD, et al：Angiographic assessment of rotational vertebral artery syndrome（bow hunter's syndrome）：a case series. *Neurographics* **3**：100-107, 2013

10 減圧障害

臨床

　減圧障害（decompression Illness）とは，外圧の急激な減少によりガス気泡が組織内あるいは血液内に生じ，症状を呈することである．潜水から上がってくる時のほかにも，潜水直後の山登り，高圧室あるいは減圧室での運動等によって起こる．

　減圧障害には動脈性ガス塞栓症と減圧症〔潜函症（decompression sickness）〕の2種類がある[1]．

　動脈性ガス塞栓症は拡張したガスが肺胞の毛細血管を破ること（肺気圧障害）によって起こり，肺胞のガスが動脈循環に入る．肺容量が最大（全肺容量）に近い状態で潜った際には，1～1.5 mの浅い水深から浮上する際にも起こる．喘息患者のような気道閉塞がある状態，あるいは肺胞ブレブ，囊胞，ブラがある際にはガスが閉じ込められており，その状態でも肺胞毛細管が破れると，動脈性肺塞栓症が起こりうる．減圧以外では，血管カテーテルあるいは人工換気などの医原性の原因によっても動脈性ガス塞栓症は起こりうる[2]．

　減圧症は比較的軽微な症状（関節痛，大理石様皮膚，小さな斑状出血，リンパ管閉塞）を示す1型と，より重篤な，ときに生命の危険のある2型とに分けられる．後者は侵される器官（脳，脊髄，内耳，肺）によって，4種類に分けられる．脊髄は減圧症2型の代表的な中枢神経系の病変部位である．

　潜水にて深い水深から浮上する際に，通常では拡散と灌流により体内からガス気泡は取り除かれる．しかし，減圧症ではより早く，ガス気泡が組織内と血液内に産生されるので，本症が発生する．その際に，窒素ガスが大きな役目を果たす[1]．

　減圧症における神経病変では，白質が主として侵される．窒素ガスが脂肪の多い大脳および脊髄の髄鞘に，より多く入ることによる．

　脊髄における病変は胸髄，特に側索と後索に強い．胸髄は比較的動かない構造で，しかも血流がもともと少ないので，減圧症の際には虚血に陥りやすいとされる．

　窒素ガスによる脳・脊髄病変に関する病態は，①動脈性ガス塞栓症，②血液-ガス境界面にて凝固機能が亢進することによって血流障害を起こす，③卵円孔開存がある，の3つの可能性がある．

　脊髄病変に関しては，動脈性梗塞あるいは静脈性梗塞であるとする見解のほか，窒素ガス自体に毒性があるとする見解もある[1]．

　伊豆・大瀬崎のレジャーダイバーおよびインストラクターを対象とした調査では，延べ1万9,011ダイブに1回の割合で減圧症が発生するとされている[3]．

画像所見

1. 脊髄のMRI

1) 血管性浮腫

　Kamtchum Tatueneらの報告では，ADC値の低下を伴わない，T2強調像および拡散強調像での長大な高信号を認めている．横断像では脊髄辺縁部を残して，その他の部位に高信号を認めている．灰白質が保たれているようにみえる．2週間後には高信号は消失し，血管性浮腫と考えられている．潜水から浮上24時間後に撮像したT2強調矢状断像では上部胸髄に高信号があり，翌日には約3椎体の範囲に増大し脊髄腫大を認めたが，13日目には消失している．これも血管性浮腫と考えられた[1]．

　症例1では，ほぼ全脊髄に及ぶ高信号をT2強調像にて認め，脊髄辺縁部を除いて，灰白質も白質も侵されているが，灰白質がより高信号を示している．胸髄では中心部がより侵されている．

2) 虚血

　前述の報告では，頸髄胸髄移行部の後索にT2強調像にて高信号を認め，造影効果を認めなかった．この病変は残存した．虚血と考えられた[1]．

2. 頭部のMRIおよびCT
1) 虚　血

前述の報告では脳梁全体と，非対称性に両側前頭葉白質内に，ADC値の低下を伴う拡散強調像での高信号があり，造影効果を認め，その後も残存した[1]．非可逆性であり，虚血と考えられる．

脳型減圧症にて，CTで脳内に空気を認めた例がある[4,5]．CTにて，脳梗塞も認めている[3]．

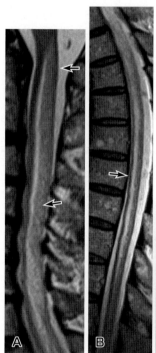
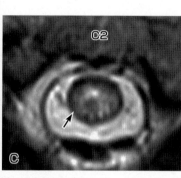
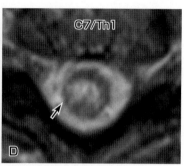

症例1 減圧症，63歳，男性．朝9時ごろから，ダイビングで水深55mまで潜っていた．浮上の際に潮に流されて酸素が足りなくなり，コンピュータの警告を無視して水深20mから急浮上した．頭痛と脱力感があり歩行できなかった．酸素吸入・水分摂取で症状は改善した．近医受診の際には体幹・上肢に皮疹があった．しかし，11時半ごろから両下肢の麻痺・しびれ・不随意運動が出現し，徐々にしびれは胸部まで上がってきた．発症から5時間後に高圧酸素療法を開始した．翌日にMRIを撮像した．

A，B：T2強調矢状断像にて，ほぼ全脊髄にわたって髄内に高信号を認める（→）．頸髄では脊髄前角に強い高信号があり，腫大を認める．胸腰髄では脊髄中心部に高信号がある．

C：T2強調横断像（C2）にて，主として中心灰白質に高信号を認める（→）．脊髄前角に強い高信号がある．

D：T2強調横断像（C7/Th1）にて，脊髄中心部に高信号を認める（→）．

（日本赤十字社和歌山医療センターの症例，山本貴之先生のご厚意による）

文　献

1) Kamtchum Tatuene J, et al：Neuroimaging of diving-related decompression illness：current knowledge and perspectives. *AJNR Am J Neuroradiol* **35**：2039-2044, 2014
2) Vann RD, et al：Decompression illness. *Lancet* **377**：153-164, 2011
3) Nakayama H, et al：Decompression sickness and recreational scuba divers. *Emerg Med J* **20**：332-334, 2003
4) 松尾　龍，他：素潜り漁中に発症した脳型減圧症の1例．臨神経 **52**：757-761, 2012
5) Wen WC, et al：Decompression illness with extensive gas bubble formation. *Intern Med* **52**：643-644, 2013

第10章

術後の合併症

1 偽性髄膜瘤

臨床

手術操作による硬膜損傷がくも膜の硬膜嚢外突出をきたし，嚢胞性腫瘤を形成した状態である．くも膜に裏打ちされた嚢ではないため，「偽性」髄膜瘤（pseudomeningocele）と呼ぶ．偽性髄膜瘤は術後難治腰椎症候群（failed back surgery syndrome）の原因となりうるが，腰痛再発まで数週間かかる．また，神経根症状を起こすこともある．

画像所見

1. MRI

硬膜嚢から背側に突出する境界明瞭な液体貯留域として描出される（症例1A）．内部は脳脊髄液またはそれに類似した信号を示すことが多い．出血成分や残渣などにより液面形成を伴うこともある．

2. CT

CTでも椎体背側に境界明瞭な液体貯留域として認められる．

診断のキー

1. 脊椎手術・治療後の画像診断

1) 術式

ⅰ) 椎弓

開窓術，部分椎弓切除術，半椎弓切除術，全椎弓切除術，椎弓形成術．

ⅱ) 椎間板

ヘルニア核出術，椎間板部分切除術，椎間板根治術．

ⅲ) 椎体

移植骨固定術，インスツルメント固定術，インプラント固定術．

2) 手術合併症

ⅰ) 血管損傷

出血など．

ⅱ) 硬膜損傷

脳脊髄液漏出症など．

ⅲ) 神経損傷

脊髄挫傷など．

3) 術後変化

ⅰ) 骨

骨髄炎，脊椎不安定性，照射後変化．

ⅱ) 髄膜

硬膜外膿瘍，感染性くも膜炎，癒着性くも膜炎，硬膜外線維瘢痕，偽性髄膜瘤，医原性類上皮腫．

ⅲ) 椎間板

感染性椎間板炎，椎間板ヘルニアの術後遺残，再発ヘルニア，術後性促進性脊椎変性．

ⅳ) 神経

無菌性神経根炎，圧迫性脊髄軟化症，放射線性壊死，放射線性神経根炎．

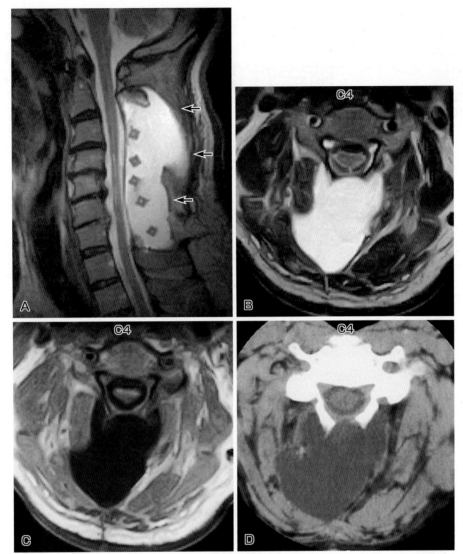

症例 1　偽性髄膜瘤，50代，男性．後縦靱帯骨化症に対する後方拡大術の既往がある．

A：T2強調矢状断像ではC2-7の脊椎背側に境界明瞭だが分葉状の液体貯留域を認める(→)．脊柱管の除圧自体は良好に保たれている．頸髄内には過去の強い圧迫による索状の高信号が残存している．

B：T2強調横断像（C4）でも開創部に沿った液体貯留域がある．硬膜は保たれてみえる．

C：T1強調横断像（C4）でも同部は均一な低信号を呈しており，出血成分などの混在は認められない．

D：CT（C4）でも脳脊髄液と等吸収の境界明瞭な液体貯留がある．

文献

1) Ross JS：Magnetic resonance imaging of the postoperative spine. *Semin Musculoskelet Radiol* **4**：281-291, 2000
2) Sklar EM, et al：Posttraumatic spinal pseudomeningocele：MR and clinical features. *AJNR Am J Neuroradiol* **11**：1184, 1990

2 術後性促進性脊椎変性

臨床

術後性促進性脊椎変性（postsurgical accelerated degeneration）は，spinal transitional degenerative syndromeやaccelerated segmental degenerationとも呼ばれている．椎体固定術後では，Klippel-Feil症候群と同様に，癒合した椎体の上下の椎間に負荷がかかるため，椎間板変性や骨棘形成などの変形性変化が起こりやすい．ただし，椎体固定術後の全例に起こるわけではなく，個人差があり予測不可能である．

画像所見

1. MRI

癒合椎の直上もしくは直下の椎間で，椎間板変性，椎間板ヘルニア，骨棘形成，靱帯肥厚，椎間関節骨性増殖などによる脊柱管狭窄，脊椎変性辷り症，辷り症に伴った後天性脊椎分離症が認められる．

診断のキー

手術による癒合椎に近接する椎間では，変形性変化が促進するため，新たな症状が出現しやすい．

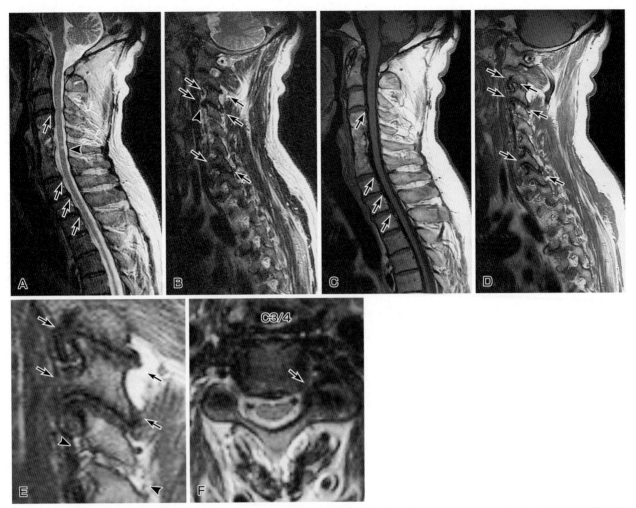

症例1 術後性促進性脊椎変性，50代，男性．8年前，頸椎後縦靱帯骨化症に対してC4-7前方除圧固定術の既往がある．最近になって，左上肢痛が出現した．

- **A**：T2強調矢状断像（正中）ではC4-7椎体が癒合している．これらのレベルでは硬膜の除圧は保たれているが，C3/4，C7/T1-T2/3の各椎間では椎間板変性が目立ち，脊柱管内に膨隆している（→）．C6の頸髄内には脊髄軟化（myelo-malacia）が残存している（▶）．
- **B**：T2強調矢状断像（左外側）では癒合椎辺縁にあたるC2/3，C3/4やC7/T1の椎間関節の変性（→），黄色靱帯の肥厚・たわみ（▶）が目立っている．
- **C**：T1強調矢状断像（正中）でも，C3/4，C7/T1-T2/3に椎間板膨隆がある（→）．
- **D**：T1強調矢状断像（左外側）でも，C2/3，C3/4，C7/T1の椎間関節には変性や骨棘形成が著しく（→），外側陥凹や椎間孔を狭窄させている．
- **E**：画像DのC3/4拡大像では，固定されているC4/5の椎間関節には変性が認められないのに対し（▶），C2/3とC3/4の椎間関節には変性や骨棘形成が顕著である（→）．
- **F**：T2強調横断像（C3/4）では左椎間関節の骨性増殖が目立ち，左椎間孔を狭窄させている（→）．

文献

1) Andrews CL：Evaluation of the postoperative spine：spinal instrumentation and fusion. *Semin Musculoskelet Radiol* **4**：259-279, 2000
2) Eck JC, et al：Adjacent-segment degeneration after lumbar fusion：a review of clinical, biomechanical, and radiologic studies. *Am J Orthop (Belle Mead NJ)* **28**：336-340, 1999
3) Lee CK：Accelerated degeneration of the segment adjacent to a lumbar fusion. *Spine (Phila Pa 1976)* **13**：375-377, 1988

3 術後難治腰椎症候群

臨床

術後難治腰椎症候群（FBSS：failed back surgery syndrome）は，脊椎外科手術後にも疼痛や機能障害が改善されない状態のことをいう．脊椎手術の10〜40％にみられる．主な原因として椎間板ヘルニアの術後遺残または再発ヘルニア，術後硬膜外瘢痕組織形成，癒着性くも膜炎，椎間板変性〔術後性促進性脊椎変性（postsurgical accelerated degeneration）〕などが含まれる．術後硬膜外瘢痕組織形成は，手術の成功・不成功にかかわらず患者側の体質的な因子によって惹起されると考えられており，術前・術中には予測がつかない．また，腰痛症患者に共通の心因的要素も影響しており，FBSS患者は追加手術を繰り返すことが多い〔多数回手術腰椎（MOB：multiple operated back）〕．

再発ヘルニアの再手術の成績は良好であるが，瘢痕組織に対する再手術の成績は不良であり，椎間板ヘルニア術後ではヘルニア再発または瘢痕組織による症状再発の鑑別が重要である．原因の推定には，術後から症状発現までの期間を考慮することが重要であり，画像診断が参考となる．

画像所見

1. MRI

頻度の高い再発ヘルニアと瘢痕組織の鑑別について述べる．再発ヘルニアの場合は結節状の形態をしており，T1強調像およびT2強調像ともに低信号で，造影剤による異常増強効果はほとんど認められない．これらの所見は通常の椎間板ヘルニアと同様である（**症例1A，B**）．一方，瘢痕組織の場合は不整形な形態で，T2強調像では高信号を呈し，また造影早期から強い造影剤増強効果を全体に認めることが多い．瘢痕組織に向かって硬膜嚢が牽引される所見も鑑別に役立つ．ただし，脊椎手術後のほぼ全例でさまざまな程度の瘢痕組織が形成されるが，その量や増強効果は臨床症状とは相関しないため，症状との関連を言及するのは困難である．

そのほかにも，FBSSの原因として異物，インプラント偏位・損傷，術後感染，骨過形成による脊柱管狭窄症，椎間関節亜脱臼や偽関節形成などによる機械的脊椎不安定性といった所見が認められることがある．

術後の正常所見としては，脊柱起立筋群の浮腫，液体貯留や増強効果，充填脂肪組織，術後6カ月までの神経根増強効果などがある．

2. 単純X線およびCT

MRIは金属アーチファクトが強く現れ，また骨の描出に劣るため，インプラントの偏位・損傷や骨性の脊椎不安定性などについては，単純X線像やCT再構成画像のほうがわかりやすいことがある．

診断のキー

1. FBSSの発症時期による分類

1）術直後

誤診，手術部位の誤り，椎間板ヘルニアの術後遺残，神経損傷，除圧不足，異物．

2）術後早期（〜3週）

血腫，感染，除圧不足，インプラント偏位，脊椎不安定性．

3）術後中期（3週〜6カ月）

感染，除圧不足，インプラント偏位・損傷，脊椎不安定性，癒着性くも膜炎．

4）術後後期（6カ月〜）

ヘルニア再発，脊柱管狭窄症発生・再発，脊椎不安定性，偽関節形成，インプラント偏位・損傷．

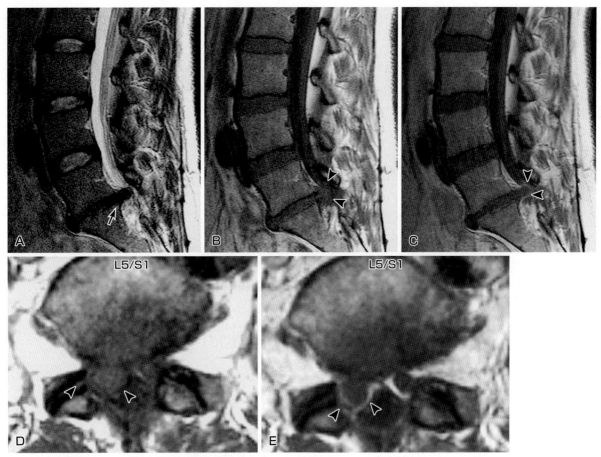

症例1 椎間板ヘルニアの術後再発，40代，女性．4年前にL5/S1の椎間板ヘルニアに対し，Love手術を施行．最近になって腰痛が再び出現するようになった．

- **A**：T2強調矢状断像では，L5/S1の椎間板は他のレベルと比較して変性が強く，椎間板と骨棘が背側に突出している（→）．
- **B**：T1強調矢状断像では椎間板周囲に淡い中間信号があり，椎間板との境界は不明瞭である（▶）．
- **C**：造影後T1強調矢状断像では椎間板辺縁に沿った増強効果があり，術後硬膜外瘢痕組織に相当する（▶）．
- **D**：T1強調横断像（L5/S1）でも左後外側型の再発ヘルニアと術後硬膜外瘢痕組織との境界は不明瞭である（▶）．
- **E**：造影後T1強調横断像（L5/S1）では造影することによって両者の境界が明瞭になっている（▶）．

BOX

■術後難治腰椎症候群の原因

- 癒着性くも膜炎
- 脊柱管狭窄，椎間孔狭窄
- 脊髄円錐部の腫瘍
- 硬膜外線維化症
- 術直後の合併症（感染，血腫，神経根に対する外科的損傷）
- 神経根に対する不十分な除圧（残存する軟部組織あるいは骨による）
- 機械的不安定症
- 偽関節症
- 椎間板突出の残存あるいは再発
- 脊椎すべり症
- 間違った高位への手術

文献

1) Van Goethem JW, et al：Review article：MRI of the postoperative lumbar spine. *Neuroradiology* **44**：723-739, 2002
2) Fan YF, et al：Failed back surgery syndrome：differentiating epidural fibrosis and recurrent disc prolapse with Gd-DTPA enhanced MRI. *Singapore Med J* **36**：153-156, 1995
3) Burton CV：Causes of failure of surgery on the lumbar spine：ten-year follow-up. *Mt Sinai J Med* **58**：183-187, 1991

4 後天性類上皮腫

臨床

硬膜内類上皮腫には先天性および後天性がある．後天性類上皮腫（iatrogenic acquired spinal inclusion epidermoid tumor）は，若年もしくは中年に発症し，腰椎穿刺や脊椎手術などによる硬膜嚢内への皮膚組織片の迷入が原因と考えられている．皮膚組織片は落屑して増殖し，腫瘤を形成する．症状は，腰椎穿刺の2～数十年後に発症する．

なお，先天性類上皮腫は胎生3～4週に外胚葉の一部が迷入したものである．また，胎生3～4カ月での外胚葉の迷入は，汗腺，皮脂腺，毛髪などを含み類皮囊腫（dermoid cyst）となる．

画像所見

1. MRI

硬膜内で馬尾背側にやや分葉状の腫瘤として描出される．T1強調像で脳脊髄液と等信号を呈することが多いが，内部に脂肪・脂質を内包する場合は高信号となる．T2強調像では腫瘤中心部で脳脊髄液と等信号～高信号，辺縁部で低信号を呈する（症例1A）．また，辺縁に沿って輪状の造影剤増強効果を伴うこともある．

たいていは腰椎穿刺の既往があるほか，先天性類上皮腫と異なり二分脊椎などの脊椎奇形や背側皮膚洞などの形成異常が付随しないことも鑑別点となる．

2. 脊髄造影（ミエログラフィー）

馬尾に付着した非特異的な分葉状腫瘤として認める（症例1E）．

診断のキー

馬尾に囊胞性病変を認めた場合は，腰椎穿刺や外傷の既往を聴取する．

鑑別診断

1. 硬膜内くも膜囊胞

くも膜下腔と交通性を有することがある．内容液は漿液性のため，T1強調像で低信号を示す．

2. 囊胞性神経鞘腫

辺縁部に造影剤増強効果を認める．神経根に移行するような紡錘状形態をしている．

3. 囊胞性上衣腫もしくは星細胞腫

辺縁部の充実成分に造影剤増強効果を認めない場合は，鑑別は困難である．

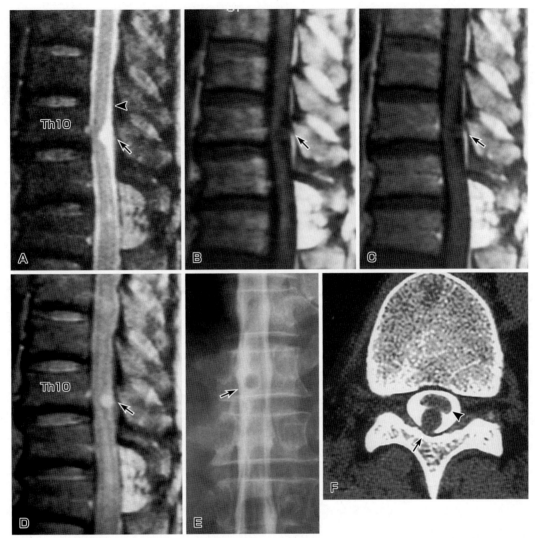

症例1 術後性類上皮腫，50代，男性．2年前に左足のしびれ，歩行障害を契機に発見した黄色靱帯骨化症に対し，Th11-12椎弓切除術を施行した．最近になり，左下肢しびれなどの症状が再増悪した．

A：T2強調矢状断像ではTh10下部の脊柱管内に，境界明瞭な著しい高信号を呈する結節があり（→），脊髄を圧迫している．また，硬膜の立ち上がりを伴っておらず，なだらかに脊髄を偏位させており，硬膜内髄外病変である（▶）．

B：T1強調矢状断像では，この結節は脊髄とほぼ等信号を呈している（→）．

C：造影後T1強調矢状断像でも増強効果は伴っていない（→）．

D：プロトン密度強調矢状断像では脳脊髄液より強い高信号を示す結節が明瞭に描出されている（→）．

E：ミエログラフィー正面像ではTh10下部の右側で境界明瞭な結節が脊髄および神経根を圧排している（→）．

F：ミエロ後CT（Th10）では硬膜内結節（→）が脊髄（▶）を空豆状に圧排変形させている．

（提供：都立駒込病院）

文献

1) Toro VE, et al：MRI of iatrogenic spinal epidermoid tumor. *J Comput Assist Tomogr* **17**：970-972, 1993
2) Visciani A, et al：Iatrogenic intraspinal epidermoid tumor：myelo-CT and MRI diagnosis. *Neuroradiology* **31**：273-275, 1989
3) Oblu N, et al：Experimental investigation of the origin of intraspinal epidermoid cysts. *Acta Neurol Scand* **43**：79-86, 1967

5 remote cerebellar hemorrhage

臨床

　開頭術の術中もしくは術後（〜25日）の患者の0.1〜5％には，開頭部とは離れた部位に小脳出血の合併がみられ，remote cerebellar hemorrhage（RCH）と呼ばれている．脊椎手術での発生率はこれより少ない．ただし，開頭術後と異なり，脊椎術後に頭部画像はルーチンには撮像されないため，正確な頻度は不明である．

　RCHを疑う契機となる症状は，頭痛，繰り返す嘔気・嘔吐，小脳失調や意識変容である．ただし，偶発的に画像所見を認めても関連する神経症状は目立たず，保存的な経過観察のみでも増悪しないことも多い．

　病態生理については，術中・術後に大量の脳脊髄液喪失があることでテント下架橋静脈が牽引され，静脈側副路の発達が不十分な小脳で出血性静脈梗塞を起こすという静脈閉塞説と，脳脊髄液圧低下が静脈内外の圧較差を生み壁損傷をきたすという静脈破綻説がある．脳脊髄液減少によるテント上での硬膜下血腫も後頭蓋窩構造の下方偏位や静脈の破綻を増悪させる．ただし，早期の画像でも静脈性うっ血の所見を認めないことや，上小脳静脈の一過性閉塞のみでは小脳小葉間や小脳裂に沿った非区域性の出血分布の説明がつかないことから，より細径レベルでの毛細血管や小静脈の広範な障害を想定する向きもある．いずれにせよ，脳脊髄液の排液を助長する陰圧吸引ドレナージは控えたほうがよい．脊椎手術既往による硬膜癒着や，小脳萎縮による易偏位性も危険因子となる．このほか，動脈性の高血圧，術中体位による頸静脈狭窄・閉塞や凝固能異常など多因子が複合的に関与している可能性がある．

画像所見

1．MRI

　小脳半球に片側性もしくは両側性の出血を認める．血腫の信号強度は，撮像時期によって通常の血腫と同様な経過を示す．分布が特徴的であり，小脳上部優位に小葉間や小脳裂に沿って弧状に広がる．明らかに小脳白質に血腫が存在する場合（症例1）と，表在性で小葉間や小脳裂のくも膜下出血と区別がつかない場合がある．小脳実質の浮腫や腫脹は目立たない．小脳扁桃など小脳下部優位に非典型分布を認めることや，テント上のくも膜下出血や水頭症を合併することもあり（症例3），病態生理を推定するうえで興味深い．

2．その他の画像所見

　CTで，小脳上部優位の小葉間や小脳裂に沿った血腫の高吸収域と，小葉実質の低吸収域からなる交互の縞模様をzebra signと呼ぶ（症例1C）．

　血管造影では，出血の原因となるような硬膜動静脈瘻などの血管奇形を認めず，硬膜静脈洞や皮質静脈の閉塞も明らかではない．

診断のキー

　小脳半球で小葉間や小脳裂に沿うような血腫によるzebra signをみたら，開頭術や脊椎手術など硬膜を開放する手術の既往を確認する．

鑑別診断

1．高血圧性小脳出血

　動脈性の小脳出血では，片側小脳半球で動脈支配域に沿うような限局性の血腫形成を認める．第4脳室への脳室内穿破やくも膜下出血の合併頻度も高い．抗凝固薬投与中や播種性血管内凝固症候群（DIC：disseminated intravascular coagulation）の場合は，特発性に出血することもある．

2．脳表ヘモジデリン沈着症

　動脈瘤破裂既往やduropathiesによる脳表ヘモジデ

リン沈着症では，小脳実質内に血腫形成を認めない．また，脳表ヘモジデリン沈着症では小脳小葉と小葉間での信号強度差や吸収値差を認めず，縞模様ではない．

3. 硬膜動静脈瘻

小脳半球の静脈性浮腫が顕著であり，栄養血管の増生を認める．横静脈洞やS状静脈洞の血栓症を伴うこともある．

4. 脳アミロイド血管症

小脳病変を認めることは少ない．

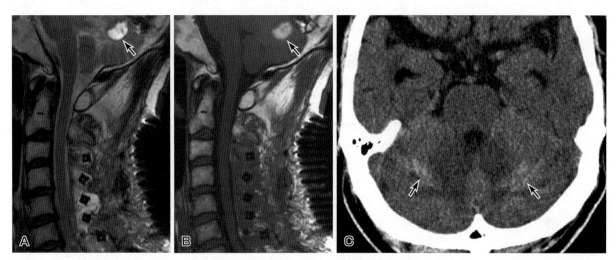

症例 1 remote cerebellar hemorrhage，60代，男性．頸椎症性脊髄症に対するC3-7椎弓形成術後2週間目．術後，歩行時にふらつきを認めた．
A：T2強調矢状断像では，小脳前葉白質に嚢胞状の高信号（→）を認める．
B：T1強調矢状断像でも，同部は高信号を示しており（→），血腫を疑う．
C：CTでは，縞模様のzebra signを認める（→）．

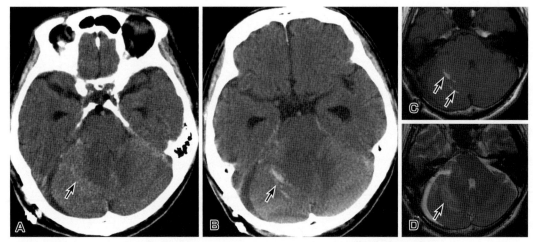

症例 2 remote cerebellar hemorrhage，60代，男性．右聴神経腫瘍術後．
A：右聴神経腫瘍術直後のCTでは，右小脳半球に弧状のごくわずかな高吸収域（→）を認めるのみである．
B：術後翌日のCTでは，同部に出血が顕在化している（→）．
C：後日のT1強調横断像でも，小葉間に沿うような実質内の血腫を認める（→）．
D：T2強調横断像での血腫周囲の浮腫状領域は限局性である（→）．

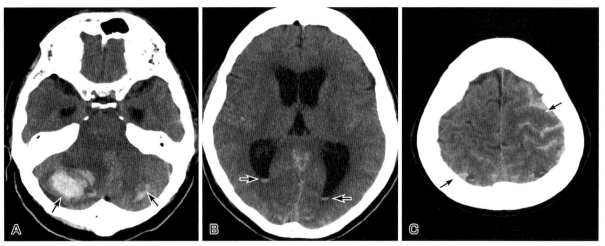

症例3 remote cerebellar hemorrhage, 70代, 男性. 頸椎後縦靭帯骨化症術後2日目. 呂律不良, 右下肢麻痺, やや意識レベル低下.

A：CT（後頭蓋窩レベル）では，右側優位に両側小脳半球内の出血がある（→）．血腫および周囲の浮腫状領域の圧排効果（mass effect）により，第4脳室は狭窄して局在が不明瞭となっている．
B：CT（基底核レベル）では，側脳室内の血液成分貯留（→）と軽度の水頭症を示す．
C：CT（円蓋部レベル）で，広範なくも膜下出血（→）を認める．

文献

1) Mallio CA, et al：Bilateral remote cerebellar haemorrhage after spinal surgery：a case study and review of the literature. *Brain Inj* **28**：1216-1222, 2014
2) Kaloostian PE, et al：Intracranial hemorrhage after spine surgery. *J Neurosurg Spine* **19**：370-380, 2013
3) Figueiredo EG, et al：Remote cerebellar hemorrhage (zebra sign) in vascular neurosurgery：pathophysiological insights. *Neurol Med Chir (Tokyo)* **49**：229-233, 2009

6 ガーゼ腫（タオル腫）

臨床

ガーゼ腫（またはタオル腫；gossypiboma）は術中に使用されたガーゼやタオルが体内に残され，それに対して異物反応として発生した肉芽腫を指す．傍脊椎部はまれではあるが，7例に関する報告がある[1]．全例に椎間板ヘルニアがあり，椎弓切除術を施行されている．5例は腰椎に，2例は頸椎に認め，いずれも手術部位の近傍に腫瘤が位置している．症状は4カ月〜16年経過している．いずれも感染・発熱はない．病理では4例にガーゼを認め，3例では縫合糸を認めた．

画像所見

1. MRI

7例の腫瘤最大径の平均は4.3 cmであり，後部傍脊椎部にあり，いずれも手術部位に一致していた[1]．病変は円形・卵形であり，5例が境界明瞭であった．T1強調像では全例が傍脊柱筋に比べて低信号〜等信号を示した．T2強調像では6例が中心部で高信号，周囲は低信号を示した．これらの例では周囲の部位に造影効果を認めた．残り1例は低信号と高信号の混在であり，不均一な造影効果を認めた．

診断のキー

以前の手術部位に一致し，傍脊椎部に軟部腫瘤を認めたら，本症を鑑別診断に入れる．

文献

1) Kim HS, et al：MR imaging findings of paravertebral gossypiboma. *AJNR Am J Neuroradiol* **28**：709-713, 2007

7 止血材遺残による神経根症

臨床

　脊椎領域では吸収性局所止血材の使用頻度が高く，止血困難な硬膜外出血などに適用される．原材料別に微線維性コラーゲン，酸化セルロース，ゼラチン，トロンビン製剤およびフィブリン製剤に分類される．剤型にはパウダー（綿花），シートおよびスプレータイプがある．パウダータイプは陥凹部や筋層からの出血，シートタイプは切骨面，スプレータイプは凹凸の強い部位や広い範囲に用いられる．

　止血後には可及的に除去することが推奨されているが，いずれ生体内で吸収されるので，除去操作時の再出血を恐れてそのまま留置されることも多い．これが後に局所に異物肉芽腫を形成する場合もあり，臨床的に有症候性となりうる（止血材遺残による神経根症；radiculopathy due to hemostat）．

　画像上は椎間板ヘルニアの術後遺残・再発や硬膜周囲瘢痕などとの鑑別を要する．一般的に，椎間板ヘルニア術後患者の8〜25％に腰痛や坐骨神経痛の再発を認めるため，再手術の適応検討には正確な鑑別診断が望まれる．

画像所見

1. MRI

　硬膜外で結節状構造として描出される．コラーゲン製剤の場合は，T1強調像，T2強調像ともに筋や靱帯とほぼ等信号を示す．ただし，血液成分の混合状態や，吸収途上のどの時点で撮像されるかによって，画像所見は修飾される．生体反応による吸収機転が働き，一過性に膨化することや，病変の辺縁部がT2強調像で高信号を呈することもある（症例1B, D）．ただし，これは通常の椎間板ヘルニアでも認める所見である．周囲の凝血塊によってT1強調像でいっそうの高信号を伴うこともある（症例1C, E, 2C, F）．また，近接する椎間板とあたかも連続しているかのような類滴状にみえることもあり，注意を要す．この場合は，当該椎間板自体には術前後で大きな変化（減高や変性の進行）を認めないことが鑑別に役立つ．

2. CT

　血液成分の混合状態にもよるが，筋より淡い高吸収値を示すことが多い（症例1F, 2G）．ただし，局所的な高吸収値が目立つ場合は，止血材以外の人工充填物の逸脱と紛らわしいこともある（症例2G）．

診断のキー

　脊柱管内に，脊椎術前には存在しなかった充実性小結節を認める場合は，止血材遺残を疑う．

鑑別診断

1. 術後血腫

　出血からの時期によって異なるが，血液成分としての信号強度を呈する液体貯留を認める．

2. 椎間板ヘルニア

　脊椎術後に突然，出現する蓋然性は低い．遊離髄核でなければ，由来椎間板との連続性がある．

3. 硬膜周囲瘢痕

　術直後には瘢痕形成されないため，術後早期に認める場合は瘢痕ではない．

4. 滑膜囊胞

　一般的には関節液を含むが，内容物に高蛋白成分，血液成分や石灰化を伴う場合は，さまざまな信号強度を呈しうる．囊胞壁がT2強調像で低信号を示す．

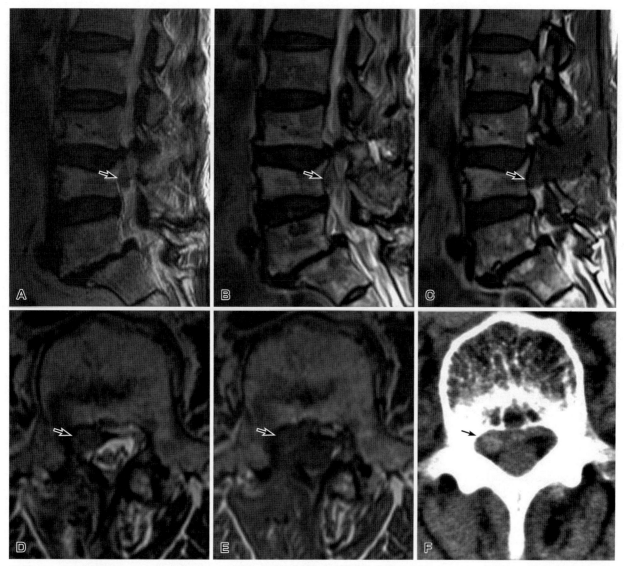

症例1 止血材遺残による神経根症,70代,女性.腰部脊柱管狭窄症に対してL3/4内視鏡下椎弓切除術を施行.術後3日目から右下肢筋力軽度低下が出現した.

- **A**:術後5日目のT2強調矢状断像では,L4椎体の右後方に,術前には認めていなかった低信号結節が出現しており,L3/4椎間板から下垂した脱出髄核のようにみえている(→).
- **B**:3週間後のT2強調矢状断像では,同部の構造(→)が信号上昇を伴って,やや腫大してみえる(→).病変の辺縁部は中心部に比して相対的に高信号を示している.
- **C**:T1強調矢状断像では,病変は椎間板よりもやや淡く高信号を呈している(→).
- **D**:T2強調横断像(L4)では,L4椎体レベル脊柱管内の右外側陥凹部で,硬膜外に右後外側型椎間板ヘルニアのような低信号結節を認める(→).
- **E**:T1強調横断像(L4)では,同部は筋とほぼ等信号である(→).
- **F**:術後5日目のCT(L4)では,筋よりもやや淡い高吸収値を呈している(→).3週間後に再手術が施行され,止血材による神経根の圧迫を認めた.

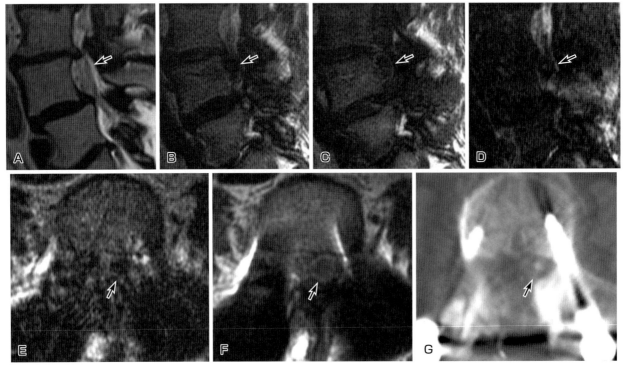

症例2 止血材遺残による神経根症, 70代, 女性. L4前方すべり症に対し, L4/5 腰椎後方除圧固定術を施行. 術直後から前脛骨筋に徒手筋力検査 (MMT:manual muscle testing) 2レベルの筋力低下を認めた.

- **A**: 術前の T2 強調矢状断像では, L4 椎体レベルの脊柱管内に余分な構造を認めない (→).
- **B**: 術翌日の T2 強調矢状断像で, L4 椎体レベルの脊柱管内硬膜外に低信号を示す楕円形の構造 (→) が出現しており, L3/4 椎間板から下垂した椎間板ヘルニアのようにみえる. ただし, 術前と比較して, L3/4 椎間板隙の急速な狭小化はない.
- **C**: T1 強調矢状断像では, 同部は辺縁部にいっそうの高信号帯を伴った低信号として描出されている (→).
- **D**: STIR 法矢状断像でも, 同部は低信号を呈している (→).
- **E**: T2 強調横断像 (L4/5) では, L4 椎体レベルの脊柱管内の左寄りに左後外側型椎間板ヘルニアのような低信号結節を認める (→).
- **F**: 術翌日の T1 強調横断像 (L4/5) では, 同部は辺縁部にいっそうの高信号帯を伴った低信号として描出されている (→).
- **G**: 術直後の CT (L4/5) では, 一部に高吸収域を伴った構造であり, 椎体間ケージの一部が逸脱したようにもみえる (→). 血腫を疑い, 除去術を試みるも脊柱管内には血腫を認めず, 止血材が神経根を圧迫していた.

文献

1) Doita M, et al:Radiculopathy due to microfibrillar collagen hemostat mimicking recurrence of disc herniation. *Skeletal Radiol* **35**:953-955, 2006
2) Menovsky T, et al:Massive swelling of Surgicel® Fibrillar™ hemostat after spinal surgery. Case report and a review of the literature. *Minim Invasive Neurosurg* **54**:257-259, 2011
3) Mizuno K, et al:Evaluation of resorption and biocompatibility of collagen hemostats in the spinal epidural space. *Spine J* **14**:2141-2149, 2014

第11章

骨髄の変化

1 放射線治療後の椎体の変化

臨床

根治療法，補助療法や緩和療法として放射線治療は広く応用されている．放射線治療後は，成長過程の骨には成長障害を起こし，成熟骨には脂肪髄化，放射線性骨壊死，病的骨折や放射線誘発悪性腫瘍をきたす．

放射線治療後の骨髄変化（postradiation bone marrow alteration）は，照射2週間後から明らかになることが多い．小児の脊椎では照射により，いったん脂肪髄化（黄色髄化）しても1〜3年で造血髄（赤色髄）に再転化する．

放射線誘発腫瘍としては，大抵は肉腫を認めるが，中枢神経系では髄膜腫や神経膠腫が発生する．

画像所見

1. MRI

脊椎の放射線性骨壊死では骨梁の粗造化や皮質の不整化に加えて，造血組織の減少と脂肪髄への置換が起こる．よって，脂肪髄化を反映してT1強調像では高信号になり，T2強調像では中間信号を呈するようになる（症例1，2）．また，T2値自体を計測しても経時的なT2値延長が認められ，比較的早期から現れる（5日目9Gy相当の時期に有意な変化が出たとする報告もある）．このT2値延長効果は，脂肪組織増生のほかに骨髄細胞の壊死や浮腫も反映していると考えられる．

2. 単純X線およびCT

脊椎の骨梁粗造化や皮質の不整化を認める．

診断のキー

放射線治療計画に一致した範囲に脂肪髄の増生を認めたら，照射後変化を考慮する．

BOX

■脊椎椎体の信号強度の上昇をきたす疾患（加齢を含む脂肪髄の増加をきたす疾患）
（文献4）より引用）

1. 椎体の変性（Modic II型）
2. 放射線治療
3. Gaucher病
4. 椎体血管腫
5. 出血
6. 骨Paget病
7. 線維性骨異形成
8. ステロイド治療，Cushing病

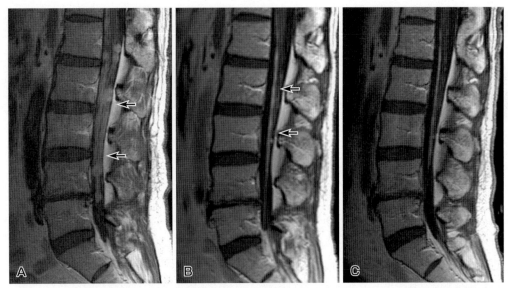

症例1　放射線治療後の椎体の変化，50代，男性．非Hodgkinリンパ腫の脊髄腔浸潤に対し，計30 Gy 15分割の放射線治療を施行した．
- A：治療前の造影後T1強調矢状断像では椎体内に不均一な造血髄と脂肪髄の混在を認める．硬膜嚢内では，馬尾から神経根に沿った結節状もしくはびまん性の浸潤がある（→）．
- B：照射直後の造影後T1強調矢状断像では椎体内が比較的均一な淡い高信号を呈しており，脂肪髄の増殖を反映している．脊髄腔浸潤は軽快している（→）．
- C：照射1カ月後の造影後T1強調矢状断像でも椎体内の脂肪髄は増加したままである．脊髄腔浸潤は，さらに退縮している．

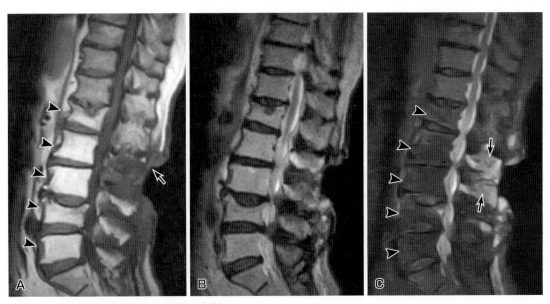

症例2　放射線性皮膚炎，70代，女性．
- A：T2強調矢状断像ではL1-5椎体の脂肪髄化が他の椎体に比して目立っている（▶）．L1およびL4椎体には圧迫骨折もある．また，L2-3の背部には巨大な潰瘍底を伴った皮膚潰瘍を認める（→）．
- B：T1強調矢状断像でもL1-5椎体は脂肪髄を反映してやや高信号を示す．
- C：STIR法矢状断像では造血髄の少ないL1-5椎体はむしろ他の椎体より低信号である（▶）．潰瘍底から引き続き，L2棘突起周囲には炎症・浮腫領域が広がっている（→）．

文献

1) Otake S, et al：Radiation-induced changes in MR signal intensity and contrast enhancement of lumbosacral vertebrae：do changes occur only inside the radiation therapy field? *Radiology* **222**：179-183, 2002
2) Mitchell MJ, et al：Radiation-induced changes in bone. *Radiographics* **18**：1125-1136, 1998
3) Argiris A, et al：Radiotherapy effects on vertebral bone marrow：easily recognizable changes in T2 relaxation times. *Magn Reson Imaging* **14**：633-638, 1996
4) Grossman RI, et al：Neuroradiology 2nd ed. Mosby, Philadelphia, 2003, p806

骨 Paget 病

臨床

骨 Paget 病〔Paget's disease of bone；変形性骨炎（osteitis deformans）〕は，反復する骨吸収と骨修復過程により，組織学的にモザイク構造を呈し，骨の肥厚や変形をきたす原因不明の骨疾患である．中年男性に好発し，罹患率の人種差が著しい．40歳以上の欧米人では3～4%を占めるありふれた疾患であるが，日本人には少ない．破骨細胞内に封入体があることからslow virus感染が疑われている．骨芽細胞活性が亢進しており，リモデリング（remodeling）に伴う造骨活動性を反映して血清アルカリフォスファターゼ（ALP：alkaline phosphatase）値は著しく上昇するが，カルシウムやリンは正常値である．

画像上は，溶骨相（早期），混合相（活動期），造骨相（晩期，非活動期）の3段階に分けられる．骨盤（30～75%），脊椎（30～75%），頭蓋（25～65%），長管骨近位（25～30%）に好発し，すべての骨に生じうる．

長管骨や骨盤に発生した場合は，骨肉腫（90%），線維肉腫，軟骨肉腫，悪性線維性組織球腫（MFH：malignant fibrous histiocytoma）などへの悪性化をきたすことが多い．骨 Paget 病に合併した悪性転化は，まず溶骨・破骨性病変として出現する．

画像所見

骨 Paget 病は，通常，単純X線で評価される．しかし，さまざまな理由でCTやMRIが施行される現状では，臨床で気づかれていない無症候期の骨 Paget 病を偶然に指摘する機会が多い．したがって，見落としを防ぐため，また転移性骨腫瘍などと誤診しないためには単純X線以外の画像所見にも精通する必要がある．さらに，CTやMRIは骨 Paget 病の悪性転化の検出にも優れている．

1. MRI

MRIでも骨肥大，骨梁や皮質の肥厚など，骨の変化は認められるが，その評価には単純X線のほうが優れている．MRIでは骨髄腔において3種類に区分される特徴的な所見が重要である．

第1に，早期から活動期のはじめでは，血管線維性骨組織による置換を反映して骨髄は混合信号を呈する．T1強調像では筋に近い信号強度となるが，一部には正常な黄色髄（脂肪髄）が保たれて混在している所見が重要である．つまり，悪性腫瘍の増殖による均一な浸潤ではないことがいえるからである．T2強調像でも"斑点状（speckled）"と呼ばれる混合信号分布が目立つ．

第2に，一番長い活動期では，いずれの撮像法でも骨髄脂肪信号が保たれてみえる（**症例1A，B**）．この時期では，むしろ非病変部の正常骨髄よりも黄色髄が目立っていることもある．

第3に，晩期では骨髄腔にも骨硬化性変化をきたすためにいずれの撮像法でも低信号化する．

また，病変部骨髄での組織学的な血管床増加を反映して強い造影剤増強効果を示すが（**症例1C**），これは活動期で顕著である．増強効果もやはり"まだら"になる．

2. 単純X線およびCT

単純X線では，頭蓋骨に認められる病初期の境界明瞭な骨透亮像（osteoporosis circumscripta）から活動期の皮質や骨梁の肥厚・粗造化，骨の肥大，晩期の高度な骨硬化まで多彩である．椎体には骨皮質の肥厚〔額縁様所見（picture frame appearance）〕を認め（**症例1D，E**），椎体前面は直線化する．骨形成の初期はcotton-woolと形容される淡い像を呈する．CTでは単純X線とほぼ同様の所見が得られる（**症例1F**）．

3. 核医学検査

骨シンチグラフィーでは，3相いずれの時期でも標識物質の著しい異常集積増加域が認められる（**症例1G**）．

診断のキー

造骨性変化を伴った，一回り大きな椎体を認めたら，骨 Paget 病を考慮する．

鑑別診断

1. 造骨性骨転移
病変部に骨髄脂肪は認めない．関節を越えた進展はない．

2. 悪性リンパ腫
骨の肥大は認めない．

3. 線維性骨異形成
すりガラス状の骨増殖を認める．

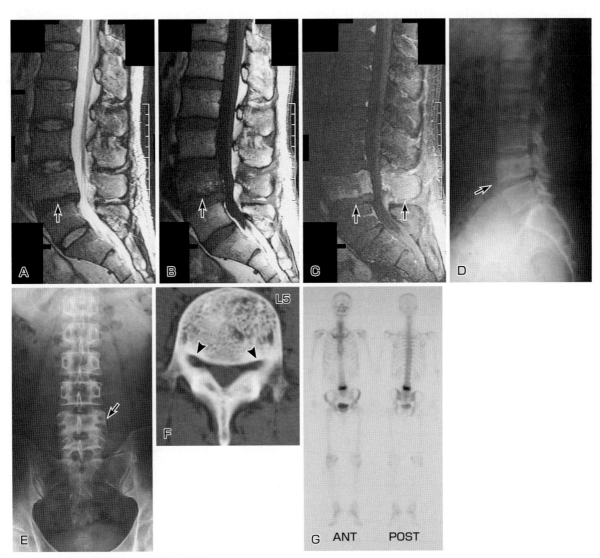

症例1　骨 Paget 病，40代，男性．
- A：T2 強調矢状断像では L5 椎体の前後径が他の椎体より一回り大きく，内部信号もやや高信号を呈している（→）．ただし，椎体高はむしろやや減高している．上下の椎間板には変性も認められる．
- B：T1 強調矢状断像では L5 椎体はやや低信号である（→）．
- C：造影後 T1 強調矢状断像では，L5 椎体には棘突起も含めて全体的な増強効果を認める（→）．
- D：腰椎単純 X 線側面像では L5 椎体が他の椎体より一回り幅広く肥大しており，不均一な淡い高吸収域を示す（→）．
- E：腰椎単純 X 線正面像でも画像 D と同様の所見である（→）．棘突起も肥厚しており，病変が及んでいることがわかる．なお，S1 椎体の腰椎化がある．
- F：CT（L5）では椎体は皮質のみならず骨梁も肥厚している．全体的に膨張した椎体は両側の外側陥凹を狭窄させている（▶）．
- G：骨シンチグラフィーでは L5 椎体全体に標識物質の著しい異常集積増加を認める．

BOX

■椎体の肥大を示す疾患
・骨 Paget 病
・巨人症（椎体および椎間板の高さの肥大）
・進行性骨化性筋炎（椎体の高さが幅に比べてより肥大，骨粗鬆症，項靱帯の骨化）

文 献

1) Smith SE, et al：From the archives of the AFIP. Radiologic spectrum of Paget disease of bone and its complications with pathologic correlation. *Radiographics* **22**：1191-1216, 2002
2) Boutin RD, et al：Complications in Paget disease at MR imaging. *Radiology* **209**：641-651, 1998
3) Reinstein L, et al：Neurologic complications in vertebral paget disease. *Md State Med J* **30**：32-33, 1981

3 髄外造血

臨床

髄外造血(extramedullary hematopoiesis)は，サラセミア，鎌状赤血球症，骨髄線維症，骨髄異形成症候群などの慢性的な貧血状態で起こる代償現象である．傍脊椎領域，肝臓や脾臓で起こることが多いが，脊椎硬膜外腔にもまれに発生する．Th8-12での頻度が高い．機序としては，硬膜外腔に存在する多機能性幹細胞の骨髄分化や，骨髄細胞の硬膜外腔への移動が想定されている．多くは胸髄背側で硬膜外の腫瘤性病変として認められ，脊髄圧迫症状を呈することもある．基礎疾患が診断の鍵となる．治療は，輸血，化学療法や放射線療法を行う．

画像所見

1. MRI

硬膜外腔で境界明瞭な分葉状の腫瘤として認め，T1強調像で脊髄や病的椎体よりやや高信号，T2強調像ではやや低信号〜高信号を呈する．硬膜外脂肪が造血髄に置換されている場合は均一な信号強度を示すが，混在する場合は不均一な信号強度となる．造影剤増強効果についてはさまざまな報告があり，一定しない理由は不明である．画像上は，骨髄のびまん性異常があり，T2強調像で低信号を呈する硬膜外病変がある場合には本症を疑う．悪性リンパ腫，骨髄腫，転移性腫瘍，膿瘍との鑑別を要する．

診断のキー

骨髄のびまん性異常があり，T2強調像で低信号を呈する硬膜外病変を認めたら，髄外造血を考慮する．

文献

1) Chourmouzi D, et al：MRI findings of extramedullary haemopoiesis. *Eur Radiol* **11**：1803-1806, 2001
2) Alorainy IA, et al：MRI features of epidural extramedullary hematopoiesis. *Eur J Radiol* **35**：8-11, 2000
3) Lyall A：Massive extramedullary bone marrow formation in a case of pernicious anemia. *J Pathol Bacteriol* **41**：469-472, 1935

4 過形成骨髄

臨床

過形成骨髄（hyperplastic hematopoietic bone marrow, marrow reconversion）には生理的な反応性増殖と，造血性悪性腫瘍の浸潤によるものがある．生理的な場合は，造血髄（赤色髄）/脂肪髄（黄色髄）の比は造血要求度を反映している．脊椎は25歳までには造血髄が脂肪髄に転換するが，造血能が亢進すると脂肪髄は造血髄に再転換する．造血髄再転換の契機には，貧血，長距離ランニング，エリスロポエチンなどの血球増殖因子製剤投与，肥満や喫煙などがある．

一方，造血性悪性腫瘍には悪性リンパ腫，白血病や多発性骨髄腫などがある．いずれも異常な造血能の亢進があり，特定の血液細胞成分が増加する．

画像所見

1．MRI

造血髄と脂肪髄の構成要素は水，脂肪，蛋白質がそれぞれ40％，40％，20％および15％，80％，5％である．したがって，T1値は造血髄＞脂肪髄，T2値はほぼ同等であり，骨髄過形成はT1強調像での低信号として現れる（症例1〜3）．生理的にも局所的な骨髄過形成は起こっており，造血性悪性腫瘍の浸潤や転移性骨腫瘍との鑑別が難しいこともある．正常造血髄には脂肪が含まれるため，Dixon法などのout-of-phaseの撮像や脂肪抑制像で信号低下する．これは，脂肪を含まない腫瘍性病変（造血性悪性腫瘍もしくは転移性骨腫瘍）との鑑別に有用である．

再生不良性貧血は豊富な脂肪髄を反映してT1強調像で高信号，脂肪抑制像で著しい信号低下を示すが，細胞増殖があるために脂肪抑制の乏しい血液疾患の鑑別も，ある程度可能な場合もある．すなわち，反転時間を長く設定したlong STIR（short tau inversion recovery）像では，血液疾患の中でも細胞密度が高く血流の乏しい骨髄異形成症候群や慢性骨髄性白血病は，血流が豊富で浮腫も伴いやすい多発性骨髄腫，骨髄線維症，慢性リンパ球性白血病よりも信号低下しやすい．

脊椎への造血性悪性腫瘍の浸潤に対しては，その病理組織に対応した化学療法や放射線療法などの特定の治療が必要であるのに対し，転移性骨腫瘍は保存的に扱うことが多い．したがって，両者の鑑別は重要である．脊椎がびまん性に侵されている場合や，脊椎の後方成分に硬膜外腫瘤を形成する場合は，造血性悪性腫瘍の可能性が高い．また，脊椎内外に病変がまたがっていても脊椎の形態が保たれ，脊椎が腫瘍に取り囲まれるような像（"wrap-around" sign）を呈する場合も造血性悪性腫瘍であることが多い．一方，骨皮質の破綻を伴って骨外へ進展する場合は，転移性骨腫瘍である可能性が高い．

診断のキー

脂肪髄の減少を認めたら，造血組織増生もしくは骨転移を考慮する．

鑑別診断

1．骨転移

MRIやFDG-PET（fluorodeoxyglucose-positron emission tomography）で多椎体に及ぶ骨転移類似所見を認めることがある．本文中の鑑別点に加え，T2強調像で正常骨髄に比して等信号〜高信号を示す場合や，SUVmax（maximum standardized uptake value）が3.6以上の場合には，骨転移をより疑う．一方，CTや骨シンチグラフィーで異常所見を認めない場合は過形成骨髄の可能性が高い．

2．悪性リンパ腫

骨皮質の浸透性（permeative）進展を認めることがある．

3. 多発性骨髄腫

典型的には punched out 病変を示すが，びまん性浸潤では鑑別困難なことも多い．

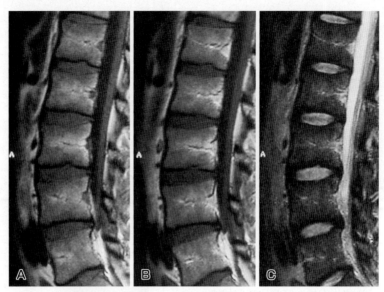

症例1 骨髄異形成症候群（不応性貧血），20代，女性．骨髄異形成症候群/不応性貧血（MDS/RA：myelodysplastic syndrome/refractory anemia）に対して骨髄移植前の検査を施行．
- **A**：T1強調矢状断像では骨髄が全体に不均一な低信号を呈しており，部分的な造血髄化が疑われる．
- **B**：造影後T1強調矢状断像では，不均一ながら骨髄全体に淡い増強効果を認める．
- **C**：T2強調矢状断像では，比較的低信号である．骨髄生検にてMDSの過形成骨髄であることが確認された．

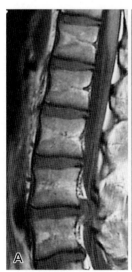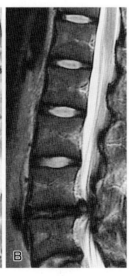

症例2 若年正常骨髄，20代，男性．椎間板ヘルニアのための検査を施行．
- **A**：T1強調矢状断像では，骨髄は全体的に不均一な低信号を呈している．L3/4に椎間板ヘルニアがある．
- **B**：T2強調矢状断像でも，骨髄は全体的に比較的低信号である．

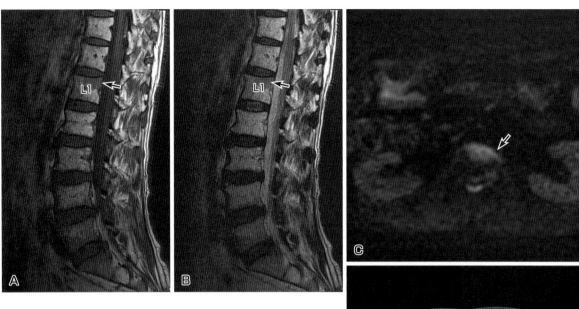

症例3　過形成骨髄，70代，男性．膵癌治療前検査．
A：T1強調矢状断像で，L1椎体の上部終板に沿うような低信号が広がっており（→），転移性骨腫瘍との鑑別を要す．
B：T2強調矢状断像では，同部は正常骨髄よりも高信号を示していない（→）．したがって，骨転移ではない可能性が高い．
C：拡散強調横断像（L1）で，過形成骨髄は高信号を示すため，あたかも骨転移であるかのように描出されている（→）．
D：造影CT（L1）では，造骨性変化や溶骨性変化などの骨梁の異常を認めない（→）．

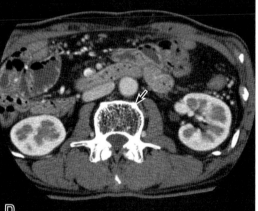

文　献

1) Shigematsu Y, et al：Distinguishing imaging features between spinal hyperplastic hematopoietic bone marrow and bone metastasis. *AJNR Am J Neuroradiol* **35**：2013-2020, 2014
2) Kim HJ, et al：Spinal involvement of hematopoietic malignancies and metastasis：differentiation using MR imaging. *Clin Imaging* **23**：125-133, 1999
3) Vande Berg BC, et al：Magnetic resonance imaging of the bone marrow in hematological malignancies. *Eur Radiol* **8**：1335-1344, 1998

5 骨髄線維症

臨床

骨髄線維症（myelofibrosis）は，骨髄の広範な線維化，骨硬化，髄外造血をきたす疾患の総称であり，原発性と二次性に分類される．原発性は骨髄増殖性疾患に含まれ，異常造血幹細胞由来の分化細胞から分泌されたサイトカインによって骨髄線維化や骨硬化が起こる．二次性は腫瘍性（白血病をはじめとする造血器悪性腫瘍など）もしくは非腫瘍性（炎症性，代謝性，放射線性など）の基礎疾患を原因とする．原発性骨髄線維症は60代の男性に多い．

臨床症状として倦怠感などの貧血症状や，肝脾腫による腹部症状を認める．出血や体重減少を契機に診断されることもあり，進行すると門脈圧亢進症状や腹水貯留に至る．血液データでは血清乳酸脱水素酵素（LDH：lactate dehydrogenase）の上昇がある．骨髄穿刺で骨髄液を採取できない（dry tap）のも特徴である．

前線維化期には骨髄過形成が主体であり，骨髄線維化はほとんど認めない．線維化期になると細胞成分が減少し，線維化が顕在化する．たいていは線維化期になってから診断される．

画像所見

1. MRI

MRI は水や脂肪の検出に優れるため，骨髄の観察に利用される．加齢では赤色髄（造血髄）から黄色髄（脂肪髄）への骨髄脂肪の増加を反映した信号変化を呈する．赤色髄は高齢者でも腰椎レベルに残存することが多いので，造血器病変を早期に捉えるために骨髄の評価は腰椎 MRI で行う．T1 強調像で骨髄が椎間板より低信号を示すと異常である（症例 1 A）．

前線維化期では，骨髄過形成を反映して T1 強調像で低信号，STIR 像で高信号を呈する．進行して線維化期になると水分の少ない線維組織が増生するため T1 強調像，STIR 像ともに低信号を示すようになる．

髄外造血として脾腫や脊椎周囲の軟部腫瘤を認めることもある．

2. 単純 X 線および CT

線維化期では骨硬化像を認める．

3. 核医学検査

骨髄シンチグラフィーでは，肝臓や脾臓への標識物質の異常集積増加を認める．

診断のキー

骨髄脂肪成分のみならず，水成分の減少を認めたら，骨髄線維症も考慮する．

鑑別疾患

1. 造骨性骨転移

びまん性の場合，画像のみでは区別できない．臨床情報と合わせて総合的に判断する．

2. 骨 Paget 病

骨の肥大を認める．病変は数椎体に限局することが多い．

3. 線維性骨異形成

すりガラス状の骨増殖を認める．

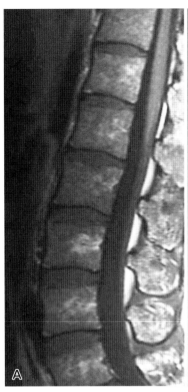
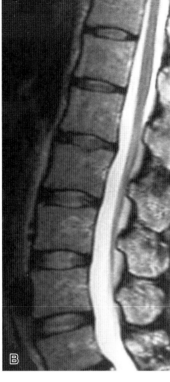

症例1 骨髄線維症，20代，男性．骨髄異形成症候群〔RAEB in T（refractory anemia with excess of blasts in transformation；移行型の芽球細胞を伴う不応性貧血）〕に対し，骨髄移植前の検査を施行．
- **A**：T1強調矢状断像では，椎体は中央部の一部が高信号を示すのみで，その他の大部分は椎間板と比較して低信号〜等信号を呈している．低信号部分は造影後に均一な増強効果を示す（非掲載）．
- **B**：T2強調矢状断像では全体的に著しい低信号である．過形成骨髄よりは線維化期の骨髄線維症に合致する所見である．

BOX

■ T1強調像にて椎体の信号強度が椎間板より低くなる疾患（文献4，5）より改変引用）

・骨髄の浮腫，骨髄産生能力の上昇，感染・転移・骨髄へのアミロイドや線維の異常集積による脂肪髄の置換および骨硬化をきたす疾患によって発生する．

1. 転移性脊椎腫瘍
2. 急性期・亜急性期の圧迫骨折
3. 悪性血液疾患（白血病，悪性リンパ腫）
4. 重度の貧血
5. 髄外造血（4に関連して）
6. 頻回の輸血（4に関連して）およびヘモクロマトーシス
7. 骨髄線維症
8. 椎体の変化（Modic I型とIII型）
9. 化膿性脊椎炎，結核性脊椎炎
10. 大理石病
11. 線維性骨異形成
12. 骨Paget病
13. 破壊性脊椎関節症（透析によるアミロイド沈着）

文献

1) Alpdoğan O, et al：Magnetic resonance imaging in myelofibrosis. *Blood* **92**：2995-2997, 1998
2) Lanir A, et al：MR imaging in myelofibrosis. *J Comput Assist Tomogr* **10**：634-636, 1986
3) Porter BA, et al：Magnetic resonance imaging of bone marrow disorders. *Radiol Clin North Am* **24**：269-289, 1986
4) Grossman RI, et al：Neuroradiology 2nd ed. Mosby, Philadelphia, 2003, p806
5) Bowen BC, et al：Spine Imaging — Case Review 2nd ed. Mosby, Philadelphia, 2008, pp203-204

6 骨粗鬆症と圧迫骨折

臨床

　男女とも30～40代以降に骨塩量は減少する．男性の減少速度は緩やかであるが，女性は50歳ごろの閉経を契機に加速される．骨粗鬆症（osteoporosis）は年齢とともに増加し，60～70代の約30％にみられる．女性は男性の7～10倍多い．

　骨粗鬆症は原発性と続発性に分けられるが，約90％は退行性骨粗鬆症（Ⅰ型：閉経後骨粗鬆症およびⅡ型：老人性骨粗鬆症）である．閉経後骨粗鬆症では骨代謝回転が亢進しており，主として脊椎などの海綿骨骨塩量が減少し，脊椎圧迫骨折（compression fracture）が多発する．老人性骨粗鬆症では骨代謝回転が低下しており，皮質骨でも骨塩量が減少し，脊椎圧迫骨折だけでなく大腿骨頸部骨折や橈骨遠位端のColles骨折などの合併も多い．骨粗鬆症による脊椎圧迫骨折の好発部位としては，胸腰椎移行部に比較的多いが，その分布は広範囲である．しかし，脊髄麻痺をきたすことは少ない．

　ステロイド製剤は，骨芽細胞による骨形成を抑制するとともに破骨細胞による骨吸収を促進し，骨密度を低下させる（続発性骨粗鬆症）．また，ステロイド製剤は大腿骨頭壊死などの骨壊死を誘発する．

画像所見

1．MRI

　続発性骨粗鬆症のうち退行性骨粗鬆症と誤診される頻度が高い疾患は，多発性骨髄腫，転移性悪性腫瘍，アルコール中毒であり，画像診断の主な役割は腫瘍性病変を除外することにある．圧迫変形が少なく，骨皮質の破綻が単純X線やCTで明らかでない場合はMRIが役に立つ．ただし，多発性骨髄腫ではびまん性もしくは多発限局性に椎体の異常信号が現れる場合が多く，また圧迫骨折があっても骨髄信号に変化がない場合もあり，注意が必要である．

　良性圧迫骨折では，急性期～亜急性期には浮腫や出血によりT1強調像で低信号を呈する（症例1B）．潰れた終板に沿った帯状の異常信号がみられることもあり，びまん性であっても椎体内の一部には脂肪髄が残存していることが多い．Dixon法などのout-of-phaseの撮像や脂肪抑制像では信号低下をせず，椎体内脂肪組織が消失している場合は腫瘍性圧迫骨折が疑われる．この方法は，拡散強調像の信号強度や見かけの拡散係数（ADC：apparent diffusion coefficient）を使った良悪性鑑別よりも信頼できる．なお，拡散強調像を利用した良悪性鑑別の基礎には，病的骨折の場合は腫瘍細胞増殖があり，骨粗鬆症による骨髄細胞の減少もないために細胞密度が高くなり水分子の拡散が抑制されるという考えがある．良性圧迫骨折では，T2強調像での椎体信号はT1強調像より早期に正常化するため（症例1A），T2強調像で他の椎体よりも高信号であれば腫瘍性の可能性が高くなる．また，ダイナミックMRIで圧迫骨折部が早期濃染する場合は腫瘍性である．その他，腫瘍性の圧迫骨折を示唆する所見として，椎弓根まで信号異常が波及していること，椎体後面が凸に膨隆すること，硬膜外腫瘤を伴うこと，他椎体よりも強い造影剤増強効果を示すことなどがあげられる．ただし，画像所見のみからは鑑別が難しく，経過観察が必要なこともある．

2．単純X線

　原発性骨粗鬆症は，単純X線で椎体の前後径は不変であるが，非荷重方向の横の骨梁が消失して荷重方向の縦の骨梁が目立つ．骨粗鬆症が進行すると縦の骨梁もみえなくなる．一方，ステロイド誘発骨粗鬆症では，骨梁の分布と数は保持されているが，個々の骨梁幅は狭小化している．また，脆弱化した骨には多発性の骨折を生じる．特に，海綿骨が皮質骨より多い椎体や肋骨，恥骨で不全骨折が生じやすい．椎体の圧迫骨折では，凹状の終板に隣接した特有の帯状高吸収値域（marginal condensation）がよくみられる（症例1C）．

この異常な仮骨形成は，不完全な未熟治癒を表し，偽仮骨（pseudocallus）と呼ばれる．

診断のキー

1．骨粗鬆症の分類

1) 原発性骨粗鬆症
   ・退行性骨粗鬆症．
   ・若年性骨粗鬆症．

2) 続発性骨粗鬆症

Ⅰ．内分泌異常：性腺機能低下症，甲状腺機能亢進症，Cushing症候群，糖尿病．

Ⅱ．消化器異常：胃切除．

Ⅲ．血液悪性疾患：多発性骨髄腫，悪性リンパ腫，白血病，全身性肥満細胞症．

Ⅳ．先天性疾患：骨形成不全症，ホモシスチン尿症，Ehlers-Danlos症候群，Menkes病．

Ⅴ．薬剤性：ステロイド製剤，抗けいれん薬，ヘパリン，メトトレキサート．

Ⅵ．不動性：宇宙飛行．

Ⅶ．その他：アルコール中毒，金属中毒，ビタミンC欠乏症．

鑑別診断

1．転移性骨腫瘍による圧迫骨折（症例2）

腫瘍部には脂肪髄を認めない．

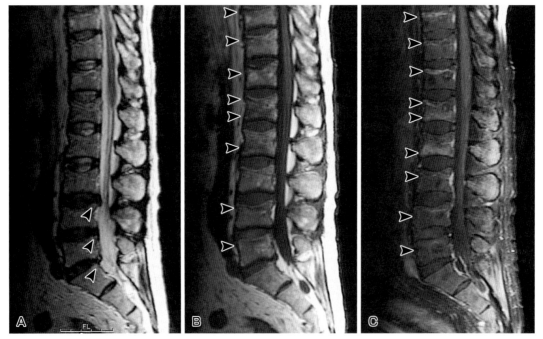

症例1 ステロイド誘発骨粗鬆症による圧迫骨折，60代，男性．非B非C型肝硬変に対し肝移植術を施行．術後6カ月目に下部腰痛が出現した．

A：T2強調矢状断像では各椎体が減高しており，上部終板の陥凹も伴っている．L3/4-L5/S1椎間では椎間板変性に伴う膨隆もある（▶）．

B：T1強調矢状断像では終板に沿った帯状の低信号を認める（▶）．

C：造影後脂肪抑制T1強調矢状断像では同部に増強効果があり，比較的最近の圧迫骨折や偽仮骨（pseudocallus）形成による単純X線像の終板帯状高吸収値域（marginal condensation）に相当すると考える（▶）．

鑑別診断の症例

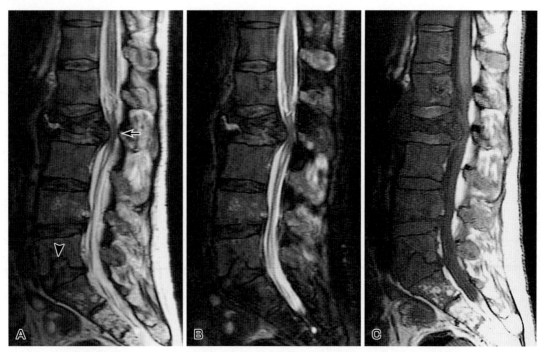

症例2 転移性骨腫瘍による圧迫骨折，50代，女性．左乳癌術後3年目．2週間前から右坐骨痛や腰痛が出現し，数日前から大腿部の灼熱感や下肢の脱力発作が日に数回生じるようになっていた．昨日朝からは下肢麻痺も出現し，緊急MRIを施行した．

A：T2強調矢状断像では各椎体の信号強度が全体的に低下している．L2椎体に圧迫骨折があり，つぶれた椎体後面が脊柱管内に膨隆して馬尾を圧迫している（→）．また椎間板変性もあり，L5椎体下部終板にはSchmorl結節を認める（▶）．

B：脂肪抑制T2強調矢状断像では，仙骨以外には信号低下が認められず，ほぼすべての椎体にびまん性の転移性骨腫瘍が浸潤している．

C：T1強調矢状断像でも，ほぼすべての椎体で信号が低下しており，正常の脂肪髄が認められない．

文献

1) Jung HS, et al：Discrimination of metastatic from acute osteoporotic compression spinal fractures with MR imaging. *Radiographics* **23**：179-187, 2003
2) Spuentrup E, et al：Diffusion-weighted MR imaging for differentiation of benign fracture edema and tumor infiltration of the vertebral body. *AJR Am J Roentgenol* **176**：351-358, 2001
3) Wehrli FW, et al：Cross-sectional study of osteopenia with quantitative MR imaging and bone densitometry. *Radiology* **217**：527-538, 2000

第12章

末梢神経・神経叢

1 腕神経叢損傷/神経根引き抜き損傷

臨床

　腕神経叢損傷（brachial plexus injury）や神経根引き抜き損傷（root avulsion injury）は，オートバイ事故，分娩時の牽引，麻酔時の不良肢位による牽引などによって生じる．刺創や切創などの直接損傷はまれである．オートバイ事故では，上肢を伸展した状態で道路にたたきつけられて受傷することが多い．

　損傷高位により，上位型（C5-6；Erb-Duchenne型），中間位型（C7），下位型（C8-Th1；Klumpke型）および全型（C5-Th1）に分ける．中間位型が単独で現れることはまれであり，多くは上位型や下位型と同時に起こる．成人では全型＞上位型＞下位型である．分娩麻痺では上位型が約8割を占める．上位型ではwaiter's tip positionと呼ばれる特徴的な肢位をとる（患側上肢は肩関節内転位，肘関節伸展位，前腕回内位でだらりと下垂する）．

　損傷部位による分類では，強力な外力によって硬膜内の脊髄神経根が根糸（fila radicularis）付着部で破綻して硬膜外に引き抜かれる神経根引き抜き損傷〔節前型（preganglionic injury）〕と，より末梢で神経の破綻をきたして神経根部の連続性は保たれているもの〔節後型（postganglionic injury）〕とに分ける．高位分類の全型には引き抜き損傷が高率に発生する．上位型は節後型損傷が多い．節後型損傷は保存的治療で回復することも多い．

画像所見

1．MRI

　従来は，硬膜嚢や脊髄の形態から引き抜き損傷の有無を診断したが（**症例1A**），本来ならば神経根そのものを評価すべきである．なぜなら，外傷性（偽性）髄膜瘤がある高位では節前型損傷が推定されるものの，必ずしも引き抜き損傷は伴わないからである．逆に，硬膜の形態が保たれていても引き抜き損傷が認められることもある（**症例2A**）．呼吸，嚥下，頸部血管などによるアーチファクトの問題はあるが，造影剤を使った神経根の評価も有用である．つまり，損傷神経根は血液神経関門（blood-nerve barrier）が破綻しているため，その神経根に沿った増強効果を認める（**症例1F**）．

　また，脊柱起立筋群の筋萎縮，T2強調像での高信号や造影剤増強効果などの脱神経所見も有用である．つまり，後部脊柱起立筋群を支配する脊髄神経背側枝は

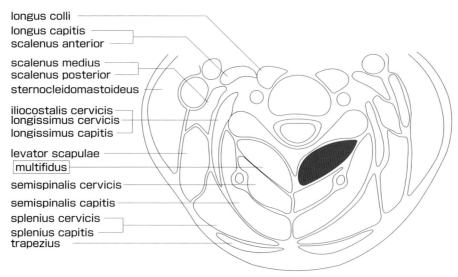

図1　脊柱起立筋群の解剖

神経節直後に分枝するため，これらの筋の変性は神経節より近位での損傷を示唆する．なかでも多裂筋での感度が高い（図1，症例 2E，2F，3C～E）．

2. 脊髄造影およびミエロ後CT

脊髄造影（ミエログラフィー）による損傷高位での造影剤漏出像は，受傷機転や個人差により，時間が経つと硬膜破綻部が瘢痕によって閉鎖されて陰性になることがある．

また，神経根の描出ではミエロ後CTが最も優れているが，下部頸椎レベルでは肩関節に由来するアーチファクトがあるために評価が難しい．

診断のキー

神経根の断裂を直接描出できなくても，多裂筋の脱神経所見（変性，造影剤増強効果）を認めたら，損傷神経根の高位を推定できる．

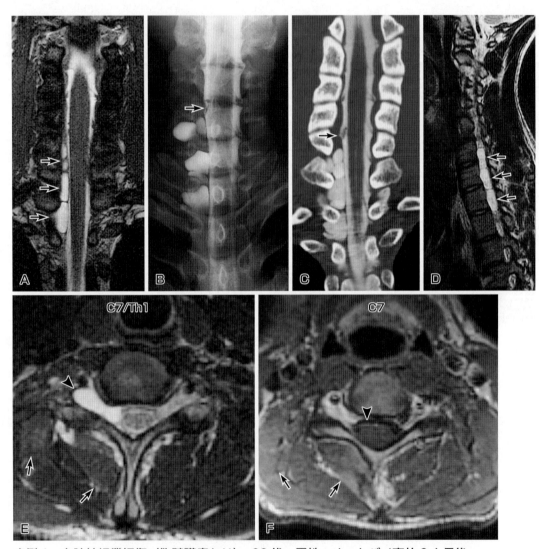

症例1　右腕神経叢損傷（偽髄膜瘤あり），20代，男性．オートバイ事故2カ月後．
- A：TrueFISP法冠状断像ではC7-Th1の右神経根レベルで分葉状の偽髄膜瘤が突出している（→）．突出部に神経根の描出は認められない．
- B：ミエログラフィー正面像ではC6の右神経根も不整で希少に描出され，損傷が疑われる（→）．
- C：ミエロ後CT再構成冠状断像にてC6の右神経根の損傷が確認された（→）．
- D：T2強調矢状断像（右外側）では外側陥凹や椎間孔に突出する偽髄膜瘤が認められる．内部の神経根の描出が悪く，それぞれ損傷がある（→）．
- E：T2強調横断像（C7/Th1）では右椎間孔外へ突出する偽髄膜瘤がある（▶）．右脊柱起立筋群（多裂筋，頸半棘筋，中斜角筋，後斜角筋など）は淡い高信号を示し萎縮している（→）．
- F：造影後T1強調横断像（C7）では脊髄前面の神経根断端に相当する増強効果を認める（▶）．また，脊柱起立筋群にも萎縮を伴った増強効果がある（→）．

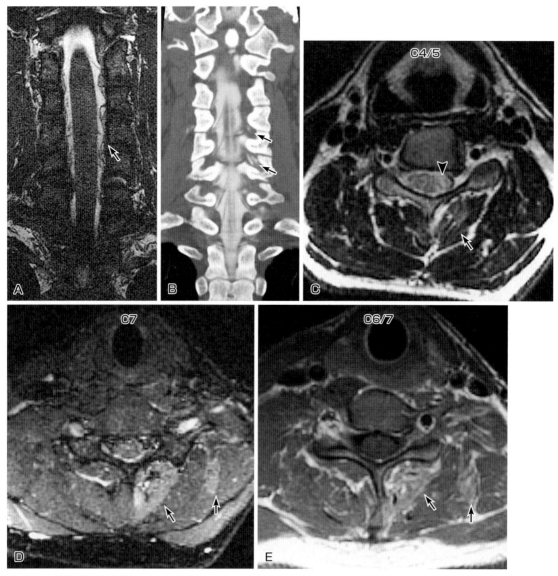

症例2 左腕神経叢損傷（偽髄膜瘤なし），20代，男性．オートバイ事故3カ月後．上位型麻痺がある．

- **A**：TrueFISP法冠状断像ではC5-6の左神経根レベルに偽髄膜瘤は認められないが，神経管内での神経根の描出が悪く，損傷がある（→）．
- **B**：ミエロ後CT再構成冠状断像でも同様である（→）．
- **C**：T2強調横断像（C4/5）では頸髄左側に高信号を認める（▶）．また，左多裂筋に高信号を伴った萎縮がある（→）．
- **D**：STIR法横断像（C7）では脊柱起立筋群の変性が明瞭に描出されている（→）．
- **E**：造影後T1強調横断像（C6/7）では左脊柱起立筋群の一部に増強効果を認める（→）．

文献

1) Doi K, et al：Cervical nerve root avulsion in brachial plexus injuries：magnetic resonance imaging classification and comparison with myelography and computerized tomography myelography. *J Neurosurg* **96**（3 Suppl）：277-284, 2002
2) Hayashi N, et al：Accuracy of abnormal paraspinal muscle findings on contrast-enhanced MR images as indirect signs of unilateral cervical root-avulsion injury. *Radiology* **223**：397-402, 2002
3) Hayashi N, et al：Avulsion injury of cervical nerve roots：enhanced intradural nerve roots at MR imaging. *Radiology* **206**：817-822, 1998

2 腕神経叢神経線維腫/神経鞘腫

臨床

腕神経叢腫瘍は末梢神経腫瘍の20%を占める．神経線維腫（neurofibroma），神経鞘腫（schwannoma），悪性末梢神経鞘腫瘍（MPNST：malignant peripheral nerve sheath tumor）がほとんどであり，約30%に神経線維腫症1型（NF1；neurofibromatosis type 1；von Recklinghausen病）を伴う．逆にNF1患者であれば，たいていは神経線維腫であり，NF1患者でなければ半数以上は神経鞘腫である．

そのほかには，良性病変として線維腫，脂肪腫，骨化性筋炎，神経節腫，血管腫，リンパ管腫，肥厚性神経症，鰓弓嚢胞，悪性病変として転移性腫瘍，骨肉腫，Ewing肉腫，滑膜肉腫，悪性リンパ腫など，さまざまな報告がある．安静時疼痛や神経症状進行があれば悪性腫瘍の可能性があり，生検を必要とする．

画像所見

1．MRI

境界明瞭で神経走行に沿った紡錘状の腫瘤として認められることが多い．T1強調像では中間信号，T2強調像では不均一な高信号を呈する（**症例1A，2A**）．まれに，T1強調像でも筋肉より高信号となる．T2強調像でtarget signと呼ばれる中心部の低信号を伴うこともあり，中心部は線維膠性のAntoni A領域，辺縁部の高信号は粘液腫様のAntoni B領域に相当する．基本的には，神経線維腫は被膜をもたず，神経鞘腫には被膜がある．target signなどの内部性状のみでは神経線維腫と神経鞘腫の鑑別はできない．鑑別には神経束との位置関係が重要であり，神経線維腫は神経束が中央を貫通するのに対し（**症例2A**），神経鞘腫では偏在性に走行する．嚢胞変性はさまざまな形態をとり，この場合はMPNSTとの鑑別が難しい．

近位側では，脊柱管への進展の有無や椎骨動脈との位置関係の把握が大切である．

2．単純X線

腫瘍が椎間孔へ進展しないかぎり，単純X線では所見が現れないことが多い．ただし，下位頸髄神経根から生じた腫瘍では，肺尖部に突出する陰影として認められることもある．

診断のキー

椎体の後方陥凹切痕（posterior scalloping）や肋骨のnotchingなど圧侵食（pressure erosion）を認めたら，緩徐に増大する良性病変を考慮する．

鑑別診断

1．悪性リンパ腫

神経周囲に浸潤すると神経原性腫瘍との鑑別を要す．拡散強調像で高信号となる．

2．Ewing肉腫/原始神経上皮腫瘍（PNET：primitive neuroectodermal tumor）

通常は仙骨など脊椎に認めるが，傍椎体軟部組織から発生することもある．椎間孔の拡大を伴って神経原性腫瘍に類似するが，脊椎を回り込むような進展形式が鑑別点となる．

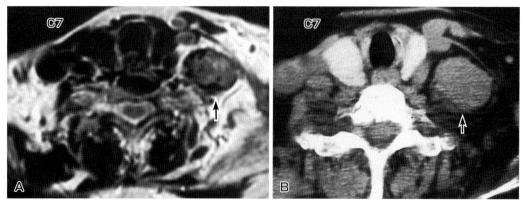

症例1 腕神経叢神経鞘腫，50代，女性．左頸部から上腕に痛みを認める．
A：T2強調横断像（C7）では左腕神経叢に沿うような腫瘤があり，不均一な信号強度を示している（→）．
B：造影CT（C7）では筋肉と同様な吸収値を示す境界明瞭な腫瘤がある（→）．

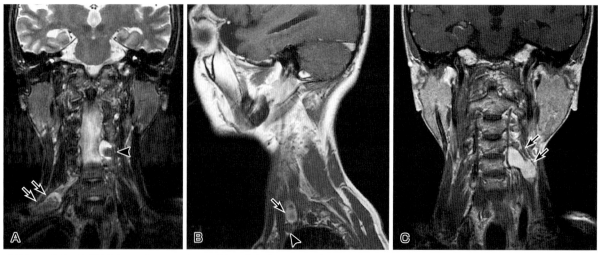

症例2 神経線維腫症1型，32歳，男性．半年前から右上肢痛がある．
A：T2強調冠状断像ではC6の右神経根遠位の腕神経叢に径2.5×2cm大の境界明瞭な腫瘤を認める．内部は不均一な高信号を呈しており，神経線維が貫通してみえる（→）．C5の左神経根近位にも同様の腫瘤がある（▶）．
B：造影後T1強調矢状断像では前前斜角筋と中斜角筋の間で右鎖骨下動脈（▶）の頭側に，境界明瞭で不均一ながら強く増強される腫瘤がある（→）．
C：造影後T1強調冠状断像ではC5の左神経に沿って椎間孔内外にまたがる腫瘤が明瞭に描出されている（→）．

文献

1) Saifuddin A：Imaging tumours of the brachial plexus. *Skeletal Radiol* **32**：375-387, 2003
2) Kichari JR, et al：MR imaging of the brachial plexus：current imaging sequences, normal findings, and findings in a spectrum of focal lesions with MR-pathologic correlation. *Curr Probl Diagn Radiol* **32**：88-101, 2003
3) van Es HW：MRI of the brachial plexus. *Eur Radiol* **11**：325-336, 2001

3 放射線性腕神経叢症

臨床

　放射線照射による腕神経叢障害は，照射による直接の細胞障害と微小血管障害が複合作用することにより，遅発性の放射線性線維症，一過性腕神経叢症，および急性虚血性腕神経叢症として現れる．放射線性腕神経叢症（radiation plexopathy）の大部分は，放射線性線維症が原因である．

　主に乳癌に対する放射線治療として腋窩・鎖骨上リンパ節領域に照射した後，6 カ月〜数年経過してから発症し，肩や上肢の感覚障害，疼痛や筋力低下が起こる．かつてはかなり高頻度(10〜70%)の合併症であったが，照射線量や分割法など照射方法の改善により現在ではほとんど認められなくなった．

画像所見

1. MRI

　腕神経叢における放射線性線維症は，限局性結節を伴わない腕神経叢のびまん性肥厚や造影剤増強効果として描出され，腫瘤を形成しても T1 強調像および T2 強調像ともに筋肉と同等の低信号を呈することが多い．再発腫瘍は T2 強調像でやや高信号を示すため，典型的な場合は容易に鑑別できるが，信号強度や増強効果のみでは区別がつかないこともある．したがって，腕神経叢に沿った病変であること，限局性結節や隣接組織の圧排を伴わないこと，経時的に大きな変化のないことなど，形態所見が重要である．

診断のキー

　放射線治療施行後，半年以上経過してから神経症状を認めたら，放射線性腕神経叢症を考慮する．

文献

1) Wittenberg KH, et al：MR imaging of nontraumatic brachial plexopathies：frequency and spectrum of findings. *Radiographics* **20**：1023-1032, 2000
2) Qayyum A, et al：Symptomatic brachial plexopathy following treatment for breast cancer：utility of MR imaging with surface-coil techniques. *Radiology* **214**：837-842, 2000
3) Bowen BC, et al：Radiation-induced brachial plexopathy：MR and clinical findings. *AJNR Am J Neuroradiol* **17**：1932-1936, 1996

4 家族性アミロイド多発ニューロパチー

臨床

家族性アミロイド多発ニューロパチー（FAP：familial amyloid polyneuropathy）は，遺伝的な変異前駆蛋白質によるアミロイド（線維性類澱粉質）が神経節を含む末梢神経などの組織に沈着して臓器障害を起こす，常染色体優性の全身性アミロイドーシスである．前駆物質としては異型トランスサイレチン（TTR：transthyretin）が最も多く，ゲルソリン，アポリポ蛋白質 A-I および A-II，フィブリノゲン Aα 鎖，リゾチームやシスタチン C などもある．透析アミロイドーシスの原因となる β_2 ミクログロブリンの遺伝子変異でも FAP を起こす．

TTR 型 FAP では，肝臓で合成される TTR に点変異を認める（V30M など 130 種類以上）．日本の遺伝性ニューロパチーでは Charcot-Marie-Tooth 病に次いで多く，熊本県と長野県の家系に集積している．20〜30 代で下肢の感覚障害（温痛覚障害，自発痛やしびれ感）や自律神経障害（便秘，下痢や起立性低血圧による失神）にて発症し，引き続き腎臓，心臓や消化器などの臓器障害が出現して約 10 年で死亡する．孤発例では高齢発症が多く，集積地の家族性で若年発症となるのは，表現促進現象と考えられている．

中枢神経アミロイドーシス（髄膜アミロイドーシス）では軟膜・くも膜/髄膜やくも膜下腔の血管壁へのアミロイド沈着を認める．異型 TTR は肝臓以外に網膜でも産生されており，アミロイド沈着（硝子体混濁）を合併している場合は，眼髄膜（oculoleptomeningeal）アミロイドーシスと呼ぶ．多くの場合，髄液総蛋白量は高い（蛋白細胞解離）．水頭症や頭蓋内出血を合併するが，それがなくても中枢神経系症状は頭痛，けいれん発作，失調，運動障害，脊髄障害から高次の認知機能障害や精神症状まで多岐にわたる．なお，治療として肝移植されても，眼・中枢神経系や心臓でのアミロイド沈着の進行は抑制できない．

画像所見

1. MRI

中枢神経アミロイドーシスでは，脳脊髄液吸収障害による交通性水頭症を認める．また，脳表，脳室表面や脊髄表面に沿った leptomeningeal な造影剤増強効果がある（**症例 1**）．慢性炎症性脱髄性多発ニューロパチー（CIDP：chronic inflammatory demyelinating polyneuropathy）のような神経根の肥厚と異常増強効果も認める．

TTR 型 FAP のうち Y114C 変異では，経静脈的投与後にガドリニウム造影剤が脳脊髄液腔へ漏出して，くも膜下出血と誤診する可能性がある．この所見は通常の V30M 変異では認めない．また，Y114C 変異の特徴として血液脳関門の機能不全により脳脊髄の実質内へもアミロイドが沈着する．

MRI でも硝子体混濁が眼球内の異常信号として描出される．

2. その他の画像所見

単純 X 線や CT での特徴的な脊椎所見はない．

^{123}I-MIBG（m-iodobenzylguanidine）心筋シンチグラフィーでは，心臓への集積が低下している．また，心臓超音波検査で心室中隔の肥厚，granular sparkling や高輝度などアミロイド心筋症の所見を認める．

診断のキー

脳脊髄軟膜や神経根の異常増強効果に加えて，脊柱靱帯の肥厚所見を認める場合には，アミロイドーシスを疑う．

鑑別診断

1. 髄液播種，悪性リンパ腫，肉芽腫性疾患，感染性髄膜炎

脳脊髄軟膜の異常増強効果のみならず，脊柱靱帯の肥厚所見があれば，アミロイド沈着症としてのFAPの可能性が高まる．

2. 慢性炎症性脱髄性多発ニューロパチー（CIDP）

非集積地の高齢発症では家族歴を欠く孤発例も多く，臨床的にCIDPと診断される．FAPではCIDPに比して神経根よりも脳脊髄軟膜の異常増強効果が目立つ．

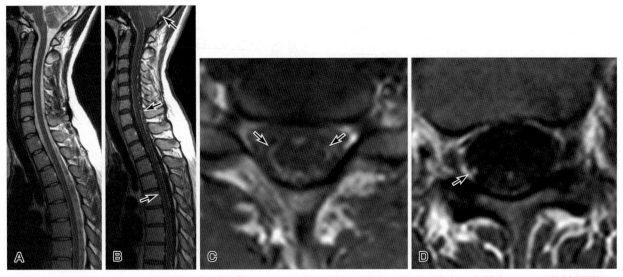

症例1 家族性アミロイド多発ニューロパチー，20代，女性．頭痛，嘔吐で発症．水頭症あり，髄液播種疑いで入院．

- **A**：T2強調矢状断像では，脊髄自体の異常を認めない．異常な血管構造の増生もない．なお，本症例では眼球硝子体の異常信号や異常増強効果は不明瞭であった．
- **B**：造影後T1強調矢状断像では，脳脊髄表面にやや不均一な薄層の造影剤増強効果を認める（→）．ただし，現時点では背柱靱帯の肥厚はあまり目立っていない．
- **C**：造影後T1強調横断像（C6/7）では，頸髄軟膜に沿うような異常増強効果（→）が顕著である．
- **D**：造影後T1強調横断像（L1）では，馬尾神経根の異常増強効果は不明瞭である．正常な脊髄静脈（→）が描出されている．

文献

1) Kitajima M, et al：Familial amyloid polyneuropathy：hypertrophy of ligaments supporting the spinal cord. *AJNR Am J Neuroradiol* **25**：1599-1602, 2004
2) Hirai T, et al：Transthyretin-related familial amyloid polyneuropathy：evaluation of CSF enhancement on serial T1-weighted and fluid-attenuated inversion recovery images following intravenous contrast administration. *AJNR Am J Neuroradiol* **26**：2043-2048, 2005
3) Nakamura M, et al：Neuroradiologic and clinicopathologic features of oculoleptomeningeal type amyloidosis. *Neurology* **65**：1051-1056, 2005

5 神経内神経周膜腫

臨床

神経内神経周膜腫（IP：intraneural perineurioma）は末梢神経に生じる限局性の病変であり，進行性の単ニューロパチーを呈する．以前には localized hypertrophic mononeuropathy ともいわれたが，新生物であるため，現在ではIPと呼ばれる．

末梢神経の周囲にある神経周膜は，血管と神経との関門としての働きをもち，その細胞から出る腫瘍が神経周膜腫である．この腫瘍は2種類あり，一つが神経内から出るIPであり，もう一つは神経外，軟部組織腫瘍としての神経外神経周膜腫（extraneural perineurioma）である．

IPでは，タマネギ形成（onion bulb formation）による末梢神経の腫大を認める．免疫染色では上皮膜抗原（EMA：epithelial membrane antigen）染色が陽性，S-100蛋白による染色が陰性となる特徴がある[1~4]．

発症年齢は小児から30代までであり，性差はない．症状は進行性の筋萎縮，筋力低下，皮下腫瘤である．罹患部位は，ほとんどが四肢の末梢神経であるが，ごくまれに脳神経の報告もある．

肉眼的所見は末梢神経の紡錘状の腫大であり，2~30 cmの長さを示す．いままでの最長例は坐骨神経から腓腹神経までだが，症例1は第4腰神経根から坐骨神経までで，さらに長い．

感覚神経活動電位の低下を認める．治療としては，短いものは切除し，神経移植をする．しかし，機能回復はほとんど見込めない[1~5]．

画像所見

1．MRI

単一の末梢神経の腫大，脂肪抑制後のT2強調像での高信号と，造影効果を認める（症例1）．比較的長い部位を侵すこともある．また，より近位の脊髄神経根に萎縮を認めることがある（症例1）．その神経に支配される筋肉群の萎縮を認める[1~4]．

診断のキー

単一の末梢神経に紡錘状腫大があり，脂肪抑制後のT2強調像にて高信号を示し，造影効果を認め，比較的長い部位を侵す際には本症を考える．

鑑別診断

1．神経線維腫

IPは，より長い部位を侵すことが多い．

2．悪性腫瘍の浸潤

悪性リンパ腫，白血病[6]，腺様嚢胞癌は，より不均一な腫大である．ただし白血病の浸潤（顆粒球肉腫）ではIPと同様な画像を示し，鑑別が困難[6]である．

3．慢性炎症性疾患および代謝性疾患

慢性炎症性脱髄性多発ニューロパチー（CIDP：chronic inflammatory demyelinating polyneuropathy），アミロイドニューロパチーなどがある．複数の神経を侵す．

BOX

■脊柱管外の坐骨神経痛の原因病変
1. 傍脊椎病変（悪性リンパ腫）
2. 仙骨神経叢の病変（転移性腫瘍，子宮癌，直腸癌，子宮内膜症の直接浸潤）
3. 坐骨神経の病変あるいは圧迫（神経鞘腫，神経内神経周膜腫，大腿骨骨折あるいは脱臼，血腫）

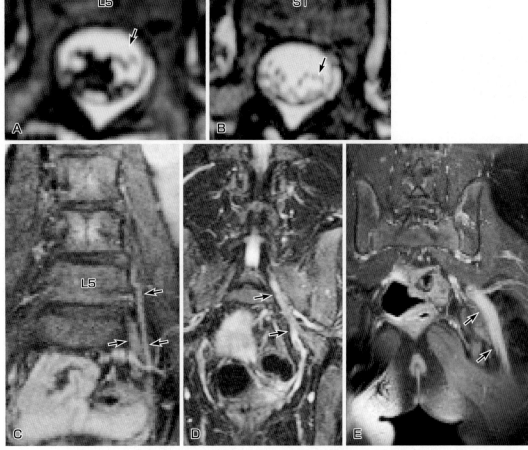

症例 1 神経内神経周膜腫，10 歳，女子．7 歳から進行性の左下肢萎縮・変形および歩行障害を認める．10 歳時の他院入院時には左第 4 腰神経以下の神経根と仙骨神経叢の障害，上殿・下殿・坐骨・脛骨神経および支配筋の異常と診断される．
　A：CISS 法横断像（L5）にて左前根の萎縮を認める（→）．
　B：CISS 法横断像（S1）にて同様に左前根が萎縮している（→）．
　C：造影後脂肪抑制 T1 強調冠状断像にて左第 4 および第 5 腰神経の腫大と造影効果を認める（→）．
　　以上は，retrospective にみての結果ではあるが，当時は診断できなかった．12 歳時に MRI の再検を行った．
　D：CISS 法冠状断像にて左仙骨神経叢に腫大と高信号を認める（→）．
　E：造影後脂肪抑制 T1 強調冠状断像にて，腫大し，造影効果のある左坐骨神経を認める（→）．神経生検にて IP と診断される．
（国立精神・神経医療研究センター病院放射線診療部　佐藤典子先生のご厚意による）

文　献

1) Boyanton BL Jr, et al：Intraneural perineurioma：a systematic review with illustrative cases. *Arch Pathol Lab Med* **131**：1382-1392, 2007
2) Heilbrun ME, et al：Intraneural perineurioma of the common peroneal nerve. Case report and review of the literature. *J Neurosurg* **94**：811-815, 2001
3) Nguyen D, et al：Intraneural perineurioma of the radial nerve visualized by 3.0 Tesla MRI. *Muscle Nerve* **36**：715-720, 2007
4) Simmons Z, et al：Localized hypertrophic neuropathy：magnetic resonance imaging findings and long-term follow-up. *Muscle Nerve* **22**：28-36, 1999
5) 佐藤典子：神経内神経周膜腫の 1 例．Neuroradiology Club，東京，2008 年 11 月
6) Karam C, et al：Clinical reasoning：a 23-year-old woman with paresthesias and weakness. *Neurology* **72**：e5-10, 2009

6 Guillain-Barré 症候群

臨床

Guillain-Barré 症候群（GBS：Guillain-Barré syndrome）は，上気道炎症状および下痢の1，2週間後に四肢の筋力が低下して急速に進行し，4週間以内に極期に達して単相性の経過をたどる，自己免疫性の多発ニューロパチーである[1]．

腱反射は低下し，感覚障害はないか，あっても軽い．髄液蛋白は上昇するが，細胞数は比較的正常を示す（蛋白細胞解離）．また，急性弛緩性対麻痺の最も多い原因である．麻痺は下肢に始まり，上肢，顔面へと進行する．症状は10～20日で頂点に達し，その後は漸次快方に向かう．ただし，脳神経および自律神経を侵すことは珍しくなく，嚥下困難と呼吸障害が起こることもある[1~3]．

末梢神経の髄鞘が一次的に侵される急性炎症性脱髄性多発ニューロパチー（AIDP：acute inflammatory demyelinating polyneuropathy）と，軸索が一次的に侵される急性運動性軸索性ニューロパチー（AMAN：acute motor axonal neuropathy）とに大別される．わが国では後者が半数を占める[1]．

【中枢神経系の病変】

まれではあるが，GBSに中枢神経系（視神経や大脳白質）の脱髄性病変を伴うことがある[4~6]．脱髄は末梢神経のみではなく，中枢神経系に及ぶことがある．

画像所見

1. MRI

1）脊髄神経

馬尾の造影効果が特徴的な所見である（症例1～3）．馬尾には軽い肥厚を伴うこともあるが，目立った所見ではなく，結節状にはならない．前根のみ（症例2），あるいは前根および後根が造影される．T2強調像では，馬尾および脊髄円錐の信号強度は正常であり，脊髄円錐の腫大を認めない．

神経根の造影効果は腫瘍や他の炎症性疾患でも認められ，非特異的ではあるが，前根のみの造影効果は本症の比較的特徴である．

2）大脳白質

自験例において，GBSに大脳白質の病変を伴い，治療とともにこの病変も改善した1例がある（症例3）．これは，末梢神経・中枢神経系の両者に脱髄が起こったと考えられる．

 診断のキー

急性発症の弛緩性対麻痺において，前根の造影効果がみられたら本症を考える．

 鑑別診断

1. 特発性急性横断性脊髄炎

脊髄内に異常信号を認める．神経根が造影されることは通常はない．

2. 癌性およびリンパ腫性髄膜炎（播種）

神経根はより結節状になる．脊髄円錐への播種がT2強調像にて高信号を示す．

3. サイトメガロウイルスによる多発性神経根炎

脊髄円錐の周囲，馬尾に造影効果を認める．鑑別は困難である．

4. 肥厚性ニューロパチー

神経の肥厚が目立つ所見で，造影効果はさまざまである．

5. 神経根の生理学的造影効果

正常神経根における，よりかすかな造影効果．神経症状の不在を示す．

BOX

■神経根に造影効果を認める疾患

- Guillain-Barré 症候群
- 慢性炎症性脱髄性多発ニューロパチー
- Fisher 症候群[7]
- 肥厚性ニューロパチー
- 脊髄サルコイドーシス
- 癒着性くも膜炎
- 髄膜炎
- 播種
- 悪性リンパ腫の神経根浸潤(神経リンパ腫症を含む)
- サイトメガロウイルスによる多発性神経根炎
- 帯状疱疹性脊髄炎(後根)
- Epstein-Barr ウイルスによる脊髄神経根炎
- 神経根や脊髄円錐の圧迫病変(椎間板ヘルニアや破裂骨折など),神経根の外傷(引き抜き損傷など)
- 脊髄梗塞(前脊髄動脈梗塞にて,前根のみの造影効果)
- 急性散在性脳脊髄炎
- Krabbe 病[8]
- 傍腫瘍性症候群(悪性リンパ腫,気管支カルチノイド腫瘍)[9]
- 家族性アミロイド多発ニューロパチー
- Cockayne 症候群[10]
- 異染性白質ジストロフィー[11]

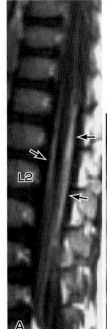
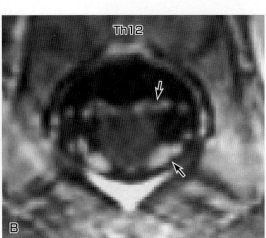

症例1 Guillain-Barré 症候群,2歳,男児.12日前に感冒に罹患し,10日前より歩くのが不自由になる.1週間前に他院に入院し,当院にて MRI を施行.

A:造影後 T1 強調矢状断像にて前根および後根に造影効果を認める(→).T2 強調矢状断像では著変を認めない(非掲載).

B:造影後 T1 強調横断像(Th12)にて前根および後根の造影効果が認められる(→).後根には腫大がある.

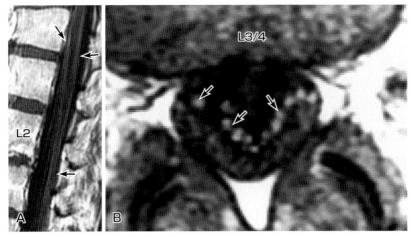

症例 2 Guillain-Barré 症候群，58 歳，男性．6 日前に上気道感染，4 日前より下痢，2 日前より体のだるさを自覚．入院当日，朝より起き上がれなかった．ベッド上で寝たきりとなり，四肢腱反射は消失し，髄液検査にて細胞数 1/3，蛋白 44 mg/dl であった．入院時より大量に免疫グロブリンを投与したが，四肢完全麻痺，呼吸障害が発生した．その後は，徐々に回復した．
A：造影後 T1 強調矢状断像にて神経根に造影効果を認める（→）．
B：造影後 T1 強調横断像（L3/4）にて前根のみに造影効果を認める（→）．

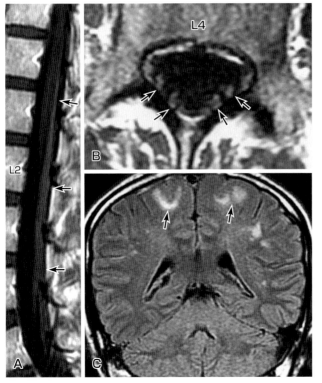

症例 3 Guillain-Barré 症候群（急性運動感覚性ニューロパチー），35 歳，女性．10 日前より発熱，頭痛，咳，全身の痛み，下痢を認めた．3 日前より四肢のしびれ，脱力が出現し，入院当日には下肢の脱力の進行と腱反射の低下を認めた．髄液検査は正常であった．
A：造影後 T1 強調矢状断像にて馬尾に造影効果を認める（→）．
B：造影後 T1 強調横断像（L4）にて主として後根に造影効果を認める（→）．
C：FLAIR 法冠状断像（頭部）にて両側頭頂葉に高信号を認める（→）．右の高信号は馬蹄形を示し，左は不規則な形である．治療により，両者ともに 17 日後の再検の MRI にて消失した．これは GBS に伴って出現した，中枢神経系の脱髄巣（あるいは急性散在性脳脊髄炎の合併）と考えている．
補足：この症例ではその後，後索に Waller 変性を認めた（第 7 章の「30. Waller 変性」を参照）．

文　献

1) 結城伸泰：免疫性ニューロパチー．杉本恒明，他（編）：内科学 第9版．朝倉書店，2007，pp1919-1921
2) Shah LM：Guillain-Barré syndrome. Ross JS, et al（eds）：Diagnostic Imaging — Spine 2nd ed. Amirsys, Salt Lake City, 2010, ppIV-2-18-21
3) Fulbright RK, et al：Cranial nerve enhancement in the Guillain-Barré syndrome. *AJNR Am J Neuroradiol* **16**（4 Suppl）：923-925, 1995
4) An JY, et al：Guillain-Barré syndrome with optic neuritis and a focal lesion in the central white matter following Epstein-Barr virus infection. *Intern Med* **47**：1539-1542, 2008
5) Bernard G, et al：Simultaneous Guillain-Barré syndrome and acute disseminated encephalomyelitis in the pediatric population. *J Child Neurol* **23**：752-757, 2008
6) Okumura A, et al：Guillain-Barré syndrome associated with central nervous system lesions. *Arch Dis Child* **86**：304-306, 2002
7) Inoue N, et al：MR imaging findings of spinal posterior column involvement in a case of Miller Fisher syndrome. *AJNR Am J Neuroradiol* **25**：645-648, 2004
8) Vasconcellos E, et al：MRI nerve root enhancement in Krabbe disease. *Pediatr Neurol* **19**：151-152, 1998
9) Kumar N, et al：Hypertrophy of the nerve roots of the cauda equina as a paraneoplastic manifestation of lymphoma. *Arch Neurol* **62**：1776-1777, 2005
10) Biancheri R, et al：Cranial nerve and cauda equina contrast enhancement in Cockayne syndrome. *Neurology* **83**：1581, 2014
11) Morana G, et al：Enhancing cranial nerves and cauda equina：an emerging magnetic resonance imaging pattern in metachromatic leukodystrophy and krabbe disease. *Neuropediatrics* **40**：291-294, 2009

7 慢性炎症性脱髄性多発ニューロパチー

臨床

慢性炎症性脱髄性多発ニューロパチー（CIDP：chronic inflammatory demyelinating polyneuropathy）は，臨床的に不均一な，おおよそ対称性の，感覚性および運動性のニューロパチーである．経過は単相性，再発性，進行性のいずれもある．8週間以上の経過があり，急性発症である Guillain-Barré 症候群とは異なる[1]．

Guillain-Barré 症候群と急性発症の CIDP との鑑別については，発症8週間を過ぎて，症状が悪くなった際には急性発症の CIDP と考える．また報告では，発症から3回以上の悪化があったら，CIDP と考えるとされている[2]．

免疫が関係し，炎症性の脱髄であることが特徴である．

末梢神経が選択的に侵されることも特徴であり，脳神経に及ぶ場合もある．その中では顔面神経が侵されやすい．しかし，眼球運動障害あるいは球麻痺もありうる[1]．

筋電図では神経伝導遮断・遅延を認め，髄液蛋白の上昇を認める．

病理所見は紡錘状の神経腫大とタマネギ形成（onion bulb formation）である．

成因は原因不明（特発性；idiopathic）であるが，糖尿病，悪性リンパ腫，C型肝炎，結合織疾患，Sjögren 症候群，炎症性腸疾患，ヒト免疫不全ウイルス（HIV：human immunodeficiency virus）感染症に合併することがある[1,3]．

中枢神経系に脱髄性病変を合併することがあるが，それらの多くは症状がない．

脊髄神経の侵される部位は，多い順に，椎間孔より外＞硬膜内であり，腰神経＞頸神経＞腕神経叢である．なお，脳神経は侵されることが最も少ない[3]．

撮像法

脊柱管外の神経・神経叢の腫大をみるには冠状断像が必須である．脂肪抑制を加えることで，みやすさが増すこともある．造影後には，同部位では脂肪抑制が必須となる．矢状断像と横断像で脊柱管内の神経腫大をみるには，造影後も含めて脂肪抑制は不要と考える．

画像所見

1．MRI

1）脊髄神経

i）神経の腫大

Duggins らの報告によれば，14例の CIDP のうち，頸髄神経根と腕神経叢の腫大は8例（57.1％）に認められ，そのうち6例（42.8％）は腰神経叢にも認められている．神経腫大のある例は全例で寛解・再燃を示し，より長期の経過をたどった．腫大は，繰り返す脱髄と再髄鞘化，Schwann 細胞の増殖と，タマネギ形成により，神経の増量が起こることによるとされる[4]．

この神経腫大は電気生理学的な神経ブロックの部位に相当しているが，最後の再燃の時期や治療法，患者の障害度とは無関係とされている[5]．

ii）造影効果

前述の14例の CIDP のうち11例に造影後の検査が施行され，神経腫大を呈した6例のうち5例，神経腫大のない5例のうち1例に造影効果を認めている．造影効果は活動性のある病変に認められている可能性があるとしている[4]．

一方，Midroni らは16例の CIDP において造影効果を調べ，硬膜外の神経根には全例に，椎間孔より末梢の神経叢では4例に，硬膜内の神経根には11例に造影効果を認め，さらに3例には神経根の腫大を認めている．造影効果は原病の活動性とは無関係で，治療効果にも関係がないと報告している[6]．

造影効果は血液神経関門の破壊を意味し，臨床的に

活動性を示すとの報告もある[7].

iii) 自験例

硬膜内および硬膜外，脊柱管外近位の脊髄神経に腫大があり，T2強調像にて高信号を認めることがある（**症例1，2**）．脊髄神経が正常の大きさで，信号強度異常を認めないこともある．多くは対称性の腫大であるが，まれに非対称性のことがある．

硬膜内の馬尾神経全体が腫大し，T2強調像では高信号を示し，正常では硬膜内に認められる髄液がほとんど認められず，馬尾神経で埋め尽くされているようにみえる例もある（**症例1**）．T1強調像でも硬膜内が神経で埋め尽くされているようにみえる．播種などとの鑑別が必要となる．

また，硬膜内の一部の馬尾神経が，その他の神経よりも明らかに，異常に大きい例がある．

iv) 脊髄圧迫

腫大した硬膜内の神経根により脊髄圧迫を認める例もある（**症例1**）[8]．ときに，脊髄症を呈することがある[9]．

2) 脳神経

ときに，脳神経（第Ⅲ，Ⅴ，Ⅶ神経）の腫大を認めることがある（**症例2**）[2,5]．顔面神経が多いが，眼球運動障害あるいは球麻痺もあるとされる[2]．

3) 大脳白質

脳内白質にT2強調像にて脱髄を疑わせる高信号を認めることがある[2,10]．

診断のキー

慢性の経過を示す症例で，両側神経根の対称性の腫大をみたら本症を考える．

鑑別診断

肥厚性ニューロパチーをきたす疾患については，本章の「8. 遺伝性運動感覚性ニューロパチー」のBOXも参照．

また，神経根に造影効果を認める疾患については，本章の「6. Guillain-Barré症候群」のBOXを参照．

1. Guillain-Barré症候群

発症からの持続時間が短く特徴的な臨床経過を示す．上行する運動麻痺と比較的軽度の感覚障害を認める．造影効果は前根のみのことがある．

2. 遺伝性運動感覚性ニューロパチー

Charcot-Marie-Tooth病，Dejerine-Sottas病などがある．神経根の腫大はあるが，造影効果はないことも多い．遺伝子変異，特徴的な臨床徴候を示す．

3. 神経線維腫症1型

腫大した神経根には造影効果がある．後側弯を伴うことが多い．遺伝子変異，特徴的な臨床徴候を示す．

4. 糖尿病性多発性神経根症（糖尿病性筋萎縮症）

神経根に造影効果を認めない[11]

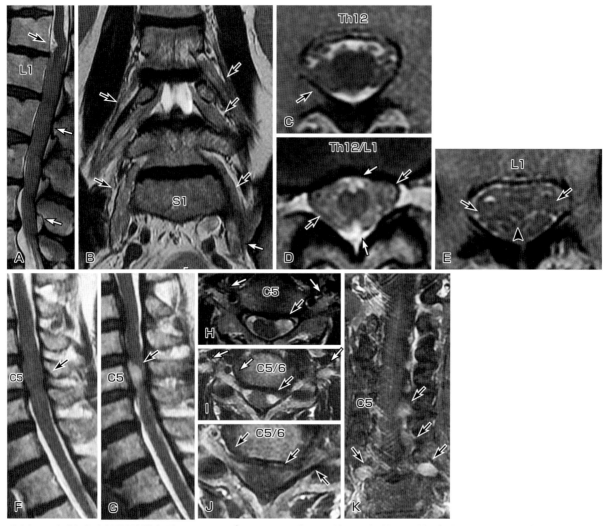

症例1 慢性炎症性脱髄性多発ニューロパチー，54歳，男性．4年前より体が重くなり，3年前より両足裏に石の上を歩いている感じを覚えるようになり，歩きにくくなる．深部反射の低下，深部感覚障害と軽度の表在感覚障害，失調を認めた．CIDPと診断された．

- **A**：T2強調矢状断像では，Th12にて脊髄が後方に屈曲し（→），下方からの圧迫があることを示している．L1-5上部において，硬膜囊内は一様な信号強度で満たされ，正常の髄液を認めない（⇨）．腫大した神経があると考えられる．なお，T1強調像でも同様に正常の髄液を認めず，腫大した神経には造影効果がなかった（非掲載）．
- **B**：T2強調冠状断像にて，下部腰椎からの神経の腫大を認める（→）．左仙椎神経の腫大もある（⇨）．
- **C**：T2強調横断像（Th12）にて，脊髄円錐の右に腫大した神経根を認める（→）．
- **D**：T2強調横断像（Th12/L1）にて，脊髄周囲の硬膜囊内には腫大した神経があり，正常よりも高信号を示す（→）．正常の髄液は硬膜囊内の前部と後部の一部のみに認められている（⇨）．
- **E**：T2強調横断像（L1）にて，硬膜囊内中央部には脊髄の末端があるが（▶），そのほかの硬膜囊内は腫大した神経でほぼ満たされている（→）．

手指先の感覚障害が悪化し，約2年後に頸椎MRIを施行した．

- **F**：T2強調矢状断像にて，C5の脊髄が腫大してみえる（→）．C5/6では椎間板の軽い膨隆と黄色靭帯の軽い肥厚がある．
- **G**：T2強調矢状断像（画像Fより左）では，C5にて脊柱管内に異常な高信号を認める（→）．
- **H**：T2強調横断像（C5）では，硬膜囊内で，脊髄の左に高信号があり（→），脊髄を圧排し，腫瘤様にみえる．しかし，よくみると，脊柱管外で両側の神経が腫大している（⇨）．
- **I**：T2強調横断像（C5/6）でも，脊髄左に軽い圧排があり，高信号を認める（→）．腫大した神経根が椎間孔から脊柱管外の両側にあり（⇨），硬膜囊内の脊髄圧迫も腫大した神経根によるものであることが疑われる．
- **J**：造影後T1強調横断像（C5/6）にて，硬膜囊内および椎間孔の腫大した神経根には軽い造影効果を認める（→）．
- **K**：造影後T1強調冠状断像にて，腫大した神経根に造影効果を認める（→）．

補足：腰椎硬膜囊内では腫大した馬尾神経により，脊柱管内の髄液が認められない．播種と類似した画像であるが，造影効果がなく，脊髄の表面には播種の所見がないことより否定できる．脊柱管外の神経の腫大もある．頸椎では神経腫大が左右非対称性で，硬膜囊内左の神経に腫大が強く，腫瘤様にみえる．しかし，その他の部位にも神経腫大があることより，CIDPと診断できる．

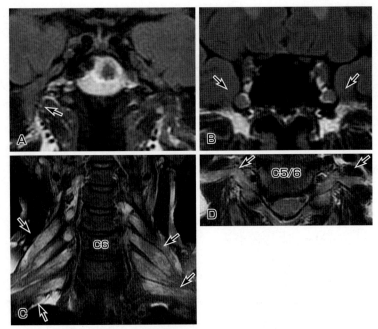

症例2 慢性炎症性脱髄性多発ニューロパチー，53歳，女性．26年前に発症した四肢の感覚障害と筋力低下があり，CIDPと診断されている．ステロイド治療にて寛解している．過去に3回ほど，複視，眼瞼下垂にて眼科を受診したが，無治療で改善している．今回，12日前より複視に気がつき，眼瞼下垂が出現し，8日前より目の奥に痛みを感じたので，入院となり，MRIを施行した．右動眼神経麻痺が疑われた．

A：FLAIR法冠状断像（頭部）にて，右三叉神経第3枝に明らかな腫大があり（→），右卵円孔から頭蓋外で腫大が目立つ．左にも軽いが同様な変化を認める．

B：FLAIR法冠状断像（頭部）にて，両側三叉神経第2枝の腫大がある（→）．三叉神経第1枝の腫大も疑われる．両側の動眼神経にも腫大の可能性はあるが，確実ではない．

C：脂肪抑制T2強調冠状断像にて，下部頸椎，脊柱管外の神経根にほぼ対称性の腫大があり，高信号を示している（→）．

D：T2強調横断像（C5/6）では，椎間孔から脊柱管外にて両側神経根の腫大があり，高信号を示す（→）．

補足：ステロイド治療によって複視の改善を認めた．

文献

1) Vallat JM, et al：Chronic inflammatory demyelinating polyradiculoneuropathy：diagnostic and therapeutic challenges for a treatable condition. *Lancet Neurol* **9**：402-412, 2010
2) Ruts L, et al：Distinguishing acute-onset CIDP from fluctuating Guillain-Barré syndrome：a prospective study. *Neurology* **74**：1680-1686, 2010
3) Shah LM：CIDP. Ross JS, et al（eds）：Diagnostic Imaging—Spine 2nd ed. Amirsys, Salt Lake City, 2010, ppIV-2-22-25
4) Duggins AJ, et al：Spinal root and plexus hypertrophy in chronic inflammatory demyelinating polyneuropathy. *Brain* **122**（Pt 7）：1383-1390, 1999
5) Shah S, et al：Cranial nerve, spinal root and plexus hypertrophy in chronic inflammatory demyelinating polyneuropathy. *Pract Neurol* **12**：68-69, 2012
6) Midroni G, et al：MRI of the cauda equina in CIDP：clinical correlations. *J Neurol Sci* **170**：36-44, 1999
7) Kuwabara S, et al：Magnetic resonance imaging at the demyelinative foci in chronic inflammatory demyelinating polyneuropathy. *Neurology* **48**：874-877, 1997
8) Echaniz-Laguna A, et al：Teaching neuroimages：Chronic inflammatory demyelinating polyradiculoneuropathy causing spinal cord compression. *Neurology* **72**：e121, 2009
9) Staff NP, et al：Hypertrophic nerves producing myelopathy in fulminant CIDP. *Neurology* **75**：750, 2010
10) Kale HA, et al：Magnetic resonance imaging findings in chronic inflammatory demyelinating polyneuropathy with intracranial findings and enhancing, thickened cranial and spinal nerves. *Australas Radiol* **51**：B21-24, 2007
11) Bowen BC：Spine Imaging—Case Review. Mosby, Philadelphia, 2001, pp157-158

8 遺伝性運動感覚性ニューロパチー

はじめに

遺伝性運動感覚性ニューロパチー（HMSN：hereditary motor and sensory neuropathy）は，遺伝性の末梢神経障害をきたす疾患群であり，対称性・遠位部主体の運動障害および感覚障害を呈し，ゆっくり進行する．それらのうちで，Charcot-Marie-Tooth 病（CMT；HMSN type 1），神経原性腓骨部筋萎縮症（neuronal type peroneal muscular atrophy；HMSN type 2），Dejerine-Sottas 病（DS；HMSN type 3）の三者は局所性・びまん性の末梢神経の腫大を認める疾患であり，脊髄神経にも腫大が及ぶ[1]．

■Charcot-Marie-Tooth 病

臨床

1．末梢神経

CMT は遺伝性ニューロパチーの中で最も代表的な疾患であり，足の変形（凹足）や逆シャンペンボトル様と呼ばれる下肢遠位筋萎縮で特徴づけられる．臨床的・遺伝的に多くの型に分けられ，50 以上の原因遺伝子が報告されている．

臨床遺伝学的に命名され，ミエリンの障害が原因で常染色体優性遺伝形式のものを CMT1，劣性遺伝形式のものを CMT4，軸索の障害によるものを CMT2，X染色体連鎖性のものを CMTX と分類する．脱髄型か軸索型かの判定は，正中神経の運動神経伝導速度（MCV：motor nerve conduction velocity）38 m/s を境に決定される[2,3]．

大多数は常染色体優性であるが，X 染色体連鎖性（CMTX）も少なくはない[3]．

2．大脳白質の脱髄

CMTX は脱髄性ニューロパチーおよび軸索性ニューロパチーの両方の要素をもつ．X 染色体連鎖であるので，男性が女性よりも重症化する．CMTX は現在 5 種類が知られており，そのうち最も多い CMTX1 は中枢神経系も侵す．再発性の麻痺と可逆性の大脳白質病変を認める．

発熱や感染などのストレスがあると，乏突起細胞と星状細胞の間のギャップ結合に異常が生じ，細胞内液の不具合が起こって，髄鞘の異常が発生し，麻痺と白質病変をきたすとされる[4]．

Al-Mateen らの総説によると，CMTX1 による大脳白質病変を示した例は 21 例あり，全例男性で，年齢は 7～44 歳である．17 例は構音障害，摂食障害，あるいはその両方を起こしている（81％）．13 例は片麻痺である（62％）．9 例は四肢麻痺/完全な麻痺（43％），7 例は失調（33％）を示した．44 歳例を除き，中枢神経系症状は 1 時間～2 週間の間に治った[5]．

上気道感染後，突然発症の左片麻痺と発語障害を呈した 7 歳男子の CMTX 例がある一方，臨床症状としての末梢神経障害を認めず，中枢神経系が初発症状となる CMTX もあり，小児の一過性麻痺では本症も鑑別疾患に入る[6]．

わが国からも脳梁膨大部に拡散制限を伴う病変を認める CMT 例が報告され，その特徴として，杉江らは以下の 5 項目をあげている[7]．

①CMTX である．
②高高度飛行や感染症などを誘引として発症する．
③脳梁離断症状は認めない．
④左右対称性の大脳白質病変を合併しうる．
⑤自然経過にて寛解する．

3．CMT4

CMT4 患者 41 例中 2 例に SURF1 遺伝子変異を認めたという報告があり，小児期の脱髄性ニューロパチーの患者では本遺伝子を調べるべきとされている．特に，乳酸アシドーシス，頭部 MRI の異常（T2 強調像にて両側被殻に高信号があり，萎縮を認める），小脳失調のある例では本遺伝子を調べる必要があるとしている[8]．

画像所見

1. MRIおよびCT

1) 脊髄神経

Cellerini らによると，CMT1 および CMT2 の 7 例に施行した腰仙部 MRI にて，硬膜内神経根の腫大が 2 例に，造影効果が 3 例に，信号強度異常（T2 強調像では高信号，T1 強調像では低信号）が 2 例に認められている[9]．

他の肥厚性ニューロパチー（hypertrophic neuropathy）と同様に，脊髄神経（馬尾神経を含む）の紡錘状の腫大と造影効果を認めることがある[1]．硬膜外，脊柱管外の末梢神経も腫大することがある．自験例でも馬尾神経の腫大を認めている（症例 1）．

2) 脳神経

家族歴があり，遺伝子検査にて CMT1 と確定された 64 歳男性例の報告では，多発性の脳神経腫大を認めている．10 代で下肢筋力低下にて発症し，両側難聴，右三叉神経痛がある．CT では両側の顔面神経乳突部の拡張があり，卵円孔および正円孔の拡大を認めている．MRI では顔面神経乳突部の拡張，動眼神経脳槽部の拡張，三叉神経（上顎神経と下顎神経）の腫大を認めている[10]．

3) 大脳白質病変

前述の Al-Mateen らによる頭部 MRI が CMTX1 20 例に施行され，大脳白質の T2 強調像あるいは FLAIR（fluid-attenuated inversion recovery）像にて両側の異常が指摘されている．白質病変は大脳後部が 9 例，側脳室周囲が 4 例であり，脳梁は 12 例が侵されている．脳梁膨大部のみは 8 例である．拡散制限は 11 例（55％）に認めたと報告されている[5]．

Anand らの例では，発症 24 時間後の MRI にて脳梁（膨大部および膝部）・大脳後部優位，深部白質優位の高信号を T2 強調像にて認め，軽い腫張があった．6 週間後にはこの所見は消失したとしている[6]．

本症で認められる拡散制限を伴う脳梁膨大部病変は，mild encephalopathy with a reversible splenial lesion（MERS；可逆性脳梁膨大部病変を有する脳症）に類似している（症例 2）[11]．

4) 被殻

CMT4 で SURF1 遺伝子変異を示す 1 例において，T2 強調像にて両側被殻に高信号を認め，萎縮があったという報告がある[8]．

5) 多小脳回と DYNC1H1 遺伝子変異

下肢優位（LED：lower extremity predominance）の常染色体優性先天性脊髄性筋萎縮症（SMA：spinal muscular atrophy）で，dynein, cytoplasmic 1, heavy chain 1（DYNC1H1）遺伝子変異に起因する例があり，臨床型の幅が広がっている．その中には，日本人家系からみつかった CMT2 に属する一群が含まれていた．

DYNC1H1 遺伝子関連の SMA-LED 30 例についての報告がある．臨床型は全身性関節拘縮症をきたす重症型から軽い下肢麻痺のみを認める軽症型まであった．9 例には認知機能障害を認めた．その 9 例では頭部 MRI が施行され，多小脳回が認められている．下肢筋肉 MRI の所見は特徴的であり，大腿四頭筋の萎縮があり，比較的，内転筋が保たれている．長内転筋と半腱様筋が肥大していた[12]．

■ Dejerine-Sottas 病

臨　床

DS はまれな疾患で，常染色体劣性遺伝を示し，乳児期に発症し，多発性の末梢神経の腫大を呈する．四肢の萎縮と感覚脱失を示し，小脳失調，反射の消失，脳神経症状を呈する．髄液にて蛋白含量の増加がある．病理では強度の髄鞘化不全，脱髄，軸索消失を認める[13]．

画像所見

1. MRI

CMT と同様に，硬膜内脊髄神経・硬膜外末梢神経の腫大と造影効果を認め，ほぼ対称性で，椎間孔の拡大を呈しうる[13,14]．T2 強調像では腫大した神経に高信号を認めることがあり，神経内浮腫あるいは脱髄を示唆する所見である．

約 15％の例に脳神経の腫大があるとされる[14]．

診断のキー

- 両側対称性の脊髄神経の腫大を認め，脊椎に変形がない時には HMSN を考慮する．乳児期では DS を考慮する．
- 末梢神経障害があり，MERS に類似した画像をみ

た際にはCMTXを考える．

鑑別診断 (BOXを参照)

1. 慢性炎症性脱髄性多発ニューロパチー
画像からは鑑別診断が困難である．再燃がある．

2. 神経線維腫症
後側弯などの骨の変形を認める．皮膚にも腫瘍がある．

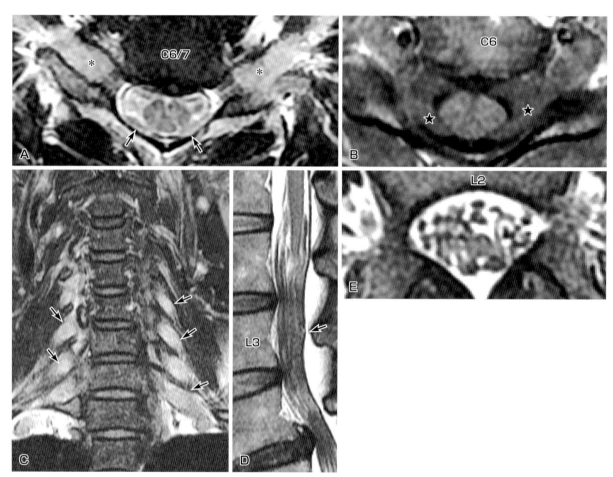

症例1 Charcot-Marie-Tooth病，46歳，女性．幼児期よりたれ足を認め，徐々に進行し5年前には装具を作成，運動神経伝導速度の低下を認める．濃厚な家族歴（母，兄，叔母に同症）がある．腓腹神経生検では有髄線維の著明な脱落，多数のタマネギ形成があり，CMT1と診断した．

A：T2強調横断像（C6/7）にて両側脊柱管外の神経に著明な腫大と高信号を認める（＊）．硬膜内の神経根にも腫大がある（→）．椎間孔は拡大している．
B：T2強調横断像（C6）にて硬膜内の前根および後根の著しい腫大がある（★）．左は硬膜外にまで腫大が及ぶ．
C：T2強調冠状断像にて脊柱管外の神経の著明な腫大および高信号を認める（→）．
D：T2強調矢状断像にて硬膜嚢内に馬尾神経が密集しており，神経の腫大が疑われる（→）．
E：T2強調横断像（L2）にて馬尾神経の腫大を認める．
補足：腰椎の造影後T1強調像では，腫大した神経に造影効果を認めなかった（非掲載）．

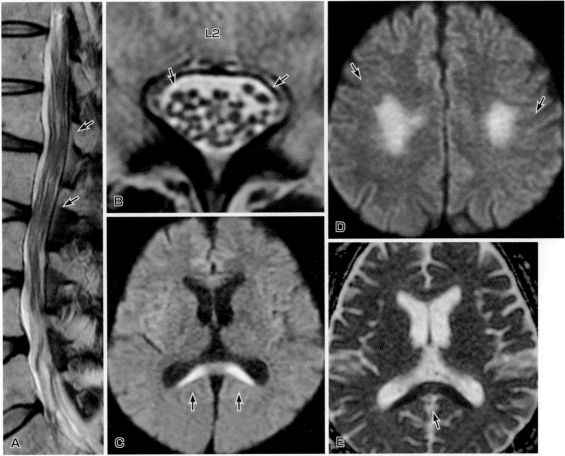

症例2 Charcot-Marie-Tooth病（CMTX）の疑い，47歳，男性．3年前より両手足先の冷感としびれ感があり，進行して膝まで達した．1年前より下肢の筋肉のやせを自覚した．腰椎MRIを撮像した（画像A, B）．その8日後に突然の構音障害が発生したが，すぐによくなった．さらに3日後に構音障害，嚥下障害，顔面筋力低下を認め，頭部MRIを撮像した（画像C〜E）．
（文献11）より引用）

A：T2強調矢状断像（腰椎）にて，脊柱管内に占める馬尾神経の割合が大きく，その腫大が疑われる（→）．
B：T2強調横断像（L2）にて，前根を中心とした馬尾神経の腫大を認める（→）．信号強度に異常はない．なお，確実な造影効果を認めない（非掲載）．
C：拡散強調像（頭部）にて，脳梁膨大部に高信号を認める（→）．
D：拡散強調像（頭部）にて，半卵円中心に高信号をほぼ対称性に認める（→）．
E：ADC（apparent diffusion coefficient；見かけの拡散係数）mapにて，脳梁膨大部には拡散制限（ADC値の低下）がある（→）．

補足：末梢神経障害があり，馬尾神経の腫大を伴うので肥厚性ニューロパチーと考えられる．さらに，急性発症の構音障害があり，拡散強調像にて脳梁膨大部と両側半卵円中心にほぼ対称性の高信号を認め，ADC値の低下がある．特徴的な画像所見を示し，CMTXと考えられる．自己退院により遺伝子検査は実施できなかった．

BOX

■肥厚性ニューロパチーをきたす疾患[15]

- 遺伝性運動感覚性ニューロパチー
  Charcot-Marie-Tooth 病
  Dejerine-Sottas 病
- 神経線維腫症 1 型
- 慢性炎症性脱髄性多発ニューロパチー
- 神経内神経周膜腫
- Refsum 病
- Hansen 病（レプラ）[16]
- 末端肥大症
- アミロイドーシス
- Guillain-Barré 症候群
- 癒着性くも膜炎
- 癌性髄膜炎
- サイトメガロウイルス感染症
- 悪性リンパ腫
- 神経リンパ腫症
- 神経サルコイドーシス
- 傍腫瘍性症候群（悪性リンパ腫，気管支カルチノイド腫瘍）[17]

文 献

1) Moore KR：Hypertrophic neuropathy. Ross JS, et al（eds）：Diagnostic Imaging — Spine 2nd ed. Amirsys, Salt Lake City, 2010, ppVI-1-30-33
2) 高嶋 博：遺伝性ニューロパチーの診断と分子病態．臨神経 **52**：399-404, 2012
3) Saporta MA, et al：Inherited peripheral neuropathies. *Neurol Clin* **31**：597-619, 2013
4) Zhong L, et al：Clinical reasoning：a young man with reversible paralysis, cerebral white matter lesions, and peripheral neuropathy. *Neurology* **79**：e70-72, 2012
5) Al-Mateen M, et al：The central nervous system phenotype of X-linked Charcot-Marie-Tooth disease：a transient disorder of children and young adults. *J Child Neurol* **29**：342-348, 2014
6) Anand G, et al：X-linked hereditary motor sensory neuropathy（type 1）presenting with a stroke-like episode. *Dev Med Child Neurol* **52**：677-679, 2010
7) 杉江正行，他：MRIにて脳梁膨大部に一過性の異常信号をみとめたCharcot-Marie-Tooth病の1例．臨神経 **48**：359-362, 2008
8) Echaniz-Laguna A, et al：SURF1 deficiency causes demyelinating Charcot-Marie-Tooth disease. *Neurology* **81**：1523-1530, 2013
9) Cellerini M, et al：MR imaging of the cauda equina in hereditary motor sensory neuropathies：correlations with sural nerve biopsy. *AJNR Am J Neuroradiol* **21**：1793-1798, 2000
10) Aho TR, et al：Charcot-Marie-Tooth disease：extensive cranial nerve involvement on CT and MR imaging. *AJNR Am J Neuroradiol* **25**：494-497, 2004
11) 柳下 章：症例から学ぶ—画像診断トレーニング（第10回）．脊椎脊髄 **26**：917-919, 2013
12) Scoto M, et al：Novel mutations expand the clinical spectrum of *DYNC1H1*-associated spinal muscular atrophy. *Neurology* **84**：668-679, 2015
13) Maki DD, et al：MR imaging of Dejerine-Sottas disease. *AJNR Am J Neuroradiol* **20**：378-380, 1999
14) Bowen BC, et al：Spine Imaging — Case Review 2nd ed. Mosby, Philadelphia, 2008, pp303-304
15) De Smet K, et al：MRI in hypertrophic mono- and polyneuropathies. *Clin Radiol* **68**：317-322, 2013
16) Huda S, et al：An unusual cause of mononeuritis multiplex. *Pract Neurol* **13**：39-41, 2013
17) Kumar N, et al：Hypertrophy of the nerve roots of the cauda equina as a paraneoplastic manifestation of lymphoma. *Arch Neurol* **62**：1776-1777, 2005

9 神経リンパ腫症

臨床

1. 神経リンパ腫症とは

神経リンパ腫症（NL：neurolymphomatosis）は，①中枢神経系や軟膜への悪性リンパ腫の浸潤・転移を有する症例に生じた末梢神経へのリンパ腫浸潤，②化学療法後の全身性リンパ腫や，寛解後の再発として生じた末梢神経へのリンパ腫浸潤（抗癌剤が血液神経関門により病巣に移行しないことで生じる），③全身性リンパ腫や中枢神経系原発リンパ腫を有さず，末梢神経が主なもしくは唯一の浸潤部位である場合，④原発性軟膜リンパ腫が神経根に浸潤したもの，の4病型に分類される．このうち，③が狭義のNLである[1]．

病態としては全身性リンパ腫の血行性転移，直接浸潤が考えられている．病理学的には神経周膜の血管周囲にリンパ腫細胞があることより，血行性の進展が示唆されている．

2. ニューロパチーの特徴

有痛性あるいは無痛性の多発脳神経障害および多発神経根障害，単一の末梢神経障害などをきたす．39例のNLの報告では，28例は亜急性進行性のニューロパチーを示し，5例はGuillain-Barré症候群様であり，4例は局所的なニューロパチー，1例は再発性ニューロパチー，1例は馬尾症候群であった[2]．

Tomitaらの報告では32例の悪性リンパ腫によるニューロパチーのうち，9例は病理にて確認されたNLであった．そのほかに，病理学的に証明はされていないが，陽電子断層撮影（PET：positron emission tomography）にて4例が腕神経叢，2例が腰神経叢に薬剤の集積があり，NLと考えられる．自発痛があり，日常生活に支障をきたした[3]．この15例の年齢は45〜82歳である．慢性の経過を示した例が10例，残りの5例は亜急性であった．

3. 脳神経

脳神経障害はNLの20%で初発症状となるとされる．第Ⅶ，Ⅲ，Ⅴ，Ⅵ，Ⅷ，Ⅹ脳神経障害が知られている[2]．

前述のTomitaらの報告では15例のNLにて，第Ⅶ脳神経障害が最も多く4例，第Ⅴ脳神経障害が3例，第Ⅵが2例，第Ⅲが1例，第Ⅻが1例である[3]．

4. リンパ腫の状態

NLの診断時点ですでに全身性リンパ腫が判明している例が全体の20%で，10%はNLの診断と同時に判明し，7%はNLの診断が全身性リンパ腫の発見に先行する．剖検を行えば，ほとんどの病態にて全身性リンパ腫が証明される[1]．

国際共同研究によれば，50例の中位年齢は55.5歳（18〜80歳）で，30例（60%）が男性である．基礎疾患は45例が非Hodgkin悪性リンパ腫で，5例は急性リンパ球性白血病であった[4]．

5. 検査

髄液検査では蛋白増加，単核球増加が約半数で認められる．Grisariuらによれば，髄液の細胞診では40%が陽性であり，神経生検では26例中23例（88%）が陽性となった[4]．確定診断のためには生検が必要なことが多いが，困難なこともある．髄液リンパ球のモノクローナリティの証明，^{18}F-FDG（fluorodeoxyglucose）-PETによる末梢神経への薬剤高集積の描出はNLの診断に有効である[1]．

病理組織では，腕神経叢および腰神経叢の神経内鞘（endoneurium）に異型Bリンパ腫細胞の浸潤が認められている[5]．

画像所見

国際共同研究50例の報告[4]によれば，末梢神経には60%，脊髄神経48%，脳神経46%，神経叢40%に病

変があり，複数の部位が侵された例は58%である．それらのうち，MRIでは77%が陽性となり，PETでは19例中16例（84%）が陽性である．

1. MRI

MRIでは脳神経の腫大と造影効果，あるいは多数の馬尾神経の腫大とT2強調像での高信号，造影効果(症例1)，腕神経叢の軽い腫大とT2強調像での高信号，造影効果を認めている[1,6,7]．

造影効果のある異常な神経根が拡散強調横断像にて高信号を示した例がある[8]．

2. 核医学検査

^{18}F-FDG-PETでは，異常な神経根が薬剤の高集積を示す[1,8~10]．

【脊髄後索】

両側性の後根神経節を含むNLの神経根障害により二次性変化をきたし，両側脊髄後索（C1-7）にT2強調像にて高信号を認めた例がある．患者は57歳の男性であり，56歳時に胃原発の大細胞型B細胞性リンパ腫を発症し，化学療法により寛解状態であった．約2カ月前から左肩痛と左上肢の筋力低下が出現し，進行性に増悪した．T2強調像にて脊髄後索に高信号を認め，その後，上位頸髄から腰仙髄・馬尾に広範な神経根の造影効果を認め，繰り返し施行した髄液細胞診にてNLと診断されている[11]．なお，頸椎では椎間孔の神経根に軽い腫大と造影効果，腰椎では前根・後根，馬尾に軽い腫大と造影効果を認めている．

診断のキー

有痛性，左右非対称性，慢性あるいは亜急性の経過を示す進行性ニューロパチーで，神経腫大があれば，本症を疑う．

異常な神経根が拡散強調横断像にて高信号を示すことがある．

鑑別診断

1. 慢性炎症性脱髄性多発ニューロパチー

慢性炎症性脱髄性多発ニューロパチー（CIDP：chronic inflammatory demyelinating polyneuropathy）では，痛みを伴うことはまれである．NLでは有痛性が多い[3,12]．

2. 神経サルコイドーシス

アンギオテンシン変換酵素の上昇．両側顔面神経障害が多い．頭蓋内では髄膜・軟膜の造影効果の存在．

3. リンパ腫様肉芽腫症

肺の病変の存在，脳実質内病変の存在．

4. 原発性軟膜神経膠腫症

末梢神経障害はまれである．

5. 移植後リンパ増殖性疾患

腎移植後，腰椎にて馬尾右側を中心とする腫瘤を認め，T2強調像では脊髄よりも軽い低信号で，均一な造影効果があり，NLを疑わせる所見を示したが，生検にて移植後リンパ増殖性疾患（PTLD：posttransplantation lymphoproliferative disorder）であった例がある[13]．筆者が検索した範囲では馬尾にPTLDが起こった報告は，そのほかにはない．

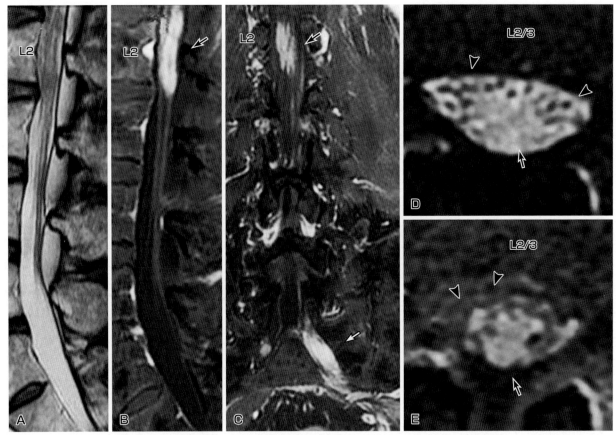

症例1 神経リンパ腫症，61歳，男性．約3年前よりつま先に力が入らないことを自覚する．2年前には左下肢痛を認め，左脛骨神経麻痺を他院にて指摘される．1年前に筋力低下が下腿三頭筋に限局していると診断された．8カ月前に左足の足背屈が困難となる．4カ月前に他院にて左下肢遠位部優位の筋力低下と筋萎縮，左下肢と殿部の痛み・しびれ・感覚鈍麻，左足振動覚の低下，左足腱反射の低下，歩行障害を認め多発単ニューロパチーの疑いで精査となった．髄液蛋白 147 mg/dl と高値を示し，当院に生検目的にて入院した．なお，頭部 MRI にて異常を認めていない．

- A：T2強調矢状断像にて，L2レベルの馬尾神経の輪郭が不鮮明であるが，確実な異常を指摘できない．
- B：造影後脂肪抑制矢状断像（正中）にて，L2を中心に馬尾神経に造影効果を認める（→）．
- C：造影後脂肪抑制冠状断像にて，L2を中心に馬尾神経に造影効果を認める（→）．さらに，左仙椎神経叢に腫大があり，造影効果を認める（⇢）．
- D：T2強調横断像（L2/3）にて，硬膜管中央から後部にかけて存在する馬尾神経に高信号を認め，その輪郭が不鮮明となっている（→）．一方，前部にある馬尾神経には異常を認めない（▶）．
- E：造影後脂肪抑制T1強調横断像（L2/3）にて，画像Dで輪郭が不鮮明な馬尾神経には造影効果を認める（→）．一方，硬膜管前部の馬尾神経には造影効果がない（▶）．
- 補足：左仙椎神経根および神経節の生検を施行した．小リンパ球浸潤が認められたが，リンパ腫の診断はできなかった．その後，他院にて頭蓋内浸潤を認め，髄液検査の細胞診にて class 4〔atypical lymphoid cells (malignancy suspected)〕，フローサイトメトリーにてλ鎖クローナリティを認め，総合的に中枢神経系原発悪性リンパ腫と診断された．当院での状態は neurolymphomatosis にあたると考えられる．CIDP とは，腫大する神経のみに高信号を認める，左右差が著しいなどの違いがある．

文献

1) 堤内路子，他：Neurolymphomatosis．神経内科 **73**：30-35，2010
2) Diaz-Arrastia R, et al：Neurolymphomatosis：a clinicopathologic syndrome re-emerges．*Neurology* **42**：1136-1141, 1992
3) Tomita M, et al：Clinicopathological features of neuropathy associated with lymphoma．*Brain* **136**（Pt 8）：2563-2578, 2013
4) Grisariu S, et al：Neurolymphomatosis：an International Primary CNS Lymphoma Collaborative Group report．*Blood* **115**：5005-5011, 2010
5) Case records of the Massachusetts General Hospital. Weekly clinicopathological exercises. Case 8-1995. A 75-year-old man with multiple cranial-nerve defects and weakness and pain in the extremities．*N Engl J Med* **332**：730-737, 1995

6) Swarnkar A, et al：MR imaging of brachial plexopathy in neurolymphomatosis. *AJR Am J Roentgenol* **169**：1189-1190, 1997
7) Chamberlain MC, et al：Neurolymphomatosis：a rare metastatic complication of diffuse large B-Cell lymphoma. *J Neurooncol* **95**：285-288, 2009
8) Jerath NU, et al：Clinical Reasoning：A 47-year-old woman with left shoulder pain after a fall. *Neurology* **83**：e112-116, 2014
9) Nishio M, et al：Intraspinal canal neurolymphomatosis detected by FDG-PET/CT. *Clin Nucl Med* **34**：610-612, 2009
10) 星川恭子, 他：FDGをもちいたPETが診断に有用であったneurolymphomatosisの1例. 臨神経 **47**：437-440, 2007
11) 佐藤正行, 他：広範な脊髄神経根障害をみとめた胃原発性悪性リンパ腫の1例. 臨神経 **55**：333-338, 2015
12) 大矢　寧：末梢神経・筋のリンパ腫. *Brain Nerve* **66**：955-967, 2014
13) 中村尚生：移植後リンパ増殖性疾患. NR Club Film Conference, 東京, 2015年7月

10 傍腫瘍性感覚性ニューロパチー

臨床

傍腫瘍性感覚性ニューロパチー（PSN：paraneoplastic sensory neuropathy）は後根神経節の障害を主とし，高度の感覚性失調が亜急性に生じ，多くは進行性，まれに緩徐な経過をとる傍腫瘍性神経症候群の一つである．辺縁系脳炎，脳脊髄炎，脳幹脳炎，小脳炎などとの組み合わせでみられることもある[1]．

感覚障害が亜急性および左右非対称性に出現し，体幹や脳神経を侵す時は，特に喫煙者においてPSNを考慮する．

約70％が肺の小細胞癌によるが，その他のいかなる腫瘍も原因となりうる．

肺の小細胞癌によるPSNでは，抗Hu抗体をほとんどすべての症例に認め，他の腫瘍では認めることが少ない．ほかにamphiphysin，CV2/CRMP-5に対する抗体の報告がある．精巣癌では抗Ta/Ma2抗体が認められる[2～4]．

なお，傍腫瘍性脊髄症全体については第7章の「24. 傍腫瘍性脊髄症」を参照．

画像所見

1. MRI

後根神経節・後根障害の二次変性として，後索に比較的淡い高信号をT2強調像にて認める．

53歳の女性で，下肢の感覚障害と著明な深部感覚障害による失調歩行が半年で進行した例があり，筋緊張異常や錐体路徴候を認めなかったが，T2強調矢状断像にてC1～Th11の脊髄後索に高信号を認めている．抗amphiphysin抗体が単独陽性を示し，左傍胸骨リンパ節腫大があり，PETにて同部位が陽性となり，生検にて癌細胞の転移が認められた．原発巣は不明であるが，病理所見では潜在性乳癌が示された[5]．

診断のキー

亜急性に発症し，進行する後根・後索障害があり，後索に淡い高信号をT2強調像にて認める際には本症を考慮し，全身検索をする．

鑑別診断

後索を侵す疾患については第7章の「5. 亜急性脊髄連合変性症」のBOXを参照．

癌の末梢神経・脊髄根への圧迫や浸潤，化学療法の副作用としてのニューロパチー，Sjögren症候群などの膠原病における後根神経節炎やニューロパチーなどによる後索の二次変性などとの鑑別が必要である．

文献

1) 犬塚　貴：悪性腫瘍に伴う神経系障害．杉本恒明，他（編）：内科学　第9版．朝倉書店，2007，pp1878-1879
2) Rosenfield MR, et al：Paraneoplastic syndromes of the nervous system. Bradley WG, et al（eds）：Neurology in Clinical Practice 4th ed. Butterworth-Heinemann. Philadelphia, 2004, pp1461-1471
3) Oki Y, et al：Ataxic vs painful form of paraneoplastic neuropathy. *Neurology* **69**：564-572, 2007
4) Camdessanché JP, et al：Paraneoplastic peripheral neuropathy associated with anti-Hu antibodies. A clinical and electrophysiological study of 20 patients. *Brain* **125**（Pt 1）：166-175, 2002
5) 音成秀一郎，他：長い髄節におよぶ脊髄後索病変を呈した抗amphiphysin抗体陽性のparaneoplastic neurological syndromeの1例．臨神経　**54**：572-576, 2014

第13章

外傷性疾患

1 脊椎脊髄損傷における画像診断

 脊椎脊髄損傷における画像診断の目的は，まず画像として，①骨損傷（骨折，脱臼），②軟部組織損傷（靱帯損傷，椎間板損傷，血腫），③脊髄損傷（浮腫，出血）の状態を示し，さらに，①脊椎が安定型（stability）か不安定型（instability）か，②脊髄損傷の有無やその程度を判断し，主治医が手術の必要性や予後について判断するために必要な情報を提供することである．

1. 各モダリティの特徴

 単純X線は多くの施設で迅速に施行可能であり，脊椎損傷の分類はX線所見をもとに組み立てられている．単純X線では粗大な骨折や脱臼の描出は簡便に行え，慎重に行われた前屈・後屈位撮影により不安定性の評価も可能である．ただし，意識障害のある場合の動態撮影は危険であり，勧められない．単純X線の特異度は高いが，感度が低いため，高エネルギー外傷においては他のモダリティも必要になる．

 CTは複雑な骨折や微小な骨折の描出に優れ，特に多列CTによる再構成矢状断像や冠状断像は多くの情報を与えてくれる．単純X線では描出が難しい頭蓋頸椎移行部や頸胸椎移行部の描出にも優れるので，スイマー位側面像などでX線撮影に時間をかけずに，多列CTで評価することが多くなっている．椎体周囲の浮腫や血腫などの描出も可能である．近年の多列CTの普及に伴い，頭部CTに連続して頸椎も撮影されることや，全身のCT撮影（外傷パンスキャン）の一環として頸椎が撮影されることも増えている．しかし，前屈・後屈位での撮影はできないので不安定性の評価は骨折部位や脱臼の状態から推定することになる．CT上明らかな異常が認められない場合に頸椎カラーを除去してよいかどうかは議論のあるところである（後述）．また，CTで発見される骨折がすべてcritical な骨折とはいえないことも多い．当然ながら脊髄自体の評価はCTでも困難である．

 MRIは，骨折の描出はCTに比べて劣ることが多い．矢状断像が撮像でき脱臼や骨片の転位の描出が可能という長所も，近年は多列CTの再構成画像が普及したので，骨に関しては優位性が低くなっている．やはりMRIの最大の利点は脊髄損傷の程度を直接描出できることである．また，靱帯や椎間板など脊椎安定性に重要な軟部組織の損傷の有無を描出可能な点も重要である．すなわち意識障害があり前屈・後屈位撮影を安全に行えない場合でも，安静のまま不安定性の評価がある程度可能で，また脊髄損傷に対する予後判定にも有用である．しかし，靱帯の明らかな断裂が示される場合はよいが，画像と手術や剖検の対比が難しいので，MRIで正常にみえる靱帯に本当に損傷がないのか不確実な面もある（表1）．

2. 臨床現場での検査の組み立て

 臨床の現場では，多くは他部位も含めてスクリーニング的に単純X線撮影がまず行われる．引き続いてCTが撮影されるのは，①単純X線で異常所見がある場合，②単純X線で不明瞭な部分の精査が必要な場合，③神経学的所見がある場合，④高エネルギー外傷による場合などである．ただし，高エネルギー外傷では全身検査が緊急に必要な場合，X線撮影よりCTが優先されることが多い．その際，まず生死に関わる内臓損傷，血管損傷のチェックを行い，引き続き骨条件（bone window 表示）の薄いスライス厚（thin slice）の横断像と再構成画像で脊椎の骨折や転位，脱臼の有無を調べる．高エネルギー外傷では出血性病変の精査のために造影早期相（動脈相）も撮影されることが多いので，頸椎レベルも撮影範囲に含めれば椎骨動脈損傷の有無を知ることができる．椎骨動脈は横突孔内を通るため，損傷は3D画像より多断面再構成（MPR：multiplanar reconstruction）画像のほうがわかりやすい．

 MRIが撮像されるのは，①神経学的所見がある場合，②単純X線やCTで不安定性が疑われる場合，③後方固定術前に椎間板ヘルニアの否定が必要な場合などである．また，骨折が横突孔付近に及ぶ場合や脱臼がある場合は椎骨動脈損傷の検索にMRアンギオグラ

表1　単純X線，CT，MRIの優劣

	単純X線	CT	MRI
骨折・脱臼	○ ・簡便 ・頭蓋頸椎移行部や頸胸椎移行部は描出不良	◎ ・高分解能のthin slice像，再構成画像が必要	○ ・骨髄浮腫によりCTでわかりにくい骨折を示すこともある ・骨折の時期の推定に役立つ
靱帯・椎間板	× 椎間板隙の拡大や脱臼として描出され，間接的に推察は可能	×	◎ ・MRIで正常にみえても損傷なしとは断定しにくいこともある
軟部組織浮腫・血腫	△ 椎前間隙の肥厚として	△ 椎前間隙の肥厚として	◎ ・椎前間隙や椎弓周囲の血腫などを直接描出可能
動脈損傷	×	◎ ・造影CTにて	◎ ・MRAにて
脊髄	×	×	◎ ・病変を直接描出可能

◎：描出に優れる，○：描出は可能，△：描出能は限られる，×：描出困難

表2　EASTによる「頸椎損傷に対するガイドライン（2009）」より抜粋（文献11）より改変引用）

頸椎に対して放射線検査が必要な場合
・頸部に疼痛か圧痛がある，神経症状がある，意識障害がある，ほかに注意をそらすような外傷がある．

1. はじめに行われるべき検査はCTである．後頭部からTh1レベルまでを含み，再構成矢状断像・冠状断像が必要である．
2. 単純X線からは追加する情報は得られないので，撮影しなくてよい．
3. CTにて頸椎損傷が発見された場合
    ①脊椎の専門家に相談する．
4. 神経症状が頸椎損傷によると考えられる場合
    ①脊椎の専門家に相談する．
    ②MRIを施行する．
5. 意識清明な患者で神経症状はないが頸部痛を訴え，CTで異常を認めない場合の選択
    ①頸椎カラーを続ける．
    ②MRIで異常がなければ頸椎カラーを外す．
    ③適切な動態撮影（屈曲/伸展）で異常がなければ頸椎カラーを外す．
6. 意識障害のある患者で，CTに異常がなく，四肢に明らかな麻痺がない場合
    ①動態撮影は行ってはいけない．
    ②MRIを行うことによる危険/利益比は明らかでない．個々の施設の状況に応じて判断する必要がある．
    その際の選択として
    A．臨床所見がとれるようになるまで頸椎カラーは外さない．
    B．CTの結果のみで頸椎カラーを外す．
    C．MRIで異常を認めなければ頸椎カラーを安全に外すことができる．

フィー（MRA）が追加される．

3. CTによる不安定性の評価

　近年の多列CTでは，小さな骨折やわずかな椎体偏位，軟部組織腫脹などが描出可能で，再構成矢状断像も高分解能なため，CTでまったく異常を認めなければ頸椎は安定した状態として，脊椎の固定（hard collar）は解除できるという意見が多くなっている．Panczykowskiらは17編の報告（1万4,327例）のmeta-analysisを行い，CTの感度・特異度ともに99.9%であったとしている[8]．しかし，ごく軽微な棘突起間隔の拡大のみの患者が帰宅後に両下肢麻痺，両上肢不完

全麻痺を生じた例もある[10]．こうしたリスクは椎体偏位が自然整復した過屈曲損傷に多いと思われるので，受傷機転によっては細心の注意が必要である．頸椎損傷における放射線検査について述べたEAST (Eastern Association for the Surgery of Trauma) のガイドライン（表2）[11]では，CTが正常であった場合のMRIの役割に関してまだ断定は避けており，それぞれの施設での状況に合わせて判断すべきとしている．

4. MRI検査について

MRIを安全に施行する際に注意が必要な点は，①金属の持ち込み防止，②脊椎のさらなる動揺の防止，③呼吸循環系の管理である．

救急の現場では患者の既往歴が不明な場合も多いので，体内金属の有無は単純X線やCTで確認しなくてはいけない．治療に必要なモニター類やペアン，チューブ接続部の金属などにも注意する．時間外ではMRI検査に不慣れなスタッフが関与する場合もあるので，スタッフによる金属の持ち込みにも注意が必要である．

脊椎の不安定性が疑われる場合，脊髄にさらなる損傷が加わらないように細心の注意を払い，患者をall-in-one-pieceとして移動させることが大切である．

重症の頸髄損傷では，急性期には呼吸循環系が不安定なことが多く，検査には必ず主治医に立ち会ってもらう必要がある．また，予想された病変部以外に，離れた脊椎に損傷を認めることもまれではないので，検査終了前に撮像範囲全体を慎重に観察する必要がある．

撮像の基本は，T1強調，T2強調の矢状断像と横断像である．椎弓周囲の軟部組織損傷や脊髄浮腫の描出には脂肪抑制T2強調像が有用だが，磁場の不均一性によるアーチファクトが出やすいので，STIR (short tau inversion recovery) 法が役立つことが多い．脊髄血腫の場合，通常用いられる高速スピンエコー (FSE：fast spin echo) 法のT2強調像では急性期血腫を示すデオキシヘモグロビンの低信号が弱いが，T2*強調像ではこの低信号は強調され検出能が高い．

脊椎損傷に対する診断・治療体系は，単純X線での骨折や脱臼の所見を中心に組み立てられており，CTはその延長線上にある．MRIは骨傷のほかにCTにはできない脊髄損傷の評価や脊椎不安定性の評価が可能であるが，発生機序や単純X線所見の理解なしでは得られる情報が限られてしまう．そのため本章では，単純X線やCTの所見も必要に応じて提示している．

文 献

1) Wintermark M, et al：Thoracolumbar spine fractures in patients who have sustained severe trauma：depiction with multi-detector row CT. *Radiology* **227**：681-689, 2003
2) Saifuddin A：MRI of acute spinal trauma. *Skeletal Radiol* **30**：237-246, 2001
3) Sliker CW, et al：Assessing cervical spine stability in obtunded blunt trauma patients：review of medical literature. *Radiology* **234**：733-739, 2005
4) Holmes JF, et al：Variability in computed tomography and magnetic resonance imaging in patients with cervical spine injuries. *J Trauma* **53**：524-529, 2002
5) Schwartz ED, et al：Spinal Trauma—Imaging, Diagnosis, and Management. Lippincott Williams & Wilkins, Philadelphia, 2007
6) 日本脊髄外科学会（編）：脊椎脊髄損傷治療・管理のガイドライン．脊髄外科 **19**（Suppl 1）：1-41, 2005
7) Daffner RH：Imaging of Vertebral Trauma 3rd ed. Cambridge University Press, Cambridge, 2011
8) Panczykowski DM, et al：Comparative effectiveness of using computed tomography alone to exclude cervical spine injuries in obtunded or intubated patients：meta-analysis of 14,327 patients with blunt trauma. *J Neurosurg* **115**：541-549, 2011
9) Gargas J, et al：An analysis of cervical spine magnetic resonance imaging findings after normal computed tomographic imaging findings in pediatric trauma patients：ten-year experience of a level I pediatric trauma center. *J Trauma Acute Care Surg* **74**：1102-1107, 2013
10) Gebauer G, et al：Spinal cord injury resulting from injury missed on CT scan：the danger of relying on CT alone for collar removal. *Clin Orthop Relat Res* **470**：1652-1657, 2012
11) Como JJ, et al：Practice management guidelines for identification of cervical spine injuries following trauma：update from the eastern association for the surgery of trauma practice management guidelines committee. *J Trauma* **67**：651-659, 2009

2 脊椎損傷 — A. 上位頸椎損傷（C1-2）
（1）環椎破裂骨折

臨床

環椎破裂骨折（Jefferson fracture, atlas burst fracture）は，古典的には環椎の前弓と後弓が2カ所ずつ骨折し，両側の外側塊と前弓，後弓が分離して放射状に転位する骨折をいう．頭頂部に重い物体が落下した場合や，飛び込み競技での事故などで，環椎に垂直方向の力が加わることによる軸圧負荷（axial loading；図1）が原因となる．環椎には中心となる椎体がないため，リング状の辺縁部が広がるように骨折転位する．CTの普及に伴い，古典的な骨折パターン以外に種々の骨折があることが知られてきた（"atypical" Jefferson fracture）．最も多いのは前弓に1カ所，後弓に2カ所の骨折をもつものである（図2）．

骨の転位は脊柱管が広がる方向に起きるので，脊柱管の狭窄は生じない．典型例では安定型の骨折とされるが，歯突起骨折や軸椎骨折を合併する場合，または環椎横靱帯の損傷を伴う場合は，不安定型となる（図3）．骨片の転位が大きい場合は横靱帯損傷を伴う可能性が高い．

画像所見（症例1〜3）

1. 単純X線

骨折線自体の描出は困難であるが，開口位正面像で外側塊が軸椎関節面より外側に転位することで診断する．側面像でも骨折の診断は難しいが，環椎歯突起間距離（ADD：atlanto-dental distance, ADI：atlanto-

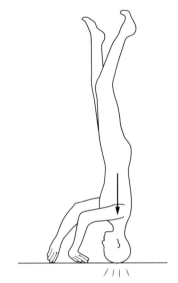

図1 環椎破裂骨折
飛び込み競技での事故などによる軸圧負荷（axial loading）．

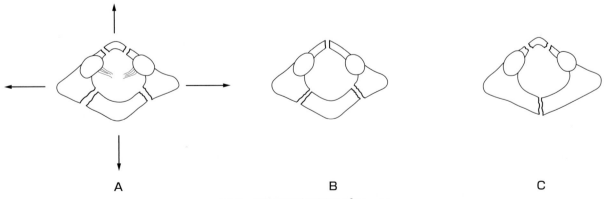

図2 環椎破裂骨折のパターン
A：古典的なJefferson骨折．前弓，後弓に2カ所ずつの骨折があり，4つの骨片に分離する．転位が大きいと環椎横靱帯の断裂や付着部の剥離骨折の危険があり，不安定性が示唆される．
B：前弓に1カ所，後弓に2カ所の骨折．このパターンが多い．
C：前弓に2カ所，後弓に1カ所の骨折．

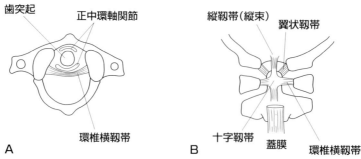

図3 環椎・軸椎の靱帯
A. 環椎・軸椎を上方からみた場合
B. 椎弓を外して背側からみた場合

環椎と軸椎の運動を制動する構造で最も重要なのは環椎横靱帯である．両側の外側塊内側に付着し，歯突起の背側を横走して環椎の前方への移動を制限する．縦束がこれと癒合し十字靱帯を形成する．その上行部は大孔前縁，下行部は軸椎体部後面に至る．十字靱帯の背側には蓋膜があり，斜台から後縦靱帯に至る．翼状靱帯は歯突起側面から両側後頭顆内側に向かう翼状の靱帯で，過度の回旋を抑制する．そのほかに，歯突起尖から大孔前縁に付着する歯尖靱帯や膜構造があるが，臨床的な重要性は低い．

dental interval）の拡大の有無を確認することは不安定性の評価に重要で，正常上限は成人で3 mm，小児で5 mmとされる．血腫や浮腫による椎体前軟部組織肥厚を認めることもあり，脊椎前方構造の損傷を示唆する．

2. CT

CTでは，横断像で骨折自体を正確に描出できる．外側塊の側方転位（軸椎関節面に対して）が左右合わせて7 mm以上であると環椎横靱帯損傷の可能性があり，不安定型と判断される．転位が軽度でも外側塊内側の横靱帯付着部に剝離骨折があると不安定型の可能性があるので，CTでは脊柱管内の小さな骨片にも注意が必要である．軸椎との関係をみるには再構成冠状断像も有用で，関節面に左右差がないかを確認する．横断像や再構成矢状断像でADDの拡大も評価できる．

3. MRI

MRIは，骨折自体の描出はCTより劣る．環椎破裂骨折では通常は脊柱管狭窄をきたさないが，転位が大きく脊髄損傷や椎骨動脈損傷の可能性がある場合にはMRIやMRAが必要となる．

診断のキー

・環椎が，軸圧が加わることにより2～4個の骨片に分かれ，全方向に転位する．

・骨折の描出はCT横断像が優れる．再構成冠状断像・矢状断像も有用である．
・MRI，MRAは脊髄損傷や椎骨動脈損傷が疑われる場合に必要である．

鑑別診断

1. 環椎後弓の癒合不全（cleft）

正常変異で，後弓のほぼ正中に欠損を示す．骨折と異なり表面は平滑で皮質に覆われるので鑑別可能である（症例4）．頸椎単純X線正面像で，このcleftが歯突起と重なり縦方向の骨折線にみえることがある．また小児で椎弓がまだ癒合していないと，骨折と紛らわしいことがある（症例5）．ただし，環椎破裂骨折は小児ではまれとされている．

2. 環椎外側塊骨折

首が傾いた状態での荷重により，一側の外側塊に骨折を生じる．多くは環椎横靱帯が断裂するので，不安定型骨折である．

3. 環椎椎弓骨折

前弓や後弓に限局した骨折は通常，安定型とされる（症例6）．

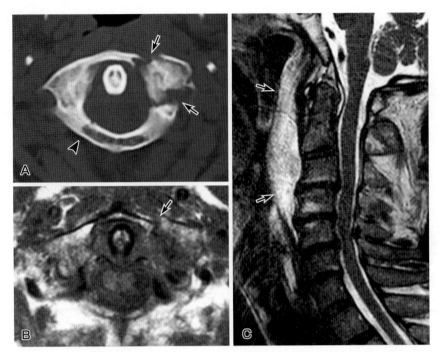

症例1　環椎破裂骨折（"atypical" Jefferson fracture），70代，男性．3mの高さから転落．左上肢にしびれ．

A：CT（C1）にて環椎前弓左側と後弓左側に骨折があり（→），外側塊が外方に軽度転位している．後弓右側にも骨折が疑われる（▶）．

B：T1強調横断像（C1）にて前弓左側の骨折は皮質の断裂や骨折線が同定されるが，CTと比べると不明瞭である（→）．左外側塊は浮腫による軽度低信号を示している．

C：T2強調矢状断像にて椎前間隙が浮腫により著明に肥厚して，高信号を呈している（→）．C3/4-5/6にかけて軽度の脊椎症性変化がある．

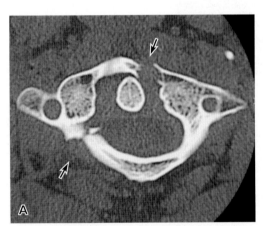

症例2　環椎破裂骨折（"atypical" Jefferson fracture），30代，男性．プールに飛び込み，頭頂部を強打．直後より強い項部痛出現，運動麻痺なし．

A：CT（C1）にて環椎前弓と後弓右側に1カ所ずつ骨折を認める（→）．

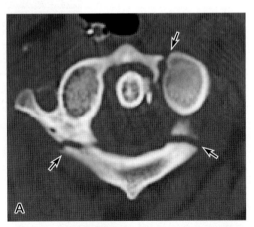

症例3　環椎破裂骨折（"atypical" Jefferson fracture），20代，女性．高所からの転落．

A：CT（C1）にて環椎前弓左側と後弓両側の3カ所に骨折を認める（→）．

鑑別診断の症例

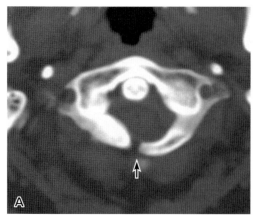

症例4 環椎後弓の癒合不全(cleft),50代,女性.
A:CT(C1)にて環椎後弓正中に欠損がある(→).表面が平滑で皮質に覆われている点から骨折と区別可能である.

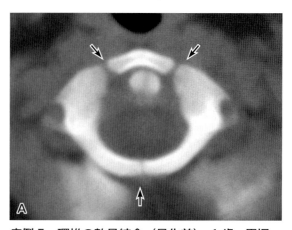

症例5 環椎の軟骨結合(骨化前),1歳,男児.
A:CT(C1)にて環椎に3カ所の欠損がある(→).環椎は3つの骨化中心から形成され,これらの間の軟骨結合は前弓では7歳,後弓では3歳ごろに癒合する.骨折と紛らわしいこともあるが,小児では環椎破裂骨折はまれである.

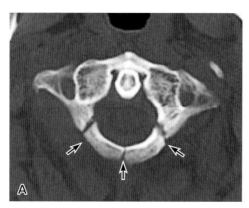

症例6 環椎後弓骨折,50代,男性.3mの高さから転落.
A:CT(C1)にて環椎後弓に3カ所の骨折があるが,転位はほとんど認めない(→).前弓には骨折はない.後頭骨とC2に挟まれて骨折したと考えられる.

文献

1) Jefferson G: Fracture of the atlas vertebra. Report of four cases, and a review of those previously recorded. *Br J Surg* **7**: 407-422, 1920
2) Kesterson L, et al: Evaluation and treatment of atlas burst fractures (Jefferson fractures). *J Neurosurg* **75**: 213-220, 1991
3) Lustrin ES, et al: Pediatric cervical spine: normal anatomy, variants, and trauma. *Radiographics* **23**: 539-560, 2003

2 脊椎損傷 — A. 上位頸椎損傷（C1-2）

(2) 環軸椎脱臼

臨床

環軸椎脱臼（atlanto-axial dislocation），環軸椎亜脱臼（atlanto-axial subluxation），環軸椎回旋位固定（AARF：atlanto-axial rotatory fixation）などを総称して，atlanto-axial dissociation という．

1. 環軸椎前方脱臼および環軸椎後方脱臼

多くは環椎が前方に偏位する前方脱臼で，歯突起と環椎後弓の間に脊髄が挟まれて神経症状を呈する危険がある．環椎と軸椎の過度の運動を抑制するには環椎横靱帯が重要で，この損傷により環椎歯突起間距離（ADD：atlanto-dental distance，ADI：atlanto-dental interval）が拡大する．靱帯の損傷は自然治癒が難しく，牽引で整復位が得られない場合は環軸椎癒合術が必要になることが多い．日常診療では，前方脱臼は外傷より関節リウマチによる場合が多い．

後方脱臼はまれだが，関節リウマチの患者に過伸展損傷が加わると発生する．

2. 環軸椎逸脱脱臼

環椎が歯突起から抜けるように偏位した状態で，生存例は少ない．

3. 環軸椎回旋位固定

環軸椎間の椎間関節の関節包や滑膜の損傷により，環椎が軸椎に対して回旋位で固定された状態で，患者は回旋を元に戻すことができない．損傷による場合は回旋亜脱臼（rotatory subluxation）や回旋脱臼（rotatory dislocation），筋攣縮による場合は斜頸（torticollis）といわれる．

画像所見

1. 単純X線およびCT

環軸椎前方脱臼は単純X線側面像でのADDが，成人で3mm以上，小児で5mm以上の場合に疑われる（**症例1**）．偏位が軽度なら脊髄損傷は少ないが，椎骨動脈損傷を併発する場合があるので，症状や偏位の程度によりMRIやMRAが必要となる．

環軸椎回旋位固定は，単純X線開口位正面像で，環軸椎の一側の外側塊が一部重なり，関節裂隙が左右非対称となる所見(wink sign)で診断するが，体位の軽度のずれでも左右差が生じるので，多列CTによる再構成冠状断像や3D-CT画像での評価が最も確実である．

回旋と偏位の組み合わせについてはFielding and Hawkinsの分類が用いられる（**図1**）[1]．

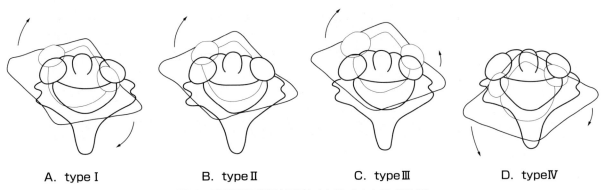

図1 環軸椎回旋位固定（文献1）より改変引用）
A：歯突起を中心とした左右同程度の回旋．ADD<3 mm．
B：一側の椎間関節を中心とした回旋，対側の環椎前方亜脱臼．ADDは3〜5 mm．
C：両側の環椎外側塊が非対称に前方偏位．ADD>5 mm．
D：両側の環椎外側塊が非対称に後方偏位．

①type Ⅰ：歯突起を中心とした左右同程度の回旋位固定はあるが，環椎の前方偏位はない（ADD<3 mm）．靱帯損傷はなく，正常の回旋範囲内（29〜50°）の固定であり，画像上は首を自発的に回旋した状態と区別できないが，反対側に回旋することはできない．最も多く認められる（症例2）．

②type Ⅱ：一側の椎間関節を中心とした回旋と対側椎間関節での環椎前方亜脱臼があり，ADDは軽度拡大する（3〜5 mm）．環椎横靱帯の損傷がある．

③type Ⅲ：両側の椎間関節で環椎外側塊が左右差を伴いながら前方に脱臼した状態で，ADDは5 mm超に拡大する．環椎横靱帯，翼状靱帯の損傷がある．

④type Ⅳ：両側の環椎外側塊が左右差を伴いながら後方に偏位した状態である．頻度は少なく，歯突起の形成不全や骨折を伴うことが多い．

2. MRI

通常はCTで診断されMRIが必要となることは少ないが，神経症状がある場合や，偏位が大きく歯突起と環椎により脊髄の圧迫が疑われる場合はMRIが必要になる．

診断のキー

- 環軸椎回旋位固定には外傷による回旋亜脱臼や回旋脱臼，筋攣縮による斜頸がある．
- CTの横断像や再構成冠状断像，3D-CT画像が有用である．

Clinical Memo

斜頸（torticollis）

強い外傷によらずに，上気道炎後，頭頸部手術後，あるいは明らかな誘因がなく発症し，頭部がcock-robin position（コマドリが首をかしげた姿）といわれる少し首を捻って傾けた状態で固定される．小児に多く，胸鎖乳突筋などの攣縮による．環軸椎は回旋位固定のtype Ⅰの位置関係を示す．正常の回旋範囲内での固定であり，装具や牽引にて数日で治癒することが多いが，放置されると再発率が高くなることもあり，手術が施行される場合がある（症例3）．

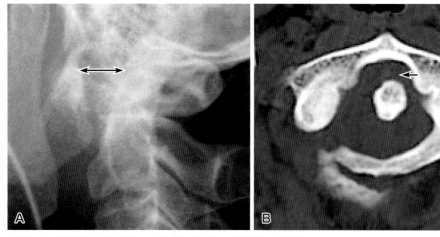

症例1　環軸椎前方脱臼，60代，男性．屋根から転落．
A：単純X線側面像にてADDが拡大している（↔）．
B：CT（C1）にても同様の所見を認める（→）．骨折はない．

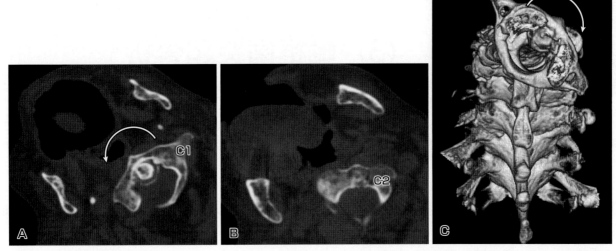

症例2 環軸椎回旋位固定（type Ⅰ），80代，男性．ベッドから転落．頸部痛，顔が右側を向いたままの状態．
A，B：CT（画像A：C1，画像B：C2）では，C1がC2に対して右に約50°回旋し，頭部が右側を向いている（曲がり⇨）．
C：頸椎を後上方からみた3D-CT画像では，C1が右側に回旋していることが明瞭である（曲がり⇨）．

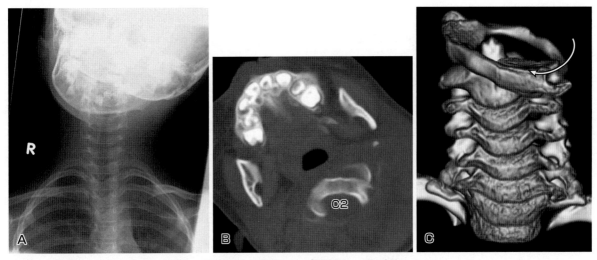

症例3 斜頸，5歳，女性．発熱，頸部痛，頸部リンパ節腫大，首が動かない．
A：単純X線正面像で頭部が右を向き，cock-robin positionとなっている．
B：CT（C2）では，C2に対して頭部が右に約40°回旋している．
C：頸椎を前上方からみた3D-CT画像では，C1が右側に回旋していることが明瞭である（曲がり⇨）．

文献

1) Fielding JW, et al：Atlanto-axial rotatory fixation(Fixed rotatory subluxation of the atlanto-axial joint). *J Bone Joint Surg Am* **59**：37-44, 1977
2) Rhea JT：Rotational injuries of the cervical spine. *Emerg Radiol* **7**：149-159, 2000
3) Lustrin ES, et al：Pediatric cervical spine：normal anatomy, variants, and trauma. *Radiographics* **23**：539-560, 2003
4) Haque S, et al：Imaging of torticollis in children. *Radiographics* **32**：557-571, 2012
5) 古矢丈雄, 他：環軸椎回旋位固定の病態と治療. 千葉医学 **85**：61-69, 2009

2 脊椎損傷 — A. 上位頸椎損傷（C1-2）

（3）軸椎歯突起骨折

臨床

軸椎歯突起骨折（odontoid fracture, dens fracture）は，頸部が固定された状態での頭部の前方あるいは後方への動きにより発生するが，原因はさまざまである．Anderson and D'Alonzo による分類では以下の3型に分けられる（図1）[1]．上位頸椎骨折の中では高頻度で，特に高齢者に多い．報告によると34％は他の頸椎骨折を合併するので，注意が必要である[3]．

① type I：歯突起上外側での翼状靱帯による剥離骨折とされ，骨折線は斜走する．頻度は非常に少ない．翼状靱帯による固定が失われるので不安定型の可能性はあるが，多くは保存的に治療される．

② type II："high odontoid fracture"．歯突起基部のやや細くなった部分での横骨折で，高齢者に多く，比較的軽度の外傷でも発生することがある．外力の方向により歯突起先端部は前方や後方に転位する．歯突起骨折の中では非癒合率が高く，特に転位が6 mm 以上では癒合が得にくいので固定術が考慮される．

③ type III："low odontoid fracture"．歯突起基部から軸椎体部への斜骨折で，軸椎は「歯突起と椎体の一部」と「椎体の残りと後弓」に分離する．halo-vest などによる外固定で保存的に治療されることが多い．

画像所見

1. 単純X線およびCT（症例1）

単純X線では骨折の描出が難しいことも多いので，特に歯突起に左右または前後の傾きが疑われた場合は，CTによる骨折の検索が必要である．type II では骨折線が CT 横断像のスライス面に平行になり描出困難な場合があるので，再構成矢状断像・冠状断像が必須である．また椎体前軟部組織の腫脹は椎体前方成分の損傷を示唆する所見である．

2. MRI（症例2）

MRIにおいては，骨皮質の連続性の欠如や骨髄のT1，T2延長が骨折を示すが，骨折自体の描出はCTに劣る．MRIでは歯突起の転位と脊髄の浮腫による異常信号により骨折が示唆されることが多い．椎前間隙の浮腫や出血は CT に比べて明瞭であり，骨折や脱臼の存在を疑うきっかけになる．

MRI は骨折自体の描出より，骨折の時期の推定や脊髄圧迫の確認に利用される．type II 骨折で癒合が得られず，偽関節の状態で慢性的に経過した場合は，骨折面に骨硬化像があることや，椎体周囲や骨髄に浮腫が

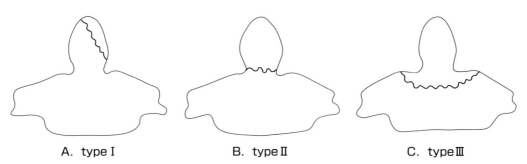

図1 軸椎歯突起骨折の分類 （文献1）より改変引用）
A：歯突起上外側の剥離骨折（avulsion type）．
B：歯突起基部での横骨折（body type, high odontoid fracture）．
C：歯突起基部から椎体上部への斜骨折（basilar type, low odontoid fracture）．

ないことが急性病変との鑑別点になる．しかし，不安定な状態なので遅れて脊髄症状が出現することもあり，注意が必要である．

診断のキー

- 歯突起基部，歯突起基部〜椎体の骨折が多い．特に高齢者に多い骨折である．
- 骨折した歯突起が偽関節になることがある．
- CT 横断像，再構成冠状断像・矢状断像が有用である．

鑑別診断

1. os odontoideum

歯突起が軸椎体部と癒合していない状態である．歯突起は皮質で覆われ少し丸みを帯び，椎体部にピッタリはまるような面がない．MRI で骨髄に浮腫による異常信号がない点で急性期骨折と区別される．先天性の分離と考えられている．環軸椎脱臼の原因になりうる．Down 症候群や Klippel-Feil 症候群などに合併することがある．

2. os terminale

歯突起先端部の小さな骨化中心（ossification center, terminal ossicle）は 2 歳以降に認められ，12 歳前後で癒合する．これが分離したままの状態にあると，os terminale, persistent ossiculum terminale と称され，type I 骨折と紛らわしいことがある．歯突起正中に存在するので鑑別可能で，多列 CT の再構成冠状断像が有用である．os odontoideum と比べると，歯突起の高さが保たれていることが鑑別に役立つ．

Clinical Memo

小児での歯突起骨折

歯突起椎体軟骨結合の骨性癒合は 7 歳ごろに完成するので，それ以前の小児では軟骨結合部（subdental synchondrosis；症例 3）で骨折することが多い．歯突起は前方に転位しやすいので，高度の神経障害をきたすことは少ないとされる．転位が軽度で神経症状もなければ，外固定による保存的治療で癒合することが多い．

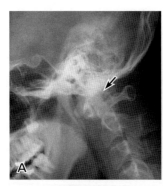 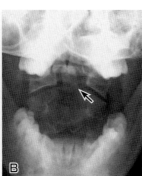 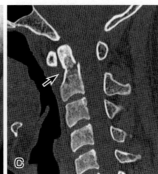 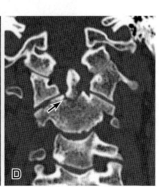

症例 1　軸椎歯突起骨折（type II），10 代，男性．交通事故（車対車）．後頸部痛．
 A：単純 X 線側面像では，歯突起が前方に軽度傾斜している（→）．
 B：単純 X 線正面像（開口位）では，歯突起基部に骨折線が疑われる（→）．CT の再構成画像に比べると診断は難しい．
 C：CT 再構成矢状断像では歯突起基部の骨折線が明瞭である（→）．歯突起は軽度前方に転位している．
 D：CT 再構成冠状断像でも骨折線が明瞭である（→）．

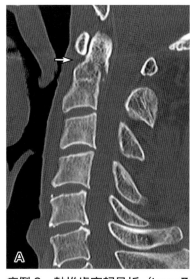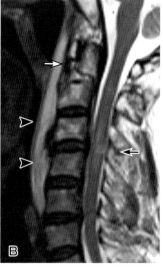

症例2 軸椎歯突起骨折（type II），50代，男性．転倒，前額部打撲．四肢脱力としびれ．
A：CT再構成矢状断像では歯突起骨折があり，歯突起先端部は後方に軽度転位している（⇒）．
B：T2強調矢状断像では，歯突起の骨折と後方転位が描出されている（⇒）．椎前間隙の広範な浮腫を認め（▶），過伸展損傷が疑われる．C3-4レベルで頸髄内に軽度高信号を認める（→）．

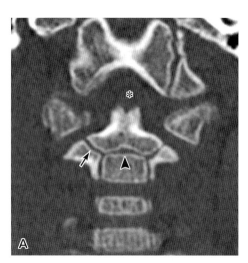

症例3 軸椎の正常軟骨結合部，2歳．
A：CT再構成冠状断像にて，subdental synchondrosis（▶），neurocentral synchondrosis（→）などの軟骨結合が認められる．歯突起先端部のterminal ossicle（＊）はまだ認められない．

文献

1) Anderson LD, et al：Fractures of the odontoid process of the axis. *J Bone Joint Surg Am* **56**：1663-1674, 1974
2) Vaccaro AR, et al：Contemporary management of adult cervical odontoid fractures. *Orthopedics* **23**：1109-1113, 2000
3) Greene KA, et al：Acute axis fractures. Analysis of management and outcome in 340 consecutive cases. *Spine* **22**：1843-1852, 1997
4) Griffiths SC：Fracture of odontoid process in children. *J Pediatr Surg* **7**：680-683, 1972
5) Blockey NJ, et al：Fractures of the odontoid process of the axis. *J Bone Joint Surg Br* **38-B**：794-817, 1956
6) Carr RB, et al：Imaging of trauma：Part 1, Pseudotrauma of the spine—osseous variants that may simulate injury. *AJR Am J Roentgenol* **199**：1200-1206, 2012

2 脊椎損傷 — A. 上位頸椎損傷（C1-2）
（4）軸椎関節突起間骨折

臨 床

軸椎関節突起間骨折（hangman fracture, hangman's fracture, hanged-man fracture）は，両側の軸椎関節突起間（pars interarticularis）の骨折であり，外傷性の脊椎すべり症ともいえる（traumatic spondylolisthesis of axis）．hangman 骨折の名称は，頤下方に結び目をつくった縛り縄での，ある程度の高さからの落下を伴う絞首刑において，このタイプの骨折が認められたことによる．この場合には強い過伸展と伸張により，骨折のほかに上部頸髄や延髄の断裂も起きるとされる．"hangman" は絞首刑執行人であり，正確には "hanged-man" fracture である．また，絞首刑でもすべてにこの骨折が起きるわけではない．現在では交通事故によることがほとんどで，前額がフロントガラスに当たり，過伸展に軸位方向の圧迫が加わって発生することが多い（図1）．まれに過屈曲損傷で発生することがある．

C2 レベルでは脊柱管が比較的広いので，骨片の転位があっても脊髄損傷の頻度は低いとされるが，"atypical" hangman fracture では椎体後部が後方に転位するので脊髄を圧迫する可能性がある（「鑑別診断」を参照）．

Effendi ら[1]はこの骨折を重傷度により3つに分類している（図2）．

① type I：関節突起間の骨折はあるが，骨片の転位

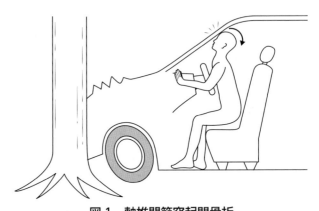

図1　軸椎関節突起間骨折
交通外傷での発生が多い．前額がフロントガラスに押しつけられ，過伸展と圧迫が加わって発生する．

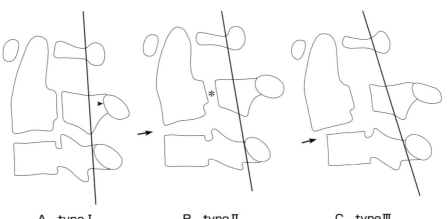

図2　軸椎関節突起間骨折の分類（文献1）より改変引用）
A：C1-3 間に引いた spinolaminar line（実線）から C2 の脊椎管後面が後方に軽度ずれている（▶）．
B：骨折部での骨片の転位が type I より拡大している（8mm 以上；＊）．C2/3 椎間板の損傷があり（→），軽度の後弯がみられる．
C：C2 椎体は前方に転位し（→），C2/3 椎間関節では脱臼があり，後弯も強い．

　　　　は3mm以下．頸椎カラー装着で対処できる．
②type Ⅱ：関節突起間の骨折にC2/3椎間板損傷による急な後弯や，骨片の3mm超の転位が加わったもの．不安定性があるので，頭蓋直達牽引後にhalo-vest装着が必要．
③type Ⅲ：type Ⅱに椎間関節の損傷から椎間関節脱臼（interfacetal dislocation）が加わったもの．頭蓋直達牽引で整復されなければ観血的整復，前方固定が必要．

なお，横突孔に骨折が達していれば椎骨動脈損傷を伴う可能性がある．

画像所見

1．単純X線およびCT（症例1）

単純X線側面像での関節間部の骨折線が直接所見であるが，不明瞭なことも多い．C2椎体がC3に対して前方に軽度偏位，あるいは脊柱管後面ライン（spino-laminar line）がC2レベルで後方に偏位，椎体前軟部組織の肥厚などが間接所見となる．CTは，骨折や骨片の転位の描出に非常に優れており，再構成矢状断像・冠状断像も合わせて骨折の状態を正確に判断することができる．合併する骨折としては，C2椎体前下縁の小さな涙滴骨折（hyperextension tear drop fracture）や歯突起骨折，環椎後弓骨折（本章の「2－A－(1) 環椎破裂骨折」の症例6を参照）がある．

2．MRI

CTと比べて骨折自体の描出では劣るが，脊髄損傷，軟部組織損傷の評価には優れるので，神経学的所見があれば必要になる．椎骨動脈損傷を合併することもあるのでMRAも追加する．

診断のキー

・両側の軸椎関節突起間の骨折である．椎体後部が骨折することも多く（"atypical"），その際には転位した椎体後部が脊髄を圧迫する危険がある．
・CTの横断像や再構成矢状断像が有用である．
・脊髄損傷や椎骨動脈損傷が疑われる場合はMRI，MRAが必要である．

鑑別診断

1．"atypical" hangman fracture（症例2，3）

骨折が関節間部ではなく，C2椎体後部に冠状にみられるものを"atypical" hangman fractureというが，頻度的にはまれではない．椎弓だけでなく椎体後部も後方に転位するので，脊髄を前方から圧迫する危険がある．単純X線で見落とさないためには，側面像にてC2椎体の前後径がC3より拡大する"fat" C2 signが有用だが，CTで骨折や転位の状態は明瞭である．脊髄損傷の可能性が高くなるので，転位の大きい場合はMRIが必要になる．

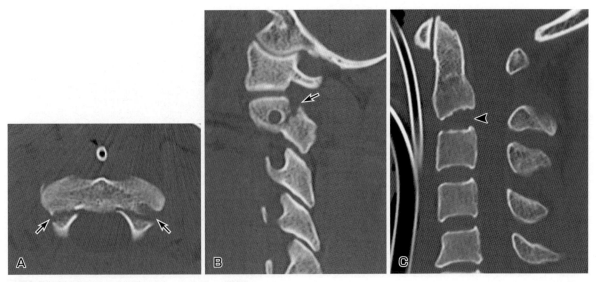

症例1　軸椎関節突起間骨折，40代，縊頸．
A：CT（C2）にて，両側の椎弓根に骨折を認める（→）．
B，C：CT再構成矢状断像にて，右椎弓根骨折（→），C2/3椎間板隙後部拡大（▶）とC2椎体の前方への傾斜を認める．

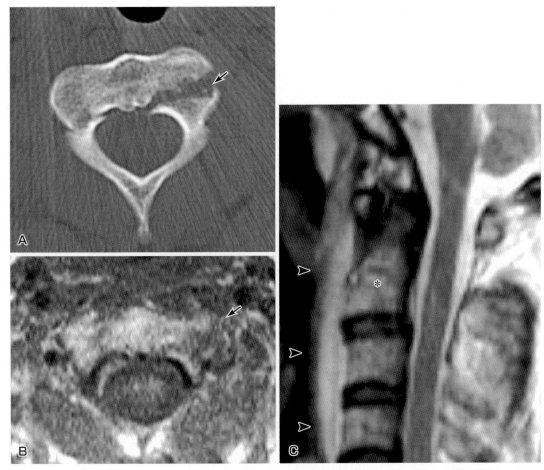

症例2　"atypical" hangman fracture，50代，男性．交通外傷（車対車）．前額部挫創．両上肢筋力低下，四肢にしびれを認める．
A：CT（C2）にて椎体後部に骨折を認める（→）．
B：T1強調横断像（C2）にて骨折は骨髄内の線状の低信号として認められるが，CTに比べると不明瞭である（→）．
C：T2強調矢状断像では，C2椎体前部がわずかに前方に転位している（＊）．椎前間隙に高信号帯を認め（▶），過伸展損傷が推測される．C2レベルで頸髄内にごく軽度の高信号を認める．

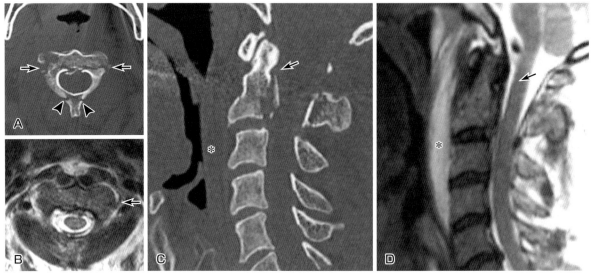

症例3 "atypical" hangman fracture, 50代, 男性. 3mの高さから転落.

A：CT（C2）にて, 椎体後部に骨折を認める（→）. 棘突起にも骨折があり（▶）, 伸展外力により後方成分には圧縮力が加わったと思われる.

B：T2強調横断像（C2）ではわずかに骨折を疑う所見（→）があるが不明瞭で, 骨折の検出には適さない.

C：CT再構成矢状断像にて, C2椎体後部の骨折は明瞭である（→）. 椎体前部が軽度前方に, 後部が軽度後方に転位している. 椎前間隙に肥厚を認める（＊）.

D：T2強調矢状断像では, C2椎体後部の骨折が指摘できる. 椎前間隙には浮腫による高信号が認められる（＊）.

（本章の「2-A-(1) 環椎破裂骨折」の症例6と同一症例）

文 献

1) Effendi B, et al：Fractures of the ring of the axis. A classification based on the analysis of 131 cases. *J Bone Joint Surg Br* **63-B**：319-327, 1981
2) James R, et al：The occurrence of cervical fractures in victims of judicial hanging. *Forensic Sci Int* **54**：81-91, 1992
3) Greene KA, et al：Acute axis fractures. Analysis of management and outcome in 340 consecutive cases. *Spine* **22**：1843-1852, 1997
4) Smoker WR, et al：The "fat" C2：a sign of fracture. *AJR Am J Roentgenol* **148**：609-614, 1987

2 脊椎損傷 ― B. 下位頸椎損傷（C3-7）
（1）下位頸椎損傷の分類と概念

　頸椎には外力が直接加わることは少ないが，頭部から伝達される力や，頭部と体幹が別の動きをすることで頸椎に加わる負荷などにより，頸椎および周囲軟部組織に損傷が起きる．その際に脊椎に加わる外力は，屈曲（flexion），伸展（extension），圧迫（compression），伸延（伸張；distraction），剪断力（shear），回旋（rotation），外側の屈曲（lateral bending）などに分けることができ，病態を説明するのに役立つ（図1A）．Allen分類[1]ではこれらを組み合わせて，大きく①compressive flexion，②distractive flexion，③compressive extension，④distractive extension，⑤vertical compression，⑥lateral flexionに分けている（図1B）．さらに外力の強さをX線所見から推定して，それぞれに2～5個のステージがあり，計21分類になる．これは臨床の現場では複雑すぎるきらいがあり，また外力の加わり方を明確に分類することが困難な場合もあるので，一般に経験することの多い症例においては，従来から用いられていたより簡便な分類で十分なことが多い（表1）．

　意識障害がある場合や目撃者がいない場合は，問診から受傷時の状況を知ることが困難だが，頭部の挫創・挫傷部位が外力の加わり方を推定するのに有用である．挫創・挫傷が顔面や前額部にあれば伸展損傷が，後頭部にあれば屈曲損傷が疑われる．

　頸椎の不安定性の評価には，上位頸椎では環椎横靱帯や翼状靱帯などの特殊な靱帯の損傷の有無が重要だが，下位頸椎では胸腰椎におけるDenisのthree-column theory[2]が援用されることが多い．これは脊椎や靱帯などの組織を①anterior column，②middle column，③posterior columnの3つの要素に分け，2つ以上のcolumnに損傷があれば不安定な状態とするものである（図2）．すなわち，anterior columnの前縦靱帯のみの損傷では安定型だが，これに後縦靱帯損傷も加わるとmiddle columnも含まれるので不安定型になる．逆に棘間靱帯や黄色靱帯の損傷のみではposterior columnの損傷のみで安定型だが，後縦靱帯も損傷されると不安定型になる．後縦靱帯や椎間板後方などのmiddle columnの損傷程度が，不安定性の評価には非常に重要である．

　単純X線において不安定性を疑う所見としては，①椎体の2mm以上の偏位，②椎弓板間隔，棘突起間隔の拡大，③椎間関節腔の拡大，④椎弓根間距離の拡大（正面像），⑤椎体後縁を結ぶラインの破綻，⑥椎間板隙の拡大，などがあげられる（表2）．単純X線では骨以外の構成要素を直接評価することは難しいが，MRIでは各columnを構成する靱帯や椎間板など軟部

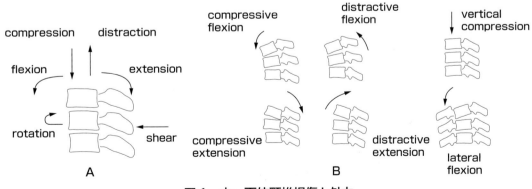

図1　中～下位頸椎損傷と外力
A：中～下位頸椎に加わる外力．
B：外力の組み合わせによる損傷の分類，Allen分類の概略を示す．さらに損傷型やステージなどにより，計21の型に分けられるが，分類が細かすぎるきらいがある．

表1 主な下位頸椎損傷

1. 過屈曲損傷（hyperflexion injury）
    ① 過屈曲捻挫（hyperflexion sprain）
       過屈曲亜脱臼（hyperflexion subluxation）
       外傷性前方亜脱臼（traumatic anterior subluxation）
    ② 両側性椎間関節脱臼（bilateral interfacetal dislocation）
       片側性椎間関節脱臼（unilateral interfacetal dislocation）
    ③ 屈曲涙滴骨折（flexion tear drop fracture）
2. 過伸展損傷（hyperextension injury）
    ① 過伸展捻挫（hyperextension sprain）
    ② 過伸展後方脱臼（hyperextension posterior dislocation）
    ③ 伸展涙滴骨折（extension tear drop fracture）
3. 破裂骨折（burst fracture），軸圧骨折（axial compression fracture）
4. 圧迫骨折（anterior compression fracture, wedge compression fracture）

	anterior	middle	posterior
	前縦靱帯 前方線維輪 椎体前半	後縦靱帯 後方線維輪 椎体後半	椎弓 椎間関節 後方靱帯群

図2 Denis の three-column theory
（文献2）より引用）

椎体や靱帯などを anterior, middle, posterior の3つの column に分類し，2つ以上の column に損傷があると不安定性ありと判断する．

表2 頸椎単純X線像において不安定性を疑う所見

所見	損傷の可能性のある column		
1. 椎体の2mm以上の偏位	A	M	P
2. 椎弓板間隔，棘突起間隔の拡大		M	P
3. 椎間関節腔の拡大		M	P
4. 椎弓根間距離の拡大（正面像）	A	M	P
5. 椎体後縁を結ぶラインの破綻	A	M	
6. 椎間板隙の拡大	A	M	

A：anterior column, M：middle column, P：posterior column

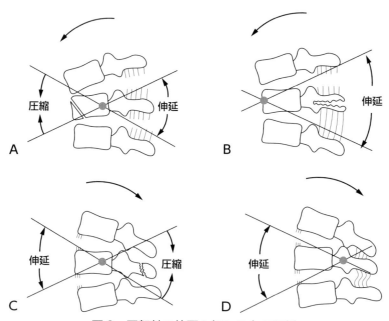

図3 回転軸の位置と加わる力の関係
A：屈曲損傷，軸が後ろ寄り．前方には圧縮力，後方には伸延力が働く．
B：屈曲損傷，軸が前寄り．後方に伸延力が働く．
C：伸展損傷，軸が前寄り．前方には伸延力，後方には圧縮力が働く．
D：伸展損傷，軸が後ろ寄り．前方に伸延力が働く．

組織の損傷をある程度描出できることが大きな利点である．

一般に骨は圧縮性の力によって骨折を起こすが，伸延性の力に対しては剝離骨折となる．靱帯は圧縮には強いが，伸延に対しては限界を超えると損傷や断裂をきたす．伸展損傷ではanterior columnには伸延性の力が働くので，椎体前縁の剝離骨折や前縦靱帯の断裂を起こしやすい．脊椎の伸展の回転軸が前寄りにあればposterior columnには圧縮性の力が働き椎弓の骨折を起こすが，軸が後ろ寄りであればposterior columnに大きな損傷はきたさない．逆に屈曲損傷ではanterior columnには圧縮性の力が加わり，椎体に骨折が起きるが，posterior columnには伸延性の力が加わり，椎弓周囲の靱帯損傷や椎弓の剝離骨折が起きやすい．こうした力のかかり方は屈曲・伸展の状態に圧縮や伸延が加わることでさまざまに変化する（**図3**）．

文 献

1) Allen BL Jr, et al：A mechanistic classification of closed, indirect fractures and dislocations of the lower cervical spine. *Spine* **7**：1-27, 1982
2) Denis F：The three column spine and its significance in the classification of acute thoracolumbar spinal injuries. *Spine* **8**：817-831, 1983
3) Daffner RH：Vertebral stability and instability. Daffner RH（ed）：Imaging of Vertebral Trauma 3rd ed. Cambridge University Press, Cambridge, 2011, pp181-191

脊椎損傷 — B. 下位頸椎損傷（C3-7）

(2) 過屈曲損傷

1) 過屈曲捻挫（hyperflexion sprain），過屈曲亜脱臼（hyperflexion subluxation），外傷性前方亜脱臼（traumatic anterior subluxation）

臨床

伸延＋屈曲（distractive flexion）の組み合わせで発生する．後頭部に下方からの急な外力が加わった場合や，体幹が急に減速して頭部が前方に放り出されるような事故において，屈曲位の頸椎に前上方向きのベクトルが働いた場合に生じる（図1）．後方靱帯群〔PLC：posterior ligamentous complex（棘上靱帯，棘間靱帯，黄色靱帯）〕，後縦靱帯，椎間板後部など後方成分が伸延され，損傷・断裂する．骨傷は比較的少なく，靱帯損傷が主となるため，単純X線で見落とされやすい．軽症では靱帯の捻挫程度だが，middle columnとposterior columnが損傷されると不安定型になり，放置されると亀背変形や疼痛，神経症状などをきたすことがある（delayed instability；**症例4**）．

画像所見（図2，症例1〜4）

1．単純X線およびCT

単純X線側面像にて以下の所見が認められる．
- 椎弓板間隔や棘突起間隔の拡大（spinolaminar windening, fanning）．
- 椎体後縁を結ぶラインが後方に凸の急な角度（angulation）をつくる（亀背変形；focal kyphosis, abrupt kyphotic angulation）．
- 上位椎体の軽度前方偏位（anterolisthesis）．
- 椎間関節腔の拡大（widened facet joints）．
- 椎間板隙後方の拡大（widened posterior disc space）．

上位椎体の3.5 mm以上の前方偏位，20°以上の亀背変形があると不安定性があるとされる．こうした所見は屈曲位で強調され，伸展位で不明瞭になる（**症例3**）．来院時に前方偏位が自然整復していると，中間位

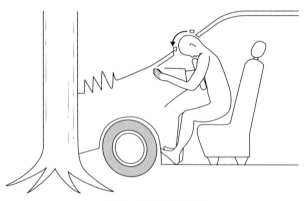

図1　過屈曲損傷
頭部が前方に放り出されるような事故で発生する．バイク事故など高エネルギー外傷でも多い．

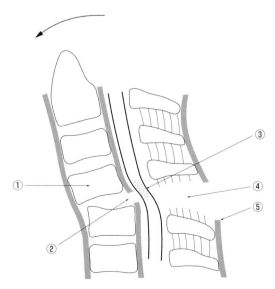

図2　過屈曲損傷のシェーマ
① 上位椎体は軽度前方に偏位（anterolisthesis），軽度亀背変形（focal kyphosis, abrupt kyphotic angulation）
② 後縦靱帯損傷，椎間板隙後方の拡大（widened posterior disc space）
③ 挟まれた頸髄内にT2強調像にて高信号（挫傷）あるいは低信号（血腫）
④ 棘間靱帯損傷，棘突起間隔の拡大（fanning）
⑤ 棘上靱帯損傷

の単純X線のみでは診断できないこともある.

CTでは再構成矢状断像にて単純X線と同様の情報を得ることができ,また合併する小さな骨折や周囲の血腫,浮腫も指摘できる.単純X線では肩関節に邪魔されやすいC6, C7の損傷も明瞭に描出可能である.CTのみで不安定性の評価をする場合は,精度の高い再構成矢状断像で椎間板隙や棘突起間隔のわずかな拡大にも注意を払う.疑わしい場合はMRIや,慎重な屈曲・伸展位の単純X線(意識清明な場合)が必要である.

2. MRI

MRI矢状断像にて前述の所見は描出することができるが,さらに以下のような軟部組織損傷も直接描出することが可能である.

- 後方靱帯群の断裂,後縦靱帯の断裂:靱帯を示す低信号帯の連続性途絶.
- 棘突起間での浮腫や血腫:脂肪との区別のためにはSTIR法が有用.
- 椎間板後部の損傷:椎間板隙後方の拡大やT2強調像での高信号.
- 脊髄の圧迫変形,浮腫,出血.

靱帯損傷が軽度である場合や,損傷が一つのcolumnにとどまっている場合は安定型といえる.自然に整復された状態では椎体の偏位や後弯などが不明瞭なこともあり,靱帯損傷や脊髄損傷の有無を慎重に確認する必要がある.ごくわずかでも棘突起間隔の拡大,椎体前方偏位が疑われる場合は臨床症状を含めて慎重に判断する必要がある.

靱帯の断裂に比べて棘突起周囲の浮腫や血腫の信号は目立ちやすく,しばしば損傷を疑うきっかけになるが,通常のT2強調像では脂肪との区別が難しい.したがって,STIR法矢状断像をルーチンに撮像したほうがよい(**症例2**).

🔑 診断のキー

- 椎体の前方偏位や亀背変形,棘突起間隔や椎間板隙後方の拡大,STIR法での棘突起周囲の高信号があれば過屈曲損傷を疑う.
- 来院時に前方偏位が自然整復していることもあるので,わずかな所見でも見落とさない.

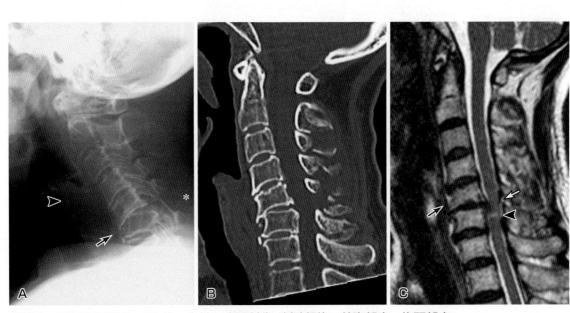

症例1　過屈曲亜脱臼,70代,女性.交通外傷(車対壁).前胸部痛,後頸部痛.
　A:単純X線側面像にて,C5椎体の前方偏位(→)と,C5/6椎間板隙後方の拡大,棘突起間隔の拡大(*),急な亀背変形を認める.椎前間隙の肥厚もある(▶).
　B:CT再構成矢状断像では,C5椎体の前方偏位が軽度整復されている.
　C:受傷から4日後のT2強調矢状断像にてC5椎体の前方偏位(→)はさらに軽度となっており,椎前間隙の肥厚も消失している.黄色靱帯の断裂を認める(⇢).C6レベルで頸髄に浮腫と思われるわずかな高信号がある(▶).検査時には脱臼が自然にあるいは牽引により整復されていることもあるので,注意が必要である.

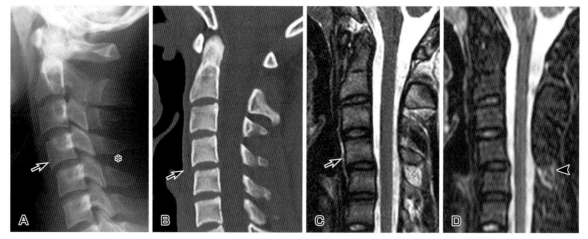

症例2 過屈曲捻挫，10代，男性．転倒して後頭部打撲．
A：単純X線側面像にて，C4椎体が軽度前方へ偏位し（→），C4/5の棘突起間隔がわずかに拡大している（＊）．
B：CT再構成矢状断像でも同様の所見であるが，C4椎体の前方偏位は目立たなくなっている．
C：受傷から11日後のT2強調矢状断像にて，C4椎体の前方偏位（→）は残っている．靱帯や頸髄に異常信号は認めない．
D：STIR法矢状断像にて，C4/5の棘突起間に高信号を認め（▶），損傷が疑われる．

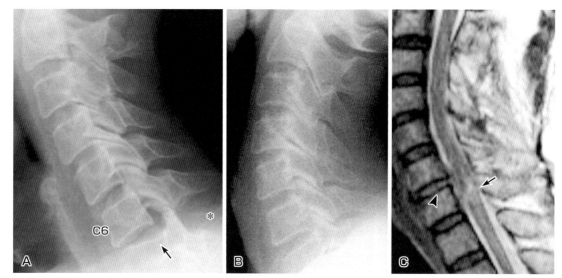

症例3 過屈曲捻挫，50歳，男性．ホームから転落し電車に衝突．体幹部以下に感覚・運動障害を認める．
A：単純X線前屈位側面像ではC6/7での椎間板隙後方の拡大と椎体の軽度の前方偏位（→），棘突起間隔の拡大（＊）を認め，過屈曲損傷の存在が示唆される．
B：単純X線後屈位側面像ではC6/7の異常は認められない．
C：T2強調矢状断像ではC6/7椎間板の軽度突出と高信号を認め（▶），後縦靱帯断裂も疑われる．C6/7レベルでの頸髄内には軽度高信号を認め，浮腫の所見である（→）．

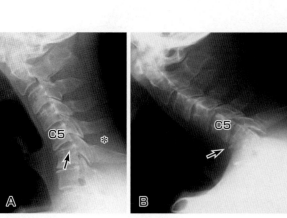
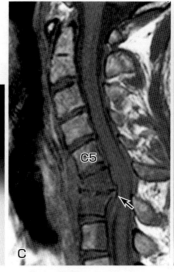
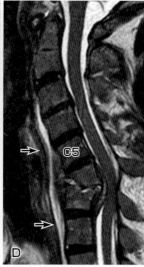

症例4 過屈曲捻挫後の delayed instability，60代，男性．転倒．
A：受傷時の単純X線側面像にて，C5/6で椎間板隙後方（→）と棘突起間隔（＊）の拡大がある．
B：1カ月後の単純X線側面像にて，C6椎体が楔型に変形し，C6/7で強い亀背変形が出現している（→）．
C：T1強調矢状断像ではC6，7椎体の変形と骨髄の低信号を認め，C6/7で強い角度（angulation）がついている（→）．
D：T2強調矢状断像でもC6，7椎体の変形と椎前間隙の浮腫（→）を認める．頸髄は圧迫されているが，髄内に異常信号は認めない．当初はC5/6に過屈曲損傷があったが，C6椎体の圧壊に伴いC6/7での変形が強くなったと考えられる．

2) 両側性椎間関節脱臼（bilateral interfacetal dislocation, bilateral facet dislocation）

臨 床

外力の加わり方は過屈曲亜脱臼と同様だが，上位椎体の前方への偏位がより強く，椎間関節が脱臼して上下関節突起の前後関係が逆転したものである．すなわち，本来後方に位置する上位椎体の下関節突起が，下位椎体の上関節突起を乗り越えて前方に脱臼する．この状態は椎間関節嵌合（facet interlocking, locked facet, jumped facet）といい，整復の阻害因子となる（図3）．骨折がなくても3つのcolumnすべてに損傷があり，不安定型損傷となる．上位椎体の偏位が大きいために脊髄損傷の頻度が高い．

画像所見（症例5～7）

1．単純X線

側面像で以下の所見が認められる．
・上位椎体が前方に椎体前後径の50％を超える偏位（marked anterolisthesis）．
・下関節突起の前方脱臼（interfacetal dislocation），椎間関節嵌合（locked facet）．
・程度が軽いと下関節突起は上関節突起の上にのる形で perched facet といわれる（perch = to be on the top or edge of something）．
・椎間板隙の狭小化（disc space narrowing）．

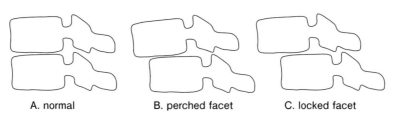

図3 椎間関節脱臼のパターン

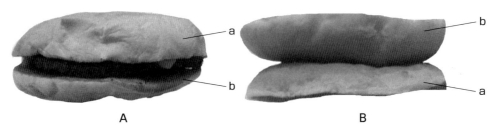

図4 "reverse hamburger bun" sign
A：正常の上関節突起（a）と下関節突起（b）の関係.
B：椎間関節嵌合では，上関節突起（a）と下関節突起（b）の前後関係が逆転している（"reverse hamburger bun" sign）.

2. CT

単純X線より椎間関節の状態をより明瞭に描出することができ，特に再構成矢状断像や3D画像では脱臼の状態が理解しやすい．付随する小骨折の検出にも優れる．単純X線に追加する所見として以下があげられる．

- 再構成矢状断像にて椎間関節の脱臼（facet dislocation）がより明瞭．
- 椎間関節付近の骨折．
- 横断像では前方に偏位した上位椎体と下位椎体が同一スライスに前後にずれて描出される（"double vertebral body" sign, double rim sign）．
- 横断像で，上下の関節突起の位置逆転（"reverse hamburger bun" sign；図4），または相対する関節面（facet）を同一スライスに認めない（naked facet）．
- CTアンギオグラフィー（CTA）にて椎骨動脈の閉塞，狭窄，解離．

3. MRI

矢状断像でCTと同様に椎間関節の脱臼，上位椎体の前方偏位を示すことができるが，そのほかに重要な所見として以下があげられる．

- 前縦靱帯，後縦靱帯，後方靱帯群，椎間板等の断裂，剝離，損傷（すべてのcolumn）．
- 脊髄の圧迫変形，浮腫，出血．
- 椎前間隙の浮腫，血腫．
- 椎骨動脈の閉塞，狭窄，解離．

このタイプの損傷では脊髄損傷の頻度が高くMRIは特に有用だが，重症例が多いので検査施行のタイミングは慎重に選ぶ必要がある．CTの所見で整復と固定を行い，その後にMRIを施行することも多い．

 診断のキー

- 上位椎体の前方偏位（椎体前後径の50%を超える）．
- 上下関節突起の位置逆転（jumped facet, locked facet, perched facet, "reverse hamburger bun" sign）．
- 3つのcolumnすべての損傷．
- 脊髄損傷が高頻度．

鑑別診断

1. 片側性椎間関節脱臼（unilateral interfacetal dislocation）（症例8）

伸延＋屈曲にさらに回旋が加わった状態で，一側の椎間関節で下関節突起の前方脱臼が起きる．単純X線では上位椎体の前方偏位が椎体前後径の25〜50%であることが両側性椎間関節脱臼との鑑別点になる．単純X線では椎間関節の脱臼がわかりにくい時があるが，CTでの横断像，再構成矢状断像，MRIでの矢状断像では明瞭に示すことができる．

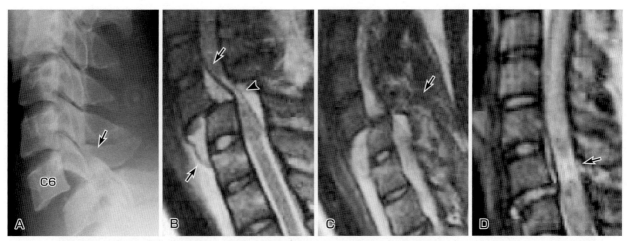

症例5　両側性椎間関節脱臼，20代，男性．交通外傷（オートバイ）．障害程度は Frankel A.
- A：単純X線側面像では，C6椎体はC7椎体に対して椎体前後径の50％以上前方に偏位している．椎間関節ではC6の下関節突起がC7の上関節突起を乗り越えて前方に位置しており，椎間関節嵌合（locked facet）の状態である（→）．骨折は認められない．
- B：T2強調矢状断像ではC6椎体の前方偏位に伴い，前縦靱帯，後縦靱帯が剥離しているのがわかる（→）．頸髄はC7椎体後上縁とC6椎弓により強く圧迫され，著明な変形と高信号を呈している（▶）．靱帯下や椎前間隙には高信号の浮腫や出血が認められる．
- C：T2強調傍矢状断像では椎間関節の嵌合が描出されている（→）．
- D：観血的整復後のT2強調矢状断像では脊柱管狭窄は改善されたが，頸髄内には強い高信号が残る（→）．

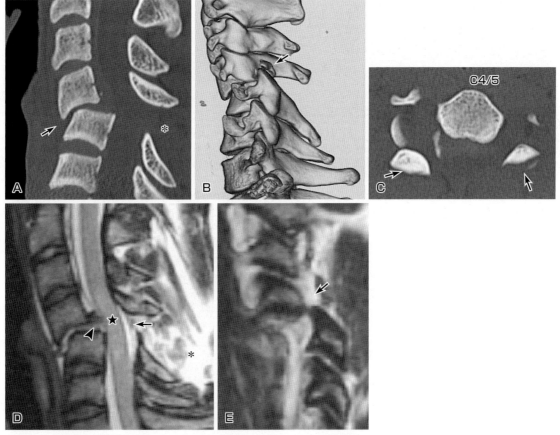

症例6　両側性椎間関節脱臼，10代，男性．ラグビー中に転倒．障害程度は Frankel A.
- A：CT再構成矢状断像にて，C4椎体は椎体前後径の約50％前方に偏位している（→）．C4/5棘突起間隔が拡大している（＊）．骨折は認められない．
- B：再構成3D-CT画像ではC4/5の右椎間関節に椎間関節嵌合（locked facet）を認める（→）．
- C：CT（C4/5）で，両側の上関節突起には対応する下関節突起がなく，naked facetの状態である（→）．
- D：T2強調矢状断像ではC4椎体の前方偏位と後縦靱帯の断裂（▶），黄色靱帯の断裂（→）を認め，棘突起間の高信号が目立つ（＊）．頸髄の変形は軽度だが，髄内に浮腫を示唆する高信号を認める（★）．
- E：T2強調傍矢状断像ではC4/5の右椎間関節で椎間関節嵌合（locked facet）を認める（→）．

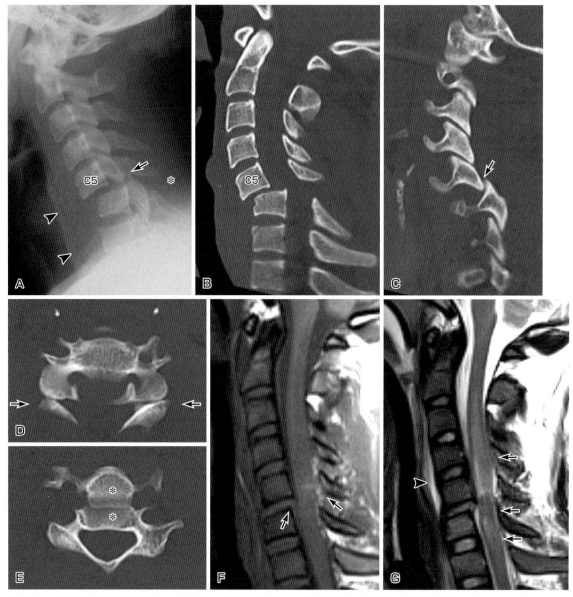

症例7 両側性椎間関節脱臼，20代，男性．体操中に頭頂部から転倒．障害程度は Frankel A．

- A：単純 X 線側面像にて，C5 椎体は椎体前後径の約 50％前方に偏位している．C5 の下関節突起は C6 の上関節突起の前方に位置している（→）．椎前間隙の肥厚（▶），棘突起間隔の拡大（＊）を認める．
- B：CT 再構成矢状断像でも同様の所見を認める．
- C：CT 再構成矢状断像（左寄り）で左椎間関節の脱臼，嵌合を認める（→）．
- D：CT（C5/6）では，スライス面の関係で完全ではないが，"reverse hamburger bun" sign を認める（→）．
- E：CT の尾側のスライスでは C5 と C6 の椎体が同時に認められ（＊），"double vertebral body" sign である．
- F：脱臼整復・後方固定術後に MRI が施行された．T1 強調矢状断像では，C5/6 の後縦靱帯，黄色靱帯の断裂が疑われる（→）．
- G：T2 強調矢状断像では，金属のアーチファクトもあるが，頸髄の腫脹と広範な高信号を認め，浮腫による（→）．椎前間隙にも軽度の浮腫が残る（▶）．

鑑別診断の症例

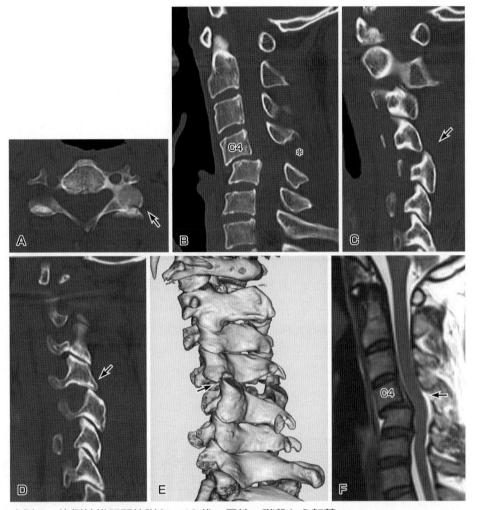

症例8 片側性椎間関節脱臼，40代，男性．階段から転落．
- A：CT（C4/5）にて，左椎間関節の脱臼がある（"reverse hamburger bun" sign；→）．右側には脱臼はない．
- B：CT再構成矢状断像では，C4椎体が前方に偏位するが，椎体前後径の約25%である．棘突起間隔が拡大している（＊）．
- C：CT再構成矢状断像（左寄り）にて左椎間関節の脱臼を認める（→）．
- D：CT再構成矢状断像（右寄り）にて下関節突起の軽度前方偏位はあるが，嵌合には至っていない（→）．
- E：再構成3D-CT画像にて，C4の左下関節突起が前方に脱臼していることがわかる（→）．
- F：T2強調矢状断像では，C4椎体の軽度前方偏位によりC4/5レベルでの頸髄の圧迫があるが，髄内に異常信号は認められない．黄色靱帯の断裂を認める（→）．

3）屈曲涙滴骨折（flexion tear drop fracture）

臨　床

屈曲時に垂直性圧縮力が加わった場合に発生する不安定型の損傷である．下位椎体の前上縁の圧迫により上位椎体の前下縁に涙滴型（三角形）の骨折が起き，椎体後部は粉砕骨折の状態で後方に転位する．さらに前縦靱帯，後縦靱帯，後方靱帯群も損傷するため，重篤な神経障害を引き起こすことが多い．通常，亀背変形を示す配列（alignment）の状態から過屈曲損傷であることが推察される．涙滴骨折のみの場合は予後はよいが，椎体後部の骨折や靱帯損傷を伴うと高度の神経障害をきたすことが多い．

画像所見（症例9, 10）

1. 単純X線およびCT

単純X線では側面像が重要である．涙滴骨折の有無や圧迫骨折の状態をみるにはCTの横断像や再構成矢状断像が優れる．

- 椎体前下縁の涙滴骨折（tear drop fracture）．
- 椎体後縁に達する縦骨折（sagittal fracture）と後方転位．
- 亀背変形（focal kyphosis, abrupt kyphotic angulation）．
- 棘突起間隔の拡大（fanning）．
- 椎前間隙の肥厚．

2. MRI

涙滴骨折の存在は指摘できることが多いが，CTに比べると明瞭ではない．亀背変形や棘突起間隔の拡大，椎前間隙の肥厚などは矢状断像にてCTと同様に評価することができるが，MRIの利点は，脊髄損傷の頻度が高いこの骨折において，脊髄の変形や異常信号を描出できることである．

- 脊髄の変形，浮腫，出血．
- 後方成分の軟部組織損傷．

診断のキー

- 椎体前下縁の涙滴骨折と椎体後部の粉砕骨折，後方転位．
- 過屈曲損傷の所見．
- 重篤な神経障害を起こすことがある．

鑑別診断

1. 伸展涙滴骨折

屈曲涙滴骨折のほうが三角形の骨片が大きく，後方成分の損傷を伴いやすい．椎体の配列から屈曲型損傷か伸展型損傷かを判断できることが多い．

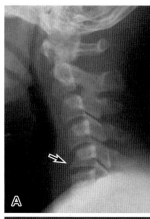
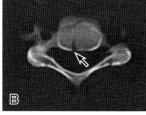
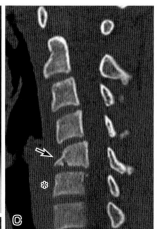
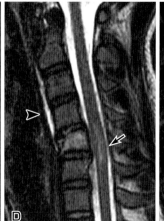
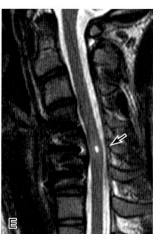

症例9　屈曲涙滴骨折，10代，男性．交通外傷（オートバイ）．
A：単純X線側面像にてC5椎体前縁に変形があるが，骨折線は不明瞭である（→）．C5/6で軽度の亀背変形がある．
B：CT（C5）では，椎体前縁の骨折のほか，椎体後部にも縦骨折が認められる（→）．
C：CT再構成矢状断像では，C5椎体前下縁に三角形の骨片が認められ（→），椎体後縁が軽度後方へ転位している．椎前間隙に肥厚がある（＊）．
D：T2強調矢状断像では，C5の骨折線は不明瞭だが，椎体全体に高信号を認める．C5レベルを中心として頸髄に軽度の腫脹と浮腫による高信号を認める（→）．椎前間隙に高信号がある（▶）．
E：前方固定術後1カ月のT2強調矢状断像で，C5レベルの頸髄内に囊胞を思わせる強い高信号が出現している（→）．

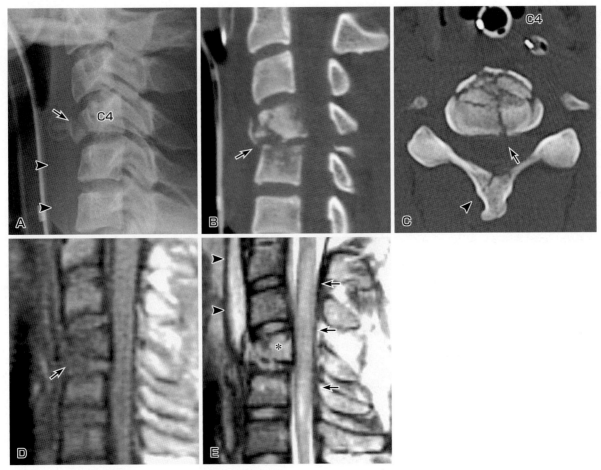

症例10　屈曲涙滴骨折，10代，男性．交通外傷（オートバイ）．

A：単純X線側面像にてC4/5で亀背変形があり，過屈曲損傷が疑われる．C4椎体前縁には三角形の骨片があり，前方に転位している（→）．後方の椎体にも減高がある．椎前間隙の肥厚を認める（▶）．

B：CT再構成矢状断像ではC4に複数の骨片があり（→），椎体後縁は後方に軽度突出している．

C：CT（C4）では椎体後縁まで達する骨折が明らかで，破裂骨折様になっている（→）．椎弓にも骨折を認める（▶）．

D：T1強調矢状断像ではC4/5で軽度の亀背変形があり，C4椎体後縁は軽度後方に転位している．C4椎体は全体としてやや楔型の変形をきたしており，前縦靱帯の断裂を認める（→）．

E：T2強調矢状断像では，C4椎体の骨髄は全体に不均一な高信号を示している（＊）．C2-5にかけて頸髄の腫脹と軽度高信号を認める（→）．椎前間隙には高信号の浮腫を認める（▶）．

文　献

1) Green JD, et al：Anterior subluxation of the cervical spine：hyperflexion sprain. *AJNR Am J Neuroradiol* **2**：243-250, 1981
2) Leite CC, et al：MRI of cervical facet dislocation. *Neuroradiology* **39**：583-588, 1997
3) Shanmuganathan K, et al：Rotational injury of cervical facets：CT analysis of fracture patterns with implications for management and neurologic outcome. *AJR Am J Roentgenol* **163**：1165-1169, 1994

2 脊椎損傷 — B. 下位頸椎損傷（C3-7）

（3）過伸展損傷

過伸展損傷の原因は，乗車中に後方から追突されて頸椎が伸展するもの，衝突により前額部がフロントガラスや天井に当たり過伸展と同時に垂直性圧迫力が加わるもの，高齢者に多い前方への転倒などさまざまである（図1, 2）．伸展は関節突起が回転軸となるため，前方成分では靱帯の伸展による損傷や剥離骨折が起きやすく，後方成分では圧迫による損傷が起きやすい（図3）．

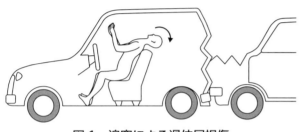

図1　追突による過伸展損傷

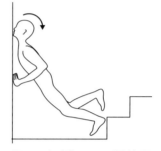

図2　転倒による過伸展損傷

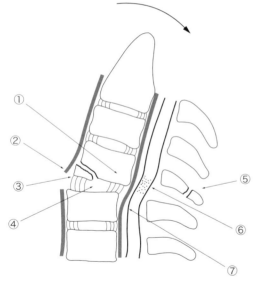

図3　過伸展損傷のシェーマ
① 椎体は軽度後方に偏位する（retrolisthesis）
② 前縦靱帯損傷，椎前間隙の肥厚（prevertebral swelling）
③ 椎体前下縁の剥離骨折
④ 椎間板隙前方の拡大
⑤ 垂直性圧迫力が加わると椎弓の骨折
⑥ 椎体後縁，黄色靱帯のたるみによる頸髄の圧迫と髄内異常信号
⑦ 後縦靱帯の剥離（stripping）

1) 過伸展捻挫（hyperextension sprain）

臨床

前縦靱帯や椎間板前方が引き伸ばされて断裂するが，後縦靱帯などmiddle columnは保たれており，椎体の大きな偏位もなく安定型である．骨傷は伴わないことが多く，通常は保存的に治療される．しかし，高齢者で骨棘や後縦靱帯骨化症（OPLL：ossification of posterior longitudinal ligament）などによる脊柱管狭窄を伴っていると，伸展時に脊髄が圧迫され非骨傷性頸髄損傷（症状は中心性脊髄損傷）をきたすことが多い．

画像所見（症例1, 2）

1. 単純X線

側面像において以下の所見を認める．
・椎間板隙前方の拡大（widened anterior disc space）．

- 椎前間隙の肥厚（prevertebral swelling）．頸長筋，頭長筋，前縦靱帯，椎間板の損傷による血腫や浮腫を示す．椎体の偏位が自然整復していると，唯一の所見ということもあるが，必ず認められるわけではない．
- 上位椎体のわずかな後方偏位（retrolisthesis）．

2. CT

再構成矢状断像にて，前述の所見を下位頸椎においても肩関節に邪魔されずに明瞭に描出できる．さらに小さな骨折や，椎体前方の軟部組織の腫脹も診断しやすい．

3. MRI

矢状断像にて単純 X 線と同様の所見を呈するほかに，以下の情報を付加しうるので，単純 X 線の所見が明確でない場合や神経症状がある場合に有用である．

- 前縦靱帯，椎間板前方の断裂や損傷，後縦靱帯など middle column の損傷の有無：椎体の偏位が軽微な場合に，不安定型の損傷が自然整復されている状態か，安定型の損傷かの判断が可能である．
- 脊髄の圧迫変形や浮腫：出血まではきたさないことが多い．
- 椎前間隙の浮腫や出血．

診断のキー

- 椎体の軽度後方偏位．
- 椎間板隙前方の拡大，前縦靱帯損傷．
- 椎前間隙の浮腫や出血．
- 脊髄浮腫．
- 中心性脊髄損傷の症状が多い．高齢者では前方への転倒で発生しやすい．

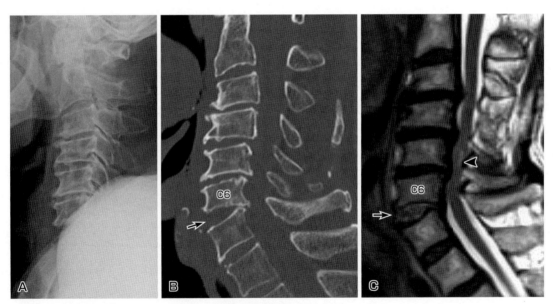

症例1　過伸展捻挫，70代，男性．階段から転落．
A：単純 X 線側面像では C6/7 以下が肩関節に重なり評価できない．
B：CT 再構成矢状断像では，C6/7 で椎間板隙前方が拡大し（→），C6 椎体は軽度後方に偏位している．前方に凸の角度（angulation）がついている．
C：T2 強調矢状断像では，C6/7 の椎間板が他の椎間板よりも高信号を示し，損傷があることがわかる（→）．脊椎症による脊柱管狭窄があり，C5 レベルで頸髄内に軽度の高信号を認める（▶）．

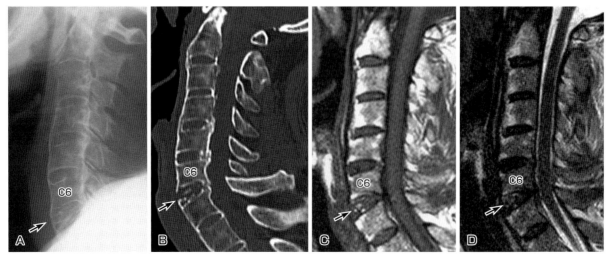

症例 2 過伸展捻挫，強直性脊椎骨増殖症，50代，男性．交通外傷（歩行者対車）．前額部打撲．両手のしびれ，脱力．

A：単純X線側面像では椎体前後に前縦靱帯，後縦靱帯の骨化を認め，強直性脊椎骨増殖症（ASH：ankylosing spinal hyperostosis）の状態である．C6/7椎間板隙が拡大しているようだが，肩関節に重なり不明瞭である（→）．

B：CT再構成矢状断像では，ASHの状態が明瞭である．C6/7で前方の骨化部分が離断し椎間板隙前方が拡大している（→）．前方に凸の急な角度（angulation）を認め，過伸展損傷であることがわかる．

C, D：T1強調矢状断像（画像C），T2強調矢状断像（画像D）では，C6/7の椎間板隙前方が拡大し，椎間板は不均一な高信号を含み，損傷を示している．前縦靱帯に断裂がある（→）．脊髄に腫脹や異常信号は認めない．

2) 過伸展後方脱臼（hyperextension posterior dislocation）

臨床

過伸展捻挫より強い外力によって，前縦靱帯に加え後縦靱帯や椎間関節包の損傷も伴うものである．不安定型損傷で，椎体の偏位が強いと脊髄損傷の危険が高まる．しかし，後方偏位は自然整復も多く，不安定性が見落とされることもある．椎弓の骨折を伴うことが多い．また力の加わり方によっては，上位頸椎が前方に偏位して前方脱臼（anterior dislocation）をきたすことがあり，過屈曲脱臼（hyperflexion dislocation）との鑑別が問題になる場合がある．過伸展と同時に垂直性圧迫力が加わると，過伸展脱臼骨折（hyperextension fracture dislocation）を起こす．

強直性脊椎炎（AS：ankylosing spondylitis）や強直性脊椎骨増殖症（ASH：ankylosing spinal hyperostosis），びまん性特発性骨増殖症（DISH：diffuse idiopathic skeletal hyperostosis）などの患者に伸展性外力が加わると，比較的軽度でも過伸展脱臼骨折をきたすことがある．この場合，椎体中央部や椎間板部で骨折しやすい．

画像所見（症例3, 4）

1. 単純X線およびCT

過伸展捻挫の所見に加えて以下の所見を呈する．

・上位椎体の明瞭な後方偏位（retrolisthesis）．ただし，自然整復も多く注意が必要である．頸椎カラー装着により検査時には偏位が減少していることがある．

・椎間関節の破綻．

・椎体前下縁の剝離骨折（small anteroinferior body avulsion）．Sharpey線維による剝離骨折で，骨片は縦より横が長い．この骨折は不安定型損傷である過伸展後方脱臼を示唆するので，安定型損傷である伸展涙滴骨折の骨片との鑑別が重要である．

・垂直性圧迫力が加わった場合は椎弓の骨折．

2. MRI

前述した椎体の配列評価のほかに，靱帯など支持組織や脊髄の損傷程度が描出可能である．このタイプの脱臼では受診時に自然整復していることもあるので，椎体の偏位がなくても前縦靱帯のみでなく，後縦靱帯の状態にも注意を払う必要がある．

- 前縦靭帯損傷に加えて，椎間板，後縦靭帯の損傷．後縦靭帯は下位椎体の後縁から引き剝がされる (stripping)．
- 脊髄の圧迫変形，浮腫，出血．

診断のキー

- 過伸展捻挫と同様の外力によるが，上位椎体の後方偏位が強い．
- 不安定型損傷だが，検査時に自然整復していることもあり注意が必要（不安定性をそのまま残す危険がある）．
- AS，ASH，DISH があると脱臼骨折をきたすことがある．

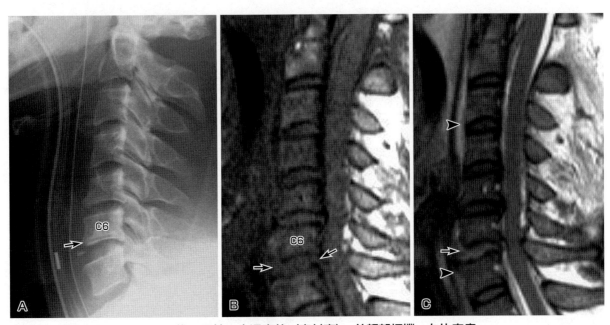

症例 3　過伸展後方脱臼，40代，男性．交通事故（車対車）．前額部打撲．左片麻痺．
- **A**：単純 X 線側面像では，C6/7 の椎間板隙が軽度拡大（前方優位），C6 椎体が軽度後方に偏位しており，過伸展損傷が推察される（→）．
- **B**：T1 強調矢状断像では，C6/7 の前縦靭帯，後縦靭帯が不明瞭で損傷が疑われる（→）．
- **C**：T2 強調矢状断像では，C6/7 椎間板が高信号を呈し，損傷を示す．前縦靭帯に断裂が疑われる（→）．椎前間隙には少量の浮腫を認める（▶）．頸髄内に異常信号は認めない．

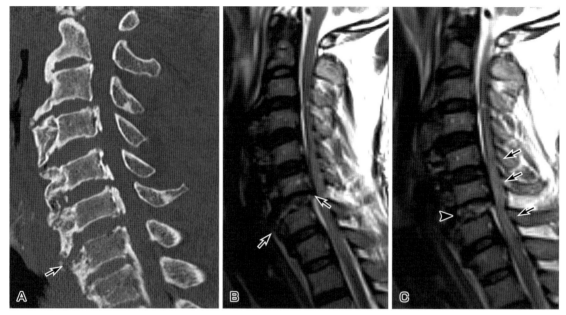

症例4 過伸展後方脱臼，強直性脊椎骨増殖症，60代，男性．階段から転落．四肢麻痺．
A：CT再構成矢状断像にて，前縦靱帯，後縦靱帯の骨化や骨棘が著明である．C6/7で骨化部に骨折が疑われる（→）．CT撮像時には椎体の偏位は目立たない．
B：T2強調矢状断像では，C6椎体の後方偏位と前縦靱帯，後縦靱帯の断裂（→）を認める．椎前間隙にも少量の浮腫を認める．
C：T2強調矢状断像（画像Bの隣のスライス）ではC6/7椎間板の損傷による高信号（▶）と脊髄浮腫による広範な高信号（→）を認める．

3) 伸展涙滴骨折（extension tear drop fracture）

臨床

脊椎前方の過伸展により前縦靱帯の椎体前下縁への付着部が剝離するものである．特に高齢者で骨粗鬆症があると出現しやすく，C2椎体に多い．多くは安定型の損傷だが，若年者では下位頸椎に生じ，神経症状を呈することが多いとされる．

画像所見（症例5）

1. 単純X線およびCT

椎体前下部に三角形の骨片を認める．骨片の縦が横と比べて同程度か若干長いことが多い．

2. MRI

過伸展後方脱臼での剝離骨折との鑑別が難しい例において，靱帯や椎間板の状態から脊椎の安定性を確認するのに役立つ．

診断のキー

- 高齢者のC2椎体前下部に三角形の骨折．
- 過伸展損傷のパターンを伴う．

鑑別診断

1. 過伸展後方脱臼での剝離骨折

Sharpey線維による剝離骨折で骨片の横が縦より長いことが多い．

2. 屈曲涙滴骨折

屈曲損傷なので亀背変形を呈することが多い．また涙滴型の骨片が大きいこと，椎体後部が垂直性圧迫力により破裂骨折を呈することから鑑別可能である．重篤な神経障害をきたすことが多い．

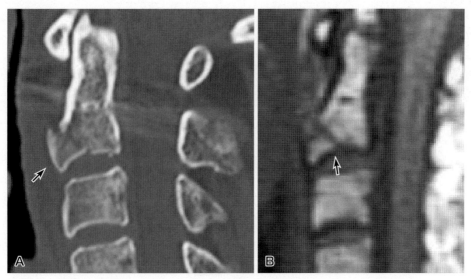

症例5 伸展涙滴骨折，50代，女性．3階から転落し，ASIA E であった．
A：CT 再構成矢状断像で C2 椎体前下部に三角形の骨片を認め，前方に軽度転位している（→）．
B：T1 強調矢状断像にて C2 の骨折は低信号として認められる（→）．

文献

1) Davis SJ, et al：Cervical spine hyperextension injuries：MR findings. *Radiology* **180**：245-251, 1991
2) Edeiken-Monroe B, et al：Hyperextension dislocation of the cervical spine. *AJR Am J Roentgenol* **146**：803-808, 1986
3) Rao SK, et al：Spectrum of imaging findings in hyperextension injuries of the neck. *Radiographics* **25**：1239-1254, 2005
4) Taljanovic MS, et al：Imaging characteristics of diffuse idiopathic skeletal hyperostosis with an emphasis on acute spinal fractures：review. *AJR Am J Roentgenol* **193**（3 Suppl）：S10-19, 2009
5) Hendrix RW, et al：Fracture of the spine in patients with ankylosis due to diffuse skeletal hyperostosis：clinical and imaging findings. *AJR Am J Roentgenol* **162**：899-904, 1994

2 脊椎損傷 — B. 下位頸椎損傷（C3-7）

（4）破裂骨折

臨床

破裂骨折（burst fracture），軸圧骨折（axial compression fracture）は典型的には飛び込み競技での事故や転落で起きるが，純粋に軸圧のみではなく屈曲や伸展などが加わることが多く，その場合は椎弓の骨折を伴いやすい．圧迫力が椎間板に伝わると髄核はそのエネルギーを下位椎体の終板に向かって放出し，下位椎体は多数の骨片に分かれ粉砕骨折（comminuted fracture）となり，骨片は膨張性・全周性に転位する．骨折線は上下椎体の終板や後縁に達する．椎体後縁が後方に大きく転位すれば重篤な神経障害をきたす．前縦靱帯や後縦靱帯は断裂がなくても，骨片の転位に伴い上下の椎体から剥離することがある．靱帯損傷を伴わなくても，高度の粉砕骨折は不安定型である．

画像所見（症例 1, 2）

1. 単純 X 線
- 側面像で椎体の配列は保たれているか，わずかに前屈する．
- 骨折した椎体の高さが減少し，側面像で前後径が拡大する（重症例）．
- 椎体には矢状方向の骨折が多く，正面像でみえることがある（sagittal fracture）．

2. CT
横断像や再構成矢状断像・冠状断像にて多方向から骨折の状況を把握することができ，関節突起や椎弓の骨折も明瞭に描出可能である．さらに骨片の後方への転位の程度も単純 X 線より明瞭である．

3. MRI
神経症状のある患者において，後方転位した骨片による脊髄損傷の程度を知るために行われる．また靱帯損傷の有無の確認にも有用である．骨折自体の描出は CT に比べて劣るが，骨髄の異常信号から損傷を受けた椎体の特定は可能である．

診断のキー
- 複数の骨片が全方向に転位する．
- 矢状方向の骨折が多い．
- 圧迫骨折と異なり，骨片が後方に転位して神経症状をきたすことがある．
- CT は骨折の状態，MRI は脊髄損傷の描出に優れる．

鑑別診断

1. 圧迫骨折
軽度の屈曲状態で垂直性の圧迫力が加わると，椎体の前部が圧迫骨折（anterior compression fracture, wedge compression fracture）を起こし，楔型の変形をきたす．椎体上面への終板の嵌入を認めるが，椎体下面の終板は保たれることが多い．後方成分の骨折はなく，安定型の骨折である．過屈曲捻挫（hyperflexion sprain）に合併することが多い．破裂骨折との鑑別は，椎体上面に変形が強い，骨片が少ない，椎体後縁に達する骨折がないなどによるが，軽症の破裂骨折とは単純 X 線のみでは鑑別困難な場合もあり，CT が必要である．

2. 屈曲涙滴骨折
涙滴状となった骨片以外の後方部分は破裂骨折をきたし，骨片が後方に転位していることが多い．前方の涙滴骨折と亀背変形など過屈曲損傷のパターンが目立たないと，通常の破裂骨折と区別しづらいが，転位した椎体後縁による脊髄の圧迫などの病態は同様と考えられる．

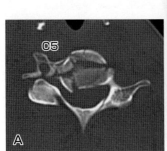
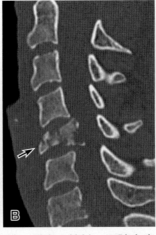
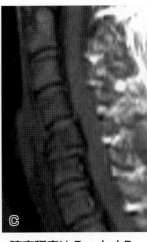
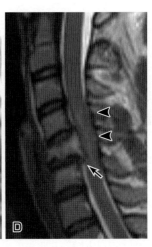

症例1　破裂骨折，20代，女性．電車と接触．四肢麻痺，障害程度はFrankel B.
A：CT（C5）にて，椎体に複数の骨片を認め，破裂骨折の状態である．
B：CT再構成矢状断像にて，C5椎体の破裂骨折と椎体後縁の後方転位が明瞭である（→）．
C：T1強調矢状断像ではC5椎体の変形と骨皮質の非連続（骨折）が示されるが，CTに比べると不明瞭である．
D：T2強調矢状断像では，C5椎体は軽度高信号である．椎体後縁の後方転位による頸髄の圧迫があり，C4-6レベルの髄内に浮腫による軽度高信号を認める（▶）．後縦靱帯は剝離している（→）．

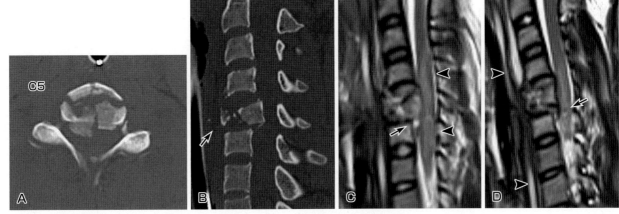

症例2　破裂骨折，10代，女性．交通外傷（車）．四肢麻痺，障害程度はFrankel A.
A：CT（C5）にて，椎体に複数の骨片を認め，破裂骨折の状態である．
B：CT再構成矢状断像にて，C5椎体後縁の強い後方転位が示される．椎体前部の骨片もあり（→），屈曲涙滴骨折ともいえる．
C：T2強調矢状断像ではC5椎体の変形と異常信号，後縁の後方転位が示される．C4-7レベルの頸髄内に浮腫による広範な高信号を認める（▶）．後縦靱帯が剝離し，損傷が疑われる（→）．
D：T2強調矢状断像（画像Cの隣のスライス）では，脊髄浮腫の中にわずかな低信号があり，血腫の可能性がある（→）．椎前間隙に浮腫を認める（▶）．

文献

1) Mirvis SE, et al：Imaging in Trauma and Critical Care 2nd ed. Saunders, Philadelphia, 2003, pp249-257
2) Atlas SW, et al：The radiographic characterization of burst fractures of the spine. *AJR Am J Roentgenol* **147**：575-582, 1986

(1) 胸椎・腰椎損傷の分類と概念

胸椎は肋骨や胸骨による補強があるために可動性に乏しいが，腰椎は可動性に富んでおり，両者の結合部である胸腰椎移行部は外傷による損傷頻度が高い．Th11，Th12では肋骨が短いため胸椎の固定には役立っておらず，胸腰椎の骨折の2/3はTh12，L1，L2に起き，Th11-L4で9割を占めるとされる[1]．

胸腰椎での不安定性の評価には下位頸椎損傷の項で述べたように，Denisのthree-column theory[2]が用いられることが多い．脊椎および周囲軟部組織を，①anterior column，②middle column，③posterior columnの3つの要素に分け，2つ以上のcolumnに損傷があると不安定な状態とするものである．中央にあるmiddle columnの損傷の有無が非常に重要になる．

2005年に提唱されたThoracolumbar Injury Classification and Severity Score（TLICS）[3]は従来の骨折の形態分類のみでなく，後方靱帯群損傷の有無や神経学的所見を評価に加えており，治療方針の決定に有用とされる（表1）[4]．

表1　TLICS（文献4)より改変引用）

外傷の特徴	追加所見	ポイント
損傷の形態		
・圧迫	−	1
	破裂	+1
・回旋/並進転位	−	3
・伸張/不安定性	−	4
神経学的所見		
・異常なし	−	0
・神経根症状	−	2
・脊髄・脊髄円錐症状	不完全	3
	完全	2
・馬尾症状	−	3
後方靱帯群損傷		
・異常なし	−	0
・疑い/軽度	−	2
・破綻	−	3

治療法の選択

推奨される治療法	ポイント計
保存的	<4
保存的または外科的	4
外科的	>4

文献

1) Schwartz ED, et al：Spinal Trauma—Imaging, Diagnosis, and Management. Lippincott Williams & Wilkins, Philadelphia, 2007
2) Denis F：The three column spine and its significance in the classification of acute thoracolumbar spinal injuries. *Spine* **8**：817-831, 1983
3) Vaccaro AR, et al：A new classification of thoracolumbar injuries：the importance of injury morphology, the integrity of the posterior ligamentous complex, and neurologic status. *Spine* **30**：2325-2333, 2005
4) Patel AA, et al：Thoracolumbar spine trauma classification. *J Am Acad Orthop Surg* **18**：63-71, 2010

2 脊椎損傷 ― C. 胸椎・腰椎損傷

(2) 圧迫骨折

臨 床

　圧迫骨折（anterior compression fracture, wedge compression fracture）は屈曲位での垂直性圧迫力により発生し，椎体前部が骨折するものである．高所からの転落や，高齢者では骨粗鬆症に伴うことが多い．前上方の終板に骨折をきたしやすく，単純X線側面像で楔型変形（wedge shape）を示す．後方成分の骨折や靱帯損傷はなく安定型の骨折とされるが，椎体に50％以上の減高を示す強い変形では middle column の損傷を伴うこともあるので注意が必要である．連続した，あるいは離れた椎体にも骨折を起こしていることがある（noncontiguous fracture）．

画像所見（症例1, 2）

1. 単純X線
　椎体は前方が圧迫され後方は保たれるので，楔型変形をきたす．主に前上方の終板が陥凹し，骨折線自体は多くは不明瞭である．椎弓は保たれるが骨折部で亀背変形を呈することが多い．骨粗鬆症の場合は変形が強いと椎体が扁平化してみえることもある．

2. CT
　単純X線の所見に加えて，CTの横断像では骨折線，再構成矢状断像では椎体上面の骨硬化像を認めることがある．また横断像にて椎体前部の骨片がはみ出して椎体を覆うようにみえることがあり（halo sign），通常の腹部骨盤CTでも骨折を疑うきっかけになる．

3. MRI
　骨折した椎体は骨髄内の浮腫によりT1強調像で低信号を，脂肪抑制T2強調像やSTIR法にて高信号を示す．骨折線自体は不明瞭なことが多いが，骨髄の異常信号に注意することにより軽度の骨折はCTよりもわかりやすいことがある．椎体周囲に浮腫や血腫を伴うと，腫瘍による骨折と紛らわしいこともある．

診断のキー

- 屈曲位で垂直性圧迫力が加わって起きる．
- 楔型変形をきたす．
- 椎体後縁に骨折は及ばず，安定型骨折である．

鑑別診断

1. 転移性腫瘍による病的骨折
　若年者の外傷性圧迫骨折では鑑別に迷うことは少ないが，高齢者の転倒・転落では，転移性腫瘍による病的骨折との鑑別が問題となる．単純X線やCTにて骨皮質の破壊を認める，MRIにて傍脊柱に腫瘍が疑われる，後方成分にも異常信号が広がっている，などは転移を示唆する所見である．
　良性の骨折に伴う骨髄の浮腫はしだいに消退して黄色髄の信号が認められるようになる（T1強調像にて高信号）．しかし，浮腫が1ヵ月以上も長引くことがあり，その場合は病的骨折との鑑別は困難で，以前の画像との比較や経過から判断せざるをえないことも多い．拡散強調像での信号上昇も確実とはいえない．

2. 破裂骨折
　椎体後縁にも骨折が及び，椎体全体の高さが減じる．中等症以上では，骨片が後方に転位（retropulsion）し脊柱管狭窄をきたすことが多い．

3. シートベルトタイプ損傷（症例3）
　Chance骨折に代表される屈曲伸延損傷のうち，前屈モーメントの軸が後方にあると，前方成分には圧迫が加わり骨折を起こすことがある．椎体の骨折のみでなく，椎弓の所見を見落とさないように注意が必要である．外力が強いと破裂骨折を伴い，「屈曲伸延損傷と破裂骨折の複合損傷」と称されることもある（金田分類）[4]．

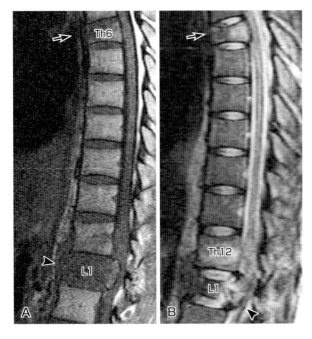

症例1　圧迫骨折および破裂骨折，20代，男性．飛び降り．障害程度は Frankel C．

A：T1強調矢状断像にて Th6 椎体は前方が減高した楔型を示すが，後縁は正常の位置にある（→）．圧迫骨折のパターンである．L1 は椎体の前縁・後縁が前後に突出しており破裂骨折である（▶）．転位した骨片により強い脊柱管狭窄をきたしている．

B：T2強調矢状断像にて Th6 椎体は全体が高信号を呈している（→）．L1 は不均一な低信号〜高信号で，硬膜嚢が強く圧迫されている（▶）．Th12 椎体は形態は保たれているが骨髄の信号が上昇しており，骨挫傷（bone bruise）の状態と思われる．

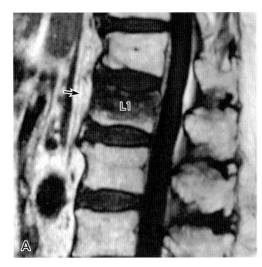

症例2　圧迫骨折，70代，男性．転倒．殿部痛および腰痛．

A：T1強調矢状断像にて L1 椎体は上方の終板が陥凹し，椎体上半分が浮腫による低信号を示している（→）．

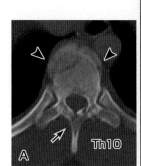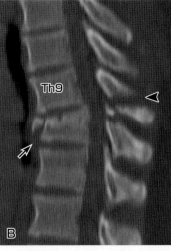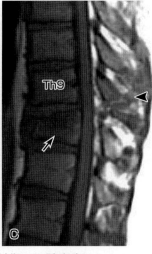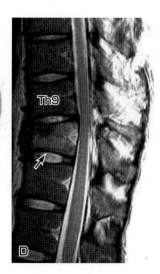

症例3 シートベルトタイプ損傷，20代，男性．交通外傷．四肢麻痺なし．

- **A**：CT（Th10）にて，椎体に破裂骨折様の骨折と前縁の張り出しを認める（double rim sign；▶）．棘突起根部にも骨折がある（→）．
- **B**：CT再構成矢状断像にて，Th10椎体には楔型の変形と前縁の骨片を認め（→），Th9椎体が軽度前方に偏位している．脱臼骨折とするには偏位が弱い．Th9椎体の棘突起には伸延力による水平方向の骨折を認める（▶）．椎体前部に屈曲圧迫力が加わっており，Chance骨折より前屈モーメント軸が後方寄りにある屈曲伸延損傷と破裂骨折の複合損傷（金田分類）が疑われる．
- **C**：T1強調矢状断像では，Th10椎体上部に浮腫による低信号を認める（→）．Th9椎体の棘突起に骨折を認め（▶），椎弓は低信号を示している．
- **D**：T2強調矢状断像では，Th10椎体全体が浮腫による高信号を示し（→），陥凹した上面には低信号を認める．脊髄には異常信号を認めない．

文 献

1) 小澤栄人：MRIによる圧迫骨折の質的診断の評価法．画像診断 **28**：344-358，2008
2) Baker LL, et al：Benign versus pathologic compression fractures of vertebral bodies：assessment with conventional spin-echo, chemical-shift, and STIR MR imaging. *Radiology* **174**：495-502, 1990
3) Campbell SE, et al：The value of CT in determining potential instability of simple wedge-compression fractures of the lumbar spine. *AJNR Am J Neuroradiol* **16**：1385-1392, 1995
4) 金田清志, 他：胸腰椎損傷の分類と手術適応．整形外科MOOK **60**：57-65, 1990

2 脊椎損傷 — C. 胸椎・腰椎損傷

(3) 破裂骨折

臨床

破裂骨折（burst fracture）は，垂直性圧迫力が加わることにより椎体の上下の終板に骨折が及ぶ粉砕骨折（comminuted fracture）である．高所からの転落や飛び降りで踵や殿部から着地したり，頭部に垂直方向の落下物が当たったりすることにより生じる（図1）．胸腰椎移行部（Th12, L1）に多いが，離れた場所に骨折を合併することも多いので（noncontiguous fracture），全脊椎の評価が必要である．頸椎の破裂骨折と同様に，髄核から伝わった力が下位椎体に内破（implosion）をもたらし，骨片は全周性に転位する．椎体前部だけでなく後部にも骨折が及び，anterior columnとmiddle columnに損傷が起きるために，基本的には不安定型の骨折で，神経症状を呈することも多い．ただし，下位腰椎の軽度の破裂骨折では神経症状が軽いと保存的に治療されることもある．

画像所見（症例1, 2）

1. 単純X線

椎体全体の高さが減じ，正面像では椎弓根間距離が拡大する．

2. CT

骨折線や骨片の転位の状態が明瞭になり，特に骨片の後方への転位（retropulsion）による脊柱管狭窄の程度を知ることができる．横断像だけでなく再構成矢状断像が必須である．横断像では全周性に転位した骨片が椎体辺縁を取り囲んでhalo signを示すことがある．また，椎弓骨折や椎体周囲の血腫を認めることもある．

ある程度の外力が加わったと考えられる胸腹部外傷でCTを撮影した際には，必ずbone window表示の1〜2 mm厚のthin slice像で脊椎損傷の有無を確認する必要がある．

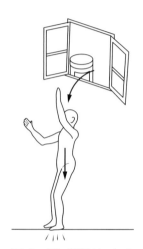

図1 飛び降りによる受傷

3. MRI

骨折線の評価はCTに劣るが，椎体の変形や骨髄の異常信号により骨折の存在は同様に示すことができる．脊柱管狭窄については脊髄の圧迫状況や脊髄内の異常信号などの描出に優れる．T1強調像にて椎体は全体が不均一な低信号を示す．T2強調像では高信号となるが，脂肪髄とのコントラストが不良なので脂肪抑制T2強調像やSTIR法が有用である．

診断のキー

- Th12, L1に多い．
- anterior columnとposterior columnに損傷が起きる不安定型の骨折である．椎体後縁に骨折が及ぶことが圧迫骨折との鑑別点になる．
- 転位した骨片により脊柱管狭窄をきたす．

鑑別診断

1. 圧迫骨折

椎体前部の骨折で，anterior columnのみの損傷なので安定型である．椎体後縁は保たれるので，局所の疼痛は強くても脊髄損傷は起こさない．

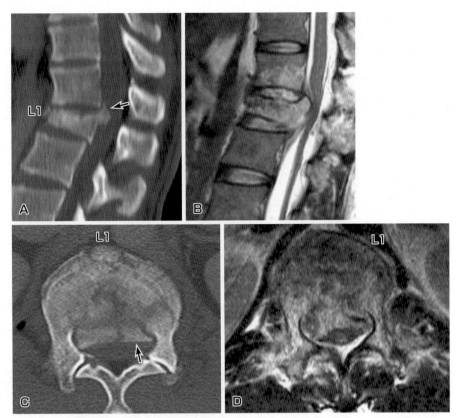

症例1　破裂骨折, 30代, 男性. 転落.

A：CT再構成矢状断像ではL1椎体に楔型の変形があり, 上面に濃度上昇がある. 一見, 圧迫骨折に類似するが, 椎体後縁が後方に転位していることから破裂骨折と診断される（→）.

B：T2強調矢状断像では, L1椎体全体は不均一な軽度高信号を呈している. Th12椎体の下半も軽度高信号を示し, 骨挫傷（bone bruise）と思われる. 脊髄円錐はL1椎体後縁により圧迫され変形しているが, 異常信号は認めない.

C：CT（L1）では, 椎体には複数の骨折線を認め, 椎体後縁が後方に転位している様子が明瞭である（→）.

D：T1強調横断像（L1）では椎体の骨折線は不明瞭だが, 全体が不均一な高信号を呈し, 椎体後縁の後方転位が示されている.

Clinical Memo

lover's fracture, "Don Juan" fracture

　高所からの飛び降りで踵から着地すると, 胸腰椎の圧迫骨折や破裂骨折に踵骨骨折を伴うことが多い. 踵骨骨折の10％は両側性である. 間男が恋人の配偶者から逃れようと寝室の窓やベランダからあわてて飛び降りて骨折することから名づけられた（症例3）.

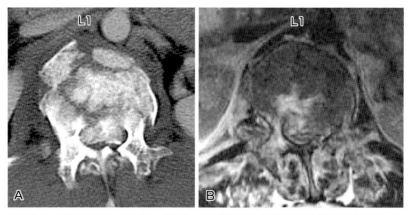

症例2　破裂骨折，20代，男性．飛び降り．障害程度はFrankel C．
A：CT（L1）にて，椎体は複数の骨片に分かれ，椎体後縁が後方に大きく転位し，著明な脊柱管狭窄をきたしている．
B：T2強調横断像（L1）では骨折線は不明瞭であるが，椎体後縁の後方転位は指摘できる．
（本章の「2-C-(2) 圧迫骨折」の症例1と同一）

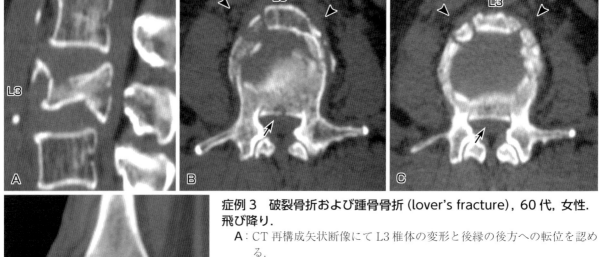
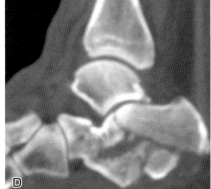

症例3　破裂骨折および踵骨骨折（lover's fracture），60代，女性．飛び降り．
A：CT再構成矢状断像にてL3椎体の変形と後縁の後方への転位を認める．
B, C：CT（L3）では椎体前方を骨片が取り囲んでhalo signを呈している（▶）．椎体後縁は後方に転位している（→）．
D：CT再構成矢状断像にて右踵骨骨折を認める．

文　献

1) Lee P, et al：Musculoskeletal colloquialisms：how did we come up with these names? *Radiographics* **24**：1009-1027, 2004

2 脊椎損傷 — C. 胸椎・腰椎損傷

(4) 脱臼骨折

臨床

脱臼骨折（fracture-dislocation）は圧迫や伸延，回旋，剪断力などが加わって発生する．損傷部から上方の椎体が主に前方に転位し，種々の程度の椎間関節脱臼を伴う．損傷部では椎体や椎弓の骨折を伴うことが多い．原因としては転落，オートバイ事故，自動車事故など強い外力によるものが多い（図1）．3つのcolumnすべての損傷があるため不安定型損傷であり，脊髄損傷の発生率が高い．Th1-9では椎弓の破壊に伴う上位椎体の前方転位，Th10以下では両側あるいは片側の椎間関節嵌合（locked facetあるいはjumped facet）を伴う前方転位が多いとの報告がある[1]．

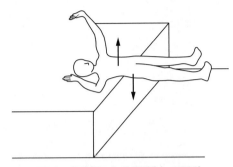

図1　転落による剪断力の発生

画像所見（症例1, 2）

1. 単純X線およびCT

上位椎体が前方や側方に転位し，主に下位椎体に骨折を認める．CTでは骨折の状況が把握しやすく，特に椎弓の骨折や，椎間関節の脱臼・骨折の描出に優れる．横断像では，脱臼部で上下の椎体が重なってみえたり（"double vertebral body" sign, double rim sign），下位椎体が圧迫骨折を起こすと骨片が椎体の周りを囲むようにみえたり（halo sign）する．また椎間関節の脱臼により，naked facet, locked facet, jumped facetなどの所見もみられる（本章の「3-(3) 椎間関節損傷」を参照）．再構成矢状断像で脊柱管狭窄や椎間関節の状態の把握が明確にできる．

2. MRI

骨折の描出はCTに劣るが，脱臼骨折では椎体の転位による脊髄圧迫が起きやすいので，MRIの役割としては脊髄圧迫の程度や髄内異常信号の描出が重要になる．脊髄浮腫はT2強調像にて高信号として認められ，出血を伴えばその中の低信号として示される．前縦靱帯，後縦靱帯の断裂が描出できる場合もある．椎間関節の状態は傍矢状断像で評価する．

診断のキー

- 上位椎体の前方転位，椎間関節脱臼を伴う．
- 3つのcolumnすべてが損傷を受ける不安定型損傷である．
- CT横断像ではdouble rim sign, halo sign, locked facet, naked facetなどの所見がある．
- MRIでは脊髄損傷の程度の評価が重要．

Clinical Memo

MRIでの骨折の描出

骨折線はT1強調像で低信号，T2強調像やT2*強調像にて高信号として示されることが多い．しかし，CTに比べると小さな骨折の描出では劣り，特に後方成分では，骨髄が少なく構造も複雑なため診断能は低い．そのためCTで認められた骨折の11.5％しか描出されなかったとの報告がある[2]．しかし，骨折線自体は不明瞭でも骨皮質の断裂，骨挫傷（bone bruise）などの所見から骨折が示唆され，CTで不明瞭な骨折がMRIにて指摘できる場合もある．

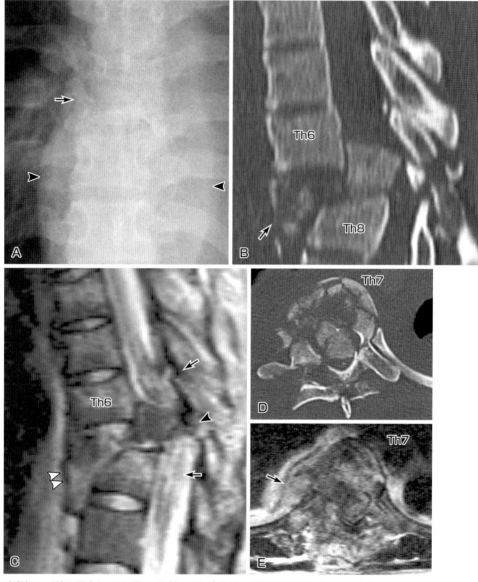

症例1　脱臼骨折，20代，女性．飛び降り．障害程度は Frankel B．

　A：単純 X 線正面像にて Th7 椎体に強い変形と左方への軽度転位を認める（→）．傍脊柱線の外側偏位があり，血腫が疑われる（▶）．

　B：CT 再構成矢状断像にて Th7 椎体は多数の骨片に分かれている（→）．Th6 より上方の脊柱は前方に大きく脱臼している．Th7 椎体後縁の転位により強い脊柱管狭窄がある．

　C：T2 強調矢状断像では脱臼や脊柱管狭窄の程度が CT と同様に示される．Th6，8 レベルの脊髄内に軽度の高信号を認める（→）．前縦靱帯は椎体から剥離した状態だが（▷），後縦靱帯は不明瞭である．黄色靱帯も断裂が疑われる（▶）．

　D：CT（Th7）では椎体は多数の骨片に分離し，破裂骨折様である．上下の椎弓が重なって描出されている．

　E：T2 強調横断像（Th7）でも脊柱管狭窄の状態は示されるが，骨折線は不明瞭である．椎体周囲には血腫を認める（→）．

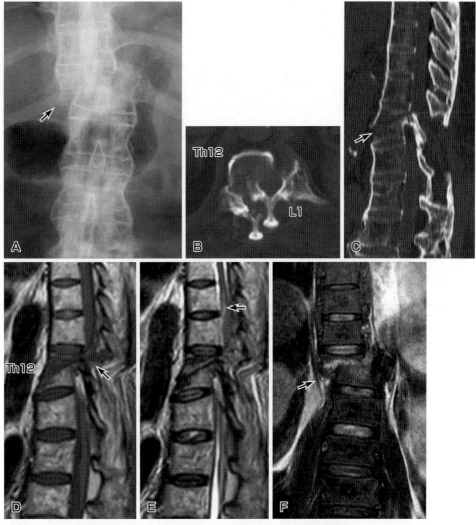

症例2 脱臼骨折,80代,女性.転倒.対麻痺,膀胱直腸障害.
A:単純X線正面像にて,Th12椎体に脱臼骨折を認め,胸椎が右方に転位している(→).
B:CT(Th12)にて,上下の椎体・椎弓が同一スライスに示されている.
C:CT再構成矢状断像にて,前縦靱帯や棘上靱帯に連続する石灰化を認め,強直性脊椎骨増殖症の状態と思われる.そのため,転倒という比較的軽い外力でも脱臼骨折が引き起こされた(→).
D:T1強調矢状断像では,Th12椎体に脱臼骨折があり,脊髄は離断している(→).
E:T2強調矢状断像では,脊髄に浮腫による高信号が認められる(→).
F:脂肪抑制T2強調冠状断像では,Th12椎体の脱臼骨折が明瞭である(→).

文献

1) 芝 啓一郎,他:胸椎・腰椎脱臼骨折における構築学的損傷形態の高位別特徴.臨整外 **33**:487-493,1998
2) Klein GR, et al:Efficacy of magnetic resonance imaging in the evaluation of posterior cervical spine fractures. *Spine* **24**:771-774,1999

2 脊椎損傷 ─ C. 胸椎・腰椎損傷

(5) Chance 骨折

臨床

屈曲と伸延による脊椎の椎体から後方成分に及ぶ横骨折を，報告者の名前を冠して Chance 骨折（Chance fracture）と呼ぶが，亜型を含めて"Chance 型屈曲伸延損傷（Chance-type flexion-distraction injury）"と記載される．これには，椎体の一部と椎間板から椎弓根・棘突起に及ぶ横骨折である古典的 Chance 骨折，椎体から椎弓根・棘突起に及ぶ純粋な横骨折のみからなる fulcrum 骨折，そして椎間板から椎間関節包・棘間靱帯・棘上靱帯に及ぶ純粋な軟部組織の屈曲伸延損傷の3種類がある（図1）．

胸腰椎移行部に好発する（T12-L2でほぼ80%）．かつて用いられた2点式シートベルトでの交通事故に随伴してみられたので，シートベルト損傷とも呼ばれている．現在でも原因は自動車事故（7割程度），転落事故（2割程度）が大部分を占める．脊髄損傷の頻度は高くないが，腹部損傷，特に腸管や腸間膜の損傷が40%程度にみられる[1]．

画像所見

1. 単純X線

単純X線正面像では後方成分に及ぶ骨折線が empty vertebral body sign を示すことが多い．2/3程度の症例で椎弓根の骨折がみられ，また下位胸椎の病変では肋骨の間隔が開大する．側面像では後方が開大した扇状変形がみられる．80%程度の症例で後方成分に及ぶ亀裂が認められる．

2. CT

3D再構成CT画像が診断の決め手になる．椎体から椎弓根を通って後方成分に至る骨折の亀裂は特徴的である（症例1，2）．典型的な圧迫骨折で後方成分に亀裂をみることは，通常はない．伸延損傷を反映して椎間関節亜脱臼を伴うと，CT横断像で naked facet sign がみられる．また3/4程度の症例で椎弓根の輪郭が不明瞭となる（"dissolving pedicle" sign）．

3. MRI

MRIは骨折自体の診断に加えて，付随してみられる脊髄損傷を評価するために用いられる（症例1）．T2強調像では低信号の出血が骨折線に沿ってみられる（"sandwich sign"）[2]．また，後方成分では靱帯損傷が明瞭に描出される．

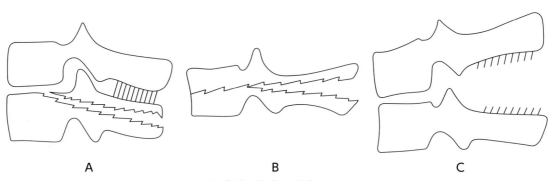

図1 Chance 型屈曲伸延損傷の分類（文献2）より改変引用）
A：古典的 Chance 骨折
B：fulcrum 骨折
C：軟部組織の屈曲伸延損傷

診断のキー

圧迫骨折に類似するが，後方成分に伸びる亀裂の存在が決め手になる．

鑑別診断

1．圧迫骨折

椎体は楔型変形で高さを減じており，後方成分の障害もみられない．

2．椎間関節脱臼骨折

椎体や椎間板の損傷を伴っていないと鑑別は容易であるが，胸腰椎移行部の損傷では常に鑑別の必要がある．

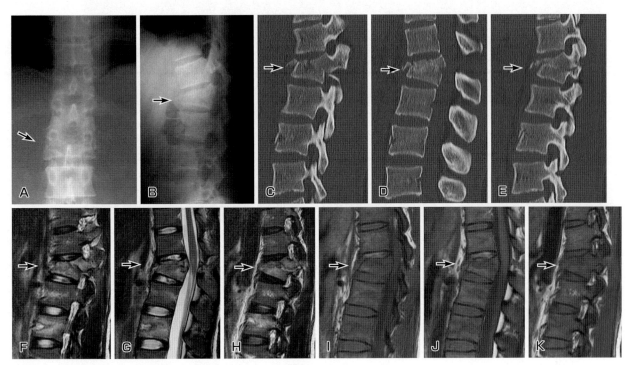

症例1　古典的 Chance 骨折，23歳，男性．交通事故．
- **A**：単純X線正面像．L1椎体は縦方向に伸ばされ，横方向の骨折線がみられる（→）．L3椎体の軽度の圧迫骨折は単純撮影では明らかでない．
- **B**：単純X線側面像．L1椎体は楔状に変形している（→）．
- **C〜E**：CT再構成矢状断像（画像C：右傍正中，画像D：正中，画像E：左傍正中）．L1椎体にて上終板の圧潰と椎弓根側へ伸びる骨折線をみる（→）．Chance 骨折の典型像である．L3椎体に軽度の圧迫骨折を認める．
- **F〜H**：T2強調矢状断像（画像F：右傍正中，画像G：正中，画像H：左傍正中）．骨折の後方への進展（→）と脊髄円錐の圧迫がみられる．
- **I〜K**：T1強調矢状断像（画像I：右傍正中，画像J：正中，画像K：左傍正中）．骨折の広がり（→）を確認できる．

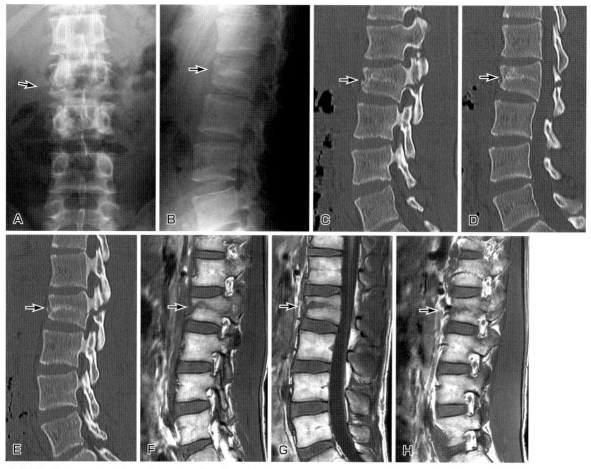

症例2　fulcrum 骨折，20歳，男性．交通事故．
　A：単純 X 線正面像．L2 椎体には横方向の骨折線がみられる（→）．
　B：単純 X 線側面像．L2 椎体には横方向の骨折線がみられる（→）．変形は軽度である．
　C～E：CT 再構成矢状断像（画像 C：右傍正中，画像 D：正中，画像 E：左傍正中）．L2 椎体の中央を横走する骨折線をみる．椎弓根から後方に骨折線が伸びている（→）．
　F～H：T1 強調矢状断像（画像 F：右傍正中，画像 G：正中，画像 H：左傍正中）．骨折の広がり（→）が同様に確認できる．

文献

1) Bernstein MP, et al：Chance-type fractures of the thoracolumbar spine：imaging analysis in 53 patients. *AJR Am J Roentgenol* **187**：859-868, 2006
2) Groves CJ, et al：Chance-type flexion-distraction injuries in the thoracolumbar spine：MR imaging characteristics. *Radiology* **236**：601-608, 2005

2 脊椎損傷 ─ D. 仙椎損傷

（1）仙骨骨折（外傷性）

臨床

外傷性の仙骨骨折は，単独で生じることは少なく，骨盤骨折や腰椎骨折に合併することが多い．そのため，初療時に仙骨骨折による神経所見が見逃されてしまうことがある．また，内腸骨動脈分枝の損傷があると生死に関わる骨盤内出血をきたすことがあり，その治療が優先される．

骨盤骨折での外力の加わり方には，前後方向からの圧迫（anteroposterior compression injury），側方からの圧迫（lateral compression injury），垂直方向の剪断力（vertical shear injury）があり，垂直方向や斜め方向の骨折が多い．仙骨単独骨折では，飛び降りや転落で殿部から着地することにより，水平方向の骨折が起きる．仙骨骨折は骨折の部位により，3つのzoneに分けられる（Denisらによる；図1）[1]．

- zone Ⅰ：仙骨孔の外側の骨折で最も多く（50％），垂直方向や斜め方向の骨折が多い．神経損傷は少ない．
- zone Ⅱ：仙骨孔を通る垂直方向や斜め方向の骨折（34％）で，L5神経損傷が多い．traumatic "far-out syndrome" とは，L5神経が後上方に転位した仙骨外側部とL5椎体横突起の間に挟まれて障害される状態を指す．
- zone Ⅲ：脊柱管を通る骨折で，膀胱直腸障害などを引き起こす神経損傷の頻度が高い．垂直方向や斜め方向の骨折と，水平方向の骨折がある（16％）．

zone Ⅲの骨折を除くと，神経症状がなければ保存的に治療されることが多い．場合により骨片の除去や整復が必要になる．

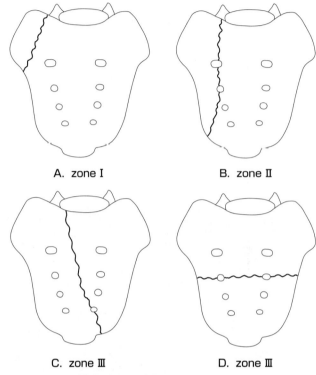

図1 仙骨骨折の分類（文献1）より改変引用）
A：仙骨孔の外側の骨折．
B：仙骨孔を通る垂直方向や斜め方向の骨折．
C：脊柱管を通る垂直方向や斜め方向の骨折．
D：脊柱管を通る水平方向の骨折．

画像所見（症例1〜3）

1．単純X線およびCT

単純X線での仙骨骨折の正確な診断は難しいことが多い．仙骨孔上縁の連続性の破綻や骨片の重なりによる高濃度などが，仙骨骨折を示唆する所見である．CTのほうが，骨折の診断は明らかに優れる．最近では，骨盤部外傷の多くは出血や腹部臓器損傷を検索するためにCTが撮影されるので，1〜2mm厚のthin sliceのbone window表示で観察することが大切である．その際，水平方向の骨折はCTでも横断像で描出困難な場合があるので，再構成矢状断像・冠状断像でも確認する必要がある．また，仙骨前方の血腫は緊急塞栓術の適応となることもあるので注意する．

2. MRI

CTに比べると骨折自体の描出では劣るので，骨折の検索のために行われることはないが，神経症状がある場合には必要となる．その際，骨髄浮腫によるT1，T2延長があれば骨折の存在を疑うことができ，さらに低信号の骨折線を認める場合もある．単純X線やCTで診断が困難な場合には有用なことがある．

診断のキー

- zone Ⅰ：仙骨孔外側の骨折で神経損傷は少ない．
- zone Ⅱ：仙骨孔を通る骨折で神経損傷が多い．
- zone Ⅲ：脊柱管を通る骨折で膀胱直腸障害が多い．
- CTの横断像，再構成矢状断像が有用である．

鑑別診断

1．仙骨脆弱性骨折

高エネルギー外傷ではない，高齢者である，放射線治療歴があるなどは脆弱性骨折を疑う病歴である．仙骨両側の垂直骨折とそれを結ぶ水平骨折が典型的なパターンである（Honda sign）．単純X線やCTでは骨折がみにくいことも多く，骨シンチグラフィーやMRIでこの特徴的な骨折線の走行を確認することが診断に役立つ．

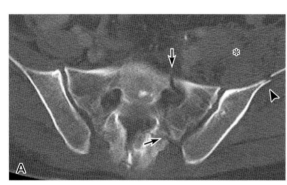
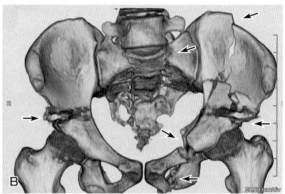

症例1　仙骨骨折（zone Ⅱ），40代，男性．飛び降り．
A：CT（S1）では仙骨孔を通る骨折を認める（→）．左腸骨翼にも骨折があり（▶），前方の後腹膜腔に大きな血腫を認める（＊）．
B：再構成3D-CT画像で，仙骨左側，左腸骨翼，両側臼蓋部，左恥骨，左坐骨に複数の骨折を認める（→）．

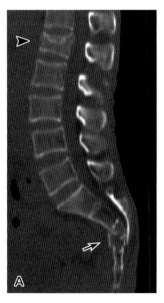

症例2　仙骨骨折（zone Ⅲ），60代，男性．屋根から転落．殿部強打．
A：CT再構成矢状断像にてS4椎体に水平方向の骨折を認める（→）．横断像や再構成冠状断像では不明瞭であった．L1椎体に圧迫骨折を認める（▶）．

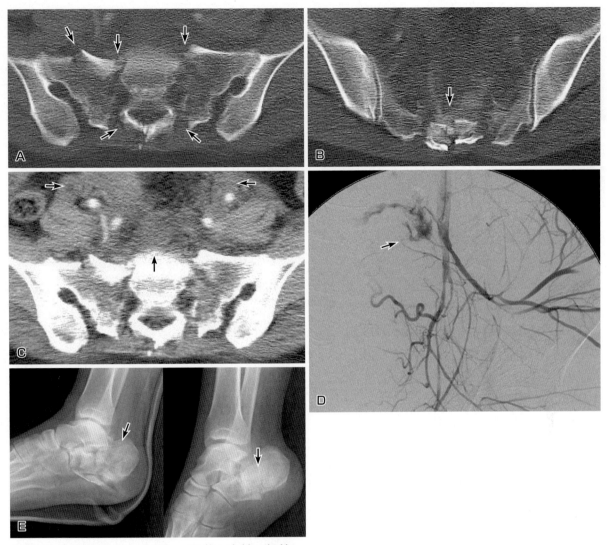

症例3　仙骨骨折（zone Ⅲ），40代，女性．転落．
- **A**：CT（S1）では両側の仙骨孔を通る骨折を認める（→）．
- **B**：CT（S2）では脊柱管に達する垂直方向の骨折を認める（→）．
- **C**：CT（S1）では仙骨前方に血腫と思われる異常吸収値を認める（→）．
- **D**：左内腸骨動脈造影にて，外側仙骨動脈末梢に造影剤の血管外漏出を認め（→），塞栓術が施行された．右外側仙骨動脈からの血管外漏出もあり塞栓術を施行した（非掲載）．
- **E**：単純X線側面像では両側踵骨に骨折を認める（→）．L5には破裂骨折もあり（非掲載），lover's fractureの組み合わせである．

文献

1) Denis F, et al：Sacral fractures：an important problem. Retrospective analysis of 236 cases. *Clin Orthop Relat Res* **227**：67-81, 1988
2) Gibbons KJ, et al：Neurological injury and patterns of sacral fractures. *J Neurosurg* **72**：889-893, 1990

2 脊椎損傷 — D. 仙椎損傷

(2) 仙骨不全骨折

臨床

仙骨不全骨折（sacral insufficiency fracture）は，強度が低下した骨に日常生活における通常の外力や軽微な外傷が加わることにより生じるストレス骨折である．仙骨脆弱性骨折とも呼ばれる．閉経女性やステロイドの長期使用に伴う骨粗鬆症，子宮頸癌などの骨盤悪性腫瘍に対する放射線治療後に多く発生する．したがって，中年以降の高齢女性に好発する[1,2]．

骨盤は不全骨折の好発部位であり，多発することも少なくない．骨盤では仙椎の報告が最も多く，他の好発部位は恥骨，臼蓋部を含めた腸骨で，坐骨の頻度が最も低い[1,2]．

症状は背部痛，腰痛，骨盤部痛，鼠径部痛などである．疼痛は活動時に強く，休むと軽減する特徴がある．予後は良好である[1,2]．

撮像法

骨髄浮腫の描出にはSTIR法（あるいは脂肪抑制T2強調）冠状断像が有用である．腰椎のMRIの際に，S2椎体の異常を矢状断像で見逃さないことが重要である．

画像所見

1. MRI

仙腸関節に沿った仙骨内の骨髄浮腫が基本的な所見である．仙腸関節を越えることはなく，仙骨翼に発生し，両側性ないしは片側性である．骨折線は仙骨孔よりも外側に位置する．仙骨正中部を横走する骨折を合併することも多く，S2椎体に認められることが多い[1,2]．

骨髄浮腫はT2強調像にて高信号，T1強調像では低信号の線状あるいは境界不明瞭な構造として示される．発症から3週間程度は骨髄浮腫が存在し，3カ月程度にて治癒する．

冠状断像がルーチン検査に入っている時には診断は容易であるが，ない時には矢状断像にてS2椎体を横走する異常線状構造に気をつける．

2. 核医学検査

骨シンチグラフィーでは，両側あるいは片側の仙椎において薬剤の異常な取り込みを認める．水平部を伴うこともあり，"H-sign"あるいは"Honda sign"と呼ばれる[1~3]．

診断のキー

- 活動時に悪化する腰痛では仙椎もよくみる．
- 矢状断像にてS2椎体を横走する病変をみたら，本症を考慮し，仙椎の冠状断像を撮像する．

鑑別診断

1. 転移性骨腫瘍
より明瞭な病変．軟部腫瘤の形成を認める．

2. 骨髄炎
皮下病変の存在．骨髄浮腫は仙腸関節を越える．

3. 仙腸関節炎
関節の侵食像（erosion）．骨髄浮腫は腸骨側にも存在する．

BOX

■仙骨不全骨折の危険因子
1. 骨粗鬆症
2. 関節リウマチ
3. 骨盤を含む放射線治療
4. 長期のステロイド投与

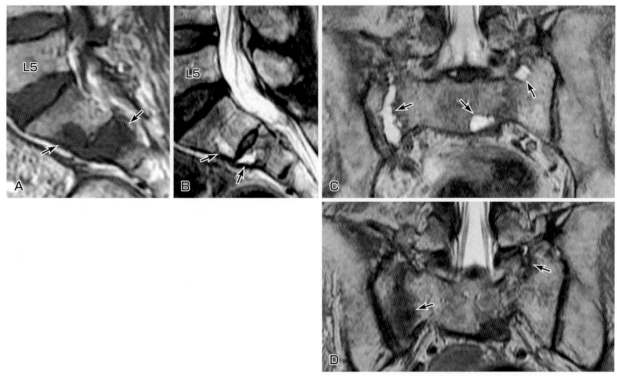

症例1　仙骨不全骨折，82歳，男性．Parkinson病の患者で，1カ月前より腰痛が強く，ほぼ寝たきり．
　A：T1強調矢状断像にてS1およびS2に低信号を示す病変がある（→）．椎間板は保たれているようにみえる．
　B：T2強調矢状断像にて同病変の一部は強い高信号を示す（→）．
　C：T2強調冠状断像にて仙椎に骨髄浮腫を示す高信号が多発している（→）．
　D：約2カ月後のT2強調冠状断像にて骨髄浮腫は消失し，病変は低信号に変化した（→）．
　補足：約2カ月の安静にて腰痛は消失した．矢状断像での特徴的な所見を見逃さないことが重要である．

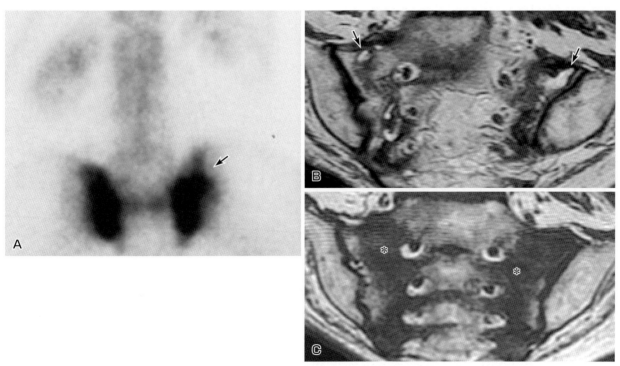

症例2　仙骨不全骨折，85歳，女性．Parkinson病を有する患者で，アルカリホスファターゼ600〜780 IU/l と上昇を認める．
　A：骨シンチグラフィーにて仙椎に特徴的なH字型の異常な薬剤取り込みを認める（Honda sign：→）．
　B：T2強調冠状断像にて仙椎に骨髄浮腫を示す高信号（→）がある．いずれも仙腸関節の内側にある．
　C：T1強調冠状断像にて仙椎により広範な低信号を認め（＊），骨シンチグラフィーのHonda signに対応している．

文 献

1) 山口哲治：脆弱性骨折．福田国彦，他（編）：関節のMRI．メディカル・サイエンス・インターナショナル，2007，pp321-324
2) Borg B：Sacral insufficiency fracture. Ross JS, et al (eds)：Diagnostic Imaging — Spine 2nd ed. Amirsys, Salt Lake City, 2010, ppII-1-98-101
3) Fujii M, et al：Honda sign and variants in patients suspected of having a sacral insufficiency fracture. *Clin Nucl Med* **30**：165-169, 2005

3 靱帯損傷・椎間板損傷・椎間関節損傷・血管損傷

(1) 靱帯損傷

臨床

靱帯は，椎間板や椎間関節包とともに脊椎の安定性にとって非常に重要な構造である．脊椎の安定性を推定するためには Denis の three-column theory が広く用いられている（本章の「2-B-(1) 下位頸椎損傷の分類と概念」の図2を参照）[1]．これは脊柱を anterior, middle, posterior の3つの column に分け，このうち2つ以上の column が損傷されると脊柱が不安定な状態と判断するものである．靱帯としては anterior column に前縦靱帯，middle column に後縦靱帯，posterior column に後方靱帯群が含まれ，不安定性の評価には特に middle column の状態が重要である．

単純X線やCTでは椎体・椎弓の偏位の状態からこれらの column の損傷を間接的に推察するだけであったが，MRI では靱帯の断裂を直接描出することができ，有用性が高い．

外傷においては一つの外力により同時に複数の部位や構造に損傷が生じるので，個々の靱帯や椎間板，椎間関節などの損傷を診断するのではなく，これらを組み合わせて全体としての不安定性や脊髄損傷を評価する必要がある．つまり，本章の「3-(1)〜(5)」は「2-A〜D」に述べた脊椎損傷を構成する要素といえる．

画像所見

1. MRI

靱帯はT1強調像，T2強調像ともに低信号として表され，断裂は連続性の破綻で判断する．しかし脊椎を支える靱帯は，膝関節の十字靱帯や肩関節の棘上靱帯などのように靱帯の高信号から損傷を診断することはできず，断裂や剥離以外の靱帯損傷の評価は MRI でも困難である．その点では慎重に行われた前屈・後屈位での単純X線側面像の有用性は残る（意識清明時）．

1) 前縦靱帯（症例1〜3）

前縦靱帯（ALL：anterior longitudinal ligament）は矢状断像にて，椎体前面に沿って上下に伸びる低信号帯として表される．椎体前縁や線維輪外層と密着しているため，特に椎体レベルでは骨皮質との境界が不明瞭であるが，骨片の転位や椎間板膨隆，液体貯留などにより椎体から挙上されるとみやすくなる．後縦靱帯より広く厚い．前縦靱帯は椎体前半，椎間板前半とともに anterior column を形成しており，過伸展損傷（hyperextension injury）にて強く引き伸ばされると損傷を受ける．同時に椎体の剥離骨折や椎前間隙の浮腫・血腫を伴うことがある〔椎前間隙の肥厚（prevertebral swelling）〕．単純X線側面像にて椎体前方の軟部組織の厚さはC3では7 mm 以下〔咽頭後間隙（retropharyngeal space）〕，C6では22 mm 以下（retrotracheal space）とされているが，体位や吸気の状態，体格などでの変動が大きい．その点，MRI では厚さのみでなく，T2強調像での高信号として浮腫が描出されるので信頼性が高いが，浮腫は数日の経過で消退することが多い（症例4）．

2) 後縦靱帯（症例5〜7）

後縦靱帯（PLL：posterior longitudinal ligament）は椎体後面に沿い，椎体レベルで薄く，椎間板レベルで厚い．線維輪外層とは強く結合するが，椎体後面中央部とは密着せずに脂肪や静脈叢が介在する．通常は硬膜や線維輪外層と分離できないが，骨片の転位や椎間板ヘルニアなどにより挙上されると矢状断像にて同定可能になる．後縦靱帯は椎体後半，椎間板後半とともに middle column を構成し，脊椎の安定性にとって非常に重要である．過屈曲損傷（hyperflexion injury）で引き伸ばされた場合や脱臼骨折などで損傷を受ける．

3) 後方靱帯群（症例8〜10）

後方靱帯群（PLC：posterior ligamentous complex）と総称される構造には黄色靱帯（LF：ligamentum flavum），棘間靱帯（ISL：interspinous ligament），棘上靱帯（SSL：supraspinous ligament），椎間関節包（facet joint capsule）が含まれる．

・黄色靱帯は上下の椎弓をつなぐ靱帯で，断裂は矢

状断像にて椎弓間にある低信号帯の途絶として認められる．

・棘間靱帯は上下の棘突起間をつなぐ靱帯で，矢状断像ではスライス方向に近いため明瞭な低信号として同定しにくい．脂肪抑制T2強調像やSTIR法にて棘突起間に浮腫を思わせる高信号を認め，棘突起間隔が拡大（fanning）している場合に損傷が疑われる．

・棘上靱帯は棘突起先端をつなぐ靱帯で，矢状断像において上下に連続する低信号帯の連続性が途絶した場合に断裂が疑われる．

・椎間関節包の破綻は上下の関節突起間距離の拡大や脱臼で判断される．

後方靱帯群はposterior columnを構成しており，過屈曲損傷や伸延損傷（distraction injury）にて引き伸ばされて損傷を受ける．棘突起間隔の拡大や，急な亀背変形を伴うことが多い．また棘突起周囲の軟部組織に，浮腫や血腫などによるT2延長を認めることがあり，しばしば後方成分の損傷を疑うきっかけになる．通常のT2強調像では脂肪組織との区別が難しいので，脂肪抑制T2強調像やSTIR法が有用である（**症例11，12**）．

診断のキー

・前縦靱帯損傷：過伸展損傷や脱臼骨折で生じる．椎前間隙に浮腫や血腫を伴うことが多い．前縦靱帯はanterior columnを形成する．

・後縦靱帯損傷：過屈曲損傷や脱臼骨折で生じる．後縦靱帯はmiddle columnを形成する．

・後方靱帯群損傷：過屈曲損傷や脱臼骨折で生じる．脂肪抑制T2強調像やSTIR法で，周囲軟部組織に浮腫や血腫を認める．後方靱帯群はposterior columnを形成する．

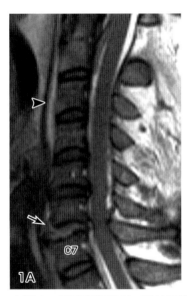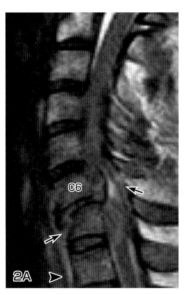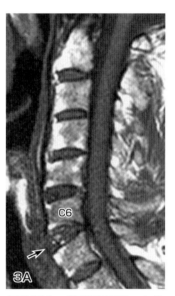

症例1 前縦靱帯損傷，過伸展後方脱臼，40代，男性．交通事故（車対車）．前額部打撲．左片麻痺，障害程度はFrankel B.

A：T2強調矢状断像にて，C6/7の前縦靱帯に断裂を認める（→）．椎間板が高信号を呈し，損傷を示す．椎前間隙には少量の浮腫がある（▶）．頸髄内には明らかな異常信号を認めない．

（本章の「2-B-(3) 過伸展損傷」の症例3と同一）

症例2 前縦靱帯損傷，過屈曲亜脱臼，50代，男性．転落．四肢麻痺，障害程度はFrankel A.

A：T2強調矢状断像にて，C6/7の前縦靱帯，黄色靱帯に断裂を認める（→）．椎間板も高信号で損傷を疑う．C6椎体は軽度前方に偏位し，椎前間隙に軽度の浮腫がある（▶）．C4-7レベルの頸髄内には浮腫による信号上昇を認める．

症例3 前縦靱帯損傷，過伸展捻挫，50代，男性．交通外傷（歩行者対車）．前額部打撲．両手のしびれ，脱力．

A：T1強調矢状断像にて，C6/7の椎間板隙前方が拡大し，椎間板は不均一な高信号を示す．前縦靱帯に断裂を認める（→）．頸髄に腫脹や異常信号は認めない．

（本章の「2-B-(3) 過伸展損傷」の症例2と同一）

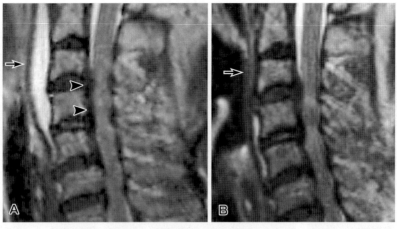

症例4　椎前間隙の肥厚，非骨傷性頸髄損傷，70代，女性．交通外傷（歩行者対車）．障害程度は Frankel A．

A：T2強調矢状断像にて椎体背側に後縦靱帯骨化症による低信号をわずかに認め（▶），C3-6 にかけて脊柱管狭窄の状態である．頸髄内にはわずかな高信号を認める．骨折や脱臼はなく，非骨傷性頸髄損傷と考えられる．椎前間隙には高信号があり，浮腫や出血を示している（→）．過伸展損傷が示唆される．

B：3日後の MRI では，椎前間隙の高信号は著明に減少している（→）．

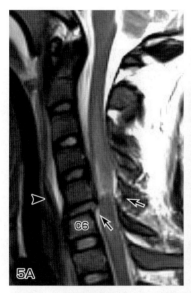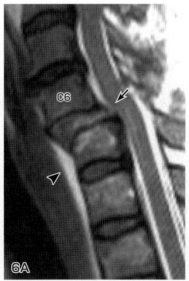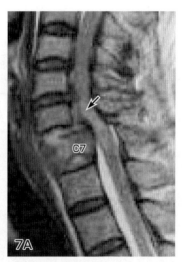

症例5　後縦靱帯損傷，両側性椎間関節脱臼，20代，男性．頭頂部から転倒．障害程度は Frankel A．

A：両側椎間関節脱臼整復・後方固定術後の T2強調矢状断像にて，C5/6 での後縦靱帯と黄色靱帯の損傷が疑われる（→）．頸髄の腫脹と広範な高信号を認める．椎前間隙にも軽度の浮腫が存在する（▶）．
（本章の「2-B-(2) 過屈曲損傷」の症例7と同一）

症例6　後縦靱帯損傷，過屈曲亜脱臼，50代，男性．3mの高さから転落．

A：T2強調矢状断像にて，C6/7 の後縦靱帯に断裂を認める（→）．C6 椎体が前方に偏位し，椎前間隙に浮腫がある（▶）．
（本章の「2-A-(1) 環椎破裂骨折」の症例6と同一）

症例7　脱臼骨折，50代，男性．自動車で停車中に追突される．

A：T2強調矢状断像にて C6 椎体に前方脱臼，C7 椎体には骨折を認める．後縦靱帯が断裂している（→）．C6-7 レベルの頸髄内には軽度の高信号を認める．

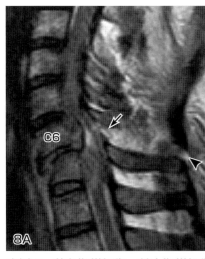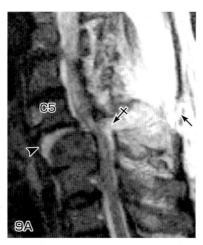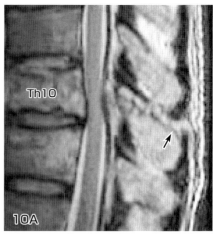

症例8 黄色靱帯損傷，棘上靱帯損傷，過屈曲亜脱臼，50代，男性．転落．四肢麻痺，障害程度は Frankel A.
　A：T2強調矢状断像にて，C6/7で黄色靱帯（→），棘上靱帯（▶）に断裂がある．C6椎体の前方偏位を認める．C4-7レベルの頚髄内に浮腫による信号上昇を認める．
　（症例2と同一）

症例9 後方靱帯群損傷，過屈曲亜脱臼，70代，男性．自宅で転倒し，後頭部打撲．屈曲損傷と思われる．
　A：T2強調矢状断像にてC5椎体は前方偏位している．黄色靱帯（→），棘上靱帯（→）は断裂している．C5/6の椎間板は高信号で損傷が疑われる（▶）．同レベルで頚髄は圧迫され髄内にも高信号を認める．

症例10 破裂骨折，50代，男性．建築現場で転落し両下肢麻痺を認める．
　A：T2強調矢状断像にてTh10椎体に破裂骨折を認める．椎体後縁は胸髄を軽度圧迫し，髄内にごく軽度の高信号も認める．棘上靱帯の断裂がある（→）．

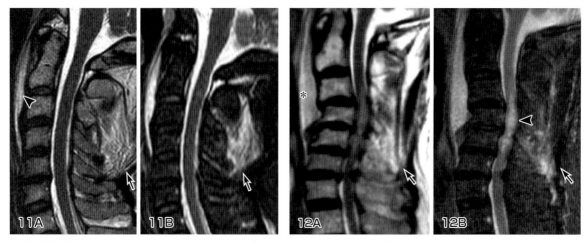

症例11 "atypical" hangman fracture, 椎弓周囲の異常信号，50代，男性．転落．
　A：T2強調矢状断像にて，椎弓周囲の異常信号は，脂肪の高信号と区別できない（→）．椎前間隙には脂肪が少ないので，浮腫はT2強調像でもSTIR法と同様に示されている（▶）．
　B：STIR法矢状断像では，脂肪や骨髄など背景が低信号化し，浮腫や挫傷による高信号が明瞭になる（→）．

症例12 脊髄浮腫，椎弓周囲の異常信号，80代，男性．転落．
　A：T2強調矢状断像にて，椎弓周囲の信号が軽度上昇しているが，脂肪の高信号と区別できず，確実ではない（→）．椎前間隙には強い浮腫が示される（＊）．
　B：STIR法矢状断像では，脂肪や骨髄など背景が低信号化し，浮腫や挫傷による高信号が明瞭である（→）．頚髄内には強い浮腫を認め，T2強調像よりもコントラストが強い（▶）．

文　献

1) Denis F : The three column spine and its significance in the classification of acute thoracolumbar spinal injuries. *Spine* **8** : 817-831, 1983
2) Grenier N, et al : Normal and disrupted lumbar longitudinal ligaments : correlative MR and anatomic study. *Radiology* **171** : 197-205, 1989
3) Warner J, et al : Magnetic resonance imaging of ligamentous injury of the cervical spine. *Emerg Radiol* **3** : 9-15, 1996
4) Haba H, et al : Diagnostic accuracy of magnetic resonance imaging for detecting posterior ligamentous complex injury associated with thoracic and lumbar fractures. *J Neurosurg* **99** : 20-26, 2003
5) White P, et al : MRI assessment of the pre-vertebral soft tissues in acute cervical spine trauma. *Br J Radiol* **72** : 818-823, 1999
6) Silberstein M, et al : Prevertebral swelling in cervical spine injury : identification of ligament injury with magnetic resonance imaging. *Clin Radiol* **46** : 318-323, 1992

3 靱帯損傷・椎間板損傷・椎間関節損傷・血管損傷

(2) 椎間板損傷

臨床

椎間板損傷（disc injury）は脊椎不安定性の評価に重要だが，さらにヘルニアを伴う場合はそれによる脊髄圧迫の危険がある．通常の変性に伴う椎間板ヘルニアは腰椎に多いが，外傷性椎間板ヘルニア（traumatic disc herniation）は頸椎や胸椎に多い．MRIの普及に伴い，発生頻度が高いことが指摘されているが，正確な発生頻度は不明である．また，ヘルニアがあっても神経症状の責任病巣であるとは限らない．しかし，単純X線やCTでは指摘できないヘルニアが頸椎固定術後に症状の悪化をきたすこともあるので，病態によっては術前にMRIで確認することが望ましい．

画像所見（症例1〜3）

1．MRI

損傷を受けた椎間板はT2強調像で高信号を呈する．ほかの椎間板は加齢に従い信号が低下していることが多いので区別しやすい．椎間板隙が拡大・狭小化している場合や，前後不均等，左右非対称になっている場合は，損傷を受けた可能性が高い．また，同レベルで脊椎に前方凸あるいは後方凸の急な角度（angulation）がついていることが多い．

外傷性椎間板ヘルニアのMRI所見は通常のヘルニアと大きな差はなく，画像上で両者を区別することは困難なことも多い．ほかに症状を説明しうる病変がない場合や臨床経過がはっきりしている場合は診断に迷うことは少ないが，責任病巣の特定が難しい場合は，前述した椎間板損傷の痕跡を伴っていれば外傷性である可能性が高いといえる．

診断のキー

- 椎間板損傷の所見として，①椎間板がT2強調像で高信号を呈する，②椎間板隙が拡大・狭小化している，または前後不均等，左右非対称である，③脊椎に急な角度がついている，等があげられる．
- 外傷性椎間板ヘルニアの所見は通常のヘルニアの所見と同様だが，前述のような椎間板損傷を疑う所見を伴っていると外傷性が示唆される．

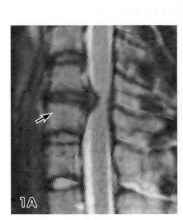 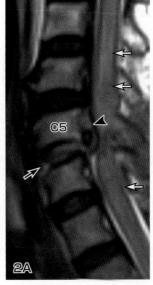 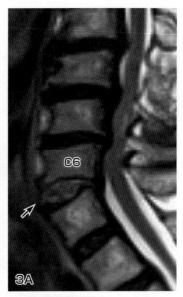

症例 1　外傷性椎間板ヘルニア，20 代，女性．柔道で受傷．四肢感覚異常および筋力低下を認める．
　A：T2 強調矢状断像にて C5/6 の椎間板が後方に突出し頸髄を圧迫している（→）．椎間板の高信号は目立たない．

症例 2　椎間板損傷，過屈曲亜脱臼（整復後），60 代，男性．転落．四肢麻痺，障害程度は Frankel A．
　A：T2 強調矢状断像にて，C5/6 の椎間板が高信号を示し後方に軽度突出している（→）．C5 椎体後方には転位した小骨片と硬膜外血腫がある（▶）．頸髄には浮腫による広範な高信号を認める（⇒）．

症例 3　椎間板損傷，過伸展捻挫，70 代，男性．転落．四肢不全麻痺．
　A：T2 強調矢状断像にて，C6/7 の椎間板が不均一な高信号を示している．椎間板隙の前方が著明に拡大し，脊椎には前方に凸の急な角度がついている（→）．椎間板損傷が示唆される．
（本章の「2-B-(3) 過伸展損傷」の症例 1 と同一）

文　献

1) Flanders AE, et al：Acute cervical spine trauma：correlation of MR imaging findings with degree of neurologic deficit. *Radiology* **177**：25-33, 1990
2) Pratt ES, et al：Herniated intervertebral discs associated with unstable spinal injuries. *Spine* **15**：662-666, 1990

3 靱帯損傷・椎間板損傷・椎間関節損傷・血管損傷

(3) 椎間関節損傷

臨床

椎間関節損傷は頸椎の椎間関節に生じることが多く，ここでは主に頸椎について述べる．

頸椎の外側にある横突起の背側に，椎体と後方成分をつなぐ椎弓根がある．ここから上方に上関節突起，下方に下関節突起が突出する．それぞれ上関節面，下関節面をもち，椎間関節（apophyseal joint, interfacetal joint, facet joint）を形成して頸椎の移動を制限する（図1）．

関節面は頸椎では水平面に対して約45°の傾きであるが，胸椎と腰椎では水平面に対して直角に近くなり，前後方向の力に強く抵抗する．そのため頸椎の過屈曲損傷では大きな骨折はなく脱臼のみが多いのに対し，胸腰椎では関節部の骨折を伴う脱臼骨折の形をとることが多い．

頸椎椎間関節脱臼は伸延性の過屈曲損傷で生じることが多く，本章の「2-B-(2)-2) 両側性椎間関節脱臼」に示すように，重篤な脊髄損傷をきたしやすい．また，嵌合した関節は整復の障害になる．

画像所見（症例1～4）

1. CT

椎間関節脱臼の状態はMRIより多列CTでの横断像や再構成矢状断像，3D画像のほうが明瞭だが，重篤な神経症状を呈することが多いのでMRIによる脊髄損傷の精査が必要である．多列CTの情報でまず整復や固定術を行い，その後，予後判定のためにMRIが施行されることも多い．

過屈曲損傷による脱臼の場合，上位椎体の下関節突起が前方に偏位するが，傍矢状断像で評価しやすい．すなわち下関節突起が上関節突起上に位置する perched facet，上関節突起を乗り越えてさらに前方に偏位した椎間関節嵌合（locked facet あるいは jumped facet）などとして示される（本章の「2-B-(2) 過屈曲損傷」の図3を参照）．横断像では，上下関節面は正常では同一スライスに互いに面して描出され "hamburger bun" sign といわれるが，脱臼では相対する関節面が同一スライスに認められず一方だけが認められる naked facet や，関節突起の前後が入れ替わる "reverse hamburger bun" sign を呈する（本章の「2-B-(2) 過屈曲損傷」の図4を参照）．

受傷の際に回旋力が加わると，左右の椎間関節のう

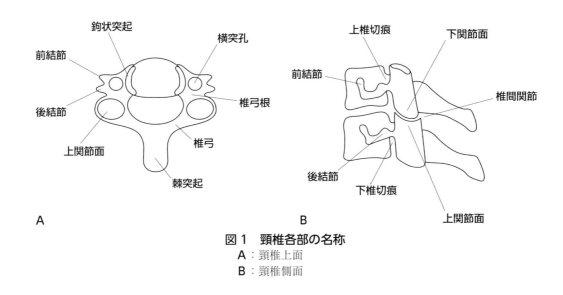

図1 頸椎各部の名称
A：頸椎上面
B：頸椎側面

ち片側のみが脱臼したり，一側は嵌合で対側はperched facetとなったりすることも多い．

2. MRI

横断像では，上位椎弓根から下方に伸びる下関節突起は下位椎弓根の上関節突起の後方に描出され，両関節面は平行で，各レベルでの関節腔の幅もそろっている．関節腔の拡大や液体貯留を認めた場合は，伸延力が加わり損傷を受けた可能性がある．傍矢状断像でも椎間関節は前上方から後下方に約45°の傾斜で認められる．

椎間関節脱臼は，CTと同様に傍矢状断像や横断像にて描出可能だが，CTのほうが明瞭に観察できるので，MRIの主な目的は脊髄損傷の評価にあるといえる．強い脊髄圧迫をきたすことが多く，脊髄浮腫による高信号や出血による低信号の頻度が高い．

診断のキー

- 頸椎では，椎間関節脱臼は過屈曲損傷によることが多い．
- CTやMRIの傍矢状断像で，脱臼を示すperched facet，locked facet，jumped facetを認める．
- CTやMRIの横断像で，"reverse hamburger bun" sign，naked facetを認める．

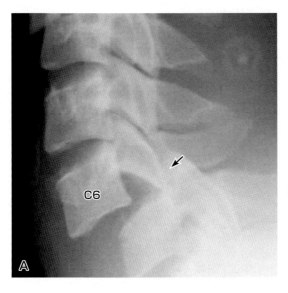

症例1 椎間関節損傷，両側性椎間関節脱臼，20代，男性．交通外傷（オートバイ）．障害程度はFrankel A．

A：単純X線側面像にてC6下関節突起がC7上関節突起を乗り越えて前方に偏位・嵌合している（→）．C6椎体は椎体前後径の50％以上前方に偏位しているが，骨折は認めない．
（本章の「2-B-(2) 過屈曲損傷」の症例5と同一）．

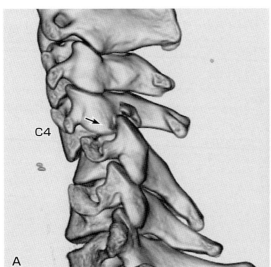
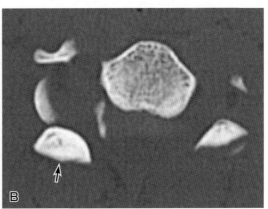

症例2 椎間関節損傷，両側性椎間関節脱臼，10代，男性．ラグビー中に転倒．障害程度はFrankel A．

A：再構成3D-CT画像では，C4の右下関節突起がC5の上関節突起を乗り越えて前方に偏位・嵌合している（→）．
B：CT（C4/5）では両側の下関節突起が上関節突起と離れ，naked facetとなっている（→）．
（本章の「2-B-(2) 過屈曲損傷」の症例6と同一）．

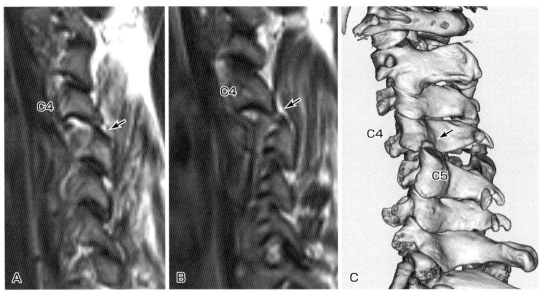

症例3 椎間関節損傷，片側性椎間関節脱臼，40代，男性．階段から転落．
  A：T2強調矢状断像にて，右椎間関節でC4の下関節突起が前方に偏位している（→）．
  B：左椎間関節ではC4の下関節突起がC5の上関節突起を乗り越えて前方に偏位している（→）．
  C：再構成3D-CT画像にて，C4の左下関節突起が前方に脱臼していることがわかる（→）．
（本章の「2-B-(2) 過屈曲損傷」の症例8と同一）

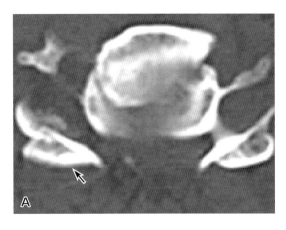

症例4 椎間関節損傷，両側性椎間関節脱臼，30代，女性．交通外傷（車対車）．障害程度はFrankel A．
  A：CT（C5/6）では右椎間関節の上下の関節突起が入れ替わり，"reverse hamburger bun" signを呈している（→）．また，上下椎体が重なって示されている（"double vertebral body" sign）．

文献

1) Rhea JT：Rotational injuries of the cervical spine. *Emerg Radiol* **7**：149-159, 2000
2) Lingawi SS：The naked facet sign. *Radiology* **219**：366-367, 2001

3 靱帯損傷・椎間板損傷・椎間関節損傷・血管損傷

(4) 血管損傷

臨床

　頸椎椎間関節脱臼や横突孔に達する骨折において，椎骨動脈に解離や血栓による狭窄・閉塞をきたすことがある．頸部が強く伸延されると総頸動脈損傷も起きるが，一般に鈍的外傷による血管損傷は椎骨動脈に多い．しかし，一側の椎骨動脈閉塞では虚血症状が出にくいこと，合併する頭部損傷により椎骨脳底動脈系の症状が受傷直後には発見されにくいこと，すべての患者が血管の評価を受けてはいないことなどのために，その正確な発生頻度は不明である．頸椎の鈍的外傷におけるMRIの前向き検討では24％に椎骨動脈損傷を認めたとの報告[1]があり，実際の頻度は高い可能性がある．検査の時点では，椎骨脳底動脈系の虚血症状が明らかではないことも多いので，骨折や脱臼のタイプによってはMRAを追加する必要がある．

画像所見（症例1～4）

1. CT

　造影CTの動脈相にて動脈損傷の評価が可能である．椎骨動脈は横突孔内を走行するので，3D画像よりMPR画像のほうがむしろわかりやすいことも多い．また，平衡相しか撮影されていない場合でもthin slice像にてある程度の評価は可能である．近年は高エネルギー外傷において，外傷パンスキャンなど広い範囲の造影CTが撮られることが多くなってきたので，その際には頸部動脈も慎重に観察する必要がある．

2. MRI

　椎骨動脈の損傷は主にMRAにより診断される．椎骨動脈の途絶，狭窄，広狭不整などが主な所見だが，体動や面内流による信号低下との鑑別が必要である．MRAのみでなく元画像でも動脈内の信号変化に注意する．またMRAが撮像されていない場合も，T1強調やT2強調の横断像にて正常のflow voidが消失していないか，血栓を示唆する信号がないかを，ルーチンに確認することが大切である．頸椎MRIでは横断像は頭部まで撮像されないことが多いが，矢状断像では小脳下部が撮像範囲に含まれるので，梗塞の所見がないか注意する．

診断のキー

- 椎間関節脱臼や横突孔に達する骨折で，椎骨動脈損傷が生じる．
- 損傷が疑われる場合はMRAまたは造影CTによる精査が必要である．
- MRA画像がない場合でも，T2強調横断像でのflow voidの消失に注意する．

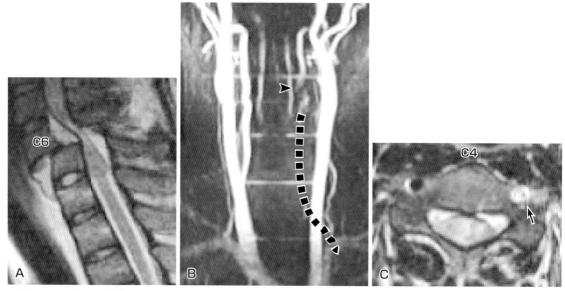

症例1　左椎骨動脈損傷，両側性椎間関節脱臼，20代，男性．交通外傷（オートバイ）．障害程度は Frankel A．

A：T2強調矢状断像にて，C6椎体は前方に椎体前後径の50%以上偏位している．
B：MRAではC4以下の左椎骨動脈の信号が消失している（▶，破線）．右椎骨動脈は描出されている．
C：T2強調横断像（C4）では，右椎骨動脈は flow void を示すのに対し，左横突孔内には flow void を認めない（→）．臨床上，椎骨脳底動脈系の虚血症状は認められなかった．
（本章の「2-B-(2) 過屈曲損傷」の症例5と同一）．

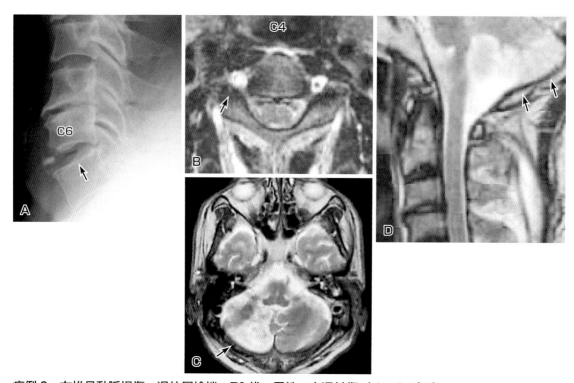

症例2　右椎骨動脈損傷，過伸展捻挫，70代，男性．交通外傷（オートバイ）．

A：単純X線側面像にてC6/7の椎間板隙が前方で拡大し，過伸展損傷が示唆される（→）．
B：T2強調横断像（C4）では，右横突孔内の椎骨動脈の flow void が消失している（→）．
C：T2強調横断像（小脳レベル）にて右小脳半球下面に急性期梗塞を示す高信号を認める（→）．
D：頸椎のT2強調矢状断像でも小脳下面の病変は指摘可能である（→）．

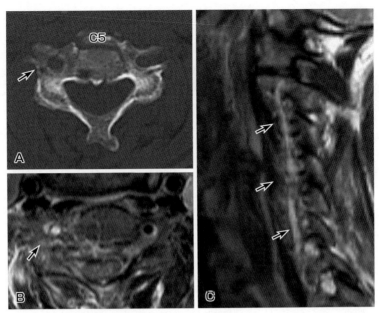

症例3　右椎骨動脈損傷，C4・C5破裂骨折，80代，男性．階段から転落．
A：CT（C5）にて右横突孔に至る骨折を認める（→）．
B：T2強調横断像にて右椎骨動脈は正常のflow voidを示さず高信号である（→，複数スライスにわたる）．
C：T2強調矢状断像にて右椎骨動脈はC2-7レベルに高信号を呈しており，血栓やslow flowの状態が疑われる（→）．

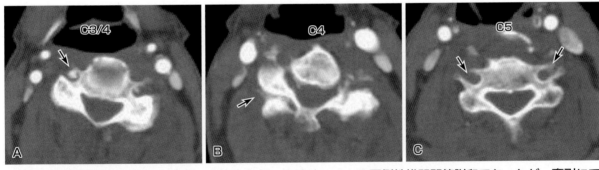

症例4　両側椎骨動脈損傷，80代，男性．転倒．来院時はC4/5両側性椎間関節脱臼であったが，牽引にて左側は整復後．
A〜C：造影CT（画像A：C3/4，画像B：C4，画像C：C5）では，C5に対してC4より上位の頸椎は左側に回旋しており，残存する右椎間関節脱臼による（"reverse hamburger bun" sign；画像Bの→）．両側の総頸動脈，内頸静脈には造影剤増強効果を認めるが，両側椎骨動脈はC4・C5レベルで造影されておらず，閉塞が疑われる（画像Cの→）．C3/4より頭側では増強効果があり，逆行性血流によると考えられる（画像Aの→）．

文献

1) Friedman D, et al：Vertebral artery injury after acute cervical spine trauma：rate of occurrence as detected by MR angiography and assessment of clinical consequences. *AJR Am J Roentgenol* **164**：443-447, 1995
2) Mulloy JP, et al：Blunt carotid injury：a review. *Radiology* **207**：571-585, 1998
3) Cothren CC, et al：Cervical spine fracture patterns mandating screening to rule out blunt cerebrovascular injury. *Surgery* **141**：76-82, 2007
4) Mckinney A, et al：Angiographic frequency of blunt cerebrovascular injury in patients with carotid canal or vertebral foramen fractures on multidetector CT. *Eur J Radiol* **62**：385-393, 2007

3 靱帯損傷・椎間板損傷・椎間関節損傷・血管損傷

(5) 硬膜外血腫（外傷性）

臨床

　脊椎損傷に伴う脊柱管内の血腫としては硬膜外血腫〔extradural (epidural) hematoma〕があり，硬膜外静脈叢からの出血によると考えられている．脊柱管前方に貯留して脊髄を後方に圧排することが多いが，後方に貯留することもある．従来考えられていたより高頻度で，脊椎損傷のMRIでの検索において41％に認めたとの報告[1]がある．しかし，ほかにより重症な脊椎損傷を伴っていることが多く，圧排効果 (mass effect) を呈さない程度の血腫では臨床的な重要性は低い．脊椎の硬膜外腔では血腫は上下方向に広がりやすいため，少量では強い圧迫症状を呈しにくいともいわれている．これに対して特発性の硬膜外血腫では，神経症状の程度によっては緊急手術の対象となる．

画像所見（症例1, 2）

1．MRI

　拡大した硬膜外腔に，急性期ではT1強調像で脊髄に等信号〜高信号，T2強調像で低信号または高信号の血腫を認める．血腫の信号は受傷からの日数により異なるが，T2強調像での低信号の存在は急性期血腫を示唆する．拡大した硬膜外腔には血腫のほかにうっ血した静脈叢，浮腫，脂肪組織などが混在しており，複雑な信号を示すと考えられる．血腫の量が多いと硬膜嚢の圧迫をきたす．

　まれに遅発性硬膜外血腫の報告[4]があり，特発性硬膜外血腫との鑑別が難しいことがある．

診断のキー

- 発生頻度は高いが，少量の外傷性硬膜外血腫では臨床的意義は低い．
- 特発性硬膜外血腫は突然の頸部痛，麻痺で発症し，緊急手術の対象となる．

鑑別診断

1．硬膜外膿瘍

　血腫の信号強度とは異なり，T1強調像で低信号，T2強調像で高信号を示し，明瞭な造影剤増強効果を呈する．近接して脊椎椎間板炎を認めることが多い．発熱，疼痛などの炎症所見が参考になる．外傷性硬膜外血腫では外傷歴が明らかであるので鑑別に迷うことは少ない．

2．硬膜外腫瘍

　転移性腫瘍や悪性リンパ腫が多い．血腫に比べると広がりが限局する傾向がある．接する椎体の骨破壊像に注意する．T1強調像で低信号，T2強調像で高信号を示し，造影剤増強効果を呈する．画像上は硬膜外血腫に似ることがあるが，病歴から鑑別可能と思われる．

3．特発性硬膜外血腫（症例3）

　誘因なしに突然発症することが多く，外傷歴の有無から診断可能と思われる．画像のみで判断する場合は，ほかに外傷による所見があるかどうかが診断の助けになる．

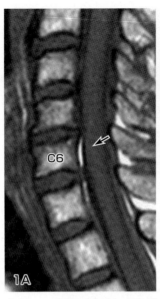 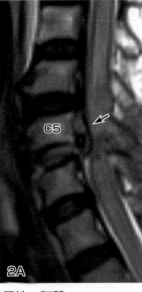

症例1　硬膜外血腫，50代，男性．転落．
A：T1強調矢状断像にてC6・C7椎体背側に高信号を認め，少量の血腫が疑われる（→）．脊髄の圧迫は認めない．

症例2　硬膜外血腫，椎間板損傷，過伸展亜脱臼，60代，男性．転落．
A：T2強調矢状断像にて，C5椎体背側に不均一な高信号を認め，少量の硬膜外血腫が疑われる（→）．椎間板ヘルニア，小骨片，脊髄変形・浮腫も認める．
（本章の「3-(2) 椎間板損傷」の症例2と同一）

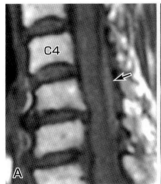 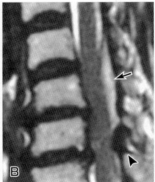 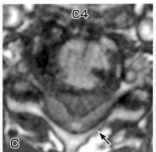 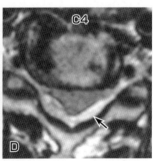

症例3　特発性硬膜外血腫，60代，女性．突然の背部痛と両下肢脱力．
A：T1強調矢状断像にて，C4-6にかけて背側硬膜外腔に頸髄より軽度高信号の領域を認める（→）．
B：T2強調矢状断像では画像Aの病変は高信号として認められ，硬膜嚢が圧迫されている（→）．C6には黄色靱帯の肥厚がある（▶）．
C：T1強調横断像（C4）にて硬膜外血腫は硬膜嚢の背側でブーメラン型に広がり，頸髄は左右背側から圧迫されて変形している（→）．
D：T2強調横断像（C4）にて血腫は高信号を呈している（→）．
補足：7週間後のMRIで血腫は消失した（非掲載）．

文献

1) Kerslake RW, et al：Magnetic resonance imaging of spinal trauma. *Br J Radiol* **64**：386-402, 1991
2) Fukui MB, et al：Acute spontaneous spinal epidural hematomas. *AJNR Am J Neuroradiol* **20**：1365-1372, 1999
3) Lefranc F, et al：Traumatic epidural hematoma of the cervical spine：magnetic resonance imaging diagnosis and spontaneous resolution：case report. *Neurosurgery* **44**：408-410, 1999
4) Cuenca PJ, et al：Delayed traumatic spinal epidural hematoma with spontaneous resolution of symptoms. *J Emerg Med* **27**：37-41, 2004

4 脊髄損傷

（1）脊髄浮腫（挫傷）・血腫

臨床

1. 脊髄損傷の疫学

1990〜1992年の3年間に日本国内で発生した脊髄損傷患者の集計をもとにした新宮らの全国疫学調査[1]によると，Frankel A〜Dの患者は年間100万人あたり約40人の発生率であり，日本全体では年間5,000人の脊髄損傷患者が発生していることになる．男女比は8：2，平均年齢は48歳で，20歳と59歳にピークがあった．胸腰髄損傷は若年者に，頸髄損傷は高齢者に多い傾向を示した．受傷原因としては交通事故が43.7％と最多で，転落（28.9％），転倒（12.9％），打撲・下敷き（5.5％），スポーツ（5.4％），自殺企図（1.7％）が続く．スポーツでは水飛び込み，スキー，ラグビー（アメフト，サッカーを含む）が多かった．1997〜2000年の全国労災病院での調査でも，25歳と55歳にピークがあり，受傷原因は交通事故（38.9％），転落（34.9％），転倒（7.8％），スポーツ（6.2％），落下物（5.4％），自殺企図（1.9％）であった．

その後は全国に救急センターが開設されたため症例が分散し，こうした全国集計が十分に行えない状況となったが，2005年に植田らが福岡県を対象に行った調査[2]では，脊髄損傷の発生率は年間100万人あたり33.7人と軽度減少した．年齢は70歳に一峰性のピークを示し，高齢者が多くなった．受傷レベルは頸髄：胸腰髄＝5：1と頸髄損傷が多く，頸髄損傷のうち70％が非骨傷性頸髄損傷で，45％が中心性頸髄損傷の可能性があるとされた．

2011年に徳島県を対象として行われた調査[3]では，発生率は年間100万人あたり122.3人と増加したが，2/3はFrankel Dの比較的軽度の障害であった．平均年齢は67.9歳で，頸髄損傷が91.5％，74.7％が非骨傷性であった．

これらの疫学調査を単純に比較することはできないが，しだいに患者の高齢化が進み，比較的低エネルギー外傷による非骨傷性損傷の増加が傾向としてうかがわれる．

2. 脊髄損傷の病理

脊髄損傷は外力の直接的な影響による一次性病変とそれに続発する二次性病変に分けることができる．一次性病変は偏位した骨や突出した椎間板，黄色靱帯，硬膜などにより脊髄が挟み込まれ圧迫されて生じる．これには，可逆的な震盪から非可逆的な圧迫，挫傷，断裂までさまざまな病態がある．種々の程度の出血や軸索断裂，神経細胞損傷，浮腫，虚血，炎症細胞浸潤などが混在する（受傷〜24時間）．さらに脊髄表面では，くも膜下腔の出血，静脈性うっ血などを伴う．

二次性病変の発症機序は複雑だが，外傷によりもたらされた酸化ストレスは血管内皮細胞を障害し，血管透過性亢進による浮腫をきたしたり，血管内皮障害から虚血をきたしたりする．さらに炎症性サイトカインも酸化ストレスや炎症細胞浸潤を促す．これらにより直接外力を受けた病変部周囲にも細胞障害，アポトーシスが起き，脊髄の損傷が進行すると考えられている（24時間〜1週間）．

メチルプレドニゾロン大量療法はこうした二次性病変を防ぐ目的で行われるが，近年では副作用に比べて機能改善が明確でないとの報告が多く[4,5]，その有効性については議論が多い．

受傷後1カ月以上経過すると，損傷部位に顕微鏡的には壊死組織の吸収，微小囊胞形成，グリオーシスなどが出現する．肉眼的には脊髄軟化（myelomalacia），囊胞形成，空洞形成，萎縮などが認められ，脊髄周囲にはくも膜の肥厚や脊髄の癒着（tethering）を生じる．これらは無症状のこともあれば，post-traumatic myelopathy/progressive myelopathyとして症状を呈する場合もある．

3. 脊髄損傷の臨床診断

1）損傷の高位

頸髄では脊髄髄節と椎体とのレベルのズレは少な

く，およそ1〜1.5椎体分のズレにとどまる．すなわちC3髄節はC2椎体〜C2/3レベル，C4髄節はC3椎体レベル，C5髄節はC4椎体レベルに相当する．横隔膜の支配髄節はC3-5にあるので，C3以上の損傷では永続的に人工呼吸器が必要となることが多い（ventilator dependent respiratory quadriplegia）．横隔膜が麻痺しても僧帽筋・胸鎖乳突筋などが吸気筋として働き，随意呼吸を行うことはできる．また下位頸髄損傷では，横隔膜麻痺はないが，肋間筋や腹筋の麻痺により奇異性呼吸（吸気で胸壁が陥凹し，腹壁が膨隆する）を示すことがある．

2) 横断像での損傷部位

脊髄損傷は横断面での損傷部位により臨床的に以下のように分類される．しかし，梗塞，出血や脱髄とは異なり，脊髄損傷においてMRI横断像で損傷部位を正確に判定することは，浮腫が強い時期には困難なことが多い．

①完全脊髄損傷
- 横断性脊髄損傷：脊髄の横断面全域の損傷により障害レベル以下の完全な知覚・運動麻痺を呈する．

②不完全脊髄損傷

脊髄機能が一部温存された不全麻痺では改善の可能性がある．

- 中心性脊髄損傷（central cord syndrome）：脊髄中心部が損傷を受けるもので，中心に近いほど障害が強い．そのため運動障害が知覚障害より強く，上肢の運動麻痺が下肢より強い．不完全脊髄損傷の中では最も多い．脊椎症や後縦靱帯骨化症（OPLL：ossification of posterior longitudinal ligament）などによる脊柱管狭窄を有する高齢者が，過伸展損傷を受けた場合に生じやすい（本章の「4-(2)中心性脊髄（頸髄）損傷」を参照）．
- 片側脊髄損傷（Brown-Séquard syndrome）：脊髄片側の損傷で，障害レベル以下の受傷側の運動麻痺と深部感覚消失，反対側の温痛覚消失が起きる．刺傷によることが多いが，鈍的外傷でも外力が左右で大きく異なっていると発生する．
- 前部脊髄損傷（anterior cord syndrome）：脊髄前方部分の損傷により対麻痺と温痛覚消失を生じるが，振動覚は保たれる．椎体の後方偏位や椎間板ヘルニアにより脊髄前部が圧迫されて損傷を受けることによる．
- 後部脊髄損傷（posterior cord syndrome）：脊髄後方部分の損傷により起こる．運動麻痺はなく，深部感覚が消失する．過伸展損傷で生じる．頻度は少ない．

3) 損傷の程度

- 臨床的な損傷の程度を示すにはFrankel分類や改良Frankel分類，ASIA（American Spinal Injury Association）Impairment Scaleなどが用いられる（表1，2）．

画像所見

1. MRI

脊髄損傷は，強い圧迫あるいは剪断，伸延により生じ，急性期におけるMRI所見としては，浮腫，出血，腫脹，離断があげられる．脊椎損傷にはさまざまなパターンがあるが，脊髄損傷の所見は重傷度の差こそあるものの非特異的である．また神経学的所見があっても損傷が軽度の場合は，MRI上では異常を指摘できないこともある．

1) 脊髄浮腫（挫傷）（症例1〜4）

脊髄浮腫（spinal cord edema）は，脳の浮腫と同様に細胞内や間質の水分が増加した状態であり，T2強調像やSTIR法にて高信号，T1強調像では軽度の低信号を示す．異常信号の検出にはSTIR法が優れている．脊髄浮腫はMRIで最も多く認められる所見で，脊髄腫脹を伴うことが多い．受傷直後より，数日後に浮腫のピークがくることもある．出血に比べると予後は良好とされ，Frankel分類が改善することが多いが，浮腫の上下方向の範囲が広いほど予後は不良である．浮腫のみの場合を挫傷（contusion），出血を伴うと出血性挫傷（hemorrhagic contusion）と呼ぶ場合もある．

2) 脊髄出血（症例5〜8）

脊髄出血（spinal cord hemorrhage）は，浮腫の中心部に出血を伴うもので，外力が集中したレベルの中心灰白質に起きる．予後不良の徴候とされ，長径が1cm以上の血腫が生じている場合は完全麻痺が多く，回復も望めないことが多い．急性期ではデオキシヘモグロビンによりT2強調像にて低信号を呈するが，T1強調像では不明瞭である．受傷から数日してメトヘモグロビンになるとT1強調像で高信号となるが，1週間以上かかることもある（脳内血腫より遅れるのは局所の酸素濃度や血流量によるとされる）．数日遅れてT2強調像でも高信号を呈する．慢性期では，ヘモジデリ

表1 Frankel分類 (文献6)より引用)

Grade	内容
A (complete)	障害レベル以下の運動，知覚の完全麻痺
B (sensory only)	障害レベル以下に知覚がある程度残存しているが，運動は完全麻痺．知覚レベルの軽度の差には適応されないが，sacral sparingには適応される
C (motor useless)	障害レベル以下に運動機能が残存しているが，実用的な筋力ではない
D (motor useful)	障害レベル以下に実用的な筋力が残存している 下肢を動かすことができ，多くは歩行が可能である
E (recovery)	神経学的脱落を認めない．異常反射は残ってもよい

表2 ASIA機能障害スケール (文献6)より引用)

Grade	内容
A (complete)	S4, S5髄節まで運動，知覚機能の完全麻痺
B (incomplete)	運動機能は保たれていない．知覚は障害レベル以下S4, S5レベルまで保たれている
C (incomplete)	障害レベル以下の運動機能は保たれている．障害レベル以下の大部分の筋力は3未満である
D (incomplete)	障害レベル以下の運動は保たれている．障害レベル以下の大部分の筋力は3以上である
E (normal)	運動，知覚機能は正常

ンによるT2強調像での低信号が認められる．

3) 脊髄腫脹

脊髄腫脹 (spinal cord swelling) は，受傷部を中心として脊髄の径が増大した状態である．T1強調矢状断像で評価しやすい．浮腫を伴わなければこれ自体による信号強度の異常は認めない．C6髄節を中心として頸膨大，L4髄節を中心として腰膨大といわれる正常の膨大があるが，外傷によるものはより明瞭な腫脹を呈する．脊椎症やOPLLにより脊柱管狭窄がある場合は，くも膜下腔が完全に消失してしまうことが多いため，脊髄腫脹の評価は難しくなる．

4) 脊髄離断 (症例9)

脊髄離断 (spinal cord transection) は強い外力により脊髄の連続性が絶たれた状態で，脱臼骨折などの重症例で認められる．上下の脊髄には強い浮腫を伴うことが多い．離断部で脊髄が上下に離れて空虚な状態になることがある ("empty cord" sign)．

5) 急性期MRI所見と予後

強い外傷では浮腫が広範に広がり，障害レベルを正確に示しにくいが，血腫は最も強い外力を受けた部分に生じるので障害レベルにほぼ一致する．脊髄に腫脹や浮腫のみを認める場合には機能回復の可能性があるが，複数椎体レベルにまたがるような広範な浮腫では予後は不良である．背景にOPLLや脊椎症による脊柱管狭窄があると，障害が強くなることが多い．また，MRIで明瞭な血腫を認める場合は完全麻痺が多く，予後は不良とされる．ただし，MRI装置の性能向上により微小な血腫も検出されるようになったため，実際には不全麻痺であった例や，機能回復を認める例もある．

6) 慢性期変化

MRI所見としては萎縮，軟化，空洞，嚢胞が比較的多く認められる．Wangらの153例の報告[10]では，それぞれが62.1%，55.6%，20.9%，9.1%の頻度であった．

- 萎縮はT1強調矢状断像が明瞭で，前後径の減少として示される．
- 軟化はT1強調像で軽度低信号，T2強調像で軽度高信号を示し，辺縁は不明瞭である．脊髄の後方や前方の硬膜への癒着を伴うことがある．また，経過を追うと嚢胞形成に至る場合もある．
- 空洞や嚢胞はT1強調像で強い低信号，T2強調像で強い高信号を示す．軟化と異なり，境界明瞭な，髄液にほぼ等しい信号強度を呈する (本章の「4-(4) 外傷性脊髄空洞症」を参照)．

7) 拡散強調像について

脊髄の損傷部は拡散強調像では高信号を呈し，異方性の消失により見かけの拡散係数 (ADC: apparent diffusion coefficient) 低下，FA (fractional anisotropy) 低下などを早期に生じる．

脊髄に対して拡散強調像や拡散テンソル画像を応用する際に問題となる点は，①骨に囲まれているため磁化率アーチファクトが強い，②拍動，呼吸，髄液の流れなどによるゴーストが強い，③異方性の低い髄液の部分容積効果を受けやすい，④対象が小さいので高度な分解能が必要である，などである．

頭部MRIで用いられるEPI（echo planar imaging）の拡散強調像は，脊椎による磁化率アーチファクトが強いため，像の歪みが顕著で実用には向かない．そのためmulti-shot EPI，SSFSE（single-shot fast spin-echo）などの撮像法が試みられているが，最も期待されるのはline scan法やPROPELLER（periodically rotated overlapping parallel lines with enhanced reconstruction）などの撮像法である．

また，トラクトグラフィー（tractography）による神経線維の断裂の描出も試みられている．将来的には，こうした拡散強調像や拡散テンソル画像が軽度の損傷の描出や予後の推定に役立つものと期待される．

診断のキー

・脊髄浮腫（挫傷）：T1強調像で軽度低信号，T2強調像やSTIR法で高信号を認める．異常信号が矢状断像で上下方向に長いほど，横断像で範囲が広いほど予後不良である．
・脊髄出血：T2強調像で浮腫の中心部にデオキシヘモグロビンによる低信号を認める（急性期）．浮腫に比べて予後不良とされ，症状の回復はあまり望めない．
・脊髄腫脹：受傷部を中心とした軽度の腫脹で，浮腫を伴うことが多い．

鑑別診断

1. 頸椎症性髄内浮腫

高齢者の頸椎損傷が増加するに従って，頸椎症を有する患者の受傷が多くなっており，MRI上は頸椎症性髄内浮腫と外傷性脊髄浮腫の鑑別が難しいことがある．受傷歴や症状の経過などから判断が可能である．

Clinical Memo

脊髄ショック（spinal shock）

障害レベル以下のすべての脊髄反射が一過性に消失した状態をいう（多くは受傷後24時間以内）．この時期には完全麻痺と不完全麻痺の診断はできない．脊髄ショックからの離脱は，球海綿体反射（BCR：bulbocavernosus reflex）の出現で判断する．また神経原性ショック（neurogenic shock）とは，脊髄損傷により交感神経が障害され末梢血管の拡張による血圧低下や徐脈を呈するものであり，脊髄ショックとは別の状態である．

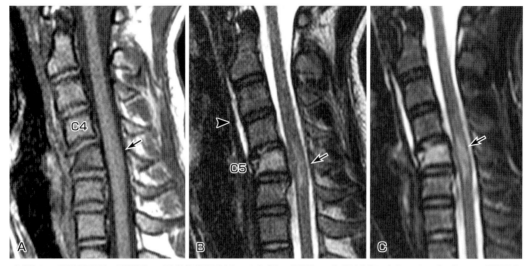

症例1　脊髄浮腫（挫傷），屈曲涙滴骨折，10代，男性．交通外傷（オートバイ）．四肢不全麻痺．

A：T1強調矢状断像にて，C5レベルを中心に頸髄に軽度の腫脹を認める（→）．髄内に異常信号はない．C4椎体は軽度前方に偏位し，C5椎体には変形を認める．屈曲涙滴骨折による．

B：T2強調矢状断像にて，C5レベルを中心として頸髄内に軽度の高信号があり，脊髄浮腫（挫傷）を示す（→）．C5椎体は高信号を呈している．椎前間隙にも高信号を認める（▶）．

C：STIR法矢状断像では頸髄内の高信号がT2強調像より明瞭となっている（→）．

（本章の「2-B-(2) 過屈曲損傷」の症例9と同一）

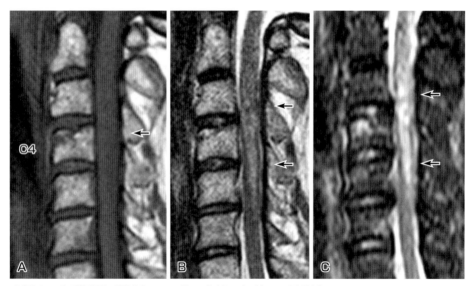

症例2　脊髄浮腫（挫傷），40代，女性．転落．四肢脱力．

A：T1強調矢状断像にて，C4レベルを中心に頸髄に軽度の腫脹を認める（→）．髄内に異常信号はない．C4椎体には軽度の変形と前上縁の骨折がある．CT再構成矢状断像ではC3の軽度前方偏位とC4前上縁の骨折を認めた（非掲載）．

B：T2強調矢状断像にて，C3-5レベルの頸髄内に軽度の高信号があり，脊髄浮腫（挫傷）を示す（→）．

C：STIR法矢状断像では，画質は劣るが頸髄内の高信号がT2強調像より明瞭に示されている（→）．

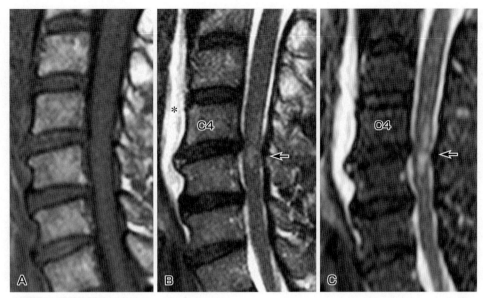

症例3 脊髄浮腫（挫傷），過伸展損傷，50代，男性．転倒．前額部挫傷，両上肢脱力．

A：T1強調矢状断像では，頸髄に腫脹や異常信号はない．
B：T2強調矢状断像にて，C4/5の頸髄内に軽度の高信号があり，脊髄浮腫（挫傷）を示す（→）．椎前間隙の高信号が顕著である（＊）．前額部挫傷と合わせて過伸展損傷が推察される．
C：STIR法矢状断像では，画質は劣るが頸髄内の高信号がT2強調像より明瞭に示されている（→）．

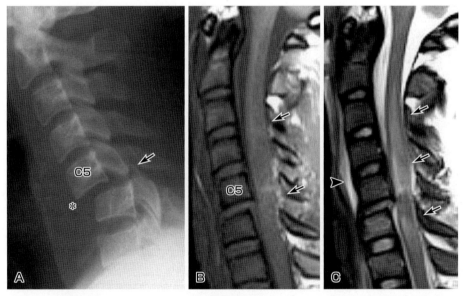

症例4 脊髄浮腫（挫傷），両側性椎間関節脱臼，20代，男性．前屈位での転倒．四肢麻痺．

A：単純X線側面像で，C5椎体の前方偏位，椎間関節脱臼を認める（→）．著明な椎前間隙肥厚がある（＊）．
B：整復後のT1強調矢状断像（受傷翌日）では，頸髄に腫脹を認める（→）．
C：T2強調矢状断像にて，C2-6レベルに広範な高信号を認める．上下方向に長い浮腫（挫傷）である（→）．椎前間隙に高信号の浮腫を認める（▶）．

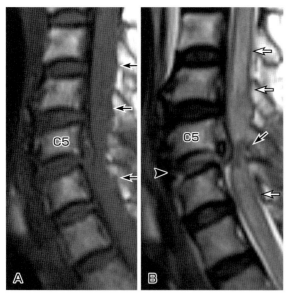
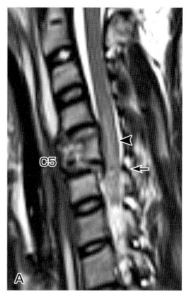

症例5 脊髄出血，脊髄浮腫（挫傷），過屈曲損傷（整復後），60代，男性．転落，後頭部打撲．四肢麻痺，障害程度はFrankel A.

A：T1強調矢状断像にて，頸髄に広範な腫脹を認める（→）．

B：T2強調矢状断像にて，広範な高信号を認める（⇢）．椎間板（▶）や硬膜外血腫による圧迫の強いC5/6レベルで頸髄内に軽度の低信号を認め，血腫が疑われる（→）．

（本章の「3-(2) 椎間板損傷」の症例2と同一）

症例6 脊髄出血，脊髄浮腫（挫傷），破裂骨折，10代，女性．交通外傷（車が壁に衝突）．四肢麻痺，障害程度はFrankel A.

A：T2強調矢状断像ではC5椎体の破裂骨折と後縁の突出を認め，C4-7レベルの頸髄内に浮腫による広範な高信号を認める（▶）．脊髄浮腫の中にわずかな低信号があり小血腫の可能性はあるが（→），症状への関与は少ないと思われる．

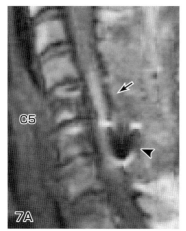
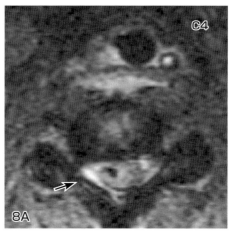

症例7 脊髄出血，両側性椎間関節脱臼，30代，女性．交通外傷（車対車）．障害程度はFrankel A.

A：受傷10日後のMRIで前方脱臼は整復されているが，T1強調矢状断像にてC4/5-6/7にかけて頸髄内に高信号を認め，メトヘモグロビンによる信号と考えられる（→）．金属によるアーチファクトがある（▶）．

症例8 脊髄出血，屈曲涙滴骨折，10代，男性．交通外傷（オートバイ）．

A：T2強調横断像（C4）にて頸髄右側に低信号を認め，血腫が疑われる（→）．

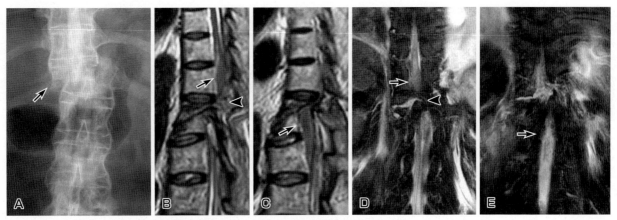

症例9　脊髄離断，80代，女性．転倒．対麻痺，膀胱直腸障害．
- **A**：単純X線正面像にて，Th12に骨折を認め，上方が右に転位している（→）．
- **B**：T2強調矢状断像にてTh12に骨折があり，Th11レベルで腫脹した高信号の脊髄を認める（→）．上下の脊髄は離断していると思われる（▶）．
- **C**：T2強調矢状断像（画像Bより左側のスライス）にて，尾側の脊髄が認められる（→）．
- **D**：脂肪抑制T2強調冠状断像では，Th11レベルで腫脹した脊髄を認める（→）．脊髄は離断している（▶）．
- **E**：脂肪抑制T2強調冠状断像（画像Dより後ろのスライス）では，尾側の脊髄が認められる（→）．

（本章の「2-C-(4) 脱臼骨折」の症例2と同一）

文献

1) 新宮彦助，他：脊髄損傷の疫学と予防．整・災外　**41**：745-752, 1998
2) 植田尊善：中心性頸髄損傷の臨床と疫学―非骨傷性頸髄損傷を中心に．脊椎脊髄　**21**：562-565, 2008
3) 加藤真介，他：高齢者における非骨傷性頸髄損傷の疫学と予防．脊椎脊髄　**26**：90-94, 2013
4) 吉野篤人，他：脊椎・脊髄損傷の薬物療法．救急医学　**31**：1725-1727, 2007
5) Apuzzo MLJ：急性頸髄損傷に対する薬物療法．今栄信治（監訳）：頸椎・頸髄損傷に対する急性期治療のガイドライン．メジカルビュー社，2004, pp83-95
6) 日本脊髄外科学会（編）：脊椎脊髄損傷治療・管理のガイドライン．脊髄外科　**19**（Suppl 1）：1-41, 2005
7) Flanders AE, et al：Acute cervical spine trauma：corrrelation of MR imaging findings with degree of neurologic deficit．*Radiology*　**177**：25-33, 1990
8) Kulkarni MV, et al：Acute spinal cord injury：MR imaging at 1.5 T．*Radiology*　**164**：837-843, 1987
9) Silberstein M, et al：Prediction of neurologic outcome in acute spinal cord injury：the role of CT and MR．*AJNR Am J Neuroradiol*　**13**：1597-1608, 1992
10) Wang D, et al：A clinical magnetic resonance imaging study of the traumatised spinal cord more than 20 years following injury．*Paraplegia*　**34**：65-81, 1996
11) Shanmuganathan K, et al：Diffusion tensor MR imaging in cervical spine trauma．*AJNR Am J Neuroradiol*　**29**：655-659, 2008
12) Rajasekaran S, et al：Diffusion tensor imaging of the spinal cord and its clinical applications．*J Bone Joint Surg Br*　**94**：1024-1031, 2012
13) 柳下　章：頸椎症性髄内浮腫．脊椎脊髄　**26**：517-523, 2013

4 脊髄損傷

(2) 中心性脊髄（頸髄）損傷

臨床

中心性脊髄（頸髄）損傷（central cord syndrome）は，もともとは不完全脊髄（頸髄）損傷のうち脊髄中心部に損傷が起きるものを指し，この概念は1954年にSchneiderらによって報告されたacute central cervical spinal cord injury[2]から始まった．そこでは，①損傷は脊髄中心部に強く，出血と周囲浮腫からなる，②下肢より上肢に麻痺が強く，回復も下肢から上肢の順に起きる，③過伸展損傷に多く，骨折や脱臼を認めない，という特徴があげられた．

上肢にこのような強い障害が起きる原因は，錐体側索路（外側皮質脊髄路）では頸髄・胸髄・腰髄・仙髄への神経線維が内側から外側に向かって順に走行するので，脊髄中心部に出血や浮腫が起きた場合，内側にある上肢への伝導路が下肢に比べて損傷を受けやすいためとされてきた（図1）．しかし，損傷は脊髄の中心部に生じるとは限らない，皮質脊髄路はこうした層状配列ではない，索路障害ではなく分節性障害ではないか，などの報告や意見もあり，従来の説で完全に説明されるとは限らない．

また中心性脊髄損傷という用語は，現在では以下のような傾向を示す脊髄損傷に対し，一種の症候群的な名称として用いられることが多いが，正しくは"Schneider型損傷"というべきかもしれない．

①下肢より上肢に強い運動麻痺．
②比較的予後はよく，改善は下肢より起こるが，手指の巧緻運動障害は回復しにくい．
③高齢者の過伸展損傷に多く，高齢者では回復が不良である．
④後縦靱帯骨化症（OPLL：ossification of posterior longitudinal ligament）や脊椎症による脊柱管狭窄を有している患者に多い．その場合，軽度の外傷でも発症する．
⑤骨傷を伴わないことが多い．

損傷の高位は，上肢への伝導路に障害があることか

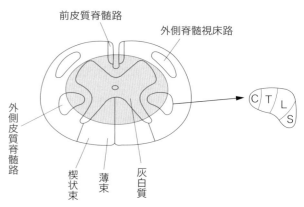

図1　中心性脊髄損傷
頸椎レベルの横断像を示す．損傷が中心部（灰色の部分）に強く生じた場合は外側皮質脊髄路の内側，すなわち頸髄への伝導路が強く障害される（C：頸髄，T：胸髄，L：腰髄，S：仙髄への神経線維）．

ら，C3/4，C4/5，C5/6が主体となる．70歳以下では予後は良好とされるが，一部には経過中に神経症状の増悪がみられることもある．また過伸展損傷以外の原因でも起こり，特に50歳以下では脱臼によるものが多いという報告がある[5]．明らかな骨傷なしに損傷が起きる原因として，過伸展時の黄色靱帯のたるみによる後方からの脊髄圧迫や，脊椎の不安定型損傷での後方偏位（すべり）による圧迫が考えられている．

中心性脊髄損傷と次項で述べる非骨傷性頸髄損傷は，言葉が混同されて使用されることがある．たしかに非骨傷性頸髄損傷では中心性脊髄損傷を呈する場合が多いが，両者は別の概念であることに注意すべきである（本章の「4-(3) 非骨傷性頸髄損傷」を参照）．骨折や脱臼を伴う例でも不全麻痺の場合には中心性脊髄損傷の症状を呈することがある．

中心性脊髄損傷に対して手術（脊髄減圧・固定）を行うかどうかについては議論が多い．不安定型の損傷や椎間板ヘルニア，OPLLなどによる脊柱管狭窄を伴う場合は手術が選択されることが多いが，安定型の損傷や非骨傷性頸髄損傷では保存的治療を支持する意見と手術を勧める意見とがある[6,7]．

画像所見

1. MRI（症例1～3）

不完全脊髄損傷である中心性脊髄損傷では，脊髄出血はまれで，浮腫や腫脹を呈することが多い．病変部はT2強調像やSTIR法で高信号を呈するが，軽症例では異常信号を認めないこともしばしばある．原因としては過伸展損傷が多いが，脊髄損傷の程度はさまざまであり，椎体や支持組織に異常を認めないものから前縦靱帯損傷や椎間板損傷を伴うものまである．50歳以下では脱臼や骨折などにより発症することもある．高齢者では，OPLLや脊椎症による脊柱管狭窄を合併していることが多い（症例3）．もとからある圧迫性脊髄症（compression myelopathy）と外傷による浮腫の区別は難しいことがあるが，後者のほうがT2強調像での高信号が上下に長い傾向がある．

診断のキー

- 下肢より上肢に強い運動麻痺を呈し，回復も上肢は不良である．
- 高齢者の過伸展損傷や非骨傷性頸髄損傷に多い．脊柱管狭窄症の患者では軽度の外傷でも起こりうる．
- 脊髄出血はまれで，多くは脊髄浮腫を呈する．

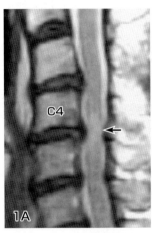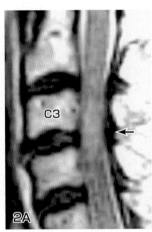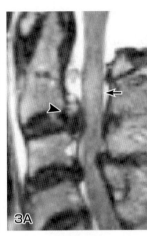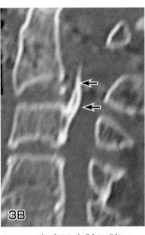

症例1 中心性脊髄損傷，50代，女性．転落．顔面挫傷あり．障害程度はFrankel Dで，麻痺は上肢に強い．
A：T2強調矢状断像にてC3/4, C4/5で椎間板の軽度膨隆があり，脊柱管狭窄がもともと存在していたと思われる．C4/5では頸髄内に軽度の高信号があり，挫傷が疑われる（→）．骨傷を疑う所見はない．

症例2 中心性脊髄損傷，70代，男性．転倒．前額部挫傷あり．障害程度はFrankel Dで，麻痺は上肢に強い．
A：T2強調矢状断像にてC3レベルでは軽度の脊柱管狭窄がある．同レベルで軽度高信号を認め，脊髄挫傷と思われる（→）．骨傷はない．

症例3 中心性脊髄損傷，70代，女性．交通外傷（車対車）．障害程度はASIA Cで，麻痺は上肢に強い．
A：T2強調矢状断像にて，C2-3にかけて椎体後方にOPLLと思われる低信号があり（▶），頸髄は著明に圧排されている．C2レベルでは髄内に軽度の高信号を認める（→）．
B：CT再構成矢状断像にてOPLLが明瞭である（→）．

文献

1) Taylor AR : The mechanism of injury to the spinal cord in the neck without damage to the vertebral column. *J Bone Joint Surg Br* **33-B** : 543-547, 1951
2) Schneider RC, et al : The syndrome of acute central cervical spinal cord injury ; with special reference to the mechanisms involved in hyperextension injuries of cervical spine. *J Neurosurg* **11** : 546-577, 1954
3) Quencer RM, et al : Acute traumatic central cord syndrome : MRI-pathological correlations. *Neuroradiology* **34** : 85-94, 1992
4) 川本俊樹，他：中心性頸髄損傷の自然経過．脊椎脊髄 **21** : 567-573, 2008
5) Shrosbree RD : Acute central cervical spinal cord syndrome — aetiology, age incidence and relationship to the orthopaedic injury. *Paraplegia* **14** : 251-258, 1977
6) 植田尊善，他：非骨傷性頸髄損傷に対する保存的治療成績．脊椎脊髄 **26** : 95-101, 2013
7) 鈴木晋介，他：高齢者における非骨傷性頸髄損傷の外科的療法 治療成績とその問題点．脊椎脊髄 **26** : 103-110, 2013

4 脊髄損傷

(3) 非骨傷性頸髄損傷

臨床

非骨傷性頸髄損傷は，頸椎単純X線にて骨折や脱臼などの骨傷を認めないにもかかわらず，頸髄損傷の症状を呈するものを指す．症候的には中心性脊髄損傷を示すことが多く，症状は下肢より上肢に強い麻痺で，回復も下肢が先行するが，手指の障害が残りやすい．非骨傷性頸髄損傷は高齢で後縦靱帯骨化症（OPLL：ossification of posterior longitudinal ligament）や脊椎症による脊柱管狭窄を有する患者が転倒などの比較的軽度な外傷により発症することが多く，過伸展損傷が想定される．若年者では交通事故による過伸展損傷が多い．非骨傷性頸髄損傷は中心性脊髄損傷と混同されることがあるが，後者はあくまで臨床症状から命名された一種の症候群であり，単純X線所見が陰性であることが定義となる非骨傷性頸髄損傷とは別の概念である．

骨傷なしに頸髄損傷が生じる機序としてはいくつかの説がある（図1）．

① 黄色靱帯のたるみによる圧迫（Taylor説）[3]：過伸展により黄色靱帯がたるみ，前方に突出して頸髄を圧迫する．屍体による実験では30%ほどの狭窄が生じたとされる．椎体後方に骨棘があればさらに狭窄は強まる．

② 椎体の後方偏位（すべり）が自然整復された場合（植田説）[4]：過伸展力により椎体が後方に偏位し頸髄を圧迫するが，その後自然整復されX線上は異常を認めない．ただし，一時的にでも椎体の後方偏位があることから厳密には「非骨傷性」とはいえないかもしれないが，あくまで単純X線上での「非骨傷性」である．

③ 椎間板ヘルニアや脊柱管狭窄による．

欧米では1982年にSCIWORA（spinal cord injury without radiographic abnormality）として提唱された病態があり，わが国における非骨傷性頸髄損傷とほぼ同義と思われるが，小児での報告が多かった．小児においては脊椎が未完成の状態であり，可動性が大きい

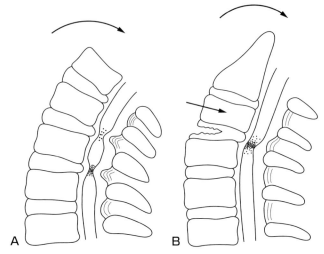

図1 非骨傷性頸髄損傷の発生機序
A：黄色靱帯による圧迫
B：C3椎体の後方偏位

ので損傷を受けやすいと考えられている．わが国での小児SCIWORAの発生頻度は不明だが，欧米に比べて非骨傷性頸髄損傷は高齢者に多い傾向にある．

多列CTの普及に伴い「単純X線が陰性」というSCIWORAではなく，SCIWORET（spinal cord injury without radiologic evidence of trauma）やSCIWOCTET（spinal cord injury without CT evidence of trauma），SCIMRA（spinal cord injury with minimal radiographic abnormalities）などの用語を提唱する研究者もいる．また，MRIが普及したことで，単純X線では異常がなくても靱帯損傷や椎間板損傷を有する症例がみられるようになった．そのため，本当のSCIWORAはMRI上も異常を認めないものを指すべきで，spinal cord injury without neuroimaging abnormalityであるという意見もある．ただし，わが国ではSCIWORAという言葉自体があまり用いられておらず，こうした議論は活発ではない．

本章の「4-(2) 中心性脊髄（頸髄）損傷」の項でも触れたが，高齢者に多い非骨傷性頸髄損傷において，脊柱管狭窄に対する除圧手術の適応については議論が多いところである．

画像所見

1. 単純X線およびCT

定義から，単純X線で骨折や脱臼があるものは非骨傷性頸髄損傷には含めない．最近はCTにて軽微な棘突起骨折や椎体前縁の剥離骨折などが容易に発見されるが，脊柱管や脊椎安定性への影響が少ないと考えられるこうした骨折は"骨傷"には含めないことが多い．

2. MRI（症例1～3）

軽度の損傷ではMRI上は脊髄に異常を指摘できないが，損傷が強くなると脊髄に腫脹や浮腫を認める．もともと脊柱管狭窄がある場合には，脊髄腫脹の評価は困難なことがあるが，脊柱管狭窄のみの場合は椎体中央レベルではくも膜下腔が認められるのに対して，腫脹があるとくも膜下腔が全体に不明瞭化することが多い．浮腫が生じるとT2強調像やSTIR法にて脊髄は高信号を呈する．高信号の上下方向の範囲が広いほど神経症状が重く，予後も不良である．また，椎前間隙の肥厚と高信号は非骨傷性頸髄損傷の多くに認められる（過伸展による損傷が多いため）．

脊髄損傷の評価のほかに，隠れた不安定型脊椎損傷を発見することもMRIの重要な役割である．検査時に椎体の配列が正常でも，前縦靱帯損傷や椎間板損傷の所見があると，椎体の後方偏位が自然整復された可能性がある．過伸展損傷では椎前間隙の浮腫，前縦靱帯損傷，椎間板前部損傷など，過屈曲伸展では後方靱帯群損傷，後縦靱帯損傷，椎間板後部損傷などが認められることがあるので，こうした所見を認めた場合には不安定性がないか慎重に調べる必要がある．

背景に脊柱管狭窄があると非骨傷性頸髄損傷が発症しやすいといわれるが，MRIで異常信号を呈するのはC3/4が多いのに対して，脊柱管狭窄が高度となるのはC5/6が多く，必ずしも両者のレベルは一致しない．

診断のキー

- 単純X線やCTにて骨折や脱臼を認めないにもかかわらず，頸髄損傷の症状を呈する．
- 症候的には中心性脊髄損傷が多い．
- C3/4レベルに多く，脊髄浮腫を呈することが多い．
- 不安定型脊椎損傷を否定するために，前縦靱帯や椎間板の損傷がないか注意する．

Clinical Memo

むち打ち損傷（whiplash injury）

自動車の追突事故などで頸椎が過伸展された場合に，明らかな骨傷がないにもかかわらず頸部痛，頭痛，めまい，しびれなどさまざまな自覚症状が遷延する状態を，かつては俗に"むち打ち損傷"と呼んだ．重い頭部と体幹部が別の動きをすることにより，頸椎はむちが撓るような動きをするので，むしろ"むち撓り損傷"とでもいうべきであろう．健常志願者の追突実験[10]では頸椎は単純な過伸展ではなく，初期には下位頸椎が相対的に屈曲，100ミリ秒後には下位伸展・上位屈曲という，むちが撓るような動きを示し，C5/6では前方が拡大傾向，後方が圧縮傾向となる．現在は頸椎捻挫，外傷性頸部症候群などと称されることが多いが，病態や画像所見の明確な過伸展捻挫（hyperextension sprain）と同義ではない．

単純X線はもとよりMRIでも靱帯損傷や椎間板損傷，脊髄損傷などの器質的疾患は認めない．軟部組織にも血腫や浮腫などの陽性所見は少ない．逆に画像所見や他覚的所見があればそれに相当する診断が可能だが，不定愁訴的な訴えが多いため"むち打ち損傷"と称されるわけである．

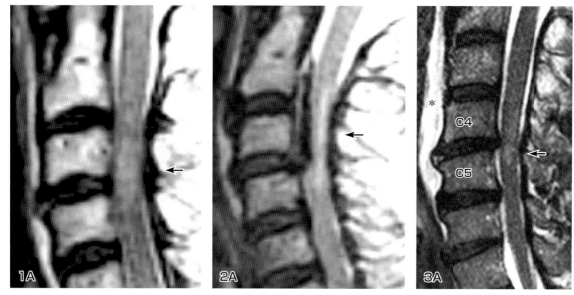

症例1 非骨傷性頸髄損傷，70代，男性．転倒．前額部挫傷があり，過伸展損傷が示唆される．障害程度はFrankel D.
 A：T2強調矢状断像にてC3レベルの頸髄内に軽度の高信号を認める（→）．骨傷はない．
 （本章の「4-(2) 中心性脊髄（頸髄）損傷」の症例2と同一）．

症例2 非骨傷性頸髄損傷，後縦靭帯骨化症，70代，男性．転落，前額部を強打．障害程度はFrankel B.
 A：T2強調矢状断像にてC2-3椎体背側にOPLLを認める．C2/3-4レベルの頸髄内に高信号がある（→）．骨傷はない．

症例3 非骨傷性頸髄損傷，50代，男性．転倒．前額部挫傷あり．両上肢脱力．
 A：T2強調矢状断像にて，C4-5レベルの頸髄内に浮腫と思われる軽度の信号上昇を認める（→）．椎前間隙に高信号の浮腫を認め（＊）過伸展損傷が疑われるが，骨傷は指摘できない．
 （本章の「4-(1) 脊髄浮腫（挫傷）・血腫」の症例3と同一）

文 献

1) Pang D, et al : Spinal cord injury without radiographic abnormalities in children. *J Neurosurg* **57** : 114-129, 1982
2) Pang D : Spinal cord injury without radiographic abnormality in children, 2 decades later. *Neurosurgery* **55** : 1325-1342, 2004
3) Taylor AR : The mechanism of injury to the spinal cord in the neck without damage to vertebral column. *J Bone Joint Surg Br* **33-B** : 543-547, 1951
4) 植田尊善, 他：X線上明らかな骨傷のない頸髄損傷の発生機序と不安定性の臨床的検討―MRI所見を参考にして．臨整外 **24**：483-490, 1989
5) Koyanagi I, et al : Acute cervical cord injury without fracture or dislocation of the spinal column. *J Neurosurg* **93** (1 Suppl) : 15-20, 2000
6) Boese CK, et al : Spinal cord injury without radiologic abnormalities in adults : a systematic review. *J Trauma Acute Care Surg* **75** : 320-330, 2013
7) Como JJ, et al : The misapplication of the term spinal cord injury without radiographic abnormality (SCIWORA) in adults. *J Trauma Acute Care Surg* **73** : 1261-1266, 2012
8) Yucesoy K, et al : SCIWORA in MRI era. *Clin Neurol Neurosurg* **110** : 429-433, 2008
9) Machino M, et al : Can magnetic resonance imaging reflect the prognosis in patients of cervical spinal cord injury without radiographic abnormality? *Spine* **36** : E1568-1572, 2011
10) 金岡恒治：交通事故と頸部傷害．救急医学 **27**：824-828, 2003
11) Ronnen HR, et al : Acute whiplash injury : is there a role for MR imaging? ― a prospective study of 100 patients. *Radiology* **201** : 93-96, 1996
12) 植田尊善：非骨傷性頸髄損傷に対する保存的治療成績．脊椎脊髄 **26**：95-101, 2013
13) 鈴木晋介, 他：高齢者における非骨傷性頸髄損傷の外科的療法―治療成績とその問題点．脊椎脊髄 **26**：103-110, 2013

4 脊髄損傷

(4) 外傷性脊髄空洞症

臨床

外傷性脊髄空洞症（post-traumatic syrinx/syringomyelia）は，受傷後数カ月以上経過してから囊胞/空洞性病変を生じる疾患である．発生頻度は，無症状で発見される場合もあるので正確には不明であるが，脊髄損傷の0.3～3.4％程度とされる[6,7]．長期間生存する患者の増加とMRIの普及により，発見される頻度はさらに増加していると思われる．受傷から発症までの期間は，数カ月から数十年まで報告されているが，多くは9～13年である．受傷時に神経学的異常を示さなかった患者に発生することはまれだが，完全麻痺と不全麻痺の間での発生頻度の差は明らかでない．

空洞の発生機序について確実な説はまだないが，壊死や梗塞，血腫などが液化し小さな囊胞性病変が形成されることから始まるとされる．さらに，①瘢痕組織により脊髄が硬膜に癒着しtetheringを生じて，髄液の流れが障害される，②屈曲・伸展時に脊髄に無理な力が加わる，③咳や息みによる硬膜外静脈の圧上昇が拡散せず直接伝わる，などにより囊胞性病変が徐々に拡大していくと考えられている．空洞は中心管の外側や背側に認めることが多く，中心管との交通はまれだが，周囲のくも膜下腔と交通する場合もある．

症状としては疼痛やしびれ，筋力低下などが多いが，無症状の場合もある．疼痛は咳やくしゃみで増強するのが特徴である．損傷部位から頭側へ上行性に進展する傾向があり，わずかに残った機能がさらに奪われる危険（遅発性麻痺）があるので，早期発見・早期治療が重要である．特に上位頸髄から延髄に進展すると生命の危機に瀕する．症状が増悪した場合や，空洞が増大傾向の場合にはシャント術が必要になる．

一般に空洞性病変には中心管が拡大したhydromyelia，グリア細胞に覆われ中心管以外の部位に発生したsyringomyelia，両者が合併したsyringohydromyeliaがあるが，実際には正確な区別は困難であり，脊髄空洞症（spinal cord syrinx），囊胞（cyst）と称することが多い．治療対象とならない径5 mm以下のものは囊胞，5 mm超のものを空洞とすることもある[8]．

画像所見

1．MRI（症例1）

空洞は脊髄損傷部を中心として上下に伸び（頭側が優位），T1強調像にて髄液に等しい強い低信号，T2強調像にて強い高信号を示す．境界は明瞭で，上下端は先細りする．大きな空洞では，内容液は拍動により信号低下（void）を呈することがある．内部には隔壁を有することも多く，シャント術前には重要な情報となる．横断面では中心から偏ることも多い．頭側や尾側の脊髄は萎縮傾向になりやすく，空洞レベルが相対的に太くみえることがあるが，脊髄実質自体は菲薄化している．空洞症となる前に軟化の状態を示す場合や，小さな囊胞が癒合して空洞を形成する場合もある．

診断のキー

- 受傷後10年前後で発症することが多い．
- 大きな空洞では病変部脊髄は腫脹するが，脊髄実質は著明に菲薄化する．
- 中心管との交通はまれだが，くも膜下腔と交通することがある．
- 頭側に進展する傾向がある（遅発性麻痺）．
- 内腔に隔壁を有することや，流れによる信号低下を示すこともある．

鑑別診断

1．Chiari I型奇形

小脳扁桃の下垂がある．外傷性脊髄空洞症では外傷歴が明らかである．

2. 脊髄軟化

脊髄損傷の慢性期変化で，境界不明瞭な軽度のT1，T2延長領域として表される．脊髄は萎縮していることが多い．外傷性脊髄空洞症では，内部は髄液に近い信号を示す．ただし，空洞の前段階（presyrinx）のこともあるので経過観察が必要である[3]．

3. 脊髄腫瘍

多くは外傷歴から明らかだが，脊髄損傷が軽度であった場合には鑑別が必要になる．腫瘍は造影剤増強効果を示すことが多い．また，上下の脊髄に萎縮を認めることは少ない．

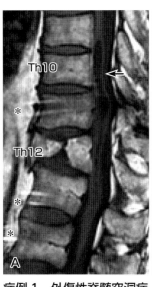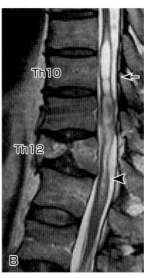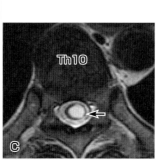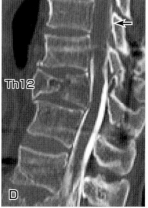

症例1 外傷性脊髄空洞症，60代，男性．5年前，転落によりTh11，L2に破裂骨折をきたし，後方固定術を受けた．徐々に下肢のしびれが増悪．

- **A**：T1強調矢状断像にて，Th12に破裂骨折があり，Th9-L1の髄内に低信号を認める（→）．金属によるアーチファクトがある（＊）．
- **B**：T2強調矢状断像にて，画像Aの病変は髄液に近い高信号を示し，空洞症であることがわかる．内部に隔壁も認める（→）．脊髄の外径は拡大しているが，空洞により脊髄実質は非常に菲薄化している．頭側では境界明瞭だが，尾側では境界不明瞭な高信号域に移行する（▶）．
- **C**：T2強調横断像（Th10）では大部分が空洞化し，脊髄実質は非常に薄くなっている（→）．
- **D**：ミエロ後CT再構成矢状断像にて空洞内に造影剤の流入は認めない（→）．

文献

1) Quencer RM, et al：MRI of the chronically injured cervical spinal cord. *AJR Am J Roentgenol* **147**：125-132, 1986
2) Potter K, et al：Pictorial review：MRI of chronic spinal cord injury. *Br J Radiol* **76**：347-352, 2003
3) Fischbein NJ, et al：The "presyrinx" state：a reversible myelopathic condition that may precede syringomyelia. *AJNR Am J Neuroradiol* **20**：7-20, 1999
4) Jinkins JR, et al：MR of parenchymal spinal cord signal change as a sign of active advancement in clinically progressive posttraumatic syringomyelia. *AJNR Am J Neuroradiol* **19**：177-182, 1998
5) Carroll AM, et al：Post-traumatic syringomyelia：a review of the cases presenting in a regional spinal injuries unit in the north east of England over a 5-year period. *Spine* **30**：1206-1210, 2005
6) Biyani A, et al：Post-traumatic syringomyelia：a review of the literature. *Paraplegia* **32**：723-731, 1994
7) Umbach I, et al：Review article：post-spinal cord injury syringomyelia. *Paraplegia* **29**：219-221, 1991
8) Silberstein M, et al：Delayed neurologic deterioration in the patient with spinal trauma：role of MR imaging. *AJNR Am J Neuroradial* **13**：1373-1381, 1992

5 分娩損傷

臨床

分娩損傷〔birth injury；特に分娩麻痺（birth palsy, obstetrical paralysis）〕は，大部分が巨大児，骨盤位や胎児仮死の分娩時に起こる．分娩麻痺の大部分は腕神経叢麻痺であり，頻度は全分娩の 0.2％程度である．

損傷高位により，上位型（C5-6；Erb-Duchenne型），中間位型（C7），下位型（C8-Th1；Klumpke型）および全型（C5-Th1）に分ける．中間位型が単独で現れることはまれであり，多くは上位型や下位型が同時に起こる．分娩麻痺では上位型が 70～80％を占める．

また，頭位分娩では上部～中部頸髄損傷，骨盤位分娩では下位頸髄～上部胸髄損傷の頻度が高い．分娩時に肩甲部が産道狭窄部に嵌頓し，児頭と肩甲部を引き離す力が働くことにより腕神経叢が牽引されて受傷する．両側麻痺例は骨盤位の場合が多い．満期産以前では頭に対して体幹部が小さいため，頸部に過負荷がかかりやすく分娩損傷の頻度が高まる．

損傷が C3-4 に及ぶと横隔神経麻痺をきたす．Th1 から出る交感神経の麻痺で Horner 症候群を合併することもある．損傷の程度は，機能停止型（neurapraxia），軸索断裂（axonotmesis），完全断裂（neurotmesis），引き抜き損傷（root avulsion）に分けられる．腕神経叢麻痺の 90％は 4 カ月～1 年以内に改善するが，下位型および全型は 2/3 に障害が残る．

脊髄損傷には，重症仮死による低酸素性損傷と骨盤位分娩での機械的外力によるものがある．臨床症状は損傷を受けた部位により異なり，損傷部以下の感覚・運動麻痺をきたす可能性がある．脊髄損傷が高度な場合は出産直後に死亡する．

その他の分娩損傷には，軟部組織損傷（産瘤，頭皮損傷，頭血腫，帽状腱膜下出血），眼球損傷（結膜・角膜・網膜出血），胸鎖乳突筋血腫（斜頸），骨折（鎖骨骨折，上腕骨骨折，大腿骨骨折）などがある．

画像所見

1. MRI

腕神経叢麻痺の軽症（機能停止型，軸索断裂）と重症（完全断裂，引き抜き損傷）を MRI で鑑別するのは解像度の問題もあり，難しい．症状の経過をみて神経修復術の可否を決定する．所見として偽性髄膜瘤の感度は低いが，引き抜き損傷の特異度は高い．神経断端部に外傷後神経腫があれば，損傷部位を推定できる．

脊髄損傷の程度は浮腫から出血，脊髄断裂までさまざまである．成人と同様に，T2 強調像での高信号が多椎体に及ぶ場合や出血を伴う場合は予後不良である．

2. 単純 X 線

脊椎の単純 X 線で骨折や脱臼を認めることがある．

診断のキー

脊髄の損傷部位に出血成分を認める場合は，予後が悪い．腕神経叢に外傷後神経腫を認める場合は，損傷部位の推定ができる．

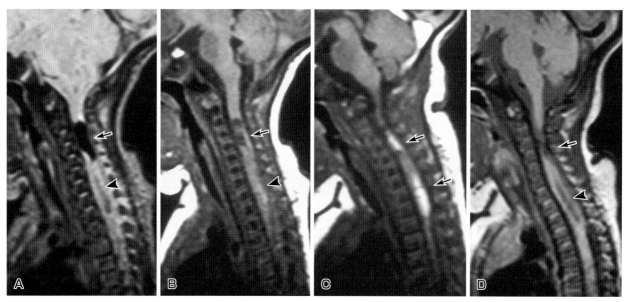

症例1 頸髄分娩損傷，生後4日，女児．分娩5日前に外転術を施行される．満期産全足位分娩．分娩後，全身が虚脱して呼吸状態不良．全身状態が悪化するため転院．入院時，全身チアノーゼを認め，随意運動はなかった．上肢反射はなく，下肢反射は亢進していた．

- **A**：T1強調矢状断像ではC2-4の頸髄内に低信号があり（→），これより尾側ではTh2まで薄層状の淡い高信号を伴っている（▶）．これらの部位で脊髄はやや腫大している．デオキシヘモグロビンから細胞内メトヘモグロビンに相当する時期の急性期血腫である．
- **B**：T2強調矢状断像ではC2-4は著しい低信号を（→），その尾側の成分はやや淡い高信号を呈している（▶）．
- **C**：1週間後のT1強調矢状断像では，いずれの損傷部位も細胞外メトヘモグロビンを反映して高信号を呈している（→）．
- **D**：2カ月後のプロトン密度強調矢状断像では，C2-4の損傷部位は強い低信号を伴ったまま萎縮し（→），尾側は脊髄空洞症となっている（▶）．

（提供：神奈川県立こども医療センター）

文献

1) Fenger-Gron J, et al：Spinal cord injury at birth：a hidden causative factor. *Acta Paediatr* **97**：824-826, 2008
2) Vialle R, et al：Birth-related spinal cord injuries：a multicentric review of nine cases. *Childs Nerv Syst* **24**：79-85, 2008
3) Medina LS, et al：Diagnostic performance of MRI and MR myelography in infants with a brachial plexus birth injury. *Pediatr Radiol* **36**：1295-1299, 2006

6 Kümmell 病

臨床

　Kümmell 病（Kümmell disease）で生じる Kümmell 病変とは 1895 年に Hermann Kümmell によって報告された，軽微な外傷に続発する脊椎圧潰であり，その後，単純 X 線像で椎体の亀裂にガスが認められることが特徴とされるようになった[1]．delayed vertebral collapse と呼ばれる，軽微な外傷に続発する進行性の椎体変形も同様の病態と考えられている．当初は骨壊死が主因と考えられていたが，現在では圧迫骨折の治癒が虚血によって遷延し，偽関節状態となったものと考えられている[2]．椎体の上下の骨片は不安定で，張力が加わると窒素ガスが析出する．逆に圧迫力が加わるとガスは消失する．このような圧変化は立位から臥位への体位変換，立位での前後屈で生じる．ときにガスが液体に変わることがある[3]．このような現象は特に 60 歳以上の高齢者の圧迫骨折に合併してみられ，50 歳以下ではまれである．

　椎体の圧潰により椎体は著しく扁平化し，椎体後縁は脊柱管内に突出して，破裂骨折の所見となる．そのため神経根や脊髄・馬尾の圧迫により神経症状をきたすことがある．今日では椎体形成術（vertebroplasty）や後弯形成術（kyphoplasty）の適応となる[4]．自然経過については，さまざまな治療に影響され十分な報告はないが，ある程度以上圧潰が進んだ段階で偽関節状態は治癒すると推定される．ただし，骨粗鬆症が基礎にある場合が多く，ほかのレベルでの圧迫骨折や Kümmell 病変が続発する可能性がある．

画像所見

1. MRI

　MRI ではガスを含む亀裂として低信号がみられる場合と，亀裂に液体が含まれた状態としてみえる場合がある．ガスないし液体が椎体内の亀裂にみられることが証明できれば，本症の診断は可能である．

2. 単純 X 線および CT

　ガスを含む亀裂は単純 X 線で診断できる．亀裂のガスは臥位で出現し立位で消失したり，立位でも後屈により出現し前屈により消失したりする．CT でも同様の所見がみられるが，再構成矢状断像では骨内のガス像とともに，後方へ突出する椎体後縁がみられる．

診断のキー

　椎体圧迫骨折に続発する偽関節状態であり，圧潰が遅延して進行する原因となる．椎体内にガス（液体）を含む亀裂が認められる．

鑑別診断

1. 感染症

　椎体にガスを含む病態はほとんど Kümmell 病であり，通常は感染症を鑑別疾患に含めることはない．ただし，まれにガス産生菌による骨髄炎が報告されており，類似の所見となりうる．通常感染においては傍椎体領域に膿瘍を形成することが多い．

2. 通常の圧迫骨折

　骨粗鬆症による通常の圧迫骨折にみえる場合でも，椎体が徐々に圧潰することがある．高齢者の圧迫骨折では，治癒が遅延し Kümmell 病に移行する可能性を常に念頭におく必要がある．

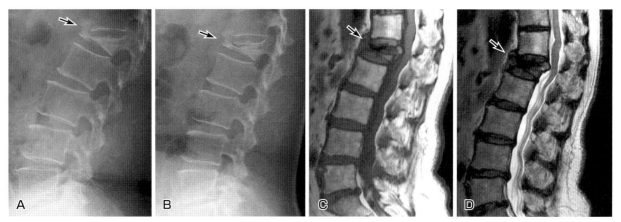

症例1 Kümmell病,65歳,女性.腰背部痛.
- A:腰椎単純X線立位側面像.L1椎体に著しい圧潰を認める(→).内部にガス像はみられない.
- B:腰椎単純X線臥位側面像.圧潰をきたしたL1椎体内にガスを含む亀裂がみられる(→).このようなガスを含む亀裂がKümmell病の特徴である.
- C:T1強調矢状断像.圧潰をきたした椎体内にガスに相当する低信号がみられる(→).椎体の後縁は後方へ突出している.
- D:T2強調矢状断像.T1強調像と同じく低信号のガスを含む亀裂がみられる(→).椎体の後縁は後方へ突出している.

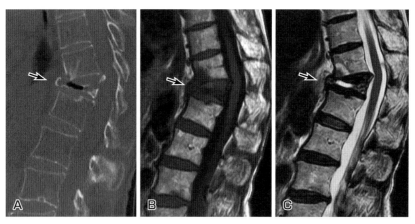

症例2 Kümmell病,63歳,女性.
- A:CT再構成矢状断像.L1椎体に著しい扁平化があり,内部にガス像がみられる(→).
- B:T1強調矢状断像.L1椎体は扁平で一様に低信号,Th12椎体前下縁にも信号低下がみられる(→).過屈曲損傷の結果である.
- C:T2強調矢状断像.L1椎体の亀裂内の信号は液体であり,前方にガス像がみられる(→).

文献

1) Kümmell's disease. http://www.whonamedit.com/
2) Yuh WT, et al:MR fluid sign in osteoporotic vertebral fracture. *Radiology* **227**:905, 2003
3) Baur A, et al:Acute osteoporotic and neoplastic vertebral compression fractures:fluid sign at MR imaging. *Radiology* **225**:730-735, 2002
4) Peh WC, et al:Percutaneous vertebroplasty:treatment of painful vertebral compression fractures with intraosseous vacuum phenomena. *AJR Am J Roentgenol* **180**:1411-1417, 2003

第14章

duropathies

1 脳脊髄液漏出症（低髄液圧症候群）

duropathies の概念

2012年，Kumar は脊柱管内硬膜の欠損あるいは損傷により神経症状を呈する疾患に対して duropathies という概念を提唱し，以下に記す疾患が入るとした（表1）．平山病以外は脊柱管内の前部硬膜外に液貯留を伴う[1]．

duropathies の基本は，種々の原因による脊柱管内硬膜の欠損あるいは損傷で脳脊髄液（髄液）が漏出し，それに伴って脳脊髄液漏出症（低髄液圧症候群）が起こるということである．また，硬膜外静脈叢の拡大が生じ，そこからの出血がくも膜下腔に入ることで，脳表ヘモジデリン沈着症となる．硬膜欠損部より髄液が漏出し，続いて脊髄が硬膜外に突出することによって，脊髄ヘルニアになる．さらに，液貯留が長い間に脊髄を圧迫して，脊髄前角に異常を示し，多髄節性筋萎縮症になると考えられる．硬膜外くも膜嚢胞は液貯留による嚢胞形成と考えられる．

平山病のみは液貯留がなく少し異なるが，後部硬膜が弱く，硬膜外静脈叢による圧迫を脊髄が受けやすいとも考えられる．

本章では脳脊髄液漏出症（低髄液圧症候群），脳表ヘモジデリン沈着症（SS：superficial siderosis），特発性脊髄ヘルニア，多髄節性筋萎縮症について記載する．平山病については第15章の「4. 平山病と頸椎屈曲性脊髄症」，硬膜外くも膜嚢胞については第3章の「10-(2) 硬膜外くも膜嚢胞」を参照．

duropathies の画像

duropathies を画像から考えると，脊柱管内硬膜の描出が必須であり，矢状断像では T2 強調像および FIESTA（fast imaging employing steady state acquisition）法〔あるいは CISS（constructive interference in steady state）法〕，横断像では薄いスライス〔東京都立神経病院（以下，当院）では1mm厚〕が可能な

表1　duropathies[1]

- 脳表ヘモジデリン沈着症*
- 脳脊髄液漏出症*
- 脊髄ヘルニア*
- 多髄節性筋萎縮症
- 平山病
- 硬膜外くも膜嚢胞*

＊：ventral longitudinal intraspinal fluid collecion を伴うことがある

FIESTA 法が最も有効である．硬膜欠損を描出するには同横断像が必須である．矢状断像から硬膜外の液貯留部位をみつけ，横断像の部位を絞ることが必要となる．

以下，脳脊髄液漏出症に関して記載する．

臨 床

1. 概 念

脳脊髄液漏出症〔CSFL：cerebrospinal fluid (CSF) leak〕とは，脳脊髄液が脊柱管内くも膜下腔から漏出することにより症状を呈するものであり，髄液圧の低下を起こし，低髄液圧症候群（intracranial hypotension, craniospinal hypotension）をきたすことが多い．正常脳脊髄液圧は初圧 70～180 mmH$_2$O であるが，本症では通常 60 mmH$_2$O 以下となる[2]．

頭蓋底部からの髄液漏出が低髄液圧症候群を起こすのかどうかは議論があり，定まっていない[3,4]．以下に示す，原因がわかっている例（腰椎穿刺，シャントからの髄液の引きすぎ）を除き，いわゆる原因不明例（特発性 CSFL）は duropathies と本稿では考える．すなわち，CSFL は脊柱管内にて，くも膜下腔からの脳脊髄液漏出によって起こる．それゆえに，CSFL の画像診断において最も重要なことは，脊髄における髄液漏出を描出することである．

2. 症　状

実際の臨床では，脊柱管内からの脳脊髄液漏出それ自体が症状を呈することは少なく，低髄液圧症候群による症状が主体となる．その最も中核的症状である起立性頭痛は，立位になることにより，髄液が多く存在する頭蓋の相対的位置が髄液の漏出部位より高くなり，髄液の漏出量が増えるために生じると考えられる[5]．ただし，髄液圧が必ずしも低くない例もある．また，経過が長い例に多いが，体位に依存しない頭痛も認められる[6]．

女性に多く，30〜40代に発症のピークがある．頭痛以外に，一側性あるいは両側性の外転神経麻痺，視力障害，後頸部痛，背部痛，肩痛，嘔気，嘔吐を生じ，ときに意識障害あるいは死亡に至る例もある[7]．

Ducrosらの総説によると，45歳以下の患者では頭痛が最も重要な症状であり，通常は数時間にて急激に進行する．一方，45歳以上の患者では頭痛がなく，蝸牛前庭症状を示す例もあるとされる[8]．

特発性低髄液圧症候群（SIH：spontaneous intracranial hypotension）338例の報告では，20例（6%）が脊髄あるいは脊髄神経に関係した症状を示した．頭痛とは異なり，脊髄症状は体位とは多くは無関係であり，硬膜外に貯留した髄液の圧排効果（mass effect）による．11例は神経根障害であり，片側性が8例，両側性が3例である．8例は脊髄症であり，1例は筋萎縮症である．部位別には頸椎が12例，胸椎が5例，腰仙椎が3例である．髄液漏出の治療を行うと，頭痛の改善とともに脊髄症状は改善したが，筋萎縮症は改善しなかった[9]．なお，この筋萎縮症はduropathiesの一つである多髄節性筋萎縮症と考えられる（本章の「4. 多髄節性筋萎縮症」を参照）．

3. 腰椎穿刺

腰椎穿刺による髄液漏出は比較的多いが，原因がわかっているので，MRIを撮像することは少ない．自験例では脊髄病変が疑われる症例に，たまたま腰椎穿刺後に胸腰椎MRIを施行して認められることが多い．

4. シャント後

まれに水頭症患者において，シャント施行後，髄液の引きすぎによって低髄液圧症候群を示すことがある[7]．

5. 静脈洞血栓症との関係

SIHを認めた48歳の女性の例では，初回の画像検査で静脈洞血栓症を示唆する所見はなかった．12日後に複視と霧視が出現して画像検査を再び行い，左横静脈洞の血栓症が判明した[10]．なお，頭痛の性状には変化がなかった．

別の報告によると，3週間前の運動時に頭痛をきたした75歳の男性にCTにて右の硬膜下水腫がみつかり，SIHと診断された．その後，けいれん重積となった．CTでは右硬膜下水腫と上矢状洞の高吸収域，左頭頂葉の皮質下出血を認め，静脈洞血栓症であった．

低髄液圧症候群における静脈洞血栓症は2%にあるとされる．髄液圧が低下すると頭蓋内静脈の拡張が起こり，脳血流速度が低下することで凝固形成が生じやすくなる[11]．

6. 慢性硬膜下血腫あるいはくも膜下出血との鑑別

臨床症状では起立性頭痛の存在が大きな意味を有する．しかし，前述のように，体位に無関係な頭痛を示すSIH例もある[6]．特に，経過が長い例では注意が必要である．慢性硬膜下血腫として穿頭血腫ドレナージ術を受けた患者が，その後に硬膜下血腫を再発し，SIHであったという報告がある[6]．自験2例（**症例1，2**）も，他院にて同様な診断と治療を受け，2例とも術前よりも悪化した状態にて当院に入院した．

実際の臨床現場では，本症をCTにて慢性硬膜下血腫と誤診し，MRIを施行せずに穿頭血腫ドレナージ術が行われることがあり，CTでの慢性硬膜下血腫とSIHの鑑別が重要である

また，後述するように，急性発症の頭痛，項部強直，CTでのくも膜下出血様の所見（pseudo-SAH：pseudo-subarachnoid hemorrhage）を示すことがSIHではあり[12]，他院にて血管造影を施行された例も経験している（**症例2**）．くも膜下出血とSIHをCTにて鑑別することも重要である．

7. rebound intracranial hypertension

硬膜外血液パッチ（blood patch）の副作用として，rebound intracranial hypertensionがある．この治療を受けた後に，頭痛が再発し，さらに頭痛の部位が変わった時には本症を考慮する．低髄液圧症候群では，頭痛は後頭部に生じることが多いが，本症では前頭

部，眼窩周囲，眼窩後部の頭痛を示す[13]．

8．その他

SIH 338 例の別の報告によると，11 例（3.3％）に重症肥満に対する手術（bariatric surgery）を受けた既往がある．手術から 3～241 カ月（平均 56.5 カ月）経過して，SIH を発症している．この重症肥満に対する手術は SIH 発症の危険因子の可能性があるとされている[14]．

Gorham-Stout 病があり，胸椎椎体に溶骨性変化をきたし，さらに硬膜まで浸潤し，その結果，硬膜損傷による CSFL を呈した例がある[15,16]．

画像所見

MRI を中心に，頭部と脊髄とに分けて記載する．

【頭 部】

Monro-Kellie の法則（Monro-Kellie doctrine），すなわち「頭蓋骨に囲まれた頭蓋内腔の容積は一定であるために，脳・血液・髄液の容積の総和は一定で，なんらかの減少分は他の要素で補われる」が低髄液圧症候群にもあてはまる[2,17]．脳脊髄液の減少は硬膜下液貯留，頭蓋内静脈叢の拡大，血管床増大による硬膜の著明な造影効果をきたす．

特発性 CSFL の頭部 MRI 所見としては，以下のものがある．

①硬膜下液貯留
②硬膜肥厚
③硬膜静脈洞の拡大，硬膜外静脈叢の拡大，下垂体の腫大
④brain sagging（脳の下方陥入）
⑤造影剤投与による硬膜の広範な造影効果，硬膜外静脈叢・硬膜静脈洞の造影効果
⑥脳表ヘモジデリン沈着症との関係
⑦その他

以下，それぞれの所見について示す．

1．硬膜下液貯留

1）CT

液貯留は硬膜下に比較的均一な，皮質よりも低吸収値，髄液よりは高吸収値を示すことが多い．皮質に近い吸収値を示すこともあるが，均一性は一般には保たれる（**症例 1～3**）．しかし，当院での最重症の CSFL 例である**症例 4** では，意識障害にて他院に入院した際の初回の CT にて両側に硬膜下血腫が認められ，前部が低吸収域，後部が高吸収域を示し，新旧の血腫が混在していた（**症例 4**）．重症度は硬膜下血腫の量ではなく，brain sagging と，脳幹への圧迫の程度がおそらく関係していると考える．

腰椎穿刺などにより髄液漏出が多くなり，低髄液圧症候群が悪化して新たな血腫が出現すると，CT では皮質よりも高吸収値を示す（**症例 3**）．低吸収値であっても，穿頭血腫ドレナージ術を行い，血腫が確認されている例もある[6]．

血腫は左右が対称的なことが多い．

2）慢性硬膜下血腫との鑑別

慢性硬膜下血腫では，いろいろな時期の血腫があることにより CT にて高吸収域と低吸収域が混在し，不均一な吸収値を示すことが多い．CSFL との重要な鑑別点である．大きな慢性硬膜下血腫では，側脳室は反対側に偏位する．それに対して CSFL では，脳室の中央への偏位，くも膜下腔の狭小化を認める（**症例 1～4**）．この所見が鑑別に有用である．慢性硬膜下血腫として合致しない点がある時には，MRI にて確認することが必要である．

Beck らによると，頭蓋内慢性硬膜下血腫にて手術した例は 221 例ある．報告では，60 歳より上の 185 例を除外した残りの 36 例のうち，脊髄の画像診断を施行された 27 例について検討している．年齢は 49.6±9.2 歳で，7 例に脳脊髄液漏出が認められている．9 例には髄膜嚢胞が認められた．60 歳以下の硬膜下血腫に関しては，CSFL が 25.9％にあったと結論づけている[18]．

3）MRI

テント上の両側円蓋部にて，硬膜下に水腫あるいは血腫を認める．T2 強調像および FLAIR（fluid-attenuated inversion recovery）像では高信号を示し，均一な信号強度を呈することが多い（**症例 1～5**）．T1 強調像では亜急性期の血腫のような高信号を示さない例が多い（**症例 5**）．T2*強調像でも血腫を示す低信号を認めないことが多い（**症例 5**）．

一方，硬膜下の穿頭血腫ドレナージ術を施行し，その後に再発した血腫では，T2*強調像では明らかな低信号を示し（**症例 2**），FLAIR 像および T2 強調像でも皮質に近い信号強度を示す（**症例 2**）．

まれに，大脳鎌に沿って液貯留を認めることもあ

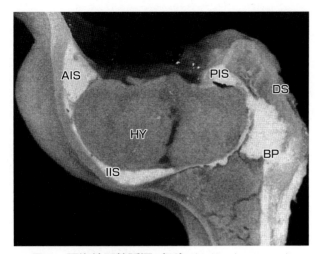

図1　下海綿間静脈洞（IIS）（文献15）より引用）
　静脈洞にバリウムを入れた，下垂体を中心とする脳の矢状断像である．左右の海綿静脈洞をつなぐ静脈洞があり，海綿間静脈洞と呼ばれる．その中で下垂体（HY：hypophysis）の下方前部にあるのがIISである．AIS：anterior intercavernous sinus，PIS：posterior intercavernous sinus，DS：dorsum sellae，BP：basilar plexus

る．ときに，小脳テント下部に薄い硬膜下液貯留を認めることがあり，比較的本症に特徴的である（症例5）．

　経過が長く，急速に悪化した症例でも，新たな硬膜下血腫により不均一な信号強度をMRIにて示すと考えられる．

2．硬膜肥厚

　前述の硬膜下液貯留がある時には，造影前の画像では区別して硬膜肥厚を認めることは難しい．T2強調像では高信号を示し，液貯留と同様の信号強度を示すと考えられる（症例2，3，5）．

　液貯留がなく，軽い硬膜肥厚のみが認められることがあり，FLAIR法冠状断像がわかりやすい（症例6，7）．肥厚した硬膜は大脳皮質とほぼ等信号〜軽度高信号をFLAIR像にて示す．肥厚性硬膜炎とは異なり，T2強調像にて低信号を示さない．

　この硬膜肥厚のみではCSFLの診断は困難であるので，以下に示す硬膜静脈洞の拡大，硬膜外静脈叢の拡大をみつけることが必要となる．

3．硬膜静脈洞の拡大，硬膜外静脈叢の拡大，下垂体の腫大

1）下海綿間静脈洞（IIS）の解剖（図1）

　左右の海綿静脈洞をつなぐ静脈洞があり，海綿間静脈洞（intercavernous sinus）と呼ばれる．その中で下垂体の下方前部にあるのが下海綿間静脈洞（IIS：infe-rior intercavernous sinus）であり，Aquiniらの報告によれば，32例の剖検例にて31例（96.9％）に認められた．3つの形態があり，plexuslike（静脈叢様），venous lake（静脈湖），そしてその混在である[19]．

2）下海綿間静脈洞（IIS）の拡大

　Bonnevilleらの報告では低髄液圧症候群12例中11例に，このIISの拡大が認められており，低髄液圧症候群の頭部MRIでは最も多い異常所見であったとしている[20]．自験例ではBonnevilleらほど高頻度ではないが，大きな硬膜下血腫がない，あるいは硬膜下の液貯留が軽く，brain sagging（脳の下方陥入）が認められないなど，診断が困難な症例ほど高率に認められている．

　FLAIR法冠状断像にて，下垂体の下方，トルコ鞍底との間に，下垂体よりも高信号として明瞭に認められる（症例6，7）．T1強調矢状断像でも，下垂体との間に線状の低信号を挟んで，その下方に下垂体と同様な信号強度あるいは軽い高信号として認められる（症例6，7）．静脈洞であり，信号強度は一定していない．造影後には，よく造影される．矢状断像にて下垂体の下方にIIS様の構造が認められても，FLAIR法冠状断像にて高信号として認められない時には，矢状断像にアーチファクトが生じている可能性もあるので，所見としてはとらない．

　治療により，IISは消失する（症例6，7）．なお，内頸動脈周囲の海綿静脈洞も拡大するが，治療後にも残存し（症例7），所見として不安定であり，本症の診断に際してはIISの拡大がより意味がある．

　硬膜下液貯留がなくbrain saggingもない時のCSFLの診断には，このIISの拡大，円蓋部での軽い硬膜肥厚，斜台から上部頸椎にかけての軽い硬膜外静脈叢の拡大が診断のキーである（症例6，7）．

　さらに，FLAIR法冠状断像およびT1強調矢状断像では，造影剤を使用することなく硬膜静脈洞の拡大を捉えることができ，本症の診断に大変有用である．この2つのシークエンスは当院ではルーチンに使用しているので，主治医が低髄液圧症候群を疑っていない時にも，造影剤を使用することなく本症と診断することが可能である．

3）硬膜外静脈叢の拡大

　斜台から上部頸椎にかけて，硬膜外静脈叢が拡大している所見を認めることがある．斜台では矢状断像正中部にて，T1強調像では髄液よりも高信号として認

められる（症例1, 3, 5）．FIESTA像では症例7で示すように，硬膜外静脈叢の拡大が斜台後方の低信号として，髄液と区別されて明瞭に認められる（症例7G）．この異常所見は，T2強調像では髄液のアーチファクトにより同定できない（症例7F）．また，上部頸椎では正中部より右または左にて，拡大した硬膜外静脈叢が認められる（症例1）．

4) 下垂体の腫大

ときに，下垂体の腫大を認めることがある（症例1）．IISの拡大も下垂体が腫大してみえることに関係している可能性がある．

5) 小脳テント付近の高信号

ときに，FLAIR法冠状断像にて，小脳テント上部に，外側に向かって線状の高信号と造影効果を認めることがある（症例6）．横静脈洞，あるいはそれに入る拡張した静脈をみている可能性がある．比較的本症に特徴的である．

4．brain sagging（脳の下方陥入）

1) 側脳室の中央への偏位と狭小化

CSFLでは髄液の緩衝がなくなり，脳が下方へ陥入する．そのために，側脳室は小さく，中央に寄っている．この所見は，CTでは非常に重要である（症例1〜4）．硬膜下血腫あるいは水腫の量が少ないのに，側脳室が小さく，中央に寄っているのが本症の重要な所見である．慢性硬膜下血腫との鑑別に有用である．

2) くも膜下腔の狭小化

くも膜下腔の狭小化を認める際には，CSFLも鑑別疾患である（表2を参照）[17]．これも前述と同様に，硬膜下血腫あるいは水腫の量に比して，くも膜下腔がみえない時には本症を考える（症例1〜4）．

3) pseudo-SAH

CTにて，脳底槽（basal cistern），小脳テント周囲，大脳鎌に沿って高吸収域があり，くも膜下出血に類似した画像所見を示すが，くも膜下腔に出血がない時にはpseudo-SAHと呼ばれる（表3）[21]．最も多いのは，びまん性脳浮腫あるいは脳死によって起こる例である．この所見は，軟膜血管の充血・拡張と，脳実質が低吸収域を示すことにより，その相乗的な作用として生じるとされる[22,23]．びまん性脳浮腫あるいは脳死は臨床症状から，真のくも膜下出血との鑑別が問題となることは少ないので，pseudo-SAHをみた際に最も重要な鑑別疾患はCSFLである．

表2　CTにて，脳溝，くも膜下腔がよくみえない時に考慮すべき疾患[17]

1．くも膜下出血
2．頭蓋内圧亢進（大きな腫瘤の存在，静脈洞血栓症）
3．低髄液圧症候群（brain sagging）
4．脳脊髄液の組成の変化（蛋白含量の増加など：炎症性疾患）
5．水中毒

表3　pseudo-SAHをきたす疾患[21]

・びまん性脳浮腫
・脳死
・脳脊髄液漏出症
・硬膜下蓄膿（硬膜下膿瘍）

4) CSFLにおけるpseudo-SAH

SchievinkらはSIH 40例のうち，4例（10％）にpseudo-SAHを認めている[12]．4例とも起立性頭痛を呈した．CTまでの経過は3日〜4週間である．CTでの高吸収域は小脳テント周囲，脳底槽およびSylvius裂内にあった．小脳テント周囲では造影後のT1強調像にて硬膜の強い造影効果があり，この部位の高吸収域は血管拡張によると考えられている．しかし，脳底槽とSylvius裂内の高吸収域はbrain saggingにより，脳槽およびくも膜下腔の狭小化が起こったものであるとしている．

自験例でも4例に認められており（症例1, 2, 4），まれな所見ではない．1例はくも膜下出血と他院にて誤診され，血管造影まで行われている．

急性発症の頭痛，髄膜刺激徴候，CTでのpseudo-SAHの所見，しばしば外傷性腰椎穿刺などにより，CSFLをくも膜下出血と誤診しやすいので，十分な注意が必要である[12]．

pseudo-SAHでCSFLと診断とするには，硬膜下液貯留の存在，脳底槽やSylvius裂でのくも膜下腔の狭小化を見逃さないことである．起立性頭痛の存在も重要である．くも膜下出血では脳室は小さくはならず，交通性水頭症を呈して逆に拡大することが多い．

5) 小脳扁桃の下垂

小脳扁桃が脊柱管内に下垂する（症例1, 3）．小脳扁桃下垂のみがあり，他のMRI所見がないCSFLは少ないと考えている．

6) 脳幹の変化

MRI矢状断像にて，中脳が下方に落ち，脚間窩がつ

ぶれる．特徴的な画像所見を示す（症例1, 3, 5）．

さらに，大脳が小脳テントから下垂すると，側頭葉内側部がテント下，橋の外前方に認められる（症例2）．また，橋が両側から圧迫され，橋内部に出血あるいは出血性梗塞を示し，Duret出血をきたす（症例1, 4）．Duret出血をきたす例は意識障害があり，重症であり，予後が悪い．低髄液圧症候群にてDuret出血を起こした症例の報告がある[24,25]．

低髄液圧症候群に昏睡を合併した29例の報告があり，硬膜下血腫を除去したのみでは永続的な改善はなく，必ず悪化するとしている[26]．

5. 造影剤投与による硬膜，硬膜外静脈叢，硬膜静脈洞の造影効果

正常でも硬膜は造影されることがあるが，それに比べて広範な，比較的平滑な造影効果を硬膜に認める（症例1, 5）．硬膜外静脈叢や，IISを含めた硬膜静脈洞の造影効果を認める（症例6）．

1）頭部MRIでの造影剤は不要である．

現在当院では，本症の診断において頭部MRIでは造影剤を使用していない．液貯留の所見，brain sagging，IISの拡大の有無を判断し，低髄液圧症候群の診断をしている．頭部単純MRIにて疑いがある時には頸椎および胸椎MRIを行い，髄液漏出を以下に示すように描出し，診断をしている．それゆえに，頭部MRIでは造影剤は不要と考えている．

6. 脳表ヘモジデリン沈着症（SS）との関係

SchievinkらはCSFL 262例のうち，7例（2.7％）に慢性小脳出血を認めている．男性が5人，女性が2人である．また，36例で脊柱管内前部に髄液漏出を認め，この7例はいずれも前部髄液漏出を伴っていた．一方，髄液漏出のない残りの226例では1例も慢性小脳出血はない[27]．硬膜欠損に関しては記載がない．

ヘモジデリン沈着の程度は，小脳溝に沿った軽度の沈着からSSに至るまで種々あった．出血による症状のあった例は1例のみである．小脳出血の特徴として，両側性・対称性であり，上部小脳半球および虫部上部にあった．すべての出血は慢性である．髄液の黄色調は7例中2例に認められた．CSFL発症時の平均年齢は39.6歳（15〜63歳）であり，小脳出血がMRIにて描出された時の平均年齢は59.1歳（41〜78歳）である．2例は小脳出血と診断されるまでに低髄液圧症候群の症状が消失しており，小脳出血が認められた時のMRIでもCSFLの所見はない．残りの5例は低髄液圧症候群の症状が残存し，MRIでも髄液漏出を認めた[27]．

以上の所見はduropathiesに伴うSSの初期所見をみていると考える．自験例においても，CSFLの治療後にSSになった症例がある（本章の「2. 脳表ヘモジデリン沈着症」の症例4を参照）．duropathiesにより，最初にCSFLが起こり，その後に，SSが発症したと考えられる．SSでは最初に小脳，特に虫部上部にヘモジデリン沈着が起こりやすく，フェリチン合成能が高いBergmann膠細胞を小脳が有するためと考えられている（本章の「2. 脳表ヘモジデリン沈着症」を参照）[28,29]．

7. その他
1）無症状の例がある

低髄液圧症候群の頭部MRI所見（硬膜肥厚と造影効果，brain saggingなど）を示すが，症状がない3例の報告がある[30]．本症において，脳MRI所見と症状の重症度は無関係であること，また，MRI所見が一過性であることなどが関係していると考えられている．

【脊　髄】

CSFLの脊髄MRI所見を以下に示す[17,31]．
①硬膜外液貯留
②硬膜欠損
③硬膜外静脈叢の拡大
④硬膜外静脈の拡張
⑤硬膜の造影効果
⑥C1-2棘突起間の液貯留
⑦その他

1. 硬膜外液貯留
1）MRI

脊柱管内硬膜外の液貯留はCSFLの最も重要な画像所見である．

当院ではルーチンとしてT2強調矢状断像とFIESTA法矢状断像を撮像しているので，この2つの撮像法を組み合わせることにより，髄液漏出の診断は可能である．

脊柱管内での硬膜において，前部硬膜に後方偏位，後部硬膜に前方偏位を認めることが診断には重要である．T2強調矢状断像とFIESTA法矢状断像の片方のみではアーチファクトがありうるので，両方にて硬膜

の位置を同定することが必要である．さらに，硬膜偏位があり，その外側に液貯留がある部位では，T2強調およびFIESTA法の横断像を撮像する．

硬膜外液貯留は髄液と同様の信号強度か，しばしば髄液よりも高信号として硬膜外に認められる（症例1，7〜9）．慣れてくると，硬膜偏位と液貯留があるので，診断は容易である．

T1強調矢状断像も一緒に撮像すれば，硬膜外脂肪との区別はできる．脂肪抑制法は不要である．

2）ミエロ後CT

脊髄くも膜下腔に造影剤を投与しCTを施行する脊髄造影（ミエロ）後CTでは，硬膜外の漏出した髄液は造影剤により，くも膜下腔より低い高吸収値あるいはほぼ同様な高吸収値として認められる（症例8）．

漏出部位の同定においてミエロ後CTを施行した場合，漏出部位付近と，そこから離れた部位では，硬膜外貯留液の吸収値に差が生じるため，有用とする報告がある[32]．漏出部位付近では硬膜外貯留液の吸収値が最も高く，漏出部位より離れた部位では貯留液の吸収値が低いとしている．

ただし，漏出部位付近で視覚的には約4椎体ほどがほぼ同一の吸収値を示すこともある（症例8）．ピンポイントに漏出部位を示すわけではない．硬膜外血液パッチを行うと血液は硬膜外腔で広がり，この程度の広がりを示すので，漏出部位を塞ぐことになると考えている．

腰椎穿刺はCSFLにおいては，さらなる髄液漏出を起こし状態を悪化させる可能性があるので，ミエロ後CTも含めて，腰椎穿刺後には十分な患者状態の把握が必要である．

2．硬膜欠損

FIESTA法横断像にて，硬膜外に液貯留があるために硬膜が脊椎から離れて明瞭に認められ，さらに硬膜欠損部位が同定できることがある（症例8）．duropathiesの一つである脳表ヘモジデリン沈着症（SS）においても，硬膜欠損の同定にFIESTA法横断像が有効であることを示した報告がある[33,34]．スライス厚1 mmの横断像にて，連続して複数部位に硬膜欠損があれば，その部位が漏出部位であると考えられる．

3．硬膜外静脈叢の拡大

C1-2にかけて前部硬膜外に，中央部を除いて，両側性・対称性の硬膜外静脈叢の拡大を示すことが特徴的である．矢状断像では正中部を外れた，傍矢状部にて認められる（症例1，5，7，10）．T2強調像では脊髄と等信号〜高信号を示し，ときに内部にflow voidsを認めることもある．T1強調像でも等信号〜高信号を示す．同部位のくも膜下腔に圧排所見を示す．硬膜にも圧排がある．強く造影される（症例10）．

4．硬膜外静脈の拡張

CSFLにおいては，硬膜外静脈と考えられる構造が拡張して認められる（症例9）．硬膜外に液貯留があり，その背側に曲線状・線状の低信号として認められ，小児例において目立っていた．

5．硬膜の造影効果

報告[31]はあるが，自験例では造影剤は不要と考えている．

6．C1-2棘突起間の液貯留

脊柱管外での液貯留を示す所見である[31]．しかし，25例のCSFLのうちC1-2棘突起間の液貯留があった3例について，実際の髄液漏出部位は下部頸椎であったという報告もある．C1-2の液貯留は真の髄液漏出部位を示さないfalse localizing signであるとしている[35]．脊柱管内硬膜外の液貯留をみるほうがわかりやすく，最近では重要視されることが少なくなったと考えられる．

7．その他

1）原因

脳脊髄液漏出の原因としては，硬膜欠損あるいは神経根近くの髄膜憩室からの漏出が考えられている[2]．自験例では髄膜憩室の例を捉えられていない．

また，胸椎椎間板ヘルニアがTh7/8にある例の報告では，同レベルの椎間板にはCTにて石灰化を認め，さらに胸髄への圧迫をT2強調横断像にて認めている．CSFLを呈し，脊髄造影にてTh8の左硬膜外に造影剤の漏出があった．この突出した椎間板が硬膜およびくも膜を侵し，髄液漏出を起こしたと考察している[36]．ただし，硬膜欠損部位の描出はなく，脊髄に関しては硬膜外血液パッチの施行のみで，硬膜欠損部位の確認はとれていない．

同様に，椎間板あるいはその後縁の石灰化（ないし

は骨化）が硬膜欠損に関係し，漏出部位を示すとする報告がある[32]．

自験例でも類似した症例を経験している（症例8）．Th10/11椎間板の後方で，硬膜前方に石灰化を認め，FIESTA法横断像では，その直下（約2 mm下）の前部硬膜に硬膜欠損を認めている．同部位での硬膜外血液パッチにより，CSFLは治癒している．おそらくこの石灰化（あるいは骨化）は硬膜欠損になんらかの関係があると考える．

2）硬膜内静脈の拡張

Burtisらは，頭痛があり低髄液圧症候群と診断された45歳の女性の例について報告している．硬膜外液貯留および硬膜外静脈叢の拡大があった．さらに，後脊髄静脈の拡張が認められている．CSFLでは硬膜内静脈の拡張をきたすことがあり，脊髄硬膜動静脈瘻と間違えやすい．脊髄症がないことは鑑別点になる．報告では，脊髄内にT2強調像にて高信号も認めていないとしている（硬膜内静脈の拡張については本章の「4.多髄節性筋萎縮症」の症例1も参照）[37]．

シャントからの髄液の引きすぎによりCSFLをきたした自験例においても，著明な硬膜内静脈の拡張および硬膜外静脈叢の拡大を認めている（症例10）．脊髄硬膜動静脈瘻とは異なり，脊髄内にはT2強調像にて高信号を認めない．さらに，硬膜外静脈叢の著明な拡大を認める．血管奇形と誤診しないことが重要である．

3）digital subtraction myelographyとdynamic CT myelography

髄液漏出部位（硬膜欠損部位）の描出にdigital subtraction myelographyとdynamic CT myelographyを使用した例が報告されている（詳細は本章の「2. 脳表ヘモジデリン沈着症」を参照）[38～40]．

4）RIシステルノグラフィー

当院ではCSFL，髄液漏出の診断にRI（radioisotope）システルノグラフィーは使用していない．必要性はないと考えている．

診断のキー

- 頭部CTにて，比較的均一な両側性の硬膜下血腫を認め，脳底槽がよくみえない時には本症を疑い，頭部MRIおよび脊髄MRIにてCSFLの確認をする．
- 頭部MRIにて，前述のような硬膜下血腫を認め，brain saggingを認める時には本症を考える．頭痛のある患者に下海綿間静脈洞（IIS）の拡大を認める際にも本症を考慮し，硬膜外静脈叢の拡大を確認する．
- 脊髄MRIにて，脊髄上部に硬膜外液貯留を認める際にはCSFLをはじめとするduropathiesを考える．

鑑別診断

1. 慢性硬膜下血腫（頭蓋内）

CSFLでは頭蓋内の髄液が減少し，その少なくなった量に比例して硬膜下出血が起きる．ある程度の量の硬膜下血腫があるのに，脳底槽に髄液が明瞭に認められる（くも膜下腔の狭小化がない）のはCSFLではなく，慢性硬膜下血腫である（症例11）．その点を正しく判断する必要がある．

2. 正常の硬膜外脂肪（脊柱管内）

脊髄背側の硬膜外には正常例において，脂肪があり，T2強調像では高信号を示す．これを漏出した髄液と間違えてはならない．T1強調像にて同部位が高信号を示し，正常の硬膜外脂肪であることが理解できる．硬膜外に漏出した髄液は正常脂肪の前に存在し，背側硬膜を前方に圧排する．T2強調矢状断像，T1強調矢状断像，FIESTA法矢状断像をよくみて判断する必要がある．

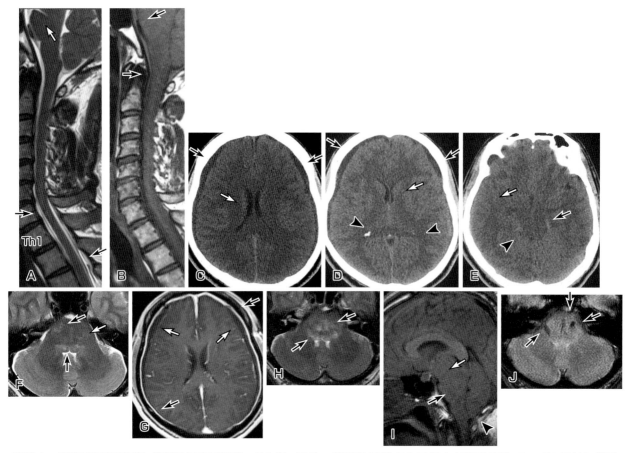

症例 1 脳脊髄液漏出症（低髄液圧症候群），56歳，男性．当院入院約 50 日前より頭痛がある．47 日前に他院救急外来を受診し，頭部 CT を撮像したが，retrospective にみても異常は認められていない．その後も頭痛が続いたが，体位による頭痛の変化については記載がない．別の病院にて，2 週間前に頸椎 MRI（画像 A，B），9 日前に頭部 CT（画像 C～E）を撮像した．

- **A**：T2 強調矢状断像にて，C7 以下に前部硬膜の後方偏位，後部硬膜の前方偏位があり，それぞれ外側に液貯留を認める（→）．Th2-3 では，後部硬膜外の液貯留は脳脊髄液より高信号を示す．さらに，中脳が下垂し，脚間窩の狭小化を認める（⇒）．
- **B**：T1 強調矢状断像（傍正中）にて，斜台から上部頸椎にかけて，硬膜外静脈叢の拡大を認める（→）．CSFL の所見であったが，気づかれていなかった．
- **C**：CT にて，両側に低吸収値を示す硬膜下水腫がある（→）．均一な吸収値を示す．側脳室体部は両側とも中央に偏位している（⇒）．水腫の量に比して，中央への偏位が強い．
- **D**：CT（側脳室前角レベル）にて，両側前頭部に低吸収値を示す硬膜下水腫を認める（→）．吸収値が均一である．側脳室前角は縮小し，中央に寄っている（⇒）．側脳室三角部はよくみえない（▶）．
- **E**：CT（中脳レベル）にて，中脳周囲脳槽左に高吸収域を認めるが，くも膜下出血ではなく，pseudo-SAH である（→）．同脳槽の右にも高吸収域があり，脳槽周囲のくも膜下腔が認められない（▶）．右 Sylvius 裂内のくも膜下腔も認められない（⇒）．以上より，慢性硬膜下血腫ではなく，低髄液圧症候群（CSFL）である．

しかし，慢性硬膜下血腫の診断のもとに，穿頭血腫ドレナージ術が他院にて施行された．その後，頭痛は一次軽快したが，術後 5 日目より歩行困難，失禁，意識不鮮明などが認められ，当院入院 3 日前に頭部 MRI（画像 F，G）が撮像された．なお，当院入院時には頭痛は起立性であると記されている．

- **F**：T2 強調横断像にて，橋被蓋，橋底部に脳の下方陥入による淡い高信号があり（→），橋に対する圧迫が強くなっていることを示唆している．橋底部左には淡い低信号の疑いもある（⇒）．
- **G**：造影後 T1 強調横断像にて，硬膜に一様な強い造影効果を認める（→）．両側硬膜下に低信号を示す液貯留を認める（⇒）．側脳室は中央に寄っている．

当院にて 3 回の硬膜外血液パッチと 2 回の穿頭血腫ドレナージ術が行われ，患者は回復したが，後遺症が残った．

- **H**：当院入院約 2 週間後の T2 強調横断像（画像 F の 18 日後）にて橋は腫大し，その後方，橋底部から被蓋にかけて高信号を認める（→）．
- **I**：T1 強調矢状断像にて橋は腫大し（→），脚間窩は認められず（⇒），小脳扁桃は下垂している（▶）．下垂体は腫大傾向である．
- **J**：T2* 強調横断像にて，橋内には出血を認め，Duret 出血と考える．強い brain sagging（脳の下方への陥入）により，橋に出血性梗塞が起こったと考えられる．

補足：この症例は CSFL を慢性硬膜下血腫と誤診し，穿頭術によって硬膜下血腫を除去したために，一挙に低髄液圧症候群が進行して強い brain sagging が生じ，Duret 出血が起こってしまった例である．頭痛を示す症例においては，起立性頭痛であるかどうかの確認と，初回の CT での注意深い読影が肝要である．

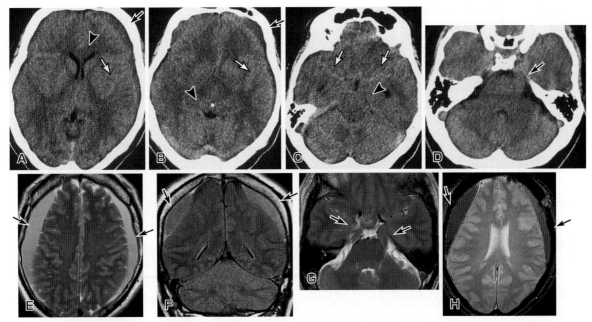

症例2　脳脊髄液漏出症（低髄液圧症候群），45歳，男性．4日前より頭痛があり，寝ていると症状が軽くなった．近医にて鎮痛剤を処方されたがよくならず，他院の救急外来を受診し，頭部CT（画像A〜D）を撮像した．

- **A**：CTにて，左に低吸収値を示す硬膜下水腫を認める（→）．ほぼ均一な吸収値を示す．側脳室前角が中央に偏位している（▶）．Sylvius裂等の脳溝が認められない（⇒）．
- **B**：CTにて，左に低吸収値を示す硬膜下水腫を認める（→）．中脳周囲脳槽がほとんど認められない（▶）．Sylvius裂内のくも膜下腔が認められない（⇒）．
- **C**：CTにて，中脳周囲脳槽が認められない（▶）．Sylvius谷のくも膜下腔に淡い高吸収域を認める（⇒）．脳槽あるいはくも膜下腔の狭小化を示す所見であり，pseudo-SAHと呼ばれる状態である．
- **D**：CTにて，左橋外前方に高吸収域があり，小脳テント縁から下方に落ち込んだ左側頭葉内側部である（→）．

起立性頭痛，ほぼ均一な吸収値を示す硬膜下水腫，脳槽の狭小化，pseudo-SAH等の所見より，低髄液圧症候群（CSFL）と考えられる．残念ながら，くも膜下出血と誤診をして血管造影を行い，その後，硬膜下血腫として穿頭血腫ドレナージ術を行っていた．12日後には頭痛が再発し，当院に入院した．入院時は軽い意識障害，記銘力低下，起立性頭痛を認めた．入院翌日に頭部MRIを施行した．

- **E**：当院でのT2強調横断像にて両側硬膜下に，髄液よりは低信号を示す均一な信号強度の血腫を認める（→）．
- **F**：FLAIR法冠状断像にて，髄液よりも低信号を示す硬膜下血腫を認める（→）．
- **G**：T2強調横断像にて，橋上部，前外方に皮質と等信号を示す構造があり，小脳テント縁から下方に落ち込んだ側頭葉内側部である（→）．画像Dと同様の形態をとっている．なお，脳幹には信号強度異常を認めない．
- **H**：T2*強調横断像にて，両側硬膜下血腫はほぼ均一な低信号を示し（→），血腫に合致する．

T1強調矢状断像（非掲載）では中脳が下方に落ち，脚間窩の狭小化を認め，さらに，造影後には硬膜に造影効果を認めた（非掲載）．脊髄MRIにて，髄液漏出を認めた（非掲載）．硬膜外血液パッチと穿頭血腫ドレナージ術を行い，回復した．

補足：起立性頭痛であることが初回より明らかであった症例である．pseudo-SAHを間違ってくも膜下出血と誤診し，さらに，慢性硬膜下血腫として穿頭血腫ドレナージ術を行ったことが，患者状態の悪化につながっている．初回CTでの読影の重要性がわかる症例である．中脳周囲脳槽がよくみえない，Sylvius裂内のくも膜下腔がよくみえない，側脳室が中央に寄っている，血腫が低吸収値で均一などの所見から，CSFLを考えるべきであった．CTにて，側頭葉内側部がテント下に落ち込む所見を認めることは珍しい．

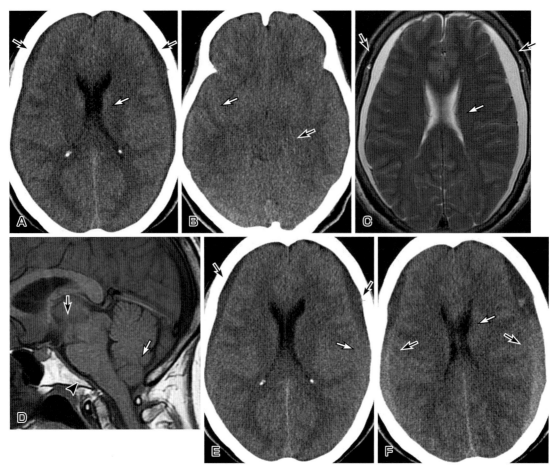

症例3 脳脊髄液漏出症（低髄液圧症候群），61歳，女性．50日前より頭痛があった．鎮痛剤を服用したが，徐々に効果がなくなった．10日ほど前に近医受診した．そのころより，横になると楽になることに気がついた．近医からの依頼により，頭部CTを施行した．

A：CTにて両側硬膜下に，脳実質より低く髄液よりは高い均一な吸収値を示す液貯留がある（→）．側脳室は中央に寄っている（⇨）．

B：CTにて中脳周囲脳槽がよくみえない（→）．Sylvius裂内のくも膜下腔が認められない（⇨）．

以上より，低髄液圧症候群（CSFL）と考えられる．3日後に当院に入院し，安静を保った．入院2日目に頭部MRIを施行した．

C：T2強調横断像にて，両側硬膜下に髄液と等信号を示す均一な信号強度の液貯留を認める（→）．その量は画像Aとほぼ同じである．側脳室も中央に偏位している（⇨）．

D：T1強調矢状断像（正中）にて，中脳が下方に落ち，脚間窩の狭小化を認める（→）．小脳扁桃が下垂している（⇨）．斜台に沿って，硬膜外静脈叢の拡大を認める（▶）．brain saggingが明瞭である．

頭痛は順調に回復していた．入院5日目に腰椎穿刺を施行し，ミエロ後CTを行った．硬膜外に髄液漏出が確認された．しかし，入院7日目より頭痛が再度悪化した．

E：入院9日目の頭部CTにて，画像Aと比べると，両側硬膜下の液貯留が増大している（→）．左硬膜下の液貯留は吸収値が不均一となり，後部の吸収値が高い．新たな血腫の存在が疑われる（⇨）．

さらに頭痛は悪化し，入院14日目には意識障害が出現した．

F：入院14日目の頭部CTにて，両側性に不均一な吸収値を示す硬膜下血腫が認められ，明らかに増大している（→）．側脳室の中央への偏位もより強くなった（⇨）．

緊急にて硬膜外血液パッチを行い，その後に穿頭血腫ドレナージ術を行って患者は回復した．

補足：安静により順調に回復していた患者であったが，腰椎穿刺，ミエロ後CTを契機に髄液漏出がさらに増加し，低髄液圧症候群が悪化したと考えられる．ミエロ後CTは後述するように，血液パッチをする部位の決定に有用である．しかし，腰椎穿刺には本症を悪化させる可能性があり，常にその点を考慮して行う必要がある．

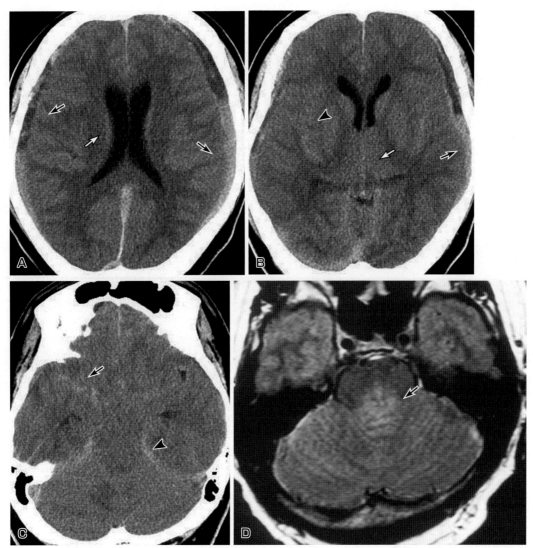

症例4 脳脊髄液漏出症（低髄液圧症候群），38歳，男性．10日ほど前より後頸部痛があり，体調不良を訴えていた．5日前の夜に頭痛があり，その翌日は会社を休んだ．以後，連絡がとれなくなり，会社の同僚が本人宅を訪問し，ベッド上で意識障害の状態で発見され，他院にて頭部CTおよびMRIをその当日に撮像した．

A：CTにて，両側性に硬膜下血腫がある．血腫の前部は主として低吸収域，後部は高吸収域を示している（→）．側脳室は中央に偏位している（⇨）．

B：CTにて，硬膜下血腫がある（→）．第3脳室（⇨）およびSylvius裂（▶）は認められない．

C：CTにて，Sylvius谷には高吸収域があり，pseudo-SAHを示す（→）．中脳周囲脳槽も認められない（▶）．

D：FLAIR法横断像にて，橋被蓋に高信号を認める（→）．brain saggingによる脳幹圧迫を示している．なお，1週間後の当院のT2強調像およびT2*強調像にて，この病変はDuret出血であることが判明している．

補足：当院でのCSFLとしては最重症例である．初回のCTから，血腫が均一ではなく，複数回の出血が起こったことを示している．第3脳室，Sylvius裂，中脳周囲脳槽が認められず，brain saggingが非常に強く，橋被蓋にも高信号を認め，Duret出血であった．なお，頸椎MRIにて，硬膜外に髄液漏出が確認されている．

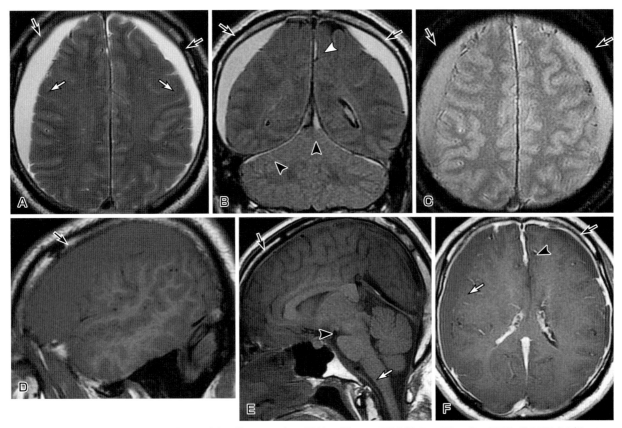

症例5 脳脊髄液漏出症（低髄液圧症候群），61歳，男性．約1カ月半前より目の奥の圧迫感と頭痛がある．約1カ月前に嘔吐し，鎮痛剤を飲んだが改善しなかった．6日前に頭痛が増悪して近医脳神経外科を受診し，頭部MRIにて異常を認め，当院に入院となった．外傷の既往はなく，起立時に増悪し臥位で改善する起立性頭痛であった．

- **A**：T2強調横断像にて，両側硬膜下に液貯留があり（→），高信号を示す．脳には圧排があり，脳溝は狭小化している（⇢）．外傷の既往はない．硬膜下の貯留液が均一な信号強度を示す点が慢性硬膜下血腫とは異なる．
- **B**：FLAIR法冠状断像にて，両側円蓋部硬膜下に液貯留があり，高信号を示す（→）．小脳テント下にも両側に高信号があり，液貯留がある（▶）．このテント下の液貯留はすべての症例にあるわけではないが，本症に特徴的である．さらに大脳鎌に沿って，左に高信号を示す薄い液貯留がある（▷）．
- **C**：T2*強調横断像にて，両側硬膜下に液貯留があり，高信号を示し，血腫の成分はほとんど認められない（→）．
- **D**：T1強調矢状断像（正中より右）にて，脳上部，硬膜下に液貯留があり，皮質よりも低信号を示す（→）．慢性硬膜下血腫とは異なる所見である．
- **E**：T1強調矢状断像（正中）にて，肥厚した硬膜を認める（→）．脚間窩が狭くなっている（▶）．斜台から歯突起にかけて，その背側の硬膜外静脈叢の拡大を認める（⇢）．
- **F**：造影後T1強調横断像にて，全周性に肥厚した硬膜が強く造影されている（→）．前部大脳鎌も肥厚している（▶）．硬膜下の貯留液には造影効果を認めない（⇢）．

補足：起立性頭痛であり，外傷の既往がなく，画像所見も慢性硬膜下血腫とはまったく異なっている．診断を間違ってはならない．下部頸椎から上部胸椎にかけて髄液漏出があり，Th1の硬膜外血液パッチを行って改善し，退院した．A〜Eの画像にて，硬膜外貯留液の性状，硬膜外静脈叢の拡大，脳下垂による脚間窩の変化などが確認でき，低髄液圧症候群の診断には十分である．現在では，CSFLの診断に造影剤は使用していない．脊髄MRIを行い，脳脊髄液漏出を描出することがより重要と考えている．なお，この症例では**症例6**で示すようなIISの拡大はない．液貯留が多い時には拡大を認めないことが多い．

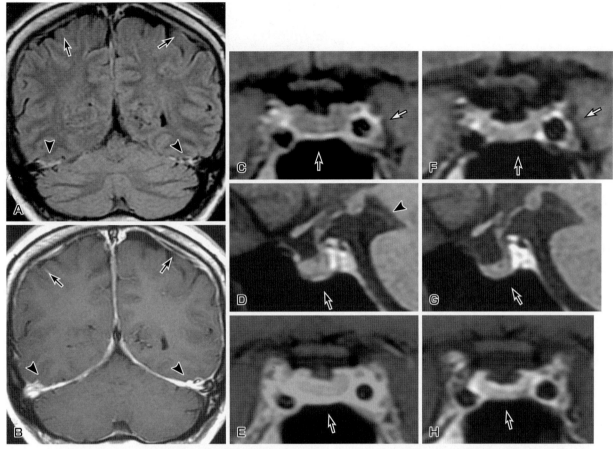

症例6　脳脊髄液漏出症（低髄液圧症候群），40歳，女性．6日前に起床時より前頭部痛と嘔気が出現した．横になると改善するが，起き上がると悪化した．

- **A**：FLAIR法冠状断像にて，両側円蓋部硬膜に肥厚を認める（→）．小脳テントに沿って高信号を認め（▶），画像Bにて造影効果を認めるので，拡大した静脈洞あるいは肥厚した硬膜をみている可能性がある．本症では比較的よく認められ，特徴的な所見である．なお，CTでは異常を認めない（非掲載）．
- **B**：造影後T1強調冠状断像にて，肥厚した硬膜に造影効果を認める（→）．小脳テントも肥厚し，造影効果を認める．画像Aで高信号を示す部位にも造影効果がある（▶）．
- **C**：FLAIR法冠状断像（トルコ鞍）にて，下垂体下方に，高信号を示すIISの拡大を認める（→）．右内頸動脈周囲の海綿静脈洞にも拡大がある（⇒）．
- **D**：T1強調矢状断像（トルコ鞍）にて，下垂体下方に，一部に高信号を示すIISの拡大を認める（→）．脚間窩には著変を認めない（▶）．
- **E**：造影後T1強調冠状断像（トルコ鞍）にて，下垂体下方の拡大したIISに造影効果を認める（→）．
治療により頭痛がなくなり，2カ月後に再検をした．
- **F**：FLAIR法冠状断像（トルコ鞍，画像Cとほぼ同位置）にて，下垂体下方にIISを認めない（→）．左内頸動脈周囲には高信号が残存している（⇒）．海綿静脈洞に比べて，IISがより鋭敏に低髄液圧症候群とその改善を示している．
- **G**：T1強調矢状断像（トルコ鞍，画像Dとほぼ同位置）にて，下垂体下方にIISを認めない（→）．
- **H**：造影後T1強調冠状断像（トルコ鞍，画像Eとほぼ同位置）にて，下垂体下方にIISを認めない（→）．
- **補足1**：治療前後のIISの比較ができた症例である．IISの正常と異常が理解できると考える．この症例も造影剤を使用しているが，現在では造影剤を使用していない．
- **補足2**：画像F～Hを撮像した時期から患者には尾骨周辺の痛みがあり，約2週間後に当院に入院し，検査の結果，S2の神経根囊胞がみつかっている（第3章の「10-(5)神経根囊胞」の症例2と同一症例）．その囊胞から出血し，一部はくも膜下腔に流れ，くも膜下出血を起こしていた．この囊胞が低髄液圧症候群を起こした可能性がある．

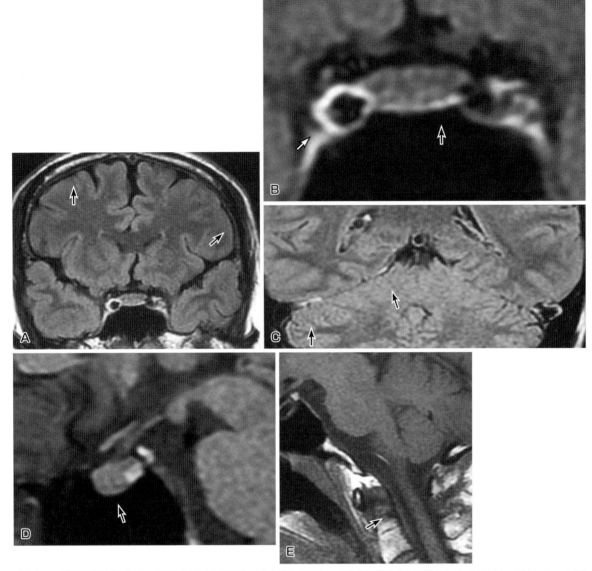

症例7 脳脊髄液漏出症（低髄液圧症候群），34歳，男性．20歳ごろより頭痛もちであり，月に3～4回程度の頻度で頭痛があった．約3週間前に，いつもより強い頭痛があり，嘔吐もあった．1週間後に他院を受診し，CTを撮ったが，異常なしといわれた．約2週間前に頭痛がさらに強くなり，救急外来にて受診した．片頭痛の悪化といわれ，頭痛薬を処方され，MRIの予約をした．頭部MRI（画像A～E）にて低髄液圧症候群と診断され，入院となった．

A：FLAIR法冠状断像にて，軽い硬膜の肥厚を認める（→）．硬膜下に液貯留を認めない．T2強調像では異常所見を認めない（非掲載）．CTでは異常を認めない（非掲載）．

B：FLAIR法冠状断像（トルコ鞍部位の拡大像）にて，IISの拡大があり，高信号を示す（→）．右内頸動脈周囲の海綿静脈洞にも拡大がある（⇒）．

C：FLAIR法冠状断像にて，小脳テント右に沿って異常な高信号を示す構造があり（→），拡大した静脈洞の一部あるいは肥厚した硬膜を示す．

D：T1強調矢状断像（正中，トルコ鞍）にて，下垂体の下方に水平方向に低信号があり，その下方に拡大したIISを認める（→）．

E：T1強調矢状断像（正中より左）にて，拡大した硬膜外静脈叢を認める（→）．

以上より，低髄液圧症候群と診断した．患者は入院し，髄液漏出の確認のために，頭部MRIの1週間後に頸椎MRI（画像F～I）を施行した．入院時の病歴より，患者の頭痛は偏頭痛ではなく，典型的な起立性頭痛であることが判明した．

（次ページにつづく）

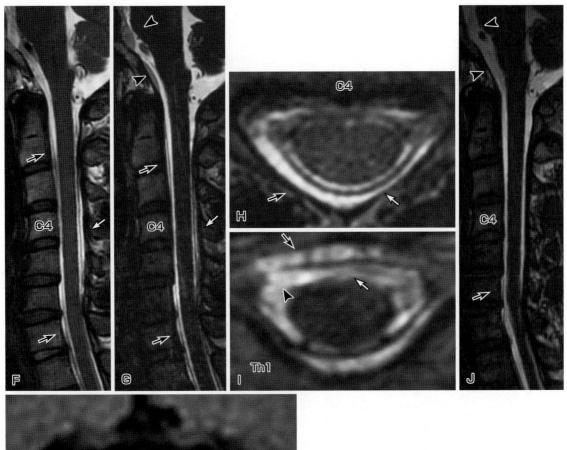

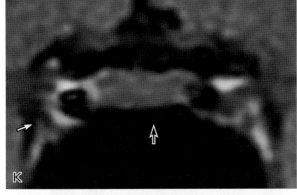

症例7 脳脊髄液漏出症（低髄液圧症候群）（つづき）

- **F**：T2強調矢状断像にて，前部硬膜の後方偏位がC2-3，C6-Th1にかけてある（→）．後部硬膜の前方偏位がC3-6にかけて認められ（⇒），髄液漏出がそれぞれ，硬膜外にある．
- **G**：FIESTA法矢状断像でもT2強調矢状断像と同様な所見，前部硬膜（→）および後部硬膜（⇒）の偏位と硬膜外の液貯留がある．斜台の背側に低信号があり，拡大した硬膜外静脈叢を示す（▶）．T2強調像のみでは髄液の流れによるアーチファクトもあり，不正確であるので，硬膜偏位の診断には必ずFIESTA像と対比をすることが必要である．T1強調矢状断像を同時にみているが，硬膜外脂肪と混同することはない．
- **H**：T2強調横断像（C4）にて，後部硬膜の前方への偏位があり（⇒），その後方に液貯留を認める（→）．
- **I**：FIESTA法横断像（Th1）にて，前部硬膜の後方偏位があり（⇒），硬膜外に液貯留がある（→）．前部硬膜の右端に欠損の疑いがある（▶）．

　補液と安静により頭痛は改善し，約2週間後に経過観察の頸椎MRI（画像J）を施行した．

- **J**：FIESTA法矢状断像にて，硬膜の偏位は非常に少なくなり，C6にて前部硬膜の後方への偏位がわずかに残存するのみとなっている（→）．また，斜台後方の硬膜外静脈叢の拡大は消失している（▶）．

　初回の頭部MRIより約5週間後に，頭部MRIの再検（画像K）を行った．

- **K**：FLAIR法冠状断像（トルコ鞍）にて，IISを認めない（→）．それに対して，右海綿静脈洞は拡大して認められる．CSFLの診断にはIISがより重要である．

補足：現在，当院にて行っているCSFLの画像診断を，この症例はよく示している．頭蓋硬膜下液貯留がほとんどないような例では，IISの拡大は非常に有用な画像所見である．ルーチンにて撮像しているFLAIR法冠状断像とT1強調矢状断像にて，静脈洞の拡大が把握できる．軽い硬膜肥厚，頭蓋底部から上部頸椎にかけての硬膜外静脈叢の拡大も参考になる．頭部MRIにて疑いがあれば，髄液漏出を脊髄MRIにて確認する．Th1の硬膜欠損に関しては，確証はとれていない．画像Jと同時期のFIESTA法横断像では欠損が認められていない（非掲載）．ただし，その画像では前方硬膜と椎体の間に髄液がなく，硬膜欠損が確認しにくい．

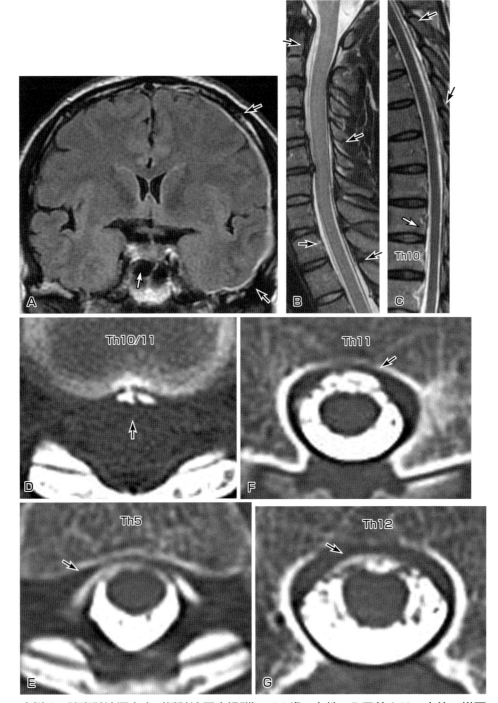

症例 8 脳脊髄液漏出症（低髄液圧症候群），44 歳，女性．5 日前より，立位で増悪し臥位で寛解する頭痛・嘔気・耳閉感が出現し，さらに嘔吐を認めた．自宅で安静にして水分を摂取するも症状改善を認めなかったので，入院し，MRI を施行した．

- **A**：FLAIR 法冠状断像（頭部）にて左硬膜下血腫を認めた（→）．下垂体下方に IIS の拡大が疑われる（⇢）．ただし，治療後の頭部 MRI が撮像されず，IIS の消失は確認されていない．
- **B**：T2 強調矢状断像（正中）にて，脊柱管内の前部硬膜の後方偏位および後部硬膜の前方偏位があり，硬膜外に液貯留を認める（→）．CSFL を示す所見である．

　C6/7 にて硬膜外腔に血液パッチを施行し，症状の改善を認めて退院したが，再び立位にて頭痛が出現したために再度入院となった．

- **C**：T2 強調矢状断像にて，上部胸椎後部硬膜外に液貯留が残存している（→）．さらに，Th9-11 では前部硬膜の後方への偏位があり，硬膜外に液貯留がある（⇢）．
- **D**：CT（Th10/11）にて，椎間板の後方，脊柱管内前部に石灰化（あるいは骨化）を認める（→）．
- **E〜G**：ミエロ後 CT（くも膜下腔に造影剤投与 10 分後，画像 E：Th5，画像 F：Th11，画像 G：Th12）にて，硬膜外に髄液漏出があり，造影剤がくも膜下腔から入り高吸収値を示す（→）．その硬膜外の高吸収値の程度には差があり，画像 E（Th5）あるいは画像 G（Th12）に比べて，画像 F（Th11）にて示す吸収値が最も高い．

（次ページにつづく）

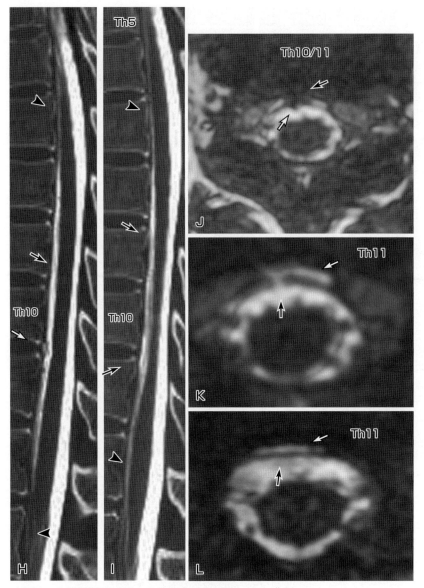

症例8 脳脊髄液漏出症（低髄液圧症候群）（つづき）

- **H, I**：ミエロ後 CT 再構成矢状断像（画像 H：正中，画像 I：正中より右）に て，画像 E～G と合わせて考えると，前部硬膜外に髄液漏出があり，高吸 収値を示す．矢状断像では Th8-11 の吸収値が高く（→），Th5-7，Th12-L1 にかけては高吸収値の程度が低い（▶）．漏出部位近くが，より造影剤 が濃く，そこから離れるに従って貯留している髄液で薄まり，造影剤は薄 くなると考えられるので，硬膜外の造影剤の分布からは Th8-11 の間に漏 出部位の存在が疑われる．画像 H の椎間板（Th10/11）に一致して，椎間 板の後方に石灰化を認める（⇒）．
- **J**：FIESTA 法横断像（Th10/11）にて，石灰化の部位が硬膜に接して低信号 として認められる（→）．右の石灰化はくも膜下腔に突出している（⇨）．
- **K**：FIESTA 法横断像（Th11，画像 G の 2 mm 下方）にて，前部硬膜に欠損 を認める（→）．前部硬膜の前方に液貯留がある（⇨）．

　以上の所見より，Th10/11 にて硬膜外血液パッチを行い，頭痛は改善した． その後，MRI の再検をした．

- **L**：FIESTA 法横断像（Th10/11，画像 K と同位置）にて，硬膜外の液貯留は 一部に残存しているが，他の部位（非掲載）ではほとんど消失している． 前部硬膜が認められ，欠損がなくなっている．おそらく凝血によって塞 がったと解釈している．
- **補足**：CSFL では，欠損部位が認められることは少ない．さらに，治療後には 硬膜外髄液が消失して硬膜が骨に近くなり，硬膜自体の同定が困難と なるので，この症例のように治療後に同一部位の硬膜が同定され，欠損 部位が消失している例は，きわめてまれである．

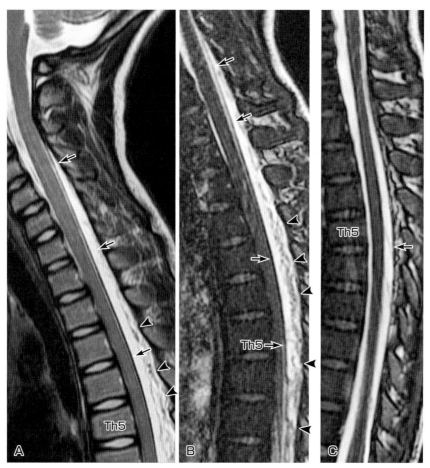

症例9 脳脊髄液漏出症（低髄液圧症候群），9歳，女子．25日前に顔面打撲で歯を折った．5日前には柔道で投げられた．2日前より倦怠感，前日より背部痛および頭痛を認める．頭部を前屈すると胸部，後屈すると背部が痛い．髄液は細胞，蛋白とも正常．初圧は測っていない．頭部MRIではIISの拡大が疑われる（非掲載）．

A：T2強調矢状断像にてC4-Th5以下まで，脊髄および脊髄後方の硬膜を前方に圧排し（→），髄液とほぼ等信号を示す領域がある．同領域内には線状・点状の，脊髄より軽度に信号の高い構造がある（▶）．

B：FIESTA法矢状断像（画像Aより下方）にて，C4-Th7付近で脊髄およびその後方の硬膜が前方に圧排されている（→）．その後方には髄液と等信号があり，さらに後方には曲線状および線状の脊髄よりやや信号が高い構造を認める（▶）．FIESTA法矢状断像では髄液の流れによるアーチファクトはなく，拡張した硬膜外の静脈と考えられる．それゆえに，硬膜外にあるのはくも膜囊胞ではない．

ベッド上にて安静を保ち，1週間後にMRIの再検をした．

C：FIESTA法矢状断像にて脊髄への圧排はなくなり，脊髄後方の硬膜も正常の位置に戻っている（→）．脊髄の後方にあった曲線状・線状の拡張した硬膜外静脈は消失した．

補足：以上の経過から，外傷により硬膜・くも膜の損傷が起こり，髄液が脊髄後方の硬膜外に流出して硬膜外腫瘤として脊髄を圧排し，さらに硬膜外静脈の拡張を起こした可能性がある．安静により流出が止まり，硬膜外の髄液も吸収されて，脊髄の圧排が消失し，同時に硬膜外静脈の拡張も消失した．頭部MRIの所見が軽いのは，脊髄硬膜外静脈の拡張により代償されたためと考えている．硬膜外くも膜囊胞としては発症が急激であり，硬膜外静脈の拡張という点で合致しない．

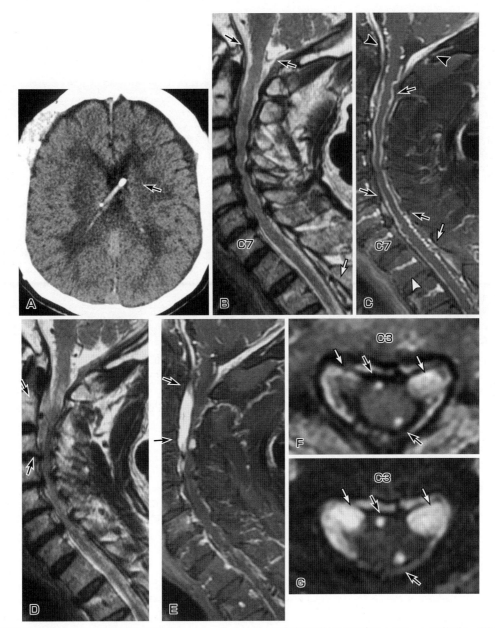

症例10　脳脊髄液漏出症（低髄液圧症候群；シャントからの髄液の引きすぎによる）＋頸椎症，60歳，男性．
約21年前にくも膜下出血を発症し，動脈瘤のクリッピングおよびシャント手術を受けた．認知症はあったが，自立していた．半年前に階段から落ちて，頭部を打撲し，不全四肢麻痺となる．3日前に強直性けいれんを起こし，意識遷延があり，当院に入院した．

A：頭部CTにて，側脳室が中央に寄り，側脳室が小さくなっている（→）．頭頂部には薄い硬膜下水腫がある（非掲載）．
B：T2強調矢状断像にて，頸椎症と脊柱管狭窄がある．延髄周囲にて硬膜内血管の拡張を認める（→）．上部胸椎では硬膜外脂肪の中に，拡張した硬膜外静脈を認める（⇒）．髄内には高信号を認めない．
C：造影後脂肪抑制T1強調矢状断像にて，頭蓋内硬膜外静脈叢の拡大を認める（▶）．脊髄の前後に硬膜内静脈の強い拡張がある（→）．硬膜外静脈にも拡張がある（⇒）．椎体内の静脈にも拡張を認める（▷）．
D：T2強調矢状断像（正中より右）にて，C1-3に前部硬膜外静脈叢の強い拡大がある（→）．
E：造影後脂肪抑制T1強調矢状断像にて，画像Dで拡大を示した静脈叢に造影効果を認める（→）．
F：T2強調横断像（C3）にて，脊髄の前後に硬膜内静脈の拡張を認める（→）．前部硬膜外静脈叢も拡大している（⇒）．
G：造影後脂肪抑制T1強調横断像（C3）にて，拡張した硬膜内静脈（→），拡大した硬膜外静脈叢（⇒）に造影効果を認める．
補足：画像所見は小さな側脳室，硬膜内静脈の拡張，硬膜外静脈叢の拡大を示しており，脳脊髄液引きすぎによるCSFLと考える．このような静脈拡張をみて，脊髄あるいは頭蓋内の血管奇形を考え，血管造影をしてはならない．

鑑別診断の症例

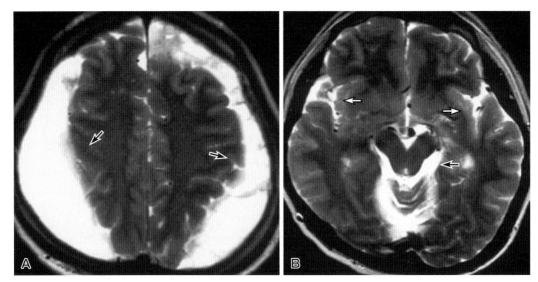

症例 11 脳慢性硬膜下血腫，54歳，男性．約2カ月前に，後方に転倒し，後頭部を打撲した．頭痛があったり右膝の動きが悪かったりしたが，改善したので，様子をみていた．約1カ月半後に頭痛の頻度が増加し，右不全麻痺を認め，他院にて左穿頭血腫ドレナージ術を受けて退院した．その約1カ月後に再度他院にて頭部MRIを施行し，両側硬膜下血腫を認め，CSFLの疑いにて当院に紹介された．

A：T2強調像にて，両側に大きな硬膜下血腫を認める（→）．
B：T2強調像にて，正常の中脳周囲脳槽を認める（→）．また，両側Sylvius裂も正常に認められる（⇒）．慢性硬膜下血腫の所見である．
補足：CSFLでは頭蓋内のくも膜下腔から髄液が流れ出し，その量に従って硬膜静脈洞の拡大，さらに，流出した髄液の量が大きい時には硬膜下血腫が生じる．この症例のような"立派な"硬膜下血腫があるのに，中脳周囲脳槽およびSylvius裂に明瞭に髄液が認められるのは，CSFLではなく，慢性硬膜下血腫である．そこを理解することが肝要である．

文 献

1) Kumar N：Beyond superficial siderosis：introducing "duropathies". *Neurology* **78**：1992-1999, 2012
2) Schievink WI, et al：Diagnostic criteria for spontaneous spinal CSF leaks and intracranial hypotension. *AJNR Am J Neuroradiol* **29**：853-856, 2008
3) Mokri B：Spontaneous CSF leaks：low CSF volume syndromes. *Neurol Clin* **32**：397-422, 2014
4) Schievink WI, et al：Lack of causal association between spontaneous intracranial hypotension and cranial cerebrospinal fluid leaks. *J Neurosurg* **116**：749-754, 2012
5) 佐藤慎哉，他：脳脊髄液減少症の画像診断と臨床．臨放 **54**：726-735, 2009
6) 坂倉和樹，他：起立性頭痛を呈さなかった特発性低髄液圧症候群に伴う両側性慢性硬膜下血腫の1例．*Neurol Surg* **42**：341-345, 2014
7) Borg B：CSF leakage syndrome. Ross JS, et al（eds）：Diagnostic Imaging—Spine 2nd ed. Amirsys, Salt Lake City, 2010, ppVII-1-60-63
8) Ducros A, et al：Headache arising from idiopathic changes in CSF pressure. *Lancet Neurol* **14**：655-668, 2015
9) Schievink WI, et al：Spinal manifestations of spontaneous intracranial hypotension. *J Neurosurg Spine* **18**：96-101, 2013
10) Costa P, et al：Headache due to spontaneous intracranial hypotension and subsequent cerebral vein thrombosis. *Headache* **52**：1592-1596, 2012
11) Rice CM, et al：Spontaneous intracranial hypotension and venous sinus thrombosis. *Pract Neurol* **13**：120-124, 2013
12) Schievink WI, et al：Pseudo-subarachnoid hemorrhage：a CT-finding in spontaneous intracranial hypotension. *Neurology* **65**：135-137, 2005
13) Kranz PG, et al：Rebound intracranial hypertension：a complication of epidural blood patching for intracranial hypotension. *AJNR Am J Neuroradiol* **35**：1237-1240, 2014
14) Schievink WI, et al：Bariatric surgery as a possible risk factor for spontaneous intracranial hypotension. *Neurology* **83**：1819-1822, 2014

15) Suero Molina EJ, et al：Cerebrospinal fluid leakage in Gorham-Stout disease due to dura mater involvement after progression of an osteolytic lesion in the thoracic spine. *J Neurosurg Spine* **21**：956-960, 2014
16) Adler F, et al：Intraosseous CSF fistula in a patient with Gorham disease resulting in intracranial hypotension. *AJNR Am J Neuroradiol* **32**：E198-200, 2011
17) 柳下　章：脳脊髄液減少症. 柳下　章：神経内科疾患の画像診断. 学研メディカル秀潤社, 2011, pp423-428
18) Beck J, et al：Spinal cerebrospinal fluid leak as the cause of chronic subdural hematomas in nongeriatric patients. *J Neurosurg* **121**：1380-1387, 2014
19) Aquini MG, et al：Intercavernous venous communications in the human skull base. *Skull Base Surg* **4**：145-150, 1994
20) Bonneville JF, et al：Enlargement of the inferior intercavernous sinus：a new sign for the diagnosis of craniospinal hypotension. *AJNR Am J Neuroradiol* **32**：E194, 2011
21) 柳下　章：pseudo-subarachnoid hemorrhage（pseudo-SAH）. 柳下　章：神経内科疾患の画像診断. 学研メディカル秀潤社, 2011, pp499-500
22) Yuzawa H, et al：Pseudo-subarachnoid hemorrhage found in patients with postresuscitation encephalopathy：characteristics of CT findings and clinical importance. *AJNR Am J Neuroradiol* **29**：1544-1549, 2008
23) Given CA 2nd, et al：Pseudo-subarachnoid hemorrhage：a potential imaging pitfall associated with diffuse cerebral edema. *AJNR Am J Neuroradiol* **24**：254-256, 2003
24) Chi NF, et al：Transtentorial herniation with cerebral infarction and duret haemorrhage in a patient with spontaneous intracranial hypotension. *Cephalalgia* **27**：279-282, 2007
25) de Noronha RJ, et al：Subdural haematoma：a potentially serious consequence of spontaneous intracranial hypotension. *J Neurol Neurosurg Psychiatry* **74**：752-755, 2003
26) Loya JJ, et al：Intracranial hypotension producing reversible coma：a systematic review, including three new cases. *J Neurosurg* **117**：615-628, 2012
27) Schievink WI, et al：Chronic cerebellar hemorrhage in spontaneous intracranial hypotension：association with ventral spinal cerebrospinal fluid leaks：clinical article. *J Neurosurg Spine* **15**：433-440, 2011
28) Koeppen AH, et al：Brain hemosiderin and superficial siderosis of the central nervous system. *J Neuropathol Exp Neurol* **47**：249-270, 1988
29) Offenbacher H, et al：Superficial siderosis of the central nervous system：MRI findings and clinical significance. *Neuroradiology* **38**：S51-56, 1996
30) Schievink WI, et al：Spontaneous intracranial hypotension as an incidental finding on MRI. *Neurology* **79**：1298-1299, 2012
31) Medina JH, et al：Spinal imaging findings in spontaneous intracranial hypotension. *AJR Am J Roentgenol* **195**：459-464, 2010
32) Yoshida H, et al：Leakage detection on CT myelography for targeted epidural blood patch in spontaneous cerebrospinal fluid leaks：calcified or ossified spinal lesions ventral to the thecal sac. *J Neurosurg Spine* **21**：432-441, 2014
33) 柳下　章：症例から学ぶ　画像診断トレーニング（第9回）. 脊椎脊髄 **26**：837-839, 2013
34) Egawa S, et al：Dural closure for the treatment of superficial siderosis. *J Neurosurg Spine* **18**：388-393, 2013
35) Schievink WI, et al：False localizing sign of C1-2 cerebrospinal fluid leak in spontaneous intracranial hypotension. *J Neurosurg* **100**：639-644, 2004
36) Winter SC, et al：Spontaneous intracranial hypotension due to thoracic disc herniation. Case report. *J Neurosurg* **96**（3 Suppl）：343-345, 2002
37) Burtis MT, et al：Intradural spinal vein enlargement in craniospinal hypotension. *AJNR Am J Neuroradiol* **26**：34-38, 2005
38) Hoxworth JM, et al：Localization of a rapid CSF leak with digital subtraction myelography. *AJNR Am J Neuroradiol* **30**：516-519, 2009
39) Hoxworth JM, et al：The role of digital subtraction myelography in the diagnosis and localization of spontaneous spinal CSF leaks. *AJR Am J Roentgenol* **199**：649-653, 2012
40) Ball BG, et al：Ventral "spinal epidural meningeal cysts"—not epidural and not cysts？ Case series and review of the literature. *Neurosurgery* **70**：320-328, 2012

2 脳表ヘモジデリン沈着症

臨床

　脳表ヘモジデリン沈着症（SS：superficial siderosis）は，くも膜下腔へのゆっくりとした繰り返す出血により髄液中の自由鉄，フェリチンおよびヘモジデリン濃度が高くなり，最初は血管周囲のマクロファージと小膠細胞に，続いて星細胞と乏突起膠細胞にこれらが集積することで発症する疾患である．ヘモジデリン沈着は主として，小脳，脳幹，下部側頭葉と第VIII脳神経に起こる．それゆえに，進行性の小脳失調症，感覚性の難聴を示す[1]．

　ヘモジデリン沈着の発生には中枢神経系に存在するグリア細胞の存在が不可欠であり[2,3]，末梢神経系の馬尾あるいは脊髄からの神経・神経根にはヘモジデリン沈着は発生しない．聴神経が侵されやすいのは，グリア細胞に囲まれた長い中枢神経系ミエリンが（脳幹から1 cm離れても）存在することによる[4]．

　初期には小脳のみに，ヘモジデリン沈着が限局することがある．小脳に特にヘモジデリンが沈着しやすいのは，他の部位と比較して，フェリチン合成能の高いBergmann膠細胞を有するためと考えられている[2,5]．

1. 分類

　山脇らはSSを，小脳，脳幹といった古典的な部位にヘモジデリン沈着が認められる古典型と，大脳皮質のごく一部のみにヘモジデリン沈着が認められる限局型の2つに分けた[6]．

　また，原因となる疾患，例えば側脳室周囲の海綿状血管腫や脊髄上衣腫などがわかっている例に対して，原因が不明な例もある．

2. duropathies

　Kumarらの一連の報告[7〜11]により，原因不明のいわゆる古典型のSSのほとんどはduropathiesに属し，脊髄硬膜の欠損あるいは損傷によって起こると考えられる．また，大脳皮質の限局型は脳アミロイド血管症が大きな役目を果たしており[12]，古典型と限局型はまったく別の疾患と考えるべきである．

　本稿では以下，原因不明例で，duropathiesに入る症例のみについて記載する．

3. 発症機序

　SSでは脊柱管内硬膜内および硬膜外の液貯留がしばしば認められるが，この液貯留に関連して，硬膜の欠損部位あるいは損傷部位付近の脆弱な血管が原因で慢性的な出血が起こり，その出血がくも膜下腔に入ることによってSSが発症すると考えられている[7〜9]．

　さらに，SSの治療例の報告もある．SSと脳脊髄液漏出症があり，C3-Th11にかけて脊柱管内前部硬膜外に液貯留があり，Th7-8にかけて髄液漏出を認める症例で，漏出部位の硬膜外に脂肪塊を置いて補填し，シール剤を硬膜外に注射した．術後6カ月で患者の自覚症状の改善と，以前は非常に高かった髄液中の赤血球数および蛋白量の改善を認めている[9]．以後，同様な報告がある[13,14]．自験SS例においても，脊柱管内前部硬膜外に，ほとんどの症例にて液貯留を認めている．

　HoxworthらはTh5-6にかけての硬膜欠損が手術にて確認されたSS例にて，同部位に後縦靱帯の静脈組織の拡張があったため，これを出血源として凝固と摘出，さらに硬膜欠損部位の修復を行い，術後に髄液漏出がなくなったと報告している[15]．

4. 他のduropathiesとの関係

1）脳脊髄液漏出症

　脳脊髄液漏出症とSSとの関係についてはKumarらにより，同時に両方に罹患している症例が報告されている[8]．自験例でも，過去に脳脊髄液漏出症を罹患し，それが治癒した後にSSを発症した例がある（**症例4**）．

　Schievinkらは脳脊髄液漏出症262例のうち，7例（2.7％）に慢性小脳出血を認めている．この7例全例で前部硬膜外に液貯留がある．小脳症状はない[16]．この7例はduropathiesにより，最初は脳脊髄液漏出症

を示し，その後に SS となった症例であると考える．

2）特発性脊髄ヘルニア

C2-Th9 にかけて硬膜外液貯留，Th7 に脊髄ヘルニアがあり，さらに SS（小脳虫部上部の萎縮とヘモジデリン沈着）を伴った例がある[17]．脊髄ヘルニアを正常な位置に戻し，硬膜欠損部位を修復することによって，液貯留は消失し，髄液異常（キサントクロミーと赤血球増多）も消失したと報告されている．

3）多髄節性筋萎縮症

58 歳の男性の症例では，進行性の歩行不安定を主訴に来院して SS がみつかり，さらに進行性の四肢筋萎縮（左，近位筋，上肢がそれぞれ優位）を認めた．石灰化した椎間板あるいは骨棘に関連した硬膜欠損があり，同部位からの髄液漏出による脊柱管内前部硬膜外液貯留を生じて，SS を発症し，さらに，脊髄前角あるいは前根の圧迫により髄節性筋萎縮症を呈していたと報告されている[18]．

自験例の多髄節性筋萎縮症にも SS の合併があった（本章の「4．多髄節性筋萎縮症」を参照）．

撮像法

頭部 MRI にて SS を認めた場合には，脊髄 MRI を全範囲に行い，硬膜外液貯留および硬膜欠損の有無を確認する必要がある．硬膜外液貯留をみるには T2 強調矢状断像および FIESTA 法矢状断像が有効であり，両者ともに撮像することが必要である．硬膜欠損をみるには FIESTA 法横断像が必須である．

画像所見

1．頭部の MRI

小脳，脳幹，聴神経の表面に T2 強調像および T2* 強調像にて低信号と萎縮を認める（症例 1～4）．ヘモジデリン沈着による．T1 強調像では等信号，ときにやや高信号を認めることもある．フェリチンによると考えられる．低信号の強さは磁化率強調像（SWI：susceptibility-weighted imaging）＞T2* 強調像＞T2 強調像となる．ときに，SWI だと低信号が強すぎることもある．

初期に小脳のみにヘモジデリン沈着を認める例があり（症例 1），小脳症状を認めない．前述したように，小脳出血を認めた Schievink らの 7 例にも小脳症状はない[16]．

duropathies による SS でも，進行した症例では側脳室上衣にヘモジデリン沈着を認める．一方，側脳室に接した海綿状血管腫から側脳室内に出血が繰り返し起こり SS が発生した例では，側脳室上衣に強いヘモジデリン沈着を認める．

2．脊髄の MRI

脊髄の表面にもヘモジデリン沈着が起こり，T2 強調像にて低信号を認める（症例 2，4）．T1 強調像では脊髄と等信号である．脊髄の萎縮を認めることもある．なお，前述の理由で，脊髄神経・神経根には低信号を認めない[4]．出血源が脊柱管内にあっても，脊髄にはヘモジデリン沈着がないこともある（症例 1，3）．逆に，duropathies ではなく，出血源が頭蓋内にある SS にて，脊髄表面にもヘモジデリン沈着を認めることがある．

1）硬膜欠損

脊柱管内の主として硬膜外に異常な液貯留を認め，硬膜の欠損を認めることがある（症例 1～3）．硬膜欠損には手術後の偽性髄膜瘤を形成するような大きな欠損もあるが（症例 3），多くは小さく，FIESTA 法横断像のみにて確認できる例が多い．複数の検査にて，複数スライス以上にあれば確実と考える（症例 1，2）．

ミエロ後 CT にて，髄液漏出があり，漏出部位を挟んでその内外に硬膜様構造がある病態を 1 例に認めている（症例 4）．FIESTA 法横断像でも，手術中にも，漏出部位には硬膜欠損を確認できなかった．

2）偽性髄膜瘤を伴う例

手術後に偽性髄膜瘤になり，その後に SS を発症した例を 2 例経験している（症例 3）[19]．2 例とも術後，20 年近く経過してから発症している．脊椎・脊髄手術後の偽性髄膜瘤に関しては長い年月にわたっての慎重な経過観察が必要であり，本症の発症に注意することが肝要である．

3）digital subtraction myelography

Hoxworth らは血管造影装置を使用して digital subtraction myelography を行い，髄液漏出部位を同定している．患者を腹臥位にし，骨盤部にパッドを入れて脊椎を平らにし，腰椎穿刺を L2-3 にて行い，造影剤 1 ml/秒の割合で注入する．それを血管造影と同様に，5 枚/秒の割合で撮像する．53 歳の手術例では撮像開始後 0.4 秒にて，くも膜下腔から造影剤が前部硬膜外に

出ていく様子が描出されている[15].

同法を11例（脳脊髄液漏出症が6例，SSが5例）に施行し，9例で髄液漏出部位を同定できている．この方法は急速な髄液漏出例には有効であり，9例の漏出部位はTh3-11の間にあったとしている[20].

SSにおいては，手術にて硬膜欠損を確認して，欠損部位を修復する必要があり，この方法は参考になると考える．

4) dynamic CT myelography

Ballらは腰椎穿刺後，腰を上げた腹臥位にて造影剤をくも膜下腔に注入しCTを撮像することで，造影剤が硬膜外に出る部位を同定している．造影剤濃度の上昇をモニターしながら撮像し，矢状断像の再構成像にて硬膜欠損部位の同定をするもので，少量の造影剤の投与直後，45秒後，5分後の画像が掲載されており，その中で投与直後の画像にて，髄液が硬膜外に出る部位（硬膜欠損部位）が描出されている[21].

診断のキー

・脳：小脳および脳幹の表面にT2強調像にて低信号を認め，T2*強調像あるいはSWIにてより明瞭な低信号を示す時には，脳表ヘモジデリン沈着症を考える．ヘモジデリン沈着は初期には小脳虫部上部のみのことがある．

・脊髄：上記の所見をみた際には，硬膜外液貯留の有無を検索し，あれば硬膜欠損部位を同定する．

鑑別診断

1. 限局型（大脳皮質）

脳アミロイド血管症が原因としては最も多い．そのほかには，円蓋部くも膜下出血をきたす疾患が鑑別疾患となる．可逆性脳血管攣縮症候群，皮質静脈・静脈洞血栓症などである．

2. 古典型 (remote cerebellar hemorrhage)

小脳表面のヘモジデリン沈着ではなく，小脳実質内の出血である．早期ではCTにて高吸収域を示す．頭蓋内手術あるいは脊柱管手術の既往がある．

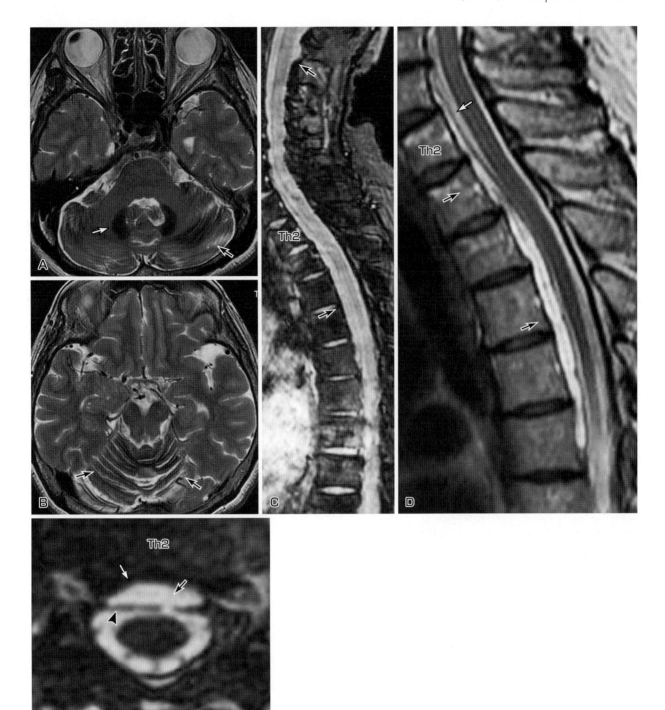

症例1 脳表ヘモジデリン沈着症，56歳，女性．約14カ月前に左三叉神経痛にて頭部MRIを撮像し，左三叉神経に対する血管圧迫があった．副所見として，SSがみつかった．難聴および小脳失調はなく，SSに関しては無症状と考えられた．約1年後にMRIの再検を施行した．SSを示唆する臨床症状はない．（画像B，D，Eは文献22）より引用）

- A：T2強調横断像（頭部）にて，左小脳にヘモジデリン沈着を認める（→）．歯状核の低信号が正常に比べて強い（⇨）．
- B：T2強調横断像（頭部）にて，小脳萎縮と，小脳溝に沿った低信号を認め（→），ヘモジデリン沈着がある．脳幹表面には低信号を認めない．
- C：T2*強調矢状断像にて，脊髄にはヘモジデリン沈着を認めない（→）．
- D：T2強調矢状断像にて，Th1-7にかけて，前部硬膜の後方への偏位を認め（⇨），その前方に液貯留を認める（→）．
- E：FIESTA法横断像（Th2）にて，前部硬膜（▶）の後方への偏位があり，その前方には液貯留がある（⇨）．さらに，硬膜の一部に欠損を認める（→）．

補足：三叉神経痛に対する頭部MRIにて偶然にみつかった，duropathiesによるSSである．初回のMRIから3年経過しているが，SSに関しては無症状であり，硬膜外液貯留の状態にも変化がない．それゆえに，硬膜欠損は手術にて未確認である．しかし，複数回数の検査で，同一部位に欠損があるので，確実な異常所見と考える．

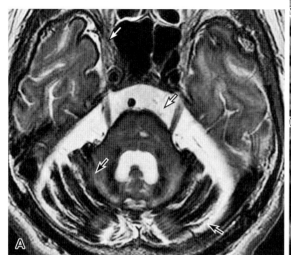
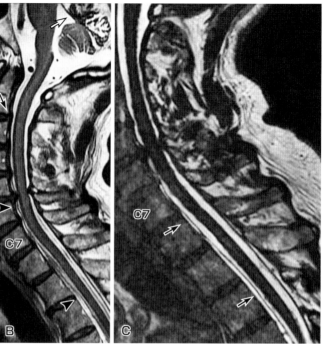
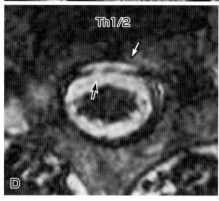

症例2 脳表ヘモジデリン沈着症，59歳，男性．36歳にて頭部外傷による硬膜下血腫の手術を受けた．47歳にて再び外傷による頭部打撲，肋骨骨折があり，入院した．55歳にてふらつきがあった．その後，てんかんと診断された．59歳にて当院受診し，小脳失調，難聴，構音障害，味覚障害がある．（文献14, 22）より引用）

A：T2強調横断像（頭部）にて，小脳および橋の萎縮を認める．小脳回に沿った強い低信号があり（→），ヘモジデリン沈着である．橋および下側頭葉内側の表面にもヘモジデリン沈着がある（⇒）．

B：頸椎T2強調矢状断像にて，脊髄の表面に低信号があり（→），ヘモジデリン沈着が脊髄表面にもあることを示す．小脳虫部上部の萎縮が目立ち（⇨），同部位は低信号で，ヘモジデリン沈着を示す．SSに特徴的な画像所見である．C5以下にて前部硬膜が後方に偏位し（▶），その前方に液貯留を認める．

C：FIESTA法矢状断像にて，C5以下の前部硬膜が後方に偏位し（→），その前方に液貯留がある．

D：FIESTA法横断像（Th1/2）にて，前部硬膜外に液貯留があり（⇨），前部硬膜の一部に欠損を認める（→）．

補足：手術にて硬膜欠損部位を確認し，その周囲の硬膜にヘモジデリン沈着を認めた．欠損部位の前面にフィブリン糊を散布し，脂肪塊にて欠損部位を補填した．術後，前部硬膜外の液貯留は消失し，髄液検査にて，術前に非常に高かった赤血球数の著明な減少があり，出血の髄液内への流入が止まっていると考えられた．

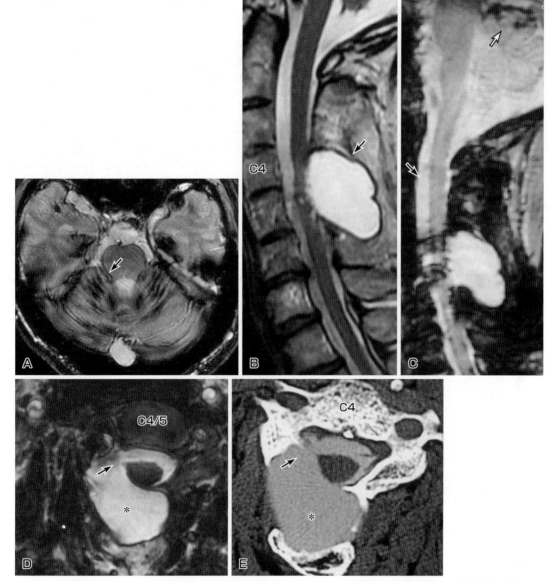

症例 3　脳表ヘモジデリン沈着症，53 歳，男性．26 年前に他院にて脊髄腫瘍（鉄亜鈴型腫瘍；C4-5）の手術を受けた．統合失調症があり，他院精神科を受診し，頭部 MRI にて脳表ヘモジデリン沈着症と診断され，当院を受診した．（画像 B, C, E は文献 22）より引用）

- **A**：T2*強調横断像（頭部）にて，小脳回に沿った強い低信号があり，ヘモジデリン沈着を示す（→）．
- **B**：T2 強調矢状断像にて，C4-5 の脊髄背側に髄膜瘤様の異常を認める（→）．
- **C**：T2*強調矢状断像にて，脊髄表面にはヘモジデリン沈着がない（→）．しかし，小脳虫部上部にはヘモジデリン沈着がある（⇢）．頸髄 MRI にて小脳上部を確認できることもあるため，硬膜欠損のある症例では，小脳虫部のヘモジデリン沈着の有無を意識してみることが重要である．
- **D**：FIESTA 法横断像（C4/5）にて，脊柱管右に硬膜欠損を認め（→），偽性髄膜瘤がある（*）．
- **E**：ミエロ後 CT（C4）にて，硬膜欠損があり（→），脊柱管右後方に偽性髄膜瘤を認める（*）．
- **補足**：大きな偽性髄膜瘤と SS があり，術前の髄液検査にて赤血球が検出され，出血が持続していると考えられたので，髄膜瘤閉鎖術を行った．偽性髄膜瘤の頭側に残存する椎弓があり，その骨髄からの出血を術者は認めた．その椎弓後部に接する偽性髄膜瘤内に血液が入り，さらに連続する髄液腔へと流れたと考えられた[23]．出血が髄膜瘤に流れ，さらに髄液中に入り，SS を生じたと考えられる．術後の髄液検査では赤血球数の著明な減少があり，出血が止まっていると考えられた．

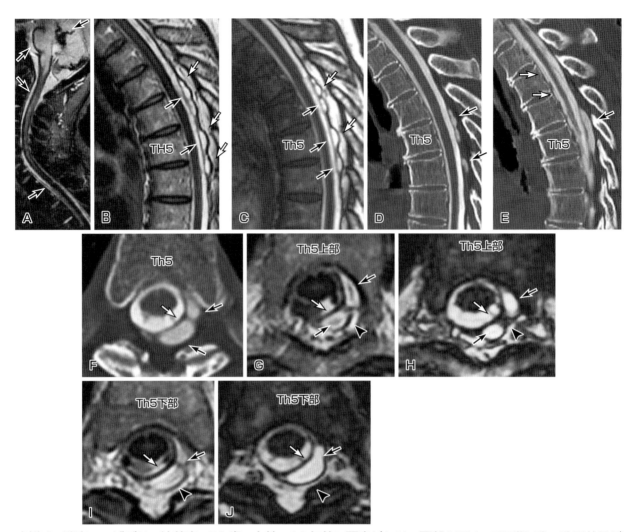

症例4 脳表ヘモジデリン沈着症，59歳，女性．16年前に頭痛があり，頭部MRIにて硬膜に強い造影効果があり，他院にて特発性脳脊髄液漏出症と診断され，1カ月の安静と補液にて完治した．数年前より右難聴があり，3年ほど前より物忘れと歩行時のふらつきを認め，1年ほど前に強直性けいれん発作を起こして他院に入院し，SSと診断された．SS治療のために，当院に入院した．（画像A, B, F, Hは文献22）より引用）

A：T2*強調矢状断像にて，小脳上部，脳幹，脊髄の表面に強い低信号があり（→），SSと考えられる．
B：T2強調矢状断像にて，Th3-6の後部硬膜の後方に液貯留があり（→），さらに，その後方には硬膜と同様の低信号を示す硬膜様構造を認める（⇒）．なお，C5-Th5では前部硬膜外に髄液漏出を認めた．
C：FIESTA法矢状断像でも，Th3-6に同様の所見があり，後部硬膜の後方に液貯留（→），その後方に低信号を示す硬膜様構造を認める（⇒）．
D：ミエロ後CT再構成矢状断像（正中）にて，Th4-5, Th6の後部硬膜外に髄液漏出を認める（→）．
E：ミエロ後CT再構成矢状断像（正中より左）にて，Th4-6の後部硬膜外に連続的に髄液漏出を認める（→）．漏出部位（Th4-5）に硬膜欠損があると考えられた．前部硬膜外にも髄液漏出があり，造影剤が硬膜外に認められる（⇒）．
F：ミエロ後CT（Th5）にて，脊髄左硬膜外に髄液漏出を認める（→）．⇒は脊髄背側の硬膜．
G, H：T2強調横断像（画像G，Th5上部）およびFIESTA法横断像（画像H，画像Gと同位置）にて，脊髄背側左の硬膜を認め（⇒），その外側に液貯留がある（→）．さらに，その外側に低信号を示す硬膜様構造を認める（▶）．
I, J：T2強調横断像（画像I，Th5下部）およびFIESTA法横断像（画像J，画像Iと同位置）にて，脊髄背側に硬膜があり（⇒），その外側に液貯留がある（→）．さらに，その外側に硬膜様構造を認める（▶）．FIESTA法横断像では，髄液漏出部位に硬膜欠損を認めなかった．
補足：Th3-5にかけて椎弓切除術を行い，黄色靱帯をはがすと，硬膜外静脈叢が非常に発達していたために多量の静脈性出血をきたした．厚く肥厚した硬膜があり，硬膜に切開を加えると，Th4-5では硬膜が2層に分かれ，間に空洞があった．くも膜下に観察された脊髄および神経根は淡褐色に変色し，ヘモジデリン沈着が示唆された．腹側の硬膜内面は淡褐色に変色していた．硬膜欠損部位は認められなかった．硬膜は他の部位と比較して，易出血性であった．2層の硬膜間に脂肪を充填した．術後，ミエロ後CTでは髄液漏出はなくなり，髄液中の赤血球数の減少を認めた．

文 献

1) Benarroch EE : Brain iron homeostasis and neurodegenerative disease. *Neurology* **72** : 1436-1440, 2009
2) Koeppen AH, et al : Brain hemosiderin and superficial siderosis of the central nervous system. *J Neuropathol Exp Neurol* **47** : 249-270, 1988
3) Koeppen AH, et al : The pathogenesis of superficial siderosis of the central nervous system. *Ann Neurol* **34** : 646-653, 1993
4) Savoiardo M, et al : Superficial siderosis. *Neurology* **68** : 623-624, 2007
5) Offenbacher H, et al : Superficial siderosis of the central nervous system : MRI findings and clinical significance. *Neuroradiology* **38** : S51-56, 1996
6) 山脇健盛, 他：脳表ヘモジデリン沈着症の診断と治療. *Brain Nerve* **65** : 843-855, 2013
7) Kumar N, et al : Superficial siderosis. *Neurology* **66** : 1144-1152, 2006
8) Kumar N, et al : Superficial siderosis and csf hypovolemia : the defect (dural) in the link. *Neurology* **69** : 925-926, 2007
9) Kumar N : Neuroimaging in superficial siderosis : an in-depth look. *AJNR Am J Neuroradiol* **31** : 5-14, 2010
10) Kumar N, et al : Superficial siderosis : sealing the defect. *Neurology* **72** : 671-673, 2009
11) Kumar N : Beyond superficial siderosis : introducing "duropathies". *Neurology* **78** : 1992-1999, 2012
12) Greenberg SM, et al : Outcome markers for clinical trials in cerebral amyloid angiopathy. *Lancet Neurol* **13** : 419-428, 2014
13) Egawa S, et al : Dural closure for the treatment of superficial siderosis. *J Neurosurg Spine* **18** : 388-393, 2013
14) 柳下 章：症例から学ぶ 画像診断トレーニング（第9回）. 脊椎脊髄 **26** : 837-839, 2013
15) Hoxworth JM, et al : Localization of a rapid CSF leak with digital subtraction myelography. *AJNR Am J Neuroradiol* **30** : 516-519, 2009
16) Schievink WI, et al : Chronic cerebellar hemorrhage in spontaneous intracranial hypotension : association with ventral spinal cerebrospinal fluid leaks : clinical article. *J Neurosurg Spine* **15** : 433-440, 2011
17) Boncoraglio GB, et al : Superficial siderosis due to dural defect with thoracic spinal cord herniation. *J Neurol Sci* **312** : 170-172, 2012
18) Kumar N, et al : Superficial siderosis should be included in the differential diagnosis of motor neuron disease. *Neurologist* **18** : 139-145, 2012
19) 柳下 章：脳表ヘモジデリン沈着症. 柳下 章：神経内科疾患の画像診断. 学研メディカル秀潤社, 2011, pp119-122
20) Hoxworth JM, et al : The role of digital subtraction myelography in the diagnosis and localization of spontaneous spinal CSF leaks. *AJR Am J Roentgenol* **199** : 649-653, 2012
21) Ball BG, et al : Ventral "spinal epidural meningeal cysts" —not epidural and not cysts? Case series and review of the literature. *Neurosurgery* **70** : 320-328, 2012
22) 柳下 章：脳表ヘモジデリン沈着症. 脊椎脊髄 **28** : 651-657, 2015
23) Yokosuka J, et al : Superficial siderosis : bleeding from the bone marrow after laminectomy for spinal tumor removal. *J Neurosurg Spine* **21** : 905-908, 2014

3 特発性脊髄ヘルニア

臨床

特発性脊髄ヘルニア（ISCH：idiopathic spinal cord herniation）は，胸髄に脊髄症をきたす比較的まれな疾患である．最近では duropathies の一つと考えられている．前部硬膜の欠損あるいは損傷があると同時にくも膜に損傷があり，髄液が漏出し，その後に脊髄が硬膜から突出することによって起こるとされる[1]．

duropathies の一つである脳表ヘモジデリン沈着症を合併していた例もある（本章の「2. 脳表ヘモジデリン沈着症」を参照）[2]．ISCH を認めたら，硬膜外液貯留の有無を確認し，頭部 MRI にて小脳の脳表ヘモジデリン沈着症をみつける必要がある．ヘモジデリン沈着は初期には小脳に起きやすい．

女性が男性の2倍近い発生率であり，診断時の年齢は 21～78 歳（平均 51 歳）である．診断までに 20 年かかっている例もある[3]．

同側の運動障害，深部感覚障害と反対側の温痛覚の障害をきたす Brown-Séquard 症候群（BSS：Brown-Séquard syndrome）を示す例が多い．報告では 129 例のうち，85 例が BSS であった．そのほかに，対麻痺が 39 例，感覚障害のみが 4 例，運動障害のみが 1 例ある[3]．

なお，非常にまれではあるが，脊髄の左側が硬膜外に突出した ISCH において，右に運動麻痺をきたした例がある．脊髄右のゆがみ，あるいは牽引されたことによると推測されている[4,5]．

特発性のほかに，外傷性あるいは医原性の脊髄ヘルニアがある[6]．これらの場合，硬膜欠損の部位があらかじめわかっていることが多い[3]．

なお，強直性脊椎炎では前部硬膜に欠損が起こり，脊髄あるいは馬尾がヘルニアを起こし，前方に突出することがある[7,8]．

撮像法

FIESTA 法矢状断像と T2 強調矢状断像にて脊髄の前方への偏位を捉え，FIESTA 法横断像にて ISCH の部位をできるだけ薄いスライス厚（1 mm）にて撮像することが必須である．脊髄自体が硬膜外に突出する像を示す．

画像所見

1. MRI

矢状断像では脊髄が急峻に前方に偏位する（**症例1，2**）．Th3-7 の間が多い．これは，胸椎が後弯し脊髄が前方に位置する部位にあたる[3]．前部硬膜の欠損があり，脊髄がそこから硬膜外に突出する．硬膜欠損は前部中央ではなく，左右に偏在しているので，症状として BSS を呈することが多い．

さらに，多くの自験 ISCH 例では，FIESTA 法矢状断像と T2 強調矢状断像にて前部硬膜の後方偏位と，その前方に液貯留を認める．duropathies であることを示唆している．FIESTA 法横断像では後方に偏位する前部硬膜の輪郭をたどることができ，その硬膜から前方に突出している脊髄が認められる（**症例1**）．この所見は本症に特異的（pathognomonic）である．FIESTA 法横断像にてこの所見が描出できれば，ミエロ後 CT は不要である．硬膜内くも膜嚢胞では脊髄前方にくも膜下腔を認め，前部硬膜の後方偏位がない（**症例3**）．

硬膜欠損の高位は椎間板レベルに多いが，ときに，椎体レベルにも認められる．脊髄の偏位は 1～2 椎体にとどまることが多いが，まれに多椎体に及ぶこともある．大部分は孤発性であるが，まれに胸椎に 2 個の ISCH を認める例がある[3]．

突出した脊髄の萎縮，髄内の高信号を T2 強調像にて認めることがある．

2. ミエロ後CT

FIESTA法（あるいはCISS法）横断像が撮像できない施設では，薄いスライス厚のミエロ後CTにて，硬膜欠損部位から脊髄が前方に突出している所見を確認する必要がある．ISCHでは，突出した脊髄により前部くも膜下腔が消失している形態を描出できれば，診断は確実である（**症例2**）．脊髄の変形がより明瞭である（**症例2**）．脊髄後根に圧排所見がなく，硬膜内くも膜嚢胞との鑑別に有用である．

造影剤投与6時間後あるいは24時間後のdelayed CTにて，前部硬膜外の貯留液に造影剤が認められることがある．

 診断のキー

胸髄での前方への急峻な脊髄偏位をみたら，本症を考慮する．FIESTA法横断像あるいはミエロ後CTにて確定診断をする．

 鑑別診断

1. 硬膜内くも膜嚢胞

硬膜内くも膜嚢胞の80%は脊髄の背側に起こり，80%が胸髄に発生するので，ISCHの最も重要な鑑別疾患である[3]．

ISCHとは異なり，硬膜内くも膜嚢胞では前部硬膜欠損がなく，脊髄が硬膜外には突出しない．FIESTA法横断像にてこの所見を確認することが必要である（**症例3**）．

また，硬膜内くも膜嚢胞ではミエロ後CTにて前方のくも膜下腔が残存している（**症例4**）．さらに，後根に対する圧排所見があり，ミエロ後CTでは髄液の流れの停滞が認められる（第3章の「10-(1) 硬膜内くも膜嚢胞とarachnoid web」を参照）．

2. arachnoid web

arachnoid webでは外科用メスに似た変形（scalpel sign）を脊髄およびくも膜下腔が示す（第3章の「10-(1) 硬膜内くも膜嚢胞とarachnoid web」を参照）[9]．

3. 類上皮腫

硬膜内髄外で，腰椎レベルに多い．FLAIR像および拡散強調像にて髄液より高信号を示す[3]．

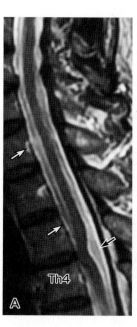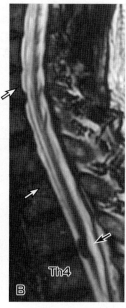

症例1 特発性脊髄ヘルニア，59歳，男性．7年前より右下肢の感覚障害があり，だんだんと症状が進行し，左下肢の麻痺を認めるようになった．Th6/7より下部にて右温痛覚の障害がある．左BSSである．

A：T2強調矢状断像（正中）では，Th3/4にて脊髄の急峻な前方への偏位がある（→）．C5以下にて前部硬膜の後方偏位があり（⇒），液貯留が疑われる．T2強調像では髄液の流れによるアーチファクトがあり，硬膜と間違えやすいので，FIESTA像（画像C）と対比する必要がある．

B：FIESTA法矢状断像（正中より左）では，Th3/4にて脊髄が前方に偏位している（→）．前部硬膜の後方偏位があるが（⇒），正中矢状断像（画像C）での確認が必要である．

（次ページにつづく）

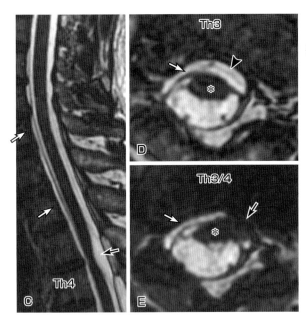

症例1　特発性脊髄ヘルニア（つづき）

- **C**：FIESTA法矢状断像（正中）にて，脊髄の軽い前方への偏位があり（→），前部硬膜の後方への偏位と，その前方の液貯留を認める（⇨）．
- **D**：FIESTA法横断像（Th3）にて，前部硬膜の後方偏位があり（⇨），その前方に液貯留がある（▶）．＊は脊髄．
- **E**：FIESTA法横断像（Th3/4）にて，後方に偏位した前部硬膜がある（⇨）．その輪郭から，脊髄（＊）の左側が硬膜外に突出している（→）．脊髄の左前方にはくも膜下腔が認められない．
- **補足**：前部硬膜の後方偏位があり，脊髄がその輪郭の外側に突出している形態を描出できれば，ISCHの画像診断は十分である．ミエロ後CTの必要性はない．脊髄背側の硬膜内くも膜囊胞では，後方から脊髄が圧排されても，その前方にくも膜下腔が認められる．また，前部硬膜は後方に偏位せず，椎体に接しているので，同定が困難である．

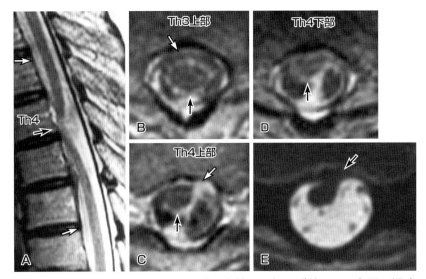

症例2　特発性脊髄ヘルニア，63歳，女性．2年ほど前より，右足の温痛覚の低下，後索症状のない左不全型BSSを呈した．FIESTA像が撮像できない時の症例である．

- **A**：T2強調矢状断像では，Th4下部にて脊髄が急峻に前方に偏位している（→）．後方くも膜下腔には髄液の乱流によるアーチファクトを認める．Th2以下にて，前部硬膜の後方偏位が疑われる（⇨）．
- **B**：T2強調横断像（Th3上部）にて，脊髄は正常である（→）．前部硬膜の後方偏位があり（⇨），硬膜外の液貯留が疑われる．
- **C**：T2強調横断像（Th4上部）にて，脊髄に萎縮を認める（→）．前部硬膜に欠損の疑いがある（⇨）．しかし，髄液の流れによるアーチファクトも多く，確実ではない．
- **D**：T2強調横断像（Th4下部）にて，脊髄の変形を認める（→）．このT2強調横断像では，硬膜外に脊髄が突出している所見を捉えられない．
- **E**：ミエロ後CT（Th4下部）にて，脊髄の変形を認める．左前方に脊髄が突出し，同部位にはくも膜下腔を認めない（→）．ISCHの所見であり，硬膜内くも膜囊胞との鑑別に有用である．脊髄が画像Dと同様の形態をとっている．
- **補足**：FIESTA像が撮像できない時には，脊髄が硬膜から外に突出している像を直接描出することはT2強調横断像では難しい．ミエロ後CTにて，脊髄がくも膜下腔から外に突出し，同部位の前方のくも膜下腔が消失している形態を描出することが，ISCHの診断に必須である．

鑑別診断の症例

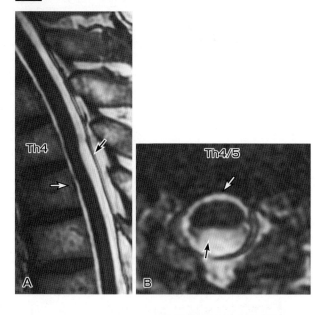

症例3 硬膜内くも膜嚢胞の疑い，70歳，女性．多系統萎縮症による歩行障害があり，胸髄MRIを撮像して異常を疑われ，FIESTA像を撮像した．おそらく，この所見に関しては症状が出てはいないと考えられる．

A：FIESTA法矢状断像では，Th4/5にて脊髄が前方に偏位している（→）．前部硬膜は椎体および椎間板に接しており，同定できない．

B：FIESTA法横断像（Th4/5）にて，脊髄の後方に圧排所見があり（→），脊髄が前方に偏位している．脊髄の前方にはくも膜下腔を示す高信号があり（⇢），前部硬膜は同定できない．

補足：手術をしていないので確認はできないが，画像所見は硬膜内くも膜嚢胞を示唆している．ISCHとは異なり，前部硬膜の後方への偏位がなく，脊髄前方にくも膜下腔を同定できることが最も重要な鑑別点である．

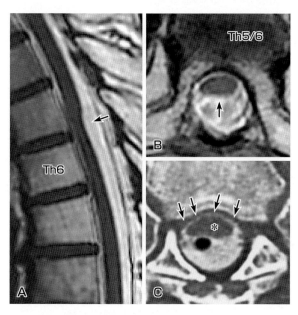

症例4 硬膜内くも膜嚢胞，66歳，女性．数年前より下肢の痛みを伴わない不快感がある．

A：T2強調矢状断像にて，Th5-6にかけて脊髄の緩やかな前方への偏位を認める（→）．

B：T2強調横断像（Th5/6）にて，脊髄後方からの圧排による胸髄の変形を認める（→）．前部硬膜を同定できない．

C：ミエロ後CT（Th5）にて，脊髄（＊）には後方からの圧排所見と変形を認める．脊髄の前方にはくも膜下腔が保たれている（→）．この所見がISCHと硬膜内くも膜嚢胞との鑑別に最も有用である．腰椎穿刺の際に入った空気が嚢胞内にとどまっている．

補足：MRIでは前部硬膜の後方偏位を認めない．ミエロ後CTでは脊髄前方のくも膜下腔を認めることが硬膜内くも膜嚢胞の所見であり，ISCHとの鑑別に重要である．

文献

1) Kumar N：Beyond superficial siderosis：introducing "duropathies". *Neurology* **78**：1992-1999, 2012
2) Boncoraglio GB, et al：Superficial siderosis due to dural defect with thoracic spinal cord herniation. *J Neurol Sci* **312**：170-172, 2012
3) Haber MD, et al：Differentiation of idiopathic spinal cord herniation from CSF-isointense intraspinal extramedullary lesions displacing the cord. *Radiographics* **34**：313-329, 2014
4) Castelnovo G, et al：Spontaneous transdural spinal cord herniation. *Neurology* **82**：1290, 2014
5) Berg MJ, et al：Spontaneous transdural spinal cord herniation. *Neurology* **83**：1582-1583, 2014
6) Watters MR, et al：Transdural spinal cord herniation：imaging and clinical spectra. *AJNR Am J Neuroradiol* **19**：1337-1344, 1998
7) Baur A, et al：Imaging findings in patients with ventral dural defects and herniation of neural tissue. *Eur Radiol* **7**：1259-1263, 1997
8) Liu Z, et al：Thoracic spinal cord herniation in a patient with long-standing ankylosing spondylitis. *Eur Spine J* **20**（Suppl 2）：S222-226, 2011
9) Reardon MA, et al：Dorsal thoracic arachnoid web and the "scalpel sign"：a distinct clinical-radiologic entity. *AJNR Am J Neuroradiol* **34**：1104-1110, 2013

4 多髄節性筋萎縮症

臨床

多髄節性筋萎縮症（multisegmenal amyotrophy）はduropathiesの一つであり，上肢を中心とする両側性筋萎縮をきたす疾患である．線維束性収縮，痙性あるいは反射亢進を伴う[1]．運動ニューロン疾患の鑑別診断の際に考慮すべき疾患でもある[2]．脳表ヘモジデリン沈着症を伴う例[2]，伴わない例[3]がある．

DeLucaらは，両側の上腕と肩甲帯に慢性の筋萎縮をきたし，前部硬膜外に髄液漏出を認めた3例について報告している．髄液漏出部位を同定し，硬膜欠損部位の修復を行うことによって，症状の改善を認めているので，この髄液貯留が分節性脊髄筋萎縮の原因と考えられている．3例は48歳，40歳，32歳の男性で，それぞれ5年，2年，10年の経過があり，非対称性で近位筋優位の進行性の筋萎縮と筋力低下を認めている．貯留した髄液が長期間に脊髄を圧迫し，前角障害を起こしたとされる．もう一つの可能性として，脊髄が後方に圧排され，前根が伸びきったことによる伝導障害が考えられている[1~3]．

1. 髄液漏出，囊胞あるいは髄膜瘤か？

DeLucaらの前述の3例に関しては，上肢の筋力低下と線維束性収縮に始まる筋萎縮性側索硬化症と診断されたが，発症してから数年後に施行したMRIにて脊髄前部に囊胞がみつかり，筋萎縮性側索硬化症との鑑別が困難な脊髄前部囊胞として以前に報告されていた症例である[4]．それらの症例の再検討の結果，新しい概念として再評価がなされた．

一方，Ballらは同じ施設の同一症例を含む論文において，液貯留部位の膜様構造は硬膜に類似していることなどから，液貯留部位は髄液による硬膜内層・外層の解離であり，硬膜外ではなくintradural（硬膜内）であり，髄膜瘤と呼ぶべきであるとしている．硬膜欠損部位を修復することが治療には必須であるとし，その部位の同定にはdynamic CT myelographyを推奨している[5]．

硬膜外くも膜囊胞と液貯留との区別が難しい例が出てきている．第3章の「10-(2) 硬膜外くも膜囊胞」で硬膜外くも膜囊胞として取り上げた症例1のように，上肢筋萎縮をきたしているが，貯留した液はくも膜下腔との交通があり，髄液漏出によるものとすべきか囊胞とすべきか判断が困難な例もある．

2. 上肢筋萎縮を起こす脊髄疾患

上肢筋萎縮を起こす脊髄疾患には，縦に長い脊髄外の液貯留をきたす疾患（duropathies），平山病，高位頸髄圧迫性病変があり，静脈性うっ滞による脊髄前角の機能障害が原因であるとする報告がある[6]．

画像所見

1. MRI

DeLucaらの3例では上部頸椎レベルから腰椎あるいは下部胸椎レベルまでの前部硬膜外液貯留があり，2例では硬膜欠損をTh12-L1，Th11-12の前部硬膜に認めた．残りの1例は左神経根に沿った硬膜から漏出していた[3]．1例では脊髄への圧迫が認められている．この3例では脳表ヘモジデリン沈着症の合併はなく，脊髄前角の異常に関しては記載がない．

自験例では小脳虫部上部にヘモジデリン沈着を伴い，頸椎から上部胸椎レベルにおいて前部硬膜外に液貯留があり，筋萎縮に相当する脊髄前角に高信号をT2強調像にて認めた（**症例1**）．さらに，脊髄硬膜外静脈叢の拡大，脊髄硬膜内静脈の拡張を認めた．duropathiesを示す所見と考える．低髄液圧症候群を示す臨床症状はなく，頭蓋内では下海綿間静脈洞（inferior intercavernous sinus）を含めて，脳脊髄液漏出症の頭部MRI所見を認めない．

診断のキー

上肢筋萎縮があり，対応する脊髄前角にT2強調像にて高信号を認め，硬膜外に髄液漏出があれば，本症と診断できる．脳表ヘモジデリン沈着症の有無を小脳上部虫部などで確認する必要がある．

 ## 鑑別診断

脊髄前角にT2強調像にて高信号を認める病態については第7章の「18. 脊髄前角炎」のBOXを参照）．

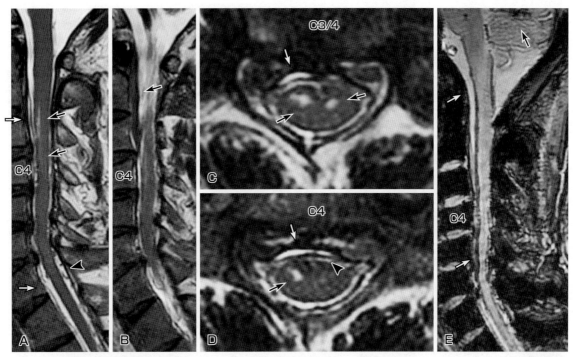

症例1 多髄節性筋萎縮症＋脳表ヘモジデリン沈着症，66歳，男性．約10年前より右上肢の挙上困難となり，両側三角筋，棘上筋，棘下筋の筋萎縮が右優位に両側にある．5年ほど前から筋萎縮の程度は止まっている．今回，軽度の構音障害を主訴として来院した．頭痛など，低髄液圧症候群を示唆する所見はない．小脳失調もない．（画像A, C, Eは文献7)より引用）

- **A**：T2強調矢状断像にて，C2下部-C4にかけて，脊髄前部に高信号を認める（→）．C2-3, C7以下にて前部硬膜の後方偏位を認める（⇒）．硬膜内静脈の拡張を認める（▶）．
- **B**：T2強調矢状断像（正中より右）にて，硬膜外静脈叢の拡大を認める（→）．
- **C**：T2強調横断像（C3/4）にて，右優位に両側脊髄前角に高信号を認める（→）．前部硬膜の後方偏位と，その前方に髄液貯留を認める（⇒）．
- **D**：T2強調横断像（C4）にて，右脊髄前角に高信号を認める（→）．前部硬膜の後方偏位と，その前方に液貯留を認める（⇒）．▶は後方に偏位した前部硬膜．なお，FIESTA法横断像（非掲載）では髄液漏出の所見がうまく捉えられなかったが，T2強調横断像にて明瞭である．
- **E**：T2*強調矢状断像にて，小脳虫部上部（→）と脳幹および脊髄表面（⇒）に低信号を認め，脳表ヘモジデリン沈着症がある．

補足：両側上肢近位筋優位，右優位に筋萎縮があり，症状に対応して，脊髄前角右優位にC2-4にT2強調像にて高信号を認めた．同部位には右優位に前部硬膜外の液貯留と硬膜の後方偏位があり，脳表ヘモジデリン沈着症を認め，さらに脊髄硬膜外静脈叢の拡大と，硬膜内静脈の拡張がある．多髄節性筋萎縮症および脳表ヘモジデリン沈着症と考える．低髄液圧症候群の症状はないが，脊髄では硬膜外静脈叢の拡大と硬膜内静脈の拡張によって，髄液漏出による減少分が補われていると考える．脊髄前角に高信号を示す部位の硬膜外液貯留は現在は軽いが，10年前の発症時にはもう少し大きかった可能性がある．おそらく，時の経過とともに変化したと推察する．5年ほど前に症状が停止していることと関係があると考えられる．

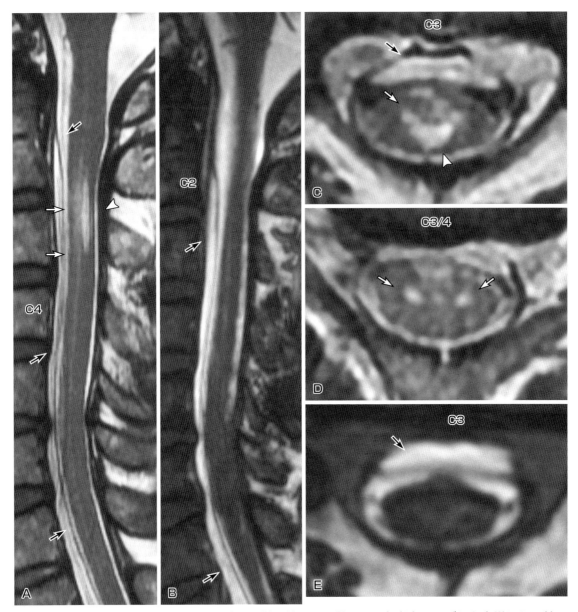

症例2 多髄節性筋萎縮症の疑い，48歳，男性．約7カ月前より，左半身のしびれを自覚した．特に運動時に感じた．1週間前に当院にて受診し，MRIを撮像した．約3カ月後，当院に入院した．左上肢近位筋の筋力低下，左半身のしびれを認めた．髄液中に赤血球が多数認められた．

- **A**：T2強調矢状断像にて，C2以下の前部硬膜外に液貯留を認める（→）．C2-3/4にかけて，脊髄前部に高信号を認める（⇒）．C2-3にかけて脊髄後部に高信号を認める（▷）．
- **B**：FIESTA法矢状断像にて，C2以下の前部硬膜外に液貯留を認める（→）．
- **C**：T2強調横断像（C3）にて，前部硬膜外に液貯留を認める（→）．両側前角に高信号があり（⇒），両側後索にも高信号を認める（▷）
- **D**：T2強調横断像（C3/4）にて，両側前角に高信号を認める（⇒）．
- **E**：FIESTA法横断像（C3）にて，前部硬膜外に液貯留を認める（→）．

補足：左上肢近位筋の筋力低下を認めたが，筋萎縮は認めていない．硬膜外に液貯留があり，髄液中に赤血球が多数あることより，硬膜外からの出血が髄液に流れていると考えられる．duropathiesであり，前角の高信号があり，筋萎縮はないが筋力低下を認め，多髄節性筋萎縮症が最も近い病態と考えている．なお，頭部MRIにて，脳表ヘモジデリン沈着症は現時点ではない．調べた範囲では，多髄節性筋萎縮症にて後索に高信号があった例はない．

文　献

1) Kumar N：Beyond superficial siderosis：introducing "duropathies". *Neurology* **78**：1992-1999, 2012
2) Kumar N, et al：Superficial siderosis should be included in the differential diagnosis of motor neuron disease. *Neurologist* **18**：139-145, 2012
3) DeLuca GC, et al：Ventral intraspinal fluid-filled collection secondary to CSF leak presenting as bibrachial amyotrophy. *Neurology* **76**：1439-1440, 2011
4) Schmalbach S, et al：Anterior cysts of the spine：a difficult differential diagnosis to amyotrophic lateral sclerosis. *J Neurol* **255**：1662-1669, 2008
5) Ball BG, et al：Ventral "spinal epidural meningeal cysts" — not epidural and not cysts？ Case series and review of the literature. *Neurosurgery* **70**：320-328, 2012
6) Foster E, et al：Mechanisms of upper limb amyotrophy in spinal disorders. *J Clin Neurosci* **21**：1209-1214, 2014
7) 柳下　章：脳表ヘモジデリン沈着症. 脊椎脊髄 **28**：651-657, 2015

第15章

その他の疾患

1 脊髄空洞症

臨床

1. 概念

脊髄空洞症（syringomyelia）とは，脊髄の中に数髄節以上に及ぶ細長い空洞ができた状態を指す．空洞の内壁が上衣細胞に覆われ，中心管の拡大したものをhydromyelia（水脊髄症），グリア細胞に覆われ，中心管以外の部位の拡大したものをsyringomyelia，また両者が合併したものをsyringohydromyeliaと呼ぶが，臨床的にはその三者を区別することが難しいので一括して脊髄空洞症と呼ぶ[1]．空洞は主に灰白質を中心として存在するが，後角あるいは白質にしばしば進展する[1]．

2. 分類

成因と関連して脊髄空洞症の分類があり，表1に記す．治療法も成因に関連して異なる．空洞が画像上で第4脳室と交通しているものが交通性空洞症である．交通していないものが非交通性空洞症である[2]．

3. 原因

脊髄空洞症の中で最も多いのはChiari I型奇形に伴う空洞症であり，大後頭孔における脳脊髄液循環動態の異常に関連していると考えられている．2009〜2010年に行われた全国調査では，708例のうちChiari I型奇形が48.3％と最も多い[1]．そのほかには，脊髄髄内腫瘍，癒着性くも膜炎，外傷，脊椎癒合不全などがある．

脊髄髄内腫瘍に伴う空洞症は，血管芽腫，上衣腫で高頻度に認められる（第3章の「5-(1) 上衣腫」「5-(5) 血管芽腫」を参照）．これらの空洞は腫瘍からの分泌液または滲出液によって生じると考えられ，蛋白含量が高い．腫瘍摘出によって治癒する．

癒着性くも膜炎の合併症として重要なものは脊髄空洞症である（第7章の「21. 癒着性くも膜炎」を参照）．その空洞は癒着部位の上下髄節レベルに広がり，横断面では主として後索から後角に空洞形成が生じやすく，空洞が大きくなると前角まで広がる．この空洞

表1　脊髄空洞症の分類（文献2）より改変引用）

1. 交通性空洞症（画像にて空洞が第4脳室と交通をもつもの）
2. 脳脊髄液循環の障害を有するもの
   1) 後頭蓋窩，大後頭孔において
      a) Chiari奇形
      b) 癒着性くも膜炎
      c) 腫瘍
      d) 頭蓋底陥入症
      e) 癌性髄膜炎
   2) 脊髄レベルにおいて
      a) 脊髄腫瘍
      b) くも膜嚢胞
      c) 癒着性くも膜炎
      d) 感染性腫瘤（結核，硬膜外蓄膿）
3. 脊髄損傷に伴うもの
   1) 外傷
   2) 放射線脊髄症
   3) 脊髄梗塞
   4) 脊髄髄内出血
   5) 感染
   6) 感染後
   7) 変性性脊髄髄内病変
4. 脊椎癒合不全
5. 脊髄髄内腫瘍
6. 特発性

はくも膜下腔と交通をもたず，中心管とは関連を示さない．空洞壁は線維性グリオーシスからなる．この空洞の進展・拡大機序に関しては，脊髄実質の循環障害による壊死巣からの液状成分の流入と，癒着性くも膜炎によって生じた髄液の灌流障害で起こる髄液圧の変化に伴い，くも膜下腔から血管周囲腔に沿って髄液が浸入することが推察される[3]．

前述したような原因となる疾患がない時には，硬膜内くも膜嚢胞を考える（第3章の「10-(1) 硬膜内くも膜嚢胞とarachnoid web」を参照）[4]．

4. 特発性

いずれの原因も特定できない場合を特発性脊髄空洞症と呼び，前述の全国調査では空洞症の原因としてChiari I型奇形に次いで多く，15.8％を占めるとされ

ている[1]．特発性脊髄空洞症の原因としては，arachnoid webが現在注目されている[5,6]．さらに，tight cisterna magnaなどがある[7]．

5. 延髄空洞症

延髄に空洞が存在するのが延髄空洞症（syringobulbia）であり，大多数は脊髄空洞症を合併している[8,9]．延髄における空洞の好発部位は，延髄被蓋部，延髄正中部，延髄オリーブ錐体間の3カ所とされ，なかでも延髄被蓋部が多い．空洞は，しばしば第4脳室と交通しており，syringobulbia cleftと呼ばれ，脊髄空洞症と合併する延髄空洞症のascending syringobulbiaと区別されている[8]．

6. 臨床症状

疼痛，解離性感覚障害（温痛覚が侵され，位置覚・固有感覚は保たれる），上肢の筋力低下，筋萎縮である．

7. presyrinx

脊髄空洞症の前駆状態として，前空洞状態（presyrinx state）が報告されている[10,11]．前空洞状態については本章の「2．前空洞状態」を参照．

画像所見

1. MRI

1）T1強調像が重要である

脊髄空洞症は，T2強調像およびT1強調像にて脊髄内に境界明瞭な，髄液と同様な信号強度を示す（**症例1〜4**）．特に重要なことは，T1強調像にて髄液と同様な低信号を示すことである．矢状断像のみではなく，横断像でも髄液に近い低信号が脊髄の中心部に境界明瞭にみられることが，脊髄髄内腫瘍との鑑別に重要である（**症例1〜4**）．T2強調像の高信号のみをみて，脊髄空洞症と診断してはならない．脊髄内の浮腫もT2強調像では高信号を示すが，病変内に髄液のみではなく脊髄があることにより，T1強調像では髄液よりは高信号を示す．浮腫と空洞を鑑別することは大変重要である（第3章の「5-（1）上衣腫」の「画像所見1．はじめに」を参照）．

空洞が小さく矢状断像にてわかりにくい際には，T1強調の横断像にて，髄液と同様な低信号を病変が示すことが空洞の診断には重要である．

ときに，T1強調像にて空洞が髄液よりも高い信号強度を示すことがあり，空洞内容液の拍動によるflow-related enhancementと呼ばれている．他の撮像断面では髄液と同様な低信号を示すことで鑑別できる[1]．

空洞内にT2強調像にて低信号を認めることがあり，空洞内容液の拍動によるとされる．Chiari I型奇形に伴う空洞で最も頻度が高い[1]．

2）FIESTA法（CISS法）の重要性

空洞はFIESTA（fast imaging employing steady state acquisition）法〔あるいはCISS（constructive interference in steady state）法〕では髄液と同様な高信号を示すが，それ以外の多くの脊髄髄内病変は髄液よりも低信号となるので，空洞の診断に重要である[1]．

3）形　態

脊髄は腫大していることが多いが，正常大の場合や萎縮を示すこともある[1]．空洞の形は脊髄腫大例では外側凸状の緊満した空洞であり，矢状断像では楕円形，ソーセージ状，大腸のハウストラのような分葉状などを呈する．横断面では整または不整な円形ないし楕円形が多い．隔壁様構造を伴うこともある．空洞は正中部に局在するほか，偏在することもある．脊髄萎縮例では空洞は虚脱し，スリット状となる[1]．

4）合併する病変を探す

成因とも関連するが，常に合併する異常を注意深く探すことが重要である．

前述の原因疾患に関連した脊髄空洞症では，小脳扁桃が脊柱管内に下垂し，先端部がとがった形態を示す（**症例1**）．頭蓋頸椎移行部におけるその他の奇形としては，斜台の短縮（**症例1**），後屈した歯突起（**症例1**），扁平頭蓋底，歯突起骨などを認める．Chiari奇形に伴う脊髄空洞症および交通性空洞症では，頸髄に空洞を認める．頸髄にはなく胸髄に空洞を認める際には，それらとは異なった原因を考慮する（**症例3**）．

癒着性くも膜炎に伴う脊髄空洞症も多く，脊髄の輪郭が不明瞭になることが癒着性くも膜炎の特徴的な画像所見である（**症例3**；詳しくは，第7章の「21．癒着性くも膜炎」を参照）．

延髄空洞症は，多くは脊髄空洞症を伴っている．延髄内あるいは橋内に，T1強調像にて低信号を示す裂隙（cleft）を認める（**症例4**）．

頭部MRIでもルーチンに矢状断像を撮像していると，ときに上部頸髄に空洞を認めることがある（**症例2**）．

外傷性脊髄空洞症は外傷の既往があり，骨折などの

所見を伴う．

きわめてまれではあるが，脊髄髄内動静脈奇形でも脊髄空洞症を合併することがあり，4例についての報告がある[12]．そのうち，脊髄円錐に動静脈奇形があった1例ではTh9を中心に空洞を認めており，血管奇形から離れた部位にも空洞がありうる．

2．CT

脳脊髄腔に造影剤を投与し撮像する脊髄造影（ミエロ）後CTが有用である．造影剤投与6〜24時間後に，脊髄内の空洞が造影される．脊髄空洞症または脊髄髄内腫瘍で迷う症例に関しては必須である．

診断のキー

T1強調像にて脊髄内に境界明瞭な，髄液と同様な低信号があれば脊髄空洞症を考える．T2強調像のみをみて，脊髄空洞症と診断してはならない．

鑑別診断

1．脊髄髄内腫瘍

T1強調像での信号強度が不均一，境界不明瞭．多くは造影効果を認める．

2．中心管の拡張

正常構造である中心管にて軽度の拡張を認めることがある．正常例の約1.5%にあるとされる[1]．ほとんどは無症状で，脊髄の腫大を伴わない．

3．類上皮腫

多くは髄外であるが，ときに髄内もある．拡散強調像にて高信号を示す．脊髄空洞症では低信号である．FIESTA像では，類上皮腫は髄液よりも低信号となる[1]．

4．神経腸嚢胞

頸髄胸髄移行部と脊髄円錐が好発部位であり，多くは髄外であるが髄内もある．

5．終室

無症状で，脊髄末端に生じ，横断面では脊髄の中心部にあり，中心管が拡張した状態である．

BOX

■ 先天性脊髄髄内嚢胞性病変（文献13）より引用）
1. 水脊髄症（hydromyelia）
2. 類上皮腫（epidermoid）
3. 上衣嚢胞（ependymal cyst）
4. 神経腸嚢胞（neurenteric cyst）

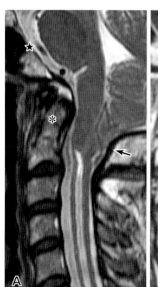
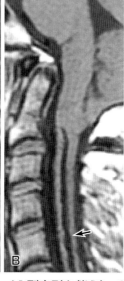
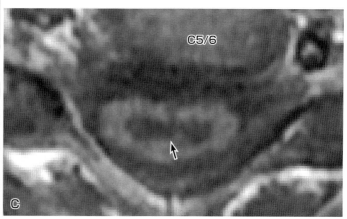

症例1　脊髄空洞症（Chiari I型奇形を伴う），39歳，女性．1年10カ月前より右肩の痛みがあり，右手指の痛みへと進行し，さらに頭痛が加わった．
　A：T2強調矢状断像にてC2以下に髄液と同様な高信号を認め，脊髄空洞症が疑われる．小脳扁桃の著明な下垂を認める（→）．頭蓋頸椎移行部の奇形を伴い，後屈した歯突起（＊），短縮した斜台（★）を認める．扁平頭蓋底はない．
　B：T1強調矢状断像にて脊髄内に境界明瞭な，髄液と同様な低信号を認める（→）．脊髄空洞症である．空洞症の診断には，T1強調像での髄液と同様な低信号の存在が必須である．
　C：T1強調横断像（C5/6）にて脊髄は軽く扁平化し，中心部に髄液と同様な低信号を認め（→），脊髄空洞症である．

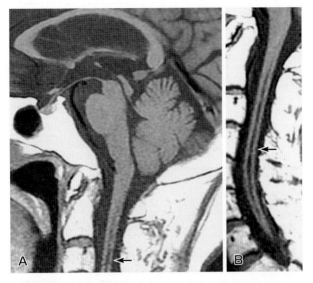

症例2 脊髄空洞症，77歳，女性．1年ほど前より歩行・起立不安定，排尿障害を認める．
A：頭部T1強調矢状断像にて頸髄内に低信号を認め（→），空洞が疑われる．
B：後日に施行した頭頸T1強調矢状断像にて，頸髄には髄液と同様な境界明瞭な低信号があり，脊髄空洞症と診断できる（→）．

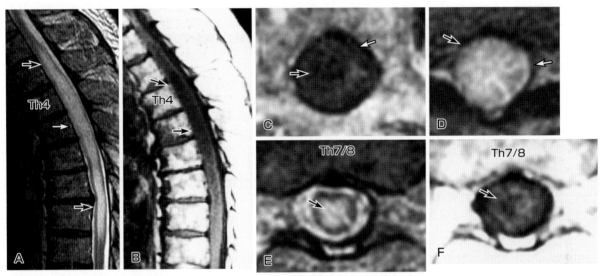

症例3 脊髄空洞症（癒着性くも膜炎による），73歳，男性．8カ月前，トイレで息んだ後，胸と背中にしびれと痛みが出現した．両側下肢の深部感覚の低下，左優位の胸部の痛みがある．
A：T2強調矢状断像にて，脊髄の腫大と高信号をTh2-9の髄内に認める（→）．Th4-5では，脊髄とくも膜下腔との境界が認められない（⇒）．
B：T1強調矢状断像にて，Th3-6の髄内に髄液と同様な低信号を認める（→）．空洞症である．Th3，Th7-8では髄内に軽い低信号を認める．造影後には異常な造影効果を認めない（非掲載）．腫瘍を示唆する局所的な腫大はない．
C：T1強調横断像（Th4）にて，髄内に髄液に近い低信号があり（→），空洞症である．くも膜下腔が認められる（⇒）．
D：T2強調横断像（Th4）にて脊髄は腫大し，高信号を認める（→）．硬膜が同定できる（⇒）．ほぼ同じ位置のT1強調横断像でのくも膜下腔（画像C：⇒）と比べると，T2強調横断像では，くも膜下腔と脊髄との境界が不明瞭である．この所見と，空洞があること，造影がないことより，癒着性くも膜炎とそれによる空洞症が最も可能性が高いと考えられる．
E：T2強調横断像（Th7/8）にて，脊髄は軽く腫大し，内部に高信号を認める（→）．
F：T1強調横断像（Th7/8）にて，髄内右に空洞を認める（→）．
補足：手術にて癒着性くも膜炎と脊髄空洞症を認めた．画像診断では空洞症があることを確認することがまず重要であり，ポイントはT1強調像にて髄液と同様な低信号をみつけることである．次に，空洞を伴う腫瘍を除外する必要がある．多いのは上衣腫と血管芽腫である．造影効果のないこと，空洞以外の脊髄に局所的な腫大がないことを確認できれば，腫瘍はほぼ除外できる．T2強調像にて，脊髄の輪郭が不明瞭であり，くも膜下腔との境界が認められない時には，癒着性くも膜炎を考慮する（第7章の「21．癒着性くも膜炎」を参照）．

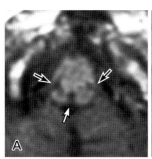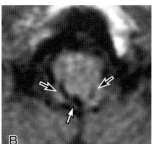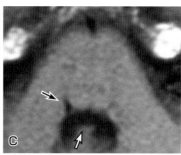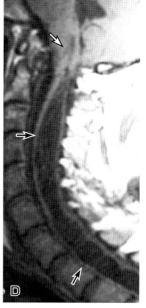

症例4 延髄空洞症＋脊髄空洞症，48歳，女性．10歳より側弯を示し，34歳にて特発性右反回神経麻痺を指摘された．40日前より感冒様症状が出現し，その1週間後より水が鼻に抜けるようになった．35日前より嚥下障害，嗄声が出現，右優位の両側性の第9〜11脳神経麻痺を認めた．

- **A，B**：T1強調横断像にて延髄被蓋両側に髄液と同様の低信号があり（→），延髄空洞症を示す．⇢は第4脳室あるいは中心管．
- **C**：T1強調横断像にて，橋被蓋にもスリット状の低信号があり，髄液と同様な信号強度で（→），空洞症を示す．⇢は第4脳室．
- **D**：頸椎T1強調矢状断像にて，頸髄全体から上部胸髄にかけて，髄内に髄液と同様の低信号があり，脊髄の腫大を認める（→）．脊髄空洞症の所見である．延髄にもスリット状の低信号があり（⇢），延髄空洞症を示している．
- **補足**：脳神経症状にて発症したので，頭部MRIが最初の検査となった．横断像のみでは延髄空洞症の診断が難しい例である．当時はルーチンでの矢状断像を撮影せず，スカウト画像の矢状断像から上部頸髄の空洞症を認め，延髄空洞症と診断した例である．その後に，頸椎MRIを撮像した．T1強調像あるいはFLAIR像にて延髄あるいは橋にスリット状の低信号が認められた際には，空洞症の可能性がある．

文献

1) 寺江 聡，他：病態を考慮した脊髄空洞症の診断．*Brain Nerve* **63**：969-977，2011
2) 磯島 晃，他：脊髄空洞症の分類と治療法．脊椎脊髄 **20**：1128-1129，2007
3) 橋詰良夫，他：癒着性くも膜炎．脊椎脊髄 **19**：1023-1026，2006
4) 安田宗義，他：硬膜内くも膜嚢胞と脊髄空洞症の合併．脊椎脊髄 **27**：523-529，2014
5) Chang HS, et al：Dorsal spinal arachnoid web diagnosed with the quantitative measurement of cerebrospinal fluid flow on magnetic resonance imaging. *J Neurosurg Spine* **20**：227-233, 2014
6) Reardon MA, et al：Dorsal thoracic arachnoid web and the "scalpel sign"：a distinct clinical-radiologic entity. *AJNR Am J Neuroradiol* **34**：1104-1110, 2013
7) Kyoshima K, et al：Syringomyelia without hindbrain herniation：tight cisterna magna. Report of four cases and a review of the literature. *J Neurosurg* **96** (2 Suppl)：239-249, 2002
8) 磯島 晃，他：頭蓋頸椎移行部の奇形 ― 特にキアリ奇形と延髄空洞症について．脊椎脊髄 **17**：123-127，2004
9) 柳下 章，他：症例から学ぶ神経疾患の画像と病理．医学書院，2008，pp33-34
10) Fischbein NJ, et al：The "presyrinx" state：a reversible myelopathic condition that may precede syringomyelia. *AJNR Am J Neuroradiol* **20**：7-20, 1999
11) 中田安浩，他：癒着性くも膜炎に続発したpresyrinx stateの1例．脳と神経 **58**：500-504，2006
12) Srivatanakul K, et al：Spinal arteriovenous malformation associated with syringomyelia. Report of 4 cases. *J Neurosurg Spine* **10**：436-442, 2009
13) Bowen BC, et al：Spine Imaging ― Case Review 2nd ed. Mosby, Philadelphia, 2008, pp179-180

2 前空洞状態

臨床

Fischbein ら[1]は，脳脊髄液通路が非外傷性の閉塞を起こすことにより脊髄内に T2 延長像（脊髄浮腫）をきたし，その解除により脊髄が可逆的に正常の信号強度に戻る状態を前空洞状態（presyrinx state）と呼んだ．また，適切な時期の手術により脊髄空洞症への進行を防ぐことができるとした．

臨床症状は，急性および慢性の脊髄症である．

その高信号の原因としては，浮腫，静脈性うっ血，虚血などの可逆性の原因が考えられている[1]．

脊髄空洞症は比較的多い疾患であるが，前空洞状態の報告は非常に少ない[1,2]．その理由は，①くも膜下腔と脊髄実質での脳脊髄液の圧力バランスが前空洞状態の形成に必要な状態になることがまれである，②前空洞状態は症状が軽いので MRI を撮像することが少ない，などが考えられている[1]．

Fischbein らは 5 例の報告をしている[1]．その内訳は，1 例が Chiari I 型奇形を伴った 2 歳児，その他は成人で，基礎疾患としては硬膜外膿瘍の既往，脳底部くも膜炎と水頭症，くも膜下出血と髄膜炎，頸椎の脊柱管狭窄と頭蓋底陥入症がある．自験例では，くも膜下出血後の癒着性くも膜炎とくも膜嚢胞の例がある[2]．

なお，くも膜下出血後の癒着性くも膜炎は 15 例の報告があり，6 例がくも膜嚢胞を合併している．それらの癒着性くも膜炎は胸椎レベルに多く，特に後頭蓋窩の動脈瘤破裂の際に合併することが多い[3]．

画像所見

1. MRI

T2 強調像にて脊髄の腫大と高信号を認める．T1 強調像では，脊髄は低信号であるが，脳脊髄液よりは高信号である．空洞ではなく，脊髄実質が残っているので，髄液より高い信号を示す（**症例 1**）．

また，脳底部および脊髄の癒着性くも膜炎，くも膜下出血の既往，頭蓋頸椎移行部の奇形などの，脳脊髄液の流れの異常がみられる基礎疾患が存在する．シャントなどの外科的治療後に，脊髄の腫大と高信号が消失する[1,2]．

診断のキー

脳脊髄液の流れに異常をきたしうる基礎疾患がある患者において，脊髄の T2 延長所見は空洞症のみではなく，前空洞状態でもありうる．T1 強調像にて，髄液と同様な信号ではなく，それよりも高い信号強度が存在することがキーである．

鑑別診断

1. 脊髄空洞症
T1 強調像での信号強度が脳脊髄液と同様である．

2. 横断性脊髄炎
脳脊髄液の流れに異常を呈しうる基礎疾患がない．

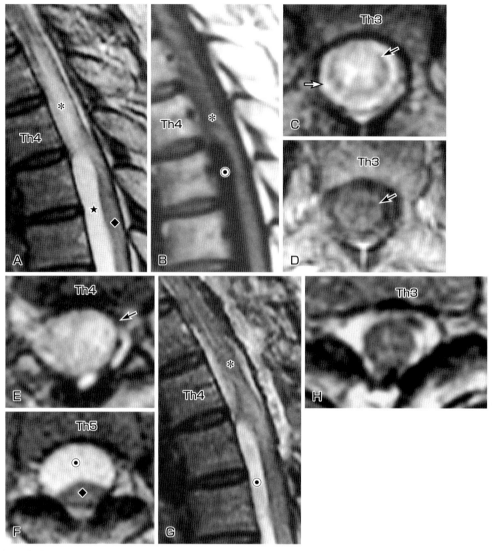

症例 1 前空洞状態，56 歳，女性．1 年前に左椎骨動脈および後下小脳動脈の解離性動脈瘤によるくも膜下出血の既往があり，手術を施行し，術後は順調であった．術後半年より，両下肢の筋力低下，臍部から季肋部付近の両側に締めつける感じが出現し，胸椎 MRI を施行した．

- **A**：T2 強調矢状断像において，Th3-4 で脊髄の腫大と髄内の高信号を認める（＊）．Th5 以下では，脊髄の前方に髄液と同様な高信号（★）を認め，脊髄（◆）は後方に圧排されている．
- **B**：T1 強調矢状断像にて，画像 A における脊髄内高信号の部位は軽度低信号（＊）を示すが，髄液よりは高く，脊髄空洞症ではない．Th5 以下の脊髄前方には髄液と同様な低信号があり，くも膜嚢胞（◉）である．
- **C**：T2 強調横断像（Th3）では脊髄は腫大し，中心部に高信号を認める（→）．脊髄とくも膜下腔との境界は明瞭である（⇒）．
- **D**：T1 強調横断像（Th3）では髄内に軽度低信号を認めるが，髄液よりは高く，空洞ではない（→）．
- **E**：T2 強調横断像（Th4）では髄内に高信号があり，くも膜下腔との境界は消失している（→）．くも膜下出血の既往があり，くも膜嚢胞と合わせると癒着性くも膜炎と考えられる．
- **F**：T2 強調横断像（Th5）において，脊髄（◆）の前方にくも膜嚢胞（◉）を認める．

本症例では癒着性くも膜炎とそれによるくも膜嚢胞があるが，脊髄空洞症ではないと考えた．手術により，癒着性くも膜炎とくも膜嚢胞を確認した．脊髄とくも膜の癒着ははがさず，くも膜と硬膜の間で全周性の癒着を剥離した．Th5 以下のくも膜嚢胞を穿孔し，シャントチューブで Th2 のくも膜下腔と連絡させた．術後，Th6 以下の感覚障害は著明に改善したが，筋力低下は残存した．

- **G**：術後 1 カ月の T2 強調矢状断像にて，Th3-4 にあった脊髄の腫大と高信号はほぼ消失した（＊）が，くも膜嚢胞（◉）は残存した．
- **H**：画像 G と同時期の T2 強調横断像（Th3）にて，脊髄の腫大と高信号は消失している．
- **補足**：過去のくも膜下出血による癒着性くも膜炎とくも膜嚢胞と診断した．癒着性くも膜炎では脊髄空洞症がよく発生する．この症例では髄内に T2 延長像があった．その原因としては，循環不全による浮腫，静脈性うっ血，虚血などが考えられる．その高信号がシャントにより消失したので，前空洞状態であったと推測している．

文 献

1) Fischbein NJ, et al：The "presyrinx" state：a reversible myelopathic condition that may precede syringomyelia. *AJNR Am J Neuroradiol* **20**：7-20, 1999
2) 中田安浩, 他：癒着性くも膜炎に続発した presyrinx state の 1 例. 脳と神経 **58**：500-504, 2006
3) Tumialán LM, et al：Arachnoid cyst with associated arachnoiditis developing after subarachnoid hemorrhage. Case report. *J Neurosurg* **103**：1088-1091, 2005

3 脊髄鉛筆状軟化

臨床

1．概念

脊髄鉛筆状軟化（PSS：pencil-shaped softening of the spinal cord）は，数髄節にわたり脊髄中心部に境界明瞭な壊死巣が円柱状に形成される特徴的な形態を示す病変で，脊髄を鉛筆に見立てると壊死巣が鉛筆の芯のようにみえることから名づけられた[1~3]．

2．原因

外傷性脊椎・脊髄損傷，腫瘍の硬膜外転移による圧迫性脊髄症，脊髄血管障害など，横断性脊髄壊死を引き起こす種々の脊髄疾患にて認められる．

前述の疾患による横断性脊髄壊死の発生より数時間から数日遅れて障害レベルが亜急性に上行するという特徴がある．その症状は一過性のこともある．

3．病理

脊髄中心部，特に後索深部ないし後角に，境界明瞭な円形または楕円形の壊死巣が横断性壊死巣から連続的に上下方向に数髄節認められることを特徴とし，短いものは1髄節で，長いものは12髄節に及んでいる．壊死巣は中心管とは関連をもたず，変性壊死に陥った髄鞘，神経細胞，中心管上皮，マクロファージからなり，一部には出血を認める．壊死巣は周囲組織を圧迫するように存在する．横断性壊死の部位では脊髄は腫大し，浮腫が強い[3]．

4．発生機序

横断性壊死により脊髄浮腫が強くなり，軟膜に囲まれた脊髄の内圧が亢進して，内圧の低い上下のレベルへと壊死組織が後索・後角内に侵入していくことにより形成されると考えられる（図1）[1~4]．組織学的にも後索内には壊死に陥った神経細胞があり，この壊死組織が他のレベルから侵入してきたことを示している[1~3]．

5．臨床例の報告

以前は剖検例からの報告のみであったが，近年では臨床症状とMRIにより診断した報告もある[4~6]．

画像所見

1．MRI

1）外傷後のPSS

安藤が1例の臨床例を詳細に報告している（**症例1**）[4]．患者は18歳の女性で，交通事故にてTh12の破

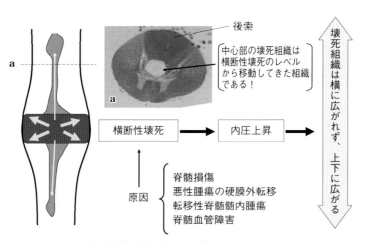

図1　脊髄鉛筆状軟化の病態（文献4）より引用）

裂骨折，L1以下の完全横断性麻痺を起こした．MRIではTh12の骨折により，脊髄はその部位で折れ曲がり，後方に圧排されていた．受傷2日後のMRIでは，脊髄がより腫大している．受傷後数日のうちに痛みの部位が胸部，頸部と上行して，10日後から右上肢，次いで左上肢に麻痺が出現した．14日後の頸椎MRIでは，C4-Th1の髄内にT2強調像にて高信号を認めた（**症例1**）．受傷35日後に手術をしたが，脊髄の中にはミルク様の壊死組織を認めた．受傷7年後の神経学的所見では感覚障害があり，上肢も上腕三頭筋以下が障害されていた．MRIでは，全脊髄は萎縮し，脊髄後部にT2強調像にて高信号を認めている．

加藤も脊髄損傷後のPSS例を報告している[5]．患者ははしごから転落した50代の男性で，第2病日に撮像したMRIではC6/7脱臼，椎間板損傷，頸髄圧排があり，T2強調像ではC5-7髄内に高信号を認めた．後方固定術（C3-Th2）を施行した．第8病日に呼吸抑制が出現し，挿管管理となり，MRIを再撮像した．T2強調像にて，高信号が延髄～上位胸髄に拡大していた．T2強調像にて線状の低信号もその内部にあり，一部は出血していた可能性がある．PSSが起こったと考えられる．

2）脊髄梗塞後のPSS

筆者も，脊髄梗塞の発症4日後に痛みを伴って感覚脱失のレベルがTh6まで上行した5歳の女児例を経験している（**症例2**）[6]．

発症当日のT2強調像にて，脊髄内に高信号を脊髄円錐からTh8まで認め，軽い腫大があった．拡散強調像でも同様に脊髄内に高信号をTh8まで認めた．T2強調横断像では両側灰白質にほぼ対称性に高信号があり，超急性の発症であるため，脊髄梗塞と考えた．

発症9日後のT2強調像では，発症当日よりも高信号の範囲が上方に伸び，胸髄全体に及んでいた．Th6のT2強調像では，発症当日とは異なり高信号の範囲が灰白質に限局せず，両側の後索および後角を含む広範な領域に及んでいた．上部胸髄の他のレベルでも，ほぼ同様な画像所見を横断像にて示した．

発症から6カ月後のFIESTA法矢状断像では初回の脊髄梗塞の部位にほぼ一致して，Th9以下の脊髄に著明な萎縮を認めた．それより上部では強い脊髄萎縮はなく，腫大もない．

脊髄梗塞が再発することはまれであり，しかも，初回の病巣の上方に合わせたように再発することは考えにくい．その他の原因も考えられず，脊髄梗塞後にPSSを起こしたと考える．

3）まとめ

臨床でのPSSの診断には，初回の病巣が脊髄壊死を起こす病変であること，その同じ病変が単に上方または下方に単に進展した結果ではないことを証明することが重要である．つまり，初回のMRIでは異常のなかった部位に新たな別の病変ができていることを示さないといけない．また，初回の横断性脊髄壊死を示す病巣と2回目の病巣との，性状が異なる画像所見を提示することが必要である．さらに，初回の横断性脊髄壊死を示した高位の脊髄は壊死組織が上行するので，脊髄組織は減少し，経過を追えば必ず萎縮が起こると考える．それを捉えることも重要である[6]．

症例1は初回の病変が外傷であり，新たな症状が外傷ではないことは明瞭である．生検によって壊死組織を認めている[4]．

一方，**症例2**では初回の病変は脊髄梗塞であり，横断性壊死を起こしうる．発症4日後に始まった，痛みを伴って感覚脱失のレベルが上行した病変は，MRIでは発症9日後の画像で捉えられた．**症例2**の補足で記すように，新たな脊髄梗塞が初回の病巣の上方に起こったとは考えにくい．発症6カ月後のMRIにて認められた，初回の脊髄梗塞部位に起こった強い脊髄萎縮はPSSの傍証になると考えられる．生検は行っていない．

症例1と**症例2**で示すように，PSSの臨床診断はある一時期の画像のみではできない．横断性脊髄壊死を示す初回の病巣，ある期間を経てPSSが起こったと考えられる病巣，2つの時期と部位が異なる画像を提示する必要がある．初回の病巣が単に上方に伸びたのではないことも証明しないといけない．

PSSでは吻側にも尾側にも壊死組織が侵入する．しかし，高度の横断性障害では，尾側の徴候は臨床的には捉えられないので，吻側方向の侵入のみが臨床徴候の変化として捕捉できる[7]．**症例2**は脊髄下部の脊髄梗塞であり，画像からも尾側への浸入は捉えられず，吻側のみの壊死組織の上行を描出できた．

診断のキー

横断性脊髄壊死をもつ患者に，その病巣より上下に広がる高信号をT2強調像にて認めた際には，本症を考慮する．

鑑別診断

1. 脊髄空洞症

T1強調像で髄液と同様な信号強度を認める．

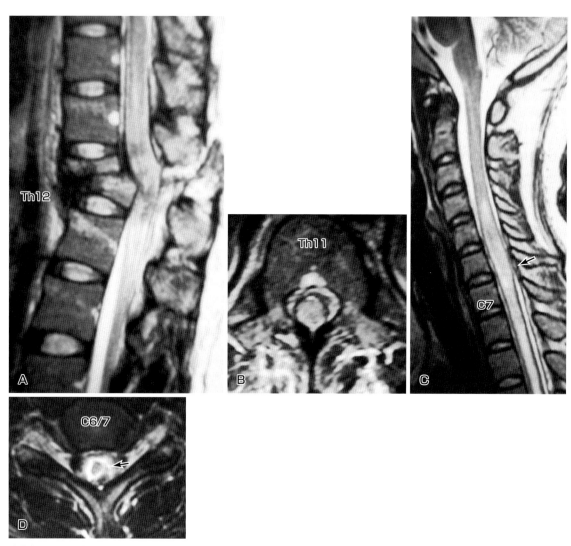

症例1　脊髄鉛筆状軟化（脊髄損傷後），18歳，女性（臨床経過は本文を参照）．（文献4)より引用）
　A：受傷2日後のT2強調矢状断像にてTh12に破裂骨折があり，脊髄はその部位で後方に折れ曲がり腫大している．発症当日のMRI（非掲載）に比べて腫大は増大している．
　B：画像Aと同日のT2強調横断像（Th11）にて，外縁を除いて髄内に高信号を認め，脊髄に腫大がある．
　C：受傷14日後のT2強調矢状断像にて，C4-Th1にかけて脊髄の腫大を認め，同部位には高信号を認める（→）．さらにTh2以下に淡い高信号を認める．
　D：画像Cと同日のT2強調横断像（C6/7）では脊髄は腫大し，その辺縁部に強い高信号を認め（→），中心部はほぼ等信号を示す．
（安城更生病院神経内科　安藤哲朗先生のご厚意による）

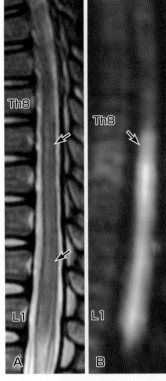
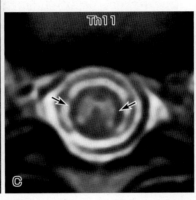
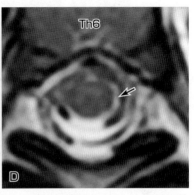

症例2 脊髄鉛筆状軟化（脊髄梗塞後），5歳，女児．三点倒立をし，足から着地をした．その5分後にふらふらし出した．さらに5分後，両大腿部全体がびりびりして痛いと大泣きし，さらに30分後，病院に行く途中で両足は動かず，感覚もなかった．発症から約7時間後，当院入院時にはTh12から下位のレベルにて全感覚の完全脱失，両下肢完全弛緩性麻痺があり，膝蓋腱反射を両側ともに認めず，膀胱直腸障害があった．髄液検査にて，細胞数3/μl，蛋白42 mg/dl，糖67 mg/dlであった．発症から約7時間後にMRIを撮像した（画像A〜D）．（文献6）より引用）

A：T2強調矢状断像にて，脊髄内に淡い高信号を脊髄円錐からTh8まで認める（→）．同部位には軽い腫大がある．

B：拡散強調矢状断像にて，脊髄内に高信号をTh8まで認める（→）．

C：T2強調横断像（Th11）にて，両側灰白質にほぼ対称性に高信号を認める（→）．

D：T2強調横断像（Th6）にて，髄内には異常を認めない（→）．

（次ページにつづく）

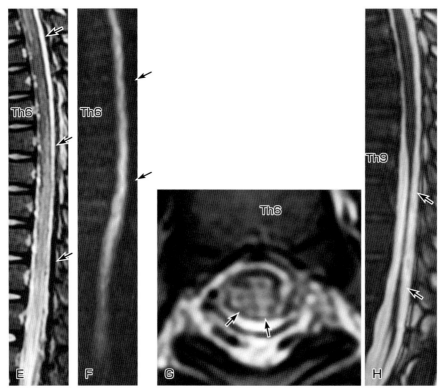

症例2 脊髄鉛筆状軟化（つづき）

発症4日後，痛みを伴って感覚脱失のレベルがTh6まで上行したので，発症9日後にMRI（画像E～G）を再検した．

E：T2強調矢状断像にて，Th2以下の髄内に高信号を認める（→）．発症当日のT2強調矢状断像よりも，高信号の範囲が上方に伸び，胸髄全体に及んでいる．なお，T1強調像では空洞を示す低信号を認めない（非掲載）．

F：拡散強調矢状断像にて，脊髄内に高信号を認める（→）．ただし，この拡散強調像では正常部位がないので説得力が弱い．

G：T2強調横断像（Th6）にて，発症当日とは異なり，高信号の範囲が灰白質に限局せず，両側の後索および後角を含む広範な領域に及んでいる（→）．

発症から約6ヵ月後にMRI（画像H）を撮像した．

H：FIESTA法矢状断像では初回の脊髄梗塞の部位にほぼ一致して，Th9以下の脊髄に著明な萎縮を認める（→）．

補足：初回の発作は脊髄梗塞によるものである．倒立後に脊髄梗塞を起こした8歳の男児例の報告がある[8]．MRI所見は自験例とほぼ同様で，灰白質を中心としたH字型の高信号をT2強調横断像にて示した．同報告によれば，軽微な外傷を契機に発症した15歳以下の脊髄梗塞が8例ある[8]．脊髄梗塞は若年者にも起こる．

発症4日後に起こった神経症状の進展は脊髄梗塞によるものではない．脊髄梗塞の再発はまれである．原発性抗リン脂質抗体症候群に合併して脊髄梗塞が再発したとの報告があるが，脊髄梗塞の原因となる基礎疾患があり，さらにほぼ同一部位である[9]．本症例は初回の病巣の上方に新たな病変ができている．しかも，連続性がある．

また，上部胸髄T2強調横断像にて，病変部位では脊髄梗塞で説明しにくい範囲に高信号が広がっている．そのうえ，発症約6ヵ月後のFIESTA法矢状断像では初回の脊髄梗塞部位にほぼ一致して強い脊髄萎縮をきたしている．初回の病巣と，4日後に起こった上部胸髄の病巣とは，性状が異なっていることを示している．初回の脊髄梗塞部位に横断性壊死が起こり，壊死した脊髄組織が上方に侵入した（PSSが起こった）結果，初回の発作を起こした脊髄梗塞の部位にほぼ一致して強い脊髄萎縮（画像H）が起こったと考える．下方からの壊死組織が侵入し上ってきた上部胸髄には，強い萎縮はない．

文献

1) Hashizume Y, et al：Pencil-shaped softening of the spinal cord. Pathologic study in 12 autopsy cases. *Acta Neuropathol* **61**：219-224, 1983
2) Kume A, et al：Spinal pencil-shaped softening. Report of an autopsy case studied using a three-dimensional model. *Acta Pathol Jpn* **39**：135-140, 1989
3) 橋詰良夫，他：脊髄鉛筆状軟化．脊椎脊髄 **21**：169-172, 2008
4) 安藤哲朗：脊髄鉛筆状軟化の臨床例．脊椎脊髄 **21**：627-635, 2008
5) 加藤裕美子：脊髄鉛筆状軟化の臨床例．第6回 Spine & Spinal cord imaging club, 東京, 2014年4月
6) 柳下 章：症例から学ぶ 画像診断トレーニング（第11回）．脊椎脊髄 **26**：1001-1004, 2013
7) 安藤哲朗，他：脊椎・脊髄疾患と治療 脊髄鉛筆状軟化．*Clin Neurosci* **30**：1164-1167, 2012
8) 安井敬三，他：軽微な外傷を契機に発症する小児の脊髄梗塞．脊椎脊髄 **21**：1003-1007, 2008
9) 高瀬敬一郎，他：再発性前脊髄動脈症候群を呈した原発性抗リン脂質抗体症候群の1成人例．臨神経 **41**：136-139, 2001

4 平山病と頸椎屈曲性脊髄症

■平山病

臨床

平山病（Hirayama disease）の特徴を以下に示す．
①アジア人，特に日本人に目立って多く，10代半ばから後半にかけての若年男性に好発する（男女比は10対1以上）．
②サッカーなどの頸部を使うスポーツやギター演奏などの頸部前屈姿勢，交通事故に関して発症したと推測される症例がある．
③濃厚な遺伝歴はほとんどないが，まれに父子例，兄弟例の報告がある．
④手指を屈伸しにくい，ボタンをはめにくい，握力が低下したなど，一側手指の脱力で発症する．
⑤寒冷時や冷水被曝時などに手指のかじかみと，いっそうの脱力を自覚することが多い（寒冷麻痺）．
⑥患指を中等度の力で伸展させると微細で不規則なふるえが出現する（contraction fasciculation）．
⑦脱力の自覚から遅れて，一側限局または，一側優位の手内筋（小指球筋，第1背側骨間筋）・前腕筋の萎縮が出現するが，上腕二頭筋は免れ，腕橈骨筋と橈側手根屈筋が比較的保たれる．
⑧1～3年の間，緩徐あるいは階段状に進行し，その後に停止する．
⑨自然経過で症状が改善した例はない．
⑩初発時ないし停止早期には，感覚障害，腱反射異常，錐体路障害は認められない．
⑪その後に10～30年を経て，脱力の増悪，脱力や萎縮の範囲の拡大，感覚障害や下肢錐体路の障害が認められる例がある[1]．

1．剖検所見

15歳時に発症し，23年後に肺癌にて死亡した男性患者の剖検所見から，以下のことが判明した[1～3]．
①C5-Th1，特にC7，8髄節の前角に循環性壊死性病変と二次的な前根萎縮が認められる．両側性であるが，筋萎縮優位側に強い．
②他の後角，白質，髄膜（くも膜と軟膜）および髄内・髄外血管に著変を認めない．
③病変は脊髄外のなんらかの因子による循環障害であることが示唆される．

2．発症機序

多くの本症患者において，頸部を屈曲すると，C6椎体レベルを中心に上下2～3椎体にわたり，下部頸髄後部硬膜が前方へ移動し，これにより頸膨大部が圧迫されて扁平化し，同部が患側優位に萎縮する．さらに，後部硬膜外静脈叢が拡大する．長期経過して臨床的に安定した症例では，この前方移動は軽減・消失する[1]．

静脈灌流の異常に原因を求める考え方もあるが，剖検所見と合わせると，硬膜の長さや柔軟性になんらかの物理的異常が生じ，頸部屈曲での脊髄圧排から循環障害がもたらされるとの考え方が有力である[1,4]．

剖検例においては硬膜の異常は認められていないが，発症時から剖検時までの長い経過により不明瞭化した可能性はある[1]．

なお，Kumarは本症もduropathiesの一つとしている[5]．ただし，他のduropathiesが脊髄前方の硬膜外に液貯留を伴っているのに対して，本症ではそれがない．

撮像法

前屈位での頸椎MRIを追加する．

画像所見

1．MRI
1）全体像

中間位での頸椎MRI矢状断像にて，C6椎体レベル

を中心に脊髄萎縮を認め，脊髄の前後径が短い．さらに，横断像では患側優位に脊髄萎縮を認め，脊髄が扁平化する（症例1〜4）．T2強調像あるいはFIESTA像がみやすい．患者の臨床所見と合わせると，多くの症例はこれらの画像所見があれば，本症と診断できる．

前屈位での頸椎矢状断像では，同部位を中心に脊髄後部硬膜が前方に移動し，脊髄を圧迫する．患側優位の脊髄萎縮がより明瞭になる．また，脊髄背側の硬膜外静脈叢が拡大し，T2強調矢状断像では低信号を含む不均一な信号強度を硬膜背側に認める（症例1〜3）．

造影後の脂肪抑制T1強調像では同部位が造影され，静脈叢であることが明瞭となる（症例2）．しかし，多くの場合，造影剤を投与しなくても診断はつく．

ときに，患側の脊髄前角に高信号をT2強調像にて認めることがある．

傍脊柱筋に筋萎縮がないことも参考になるとされる[1]．

2) Tashiroらの全国調査

Tashiroらによって1996〜1998年に行われた全国調査では，229例にMRIが施行されている[6]．前屈の有無については記載がないが，矢状断像では頸髄萎縮が65%，頸髄の扁平化が76%，頸髄の前方移動が81%，硬膜管の後壁の前方移動が68%，硬膜外静脈叢の拡大が73%にあった．横断像ではそれぞれ75%，77%，81%，69%であり，硬膜外静脈叢に関しては記載がない．

3) 硬膜の前方移動は経過とともに消失する

Tashiroらは，硬膜の前方移動は発症から数年すると消失するとしている[6]．またHirayamaらは，患者が年をとると，この所見は少なくなるとしている[7]．

4) 硬膜付着部位の消失（LOA：loss of attachment）

Chenらは台湾の平山病46例において，中間位での頸椎MRIを検討した[8]．後部硬膜が椎弓から離れている率（LOA）が正常では33.3%未満であるが，本症ではそれ以上になる．平山病ではこの所見が46例中43例（93%）に認められ，最も陽性率が高い異常所見であるとした．それに対して，限局性脊髄萎縮は27例，非対称性脊髄扁平化は32例，T2強調像での脊髄内の高信号は13例であった．

Lehmanらは，北米での本症21例について報告している[9]．前述のLOAは20例において検討され，中間位では13例（65%）であった．前屈位での硬膜の前方移動は76%で最も陽性率が高い．脊髄内の高信号は7例（33%）であった．

診断のキー

一側性の手指脱力を示す若年男子にて，矢状断像でのC6を中心とする脊髄萎縮，横断像での患側優位の脊髄萎縮をみたら，本症を考慮する．前屈位でのMRIにて，患側優位の後部硬膜の前方移動を認めたら，本症と診断する．

鑑別診断

脊髄前角にT2強調像にて高信号を認める病態については第7章の「18. 脊髄前角炎」のBOXを参照．

1. 頸椎症

患側部位で前方からの圧迫所見を認める．

2. 脊髄梗塞

発症が急激で，急性期には萎縮を認めない．前屈位にて硬膜外静脈叢の拡大を認めない．

■頸椎屈曲性脊髄症

臨床

1. 概念

頸椎と頸髄の発育不均衡を基礎として，頸椎屈曲時の脊髄前方圧迫機序において，上肢筋萎縮を主徴とする脊髄障害をきたす病態を頸椎屈曲性脊髄症（CFM：cervical flexion myelopathy）という．平山病はCFMを代表する病態である[10]．

2. 若年発症のCFMと平山病との関係

若年発症のCFMにおいて，頸椎屈曲時の脊髄圧迫の頂点が平山病に比べて上位レベルにあり，上肢近位筋萎縮を呈する例がある．脊髄の圧迫変性が強い例では，上肢の感覚障害や歩行障害といった下肢の長索路

徴候 (long tract sign) を伴う例があるなど，平山病とは異なる症状を呈する[10]．

3. 安藤らの報告例

安藤らは，一側上肢近位部のC5，6髄節を中心とした神経原性の筋力低下・筋萎縮を主症候とする若年男性例（16歳）について報告している[11]．

画像ではC4-4/5を中心として，ミエロ後CTにて罹患側に一致した脊髄半側の萎縮を認め，頸椎前屈位での硬膜管後壁の前方移動があった．さらに前屈位でのT1強調像にて硬膜管後方の硬膜外静脈叢の拡大を認めている．

C4/5椎間は脊髄髄節レベルではC6髄節にあたることから，そのレベルでの脊髄前角障害が責任病変であると考えられた[11]．

この例は平山病に比べてさらに予後がよかった．職業的に過度の前屈姿勢をとることにより比較的亜急性に発症したため，早期に病院を受診し，筋萎縮が軽度のうちに頸部前屈制限を守ったためと考えられた[2]．真先らも24歳男性例にて同様な報告をしている[12]．

4. 中高年発症のCFM

若年齢でのCFMとは異なり，頸椎症や頸椎椎間板ヘルニアがあり，後弯変形を中心とする配列の異常がみられる．頸髄の扁平化と萎縮を認め，屈曲位では脊髄の前方への移動と圧迫の増強を認める．しかし，硬膜管後壁の前方移動はない．頸椎後弯により脊柱管内の脊髄が通る距離が延長し，屈曲時には脊髄の伸展とともに，頸椎症などによる脊髄の前方からの圧迫を認める．上肢の筋萎縮をしばしば主徴とする[10]．

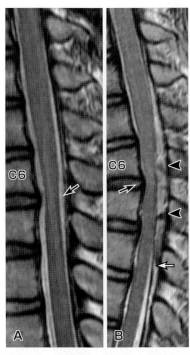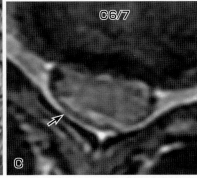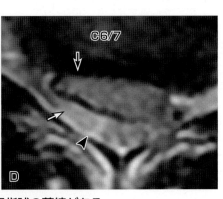

症例1　平山病，20歳，男性．14カ月前より，右手指の筋力低下と母指球の萎縮がある．
　A：T2強調矢状断像（中間位）にて，C6/7に軽い椎間板の突出がある．同部位の頸髄は前後径が短く，萎縮の疑いがある（→）．
　B：T2強調矢状断像（前屈位）にて，C6-Th1にかけて脊髄の萎縮があり（→），後部硬膜の前方への移動があり（⇢），後部硬膜外静脈叢の拡大を認める（▶）．
　C：T2強調横断像（中間位，C6/7）にて，脊髄右の萎縮を認める（→）．
　D：T2強調横断像（前屈位，C6/7）にて，脊髄右に，画像Cより強い萎縮を認める（→）．後部硬膜が脊髄背側にあり，前方へ移動している（⇢）．硬膜外静脈叢の拡大を認める（▶）．
　補足：中間位で撮像されていても，年齢，臨床経過が合致し，C6/7における矢状断像での脊髄萎縮，横断像での患側の強い萎縮があれば，平山病との診断は可能である．前屈位での硬膜の前方移動は重要な所見であり，前屈位を撮像する必要がある．画像Bにて，脊髄後部硬膜の前方への移動があり，後方に一部低信号を含む不均一な信号強度を示すのは拡大した硬膜外静脈叢である．造影剤を使用しなくても，診断はできる．

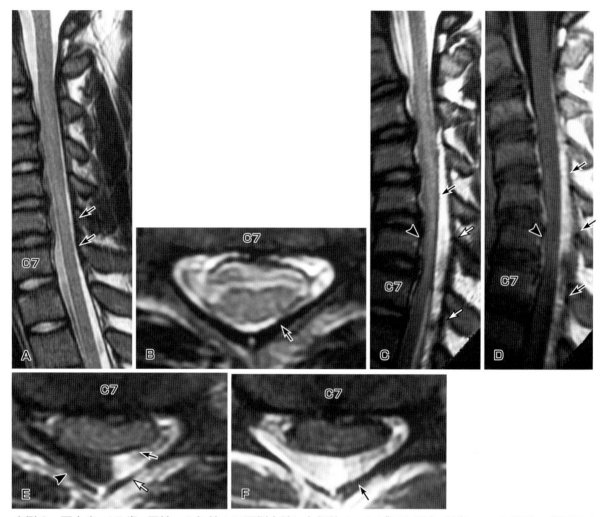

症例2 平山病，17歳，男性．1年前より両側上肢に左優位のこわばりと脱力感がある．母指球や背側骨間筋の萎縮があり，左に強い．

- **A**：T2強調矢状断像（中間位）にて，C6-7にかけて脊髄萎縮を認める（→）．
- **B**：T2強調横断像（中間位，C7上部）にて，脊髄左に強い萎縮があり（→），脊髄は扁平化している．後部硬膜の前方移動は不明瞭である．
- **C**：T2強調矢状断像（前屈位）にて，脊髄後部硬膜の前方への移動がC4以下にあり（→），硬膜外静脈叢の拡大を認める（⇢）．拡大した静脈叢はほとんどは高信号であるが，Th1では低信号を示す．流れによるアーチファクトである．C6を中心に脊髄の前後径の短縮を認める（▶）．
- **D**：造影後T1強調矢状断像（前屈位）にて，脊髄背側の硬膜外静脈叢が造影され，拡大している（→）．C6を中心に脊髄前後径の短縮を認める（▶）．
- **E**：T2強調横断像（前屈位，C7）にて，脊髄後部硬膜の前方移動を認める（→）．脊髄背側の硬膜外静脈叢が拡大し，右は低信号（▶），左は高信号（⇢）を示す．脊髄は左優位に萎縮がある．
- **F**：造影後T1強調横断像（前屈位，C7）にて頸髄は扁平化し，左側により強い萎縮を認める．硬膜外静脈叢の拡大があり，脊髄背側が強く造影されている（→）．

補足：中間位でも，C6-7に萎縮がある．前屈位にて，硬膜外静脈叢の拡大を認める．造影後の画像にて，静脈叢がよく造影されている．現在では，平山病の診断に造影剤は必要ないと考えている．

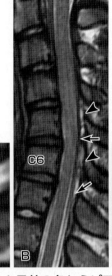
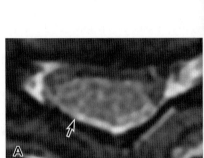
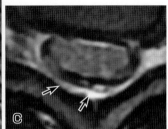

症例3 平山病，13歳，女子．8カ月前の冬からピアノ，ボールを長時間使用していると右手がこわばり，動かなくなった（寒冷麻痺）．右第4～5指の筋力低下があり，右上肢が左に比して細い．

A：T2強調横断像（中間位，C6/7）にて，脊髄右の萎縮を認める（→）．

B：T2強調矢状断像（前屈位）にて，C4-7にかけて脊髄後部硬膜（低信号）の前方への移動があり（→），脊髄背側の硬膜外静脈叢の拡大をC4-7にて不均一な高信号として認める（▶）．

C：T2強調横断像（前屈位，C6/7）にて，脊髄背側に高信号として，拡大した硬膜外静脈叢が認められる（→）．画像Aと比べると，脊髄背側の高信号が拡大している．後部硬膜は不明瞭である．脊髄右に萎縮がある．

補足：平山病に特徴的な寒冷麻痺を示した13歳，女子例である．この年齢，女子でも平山病はありうる．なお，この症例は中間位の矢状断像では患側の脊髄萎縮がわかりにくいが，横断像では明瞭である．

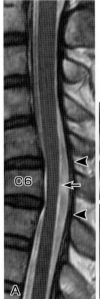
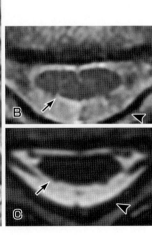

症例4 平山病，43歳，男性．16歳より右上肢筋萎縮と筋力低下があり，18歳時に他院にて平山病といわれ，進行が止まった．しかし，2年ほど前より右手の脱力が増悪した．

A：T2強調矢状断像（前屈位）にて，C6を中心に脊髄の萎縮を認める（→）．脊髄後部硬膜は正常位置にあり，前方への移動はなく，硬膜外静脈叢の拡大もない（▶）．

B：T2強調横断像（前屈位，C6）にて，脊髄は前後径が短くなり，両側とも萎縮しているが，軽度右優位である（→）．脊髄後部硬膜は正常位置にある（▶）．

C：FIESTA法横断像（前屈位，C6）にて，明らかに右優位に両側脊髄の萎縮がある（→）．後部硬膜は正常位置にあり，硬膜外静脈叢の拡大はない（▶）．

補足：16歳発症の平山病であり，患側優位の脊髄萎縮を認める．進行の停止とともに，おそらく後部硬膜の前方移動がなくなった．しかし，二十数年後，再び右手の脱力が増悪している．画像では萎縮のみで，硬膜の前方移動はない．経過を考えると，平山病に特徴的な所見である．今回の増悪は前角部に脆弱性が生じていたうえに，頸椎症性変化，ないしダイナミックファクターによる（わずかな）血流障害が追い打ちをかけたものであると考えられる[13]．

文 献

1) 福武敏夫:脊髄臨床神経学ノート―脊髄から脳へ.三輪書店,2014,pp241-249
2) Hirayama K, et al:Focal cervical poliopathy causing juvenile muscular atrophy of distal upper extremity:a pathological study. *J Neurol Neurosurg Psychiatry* **50**:285-290, 1987
3) 平山恵造,他:若年性一側上肢筋萎縮症の初剖検例.神経内科 **22**:85-88, 1985
4) 平山恵造:平山病の発見と概念の確立.神経内科 **65**:213-221, 2006
5) Kumar N:Beyond superficial siderosis:introducing "duropathies". *Neurology* **78**:1992-1999, 2012
6) Tashiro K, et al:Nationwide survey of juvenile muscular atrophy of distal upper extremity (Hirayama disease) in Japan. *Amyotroph Lateral Scler* **7**:38-45, 2006
7) Hirayama K, et al:Cervical dural sac and spinal cord in juvenile muscular atrophy of distal upper extremity. *Neurology* **54**:1922-1926, 2000
8) Chen CJ, et al:Hirayama flexion myelopathy:neutral-position MR imaging findings―importance of loss of attachment. *Radiology* **231**:39-44, 2004
9) Lehman VT, et al:Cervical spine MR imaging findings of patients with Hirayama disease in North America:a multisite study. *AJNR Am J Neuroradiol* **34**:451-456, 2013
10) 亀山 隆:頸椎 flexion myelopathy と頸椎症性筋萎縮症に対する捉え方.脊椎脊髄 **22**:1147-1155, 2009
11) 安藤哲朗,他:一側上肢近位筋の筋力低下・筋萎縮を呈し改善をみた flexion myelopathy 症例.臨神経 **33**:575-578, 1993
12) 真先敏弘,他:平山病類似の若年性上肢髄節性筋萎縮を呈し頸椎固定術にて軽快した Flexion Myelopathy の1例.臨神経 **30**:625-629, 1990
13) 福武敏夫,私信,2014

5 首下がり症候群

臨床

頸部の筋肉を図示する(図1). 頸部の屈曲と支持に関する筋群は, 頭半棘筋, 頸半棘筋, 頭板状筋, 頸多裂筋, 頸長筋などの頸部背筋群である. これらの筋群が侵されると, 首が常に前に垂れ下がった状態となる首下がり症候群 (dropped head syndrome) が出現する. そのほかに, 椎骨, 頸部周囲の靱帯などを含め, いくつかの障害の組み合わせによって首下がり症候群が発症する[1]. その原因には, 種々の神経疾患がある (表1).

甲状腺機能低下性ミオパチーに伴う首下がり症候群の報告によると, 頸部の筋力低下を示し, 血液検査にてクレアチンキナーゼ (CK：creatine kinase) が高値であったが, 頸部伸筋群以外の筋力低下を認めず, 甲状腺機能低下症を示唆する一般所見は乏しかった. しかし, 甲状腺ホルモン補充療法によって改善を認めた[2].

首下がり症候群を呈し, 頸部背筋群に限局性に起こるミオパチーがあり, 限局性頸部伸展性ミオパチーと呼ばれる[3].

画像所見

1. MRI

甲状腺機能低下性ミオパチーによる首下がり症候群では, 頸部 T2 強調像にて頭板状筋, 頭半棘筋, 頸半棘筋などの頸部背筋群に筋の腫大と高信号を示し, 筋水腫を呈するとする報告がある[2].

限局性頸部伸展性ミオパチーによる首下がり症候群においても, 頸部 T2 強調像にて頭板状筋と頸多裂筋に浮腫と考えられる高信号と腫大を認めている[3]. さ

表1 首下がり症候群を呈する神経疾患
(文献1)より改変引用)

A. 原発性
- 限局性頸部伸展性ミオパチー

B. 二次性
- 甲状腺機能低下性ミオパチー
- Parkinson 病
- 頸椎症
- 重症筋無力症
- 多発筋炎
- 筋ジストロフィー
- 各種ニューロパチー
- 運動ニューロン病
- 多系統萎縮症

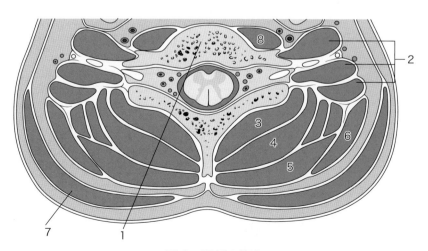

図1 頸部の筋肉
1. 椎体, 2. 斜角筋, 3. 頸多裂筋, 4. 頭半棘筋, 5. 頸半棘筋, 6. 頭板状筋, 7. 僧帽筋, 8. 頸長筋

らに，高信号を認めた筋群で造影効果を認めたという報告がある[4]．

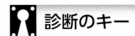 診断のキー

頸部背筋群の萎縮のみではなく，T2強調像を撮像し，背筋群内の浮腫をみつけることが重要である．

文献

1) 齋藤豊和：脊椎脊髄疾患における注目すべき症状 Dropped head syndrome（首下がり症候群）．脊椎脊髄 **18**：561-566, 2005
2) 古谷力也，他：「首下がり」を呈した甲状腺機能低下症の1例．臨神経 **47**：32-36, 2007
3) Katz JS, et al：Isolated neck extensor myopathy：a common cause of dropped head syndrome. *Neurology* **46**：917-921, 1996
4) Gaeta M, et al："Dropped-head" syndrome due to isolated myositis of neck extensor muscles：MRI findings. *Skeletal Radiol* **35**：110-112, 2006

略語表・索引

■略語表

略 語	英 訳	和 訳
AA	adhesive arachnoiditis	癒着性くも膜炎
AARF	atlanto-axial rotatory fixation	環軸椎回旋位固定
ABC	aneurysmal bone cyst	動脈瘤様骨嚢腫
ACE	angiotensin converting enzyme	アンギオテンシン変換酵素
aCL	anticardiolipin antibody	抗カルジオリピン抗体
ADC	apparent diffusion coefficient	見かけの拡散係数
ADD	atlanto-dental distance	環椎歯突起間距離
ADEM	acute disseminated encephalomyelitis	急性散在性脳脊髄炎
ADI	atlanto-dental interval	環椎歯突起間距離
AIDP	acute inflammatory demyelinating polyneuropathy	急性炎症性脱髄性多発ニューロパチー
AL	angiolipoma	血管脂肪腫
ALD	adrenoleukodystrophy	副腎白質ジストロフィー
ALL	anterior longitudinal ligament	前縦靱帯
ALP	alkaline phosphatase	アルカリフォスファターゼ
ALS	amyotrophic lateral sclerosis	筋萎縮性側索硬化症
AMAN	acute motor axonal neuropathy	急性運動性軸索性ニューロパチー
AMN	adrenomyeloneuropathy	副腎脊髄ニューロパチー
ANA	antinuclear antibody	抗核抗体
ANCA	antineutrophil cytoplasmic antibody	抗好中球細胞質抗体
ANNA-1	antineuronal nuclear autoantibody type 1	
APS	antiphospholipid syndrome	抗リン脂質抗体症候群
AQA4	aquaporin-4	アクアポリン4
AS	ankylosing spondylitis	強直性脊椎炎
ASH	ankylosing spinal hyperostosis	強直性脊椎骨増殖症
ASIA	American Spinal Injury Association	
ASL	arterial spin labeling	
AT/RT	atypical teratoid/rhabdoid tumor	非定型奇形腫様/ラブドイド腫瘍
AVF	arteriovenous fistula	動静脈瘻
AVM	arteriovenous malformation	動静脈奇形
BCG	bacillus Calmette-Guérin	
BCR	bulbocavernosus reflex	球海綿体反射
BNCT	benign notochordal cell tumor	良性脊索細胞腫
BS	brucellar spondylitis	ブルセラ脊椎炎
BSS	Brown-Séquard syndrome	Brown-Séquard 症候群
BUN	blood urea nitrogen	血液尿素窒素

略　語	英　訳	和　訳
CADASIL	cerebral autosomal dominant arteriopathy with subcortical infarcts and leukoencephalopathy	
CDM	copper deficiency myelopathy	銅欠乏性脊髄症
CFM	cervical flexion myelopathy	頸椎屈曲性脊髄症
CIDP	chronic inflammatory demyelinating polyneuropathy	慢性炎症性脱髄性多発ニューロパチー
CIS	clinically isolated syndrome	
CISS	constructive interference in steady state	
CK	creatine kinase	クレアチンキナーゼ
CLF	calcification of ligamentum flavum	黄色靱帯石灰化症
CM-I	Chiari I malformation	Chiari I 型奇形
CPK	creatine phosphokinase	クレアチンフォスフォキナーゼ
CPPD	calcium pyrophosphate dehydrate	ピロリン酸カルシウム
CRP	C-reactive protein	C反応性蛋白
CSF	cerebrospinal fluid	脳脊髄液
CSFL	cerebrospinal fluid leak	脳脊髄液漏出症
CYFMOS	cystic formations of mobile spine	椎間関節囊腫
CYL	calcification of yellow ligament	黄色靱帯石灰化症
DAVF	dural arteriovenous fistula	硬膜動静脈瘻
DHM	disseminated hemangioblastomatosis	びまん性血管芽腫症
DIC	disseminated intravascular coagulation	播種性血管内凝固症候群
DISH	diffuse idiopathic skeletal hyperostosis	びまん性特発性骨増殖症
DREZ	dorsal root entry zone	後根進入部
DSA	destructive spondyloarthropathy	破壊性脊椎関節症
EAC	extradural (epidural) arachnoid cyst	硬膜外くも膜囊胞
EAST	Eastern Association for the Surgery of Trauma	
EEPM	extradural en plaque meningioma	硬膜外扁平髄膜腫
EMA	epithelial membrane antigen	上皮膜抗原
EPI	echo planar imaging	
FA	fractional anisotropy	
FAP	familial amyloid polyneuropathy	家族性アミロイド多発ニューロパチー
FBSS	failed back surgery syndrome	術後難治腰椎症候群
FCE	fibrocartilaginous embolism	線維軟骨塞栓症
FDG	fluorodeoxyglucose	
FE	field echo	フィールドエコー
FIESTA	fast imaging employing steady state acquisition	
FLAIR	fluid-attenuated inversion recovery	
FLASH	fast low angle shot	

略　語	英　訳	和　訳
FOV	field of view	撮像視野
FSE	fast spin echo	高速スピンエコー
GBS	Guillain-Barré syndrome	Guillain-Barré症候群
GPA	granulomatosis with polyangitis	多発血管炎性肉芽腫症
GRE	gradient echo	グラディエントエコー
GS	granulocytic sarcoma	顆粒球肉腫
HAM	human T-lymphotropic virus type I associated myelopathy	ヒトTリンパ球向性ウイルス脊髄症
HASTE	half-Fourier acquisition single shot turbo spin echo	
HGD	homogentisate 1,2-dioxygenase	ホモゲンチジン酸酸化酵素
HIV	human immunodeficiency virus	ヒト免疫不全ウイルス
HIZ	high-intensity zone	
HMSN	hereditary motor and sensory neuropathy	遺伝性運動感覚性ニューロパチー
HNP	herniated nucleus pulposus	椎間板ヘルニア
HP	hypertrophic pachymeningitis	肥厚性硬膜炎
HPC	hemangiopericytoma	血管外皮腫
HTLV-I	human T-lymphotropic virus type I	ヒトTリンパ球向性ウイルスI型
HU	Hounsfield unit	
HVA	homovanillic acid	ホモバニリン酸
IAVM	intramedullary arteriovenous malformation of spinal cord	脊髄髄内動静脈奇形
IEH	intradural extramedullary hemangioblastoma	硬膜内髄外血管芽腫
IHN	intractable hiccup and nausea	難治性の吃逆と嘔吐
IIS	inferior intercavernous sinus	下海綿間静脈洞
IL	interleukin	
IML	intravascular malignant lymphomatosis	血管内悪性リンパ腫症
IP	intraneural perineurioma	神経内神経周膜腫
ISCH	idiopathic spinal cord herniation	特発性脊髄ヘルニア
ISCM	intramedullary spinal cord metastases	髄内転移性腫瘍
ISL	interspinous ligament	棘間靱帯
ITM	idiopathic transverse myelitis	特発性横断性脊髄炎
IVH	intravenous hyperalimentation	中心静脈栄養
LA	lupus anticoagulant	ループスアンチコアグラント
LBSL	leukoencephalopathy with brainstem and spinal cord involvement and high lactate	
LCH	Langerhans cell histiocytosis	Langerhans細胞組織球症
LDH	lactate dehydrogenase	乳酸脱水素酵素

略　語	英　訳	和　訳
LF	ligamentum flavum	黄色靱帯
LOA	loss of attachment	硬膜付着部位の消失
LYG	lymphomatoid granulomatosis	リンパ腫様肉芽腫症
MABD	myelitis associated with Behçet's disease	神経 Behçet 病による脊髄炎
MCV	mean corpuscular volume	平均赤血球容積
MCV	motor nerve conduction velocity	運動神経伝導速度
MDS	myelodysplastic syndrome	骨髄異形成症候群
ME	myxopapillary ependymoma	粘液乳頭状上衣腫
MEP	motor-evoked potential	運動誘発電位
MERS	mild encephalopathy with a reversible splenial lesion	可逆性脳梁膨大部病変を有する脳症
MFH	malignant fibrous histiocytoma	悪性線維性組織球腫
MGUS	monoclonal gammopathy of undetermined significance	良性単クローン性ガンマグロブリン異常症
MIBG	m-iodobenzylguanidine	
MLF	medial longitudinal fasciculus	内側縦束
MOB	multiple operated back	多数回手術腰椎
MOG	myelin-oligodendrocyte glycoprotein	
MPNST	malignant peripheral nerve sheath tumor	悪性末梢神経鞘腫瘍
MPR	multi planar reconstruction	多断面再構成
MRSA	methicillin-resistant *Staphylococcus aureus*	メチシリン耐性黄色ブドウ球菌
MS	multiple sclerosis	多発性硬化症
MTX	methotrexate	メトトレキサート
NAA	*N*-acetylaspartate	
NBCA	n-butyl-2-cyanoacrylate	
NBD	neuro-Behçet disease	神経 Behçet 病
NF1	neurofibromatosis type 1	神経線維腫症 1 型
NF2	neurofibromatosis type 2	神経線維腫症 2 型
NK	natural killer	
NL	neurolymphomatosis	神経リンパ腫症
NMO	neuromyelitis optica	視神経脊髄炎
NMR	nuclear magnetic resonance	核磁気共鳴
NSAIDs	nonsteroidal antiinflammatory drugs	非ステロイド性抗炎症薬
OCB	oligoclonal bands	オリゴクローナルバンド
OLF	ossification of ligamentum flavum	黄色靱帯骨化症
OPLL	ossification of posterior longitudinal ligament	後縦靱帯骨化症
OPV	oral poliovirus vaccine	経口ポリオ生ワクチン
OYL	ossification of yellow ligament	黄色靱帯骨化症

略語	英訳	和訳
PA	paraspinal abscess	傍脊椎膿瘍
PA	pilocytic astrocytoma	毛様細胞性星細胞腫
PAS	*p*-aminosalicylic acid	パラアミノサリチル酸
PAVF	perimedullary arteriovenous fistula	脊髄表面動静脈瘻
PCR	polymerase chain reaction	ポリメラーゼ連鎖反応
PET	positron emission tomography	陽電子断層撮影
PISCL	primary intramedullary spinal cord lymphoma	原発性髄内悪性リンパ腫
PLC	posterior ligamentous complex	後方靱帯群
PLL	posterior longitudinal ligament	後縦靱帯
PMA	pilomyxoid astrocytoma	毛様類粘液性星細胞腫
PNET	primitive neuroectodermal tumor	原始神経上皮腫瘍
PPMS	primary progressive multiple sclerosis	一次性進行性多発性硬化症
PR3	proteinase 3	
PRES	posterior reversible encephalopathy syndrome	
PROPELLER	periodically rotated overlapping parallel lines with enhanced reconstruction	
PS	pyogenic spondylitis	化膿性脊椎炎
PSN	paraneoplastic sensory neuropathy	傍腫瘍性感覚性ニューロパチー
PSS	pencil-shaped softening of the spinal cord	脊髄鉛筆状軟化
PTLD	posttransplantation lymphoproliferative disorder	移植後リンパ増殖性疾患
PVS	pigmented villonodular synovitis	色素性絨毛結節性滑膜炎
RA	refractory anemia	不応性貧血
RA	rheumatoid arthritis	関節リウマチ
RI	radioisotope	
RRMS	relapsing-remitting multiple sclerosis	再発寛解型の多発性硬化症
SAC	space available for the cord	歯突起後面と後弓内面との距離
SAPHO	synovitis-acne-pustulosis-hyperostosis-osteitis	SAPHO（症候群）
SC	synovial cyst	滑膜嚢胞
SCD	subacute combined degeneration of the spinal cord	亜急性脊髄連合変性症
SCIMRA	spinal cord injury with minimal radiographic abnormalities	
SCIWOCTET	spinal cord injury without CT evidence of trauma	
SCIWORA	spinal cord injury without radiographic abnormality	
SCIWORET	spinal cord injury without radiologic evidence of trauma	
SE	spin echo	スピンエコー
SEAVF	spinal extradural (epidural) arteriovenous fistula	脊髄硬膜外動静脈瘻

略　語	英　訳	和　訳
SEP	sensory-evoked potential	感覚誘発電位
SFT	solitary fibrous tumor	孤立性線維性腫瘍
SIADH	syndrome of inappropriate secretion of antidiuretic hormone	抗利尿ホルモン分泌異常症
SIAVM	spinal intraosseous arteriovenous malformation	脊椎骨内動静脈奇形
SIH	spontaneous intracranial hypotension	特発性低髄液圧症候群
sIL-2R	soluble interleukin-2 receptor	可溶性インターロイキン2受容体
SJS	Sjögren syndrome	Sjögren症候群
SLE	systemic lupus erythematosus	全身性エリテマトーデス
SM	spinal melanocytoma	脊髄メラニン細胞腫
SMA	spinal muscular atrophy	脊髄性筋萎縮症
SMON	subacute myelo-optico-neuropathy	亜急性脊髄視神経症
SNR	signal-to-noise ratio	信号対ノイズ比
SPECT	single photon emission computed tomography	
SS	superficial siderosis	脳表ヘモジデリン沈着症
SSFSE	single-shot fast spin-echo	
SSH	spinal subarachnoid hemorrhage	脊髄くも膜下出血
SSL	supraspinous ligament	棘上靱帯
SSL	spinal subpial lipoma	脊髄軟膜下脂肪腫
STIR	short tau inversion recovery	
SUV	standardized uptake value	
SUVmax	maximum standardized uptake value	
SWI	susceptibility-weighted imaging	磁化率強調像
TBE	tick-borne encephalitis	ダニ媒介性脳炎
TIA	transient ischemic attack	一過性脳虚血発作
TLICS	Thoracolumbar Injury Classification and Severity Score	
TM	transverse myelitis	横断性脊髄炎
TNF-α	tumor necrosis factor-α	腫瘍壊死因子α
TrueFISP	true fast imaging with steady-state precession	
TS	tuberculous spondylitis	結核性脊椎炎
TSP	tropical spastic paraparesis	熱帯性痙性不全対麻痺症
TTR	transthyretin	トランスサイレチン
VEP	visual-evoked potential	視覚誘発電位
VMA	vanillylmandelic acid	バニリルマンデル酸
VZV	varicella-zoster virus	水痘・帯状疱疹ウイルス
β-HCG	beta-human chorionic gonadotropin	β-ヒト絨毛性ゴナドトロピン

和文索引

f：症例内の用語　b：BOX 内の用語

数字

3 椎体以上の長大な脊髄病変　229, 446, 545
^{18}F-FDG　292, 733
^{18}F-fluorodeoxyglucose-positron emission tomography（^{18}F-FDG-PET）　361

あ

アーチファクト　3
亜鉛　484
亜急性期の出血（血腫）　237b, 251b
亜急性血腫　237b
亜急性脊髄視神経症　481b
亜急性脊髄連合変性症　448, 464, 479, 481f, 482f, 484, 485, 486, 518, 521, 559
アクアポリン 4　446
悪性壊死性外耳炎　549b
悪性奇形腫　84
悪性黒色腫→黒色腫
悪性貧血　479
悪性末梢神経鞘腫瘍　115, 120, 264b, 292, 293f, 312, 713
悪性リンパ腫　264b, 549, 549b, 721b, 724, 732b, 733
　脊髄髄内および硬膜内＿＿　228, 233f, 236f, 240, 274, 278b, 294, 520f, 521
　脊椎および硬膜外＿＿　167, 254, 277, 279f, 296b, 300, 301, 301f, 302b, 304, 319, 414, 426, 432b, 436, 648, 718, 718b
アジア亜型　321
アスペルギルス症　549b
圧迫骨折　306, 705, 776, 779, 782
アトピー性脊髄炎　448, 464, 481b, 528, 540, 541, 542f, 543f
アミロイド　406, 716
アミロイドーシス　732b
アミロイドニューロパチー　718
アルカプトン尿症　412

アルコール中毒　441
泡状外脊索症　153
アンギオテンシン変換酵素　361

い

胃癌　294
医原性類上皮腫/類皮腫　55, 57f
移行椎　91
遺残第 1 体節間動脈　595, 596f
移植後リンパ増殖性疾患　734
異染性白質ジストロフィー　518b, 721b
位相エンコード　5
一次神経管形成　42, 46, 88
一過性中心管拡張　106, 107f
遺伝性運動感覚性ニューロパチー　725, 728, 732b
遺伝性痙性対麻痺　555
遺伝性出血性毛細血管拡張症　614
遺伝性肥厚性多発神経根ニューロパチー　117
イヌ回虫（症）　448, 528, 529, 541
胃バイパス手術　484
咽後膿瘍　426, 427b, 428f

う

ウエストナイルウイルス　522
動きのアーチファクト　3
打ち切りアーチファクト　3, 4
運動ニューロン疾患　866
運動皮質　558, 559, 560f, 561f

え

栄養動脈　220f
液面形成　177, 184, 185, 190f, 262, 343f, 344, 625, 626, 631f, 644f
エコーウイルス　522
炎症性腸疾患　724
円錐アーケード　595
延髄空洞症　186, 216, 219f, 873, 876f
エンテロウイルス 71　522, 523, 523f, 524f, 659

お

黄色靱帯　10, 797
黄色靱帯骨化症　251b, 351, 368, 369f, 370f, 371
黄色靱帯石灰化症　371, 372f, 373f, 374f
黄色靱帯内血腫　654, 655f
黄色髄　6
横靱帯　336
横走神経根　103
横断性壊死　884f
横断性脊髄（頸髄）損傷　813, 820
横断性脊髄壊死　880, 880f, 881
横断性脊髄炎　322, 448, 464, 476, 488, 489, 493, 659, 877
横突起　8
横突孔　263, 266f
横紋筋肉腫　264b, 319
オキシヘモグロビン　643, 644f
折り返しアーチファクト　3, 4

か

ガーゼ腫　689
外傷　427b, 624, 657, 669b, 872
外傷性前方亜脱臼　760
塊状椎　91
外側皮質脊髄路　15
外転神経核　456f
灰白質→中心灰白質
開放性脊髄髄膜瘤　29, 32f, 33, 34f, 37, 39f, 62, 68
開放性脊髄嚢瘤　29, 33
開放性脊椎（脊髄）癒合不全症　26, 27, 29, 33
開放性二分脊椎　26, 33
蓋膜　11
海綿状血管腫　141, 264b, 854
　脊髄髄内および硬膜内＿＿　185, 186, 197b, 217, 229, 250, 251b, 514, 625, 627f, 628f, 629f, 630f, 632f, 634, 635f, 636, 639,

640, 641f, 642f
　　硬膜外＿＿＿　303, 305f
　　馬尾の＿＿＿　634, 635f
下海綿間静脈洞　835, 839, 845f,
　　846f, 847f, 848f, 866
化学シフトアーチファクト　3,
　　48, 49f, 50f, 237, 238f, 239f
化学性髄膜炎　51, 344
化学療法　500b, 520f
可逆性脳血管攣縮症候群　856
拡散強調像　51, 52, 55, 56f, 106,
　　657, 666
拡散制限　666
核磁気共鳴現象　4
過屈曲亜脱臼　760
過屈曲捻挫　760
額縁様所見　696
過形成骨髄　700
過誤腫　41, 115, 118
過伸展後方脱臼　772
過伸展損傷　822
過伸展捻挫　770
下垂体　834, 835, 836
家族性アミロイド多発ニューロパチー　716, 721b
家族性脊髄癒着性くも膜炎　531
下大静脈閉塞　602
下椎間関節突起　8
褐色細胞腫　215
褐色腫　150
割髄症　27, 32f, 37, 68, 70f, 71f,
　　72f, 94
滑膜嚢胞　263, 326b, 334, 336,
　　337, 337f, 338f, 654, 690
化膿性脊椎炎　416, 419f, 420f,
　　421f, 422f, 423f, 424f, 426, 427b,
　　427f, 428f, 430, 431, 432, 433f,
　　436, 438f, 439, 441, 442f, 648
化膿性椎間関節炎　337, 427b,
　　439, 439f, 440f, 441
カフェオレ斑　115, 116, 117, 118,
　　119, 123f, 295f, 613f, 625, 627f
下副小骨　100
鎌状赤血球症　659b, 699
可溶性インターロイキン2受容体　321
顆粒球肉腫　169, 278b, 301, 426,
　　718

川崎病　404b
ガングリオン　336
間欠性跛行　607f
肝硬変　441, 666
環軸十字靱帯　583
環軸椎亜脱臼　396, 399, 581, 585,
　　747
環軸椎回旋位固定　585, 747
環軸椎奇形　577
環軸椎脱臼　747
冠状静脈叢　598, 599, 608f, 614,
　　619
癌性神経根症　481b
癌性髄膜炎　720, 732b
関節柱　7
関節突起間部　8, 388
関節突起間裂　91
関節リウマチ　396, 549b, 794b
感染症　549b
感染性脊椎炎→化膿性脊椎炎
環椎　11
環椎横靱帯　11, 744f
環椎外側塊骨折　744
環椎奇形　577
環椎後弓の癒合不全　744
環椎後頭骨癒合　110
環椎歯突起間距離　743
環椎十字靱帯　11
環椎前弓　336
環椎前弓下副小骨　404
環椎椎弓骨折　744
環椎破裂骨折　743
顔面神経　724, 725, 729
顔面神経障害　733
寒冷麻痺　885, 889f

き

疑核　449, 455f
気管支カルチノイド腫瘍　721b,
　　732b
気管支喘息　523
偽関節　388
奇形腫　81, 197b, 237, 251b, 269f,
　　284
基質　146
奇静脈　595, 666
偽性髄膜瘤　678, 855, 859f
寄生虫　510

寄生虫性脊髄炎　448, 528, 540
基底核　241
偽脳腫瘍　109
亀背　431, 436
ギブスアーチファクト　3
脚間窩　110, 836, 840f, 842f, 844f,
　　845f
弓状孔　100
急性運動性軸索性ニューロパチー　720
急性炎症性脱髄性多発ニューロパチー　720
急性散在性脳脊髄炎　447, 448,
　　452, 470, 473f, 474f, 476, 721b,
　　722f
急性軟骨結節　419
狂犬病　470
胸髄萎縮　555, 556, 557f
橋中心髄鞘崩壊症　322, 323f
強直性脊椎炎　399, 402, 412, 419,
　　531, 772, 862
強直性脊椎骨増殖症　365, 393,
　　399, 772
胸肋鎖関節　402
棘間靱帯　8, 797
棘上靱帯　8, 797
棘突起　8
巨細胞腫　283
巨細胞修復性肉芽腫　150, 176
巨赤芽球性貧血　479
起立性頭痛　334, 833, 841f, 844f,
　　846f
筋萎縮性側索硬化症　512, 518,
　　524b, 558, 559f, 560f, 561f, 600,
　　605f, 866
筋肉サルコイドーシス　497, 499,
　　504f

く

隅角解離　101
空洞　207f, 306
空胞性脊髄症　480, 521
屈曲涙滴骨折　767, 774, 776
首下がり症候群　891
くも膜下出血　224f, 283, 500b,
　　531, 634, 647, 833, 836, 841f,
　　845f, 877, 878f
くも膜下嚢胞　325

くも膜憩室　531
くも膜軟膜播種　294, 295f
くも膜囊胞　872, 877, 878f
　→硬膜内くも膜囊胞，硬膜外くも膜囊胞
クリオキノール　481b
クリプトコッカス脊椎炎　431
くる病　109
クロストークアーチファクト　6

け

経口避妊薬　669b
形質細胞腫　549b
頸神経叢　10, 16
痙性対麻痺　517, 555, 556
頸長筋腱　404
頸椎屈曲性脊髄症　524b, 886
頸椎症　185, 188f, 350, 357, 359, 361, 481f, 498, 502f, 505f, 524b, 540, 543f, 559, 851f, 886
頸椎症性髄内浮腫　185, 188f, 357, 360, 361, 362f, 363f, 462, 464, 468f, 498, 499, 500, 502f, 508f, 544f, 815
頸椎椎間骨軟骨症　350
頸椎癒合椎　97
頸部変形性脊椎症　350
頸膨大部　885
係留解除　41, 41f, 73
係留脊髄症候群　27, 37, 73, 347
外科用メス　326, 532, 863
血液パッチ　833, 839, 841f, 844f, 848f
結核（菌）　296b, 448, 476, 499, 510, 549b
結核性髄膜炎　510
結核性脊椎炎　178, 300, 301f, 416, 418, 426, 430, 433f, 436, 439, 441
　非典型的＿＿＿　432
血管炎　639
血管外皮腫　197b, 216, 225f, 278b, 290b, 308, 309f
血管拡張型骨肉腫　176, 177
血管芽腫　118, 186, 197b, 204, 213b, 215, 218f, 220f, 221f, 222f, 223f, 224f, 226f, 229, 232f, 233f, 240, 254, 283, 289, 290b, 294, 308, 309, 309f, 510, 514, 615, 626, 637, 639, 643, 872
　硬膜内髄外＿＿＿　216, 224f, 225f
血管脂肪腫　237, 237b, 251b, 263, 264b, 270f, 271f, 297, 298f, 304, 306
血管腫　26, 56f, 141, 264b, 553b
血管性浮腫　674
血管損傷　807
血管内悪性リンパ腫症　321, 323f, 324f, 448, 464, 602
血管内皮腫　141
血管肉腫　141
血球貪食症候群　321
結合織疾患　724
結合神経根　102
血行動態説　171
楔状束→脊髄楔状束
楔状椎　91
血清 IgE 低値　517
血清乳酸脱水素酵素　321
血中 β-HCG　242f
腱・靱帯付着部症　396
減圧症　656, 674, 675f
減圧障害　674
限局性頸部伸展性ミオパチー　891
限局性後方終板障害　101
顕在性二分脊椎　26
原始神経上皮腫瘍　165, 294, 312, 319
原発性悪性骨巨細胞腫　150
原発性髄内悪性リンパ腫　217b, 229, 234, 235f, 247
原発性軟膜神経膠腫症　734

こ

抗 AQP4 抗体→抗アクアポリン 4 抗体
抗 HTLV-I 抗体　519f
抗 Hu 抗体　737
抗 MOG（myelin-oligodendrocyte glycoprotein）抗体　447, 470
抗 Ta/Ma2 抗体　737
抗アクアポリン 4 抗体　477, 489, 490, 494, 659
後外側溝　595
後外側脊髄動脈　594, 594f
後角→脊髄後角
膠芽腫　203, 204, 211f, 294, 296b
硬化性骨髄腫　156
抗凝固療法　643, 654
後根→脊髄後根
後根神経節　9, 10, 489, 491f, 563, 564f, 737
後根進入部　219f, 221f
後根髄質動脈　594, 594f
後索→脊髄後索
後索-内側毛帯路　15
好酸球　528, 540, 541, 542f
後縦靱帯　8, 797
後縦靱帯骨化症　251b, 351, 357, 365, 504f, 564f
甲状腺機能低下症　306
後正中脊髄静脈　595, 598
後脊髄動脈　9, 219f, 222f, 594, 594f, 595, 614, 615, 619
後脊髄動脈梗塞　480, 656, 657, 658, 663f
後側弯　79
後側弯症　115, 116
鉤椎関節　11
交通性空洞症　872
後天性小脳扁桃下垂　110, 113f
後天性頭蓋底陥入症　574
後天性類上皮腫　684
後頭骨化　577
後脳　29
後腹膜膿瘍　427b
後部脊髄損傷　813
高分化型骨肉腫　163
後方靱帯群　797
硬膜　8
硬膜外悪性リンパ腫→悪性リンパ腫
硬膜外海綿状血管腫→海綿状血管腫
硬膜外カテーテル　427b
硬膜外くも膜囊胞　327, 333, 334f, 335f, 524b, 850f, 866
硬膜外血管腫　303, 304f
硬膜外血腫→脊髄硬膜外血腫
硬膜外脂肪　8, 839
硬膜外脂肪腫症　237b, 297, 306, 307f
硬膜外腫瘍　810
硬膜外静脈　837, 838, 850f, 851f

硬膜外静脈叢 8, 333, 334, 426, 433f, 595, 602, 610, 611, 611f, 612f, 613f, 614, 647, 667, 832, 834, 835, 837, 838, 839, 840f, 842f, 844f, 846f, 847f, 851f, 860f, 866, 867f, 885, 886, 887f, 888f, 889f
硬膜外膿瘍 300, 422f, 426, 427f, 428f, 429f, 439, 441, 648, 810, 877
硬膜拡張 65, 115, 124, 327, 331f
硬膜下血腫→脊髄硬膜下血腫
硬膜下水腫 841f
硬膜下蓄膿（膿瘍） 417, 418, 836
硬膜憩室 399
硬膜欠損（部） 27, 40, 42, 43
硬膜内くも膜嚢胞 325, 326, 327, 328f, 329f, 330f, 331f, 334, 345, 532, 533, 533b, 862, 863, 864f, 865f
硬膜内脂肪腫→脂肪腫
硬膜内静脈 333, 839, 851f, 867f
硬膜内髄外海綿状血管腫→海綿状血管腫
硬膜嚢 68, 76
抗利尿ホルモン分泌異常症 446
抗リン脂質抗体 493
抗リン脂質抗体症候群 496
コクサッキー A16 522
黒色腫 228, 237b, 251b, 263, 264b, 294, 296b, 297, 298, 514, 549b, 639
黒色症 294
骨 Paget 病 109, 150, 553b, 696
骨外性骨髄腫 156
骨芽細胞腫 147, 283, 414
骨化性くも膜炎 538, 539f
骨幹端の盃状変形 574
骨巨細胞腫 150, 414
骨形成不全症 109
骨原発の悪性リンパ腫 300
骨硬化性 302b
骨髄異形成症候群 699
骨髄壊死 169
骨髄炎 794
骨髄芽球腫 301
骨髄線維症 699, 703
骨粗鬆症 705, 794, 794b
骨島 104

骨軟骨腫 143
骨肉腫 163
骨盤臓器原器 27
骨盤変形 77f
古典的 Chance 骨折 788
孤立性線維性腫瘍 197b, 216, 225f, 253, 254f, 255f, 256f, 264b, 277, 278b, 290b, 308, 309, 549b
ゴルフ 668, 669b
根静脈 6, 595, 605f
根髄質静脈 598, 601, 603f, 604f, 607f, 610
根髄質動脈 614, 615, 616f, 617f, 620f, 621f, 622f
根動脈 220f, 594, 601, 604f, 607f, 612f

さ

サーファー脊髄症 658, 664f, 666, 667f
最後野 449, 450, 455f
臍帯ヘルニア 58
サイトメガロウイルス 448, 476, 521, 720, 721b
サイトメガロウイルス感染症 732b
サイトメガロウイルス神経根症 274
細胞死 26, 48
細胞性上衣腫 184, 185, 192f, 194f
鎖肛 58, 76, 81, 82f, 84, 108f
坐骨神経 17
坐骨神経痛 718b
挫傷 813
撮像視野 599
サラセミア 699
砂粒腫型 277
砂粒体 261
サルコイドーシス 209f, 217b, 278b, 296b, 357, 358, 359, 360, 361, 362f, 448, 449, 452, 464, 497, 498, 500b, 501f, 502f, 504f, 505f, 507f, 508f, 510, 512, 540, 549b, 550f, 721b, 732b, 734
三叉神経 729
三叉神経障害 733
三叉神経鞘腫 123f

し

指圧痕 30
指圧療法 669b
シートベルト（タイプ）損傷 788, 779
耳下腺 489, 492f
磁化率アーチファクト 5
磁化率強調像 855
色素性絨毛結節性滑膜炎 414
子宮内膜症 643
軸圧骨折 776
軸椎 11
軸椎関節突起間骨折 753
軸椎奇形 577
軸椎歯突起骨折 750
止血材遺残による神経根症 690
視交叉 451, 457f, 566
自己免疫性胃炎 479
視床 471, 473f, 566
視床下部 446, 447, 450, 451, 456f, 488
歯状突起 336
視神経 720
視神経脊髄炎 229, 446, 452, 454f, 457f, 476, 477, 488, 493, 494, 496, 498, 540, 567, 659
視神経脊髄炎関連疾患 229, 452f, 453f, 455f, 456f, 458f, 459f, 463, 477, 491f
歯尖靱帯 11
歯突起 11
歯突起骨 579f, 873
歯突起骨折 580f
歯突起終末小骨 580f
ジフテリア 470
脂肪腫 37, 251b, 347, 532
　脊髄髄内____ 25, 27, 40, 41, 42, 46, 47f, 79, 197b, 213b
　髄外____ 297
脂肪髄 6, 552, 553b, 700
脂肪髄化 694
脂肪脊髄髄膜瘤 27, 40, 42, 43f, 44f, 59, 83f
脂肪脊髄瘤 27, 40, 41f, 42, 43f, 45f
脂肪肉腫 297
脂肪抑制効果 237b
若年性白内障 118

斜頸　747
住血吸虫症　448
終糸　26, 213b, 225f, 263, 282, 283, 284f, 285f, 286f, 289, 634
終糸脂肪腫　48, 49, 49f, 50f, 72f, 106
十字靱帯　11
終糸線維脂肪腫　27, 40, 41, 48, 73, 106
終室　58, 106, 107f, 108f, 207f, 347, 874
充実型 ABC　176
終糸動脈　595
終糸囊胞　49f, 106, 107f, 108f
重度肥満（者）　484, 834
終板　418
終板軟骨　18
終末脊髄囊胞瘤　27, 58, 59f, 60f, 61f, 62
種子と土壌説　171
数珠玉状　242f, 243f
術後性促進性脊椎変性　680
術後難治腰椎症候群　682
腫瘍　418, 431
腫瘍壊死因子 α　344
腫瘍外囊胞　203, 217, 221f
腫瘍内シャント　84
腫瘍内出血　185, 193f, 262, 267f, 285f
腫瘍内囊胞　203
腫瘍濃染（像）　217, 219f, 220f
腫瘍形成性白血病　169
腫瘍様　471
上衣下異所性灰白質　29
上衣下腫　196, 197b, 198f, 199f, 200f, 201f, 202f, 207f, 213b, 247, 269f
上衣細胞　26, 106
上衣腫　118, 119, 184, 186f, 187f, 188f, 189f, 190f, 191f, 192f, 193f, 194f, 197, 203, 204, 205f, 208f, 213, 217b, 228, 233f, 241, 247, 250, 282, 283, 294, 296b, 316, 361, 514b, 626, 631f, 639, 643, 854, 872
上衣囊胞　326b, 347, 876b
小円形細胞　311
小孔　51

上行腰静脈　595
小細胞癌　229, 233f, 737
症状の最悪点　476, 493, 545, 656, 658
掌蹠膿疱症　402
小弾丸状（の椎体）　128b, 574
上椎間関節突起　8
小児椎間板石灰化症　410
小脳出血　837, 854, 855
小脳テント　836, 844f, 845f, 846f
小脳扁桃（下垂）　30, 836
小囊胞　26
上皮腫　237, 237b
静脈性うっ滞　599, 600, 602, 605f, 610, 617f, 619, 624, 866
静脈性血管奇形　625, 626, 630f
静脈性梗塞　598, 599, 599b, 600, 601, 606f, 612f, 658, 666
静脈洞血栓症　833
静脈瘤　600, 610, 615, 626
小類皮腫　53f
食道静脈瘤　666
腎癌　228, 545
真菌（症）　296b, 499, 510
真空現象　352
神経 Behçet 病　448, 487, 549b
神経芽腫　264b, 311, 312, 319
神経管形成　51
神経管閉鎖　26
神経原性ショック　815
神経原性腓骨部筋萎縮症　728
神経膠腫　118
神経根　9, 322, 510
神経根静脈　6
神経根囊胞　65, 326b, 341, 342f, 343f, 845f
神経根引き抜き損傷　710
神経サルコイドーシス→サルコイドーシス
神経周膜腫　718
神経鞘腫　118, 119, 120, 121f, 122f, 123f, 184, 197b, 217b, 233f, 247, 248f, 250, 251b, 254, 254f, 261, 264f, 265f, 266f, 267f, 268f, 269f, 270f, 271f, 272f, 274, 277, 279f, 283, 284f, 286f, 289, 292, 294, 303, 309, 312, 318, 319, 326b, 337, 339, 341b, 637, 643, 713, 718b

硬膜外＿＿＿　320f
神経鞘腫症　115, 119, 120, 123f, 263
深頸静脈　595
神経節芽腫　311, 312
神経節膠腫　197, 197b, 213, 214f, 229, 269f, 315, 316f, 448
神経節腫　264b, 311, 312
神経線維腫　115, 117, 119, 261, 263, 264b, 273, 274, 274f, 275f, 292, 294, 295f, 303, 312, 341b, 713, 718
神経線維腫症　81, 247, 276, 730
神経線維腫症 1 型　65, 115, 116, 117, 241b, 273, 292, 294, 295f, 312, 318, 610, 613f, 725, 732b
神経線維腫症 2 型　115, 118, 121f, 122f, 184, 263, 273, 292, 294, 312, 316
神経腸（管）囊胞　27, 68, 89, 197b, 237b, 251b, 326b, 327, 344, 345f, 874, 876b
神経堤　25
神経出口狭窄　351
深頸動脈　595
神経内神経周膜腫　718, 718b, 719f, 732b
神経囊虫症　549b
神経梅毒　512, 518b, 540
神経板　25
神経ひだ　25
神経皮膚黒色症　249, 251, 294, 296f
神経リンパ腫症　732b, 733, 735f
腎細胞癌　215
侵襲性骨芽細胞腫　147
浸潤性血管脂肪腫　297
侵食像　197, 263, 283, 308, 309, 624
腎性骨異栄養症　406
真性多発性血管腫　141
靱帯骨棘形成　399
靱帯損傷　797
伸長細胞性上衣腫　191f
伸展涙滴骨折　768, 774
心不全　84

す

髄液の引きすぎ 832, 833, 851f
髄外造血 278b, 301, 304, 319, 426, 699, 703
髄核 18
髄核偏在 350, 375
髄核遊離 350, 375, 376, 377
髄芽腫 294
水脊髄症 872
錐体前索路 15, 563
錐体側索路 14, 563
垂直性亜脱臼 396
水痘・帯状疱疹ウイルス 476, 521, 525
水頭症 29, 33, 34, 58, 110, 113f, 636
髄内悪性リンパ腫→悪性リンパ腫
髄内血腫 237, 632f
髄内脂肪腫→脂肪腫
髄内出血 216, 251b, 448, 600, 621f, 625, 626, 627f, 639, 640, 640f, 641f, 642f, 872
髄内腫瘍 213b, 322, 464, 477, 553
髄内神経鞘腫→神経鞘腫
髄内転移性腫瘍 197b, 216, 217, 221f, 228, 230f, 231f, 232f, 247, 250, 448, 637
髄内動静脈奇形 217, 448, 614, 619, 620f, 621f, 622f, 626, 639, 640, 643, 874
髄内膿瘍 430, 448, 514, 514b, 515f, 516f
髄膜アミロイドーシス 716
髄膜炎 451, 459f, 721b
髄膜憩室 838
髄膜黒色腫症 249
髄膜腫 118, 119, 120, 184, 250, 251b, 253, 254, 254f, 263, 264b, 276, 278b, 278f, 279f, 280f, 294, 301f, 304, 308, 309, 309f, 318, 319, 341b, 549b
髄膜播種 278b
髄膜瘤 58, 65, 345
スコッチテリアの首輪 388
ステロイド 229, 235f, 306, 307f, 471, 474f, 499, 502f, 531, 543f, 546f, 553b, 571
ステロイド使用 659b
ステロイド治療 357, 361
ステロイド投与 363f, 598, 794b
砂時計型→鉄亜鈴型
スピロヘータ 510

せ

星細胞腫 115, 118, 119, 185, 186, 197, 197b, 203, 206f, 210f, 213, 228, 241, 247, 269f, 315, 448, 643
正常脊髄超音波像 21f
正常変異 106
成人Ｔ細胞白血病 517, 519f
成人Ｔ細胞リンパ腫 167
脊索腫 153, 154, 159, 283, 309, 414
脊索の遺残 159
赤色髄 6
脊髄 8
　　の正常超音波所見 19
脊髄萎縮 241, 242f, 243f, 246f, 600, 604f, 881, 884f, 886, 887f, 888f, 889f
脊髄炎 658b, 659
脊髄遠位端 48
脊髄円錐 16, 26, 184, 185, 194f, 206f, 211f, 214f, 217, 228, 230f, 231f, 234, 253, 270f, 282, 284f, 289, 322, 324f, 347, 447, 448, 449, 487, 499, 529, 537f, 566, 599, 600, 601, 603f, 604f, 657, 659, 660f, 720, 721b, 726f, 874
脊髄円錐下端 18, 48, 49
脊髄鉛筆状軟化 657, 880, 882f, 883f
脊髄外発育 196, 198f, 200f, 203, 207f, 452
脊髄海綿状血管腫→海綿状血管腫
脊髄空洞症 29, 42, 58, 68, 109, 110, 111f, 112f, 186, 197, 204, 216, 219f, 325, 327, 329f, 330f, 333, 347, 422f, 531, 532, 533, 534f, 536f, 538, 539f, 872, 874f, 875f, 876f, 877f, 878f, 882
　外傷性＿＿ 825
脊髄くも膜下出血 216, 224f, 251b, 643, 644f, 645f, 651, 652f
脊髄係留 42, 43, 51, 55
脊髄楔状束 9, 10, 13, 480, 481f, 482f, 485, 489, 512, 563, 564f
脊髄後角 9, 13, 359, 531, 594, 656, 657, 880
脊髄後根 219f, 247, 248f, 261, 262, 264f, 322, 326, 331f, 472, 473f, 490, 505f, 510, 525, 526f, 527f, 531, 563, 566, 567f, 637, 657, 721f, 722f, 730f, 734, 737
脊髄後索 9, 13, 359, 362f, 363f, 452f, 453f, 462, 465f, 468f, 476, 479, 480, 482f, 484, 485, 486, 489, 490, 491f, 497, 498, 500, 513, 513f, 517, 520f, 521, 525, 526, 526f, 531, 541, 542f, 543f, 545, 547f, 563, 564f, 656, 657, 734, 737, 868f, 880
脊髄梗塞 322, 448, 464, 477, 496, 523, 523f, 553, 562, 602, 656, 658b, 660f, 661f, 662f, 666, 721b, 872, 881, 883f, 884f, 886
脊髄硬膜外血腫 297, 300, 304, 306, 426, 550f, 644, 647, 648f, 649f, 651, 666
　外傷性＿＿ 810
　特発性＿＿ 810
　慢性＿＿ 650f
　慢性腰椎硬膜外血腫 647
脊髄硬膜外動静脈瘻 115, 598, 600, 602, 610, 611, 611f, 612f
　頸髄＿＿ 610, 612f, 613f
脊髄硬膜下血腫 643, 644, 645f, 648, 651, 652f, 835, 836, 837, 839, 843f
脊髄硬膜動静脈瘻 322, 448, 464, 472, 494, 598, 599b, 614, 626, 639, 643, 666, 667, 839
　胸・腰髄＿＿ 598, 599, 603f, 604f, 605f, 606f, 607f
　頸髄＿＿ 598, 601, 608f
脊髄サルコイドーシス→サルコイドーシス
脊髄視蓋路 16
脊髄視床路 184, 361
脊髄脂肪腫→脂肪腫
脊髄腫脹 814
脊髄出血 813
脊髄小脳路 15
脊髄静脈 601, 603f, 604f, 607f,

　　　　611f, 614
脊髄静脈静脈瘤　626, 632f, 639,
　　　　640
脊髄ショック　815
脊髄神経根炎　526, 566, 567, 567f
脊髄神経根憩室　341
脊髄神経節　9, 10
脊髄髄内結核腫　510, 511f, 514b
脊髄髄内血腫→髄内血腫
脊髄髄内出血→髄内血腫
脊髄髄内腫瘍→髄内腫瘍
脊髄髄内動静脈奇形→髄内動静脈
　　　　奇形
脊髄髄内膿瘍→髄内膿瘍
脊髄髄膜囊胞　341b
脊髄髄膜瘤　27
脊髄性進行性筋萎縮症　524b
脊髄前角　9, 13, 231f, 322, 333,
　　　　335f, 472, 522, 523, 523f, 524b,
　　　　524f, 531, 558, 562, 562f, 656,
　　　　657, 658, 659, 661f, 662f, 832,
　　　　855, 866, 867, 867f, 868f, 886
脊髄前角炎　522, 523, 523f, 524b,
　　　　524f, 562, 659, 867
脊髄前根　235f, 261, 263, 273, 322,
　　　　472, 510, 522, 523, 523f, 525,
　　　　527f, 531, 562, 566, 657, 658,
　　　　660f, 661f, 719f, 721f, 722f, 730f,
　　　　731f, 734, 855, 866
脊髄前索　9, 13, 363f, 452f, 517,
　　　　525, 558
脊髄側索　9, 13, 359, 362f, 363f,
　　　　453f, 462, 468f, 473f, 476, 479,
　　　　480, 482f, 486, 498, 500, 512, 517,
　　　　519f, 520f, 521, 525, 541, 542f,
　　　　543f, 545, 546f, 558, 559, 561f,
　　　　563, 564f
脊髄損傷　812, 872, 880, 880f, 881,
　　　　882f
脊髄超音波（検査）→超音波検査
脊髄動静脈奇形　614
脊髄動脈動脈瘤　639, 643
脊髄軟化　262, 265f, 351, 357, 359,
　　　　481f, 564f
脊髄軟膜下脂肪腫　237, 238f,
　　　　239f
脊髄軟膜癌腫症　274
脊髄軟膜転移　274

脊髄囊（胞）瘤　27, 58
脊髄薄束　9, 10, 13, 480, 482f, 512,
　　　　563, 564f
脊髄破裂　27
脊髄肥厚性硬膜炎　277, 500, 550f,
　　　　548, 570, 571, 835
脊髄表面動静脈瘻　598, 600, 601,
　　　　602, 611, 614, 615f, 619, 626, 639,
　　　　640f, 643
　　　　終糸の＿＿＿　614, 616f, 617f
脊髄浮腫　813, 877
脊髄ヘルニア　325, 326, 328f,
　　　　330f, 331f, 524b, 533b, 832, 855,
　　　　862, 863f, 864f
脊髄メラニン細胞腫　237b, 249,
　　　　250, 251, 251b, 264b, 297, 298,
　　　　639
脊髄毛細血管腫→毛細血管腫
脊髄網様体路　16
脊髄離断　814
脊髄瘻　481b, 512, 513f
脊柱管　8
脊柱管狭窄　79, 133
脊柱管狭窄症　384, 533
脊椎（脊髄）癒合不全症　24, 25,
　　　　26, 40, 92, 333
脊椎峡後部裂　91, 92
脊椎形成異常　91
脊椎後弯変形　79
脊椎骨内動静脈奇形　598, 600,
　　　　602, 624
脊椎症　361
脊椎症性脊髄症　360
脊椎辷り症　388
脊椎体後部裂　91, 92
脊椎破裂　33
脊椎分離症　91, 92, 388
脊椎閉鎖不全　26, 92
脊椎癒合不全　872
石灰化　186, 196, 197, 253, 254f,
　　　　263, 277, 278f, 285f, 289, 290b,
　　　　309f, 316f, 344, 489, 531, 538
石灰化頸長筋腱炎　404, 410, 583
赤血球沈降速度　321
セリアック病　484
線維筋異形成症　669, 669b
線維性骨異形成　181, 553b
線維性類澱粉質　716

線維軟骨性異形成　181
線維軟骨塞栓症　656, 658
線維輪　18
線維輪不全断裂　350, 375
線維輪膨隆　350, 375, 376
前外側皮質脊髄路　15
前角→脊髄前角
前空洞状態　873, 877, 878f
仙骨奇形　84
仙骨欠損　27, 76
仙骨神経叢　10, 17, 116, 719f
仙骨脆弱性（不全）骨折　341, 792,
　　　　794, 795f
仙骨前面腫瘤　81
仙骨内髄膜瘤　65, 66f
仙骨部分欠損　81
前根→脊髄前根
前根髄質動脈　594, 594f, 601
潜在性脊椎（脊髄）癒合不全症　26
潜在性二分脊椎　26
潜在性癒合不全　26
前索→脊髄前索
前縦靱帯　7, 797
線条体　566
線条体脳炎　568f
全身性アミロイドーシス　716
全身性エリテマトーデス　423f,
　　　　448, 452, 476, 488, 493, 494f, 643
前正中脊髄静脈　595, 598
前正中裂　8, 12, 345f, 595
全脊髄　203, 213
前脊髄動脈　9, 12, 255f, 263, 594,
　　　　594f, 595, 614, 615, 616f, 617f,
　　　　619, 620f, 621f
前脊髄動脈梗塞　524b, 657, 658,
　　　　660f, 662f, 664f, 721b
前脊髄動脈症候群　523f, 656
前仙骨髄膜瘤　27, 81, 82f, 89, 124
前仙骨部囊胞性病変　88
仙腸関節炎　436, 794
仙椎化　95
先天性頸椎癒合症　97
先天性脊椎後弯・側弯　80f
先天性頭蓋底陥入症　574
先天性囊胞　49f
穿頭血腫ドレナージ術　833, 834,
　　　　840f, 841f, 852f
前皮質脊髄路　15

仙尾部奇形腫　84, 85f, 87f
仙尾部卵黄嚢癌　86f
前部脊髄損傷　813
前方亜脱臼　396
前方髄膜瘤　65, 84, 85
前立腺癌　549b

そ

象牙椎　153, 167b, 300
造血髄　6, 694, 700
造血髄への再転換　173
叢状神経線維腫　274f
総排泄腔外反　58, 60f
側角　9
側索→脊髄側索
側頭動脈　549b
側方髄膜瘤　65, 124
側弯　213, 242f, 344
側弯症　68, 69, 333
組織黒変症　412

た

第4脳室　30
第5脳室　106
第Ⅴ脳神経障害　733
第Ⅶ脳神経障害　733
退形成性上衣腫　184
退形成性星細胞腫　203, 294
大後頭孔　276, 279f
大根髄質動脈　595
大細胞癌　230f
胎児　31f, 33, 35f, 38f, 61f, 87f
胎児MRI　30f, 58, 69
胎児診断　30, 34, 59, 84
代償性水頭症　109
帯状疱疹　481b
帯状疱疹性脊髄炎　448, 525, 526f, 527f, 567, 721b
体性機能局在　361
大槽　30
大動脈解離　647, 659b
大動脈縮窄症　639
大動脈瘤　659b
大脳脚　451, 459f, 520f
大腰筋　441
大腰筋膿瘍　442f
大理石様　450
滞留膿瘍　430

タオル腫　689
多形性膠芽腫→膠芽腫
多血症　215
多小脳回　729
多髄節性筋萎縮症　333, 524b, 832, 833, 855, 866, 867f, 868f
脱臼骨折　785
脱分化型脊索腫　159
ダニ抗原　540, 542f
ダニ媒介性脳炎　522, 567
多発血管炎性肉芽腫症　549b, 570
多発性硬化症　186, 217b, 229, 233f, 234, 251b, 359, 361, 362f, 448, 452, 461, 465f, 467f, 472, 476, 477, 480, 481b, 494, 496, 497, 500, 514b, 518, 540, 541, 553, 555, 659
多発性骨髄腫　156, 302b, 414, 426
多発性骨軟骨腫症　143
多発性動脈炎　643
多発単ニューロパチー　735f
多裂筋　429f, 711
担空胞細胞　159
単純背側髄膜瘤　66f
単純ヘルペスウイルス　448, 476, 521, 522
単純ヘルペス脳炎　567
淡蒼球　566
単発性形質細胞腫　156
ダンベル型→鉄亜鈴型
ダンベル型神経芽腫　312f, 313f
ダンベル型神経節腫　313f

ち

竹様脊柱　399
膣嚢腫　85f
遅発性麻痺　825
中小脳脚　474f, 517, 520f
中心灰白質　359, 360, 361, 363f, 447, 452f, 453f, 476, 489, 497, 498, 544f, 545, 546f, 660f
中心管　13, 26, 185, 186f, 191f, 197, 347, 455f
中心管拡張　42, 45f, 62, 63, 874
中心管周囲　449
中心溝動脈　595
中心静脈栄養　485f
中心性　185, 193f

中心性狭窄　384
中心性脊髄損傷　813
中心前回　561f
中枢神経アミロイドーシス　716
中脳周囲脳槽　841f, 842f, 843f, 852f
中脳水道　447
超音波　49f, 50f, 59f
超音波検査　42, 45f, 48, 49, 49f, 52, 53f, 63, 63f, 81, 106
腸管嚢胞　88
蝶形椎　91, 135, 344
聴神経腫瘍　119
聴神経鞘腫　118, 120, 121f, 122f
長大病変→3椎体以上の長大な脊髄病変
重複脊髄　68
腸腰筋　430, 441
直腸肛門奇形　26, 81

つ

椎間関節　336
椎間関節嵌合　763, 804
椎間関節損傷　804
椎間関節嚢（胞）腫　336, 377, 439
椎間関節包　797
椎間孔　10, 254, 254f, 262, 268f, 270f, 271f, 283, 300, 303, 304f, 308, 320f, 334
椎間板　7
椎間板炎　416, 418b, 440f
椎間板隙　416f, 417, 431, 434f, 435f, 438f
椎間板石灰化　413
椎間板損傷　802
椎間板脱出　350, 375, 377
椎間板突出　350, 377
椎間板嚢胞　326b, 339, 340f
椎間板ヘルニア　263, 274, 303, 337, 339, 350, 375, 376, 426, 659b, 690
　外傷性＿＿＿　802
椎弓　7
椎弓根　7
椎弓根裂　91
椎弓板　7
椎骨動脈解離　668, 670f
椎骨動脈ループ形成　597f

椎骨動脈弯曲　596, 596f
椎周囲間隙　10
椎前間隙の肥厚　770f
椎体　7
椎体炎→化膿性脊椎炎
椎体奇形　68
椎体梗塞　657, 658, 659b, 660f, 661f, 666
椎体後方成分　418, 431, 436
椎体軟骨結合遺残　91
蔓（叢）状神経線維腫　115, 116, 117, 120, 273

て

手足口病　522, 524f
低髄液圧症候群　110, 341, 343f, 602, 611, 832, 833, 836, 840f, 841f, 842f, 843f, 844f, 845f, 846f, 847f, 848f, 849f, 850f, 851f, 867f
デオキシヘモグロビン　599, 622f, 639, 642f, 647, 651
鉄亜鈴型　247, 256f, 261, 262, 264b, 266f, 268f, 274, 303, 304f, 308, 311, 312, 312f, 313f
転移性（骨）腫瘍　154, 274, 282, 283, 290, 300, 301f, 302b, 414, 418, 426, 431, 432, 436, 648, 718b, 794, 880f
転移性髄内腫瘍　118, 514b, 880f
点状軟骨異形成症　133, 578f
殿裂偏倚　45f

と

頭蓋頸椎移行部　100
頭蓋骨癒合症　109
頭蓋底陥入　574
頭蓋底陥入症　109, 110, 872, 877
頭蓋内圧亢進　836
動眼神経　727f, 729
銅欠乏性脊髄症　448, 464, 480, 484, 485f
導出静脈　216, 217, 218f, 220f, 224f, 233f, 255f, 289, 290f, 309f, 637
透析　427b, 656
透析アミロイドーシス　406, 716
透析性脊椎関節症　397, 406
糖尿病　427b, 441, 659b, 724, 725

＿＿の母親　76
動脈瘤様骨嚢腫　176, 283, 414
トキソプラズマ　510, 521
特異的IgE　540, 543f
特発性（急性）横断性脊髄炎　448, 478f, 553, 720
特発性脊髄空洞症　873
特発性（脊髄）肥厚性硬膜炎　278b, 549b, 550f
特発性脊髄ヘルニア→脊髄ヘルニア
特発性低髄液圧症候群→低髄液圧症候群
トルエン（シンナー）中毒　518b

な

内因子　479, 481f
内頸静脈閉塞　647
内側縦束　456f, 463
内包後脚　451, 459f, 474f, 517, 519f, 557f, 560f
ナルコレプシー　450
軟骨基質　161
軟骨形成不全症　397, 574, 577, 581
軟骨性脊索腫　159
軟骨肉腫　143, 161, 283, 414
軟骨帽　143
軟骨無形成症　109, 127
軟膜　218f, 249, 500, 510, 512, 531
軟膜下　46, 196, 197, 204, 215, 217, 220f, 222f, 227f, 239f, 253, 254, 255f, 261, 297, 308, 345f, 625, 627f, 636
軟膜下腫瘍（腫瘤）　197b, 215, 219f, 221f, 237, 238f, 247, 344, 345f
軟膜浸潤　204
軟膜動脈叢　595

に

肉芽腫　498, 499, 504f, 506f, 507f, 508f, 510, 512, 549b
肉腫　302b
二次神経管形成　73, 88
二次性動脈瘤様骨嚢腫　147, 150, 177
二分脊椎　26, 33, 91, 92

乳癌　228, 294, 476, 545, 547f, 553f
人魚体　76
妊娠　659b

ね

粘液乳頭状上衣腫　185, 213b, 217b, 250, 251b, 263, 282, 284, 284f, 285f, 286f, 287f, 289, 294, 318, 643

の

脳アミロイド血管症　854, 856
膿胸　427b
脳腱黄色腫症　481b, 518b
脳サルコイドーシス　507f
脳死　836
脳症　470
脳脊髄液漏出症　334, 399, 549b, 832, 836, 840f, 841f, 842f, 843f, 844f, 845f, 846f, 847f, 848f, 849f, 850f, 851f, 854
脳底槽　836, 839
脳の下方陥入　110, 835
脳表ヘモジデリン沈着症　184, 204, 283, 289, 333, 634, 686, 832, 834, 837, 838, 854, 856, 857f, 858f, 859f, 860f, 862, 866, 867, 867f, 868f
囊胞性仙尾骨奇形腫　89
囊胞性二分脊椎　26
囊胞内出血（血腫）　185, 190f, 341
脳梁　450
脳梁膝部　568f
脳梁膨大部　568f, 728, 729, 731f

は

パーキンソン症状　567, 569f
肺炎連鎖球菌　567
肺癌　228, 233f, 294, 476, 545, 549b, 554f
胚腫　217b, 240, 242f, 243f, 244f, 245f, 246f, 294, 295f, 296b, 533b
排泄腔　26
背側髄膜瘤　59, 63, 65, 72f
背側皮膚洞　27, 51, 52, 52f, 53f, 54, 55, 56f, 79
梅毒　448, 464, 476, 510, 549b
梅毒性脊髄炎　510, 512, 518b

破壊性脊椎関節症　406
薄束→脊髄薄束
剝離内膜　668, 669, 670f
播種　185, 192f, 204, 209f, 210f, 211f, 236f, 241, 282, 287f, 293f, 294, 318, 452, 500, 533, 721b, 725
白血病　169, 278b, 319, 549b, 703, 718, 733
ハの字型　480, 485, 485f
馬尾　15, 217, 225f, 234, 250, 282, 283, 286f, 289, 292, 294, 296f, 323f, 472, 477, 497, 499, 529, 531, 566, 634, 635f, 720, 722f, 725, 726f, 729, 730f, 731f, 734, 735f, 862
馬尾退行症候群　27, 58, 76, 77f, 78f, 79
破裂骨折　779
　　胸椎・腰椎＿＿　782
　　頸椎＿＿　776
半奇静脈　595, 666
パンケーキ様（の造影効果）　359, 360, 498, 508f
半脊髄　68
半側脊髄髄膜瘤　27, 37, 38f, 39f
半側脊髄囊瘤　27, 32f, 37, 68
半椎　91, 344
バンド状造影効果　360
パンヌス　396
晩発性壊死　552
半卵円中心　731f

ひ

非 Hodgkin リンパ腫　167
被殻　241, 242f, 566, 567, 568f
皮下脂肪腫　42
皮下腫瘤　26
肥厚した硬膜　548, 549, 550f
肥厚性硬膜炎→脊髄肥厚性硬膜炎
肥厚性ニューロパチー　273, 720, 721b, 725, 729, 732b
非交通性空洞症　872
非骨傷性頸髄損傷　820, 822
尾骨を合併切除　84
皮質静脈・静脈洞血栓症　856
皮質脊髄路　16, 361, 450, 451, 455f, 459f, 480, 485, 517, 519f, 555, 556, 557f, 558, 559, 560f, 561f
非終末脊髄囊胞瘤　29, 62, 62f, 63, 63f, 65
尾状核　566, 567, 568f
微小膿瘍　426
ヒストプラズマ症　549b
尾側型の脂肪腫　42
尾側神経管　26
ビタミン B_{12}　479, 482f
尾腸囊胞　88
非定型奇形腫様/ラブドイド腫瘍　258, 312, 318
ヒトTリンパ球向性ウイルス脊髄症　517, 518f, 519f, 520f, 540, 549b, 559
ヒト免疫不全ウイルス　274, 431, 512, 521, 724
泌尿生殖器異常（奇形）　26, 76
皮膚陥凹　26
皮膚洞　514
びまん性血管芽腫症　216, 226f
びまん性星細胞腫　203, 205f, 206f, 207f, 210f, 315, 317f
びまん性特発性骨増殖症　365, 393, 772
びまん性囊腫性血管腫症　141
びまん性脳浮腫　836
百日咳　470
病的骨折　779
皮様囊胞　55
平山病　524b, 559, 832, 866, 886, 887f, 888f, 889f
疲労骨折　92, 388
ビンクリスチン　481b

ふ

風疹　470
フェリチン　837, 854
複合神経根袖　102
副腎脊髄ニューロパチー　518, 555, 557f, 559
副腎白質ジストロフィー　518b, 555
富血管性　225f, 263, 289
富血管性腫瘍　309
腐骨　159
ブタ回虫（症）　448, 528, 541, 567
ぶどう膜炎　505f, 507f, 517

ブルセラ脊椎炎　426, 430, 431, 432, 436, 437f, 438f
プロトン電子双極子相互作用　249
プロラクチン産生下垂体腺腫　306
分割脊索症候群　68, 94
分節異常　42
分節化障害　95
分節性脊椎形成異常症　79, 80f
分娩損傷　827
分娩麻痺　827

へ

閉鎖性脊椎（脊髄）癒合不全症　26, 27, 42, 51, 58, 65, 106
壁内血腫　668
ヘビ状　290b, 290f
ヘモジデリン沈着　184, 185, 186, 187f, 189f, 190f, 191f, 194f, 199f, 213, 241, 247, 272f, 284f, 287f, 289, 290f, 414, 514, 639, 641f, 642f, 854, 855, 856, 857f, 858f, 859f, 860f
変形性骨炎　696
便失禁　555, 556
偏心性　196, 197, 197b, 198f, 199f, 200f, 201f, 202f, 203, 207f, 213, 228, 232f, 233f, 263, 269f
片頭痛　669b
片側性椎間関節脱臼　764
片側脊髄損傷　813
扁平上皮癌　546f
扁平髄膜腫　276, 277, 279f
　　硬膜外＿＿　276
扁平椎　178, 180b, 431, 434f, 435f
扁平頭蓋底　110, 111f, 574, 873

ほ

蜂窩織炎　419f, 426, 429f, 441
膀胱外反　58
膀胱直腸障害　426, 598, 656, 657, 667f, 883f
放射線性腕神経叢症　715
放射線脊髄症　448, 552, 553f, 554f
放射線治療　500b, 694, 794b
傍腫瘍性感覚性ニューロパチー　737

傍腫瘍性症候群　721b
傍腫瘍性脊髄症　448, 464, 476, 518, 545, 546f, 547f
泡状頭蓋　29, 33
傍神経節腫　216, 217, 225f, 264b, 267f, 278b, 283, 289, 290b, 290f, 291f, 309
傍脊柱筋　658
傍脊椎　277, 279f, 300
傍脊椎静脈叢　171
傍脊椎膿瘍　427b, 441, 442f, 443f
傍椎体腫瘍　311
傍椎体動静脈瘻　610
乏突起神経膠腫　213b
ボウハンター症候群　672, 673f
母斑　51, 251
ポリオ（ウイルス）　470, 472, 522
ポリオ様ウイルス　472

ま

マイオジール　237b, 251b
マイコプラズマ　448, 476, 567
膜様骨化の障害　30
麻疹　567
末端肥大症　109, 732b
慢性炎症性脱髄性多発ニューロパチー　117, 273, 717, 718, 721b, 724, 726f, 727f, 730, 732b, 734, 735f
慢性硬膜下血腫　833, 834, 839, 840f, 841f, 844f, 852f
慢性腎不全　427b, 441
マンソン住血吸虫脊髄炎　529

み

未熟奇形腫　213b
水中毒　836
脈絡叢癌　294

む

ムコ多糖症　397, 574, 576f, 581
むち打ち損傷　823
ムチン　282
無疱性帯状疱疹　525

め

明細胞髄膜腫　276, 277, 280f, 294, 318

メトトレキサート　481b, 486
メトヘモグロビン　251b, 297, 628f, 631f, 639, 641f, 642f, 644
メラニン　263, 294, 297
メラニン細胞　296f
メラニン細胞腫→脊髄メラニン細胞腫
メラニン細胞性母斑　251
メラニン性神経鞘腫　261, 263, 271f, 298
メラノソーム　250, 251b
免疫不全　441

も

毛細血管腫　197b, 264b, 278b, 636, 637f
　脊髄髄内＿＿　636
　髄外＿＿　636
毛髪　26, 51
毛様細胞性星細胞腫　203, 204, 208f, 209f, 213, 240, 294, 315, 316f, 500
毛様類粘液性星細胞腫　204
門脈圧亢進　666

や

薬物（の）乱用　427b, 441

ゆ

有機リン酸　481b
有痛性側弯症　145
遊離基　249
癒合椎　91
癒合不全　237, 514
油性造影剤　237b, 251b, 531, 532, 536f, 538
癒着性くも膜炎　325, 326, 329f, 330f, 334, 531, 533b, 534f, 536f, 537f, 538, 721b, 732b, 872, 875f, 877, 878f

よ

葉酸　479, 486
葉酸欠乏症　481b
腰神経叢　10, 17, 724, 733
腰仙部脂肪腫　40, 42
幼虫移行症　528
腰椎化　95

腰椎症　424f
腰椎穿刺　55, 643, 644f, 645f
腰椎の方形化　399
陽電子断層撮影　234, 733
羊膜索症候群　65
翼状靱帯　11

ら

ライム病　472, 476, 510, 549b
卵黄嚢癌　84
卵形病変　450, 463

り

リウマチ因子陰性脊椎関節症　399
流注膿瘍　430
良性脊索細胞腫　153, 154, 159
良性単クローン性ガンマグロブリン異常症　156
両側性椎間関節脱臼　763
菱脳　29
緑色腫→顆粒球肉腫
リング状の造影効果　462, 463, 510, 511f, 514, 514b, 515f, 516f
輪状骨端　101, 135
リンパ腫様肉芽腫症　458f, 734
リンパ水腫-睫毛重生症候群　333

る

類骨　146
類骨骨腫　145, 147
類上皮腫　51, 52, 53f, 54f, 55, 106, 251b, 283, 863, 874
類軟骨　146
類皮腫　51, 52, 55, 56f, 106, 251b, 326b

れ

冷膿瘍　436
裂溝　344

わ

ワクチン関連麻痺性ポリオ　522
ワクチン接種　470, 471, 522
腕神経叢　10, 16, 724, 733, 734
腕神経叢損傷　710

欧文索引

f：症例内の用語　b：BOX 内の用語

A

abscess　213b
achondroplasia　127
acquired tonsillar herniation　110, 113f
acute disseminated encephalomyelitis（ADEM）447, 448, 464, 470
acute inflammatory demyelinating polyneuropathy（AIDP）720
acute motor axonal neuropathy（AMAN）720
Adamkiewicz 動脈　595
ADC 値　311, 312f
adhesive arachnoiditis（AA）531
adrenoleukodystrophy（ALD）555
adrenomyeloneuropathy（AMN）555
adult-onset autosomal dominant leukodystrophy with autonomic symptoms　481b, 518b
aggressive osteoblastoma　147
aliasing artifact　3
alkaptonuria　412
Allen 分類　757
Altman の分類　84
amphiphysin　737
amyotrophic lateral sclerosis（ALS）558
anaplastic astrocytoma　203
ancient schwannoma　261
Andersson lesion　399, 400f
aneurysmal bone cyst（ABC）176
angiolipoma（AL）297
angiotensin converting enzyme（ACE）361
ankylosing spinal hyperostosis（ASH）365, 393, 772
ankylosing spondylitis　399
ankylosing spondylitis（AS）772
anterior compression fracture　779
anterior cord syndrome　813
anterior corticospinal tract　15
anterior funiculus　9
anterior horn myelitis　522
anterior longitudinal ligament（ALL）797
anterior meningocele　65
anterior radiculomedullary artery　594
anterior sacral meningocele　81, 124
anterior spinal artery syndrome　656
anterior subluxation　396
anterolateral corticospinal tract　15
anterolisthesis　760
antineutrophil cytoplasmic antibody（ANCA）548, 570, 571
anular bulge　350, 375
apoptosis　26, 48
aquaporin-4　446
arachnoid web　326, 327, 532, 533, 533b, 863, 873
arachnoiditis ossificans　538
arcuate foramina　100
artery of the cervical enlargement　595
artery of the lumbar enlargement　595
artery radiculomedullaris magna　595
Ascaris suum myelitis　528
ASIA 機能障害スケール　814
assimilation　109, 577
assimilation vertebra　91
astrocytoma　213b
atlanto-axial dislocation　747
atlanto-axial dissociation　585
atlanto-axial rotatory fixation　585
atlanto-axial rotatory fixation（AARF）747
atlanto-axial subluxation　396, 585, 747
atlanto-dental distance（ADD）743
atlanto-dental interval（ADI）743
atlas burst fracture　743
atopic myelitis　540
atypical teratoid/rhabdoid tumor（AT/RT）258, 312
axial compression fracture　776
axonotmesis　827

B

β-ヒト絨毛性ゴナドトロピン　240
Baastrup 病　391
bamboo spine　399, 400f
bariatric surgery　834
Barkovich　24
basal cistern　836
basilar impression　574
basilar invagination　109, 574
basivertebral venous plexus　18, 19f
Batson's venous plexus　171
BCG 骨髄炎　430, 431
BCG 脊椎炎　430, 431, 434f
beaking　29, 30f, 31f, 32f
benign notochordal cell tumor（BNCT）153, 159
beta-human chorionic gonadotropin（β-HCG）240
bilateral facet dislocation　763
bilateral interfacetal dislocation　763
birth injury　827
birth palsy, obstetrical paralysis　827
block vertebra　91
blooming effect　414, 625, 627f
Bloom 症候群　163

bone island 104
bone marrow reconversion 173
bow hunter syndrome 672
brachial plexus 16
brachial plexus injury 710
brain sagging 110, 834, 835, 836, 837, 839, 840f, 842f, 843f
bright spotty lesions 449, 451, 453f, 457f
Brodie 膿瘍 145
brown tumor 150
Brown-Séquard 症候群 207f, 656, 662f, 663f, 862
brucellar spondylitis 436
brush-like border 104
bulging anulus fibrosus 350, 375
bullet-shaped 127, 574
burst fracture 776, 782
butterfly vertebra 91, 135

C

C1-2 癒合 109
CADASIL 448
café au lait spot 115, 613f, 625
calcific tendinitis of the longus colli 404
calcification of ligamentum flavum (CLF) 371
calcification of yellow ligament (CYL) 371
canalization 26, 48, 88
cap sign 204, 208f, 241, 247, 277, 333, 334, 631f, 647, 651
capillary hemangioma of the spinal cord 636
Carney complex 261
Castellvi type Ⅱ 95
cauda equina 15
caudal agenesis 76
caudal cell mass 26, 40, 46, 48
caudal lipoma 40, 41f
caudal regression syndrome 76
caudal spinal anomalies 26, 27
caudal type 41f, 42
caudal/terminal lipoma 41f, 44f
caudal/terminal lipomyelocele 44f, 45f
caudal/terminal type 43, 46

cellular ependymoma 184
central cord syndrome 813, 820
central echogenic complex 19, 21f
cerebrospinal fluid (CSF) 832
cervical flexion myelopathy (CFM) 886
cervical osteochondrosis intervertebralis 350
cervical spondylosis 350
cervical spondylosis deformans 350
cervicomedullary kink 110, 112f
Chamberlain 線 585
Chance 型屈曲伸延損傷 788
Chance 骨折 788
Charcot-Marie-Tooth 病 274, 481b, 725, 728, 730f, 731f, 732b
chemical meningitis 344
chemical shift artifact 48
Chiari Ⅰ型奇形 (CM-1) 30, 58, 60f, 109, 111f, 112f, 872, 874f, 877
Chiari Ⅱ型奇形 27, 29, 33, 34, 39f, 58, 62, 63, 109
Chiari 奇形 325, 532, 873
chloroma 169
chondrodysplasia punctata 133
chondroid chordoma 159
chondrosarcoma 161
chordoma 153, 159
chronic inflammatory demyelinating polyneuropathy (CIDP) 724, 734
Churg-Strauss 症候群 549b
claw sign 417, 418, 421f, 424f
clear cell meningioma 276
clinically isolated syndrome (CIS) 461, 541
cloaca 26, 27
closed spinal dysraphism 26
cloud-like enhancement 451
CMTX 728, 730, 731f
Cobb 症候群 619
Cockayne 症候群 721b
compensated 水頭症 109
composite root sleeve 102
compression fracture 705
confluent hemispheric lesion

458f
congenital spinal lipomatous malformations 25, 27b
conjoined nerve root 102
contraction fasciculation 885
contusion 813
conus arcade 595
conus medullaris 16
copper deficiency myelopathy (CDM) 484
cord tethering 51
corner sign 102f
coronal venous plexus 598
cotton-wool 696
craniospinal hypotension 832
cross-talk artifact 6
crowned dens 症候群 407, 410, 583
Currarino 3 徴 65, 81, 82f, 83f
Cushing 症候群 306
Cushing 病 306, 553b
CV2/CRMP-5 737
C 型肝炎 476, 724

D

dark star 499
decompression Illness 674
decompression sickness 674
Dejerine-Sottas 病 725, 728, 729, 732b
delayed instability 760
delayed vertebral collapse 829
Denis の three-column theory 757, 778, 797
dens fracture 750
dermoid 55
dermoid cyst 55
destructive spondyloarthropathy (DSA) 406
dialysis-related spondyloarthropathy 406
diastematomyelia 68, 94
diffuse astrocytoma 203
diffuse cystic angiomatosis 141
diffuse idiopathic skeletal hyperostosis (DISH) 365, 393, 772
diffuse large B-cell lymphoma 235f, 236f

dimple　26, 49f, 51, 52, 52f, 54f
diplomyelia　68
disc herniation　350, 375
　　traumatic___　802
disc injury　802
discal cyst　339
discitis　416
disseminated hemangioblastoma-
　tosis（DHM）　216
"dissolving pedicle" sign　788
"Don Juan" fracture　783
dorsal dermal sinus　51
dorsal lipoma　40
dorsal meningocele　63, 65
dorsal-root ganglionopathy　489
double rim sign　764, 785
"double vertebral body" sign　764,
　785
Down 症候群　241b, 396, 577, 581
drop metastases　294, 296b
dropped head syndrome　891
dry tap　703
dumbbell type　262
dura mater　8
dural diverticulosis　399
dural ectasia　115, 124
dural tail sign　253, 254f, 267f,
　276, 277, 278b, 278f, 280f, 289,
　303, 308, 309f, 636
Duret 出血　837, 840f, 843f
duropathies　333, 524b, 686, 832,
　837, 838, 839, 854, 857f, 862, 866,
　868f, 885
DYNC1H1 遺伝子変異　729
dysraphism　237

E

EAST「頸椎損傷に対するガイド
　ライン（2009）」　741b
eccentric　196, 203
ecchordosis physaliphora　153,
　159
Ehlers-Danlos 症候群　669b
"empty cord" sign　814
empty vertebral body sign　788
empty（thecal）sac appearance
　532, 533, 537f
en plaque meningioma　276, 549b

encephalopathy　470
enostoma　104
enostosis　104
enthesopathy　396
ependymal cyst　347
ependymoma　184
epidermoid cyst　55
Epstein-Barr（EB）ウイルス　321,
　448, 526, 566, 567f, 569f, 721b
erosion　263, 308, 315, 624
Ewing 肉腫　165, 264b, 319
exophytic　196, 203
extension tear drop fracture　774
extensive hemispheric lesion
　458f
extradural（epidural）abscess　426
extradural（epidural）arachnoid
　cyst（EAC）　333
extradural（epidural）empyema
　426
extradural（epidural）hemangioma
　303
extradural（epidural）hematoma
　810
extradural（epidural）lipomatosis
　306
extradural（epidural）malignant
　lymphoma　300
extradural fat tissue　8
extradural venous plexus　8
extramedullary hematopoiesis
　699
extrusion　350, 375

F

facet cyst　336
facet interlocking　763
facet joint capsule　797
failed back surgery syndrome
　（FBSS）　682
familial amyloid polyneuropathy
　（FAP）　716
fanning　760
far-out 症候群　95
fat C2　173f
fat crescent sign　102f
FDG-PET　499
fibrocartilaginous dysplasia　181

fibrolipoma of the filum terminale
　48
fibrous dysplasia　181
filar cyst　106
filar lipoma　48
Fisher 症候群　721b
FLAIR 法　55
flame sign　228, 233f, 637
flare 現象　148
flat-panel catheter
　angiotomography　626
flexion tear drop fracture　767
flow related enhancement　669
flow voids　598, 599, 600, 601,
　603f, 604f, 605f, 606f, 607f, 608f,
　610, 611f, 612f
fluid-fluid levels　184, 262
Forestier 病　365, 393
fracture-dislocation　785
Frankel 分類　814
free fragment　375
free radical　249
fulcrum 骨折　788

G

ganglioglioma　213, 213b, 315
ganglion cyst　336
ganglioneuroblastoma　311
ganglioneuroma　311
germ cell tumor　240
germinoma　240
giant cell reparative granuloma
　150, 176
giant cell tumor of bone　150
giant notochordal rest　159
Gibbs artifact　3
glioblastoma multiforme　203
glomus type　619, 620f
Gorham-Stout 病　834
gossypiboma　689
granulocytic sarcoma（GS）　169,
　301
granulomatosis with polyangitis
　（GPA）　570
Guillain-Barré 症候群（GBS）　647,
　720, 721b, 721f, 722f, 724, 725,
　732b

H

halo sign　432, 779, 782, 785
hamartoma　115
Hand-Schüller-Christian 病　178
hanged-man fracture　753
hangman fracture　753, 754
hangman's fracture　753
Hansen 病　732b
heavy-chain disease　548
hemangioblastoma　213b, 215
hemangioma　141
hemangiopericytoma（HPC）　308, 309
hemicord　32f, 34f, 37, 38f, 39f, 68, 70f
hemimyelocele　32f, 37
hemimyelomeningocele　32f, 37
hemivertebra　91
hemodynamic theory　171
hereditary motor and sensory neuropathy（HMSN）　728
herniated nucleus pulposus（HNP）　350, 375
herpes zoster myelitis　525
hindbrain　29
Hirayama disease　885
HIV 脊髄炎　521
HLA-B27　399
HLA-DR4　402
Hodgkin リンパ腫　167, 301f
holocord（tumor）　185, 203, 213
Honda sign（H-sign）　792, 794, 795f
Hopkins 症候群　523, 524b, 562, 562f
Horner 症候群　647
HTLV-I キャリアー　517
human immunodeficiency virus（HIV）　274, 448, 464, 476, 480, 481b, 512, 521, 724
human T-lymphotropic virus type I associated myelopathy（HAM）　448, 464, 517, 540, 549b
HVA　311
hydromyelia　872
hyperextension posterior dislocation　772
hyperextension sprain　770
hyperflexion sprain　760
hyperflexion subluxation　760
hyperplastic hematopoietic bone marrow　700
hypertrophic neuropathy　729
hypertrophic pachymeningitis（HP）　548
H 鎖病　548

I

iatrogenic acquired spinal inclusion epidermoid tumor　684
idiopathic spinal cord herniation（ISCH）　862, 865f
IgG4 関連疾患　548, 549b
immature teratoma　213b
inferior accessory ossicle　100
inferior intervertebral joint process　8
INI1 遺伝子　258
interspinous ligament（ISL）　8, 797
intervertebral foramen　10
intimal flap　668
intracranial hypotension　832
intradural arachnoid cyst　325
intradural extramedullary cavernous angioma　634
intradural lipoma　46
intradural medullary venous drainage　610
intramedullary lipoma　213b
intramedullary schwannoma　247
intramedullary spinal abscess　514
intramedullary spinal cord metastases（ISCM）　228
intramedullary tuberculoma　510
intraneural perineurioma（IP）　718
intraosseous pneumatocyst　139
intraosseous schwannoma　261
intrasacral meningocele　65
intratumoral cyst　185
intravascular malignant lymphomatosis（IML）　321
iophendylate　531, 532, 536f, 538
ivory vertebra　153, 167b

J

Jacoby 線　12
Jefferson fracture　743
joint column　7
jumped facet　763, 785, 804
juvenile type　619, 621f, 622f
juxtaarticular cyst　336
juxtacortical lesion　463, 465f

K

kinking　29, 30f, 31f
"kissing" spine　391
Klinefelter 症候群　240, 241b, 242f
Klippel-Feil 症候群　97, 110
Klippel-Trenaunay-Weber 症候群　619
Krabbe 病　518b, 721b
Kümmell 病　829

L

lactate dehydrogenase（LDH）　321
lacunar skull　29, 31f, 33
lamina　7
laminolysis　91
Langerhans cell histiocytosis（LCH）　178, 431
Langerhans 細胞組織球症　178, 431, 434f, 435f
large cell carcinoma　230f
larva migrans　528
lateral corticospinal tract　15
lateral funiculus　9
lateral meningocele　65, 124
leak　832
Leber 遺伝性視神経症　484
leptomeningeal dissemination　294
Letterer-Siwe 病　178
leukemia　169
leukoencephalopathy with brainstem and spinal cord involvement and high lactate（LBSL）　481b, 484, 518b
Li-Fraumeni 症候群　163
ligamentum flavum　10

ligamentum flavum hematoma 654
ligamentum flavum (LF) 797
limbus vertebra 101
lipomyelocele 40, 41f, 42
lipomyelomeningocele 40, 42
locked facet 763, 785, 804
long cord lesion 229, 446, 452f, 453f, 470, 472, 487, 488, 489, 528, 545, 599, 601, 659
lover's fracture 783
lumbar plexus 17
lumbar Scheuermann 病 135
lumbarization 95
Luschka 関節 11, 351
lymphedema-distichiasis 症候群 333
lymphomatoid granulomatosis (LYG) 458f

M

Machado-Joseph 病 481b
malignant lymphoma 167
malignant peripheral nerve sheath tumor (MPNST) 292
marbled pattern 450
Marfan 症候群 65, 81, 669b
marginal condensation 705
Mazabraud 症候群 181
McCulloch 分類 102, 102f
McCune-Albright 症候群 181
McGregor 線 585
McRae 線 585
medial longitudinal fasciculus (MLF) 463
median spinal vein 598
melanocytic nevus 251
melanocytoma 249
melanotic (melanocytic) schwannoma 261
meningeal melanomatosis 249
meningioma 276
meningioma en plaque 276
meningocele 65
metameric AVM 619
metaphyseal cupping 574
methotrexate 486
methotrexate myelopathy 486

Meyerding 法 388
MIBG シンチグラフィー 311
mild encephalopathy with a reversible splenial lesion (MERS) 729
Modic I 型（変性） 350, 417, 419
Modic II 型 350, 553b
monoclonal gammmopathy of undetermined significance (MGUS) 156
Monro-Kellie の法則 834
Morquio 病 576f
motion artifact 3
MRSA 416, 418, 422f, 423f, 431
MR ミエログラフィー 43, 44f
multicentric 197
multifocal fibrosclerosis 549b
multiphasic ADEM 470
multiple myeloma 156
multiple sclerosis (MS) 361, 448, 461, 468, 476
multisegmenal amyotrophy 866
Muthukumar 27, 27b, 40
myelocele 27
myelocystocele 58
myelocystocele manqué 62, 62f, 63, 65
myelofibrosis 703
myeloid tumor 301
myelomalacia 262, 265f, 266f, 351, 357, 359, 564f
myelomeningocele 27
myeloschisis 27
myxopapillary ependymoma (ME) 213b, 282

N

nadir 476, 493, 545, 656, 658
Naidich, McLone の分類 27
naked facet 764, 785, 804
naked facet sign 788
nerve root 9
neural crest 25
neural exit stenosis 351
neural fold 25
neural placode 26
neural plate 25
neurapraxia 827

neurenteric cyst 27, 68, 344
neuro-Behçet disease (NBD) 487
neuroblastoma 311
neurocentral synchondrosis 138
neurocutaneous melanosis 249, 294
neurofibroma 273
neurofibromatosis type 1 (NF1) 115, 273, 610
neurofibromatosis type 2 (NF2) 115, 118, 184, 273
neurogenic shock 815
neurolymphomatosis (NL) 733
neuromyelitis optica (NMO) 446, 476, 488, 659
neuropathic spine 419
neurotmesis 827
neurulation 25, 51
nidus 145, 614, 619, 621f, 624
NMO 関連疾患 446, 447, 464
non-terminal myelocystocele 62, 65
notochordal remnant 159
nuclear magnetic resonance (NMR) 4

O

occipitalization 577
occult spinal dysraphism 26, 27
ochronosis 412
odontoid fracture 750
OEIS 連合 58, 60f, 76
oligoclonal bands 361, 449, 454f, 461, 468f, 545
oligodendroglioma 213b
only telltale sign 69
open myelocele 33
open myelomeningocele 33
open ring 514
open ring sign 463, 466f
open spinal dysraphism 26, 33
os odontoideum 751
os terminale 751
osseous lymphoma 300
ossification of ligamentum flavum (OLF) 368
ossification of posterior longitudi-

nal ligament（OPLL） 357, 365
ossification of yellow ligament
　（OYL） 368
osteitis deformans 696
osteoblastoma 147
osteocartilaginous exostosis 143
osteochondroma 143
osteoid osteoma 145
osteoma 104
osteoporosis 705
osteoporosis circumscripta 696
osteosarcoma 163
ovoid lesion 450, 463, 465f, 466f

P

Paget's disease of bone 696
pancake-like enhancement 359
pannus 396
paraganglioma 289
parallel sign 102f
paraneoplastic myelopathy 545
paraneoplastic sensory neuropa-
　thy（PSN） 737
parasitic myelitis 528
paraspinal abscess（PA） 441
parrot-beak 436
pars interarticularis 8, 388
pars interarticularis cleft 91
partial cord splitting 68
pearl & string sign 669, 670f
pedicle 7
pedicular cleft 91
pediculolysis 91, 92
pencil-shaped softening of the
　spinal cord（PSS） 880
perched facet 763, 804
perineural cyst 65, 341
periodontoid pseudotumor 589
peritumoral cyst 185, 221f
perivertebral space 10
persistent first intersegmental
　artery 595
persistent neurocentral
　synchondrosis 91
physaliphorous cell 159
picture frame appearance 696
pigmented villonodular synovitis
　（PVS） 414

pilocytic astrocytoma（PA） 203
pilomyxoid astrocytoma（PMA）
　204
placode 33, 34f, 35f, 42, 46, 62
platybasia 110, 574
plexiform neurofibroma 273
polar cyst 185
poliomyelitis-like syndrome 522,
　524b
polyneuropathy, organomegaly,
　endocrinopathy, M-protein-
　emia, skin lesion（POEMS）症
　候群 156
positron emission tomography
　（PET） 234, 545, 733
post-traumatic syrinx/
　syringomyelia 825
posterior cord syndrome 813
posterior funiculus 9
posterior ligamentous complex
　（PLC） 797
posterior longitudinal ligament
　（PLL） 8, 797
posterior reversible encephalopa-
　thy syndrome（PRES） 450, 570
posterior scalloping 124, 127
posterior synchondrosis 138
postganglionic injury 710
posticus ponticus 100
postsurgical accelerated
　degeneration 680
posttransplantation lymphoprolif-
　erative disorder（PTLD） 734
Powers 比 586
preganglionic injury 710
presyrinx 873
prevertebral swelling 770f
primary intramedullary spinal
　cord lymphoma（PISCL） 234
primary neurulation 26, 88
primitive neuroectodermal tumor
　（PNET） 165, 294, 312, 319
prolapse 350, 375
protrusion 350, 375
psammoma bodies 261
psammomatous type 277
pseudo-subarachnoid hemorrhage
　（pseudo-SAH） 833, 836, 836b,

840f, 841f, 843f
pseudodisk appearance 19, 19f,
　20f
pseudomeningocele 678
pseudopannus 589
pseudotumor cerebri 109
pseudovertebral body 20f
pyogenic spondylitis（PS） 416

R

radiation myelopathy 552
radiation plexopathy 715
radicular artery 594
radiculopathy due to hemostat
　690
rebound intracranial hypertension
　833
recurrent ADEM 470
Refsum 病 518b, 732b
remote cerebellar hemorrhage
　（RCH） 686, 856
renal osteodystrophy 406
Rendu-Osler-Weber 症候群 614,
　619
retroflexed odontoid process 110
retrogressive differentiation 26,
　48, 73
retroisthmic cleft 91
retrolisthesis 770f
retroodontoid pseudotumor 589
retropulsion 782
retrosomatic cleft 91
"reverse hamburger bun" sign
　764, 804
Rexed の 10 層構造 9
rheumatoid arthritis（RA） 396
rhombencephalon 29
Richter transformation 167
rim sign 228, 233f, 637
ring apophysis 135
ring epiphysis 101
Romanus lesion 399
root avulsion 827
root avulsion injury 710
Rosai-Dorfman 病 278
Rossi 24, 25b, 40
Rothmund-Thomson 症候群 163

S

sacral agenesis 27
sacral insufficiency fracture 794
sacral plexus 17
sacralization 95
sacrococcygeal teratoma 84
sagittal fracture 768, 776
salt and pepper appearance 489
sandwich sign 788
SAPHO症候群 412, 419, 549b
scalloping 214f, 263, 272f, 283, 315, 316f
scalpel sign 326, 327, 329f, 330f, 532, 533, 534f, 535f, 863
Scheuermann病 135
Schmorl結節 129, 135, 350, 375, 377
Schneider 820
schwannoma 261
schwannomatosis 115, 119
sciatic nerve 17
scimitar sacrum 81, 83f
seeds-and-soil theory 171
segmental anomaly of the spine 95
segmental spinal dysgenesis 79
septal-callosal interface lesion 463
septic facet joint arthritis 439
sequestration 350, 375
sequestrum 159
seronegative NMO 446, 448
seronegative spondyloarthropathy 399
serpentine 290b, 290f
Sharpey線維 8, 772
shiny corner sign 399
sicca徴候 488, 490
Sjögren-Larsson症候群 518b
Sjögren症候群（SJS） 448, 476, 480, 481b, 488, 490f, 491f, 517, 549b, 724, 737
solid variant 176
solitary fibrous tumor（SFT） 253, 308
solitary plasmacytoma 156
somatotopy 361
spina bifida 26, 91

spina bifida aperta 26, 27, 33
spinal canal stenosis 384
spinal cavernous hemangioma 625
spinal cavernous malformation 625
spinal cord edema 813
spinal cord hemorrhage 813
spinal cord infarction 656
spinal cord injury without radiographic abnormality（SCIWORA） 822
spinal cord swelling 814
spinal cord transection 814
spinal dumbbell tumor 247, 264b
spinal dysraphism 26, 92
spinal extradural（epidural） hematoma 647
spinal intraosseous arteriovenous malformation（SIAVM） 624
spinal lipoma 40
spinal melanocytoma（SM） 249
spinal nerve root diverticulum 341
spinal sarcoidosis 497
spinal shock 815
spinal subdural hematoma 651
spinal subpial lipoma（SSL） 237
spinolaminar windening 760
spinous process 8
split cord malformation 68, 94
split notochord syndrome 68, 94
spondylolisthesis 388
spondylolysis 91, 388
spondylotic myelopathy 360
spontaneous intracranial hypotension（SIH） 833
Sprengel変形 97
squaring 399
stenogyria 29
subacute combined degeneration of the spinal cord（SCD） 479
subacute myelo-optico-neuropathy（SMON） 481b
subarachnoid cyst 325
subependymoma 196, 213b
sulcal artery 595
superficial siderosis（SS） 854

superior intervertebral joint process 8
supraspinous ligament（SSL） 8, 797
surfer's myelopathy 666
susceptibility-weighted imaging（SWI） 668, 855
syndesmophytosis 399
syndrome of inappropriate secretion of antidiuretic hormone（SIADH） 446
synovial cyst（SC） 336
synovitis-acne-pustulosis-hyperostosis-osteitis（SAPHO）症候群 402
syphilitic myelitis 512
syringobulbia 873
syringocele 58, 61f
syringohydromyelia 872
syringomyelia 872
systemic lupus erythematosus（SLE） 493

T

T1-black hole 471
tabes dorsalis 512
tailgut cyst 88
tanycytic ependymoma 191f
target sign 292, 713
Tarlov cyst 65, 341
telangiectatic osteosarcoma 176
terminal lipoma 25, 40, 42
terminal myelocystocele 27, 58, 62
terminal syringohydromyelia 83f
terminal ventricle 58, 106, 207f
tethered cord syndrome 27, 73
Thoracolumbar Injury Classification and Severity Score（TLICS） 778
thorny radiation 104
three-stripes 499
tick-borne encephalitisウイルス 522
tight filum terminale 27, 37, 48, 73, 74f, 79
tight foramen magnum 110
torticollis 747

Tortori-Donati および Rossi の分類　27
Toxocara canis myelitis　528
transitional lipoma　40
transitional vertebra　91
transverse myelitis（TM）　464, 476
transverse nerve root　103
transverse process　8
traumatic anterior subluxation　760
traumatic "far-out syndrome"　791
trisomy 21　581
trolly track sign　399
true multiple hemangioma　141
truncation artifact　3
tuberculous spondylitis（TS）　430
tumefactive ADEM　471
tumor necrosis factor-α　344

U
unified theory　29

unilateral interfacetal dislocation　764
untethering　41f, 73

V
vaccine-associated paralytic poliomyelitis　522
VACTERL 症候群　76
vacuum phenomenon　352
Valsalva 法　598, 667
vanillymandelic acid（VMA）　311
varicella-zoster virus（VZV）　525
VATER 連合　74f, 91
vertebra plana　178, 180b
vertebral anomaly　91
vertebral artery dissection　668
vertebral body　7
vertical subluxation　396
von Hippel-Lindau 病　215, 216, 223f, 227f
von Recklinghausen 病　115

W
Wackenheim 斜台線　586
waiter's tip position　710
Wallenberg 症候群　668
wallerian degeneration　563
Waller 変性　480, 489, 491f, 518b, 563, 564f
Weckler 頭蓋底角　574
wedge compression fracture　779
wedge vertebra　91
Wegener 肉芽腫症　549b
West Nile ウイルス　472
whiplash injury　823

Y
yellow ligament　10
Y サイン　306

Z
zebra sign　686
zoster sine herpete　525

エキスパートのための脊椎脊髄疾患のMRI 第3版

発　行	2004年4月15日　第1版第1刷
	2007年3月5日　第1版第2刷
	2010年1月20日　第2版第1刷
	2013年3月20日　第2版第3刷
	2015年11月11日　第3版第1刷
	2016年1月7日　第3版第2刷Ⓒ

編　者　柳下　章

著　者　柳下　章・相田典子・江原　茂・勝俣康史・森　墾
　　　　やぎした あきら・あいだ のりこ・えはら しげる・かつまた やすし・もり はるし

発行者　青山　智

発行所　株式会社　三輪書店
　　　　〒113-0033　東京都文京区本郷6-17-9　本郷綱ビル
　　　　TEL 03-3816-7796　FAX 03-3816-7756
　　　　http://www.miwapubl.com

印刷所　三報社印刷　株式会社

本書の無断複写・複製・転載は，著作権・出版権の侵害となることがありますのでご注意ください．

ISBN978-4-89590-533-6　C3047

JCOPY　＜(社)出版者著作権管理機構　委託出版物＞
本書の無断複製は著作権法上での例外を除き禁じられています．
複製される場合は，そのつど事前に，(社)出版者著作権管理機構
(電話 03-3513-6969, FAX 03-3513-6979, e-mail: info@jcopy.
or.jp)の許諾を得てください．

■ 解剖学的な観点と病理学的な視点で臨床能力がUP

脳血管障害の解剖学的診断

著　後藤 潤・後藤 昇

　脳血管障害を診断する際は、他臓器の疾患に比べて解剖学的知識を多く必要とする。解剖学的知識と並行して病理学的知識を深めることが診断レベルを上げることにつながる。これまで脳血管障害の診断には長年の臨床経験が必須であると信じられてきたが、真に必要なのは解剖学・病理学についての理解である。しかし、臨床に即した解剖学的・病理学的な知見を得るための書物は乏しい。このような諸般の事情を十分に考慮して誕生したのが本書である。

　本書では、脳・脊髄の基礎的知識に始まり、脳血管障害の病理学から脳・脊髄血管の解剖学までを、豊富なカラー図を使用して解説した。臨床現場を意識した症例提示で、診断に対するコツがつかめる点も大きな特徴である。また、脳血管障害の神経症候・疾患概念や医学史などに関するものを「余録」、神経解剖学や神経病理学などの発展に寄与した医学者に関するものを「抄伝」として収録した。

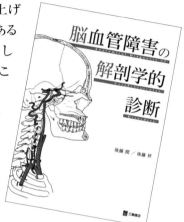

■ 主な内容 ■

序　説

第1章　脳・脊髄の解剖学概論
- 神経系の区分
- 大脳について
- 終脳
- 間脳
- 脳幹について
- 中脳
- 橋
- 小脳
- 延髄
- 脊髄
- 末梢神経
- 神経系の組織学
- 神経系の病理組織学

第2章　脳室系と髄膜
- 脳室系
- 脳脊髄液
- 髄膜

第Ⅰ部　脳血管障害の病理学

第3章　脳血管障害の統計
- 脳血管障害の分類
- 脳卒中の統計

第4章　脳ヘルニア
- 頭蓋内膨隆性病変と脳ヘルニア
- 下方へのテント切痕ヘルニア
- 眼窩回ヘルニア
- 大脳鎌下方ヘルニア
- 上方へのテント切痕ヘルニア
- 大後頭孔ヘルニア

第5章　脳梗塞
- 虚血性脳傷害について
- 脳の動脈硬化
- 脳血栓症と脳塞栓症
- 脳梗塞の病理学的分類
- 梗塞巣の経時的変化
- 貧血性梗塞と出血性梗塞
- 脳梗塞と大脳の動脈血供給
- 内頸動脈の閉塞
- 多発性脳梗塞
- ラクナ梗塞
- 脳底動脈血栓症
- 脳幹小脳梗塞
- 小脳梗塞
- 後有孔質動脈症候群
- 脳底動脈分枝の梗塞
- 外側延髄症候群

第6章　脳内出血
- 脳内出血と微小動脈瘤
- 被殻出血
- 視床出血
- 皮質下出血
- 原発性橋出血
- 小脳出血
- 脳室内出血

第7章　クモ膜下出血
- クモ膜下出血と動脈瘤
- クモ膜下出血の重症度
- クモ膜下出血の伸展
- 頭蓋内動脈瘤の種類
- 動脈瘤性クモ膜下出血の合併症
- 頭蓋内動脈瘤の特異な例

第8章　他の脳血管障害
- 特殊なクモ膜下出血・脳内出血
- 急性硬膜外血腫
- 急性硬膜下血腫
- 慢性硬膜下血腫
- 硬膜静脈洞血栓症
- 縊死脳
- 正常圧水頭症
- 血管性認知症

第Ⅱ部　脳・脊髄血管の解剖学

第9章　内頸動脈と椎骨動脈
- 中枢神経系の動脈血供給の原則
- 脳の区分と脳血管との関係
- 頭蓋腔に達するまでの経路
- 頭蓋腔内での走行
- Willis動脈輪

第10章　大脳皮質・大脳髄質の動脈系
- 大脳動脈
- 大脳動脈皮質枝の微細構造

第11章　大脳核・間脳の動脈系
- 中心枝について
- 前脈絡叢動脈
- 大脳核の動脈血供給
- 間脳の動脈血供給
- 内包の動脈血供給

第12章　脳幹の動脈系
- 脳幹の動脈について
- 中脳の動脈血供給
- 後有孔質を経る動脈
- 橋の動脈血供給
- 延髄の動脈血供給

第13章　小脳の動脈系
- 小脳動脈
- 小脳動脈分枝の微細構造

第14章　脈絡叢・眼窩・内耳の動脈系
- 脈絡叢の動脈血供給
- 眼動脈と迷路動脈

第15章　脊髄の動脈系
- 脊柱管に達するまでの経路
- 脊髄枝
- 脊髄の動脈血供給
- 脊髄血管障害

第16章　脳の静脈系
- 脳の静脈血灌流の分類
- 大脳の表在静脈系
- 大脳の深部静脈系
- 脳幹小脳静脈系
- 脈絡叢からの静脈灌流
- 下垂体門脈系
- 頚静脈孔以外の経路
- 上眼静脈と迷路静脈

第17章　硬膜静脈洞
- 硬膜静脈洞

第18章　脊髄の静脈系
- 内脊髄静脈
- 外脊髄静脈
- 脊柱管からの静脈血灌流

第19章　硬膜の血管
- 硬膜の血管とは
- 硬膜動脈
- 硬膜静脈

第Ⅲ部　症例集

第20章　脳梗塞の症例
- 脳梗塞の症例

第21章　脳内出血の症例
- 脳内出血の症例

第22章　他の脳血管障害の症例
- 他の脳血管障害の症例

付　録
- 付録A　脳・脊髄血管の研究方法
- 付録B　ニトロセルロース包埋切片作成法

● 定価（本体25,000円＋税）　A4　420頁　2014年　ISBN 978-4-89590-497-1

お求めの三輪書店の出版物が小売書店にない場合は、その書店にご注文ください．お急ぎの場合は直接小社に．

〒113-0033
東京都文京区本郷6-17-9 本郷綱ビル

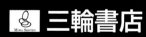 三輪書店

編集 ☎03-3816-7796　FAX 03-3816-7756
販売 ☎03-6801-8357　FAX 03-6801-8352
ホームページ：http://www.miwapubl.com